乡村医生实用手册

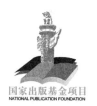

国家出版基金项目
NATIONAL PUBLICATION FOUNDATION

2023年度国家出版基金资助项目

乡村医生实用手册

PRACTICAL HANDBOOK
FOR RURAL DOCTORS

北京市惠民医药卫生事业发展基金会　组织编写
北京华彬文化基金会　支持

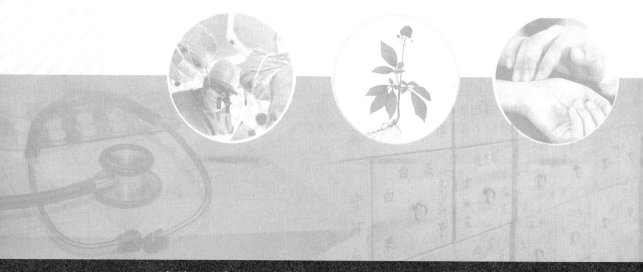

主编　王永炎　　执行主编　孙塑伦　商洪才

中国中医药出版社
·北 京·

图书在版编目（CIP）数据

乡村医生实用手册 / 王永炎主编 . —北京：中国
中医药出版社，2023.5
ISBN 978 - 7 - 5132 - 7791 - 4

Ⅰ.①乡…　Ⅱ.①王…　Ⅲ.①疾病 - 诊疗 - 手册
Ⅳ.①R4-62

中国版本图书馆 CIP 数据核字（2022）第 161143 号

中国中医药出版社出版

北京经济技术开发区科创十三街 31 号院二区 8 号楼
邮政编码　100176
传真　010 - 64405721
保定市西城胶印有限公司印刷
各地新华书店经销

开本 787×1092　1/16　印张 47.25　字数 975 千字
2023 年 5 月第 1 版　2023 年 5 月第 1 次印刷
书号　ISBN 978 - 7 - 5132 - 7791 - 4

定价　159.00 元
网址　www.cptcm.com

服 务 热 线　010 - 64405510
购 书 热 线　010 - 89535836
维 权 打 假　010 - 64405753

微信服务号　zgzyycbs
微商城网址　https://kdt.im/LIdUGr
官 方 微 博　http://e.weibo.com/cptcm
天猫旗舰店网址　https://zgzyycbs.tmall.com

如有印装质量问题请与本社出版部联系（010 - 64405510）

《乡村医生实用手册》编委会

主　　编　王永炎（中国中医科学院）

执行主编　孙塑伦

　　　　　商洪才（北京中医药大学东直门医院）

副 主 编　孙增涛（天津中医药大学第二附属医院）

　　　　　何清湖（湖南医药学院，湖南中医药大学）

编　　委　（按姓氏笔画排序）

　　　　　丁　杰（北京中医药大学东直门医院）

　　　　　马　乾（北京中医药大学东直门医院）

　　　　　马大勇（北京中医药大学东直门医院）

　　　　　马林沁（北京中医药大学东直门医院）

　　　　　马瑞红（天津中医药大学第一附属医院）

　　　　　马赛花（天津中医药大学第一附属医院）

　　　　　王　丹（湖南工商大学）

　　　　　王　军（北京中医药大学东直门医院）

　　　　　王　红（天津中医药大学第二附属医院）

　　　　　王　烁（首都医科大学附属北京中医医院）

　　　　　王　强（天津中医药大学第二附属医院）

　　　　　王少卿（首都医科大学附属北京天坛医院）

　　　　　王世东（北京中医药大学东直门医院）

　　　　　王红漫（北京大学）

　　　　　王连洁（北京中医药大学东直门医院）

　　　　　王荣田（北京中医药大学第三附属医院）

　　　　　王俊宏（北京中医药大学东直门医院）

　　　　　王养忠（北京中医药大学东直门医院）

　　　　　王燕平（中国中医科学院）

　　　　　孔一帆（北京中医药大学东直门医院）

　　　　　孔令博（北京中医药大学东直门医院）

卢建东（张家口市万全区中医院）

田贵华（北京中医药大学东直门医院）

付　静（贵州中医药大学）

代倩倩（北京中医药大学东直门医院）

白　晶（北京中医药大学第三附属医院）

冯兴中（清华大学玉泉医院）

冯振东（首都医科大学附属北京中医医院）

曲鹏飞（天津中医药大学第二附属医院）

朱光宇（北京中医药大学第三附属医院）

任　阳（北京中医药大学东直门医院）

任北大（北京中医药大学）

刘　艺（北京中医药大学东直门医院）

刘　玥（中国中医科学院西苑医院）

刘　维（天津中医药大学第一附属医院）

刘久利（北京市顺义区中医医院）

刘仁玲（威海市中医院）

刘志勇（首都医科大学附属北京中医医院）

刘应科（北京市和平里医院）

刘昕妍（北京中医药大学东直门医院）

刘宝利（首都医科大学附属北京中医医院）

闫占峰（北京中医药大学东直门医院）

关之玥（北京中医药大学东直门医院）

孙　珂（北京中医药大学东直门医院）

孙永志（保定市中医院）

李　哲（北京中医药大学东直门医院）

李　莉（北京中医药大学东直门医院）

李小娟（天津中医药大学第二附属医院）

李逸雯（中国中医科学院西苑医院）

李焕芹（首都医科大学附属北京中医医院）

杨　平（泾川县人民医院）

杨　光（中国中医科学院中药研究所）

杨　磊（北京中医药大学东直门医院）

杨华升（首都医科大学附属北京佑安医院）

肖建彪（北京市丰台区大红门社区卫生服务中心）

时宗庭（北京中医药大学第三附属医院）

吴俊德（北京中医药大学第三附属医院）

吴彩军（北京中医药大学东直门医院）

谷新怡（北京中医药大学东直门医院）

辛喜艳（北京大学第三医院）

沈　峰（湖北中医药大学）

张　华（内蒙古医科大学）

张　华（北京中医药大学东直门医院）

张　楠（河南中医药大学第一附属医院）

张心怡（北京中医药大学东直门医院）

张占军（北京师范大学）

张丛青（北京中医药大学东直门医院）

张明生（北京中医药大学东直门医院）

张佳佳（北京中医药大学东直门医院）

张雪冰（北京中医药大学东直门医院）

张冀东（湖南中医药大学）

陆学超（青岛市中医医院）

陈　静（天津中医药大学附属保康医院）

陈卫衡（北京中医药大学第三附属医院）

陈月峰（北京中医药大学第三附属医院）

林宏远（湖南中医药大学）

金　轶（北京市惠民医药卫生事业发展基金会）

金爱华（北京卫生职业学院）

周　波（中国中医科学院西苑医院）

周丛笑（北京中医药大学东直门医院）

周冬梅（首都医科大学附属北京中医医院）

郑　蕊（北京中医药大学东直门医院）

孟青青（北京中医药大学东直门医院）

赵　骞（首都医科大学附属北京儿童医院）

赵振海（北京中医药大学东直门医院）

赵晓丽（天津中医药大学第一附属医院）

赵能江（厦门大学附属第一医院）

胡明智（北京中医药大学东直门医院）

胡佳伟（宁波鄞州中医院）

胡嘉元（首都医科大学附属北京中医医院）

南富耀（北京中医药大学东直门医院）

姜　希（首都医科大学附属北京中医医院）

夏　天（天津中医药大学第一附属医院）

徐　玮（国家卫生健康委员会基层卫生健康司）

唐　政（复旦大学附属中山医院）

曹克刚（北京中医药大学东直门医院）

崔　京（中国中医科学院西苑医院）

章晓云（广西中医药大学附属瑞康医院）

董珍宇（首都医科大学附属北京朝阳医院）

蒋　寅（中国中医科学院）

韩　芳（首都医科大学附属北京中医医院）

韩兴军（山东中医药大学第二附属医院）

韩俊泉（天津中医药大学第二附属医院）

谭　程（北京中医药大学东直门医院）

戴浩然（首都医科大学附属北京中医医院）

秘　　书（按姓氏笔画排序）

孔一帆（北京中医药大学东直门医院）

代倩倩（北京中医药大学东直门医院）

关之玥（北京中医药大学东直门医院）

张心怡（北京中医药大学东直门医院）

林宏远（湖南中医药大学）

金　轶（北京市惠民医药卫生事业发展基金会）

郑　蕊（北京中医药大学东直门医院）

胡明智（北京中医药大学东直门医院）

胡嘉元（首都医科大学附属北京中医医院）

蒋　寅（中国中医科学院）

序

我国第七次人口普查显示总人口 14 亿以上，居住在 960 万平方公里的中华大地上。在党和国家政令德化引导下，各民族和谐相处、团结奋斗，是世界文明互鉴的典范。中华民族的伟大复兴，积极运筹政治、经济、文化、军事、外交等强国战略。以人为本一元论的中国哲学维护生命健康，共筑生命能量，是向富强文明转化的动力。目前医药卫生体制改革进入了深水区，对农村农民卫生保健状况多模式、多维度的调研显示，该领域仍然是医改的重点，其中加强乡村医生培训，提高其预防诊治常见病、多发病的水平是重中之重。基于北京市惠民医药卫生事业发展基金会老领导的倡议关怀，从培养乡村医生着手，是巩固精准扶贫成果，建设中国特色社会主义新时期落实强国战略的需要，也是强化农村大卫生目标赋予我们医药界工作者的初心与使命。

本手册紧扣人民健康所需与时代脉搏，贴近当代农村生活生产，以实用严谨的态度再造保障全民健康的精品。

"没有全民健康就没有全面小康"，党和国家历来高度重视人民群众的生命健康。自 20 世纪 50 年代以来，一批又一批质朴可爱的人投身到农村基层医疗工作中，在普及爱国卫生知识、除"四害"、根除血吸虫病等方面的工作中作出了巨大贡献，也在很长一段时间里解决了广大农村居民卫生保健的燃眉之急。从一开始先称其为"半农半医"，继之"赤脚医生"，到后来发展为"乡村医生"，这一医疗群体不断壮大、规范，目前已有百万人，仍然肩负着数亿农村居民的日常卫生保健工作。

我祖上是乡间中医。1956 年，我在论争中医是否科学的余波中考入北京中医学院（今北京中医药大学）。在党和国家教育为无产阶级政治服务与生产劳动相结合的政策下，首届（1956 级）学生遵照中医人才培养需求早临床、多临床，并以县乡优秀中医老师为主体的师资队伍带领，下农村、去工矿，服务工农兼干农活、采矿砂，对理解"仁德""中和""非务农难成'明医'"获得了比较深刻的认识。毕业后于北京第一传染病医院（今首都医科大学附属北京地坛医院）带教实习，学习流行性乙型脑炎（乙脑）、流行性脑脊髓膜炎（流脑）、猩红热、白喉、麻疹、甲型病毒性肝炎和乙型病毒性肝炎等疾病防治技术。1974 年，我被派往牧区内蒙古自治区锡林郭勒盟参加防治乙脑的医疗队，疫情控制后留在牧区巡诊。1976 年，在带领学生赴唐山市丰润区人民医院带教实习过程中，参加唐山大地震伤者抢救及震后疫病的防控。1964 年起下乡与赤脚医生同吃同住同劳动，参加农村卫生保健的各项预防、疗伤治病与爱国卫生宣教工作等。1976年起下农村、去工矿、到牧区做基层卫生保健工作，累计时间5年左右，其间培养了学生、广交了朋友，在我的人生格局中提高了服务民生的自觉性，很值得珍惜。

当下，农村卫生保健工作已大有改观，农村生活环境、卫生条件明显改善，居民有更高更丰富的健康需求，常规生活生产已不能满足于对既往几种常见病的防治；乡村医疗工作人员水平在接受教育、培训后有明显提高，以互联网为主的信息媒介日益繁多，自我学习进步的意识愈发增强；农村药品的供应逐渐丰富，"新农合"的保障力度和效果逐步显现。因此，在较高的起点上，把一部惠及数亿人的实用性手册做出水平，彰显医学是"人学"，体悟中国哲学为社会建构的医学人学、仁心、天心，崇明德、重教化又纯素、顺自然的人生价值观，只有朝此发展，方才是有温度的。衷心点赞北京市惠民医药卫生事业发展基金会一直以来对基层卫生事业发展的关注与发力。我庆幸能为这本手册的问世做些审读的工作，期盼着它能惠及千千万万乡村基层医疗工作者，在此谨向主持此项编写工作的基金会领导和各专业的专家同道致以诚挚的敬意，感谢对我的信任与鼓励。

本手册是多领域临床专家在工作之余完成的，他们平时工作繁重，特别是编写期间要兼顾防疫和疾病救治，仓促之际，难免错漏，如有不当之处，敬请读者指出并谅解。

值将付梓，向执行主编与撰著团队致敬意！谨志数语，乐观厥成。

中央文史研究馆　馆员
中国工程院　　　院士　王永炎
2023年3月

前　言

随着医药卫生体制改革的深入，我国基层医疗卫生事业得到了前所未有的发展。乡村医生是为基层民众提供医疗卫生服务的主力军，加强专业技术培训，提高其防治疾病的能力，是基层医疗卫生工作中一项长期重要的工作。

针对乡村医生工作实际和对专业知识的需求，北京市惠民医药卫生事业发展基金会组织编写《乡村医生实用手册》。本手册在编写中遵循以下基本原则：一是根据国家对乡村医生专业技术的相关要求选择病种及需要掌握的知识要点，突出重点内容；二是注重实用性，力求符合乡村医生的工作实际和知识需求，对乡村医生的诊疗工作能够提供帮助；三是文字力求简洁明了、通俗易懂；四是充实了较多的中医药内容，帮助乡村医生学习和掌握中医药防治常见病、症的知识和技能；五是根据有关专家的建议，增加了拓展病种专门章节，以利于基层医务人员丰富医学知识。

因同时组织编写《乡村医生针灸实用手册》作为本手册的姊妹编，故本手册未介绍针灸的内容。

手册编写过程中，得到国家卫生健康委员会基层卫生健康司的指导。手册初稿完成后，北京市惠民医药卫生事业发展基金会召开座谈会，邀请了部分乡村医生参加，听取意见。他们与编写人员进行了充分沟通讨论，提出了很好的修改建议。在此谨向他们表示衷心感谢。

本手册是由多所高校、多家医院、多个领域的专家学者倾心倾力编著而成。编写分工如下：第一章由吴彩军、王烁、李莉、任阳、马林沁、南富耀、刘艺、马乾编写；第二章由孙增涛、李小娟编写；第三章由孙增涛、王强、李小娟、陆学超编写；第四章由刘玥、李逸雯、崔京编写；第五章由曹克刚、马大勇、王少卿、孔令博、任北大、李焕芹、辛喜艳、周波、董珍宇、韩芳、赵振海编写；第六章由杨华升、金爱华编写；第七章由王世东、王连洁、卢建东、李哲、张华、张雪冰、赵能江编写；第八章由刘宝利、冯振东、戴浩然编写；第九章由陆学超、孙增涛、杨华升、夏天编写；第十章由刘维、胡佳伟编写；第十一章由夏天、马瑞红、马赛花、赵晓丽编写；第十二章由王俊宏、赵骞、刘应科、周丛笑、丁杰编写；第十三章由王红、曲鹏飞、杨平、张楠、韩俊泉编写；第十四章由周冬梅、刘久利、刘志勇、胡嘉元、姜希编写；第十五章由王养忠、肖建彪、刘昕妍、孟青青、谷新怡、张丛青、孙珂编写；第十六章由陈卫衡、白晶、朱光宇、孙永志、时宗庭、吴俊德、陈月峰、王荣田编写；

第十七章由闫占峰、张明生编写；第十八章由付静、张华、章晓云编写；第十九章由何清湖、王丹、张冀东、徐玮编写；第二十章由王红漫、田贵华、冯兴中、杨光、张占军、陈静、金轶、郑蕊、唐政、王军、王燕平、孔一帆、代倩倩、关之玥、张心怡、林宏远、胡明智、蒋寅编写。感谢各位在繁重的临床、教学和科研工作中抽出时间，使得本手册的创作有基础、有支持、有保障。

手册编写正值新型冠状病毒感染疫情防控期间，编写人员既要完成日常的医疗、教学工作，还要参加防疫抗疫，时间紧，任务重，加之水平所限，错误之处敬请读者批评指正，以便修改完善。

《乡村医生实用手册》编委会

2023 年 3 月

扫码查阅数字资源

目　录　CONTENTS

第一章 常见急症处理

第一节 急性发热

一、概述

发热是指机体在内、外致热源的作用下，或由于各种病因导致体温调节中枢功能障碍，而出现以体温升高超出正常范围（腋下温度 >37.0℃，口腔温度 >37.3℃，直肠温度 >37.6℃，或 1 日体温波动 >1.2℃）为主要表现的临床症状。人体正常体温在 36.0～37.0℃（腋下），超出 37.1℃ 即为发热，37.3～38.0℃ 为低热，38.1～39.0℃ 为中等度热，39.1～41.0℃ 为高热，>41.0℃ 为超高热。

急性发热是指热程在 2 周以内的发热，是急诊最常见的发热类型。

【病因】

发热可由感染性疾病及非感染性疾病所引起。感染性疾病包括各种病原体引起的全身性或局灶性感染，以细菌感染最为多见；非感染性疾病包括无菌坏死物质吸收、抗原抗体反应、内分泌与代谢障碍等。

【临床表现】

1. 主要表现

体温升高。热型如下：

（1）稽留热：体温持续于 39.0～40.0℃ 达数天或数周，24 小时内体温波动不超过 1℃。

（2）弛张热：24 小时内体温波动达 2℃ 甚至更多且均在正常水平以上。

（3）波状热：体温在数日内逐渐上升至高峰，后逐渐下降至常温或低热状态，不久又再发，呈波浪式起伏。

（4）回归热：高热期与无热期各持续数天，周期性交替。

（5）不规则热：指发热患者体温曲线无一定规律的热型。

2. 查体

（1）生命体征：体温、呼吸、脉搏、血压、血氧饱和度、尿量、神志等。

（2）头颈部：颅脑外伤证据、颈项强直、瞳孔、颈部淋巴结、肿块和甲状腺等。胸部：心率、心脏杂音、呼吸音、啰音、胸膜摩擦音等。腹部：腹肌紧张、压痛、反跳痛、肝脏和脾脏肿大、肝区和肾区叩击痛、腹水、肠鸣音、肛门指检等。皮肤及四肢：淋巴结、皮疹、瘀点瘀斑、关节及软组织感染、压疮、有无管路（如深静脉置管）等。

【辅助检查】

1. 常规检查：血、尿、大便常规检查。

2. X 线或 CT 检查：用于诊断和排除胸腹部及盆腔感染性疾病。

3. 炎症标记物检查：C 反应蛋白、降钙素原、血沉等。

4. 血清抗体检查：支原体、衣原体、病毒等。

5. 微生物培养和药敏试验：痰涂片＋培养、尿培养、血培养等。

【诊断要点】

体温升高超出正常范围（腋下温度＞37.0℃，口腔温度＞37.3℃，直肠温度＞37.6℃，或 1 日体温表波动＞1.2℃）即为发热。

【鉴别诊断】

急性发热的鉴别诊断是病因诊断和病情判断的重要环节。其中，感染性疾病所致急性发热较为多见，常见的感染性发热包括细菌感染、病毒感染、衣原体感染、支原体感染、立克次氏体感染、螺旋体感染、真菌感染、原虫感染、蠕虫感染等。根据感染性疾病引起急性发热的病情分为：危重症、急症和非急症（表1–1）；亦可根据其伴随症状和体征进行病因的鉴别诊断（表1–2）。

表1–1 感染性疾病致急性发热的病情分类

受累系统	危重症	急症	非急症
呼吸系统	细菌性肺炎伴呼吸衰竭	细菌性肺炎、扁桃体周围脓肿、急性会厌炎	中耳炎、鼻窦炎、咽炎、支气管炎、流感、结核病
心血管系统	—	心内膜炎、心包炎	
消化系统	急性腹膜炎	急性阑尾炎、胆囊炎、憩室炎、腹腔脓肿、急性胰腺炎	结肠炎、小肠炎、急性细菌性痢疾
泌尿生殖系统	—	肾盂肾炎、输卵管卵巢炎、急性盆腔炎	急性膀胱炎、附睾炎、前列腺炎
神经系统	脑膜炎、海绵窦血栓形成	脑炎、颅内脓肿	—
皮肤、软组织	—	急性蜂窝织炎、软组织脓肿、压疮感染	—
全身性疾病	感染性休克、脓毒症		—

表1-2 急性发热伴随症状、体征与病因

症状体征	常见病因
寒战	细菌性肺炎、脓毒症、急性胆囊炎、急性肾盂肾炎、流行性脑脊髓膜炎、疟疾、钩端螺旋体病、药物热、输液反应、急性溶血或输血反应等
结膜充血	麻疹、流行性出血热、斑疹伤寒、钩端螺旋体病等
单纯疱疹	细菌性肺炎、流行性感冒、疟疾、流行性脑脊髓膜炎等
淋巴结肿大	传染性单核细胞增多症、风疹、淋巴结结核、局灶性化脓性感染、丝虫病、白血病、淋巴瘤、转移瘤等
肝脾肿大	传染性单核细胞增多症、病毒性肝炎、肝及胆道感染、疟疾、结缔组织病、白血病、淋巴瘤、黑热病、急性血吸虫病、布鲁氏菌病等
出血	重症感染； 急性传染病：流行性出血热、病毒性肝炎、斑疹伤寒等； 血液病：急性白血病、重度再生障碍性贫血、恶性组织细胞病等
关节肿痛	脓毒症、风湿热、结缔组织病、痛风、猩红热、布鲁氏菌病等
皮疹	麻疹、猩红热、风疹、水痘、斑疹伤寒、风湿热、结缔组织病、药物热等
昏迷	先发热后昏迷：流行性脑脊髓膜炎、流行性乙型脑炎、斑疹伤寒、中毒性菌痢等； 先昏迷后发热：急性脑卒中、药物中毒等

【治疗】

（一）西医治疗

1. 退热治疗：包括物理降温和使用退热剂。

（1）物理降温：脱离高热环境、冷湿敷法、酒精擦浴、冰袋、温水浴等。

（2）退热剂：主要为非甾体抗炎药，如对乙酰氨基酚、布洛芬、赖氨酸阿司匹林等，对严重持续性高热建议交替使用退热剂。

（3）高热时推荐应用退热剂与物理降温联合。注意：对于体温持续高于41.0℃的患者须立即予退热治疗。

2. 抗感染治疗：对疑为感染性疾病所致急性发热病情严重的患者，可根据初步判断给予抗感染治疗。

3. 病因治疗：积极寻找病因，进行针对性治疗。

4. 注意监测患者精神状态和生命体征，生命体征不稳定者应及时转诊。

（二）中医治疗

急性发热的致病因素很多，属中医学中"发热"范畴。根据病邪之不同和证候特点，中医认为以外感发热居多。外感发热常因感受六淫和疫疠之邪引起，发病较快，易于传变，多属实证。

辨证论治

（1）风寒发热证

症状：发热轻，恶寒重，无汗，头痛，肢节酸疼，鼻塞声重，或鼻痒喷嚏，咽痒，咳嗽，咳痰稀薄色白，口不渴或渴喜热饮，舌苔薄白而润，脉浮或浮紧。

治法：辛温解表。

方药：荆防败毒散（《摄生众妙方》）加减：荆芥9g，防风9g，茯苓9g，独活9g，柴胡9g，前胡6g，川芎6g，枳壳6g，羌活6g，桔梗6g，薄荷6g，甘草5g，生姜2片。

中成药：荆防颗粒、风寒感冒颗粒。

（2）风热发热证

症状：身热较著，微恶风，汗泄不畅，头胀痛，面赤，咳嗽，痰黏或黄，咽燥，或咽喉乳蛾红肿疼痛，鼻塞，流黄浊涕，口干欲饮，舌苔薄白微黄，舌边尖红，脉浮数。

治法：辛凉解表。

方药：银翘散（《温病条辨》）加减：金银花9g，连翘9g，芦根9g，牛蒡子6g，桔梗6g，薄荷6g，淡竹叶5g，生甘草5g，荆芥穗5g，淡豆豉5g。

中成药：金花清感颗粒、风热感冒颗粒。

（3）暑湿发热证

症状：身热，微恶风，汗少，肢体酸重或疼痛，头昏重胀痛，咳嗽痰黏，鼻流浊涕，心烦口渴，或口中黏腻，渴不多饮，胸闷脘痞，泛恶，腹胀，大便或溏，小便短赤，舌苔薄黄而腻，脉濡数。

治法：清暑祛湿解表。

方药：新加香薷饮（《温病条辨》）加减：香薷6g，金银花9g，鲜白扁豆花9g，厚朴6g，连翘6g。

中成药：藿香正气口服液。

【转诊建议】

1. 经处理高热不退，伴有基础疾病者应及时转诊。

2. 经初步检查，对发热诊断不清者，需要转上级医院进一步诊治。

二、导致急性发热的几类感染

颅内感染

颅内感染主要包括脑膜炎、脑炎和颅内脓肿。

脑膜炎

脑膜炎系指软脑膜的弥漫性炎症性改变，由细菌、病毒、真菌、螺旋体、原虫、立克次氏体、肿瘤与白血病等各种生物性致病因子侵犯软脑膜和脊髓膜引起。细菌性脑膜炎病情严重，需及时治疗，如果治疗不及时，患者可能会在数小时内死亡或造成永久性的脑损伤。故本节主要讲述细菌性脑膜炎。

【病因】

许多细菌均可引起细菌性脑膜炎，其中脑膜炎球菌所致者最多，依次为流感杆菌、肺炎球菌、大肠杆菌及其他革兰阳性杆菌、葡萄球菌、李斯特菌、厌氧菌等。

【临床表现】

1. 症状

发热、头痛、颈项强直、精神症状等，还可有喷射性呕吐、惊厥、畏光等。

2. 查体

可见脑膜刺激征、摇头征、局灶神经系统缺损体征、视盘水肿、皮肤瘀点瘀斑等。

【辅助检查】

1. 血培养：在使用抗生素前留取标本。

2. 头颅 CT：排除占位性病变，并明确患者有无局灶性神经功能缺损、新的癫痫发作、意识障碍、颅内高压、免疫缺陷状态、头外伤等情况。

3. 腰椎穿刺：抗生素使用数小时内不影响脑脊液培养结果等。

【诊断要点】

1. 有危险因素暴露史，如结核、HIV 等。

2. 典型症状为发热、头痛、颈项强直、精神症状等，还可有喷射性呕吐、惊厥、畏光等。

3. 查体可见脑膜刺激征、摇头征、局灶神经系统缺损体征、视盘水肿、皮肤瘀点瘀斑等。

4. 血或脑脊液培养检测到阳性致病菌。

【鉴别诊断】

应根据脑脊液改变对细菌性脑膜炎、病毒性脑膜炎、隐球菌性脑膜炎和结核性脑膜炎进行鉴别诊断。细菌性及病毒性脑膜炎的脑脊液改变，见表 1 – 3。隐球菌性脑膜炎除了较低的白细胞计数外，与细菌性脑膜炎的脑脊液改变类似，墨汁染色阳性和隐球菌阳性可诊断。结核性脑膜炎也会产生类似病毒性脑膜炎的脑脊液改变，抗酸杆菌染色阳性和结核分枝杆菌阳性可诊断。

表 1 – 3　细菌性及病毒性脑膜炎的脑脊液改变

项目	正常	细菌性脑膜炎	病毒性脑膜炎
颜色	透明	浑浊	透明
压力	$<18cmH_2O$	$>20cmH_2O$	$<18cmH_2O$
白细胞计数	0	$200 \sim 10000/mm^3$	$25 \sim 1000/mm^3$

项目	正常	细菌性脑膜炎	病毒性脑膜炎
葡萄糖	>40mg/dL	<40mg/dL	>40mg/dL
蛋白	<40mg/dL	100～500mg/dL	50～100mg/dL

【治疗】

1. 药物治疗：

（1）抗生素：常选用的抗生素为头孢曲松、头孢他啶、美罗培南、万古霉素、青霉素 G、氨苄西林、莫西沙星等。

（2）地塞米松：静脉注射每次 10mg，每 6 小时 1 次，共治疗 4 天。首剂必须在第一剂抗生素使用前 15 分钟或同时使用。仅用于临床怀疑肺炎球菌/流感嗜血杆菌性脑膜炎的免疫正常患者。

2. 急诊科对本病的治疗包括生命体征监护；低血压者予静脉补液；早期经验性应用抗生素；根据起病时间、可能病原、病情严重程度审慎考虑是否应用糖皮质激素；根据感染病原确定进一步治疗方案。

脑炎

脑炎是指脑实质受病原体侵袭导致的炎症性病变。绝大多数的病因是病毒，也可由细菌、真菌、螺旋体、立克次氏体、寄生虫等感染引起，有的可能是变态反应性疾病，如急性播散性脑脊髓炎。本节主要讲述病毒性脑炎。

【病因】

病毒性脑炎大多数为肠道病毒感染，包括脊髓灰质炎病毒、柯萨奇病毒 A 和 B、埃可病毒等，呈流行或散在发病，主要经粪－口途径传播，少数通过呼吸道分泌物传播。其次为流行性腮腺炎病毒、疱疹病毒和腺病毒感染。

【临床表现】

1. 症状

发热，头痛，身痛，恶心，呕吐，乏力，神经系统症状（震颤、共济失调、脑神经麻痹），癫痫，不同程度的意识障碍（嗜睡、昏迷、烦躁、谵妄、激动、兴奋、发狂及认知能力下降）等。

2. 查体

可见颈项强直、视盘水肿等。

【辅助检查】

1. 腰椎穿刺。

2. 头颅 CT 检查。

【诊断要点】

1. 病毒感染的流行病学史。

2. 常见症状有发热，头痛，身痛，恶心，呕吐，乏力，神经系统症状，癫痫，不同程度的意识障碍等。

3. 查体可见颈项强直、视盘水肿等。

【鉴别诊断】

应注意与颅内其他病原感染和瑞氏综合征相鉴别。

1. 颅内其他病原感染：主要根据脑脊液常规、生化和病原学检查，与化脓性、结核性、隐球性脑膜炎进行鉴别。

2. 瑞氏综合征：具有发热、昏迷、惊厥等急性脑病表现，脑脊液无明显异常，与病毒性脑炎易混淆，但前者有肝功能异常，部分患者血糖下降等特点。

【治疗】

1. 抗病毒治疗：①阿昔洛韦、碘苷、阿糖胞苷、阿糖腺苷等；②金刚烷胺、苯佐他明；③干扰素，疗程视病情而定，早期应用；④丙种球蛋白、胎盘球蛋白。

2. 急诊科对本病的治疗主要包括生命体征监护，必要时气管插管辅助呼吸、脱水降颅内压治疗，抗癫痫发作及经验性抗病毒治疗，及早进行转诊治疗。

颅内脓肿

颅内脓肿是指化脓菌侵入颅内引起的化脓性炎症和局限性脓肿的统称。一般为单发，也有多发者，且可发生在颅内任何部位。

【病因】

颅内脓肿原发感染和易感因素包括中耳炎、鼻窦炎、脑穿通伤及手术后、肺部感染、先天性心脏病、急性或亚急性细菌性心内膜炎、溃疡性结肠炎、免疫功能低下状态、颅脑损伤、脑手术后感染等。

【临床表现】

1. 脑脓肿

头痛、呕吐、视盘水肿的颅内压增高症状是其三大主症。根据脓肿病灶的部位、大小、性质不同可出现相应的神经系统局灶定位征。同时伴有发热、畏寒、头痛、恶心、呕吐、乏力、嗜睡或躁动、肌肉酸痛等全身中毒症状。检查有颈部抵抗感、克尼格征及布鲁津斯基征阳性等脑膜刺激征。

2. 硬脑膜下脓肿

硬脑膜下脓肿主要为头痛、畏寒、发热、恶心、呕吐、烦躁不安、嗜睡，甚至昏迷等全身感染中毒症状，感染严重者可呈现高热、寒战、谵妄和脑膜刺激症状。查体可有颈项强直、克尼格征阳性等脑膜刺激征，眼底可见视盘水肿，视网膜有时可见出血、渗出等颅内压增高症状。

3. 硬脑膜外脓肿

多有感染的全身症状，如头痛、畏寒、发热、乏力、周身不适、局限性头痛。感染严重者可呈现高热、寒战、谵妄和脑膜刺激征。

【辅助检查】

1. 腰椎穿刺。

2. 头颅 CT 检查。

3. 头颅 MRI 检查。

4. 脑电图检查。

【诊断要点】

1. 脑脓肿：

（1）头痛、呕吐、视盘水肿的颅内压增高症状。

（2）根据脓肿病灶的部位、大小、性质不同出现相应的神经系统局灶定位征。

（3）发热、畏寒、头痛、恶心、呕吐、乏力等全身中毒症状。

（4）查体：脑膜刺激征阳性。

2. 硬脑膜下脓肿：

（1）原发感染灶症状。

（2）神经系统局灶定位征。

（3）头痛、畏寒、发热、恶心、呕吐、烦躁不安、嗜睡，甚至昏迷等全身感染中毒症状。感染严重者可呈现高热、寒战和谵妄。

（4）查体：脑膜刺激征阳性，眼底可见视盘水肿，视网膜有时可见出血、渗出等颅内压增高症状。

3. 硬脑膜外脓肿：

（1）多有感染的全身症状，如头痛、畏寒、发热、乏力，感染严重者可呈现高热、寒战和谵妄。

（2）查体：脑膜刺激征阳性。

【鉴别诊断】

颅内脓肿应对脑脓肿、硬膜外脓肿、硬膜下脓肿相鉴别。结合患者病史及上述临床表现、体征及辅助检查可资鉴别。

【治疗】

1. 脑脓肿未形成之前，以抗生素治疗为主，适当应用脱水剂降低颅内压。常用的抗生素为头孢曲松或头孢噻肟联合甲硝唑，怀疑葡萄球菌感染时加用万古霉素，必要时选取伏立康唑等抗真菌治疗。

2. 脓肿一旦形成，即应手术切除。对硬膜外脓肿、硬膜下脓肿应及时通过外科颅骨钻孔引流或开颅清除脓肿等方法治疗，术前、术后均应使用抗生素。

3. 急诊科对本病的治疗主要包括生命体征监护，尽早经验性应用抗生素，必要时予脱水降颅内压治疗。对需要急诊手术者，应尽快完善术前的各项准备和必需的检查，尽早对病变部位进行处理。

呼吸系统感染

呼吸系统感染包括细菌性肺炎、扁桃体周围脓肿、急性会厌炎、中耳炎、鼻窦炎、咽炎、支气管炎等。本节主要讲述扁桃体周围脓肿、急性会厌炎。

扁桃体周围脓肿

扁桃体周围脓肿为扁桃体周围组织间隙的化脓性炎症。其致病菌为金黄色葡萄球菌、乙型溶血性链球菌、甲型溶血性链球菌及厌氧性链球菌。

【临床表现】

1. 症状

主要表现为发热，一侧咽痛剧烈、吞咽时加重、可放射至同侧耳部，吞咽困难，口涎外溢，语言含糊不清。

2. 查体

可见咽黏膜充血，患侧软腭充血肿胀显著，脓肿常见于扁桃体上极与腭舌弓之间。有时颈部活动受限，头常偏向患侧，颌下淋巴结肿大。

【辅助检查】

于腭舌弓最隆起处抽出脓液，并做细菌培养及药物敏感试验。

【诊断要点】

1. 常继发于急、慢性扁桃体炎，多发生于一侧，常见于成人。

2. 一侧咽痛剧烈，吞咽时加重，放射至同侧耳部。由于疼痛而张口困难、吞咽不便、致涎液潴留，言语含糊不清。发热、全身不适，呈急性病容。

3. 患侧腭舌弓及软腭高度红肿，悬雍垂肿胀偏向健侧，扁桃体常被红肿的腭舌弓遮盖且被推向内下方。

4. 有时颈部活动受限，头常偏向患侧，颌下淋巴结肿大。

5. 血白细胞及中性粒细胞计数增多。

【鉴别诊断】

本病须与咽旁脓肿、智齿冠周炎、扁桃体脓肿、脓性下颌炎等相鉴别。

1. 咽旁脓肿：咽部炎症较轻，扁桃体本身无明显病变。颈侧放射性疼痛剧烈，常有炎性脓肿及明显触痛。

2. 智齿冠周炎：多伴有下颌智齿阻生和牙周袋形成，龈瓣及周围软组织红肿、疼痛，炎性肿胀可蔓延至腭舌弓，但扁桃体及悬雍垂不受波及。

3. 扁桃体脓肿：扁桃体本身的脓肿，可在扁桃体内穿刺抽出脓液，从扁桃体上隐窝中可见脓液流出。患侧扁桃体肿大，炎症向周围浸润，但无张口受限。

4. 脓性下颌炎：在口底及颏下有炎性肿块将舌抬高，压舌疼痛，伸舌困难，张口受限但非牙关紧闭，感染侵及咽、喉部可出现上呼吸道梗阻。

【治疗】

1. 脓肿未形成前，须静脉给予足量抗生素、控制炎症扩散。对于抗生素的选择，首选青霉素，青霉素过敏者可选择四环素或氟喹诺酮类；其他可选药有第一代或第二代头孢菌素，但不能用于有青霉素过敏性休克史的患者。

2. 脓肿形成后，应穿刺抽脓并行切开引流。

3. 急诊科对本病的治疗主要包括生命体征监护，经验性抗生素治疗；对脓肿形成者应穿刺抽脓并行切开引流。

急性会厌炎

急性会厌炎又称急性声门上喉炎，是一种可危及生命的严重感染，易引起喉阻塞而窒息死亡。常由病毒或细菌引起，亦可由异物刺入、喉部外伤，以及内镜检查或气管插管时损伤引起。

【临床表现】

1. 症状

发病常为急性和暴发性。突然出现咽痛、声嘶、气急和高热，迅速发生吞咽困难，以流涎、呼吸困难、呼吸过快、吸气性哮鸣为特征的呼吸窘迫，常使患者身体前倾，颈后仰以增加通气量。

2. 查体

可见患者有胸骨上、锁骨上、肋间隙和肋弓下的吸气性深凹陷。双侧肺部呼吸音降低，可闻及干啰音。直接喉镜观察到会厌呈"牛肉样"红色，僵硬和水肿。

【辅助检查】

1. 间接喉镜检查。

2. 血培养：可培养出相应的病原菌。

3. 免疫学检查：可发现特殊病原体的抗体等。

4. 喉部侧位片。

【诊断要点】

1. 突然出现咽痛、声嘶、气急和高热，迅速发生吞咽困难和呼吸窘迫。

2. 体格检查可见吸气性深凹陷，双侧肺部呼吸音降低，直接喉镜观察到会厌呈"牛肉样"红色，僵硬和水肿。

【鉴别诊断】

本病需与单纯喉水肿、喉白喉、急性喉气管支气管炎、喉异物等相鉴别。

1. 单纯喉水肿：起病亦急，迅速出现喉鸣、声嘶、呼吸困难，甚至窒息。常有喉部异物感及吞咽困难。查体见喉黏膜弥漫性水肿、苍白、表面光亮，杓状会厌襞肿胀呈腊肠形，会厌也可肿胀。

2. 喉白喉：起病较缓，低热，有声嘶，无吞咽困难，呼吸困难发展缓慢，咳嗽剧烈。查体见咽喉有不易拭去的假膜。病原体为白喉杆菌。

3. 急性喉气管支气管炎：起病一般较急，多伴高热，可有声嘶，无吞咽困难，呼吸困难发展一般较快，阵发性咳嗽。查体见声门下黏膜充血、肿胀。病原体常为金黄色葡萄球菌或链球菌。

4. 喉异物：有误食异物史，查体多可发现异物。

【治疗】

1. 必须保证气道通畅，最好是经鼻气管插管直到病情稳定后 24～48 小时才可撤除（总插管时间一般不超过 60 小时）。必要时施行气管切开。

2. 控制感染，通过胃肠道外途径应用抗生素可以有效地控制炎症，可使用第三代头孢菌素或氯霉素静脉输注。早期可与糖皮质激素联合使用，局部给予抗生素加激素喉部雾化吸入治疗。

3. 急诊科对本病的治疗主要包括生命体征监护，保持呼吸道通畅和抗感染治疗，必要时可行气管切开。

腹腔感染

腹腔感染包括急性腹膜炎、腹腔脓肿、急性阑尾炎及急性胆囊炎等。本节主要讲述急性腹膜炎和腹腔脓肿。

急性腹膜炎

急性腹膜炎是常见的外科急腹症，其病理基础是腹膜壁层和（或）脏层因各种原因受到刺激或损害发生急性炎性反应，多由细菌感染、化学刺激或物理损伤引起。

【病因】

继发性腹膜炎常见的病因是腹腔内空腔脏器穿孔、外伤引起的腹壁或者内脏的破裂、腹腔内脏器炎症的扩散、腹部手术中腹腔污染、急性肠梗阻等。原发性腹膜炎少见，其腹腔内原无病变，病菌由腹外病灶经血行或淋巴播散而感染腹膜。最常见的细菌为大肠杆菌、肠球菌、铜绿假单胞菌、变形杆菌、产气荚膜杆菌及其他厌氧菌，多呈混合型感染。

【临床表现】

1. 症状

腹痛、腹部压痛、腹肌紧张和反跳痛，常伴有恶心、呕吐、腹胀、发热、低血压及休克等表现。患者多有痛苦表情，被迫采取仰卧位，两下肢屈曲，呼吸浅表频数。

2. 查体

腹部检查可发现典型的腹膜炎三联征：腹部压痛、腹肌紧张和反跳痛。有时可见腹壁反射消失，肠鸣音减少或消失，移动性浊音，肝浊音区缩小或消失。当炎症局限、形成局限性脓肿或炎性肿块且近腹壁时，可能扪及边缘不清的肿块。在盆腔的肿块或脓肿有时可通过直肠指诊扪及。

【辅助检查】

1. 腹腔穿刺。

2. 腹部 X 线检查。

3. 腹部 B 超检查和 CT 检查。

【诊断要点】

1. 常见病因：腹腔内空腔脏器穿孔、外伤引起的腹壁或者内脏的破裂、腹腔内脏器炎症的扩散、腹部手术中腹腔污染、急性肠梗阻等。

2. 急性腹痛是最常见症状，常伴有恶心、呕吐、腹胀、发热、低血压及休克等表现。患者多有痛苦表情，被迫采取仰卧位，两下肢屈曲，呼吸浅表频数。

3. 腹部视诊见腹式呼吸变浅，腹部触诊可发现典型的腹膜炎三联征。有时可见腹壁反射消失，肠鸣音减少或消失，移动性浊音，肝浊音区缩小或消失。

【鉴别诊断】

本病需与原发性腹膜炎相鉴别。

原发性腹膜炎主要见于肝硬化腹水、肾病综合征等免疫功能减退的患者及婴幼儿，而继发性腹膜炎多无此特点。原发性腹膜炎腹腔内无原发感染病灶，这是与继发性腹膜炎区别的关键。X 线检查如发现膈下游离气体则是继发性腹膜炎的证据。首次腹水检测原发性腹膜炎都为单一细菌感染，而继发性腹膜炎几乎皆是混合型细菌感染。

【治疗】

1. 对病情较轻，或病程较长（超过 24 小时），且腹部体征已减轻或有减轻趋势者，或伴有心肺等脏器疾患而有手术禁忌证者，可行非手术治疗。一般采取前倾 30°～45°的半卧位，禁食、胃肠减压、补液、应用抗生素和营养支持治疗。宜选用广谱抗生素或使用数种抗生素联合治疗。对剧烈疼痛或烦躁不安者，如诊断已经明确，可酌情使用哌替啶等止痛药物。

2. 急性继发性腹膜炎一旦明确，若患者情况许可，应尽早施行手术治疗。

3. 急诊科对本病的治疗主要包括生命体征监护，胃肠减压，纠正水电解质及酸碱平衡紊乱，抗休克治疗，经验性应用抗生素，必要时予止痛处理；对需要急诊手术者，应尽快完善术前的各项准备和必需的检查，尽早对病变部位进行处理。

腹腔脓肿

腹腔脓肿是指腹腔内某一间隙或部位因组织坏死液化，被肠曲、内脏、腹壁、网膜或肠系膜等包裹，形成局限性脓液积聚。包括膈下脓肿、盆腔脓肿和肠间脓肿。

【临床表现】

1. 症状

膈下脓肿一旦形成，全身中毒症状明显，发热初为弛张热，渐变为稽留性高热，也可为中等程度的持续发热，脉率增快，逐渐出现乏力、虚弱、盗汗、厌食、消瘦，可有意识障碍；上腹部可有持续钝痛，向肩背部放射，在深呼吸和转动体位时疼痛加重。

2. 查体

（1）膈下脓肿可见膈下和季肋区有叩击痛、压痛，患侧之呼吸动度变小，肋间隙不如健侧明显，肝浊音界升高，患侧肺底部呼吸音减弱或消失等。

（2）盆腔脓肿可有下腹部深在压痛。直肠指检可发现肛管括约肌松弛，直肠前壁膨隆、触痛。

（3）肠间脓肿表现为较大的脓肿可扪及痛性包块，并可伴有全身中毒症状。

【辅助检查】

1. 腹腔穿刺。

2. 腹部 X 线检查。

3. 腹部 B 超检查。

4. 腹部 CT 检查：可行定性定位诊断。

【诊断要点】

1. 膈下脓肿：突然发生间歇或弛张型高热，伴寒战、食欲减退、脉率快或弱而无力乃至血压下降等。上腹部疼痛，在深呼吸和转动体位时加重，有持续性钝痛向肩背部放射。查体可见膈下和季肋区叩击痛、压痛，若脓肿表浅时该处皮肤有凹陷性水肿。患侧肺底部呼吸音减弱或消失，呼吸动度变小，肋间隙不如健侧明显。肝浊音界升高。

2. 盆腔脓肿：全身症状较轻而局部症状却相对明显，主要表现为弛张热不退，或下降后又复升高，并出现直肠和膀胱刺激征、下腹部坠胀不适、里急后重、便意频数、粪便带有黏液；尿频、尿急，甚至排尿困难。直肠指检可发现肛管括约肌松弛，直肠前壁膨隆、触痛。

3. 肠间脓肿：主要表现为低热，腹部隐痛。较大的脓肿可扪及痛性包块，并可伴有全身中毒症状。

【鉴别诊断】

本病应根据症状、体征和辅助检查对膈下脓肿、盆腔脓肿及肠间脓肿进行鉴别。

【治疗】

1. 非手术治疗：通常早期脓肿尚未形成或较小时，多采用以广谱抗生素为主的非手术治疗，如局部理疗、热敷、热水坐浴、中药灌肠等，脓液有可能彻底吸收、消退。对于抗生素的选择，常用药物有头孢他啶、头孢哌酮、阿米卡星、左氧氟沙星、莫西沙星、甲硝唑、克林霉素等。

2. 穿刺引流治疗：若治疗数周后仍持续发热或脓腔逐渐增大，单纯药物治疗效果不佳，应及时行穿刺引流治疗。

3. 手术引流：多适用于脓腔大、多房性脓腔、穿刺引流不彻底或因穿刺风险较大者。

4. 其他：监护生命体征，同时应注意腹部的变化；经验性抗生素治疗；穿刺引流；对需要急诊手术引流者，应尽快完善术前的各项准备和必需的检查，尽早对病变部位进行处理。

第二节　急性腹痛

急性腹痛以腹部疼痛为主诉，具有起病急、病情重、变化快、病因复杂等特点。

【病因】

根据病变发生的部位，引起腹痛的原因有：

1. 腹腔内脏器病变：腹腔脏器化脓性和非化脓性炎症、空腔脏器穿孔、腹腔脏器梗阻与扭转、腹腔脏器破裂出血等。

2. 腹膜后病变：腹膜外位器官病变，如急性胰腺炎、胰腺癌、胰破裂出血、肾及输尿管结石、肾破裂、肾梗死、腹膜后肿瘤、后腹膜出血等。

3. 盆腔脏器病变。

4. 腹壁病变。

5. 腹部或腹腔脏器血管病变。

6. 其他系统病变：胸部或胸腔内脏器疾病、全身性感染性疾病、代谢性疾病、中毒或电解质紊乱等。

【临床表现】

1. 部位

最先出现的腹痛部位常是病变所在部位，但也常见腹痛开始部位和病变部位不符合的。某些急性腹痛有特定部位的放射痛，如胆绞痛及右膈下病变等，可能向右肩背部放射；胰腺炎时腹痛在上中腹，向腰背部呈带状放射；肾绞痛位于肾区，沿输尿管向会阴或大腿内侧放射；子宫及直肠疾病多向腰骶部放射。腹外器官病变如大叶性肺炎、胸膜炎、急性心肌梗死、急性心包炎等也可引起腹痛。

2. 性质、程度及持续时间

突然发生中上腹持续性的刀割样剧痛，多见于消化道穿孔；剧烈腹痛如绞扭样，呈阵发性，多为空腔脏器梗阻、平滑肌痉挛所致，见于肠梗阻、胆石症、输尿管结石等；腹痛剧烈似钻顶，呈阵发性，是胆道、胰管或阑尾炎、蛔虫性肠梗阻的特征；持续性胀痛，提示腹腔内有炎症存在或出血、肿瘤等其他病理刺激；若持续性胀痛阵发性加重，多为空腔脏器高度膨胀或梗阻，如胃扩张、肠胀气、肠梗阻等；搏动性疼痛常表示病变累及血管，如腹主动脉瘤等；钝痛或隐痛较轻微多系慢性病变引起，如功能性消化不良、胃炎、胃下垂、较轻的溃疡病、早期胃癌等；另外，急性内出血如实质性脏器破裂、异位妊娠破裂或尿外漏等引起的腹痛也较轻微。

3. 伴随症状

恶心、呕吐，排便、排气异常，发热，排尿异常，休克等。腹痛伴黄疸常见于肝、胆、胰疾病，如查科（Charcot）三联征（腹痛、发热、黄疸）常见于胆总管结石；腹痛伴腹部包块常见于癌肿、瘤蒂扭转、阑尾周围脓肿、肠套叠等。

4. 查体

（1）生命体征：高热、脉搏增快常为急性炎症的表现；全身症状重而体温低者提示病情严重；血压降低要考虑伴发出血性、感染性等休克可能；而难以控制的高血压要考虑腹主动脉夹层等可能。

（2）系统查体：面色苍白、表情淡漠、躁动不安等提示休克；睑结膜、面色苍白等提示出血；皮肤黄疸要考虑肝、胆、胰疾病。空腔脏器穿孔时，患者多强迫性屈曲卧位不敢活动，而梗阻性疾病患者多大汗淋漓、辗转不安。

（3）腹部查体：

1）视诊：应充分暴露腹部和两侧腹股沟，观察腹式呼吸、腹外形、腹壁静脉曲张。如腹痛、呕血患者，查体见腹水体征及腹壁静脉曲张，则为食管–胃底静脉曲张破裂可能。

2）听诊：主要关注肠鸣音情况，注意其强弱、频率和音调。肠鸣音高度减弱或消失为腹膜炎及肠梗阻表现；肠鸣音高亢、气过水声、金属音是肠蠕动增强或肠梗阻的表现；上腹部振水音提示幽门梗阻或急性胃扩张。腹部听诊闻及血管杂音，应注意有无腹主动脉瘤。

3）叩诊：肝浊音界缩小或消失是急性胃肠穿孔或高度肠胀气的表现；有移动性浊音提示腹腔内有较多的积血和积液，见于腹腔内出血、腹水或巨大囊肿向腹腔穿破；全腹鼓音说明肠胀气明显，提示肠梗阻；腹腔局部炎症相应的体表部位有叩痛。

4）触诊：腹部压痛、肌紧张与反跳痛是炎症波及腹膜的指征。全腹高度紧张，即板状腹，最多见于胃肠道穿孔漏出的胃液、胰液、胆汁等化学性液体或细菌等感染的炎症刺激腹膜。腹部压痛最明显处往往是病变所在，固定性压痛点对确定病变部位有重要意义。触诊发现包块，应注意其部位、大小、形状、质地、边界、活动度及有无压痛，可能为炎症性包块、肿大的胆囊或肠套叠、囊肿的扭转或肿瘤等；肿块有触痛时多伴有炎症；腹主动脉瘤可触及搏动性包块。

5）其他：首先是直肠指检，急腹症的患者应将其列为常规检查，触及直肠前壁有无触痛性包块或波动感。对于符合条件的育龄期妇女，经阴道双合诊对妇科疾病诊断有价值，子宫颈部触痛可能提示盆腔炎或异位妊娠。

【辅助检查】

1. 血常规：白细胞计数及中性粒细胞增高提示感染性疾病；红细胞与血红蛋白进行性下降，提示腹内持续性出血。

2. 尿、便常规及潜血：急性细菌性痢疾、肠套叠、溃疡性结肠炎、肠肿瘤等可见红细胞和脓细胞；胆道蛔虫症、蛔虫性肠梗阻可见虫卵；血尿常提示泌尿系感染或损伤。

3. 影像学检查：可以根据病情选择 X 线、CT 及超声检查，进一步明确诊断。必要时可进行诊断性腹腔穿刺、腹腔镜、内镜检查。

4. 心电图：主要用于除外急性心肌梗死引起的腹痛，应结合临床症状、酶学检查并进行动态观察。

【诊断要点】

临床可根据急性腹痛的病史、症状、查体以及必要的检查明确诊断，如遇到诊断不明或急危重情况，及时转诊。

【鉴别诊断】

急性腹痛应鉴别是内科腹痛、外科急腹症、妇产科急腹症，还是需紧急手术治疗的情况（表 1-4）。

表 1-4　不同腹痛鉴别诊断

腹痛类型	特点
内科急腹症	一般先有发热、呕吐、腹泻而后出现出血腹痛；腹痛较轻，腹痛部位模糊、不固定，时轻时重，疼痛喜按；无腹肌紧张等腹膜刺激征，无固定而局限性压痛点，腹式呼吸存在，肠鸣音正常或活跃；常有与腹痛相关的内科病史或阳性体征

续　表

腹痛类型	特点
外科急腹症	疼痛剧烈而突发，腹痛先于发热、呕吐、腹泻等伴随症状；腹痛部位明确、固定，疼痛拒按；常伴腹膜刺激征，腹肌明显紧张，腹式呼吸减弱或消失，肠鸣音可亢进而高调或减弱消失；其他还可见肝浊音界消失、腹部移动性浊音阳性等；可能触及腹部包块或条索状物；腹腔穿刺可有血性或脓性液体
妇产科急腹症	腹痛多局限于中下腹、盆腔，并向会阴和骶尾部放射；腹痛多与月经、妊娠有关；可伴有腹腔内出血、阴道出血或分泌物增多；妇科检查常有阳性体征发现
紧急手术治疗的情况	急性剧烈腹痛经非手术治疗无效或病情进一步加重；腹腔内活动性出血；腹膜刺激征明显；腹部闭合性损伤伴休克；空腹脏器穿孔较大，漏出液较多；绞窄性肠梗阻、急性梗阻性化脓性胆管炎、急性出血坏死性胰腺炎并发感染、肝癌破裂出血等

【治疗】

（一）西医治疗

急性腹痛病因繁多、病情变化迅速，所以初始治疗和明确诊断往往同时展开，病情急、重时无须等待诊断明确，而应紧急处理治疗。

1. 一般治疗

一般在腹痛原因尚不明确时，建议禁食、水；采取头高脚底的斜坡卧位；对于伴有呕吐、腹泻等丢失体液，或考虑出血性疾病，或判断短期之内无法恢复饮食，或伴高热等情况的患者，应开通静脉通路。对于生命体征不稳定、高龄或有心肺等慢性基础疾病的患者，应该及时转诊。

2. 药物治疗

（1）解痉止痛药物：对于有指征者，可使用消旋山莨菪碱（654-2）。

（2）抗生素：对于诊断明确的炎症性疾病导致的急性腹痛，可使用抗生素治疗。

（3）对症支持：如遇脱水导致的电解质紊乱，予以对症支持治疗。

（二）中医治疗

肠腑以通为顺，以降为和，腹痛的治疗原则以"通"为大法，因势利导，使邪有出路，腑气得通，腹痛自止。在辨明寒热虚实的基础上适当辅以理气、活血、通阳等疏导之法，标本兼治。

辨证论治

（1）寒邪内阻证

症状：腹痛急起，剧烈拘急，得温痛减，遇寒尤甚，恶寒身蜷，手足不温，口淡不渴，小便清长，苔薄白，脉沉紧。

治法：温里散寒，理气止痛。

方药：良附丸（《良方集腋》）合正气天香散（《证治准绳》）加减：高良姜10g，

香附 10g，乌药 10g，陈皮 10g，紫苏叶 10g，干姜 10g。

中成药：良附丸、良姜胃疡胶囊。

（2）湿热积滞证

症状：腹部胀痛，痞满拒按，得热痛增，遇冷则减，胸闷不舒，烦渴喜冷饮，大便秘结，或溏滞不爽，身热自汗，小便短赤，舌苔黄燥或黄腻，脉滑数。

治法：通腑泄热，行气导滞。

方药：大承气汤（《伤寒论》）加减：大黄 9g（后下），厚朴 18g，枳实 9g，芒硝 6g（冲服）。

中成药：葛根芩连丸、枫蓼肠胃康。

（3）饮食停滞证

症状：脘腹胀痛，疼痛拒按，嗳腐吞酸，厌食，痛而欲泻，泻后痛减，粪便奇臭，或大便秘结，舌苔厚腻，脉滑。多有伤食史。

治法：消食导滞。

方药：枳实导滞丸（《内外伤辨惑论》）加减：大黄 6g，枳实 12g，神曲 12g，茯苓 10g，黄芩 10g，黄连 10g，白术 10g，泽泻 6g。

中成药：保和丸、枳实导滞丸。

（4）气机郁滞证

症状：脘腹疼痛，胀满不舒，痛引两胁，时聚时散，攻窜不定，得嗳气、矢气则舒，遇忧思恼怒则剧，舌淡红、苔薄白，脉弦。

治法：疏肝解郁，理气止痛。

方药：柴胡疏肝散（《景岳全书》）加减：陈皮 6g，柴胡 6g，川芎 5g，香附 5g，枳壳（麸炒）5g，芍药 5g，炙甘草 3g。

中成药：柴胡疏肝丸、舒肝止痛丸、木香顺气丸、胃苏颗粒。

（5）瘀血阻滞证

症状：腹痛如锥刺，痛势较剧，腹内或有结块，痛处固定而拒按，经久不愈，舌质紫暗或有瘀斑，脉细涩。

治法：活血化瘀，理气止痛。

方药：少腹逐瘀汤（《医林改错》）加减：小茴香 1.5g，干姜 3g，延胡索 3g，没药 6g，当归 9g，川芎 6g，肉桂 3g，赤芍 6g，生蒲黄 9g（包煎），五灵脂 3g（包煎）。

中成药：元胡止痛片。

（6）中虚脏寒证

症状：腹痛绵绵，时作时止，痛时喜按，喜热恶冷，得温则舒，饥饿劳累后加重，得食或休息后减轻，神疲乏力，气短懒言，形寒肢冷，胃纳不佳，大便溏薄，面色不华，舌质淡、苔薄白，脉沉细。

治法：温中补虚，缓急止痛。

方药：小建中汤（《伤寒论》）加减：桂枝9g，甘草6g，大枣6枚，白芍18g，生姜9g，饴糖30g。

中成药：附子理中丸、温胃舒胶囊。

【转诊建议】

1. 有基础性疾病者，或老人、儿童等特殊人群。

2. 诊断不明确者、有手术指征者及时转诊。

第三节　心脏骤停

心脏骤停是指心脏射血功能的突然终止，大动脉搏动与心音消失，重要器官（如脑）严重缺血、缺氧，导致生命终止。大多数心脏骤停患者在院外得不到应有的救治（如心肺复苏），因而病死率较高。

【病因】

最常见的病因是室颤，少部分为无脉性室性心动过速。有心肌梗死、心肌肥厚、心肌病、心脏特殊结构异常等病史者容易发生。

【临床表现】

1. 典型症状

（1）心搏停止：心音消失，触不到脉搏，测不出血压。

（2）意识丧失：意识突然丧失，心脏停搏后10秒内或发生短暂全身性抽搐，有时伴有双眼凝视，30秒后发生昏迷，30～60秒出现瞳孔散大。

（3）呼吸停止：早期呼吸呈叹息样，数分钟后随即停止。

2. 查体

判断患者有无反应，拍打或摇晃患者并大声呼唤；判断患者呼吸，胸廓是否有起伏；同时判断患者有无心搏，用食指和中指触颈动脉搏动；以上检查时间不超过10秒。

【辅助检查】

心电图。

【诊断要点】

1. 神志丧失。

2. 颈动脉、股动脉搏动消失，心音消失。

3. 叹息样呼吸。

4. 瞳孔散大，对光反射减弱乃至消失。

【治疗】

（一）西医治疗

1. 基础生命支持

判断患者发生心脏骤停之后，应迅速开始徒手心肺复苏（cardio pulmonary resuscitation，CPR），目前公认的心肺复苏为 C－A－B，即胸外按压—开放气道—人工呼吸，具体操作流程为：

（1）胸外按压：①按压部位为胸骨体下半部分中间，直接将手掌根置于胸部中央（相当于双乳头连线中点）即可。②按压手法为施救者将一只手掌根置于按压部位，另一只手掌重叠，手指交叉翘起，双臂伸直，利用上身力量进行按压。③按压频率大约为 100～120 次/分，按压深度至少为 5～6cm，按压和放松时间大致相当，放松时应让胸壁充分回弹，但手臂不能离开胸壁，对婴儿及青春期前儿童按压深度应≥1/3 胸部前后径。④按压和通气成人应按照30:2 的比例进行，对婴儿及青春期前儿童，应采用15:2 的比率，如果有高级气道，应进行持续按压，并每 2～3 秒给予 1 次人工呼吸。尽量减少胸外按压过程中断，条件允许的情况下每 2 分钟轮换 1 次按压员，如感觉疲劳可提前轮换。

（2）开放气道：如无颈部创伤，可以采用仰头抬颏法或托颌法开放气道。对怀疑有颈椎脊髓损伤的患者，应避免头颈部的延伸，可使用托颌法。

仰头抬颏法：完成仰头动作应把一只手放在患者前额，用手掌把额头用力向后推，使头部向后仰，另一只手的手指放在下颏骨处，向上抬颏，使牙关紧闭，下颏向上抬动。勿用力压迫下颏部软组织，以免可能造成气道梗阻，也不要用拇指抬下颏。如果患者假牙松动应取下，以防其脱落阻塞气道。

托颌法：把手放置患者头部两侧，肘部支撑在患者躺的平面上，托紧下颌角，用力向上托下颌，如患者紧闭双唇，可用拇指把口唇分开。如果需要行口对口人工呼吸，则将下颌持续上托，用面颊贴紧患者的鼻孔。对于怀疑有头、颈部创伤者，此法更安全。若口腔内可见固体异物时则应用手指探入清除。

（3）口对口人工呼吸：确保气道通畅，捏住患者的鼻孔，防止漏气，急救者用口把患者的口完全罩住，呈密封状，缓慢吹气，不可过快或过度用力。每次吹气应持续 1 秒以上，确保通气时可见胸廓起伏。对大多数未建立人工气道的成人，推荐约 500～600mL 潮气量。

（4）气囊－面罩人工通气：急救者位于患者头顶，如果没有颈部损伤，可使患者头后仰或枕部垫毛巾或枕头使之处于嗅闻位，按照"E－C"手法扣住面罩，即一只手拇指和示指扣押面罩，中指及其他手指弯曲抬起下颌，将面罩扣紧保持密闭性，另一只手捏储气囊。通气量保持胸廓隆起即可，频率保持在 10 次/分。单人复苏时易出现通气不足，双人复苏时效果较好。双人操作时，一人压紧面罩，一人挤压气囊通气。如果气道开放不漏气，挤压 1L 成人球囊 1/2～2/3 量或 2L 成人球囊 1/3 量可获得满意的潮气量。

2. 高级生命支持

（1）体表电除颤：常见双向波除颤器（AEDs）一般为粘贴式电极，无左右正负之分，最常用的电击部位为右胸前上壁—心尖位，即两个电极片分别贴于胸骨右缘锁骨下方和左侧腋中线第五肋间。对于心脏停搏的患者应尽早开始 CPR 和 AEDs，单次除颤完毕后立即恢复 CPR，连续进行 5 个按压周期后再快速检查复苏效果。

（2）呼吸管理：气管内导管是心脏停搏时最佳的气道管理方法，开放气道后可连接呼吸机或呼吸气囊进行辅助通气，通气频率保持在 10 次/分即可，此时可正常进行胸外按压。

（3）建立复苏途径：首选开通外周静脉，建立给药途径，为了加快药物进入中心循环，可用药后静推 20mL 生理盐水，并抬高肢体 20 秒。正常情况下，若非低血容量导致的心脏停搏，无须补液扩容，仅使用复苏药物即可。

1）肾上腺素：目前首选的心脏停搏后的缩血管药物，根据实际情况每 3～5 分钟静脉注射 1mg，有时自主循环恢复后仍需肾上腺素维持血压。

2）胺碘酮：对于室颤或无室速的心脏骤停，经连续 3 次除颤 + 肾上腺素 +1 次除颤未能成功者，可静推 300mg 胺碘酮后除颤，若无效则间隔 10 分钟以上追加 150mg 胺碘酮，待转复后维持 0.5mg/min 剂量。

（二）中医治疗

心脏骤停即"猝死"，中医学认为此乃邪毒内蕴，真元耗散，发病时以心肺复苏为主，待生命体征平稳后开展中医药治疗。

【转诊建议】

开展基础生命支持、呼叫 120，及时转诊治疗。

第四节　急性冠脉综合征

急性冠脉综合征（acute coronary syndrome，ACS）是指在冠状动脉粥样硬化的基础上，斑块破裂，其表面出现破损或裂纹，继而血管痉挛，血小板黏附聚集，局部血栓形成，导致冠状动脉血流显著减少或完全中断而引发的一组急性或亚急性心肌缺血的临床综合征。包括不稳定型心绞痛（unstable angina，UA）、非 ST 段抬高型心肌梗死（non‐ST‐segment elevation myocardial infarction，NSTEMI）和 ST 段抬高型心肌梗死（ST‐segment elevation myocardial infarction，STEMI）。

【病因】

最常见的原因是冠状动脉粥样硬化引起的血管狭窄甚至血管闭塞，影响因素包括家族遗传、不良生活嗜好、长期慢性基础疾病等。部分特殊情况可在某些因素刺激下，血管痉挛收缩，导致远端供血不良，从而出现急性冠脉综合征。

【临床表现】

1. 胸痛

大多数患者疼痛剧烈甚至难以忍受，有濒死感，持续时间超出 30 分钟，多为数小时，甚至数日，休息和服用硝酸酯类药物不能缓解。疼痛可为束缚的、压榨的，亦可为刀割、针刺或烧灼样，常位于胸骨后、心前区或前胸部两侧，向左肩或左前臂尺骨端放射，在左手腕部甚至手指亦可产生刺痛感或麻木感，亦可放射至食管、上腹部、颈部、上腭及肩胛区或左肩胛骨等部位。某些患者，尤其是老年人，可无胸痛而表现为急性左心衰竭，胸部紧缩感或极度虚弱等症状。

2. 全身症状

主要是发热，伴有心动过速、白细胞增高和红细胞沉降率增快等。一般在疼痛发生后 24～48 小时出现，程度与梗死范围常呈正相关，体温一般在 38℃ 上下，很少超过 39℃，约持续 1 周。

3. 胃肠道症状

约 1/3 有疼痛的患者，在发病早期伴有恶心、呕吐和上腹胀痛，甚至腹泻，肠胀气；重症者可发生呃逆（以下壁心肌梗死多见）。

4. 心律失常

各种心律失常中以室性心律失常为最多，尤其是室性期前收缩；如室性期前收缩频发（每分钟 5 次以上），成对出现；各种程度的房室传导阻滞和束支传导阻滞也较多，严重者发生完全性房室传导阻滞。

5. 低血压和休克

严重的休克可在数小时内致死，一般持续数小时至数天，可反复出现。

6. 心力衰竭

主要是急性左心衰竭，可在起病最初数日内发生或在疼痛、休克好转阶段出现，为梗死后心脏舒缩力显著减弱或不协调所致。

【辅助检查】

1. 心电图检查：应在症状出现 10 分钟内进行。

（1）不稳定型心绞痛：发作时部分患者的心电图可能正常，部分患者伴有心电图改变。除极少数患者可出现一过性 Q 波外，绝大多数表现为 ST 段抬高或压低，以及 T 波的改变。

（2）非 ST 段抬高型心肌梗死：发生时心电图主要表现为 ST－T 的改变，包括 ST

段不同程度的压低和 T 波低平、倒置等改变。上述心电图改变和不稳定型心绞痛心电图的改变完全相同，因而单凭心电图图形的改变不能区分，区分二者主要依据心肌损伤标志物的检测。当 ST 段压低的心电图导联 ≥3 个或压低幅度 ≥0.2mV 时，发生心肌梗死的可能性增加 3～4 倍。

（3）ST 段抬高型心肌梗死：

1）特征性改变：在面向透壁心肌坏死区的导联上出现：①宽而深的 Q 波（病理性 Q 波）；②ST 段抬高呈弓背向上型；③T 波倒置，往往宽而深，两支对称。在背向梗死区的导联上则出现相反的改变，即 R 波增高，ST 段压低，T 波直立并增高。

2）动态性改变：①起病数小时内，可尚无异常，或出现异常高大、两支不对称的 T 波。②数小时后，ST 段明显抬高，弓背向上，与直立的 T 波连接，形成单向曲线；数小时至 2 天内出现病理性 Q 波，同时 R 波减低，为急性期改变；Q 波在 3～4 天内稳定不变，以后 70%～80% 永久存在。③如不进行治疗干预，ST 段抬高持续数日至 2 周左右，后逐渐回到基线水平，T 波则变为平坦或倒置，是为亚急性期改变。④数周至数月以后，T 波呈 V 形倒置，两支对称，波谷尖锐，为慢性期改变，T 波倒置可永久存在，也可在数月到数年内逐渐恢复。

2. 心脏损伤标志物测定：心肌肌钙蛋白（cardiac troponin，cTn）是诊断心肌坏死最特异和敏感的首选心肌损伤标志物，通常在症状发生后 2～4 小时开始升高，10～24 小时达到峰值，并可持续升高 7～14 天。

3. 影像学检查：超声心动图等影像学检查有助于对急性胸痛患者的鉴别诊断和危险分层。症状和心电图能够明确诊断 STEMI 的患者不需等待心肌损伤标志物和（或）影像学检查结果，而应尽早给予再灌注及其他相关治疗。

【诊断要点】

1. 急性冠脉综合征：静息、轻微活动或情绪激动时发生典型的缺血性胸痛症状，至少 2 次，1 次 5 分钟，或发作 1 次持续 10 分钟以上。有基础心脏病依据：心电图 ST 段压低或短暂抬高，T 波倒置；心肌酶升高；冠脉造影、血管超声或心肌显像证实有冠心病。

2. ST 段抬高型心肌梗死：有持久的胸痛，心电图有 ST 段弓背向上抬高，CK－MB 升高 2 倍以上，cTnT 或 cTnI 阳性。

3. 非 ST 段抬高型心肌梗死：有持久的胸痛，心电图无 ST 段抬高，但 CK－MB 升高 2 倍以上，肌钙蛋白 cTnT 或 cTnI 阳性。

4. 不稳定型心绞痛：心电图无 ST 段抬高，CK－MB 可升高，但不超过正常值高限的 2 倍，cTnT 或 cTnI 阴性。

【鉴别诊断】

急性冠脉综合征应与肺栓塞、主动脉夹层、气胸、急腹症等急症相鉴别（表 1－5）。

表1-5　急性冠脉综合征鉴别诊断

疾病	鉴别诊断要点
气胸	常有突发性胸痛及呼吸困难，疼痛呈尖锐刺痛，向同侧肩部放射，检查可见患侧有气胸体征，气管及心脏向健侧移位，X线检查可助诊断
肺栓塞	主要表现为突发性胸痛、呼吸困难、发绀，伴有咳嗽、咯血、发热、甚至晕厥，查体可及肺部干湿啰音，部分可见胸腔积液，可有胸膜摩擦音，心电图、CT肺动脉造影等可助诊断
主动脉夹层	突发胸骨后或心前区撕裂性剧痛，可放射至背、腰、颈、上肢或下肢，有休克面貌，但血压仍高，可出现双上肢血压不等，部分病例主动脉区有舒张期杂音，X线检查示主动脉阴影增宽，主动脉造影可助诊断

【治疗】

（一）西医治疗

总体治疗原则是改善和恢复心脏灌流，调整氧供/氧需比例，改善异常的血流动力学，遏制心脏电活动的紊乱，消除促发因素，稳定冠状动脉斑块，纠正高凝状态，缓解临床症状，终止血栓发展，将冠心病由不稳定的急症状态转变为稳定状态。

1. 药物治疗

药物治疗属于微创和无创疗法，主要包括静脉或冠状动脉内溶栓和普通药物如抗血小板药物、抗凝药物、硝酸酯类药物、β受体阻滞剂、钙通道阻滞剂、血管紧张素转化酶抑制剂（ACEI）、调脂药物的应用。

2. 介入治疗

经皮冠状动脉介入（PCI）属于有创疗法，将专用的导管从动脉系统插入到患者的冠脉中，首先进行冠脉造影确认"罪犯"血管，然后采取各种手段开通堵塞的冠状动脉，较常用的方法是经皮冠状动脉腔内成形术、冠状动脉内支架置入术、冠状动脉内溶栓术等。

3. 外科治疗

外科治疗是指通过手术进行冠状动脉旁路移植（CABG），俗称冠状动脉搭桥术。主要针对那些血管病变弥漫，无法行介入治疗且有外科手术适应证的患者。

（二）中医治疗

急性冠脉综合征属中医学"胸痹""心痛"范畴。

辨证论治

（1）心血瘀阻证

症状：胸部刺痛，固定不移，入夜加重，胸闷心悸，时作时止，日久不愈，或眩晕，或因恼怒而致心胸剧痛，舌质紫暗或有瘀斑、苔薄白、白腻或黄腻，脉沉涩、弦涩或结代。

治法：活血化瘀，通脉止痛。

方药：血府逐瘀汤（《医林改错》）加减：当归 12g，桃仁 12g，红花 12g，赤芍 15g，川芎 15g，柴胡 9g，枳壳 10g，桔梗 10g，生地黄 15g，甘草 6g。

中成药：丹红注射液、复方丹参丸、速效救心丸。

（2）痰浊内阻证

症状：胸部闷痛如窒，痛引肩背，疲乏，气短，肢体沉重，痰多，或时有胸闷刺痛、灼痛，舌质淡或紫暗、苔厚腻或黄腻，脉滑、弦滑或滑数。

治法：通阳泄浊，豁痰开结。

方药：栝楼薤白半夏汤（《金匮要略》）加减：瓜蒌 15g，薤白 15g，半夏 9g，黄酒少许。

（3）阴寒凝滞证

症状：胸痛如绞，时作时止，感寒痛甚，胸闷，气短，心悸，面色苍白，四肢不温，或心痛彻背，背痛彻心，舌质淡红、苔白，脉沉细或沉紧。

治法：辛温通阳，开痹散寒。

方药：栝楼薤白白酒汤（《金匮要略》）加减：瓜蒌 15g，薤白 15g，枳实 10g，桂枝 8g，附子 6g（先煎），丹参 15g，檀香 6g，黄酒少许。

中成药：冠心苏合丸。

（4）气阴两虚证

症状：胸闷隐痛，时作时止，心悸心烦，疲乏，气短，头晕，或手足心热，或肢体沉重，肥胖，胸憋闷而刺痛，舌质嫩红或有齿痕、苔少或薄白，或舌质淡青有瘀斑、苔厚腻或黄腻，脉细弱无力或结代。

治法：益气养阴，活血通络。

方药：生脉散（《内外伤辨惑论》）合人参养荣汤（《太平惠民和剂局方》）加减：党参 15g，五味子 10g，麦冬 15g，黄芪 30g，当归 15g，熟地黄 15g，远志 15g，陈皮 12g，茯苓 12g，炙甘草 6g，生姜 6g，大枣 6g。

中成药：生脉注射液、参麦注射液、生脉胶囊。

（5）心肾阴虚证

症状：胸闷痛或灼痛，心悸心烦，不寐，盗汗，腰膝酸软，耳鸣，或头晕目眩，或胸憋闷刺痛，或面部烘热，汗多，善太息，胁肋胀痛，舌质红绛或有瘀斑、苔少或白，脉细数或促。

治法：滋阴益肾，养心安神。

方药：左归饮（《景岳全书》）加减：熟地黄 30g，山茱萸 15g，山药 30g，枸杞子 15g，龟甲胶 6g，鹿角胶 6g，菟丝子 12g，牛膝 10g。

中成药：六味地黄丸、参麦注射液、生脉注射液。

（6）心肾阳虚证

症状：胸闷痛，气短，遇寒加重，心悸，汗出，腰酸，乏力，畏寒肢冷，唇甲淡白，或胸痛彻背，唇色紫暗，脉微欲绝，或动则气喘，不能平卧，面浮足肿，舌质淡或紫暗、苔白，脉沉细、脉微欲绝或沉细迟。

治法：补气温阳，通络止痛。

方药：参附汤（《济生方》）合右归饮（《景岳全书》）加减：人参30g，附子6g（先煎），熟地黄30g，山茱萸15g，山药30g，枸杞子15g，肉桂6g，鹿角胶3g，菟丝子12g，杜仲15g，当归15g，炙甘草6g。

中成药：参附注射液。

【转诊建议】

结合患者症状体征，重点识别有致命性危险的疾病导致的胸痛，结合心电图及心肌酶等基本检查不除外急性冠脉综合征者，在紧急处理后及时转往上级医院治疗。

第五节　休克

休克是指由于有效循环血量下降，全身组织灌注不足导致器官功能障碍和器官细胞损害的临床综合征。休克的特征是全身组织器官微循环低灌注，本质是组织器官细胞缺氧及氧利用障碍，因此，休克治疗的关键环节是纠正组织器官细胞缺氧、保持正常的细胞功能。

【病因】

血管内容量不足、感染、过敏、心脏本身病变、心脏压迫或梗阻等可引起休克。

【临床表现】

按照休克的病程演变，其临床表现可分为两个阶段，即代偿期和抑制期。

1. 代偿期

表现为精神紧张、兴奋或烦躁不安、皮肤苍白、四肢厥冷。伴有心率加速、呼吸频率变快和尿量减少等，血压正常或稍高，脉压减小。若能及时诊断治疗，常能被较快纠正，若任由病情发展，则进入休克抑制期。

2. 抑制期

意识改变十分明显，神情淡漠、反应迟钝，甚至出现意识模糊或昏迷；四肢湿冷、口唇肢端发绀；脉搏细速、血压进行性下降；严重时因血压过低导致脉搏消失，少尿甚至无尿。

【辅助检查】

1. 血常规。

2. 血气分析及电解质。

3. 凝血及纤溶系统检测。

4. CT 影像：胸部 CT、腹部 CT、CT 肺动脉造影等。

5. 心电图及超声心动图。

【诊断要点】

有典型临床表现，如血压下降或组织灌注不良。但需要根据不同临床表现区分休克的类型，以进一步指导后续治疗。

【临床分类】

按照血流动力学的方法，可分为低血容量休克、分布性休克、心源性休克、梗阻性休克等。

1. 低血容量休克：创伤、烧伤、出血、体液丢失等原因引起有效循环血量减少、组织灌注不足、细胞代谢紊乱和功能受损。

2. 分布性休克：血管收缩舒张功能异常，容量血管扩张，导致循环血容量相对不足。包括感染性休克、神经源性休克、过敏性休克，其中最常见的是感染性休克，其发病机制复杂，病情凶险。

3. 心源性休克：心肌损害引起心脏泵血功能减弱、心排血量减少、组织灌注降低。

4. 梗阻性休克：血流的主要通道受阻，出现机械性的血流灌注障碍，根据梗阻部位的不同可分为心内梗阻型和心外梗阻型的休克。

【治疗】

（一）西医治疗

基本原则包括维持组织灌注和氧输送，减少细胞损伤，保护器官功能。在早期发现患者出现血压下降及组织灌注不良时，应迅速支持治疗，同时完善相关检查检验，予以对症治疗。诊疗流程如下：

（1）评估病情的严重程度，通过询问病史，根据患者表情及对答情况判断神智是否清晰；检查患者皮肤颜色、肢体温度等判断组织灌注情况。

（2）监测血压、心率、呼吸、尿量等指标。

（3）气道管理：选择合适的氧疗方案维持良好的呼吸功能，保证氧气输送。

（4）液体支持治疗：尽快恢复最佳的容量负荷，无论胶体溶液还是晶体溶液均可用于液体复苏治疗，必要时可补充红细胞。复苏时应注意早期、快速和适量，一旦循环功能稳定，应保持容量负荷最佳状态，尽可能减少液体治疗的副作用。

（5）正性肌力药物及血管升压药：在液体复苏不能纠正组织灌注不足时，应检测心功能，给予正性肌力药物适当提高心排出量，提高组织氧输送。血压水平不足以维持组织灌注压时，选择血管升压药升高血压，维持组织灌注压。常用的正性肌力药物及血管升压药如去甲肾上腺素 $0.01 \sim 1.5 \mu g/$（kg·h），多巴胺 $2 \sim 20 \mu g/$（kg·h）。

（6）病因治疗：

1）低血容量休克：尽快纠正引起容量丢失的病因，根据失血情况选择血液制品输注。

2）感染性休克：尽快寻找诊断感染部位，控制感染，尽可能覆盖所有可疑病原微生物并在抗感染治疗开始前留取合适的标本以明确致病菌；经足够液体复苏及血管活性药物治疗后血流动力学仍不稳定者可考虑应用小剂量糖皮质激素，如氢化可的松200mg/d。

3）心源性休克：急性心肌梗死患者应尽早进行再灌注治疗，溶栓失败或有禁忌证者应在主动脉内球囊反搏的支持下行急诊冠状动脉成形术，急性心脏压塞者应立即心包穿刺减压等。

4）梗阻性休克：通过心包穿刺、胸腔穿刺/引流、肺栓塞治疗等手段尽快解除梗阻。

（二）中医治疗

中医学认为休克可归属到古代文献中"脱证"的范畴，是指由于多种原因导致气血循行逆乱，脏腑功能受损，阴阳气不相顺接。

辨证论治

（1）邪盛正衰证

症状：神情淡漠，发热，烦渴躁妄，胸腹灼热，尿赤便秘，便下腐臭，喉中痰鸣，气粗息促，汗出如油，周身皮肤花斑，四肢厥冷，舌质绛、苔黄燥，脉数促。

治法：泄热解毒开窍，益气养阴固脱。

方药：白虎加人参汤（《伤寒论》）或黄连解毒汤（《外台秘要》）合生脉散（《内外伤辨惑论》）加减：生石膏15g，知母10g，太子参15g，甘草6g，黄芩10g，黄连10g，栀子10g，黄柏10g，麦冬10g，五味子10g，粳米适量。

（2）气虚阳脱证

症状：手足逆冷，无热畏寒，或身冷如冰，神情淡漠，尿少或遗尿，下利清谷，面色晦暗无华，舌淡、苔白，脉微欲绝。

治法：益气回阳固脱。

方药：参附汤（《济生方》）或四逆汤（《伤寒论》）加减：党参15g，制附片10g（先煎），干姜10g，炙甘草6g。

（3）气虚阴脱证

症状：面唇苍白，低热烦躁，心悸多汗，汗出如油，口渴喜饮，尿少色黄，肢厥不温，皮肤花斑，舌体偏小、质绛、舌面少津，脉细数或沉微欲绝。

治法：益气养阴固脱。

方药：生脉散（《内外伤辨惑论》）或固阴煎（《景岳全书》）加减：党参15g，熟地黄15g，黄精15g，山茱萸15g，黄芪15g，山药15g，麦冬10g，五味子10g，甘草6g。

（4）阴竭阳脱证

症状：神情淡漠，目呆口张，瞳仁散大，面色晦暗无华，舌卷囊缩，手足逆冷，或身冷如冰，尿少或遗尿，自利清谷，或低热烦躁，心悸多汗，口渴喜饮，尿少色黄，肢厥不温，舌淡、少津、苔厚或少苔，脉细数或细微欲绝。

治法：敛阴益气，回阳救逆。

方药：生脉散（《内外伤辨惑论》）合四逆汤（《伤寒论》）加减：党参15g，麦冬10g，五味子10g，制附片6g（先煎），干姜10g，山茱萸10g，生龙骨15g（先煎），生牡蛎15g（先煎）。

【转诊建议】

初始症状较重或经过处理后血压、神志无明显缓解甚至进一步加重者需转诊治疗。

第六节　晕厥

晕厥是指一过性发作的意识障碍，区别于昏迷等持续性的意识丧失，发作持续时间短，发作后自行恢复，恢复后除乏力等表现外常无其他异常。

【病因】

心源性晕厥、脑源性晕厥、血管功能障碍及血液成分异常，其中心律失常是心源性晕厥的主要原因，短暂性脑缺血发作是脑源性晕厥的常见原因。此外，还应考虑药物中毒等因素导致的晕厥。

【临床表现】

1. 典型症状

在发病前可有情绪激动、剧烈运动或突然体位改变等。大多数患者无前驱症状突然发病，少部分患者可有头晕、头痛、耳鸣等症状。发病迅速，突然出现意识丧失、昏仆倒地，持续时间由数秒至几分钟不等。发病后意识恢复，可有乏力等症状，常持续数分钟至数小时。发作时，部分患者身体摔伤，头部外伤较多见。

2. 查体

绝大部分晕厥患者前来就诊时已恢复正常，问诊常无异常，因而查体需全面，尤其注意患者就诊时精神状态及神智是否清晰；检查身体是否有摔伤，尤其是头部；心率和血压有无改变，有无病理反射和神经系统异常体征等。可问询在场的陪同人员发作时患者的伴随症状、体位和发作时的状态等。

【辅助检查】

患者就诊时往往已恢复，结合查体结果，根据患者病史及晕厥常见的发病原因采取对应检查进一步明确病因。

1. 心电图：心律失常是晕厥发作的常见原因。

2. 头颅 CT 和磁共振：单纯晕厥患者头颅 CT 常无阳性改变，磁共振可排除急性脑梗等疾病。

【鉴别诊断】

晕厥、昏迷均表现为意识丧失，区别在于前者为一过性发作，持续时间较短，常可自行缓解；后者持续时间较长，不经治疗常不能自行缓解，因而较易鉴别。通常需要在以下疾病当中鉴别。

1. 心源性晕厥：心动过缓、心动过速、病态窦房结综合征、主动脉瓣狭窄等。

2. 神经源性晕厥：血管迷走性晕厥、排尿性晕厥等。

3. 内分泌疾病导致的晕厥：低血糖等。

【治疗】

（一）西医治疗

晕厥应首先详细询问病史明确病因，在准确诊断的基础上对因治疗，并对晕厥导致的摔伤做应急处理。

（二）中医治疗

晕厥属于中医学中"厥证"范畴，病机为气机突然逆乱，升降失常导致气血、阴阳气不相顺接，可分为气厥、血厥和痰厥。

1. 辨证论治

（1）气厥实证

症状：平素烦躁易怒，经精神刺激而发昏厥，突然昏倒，不省人事，呼吸气粗，舌苔薄白，脉沉弦有力。

治法：开胸顺气，解郁醒神。

方药：通关散（《中国药典》）合五磨饮子（《医方考》）加减：以通关散吹鼻醒神，木香、沉香、槟榔、枳实、台乌药各9g，以白酒磨服。

中成药：越鞠丸。

（2）气厥虚证

症状：平素郁郁寡欢，发病前情绪紧张或恐惧，或久经站立，发作时眩晕昏仆，面色苍白，呼吸微弱，汗出肢冷，舌暗淡、苔薄白，脉沉细弱。

治法：补气温阳，开窍醒神。

方药：四逆汤（《伤寒论》）合生脉饮（《内外伤辨惑论》）加减：炙甘草10g，干姜15g，制附子8g（先煎），红参10g，麦冬20g，五味子10g。

中成药：参附注射液、生脉注射液。

（3）血厥实证

症状：多因急躁恼怒而发，突然昏倒，不知人事，牙关紧闭，面赤唇紫，舌暗红，脉弦有力。

治法：平肝潜阳，理气通瘀。

方药：羚角钩藤汤（《通俗伤寒论》）加减：羚角片4.5g，霜桑叶6g，川贝母10g，鲜生地黄15g，钩藤9g，菊花9g，茯神木9g，生白芍9g，生甘草3g，淡竹茹15g。

中成药：羚羊角粉。

（4）血厥虚证

症状：有失血病史，突然昏厥，面色苍白，口唇无华，四肢震颤，自汗肢冷，目陷口张，呼吸微弱，舌质淡，脉芤或细数无力。

治法：补养气血，回阳醒神。

方药：先服独参汤（《景岳全书》），再服人参养荣汤（《太平惠民和剂局方》）：人参适量，白芍9g，当归30g，肉桂30g，陈皮30g，党参30g，炒白术30g，黄芪30g，炙甘草30g，酒蒸熟地黄3g，五味子3g，茯苓3g，炒远志15g。

中成药：归脾丸。

（5）痰厥

症状：素有咳喘宿痰，多湿多痰，恼怒或剧烈咳嗽后突然昏厥，喉有痰声，或呕吐涎沫，呼吸气粗，舌苔白腻，脉沉滑。

治法：行气豁痰开窍。

方药：导痰汤（《校注妇人良方》）加减：半夏6g，橘红3g，茯苓3g，枳实3g，天南星3g，甘草1.5g。

2. 中医特色疗法

（1）昏厥发作时，用拇指重力掐按水沟、合谷、内关穴，以患者出现疼痛反应并苏醒为度。

（2）实证昏厥取大椎、百会、太阳、委中、十宣穴，使用三棱针点刺放血。

【转诊建议】

原因不明，或病因明确、条件有限、基层医院处理有困难的，原则上都应转往上级医院进行治疗。

第七节 意识障碍

意识障碍是指人对周围环境及自身状态的识别和觉察能力出现障碍，按照觉醒程度可划分为嗜睡、意识模糊、昏睡、谵妄、昏迷5个分级。

【病因】

病因较多，主要由高级神经中枢功能活动受损或抑制引起。

【临床表现】

1. 典型症状

（1）嗜睡：最轻的意识障碍，表现为病理性的倦怠、睡眠过多，即患者处于持续性的睡眠状态，可被唤醒，并能正确回答问题、配合查体，但外界刺激去除后很快又入睡。

（2）意识模糊：意识水平较嗜睡下降，仅能进行简单的精神活动，对外界刺激反应迟钝，需要呼叫、推动甚至疼痛刺激方能唤醒，醒后可以进行简单的问答，但往往回答有误，注意力不能集中，并常有错觉，对人物、时间、地点等定向能力发生障碍。

（3）昏睡：患者意识水平进一步下降，接近于不省人事，持续处于熟睡状态，呼叫或推动不易唤醒，需强烈刺激（如疼痛刺激）方可唤醒，但很快入睡。唤醒后能进行问答，但回答模糊，答非所问。

（4）谵妄：一种以兴奋性增高为主的高级中枢性急性活动失调的表现，常有意识丧失、定向力丧失、感觉错乱、烦躁不安、言语混乱的表现。

（5）昏迷：是意识障碍的最严重阶段，表现为持续性的意识中断或丧失。按照程度分为轻度昏迷、中度昏迷和深度昏迷三个阶段：①轻度昏迷：大部分意识丧失，无自主运动，对声、光刺激无反应，疼痛刺激时可有痛苦表情或肢体退缩等防御反应，角膜反射、瞳孔对光反射、眼球运动、吞咽反射等可存在。②中度昏迷：对周围事物及各种刺激均无反应，对于剧烈刺激可出现防御动作，角膜反射、瞳孔对光反射迟钝，眼球无转动。③深度昏迷：全身肌肉松弛，对各种刺激无反应，深浅反射均消失。

2. 查体

意识障碍的查体主要评估组织灌注状况和意识水平。末梢温度降低、皮肤苍白湿冷、血管充盈时间延长为周围组织灌注不足的表现；表情淡漠、烦躁不安、嗜睡或昏迷为神经系统灌注不足的表现；尿量减少是毛细血管灌注不足的表现。另外，触摸患者脉搏强度，听诊心音及测量血压也是评估循环状况的重要手段。意识水平评定则常用格拉斯哥量表（glasgow coma scale，GCS），该量表由睁眼反应（eye opening，E）、言语反应（verbal response，V）和非偏瘫侧运动反应（verbal response，M）3 项评估条目组成，总分为 15 分，评分越高，提示患者的意识状态越好。具体评分内容如下（表 1-6）。

表 1-6 格拉斯哥（GCS）量表

睁眼反应	计分	言语反应	计分	非偏瘫侧运动反应	计分
自发睁眼	4	正常	5	完成指令动作	6
能通过语言吩咐睁眼	3	言语混乱	4	对疼痛刺激定位反应	5

睁眼反应	计分	言语反应	计分	非偏瘫侧运动反应	计分
通过疼痛刺激睁眼	2	不恰当言语	3	对疼痛刺激屈曲反应	4
不能睁眼	1	不能理解的发音	2	疼痛刺激异常屈曲	3
		无发音	1	疼痛刺激异常伸展	2
				无反应	1

【鉴别诊断】

意识障碍的病因多种多样，不应将诊断局限于中枢神经系统疾病。通常需要在以下疾病间进行鉴别。

1. 中枢神经系统疾病：脑外伤、脑血管病如脑卒中，感染性疾病如各种脑炎，颅内肿瘤。

2. 全身性感染性疾病的中枢神经系统改变：如脓毒症、中毒性肺炎、中毒性痢疾、恶性疟疾等。

3. 内分泌及代谢障碍性疾病：如糖尿病酮症酸中毒、低血糖、尿毒症脑病、肺性脑病、肝性脑病、甲状腺危象、肾上腺皮质功能减退危象。

4. 中毒：如一氧化碳中毒、有机磷中毒、酒精中毒、镇静催眠药中毒等。

【辅助检查】

对于出现意识障碍的患者应迅速予以救治，避免过度烦琐的特殊检查，应在治疗的同时完善必要的检查，如血常规、动脉血气分析、血电解质含量、心电图、脑部 CT 等。

【治疗】

（一）西医治疗

出现意识障碍患者应立即评估生命体征，判断危急程度，并立即给予有效处置，首先稳定生命体征甚至比明确诊断重要；对于患者出现的呼吸衰竭、休克、心力衰竭等并发症予以及时治疗；寻找昏迷的病因，进行病因治疗。

1. 紧急处置。

2. 并发症对症治疗：呼吸衰竭给予氧通气支持；体温异常治疗低温或予退热治疗；有颅内压增高者给予脱水、降颅压药物，如糖皮质激素、甘露醇、呋塞米等。必要时行脑室穿刺引流；纠正水电解质平衡紊乱、补充营养等。

3. 查明原发病原因后对因治疗。

（二）中医治疗

意识障碍在中医学中缺乏系统论述，治疗以开窍醒神为主，可从痰、热、瘀、虚四个方面进行辨证治疗。可温水送服安宫牛黄丸，静脉滴注清开灵注射液和醒脑静注射液等中药注射液。

【转诊建议】

凡原因不明的意识障碍或已明确病因但因条件所限基层医院处理有困难的，原则上都应转往上级医院进行治疗。

第八节　呼吸困难

一、概述

呼吸困难是指患者主观感受和客观体征的综合表现症状，主观上包括感觉空气不足、呼吸费力，客观上包括呼吸频率、节律和深度的变化。

【病因】

1. 呼吸系统：①通气障碍引起的呼吸困难：喉头水肿、气管异物、支气管病变（炎症、肿瘤、哮喘、慢性阻塞性肺疾病等）。②换气障碍引起的呼吸困难：肺部疾病（肺炎、肺水肿、肺不张、肺纤维化等）。③限制性通气不足引起的呼吸困难：胸廓及胸膜病变（胸腔积液、气胸、外伤、畸形等）。④呼吸动力不足引起的呼吸困难：呼吸肌活动障碍（低钾血症、重症肌无力、肿瘤等）。

2. 心血管系统：①肺循环淤血：左心衰竭。②体循环淤血：右心衰竭。③舒张功能受限：心包疾病（心包积液、心包填塞）。④有效循环血容量不足：出血、休克。⑤解剖结构异常：先天性心脏病。

3. 神经精神系统：①颅脑病变：急性脑梗死、脑出血、颅脑炎症、颅脑占位。②精神因素：癔症或情绪因素引起的通气过度（呼吸性碱中毒）、神经症。

4. 中毒：①代谢性酸中毒：尿毒症、糖尿病酮症酸中毒。②药物中毒：阿片类药物、巴比妥类、有机磷中毒。③化学物质中毒：一氧化碳中毒，亚硝酸盐中毒，氰化物中毒。

5. 血液系统疾病：各种引起血红蛋白减少或运氧障碍疾病如重度贫血、硫化血红蛋白血症等。

【临床表现】

1. 呼吸系统临床表现

（1）吸气性呼吸困难：①特点：三凹征、吸气喉中鸣响。②疾病：大气道疾病（如喉、气管、支气管病变）。

（2）呼气性呼吸困难：①特点：呼气延长费力伴哮鸣音。②疾病：小气道疾病（支气管哮喘、慢性阻塞性肺疾病）。

（3）混合性呼吸困难：①特点：吸气、呼气均困难。②疾病：肺实质损伤（肺炎、肺纤维化等）。

2. 心血管系统临床表现

①劳力性呼吸困难；②端坐呼吸；③夜间阵发性呼吸困难。

3. 中毒性呼吸困难

①代谢性酸中毒（深大而规则）；②药物中毒（缓慢、间歇停止）；③化学物质中毒（节律变化）。

4. 神经精神性呼吸困难

①颅脑疾病（深大、节律不规则）；②精神因素（浅、快，伴全身麻木抽搐或叹气后舒缓）。

5. 血液系统

呼吸、心率增快，常伴心悸、气短、乏力。

【诊断要点】

1. 评估生命体征：血压、心率、血氧是否平稳或在可控范围内，若不平稳则需抢救稳定生命体征。

2. 判断呼吸困难为急性或是慢性：若为急性则需明确病史、诱因、评估高危因素。

3. 初步判断病因：是否为常见的呼吸系统与心血管系统引起的呼吸困难（现病史与既往病史、临床体征分析初步判断）。

4. 需特殊考虑除外疾病：肺栓塞（伴胸痛、咯血、晕厥、不能解释的呼吸困难，高危因素有骨折、卧床、感染、肿瘤、外伤、下肢静脉血栓等）；急性心肌梗死出现呼吸困难患者；气胸（外伤等）；小儿或意识较差老人、醉酒患者需除外气管异物引起的窒息。

5. 血液检验及影像学等辅助检查明确诊断。

【辅助检查】

1. 动脉血气分析：该检验快速准确判断患者整体病情状态，是诊断呼吸困难必查项目，可判断是否呼吸衰竭、酸碱失衡及水电解质紊乱、化学毒物中毒、贫血等。

2. 其他检查：血尿便常规、凝血功能、心肌损伤标志物、B型利钠肽（BNP）等。

3. 影像学检查：胸片、胸部CT、心电图、心脏超声。

二、引起呼吸困难的常见综合征

呼吸衰竭

呼吸衰竭指各种原因引起的肺通气和（或）换气功能严重障碍，以致在平静状态也不能维持足够气体交换引起一系列病理生理改变和临床表现的综合征。

【临床表现】

1. 呼吸困难：见呼吸困难概述临床表现。

2. 发绀：耳垂、口唇、口腔黏膜、指甲呈现青紫色的体征（除外贫血、红细胞增多）。

3. Ⅱ型呼吸衰竭：可见头痛，肌肉不自主地抽动、震颤，或失眠、烦躁等。

4. 循环系统症状：心率增快、血压升高、严重缺氧可出现心律失常，Ⅱ型呼吸衰竭可见多汗、球结膜充血等。

5. 其他脏器损伤：如肝功能异常、上消化道出血、血尿素氮及血肌酐升高等。

6. 酸碱失衡和水电解质紊乱。

【诊断要点】

主要依赖动脉血气分析分为：

1. Ⅰ型呼吸衰竭：动脉血氧分压（PaO_2）< 60mmHg，动脉血二氧化碳分压（$PaCO_2$）正常或低于正常。主要见于肺换气功能障碍，如严重肺部感染性疾病、间质性肺疾病、急性肺栓塞。

2. Ⅱ型呼吸衰竭：PaO_2 < 60mmHg，$PaCO_2$ > 50mmHg。主要见于肺泡通气不足所致，如慢性阻塞性肺疾病。

【治疗】

（一）西医治疗

1. 首先保持呼吸道通畅，此为首要原则与前提。开放气道；清除气道分泌物和异物；及时建立人工气道（简易人工气道、气管插管、气管切开）。

2. 改善缺氧：

（1）鼻导管：Ⅱ型呼吸衰竭需要低流量。

（2）面罩给氧：Ⅰ型呼吸衰竭用普通面罩、储氧面罩；Ⅱ型呼吸衰竭用文丘里面罩。

（3）正压给氧：机械通气。

3. 改善通气：

（1）药物：呼吸兴奋剂。

（2）机械通气：包括有创机械通气和无创机械通气。

1）有创机械通气应用时机：严重的通气和（或）换气功能障碍，如急性呼吸衰竭引起昏迷、呼吸不规则或出现暂停、呼吸道分泌物增多。

2）无创机械通气应用时机：清醒可配合、不需要气管插管（有较小误吸、气道分泌物过多风险）、耐受鼻面罩。

4. 病因治疗：针对原发病的治疗。

5. 一般支持治疗：抗生素、维持水电解质及酸碱平衡、营养支持。

6. 其他重要脏器功能的监测与支持。

（二）中医治疗

呼吸衰竭可以与中医学中"喘证"相对应，是以呼吸困难，甚则张口抬肩，鼻翼翕动，不能平卧等为主要临床特征的一种病证。

辨证论治

（1）风寒壅肺证

症状：喘息咳逆，呼吸急促，胸部胀闷，痰多稀薄而带泡沫，色白质黏，常有头痛，恶寒，或有发热，口不渴，无汗，舌苔薄白而滑，脉浮紧。

治法：宣肺散寒。

方药：华盖散（《太平惠民和剂局方》）加减：麻黄8g，紫苏子12g，杏仁15g，橘皮10g，桑白皮10g，茯苓10g，甘草6g。

（2）风热蕴肺证

症状：喘逆上气，胸胀或痛，息粗，鼻翕，咳而不爽，吐痰稠黏，伴形寒，身热，烦闷，身痛，有汗或无汗，口渴，舌边红、苔薄黄，脉浮数或滑。

治法：解表清里，化痰平喘。

方药：麻杏石甘汤（《伤寒论》）加减：麻黄8g，生石膏30g，杏仁15g，炙甘草6g。

（3）痰热郁肺证

症状：喘咳气涌，胸部胀痛，痰多质黏色黄，伴胸中烦闷，身热，有汗，口渴而喜冷饮，面赤，咽干，小便赤涩，大便或秘，舌质红、苔薄黄或腻，脉滑数。

治法：清热化痰，宣肺平喘。

方药：桑白皮汤（《景岳全书》）加减：桑白皮10g，紫苏子10g，半夏9g，杏仁10g，浙贝母10g，栀子10g，黄芩10g，生甘草6g。

（4）痰浊阻肺证

症状：喘而胸满闷塞，甚则胸盈仰息，咳嗽痰多，痰黏腻色白、咳吐不利，兼有呕恶，食少，口黏不渴，舌苔白腻，脉滑或濡。

治法：祛痰降逆，宣肺平喘。

方药：二陈汤（《太平惠民和剂局方》）合三子养亲汤（《韩氏医通》）加减：陈皮10g，半夏9g，白芥子6g，莱菔子10g，紫苏子10g，茯苓10g，甘草6g。

（5）肺气郁闭证

症状：每遇情志刺激而诱发，发时突然呼吸短促，息粗气憋，胸闷胸痛，咽中如窒，无痰声，平素常多忧思抑郁，失眠，心悸，舌苔薄，脉弦。

治法：开郁降气平喘。

方药：五磨饮子（《医方考》）加减：乌药10g，沉香6g，槟榔10g，木香10g，枳实 10g，甘草 6g。

（6）肺气虚耗证

症状：喘促短气，气怯声低，咳声低弱，咳痰稀薄，自汗畏风，烦热而渴，咽喉不利，面颧潮红，舌质淡红，脉软弱或细数。

治法：补肺益气养阴。

方药：生脉散（《内外伤辨惑论》）合补肺汤（《永类钤方》）加减：党参 15g，五味子 10g，麦冬 15g，黄芪 24g，熟地黄 24g，紫菀 9g，桑白皮 9g，炙甘草 6g。

（7）肾虚不纳证

症状：喘促日久，动则喘甚，气不得续，形瘦神惫，跗肿，汗出肢冷，面青唇紫，舌淡，苔白或黑而润滑，脉微细或沉弱。

治法：补肾纳气。

方药：肾气丸（《金匮要略》）合参蛤散（《济生方》）加减：党参 15g，蛤蚧 6g，山药 15g，山茱萸 10g，熟地黄 15g，泽泻 10g，牡丹皮 10g，茯苓 10g，炙甘草 6g。

（8）正虚喘脱证

症状：喘逆剧甚，张口抬肩，鼻翕气促，端坐不能平卧，稍动则咳喘欲绝，心慌动悸，烦躁不安，面青唇紫，汗出如珠，肢冷，脉浮大无根。

治法：扶阳固脱。

方药：参附汤（《济生方》）加减：人参 15g，制附子 10g（先煎），蛤蚧粉 6g（冲服）。

急性心力衰竭

急性心力衰竭是指心力衰竭急性发作或加重的临床综合征，包括急性左心衰竭、急性右心衰竭、非心源性急性心力衰竭。

【临床分级】

急性心肌梗死所致的心力衰竭临床分级常用 Killip 分级。

Ⅰ级：无心力衰竭征象。

Ⅱ级：轻至中度心力衰竭，肺啰音出现范围小于两肺野的 50%，第三心音奔马律、窦性心动过速。

Ⅲ级：重度心力衰竭，出现急性肺水肿，肺啰音出现范围大于两肺的 50%。

Ⅳ级：心源性休克，收缩压 <90mmHg，尿量 <20mL/h，皮肤湿冷，脉率 >100 次/分。

【临床表现】

1. 急性左心衰竭

呼吸困难、咳吐大量白色或粉红色泡沫样痰为基本症状。呼吸浅快、发绀、大汗淋漓、端坐呼吸；双肺可闻及湿啰音（满肺、双肺底）、心音快而弱、舒张期奔马律。

2. 急性右心衰竭

血压偏低、颈静脉怒张、肝淤血、腹水、双下肢水肿。

3. 神志精神

焦虑、烦躁、失眠、不安，严重者可出现患者意识模糊、阿 - 斯综合征（易发生于急性右心衰竭）。

【辅助检查】

1. 心电图：有无心律失常、急性心肌缺血。

2. 心力衰竭标志物：BNP > 400ng/L，或 N 末端 B 型利钠肽前体（NT - proBNP）> 1500ng/L，心力衰竭可能性很大。

3. 心脏超声：射血分数下降。

4. 胸部 X 线：心影增大。

【诊断要点】

1. 病因、诱因及病史：既往史（冠心病、高血压、心肌炎、心瓣膜病、心律失常）和发作诱因（感染、情绪激动、过度体力活动、输液过多过快）。

2. 典型临床表现与体征。

3. 阳性的辅助检查结果。

【治疗】

（一）西医治疗

1. 基本处理

（1）体位：通常端坐位。

（2）氧疗：鼻导管、开放气道、机械通气。

（3）开放静脉通路：外周、中心静脉。

2. 药物治疗

（1）对症治疗：吗啡是治疗急性左心衰竭肺水肿的有效药物，其作用为镇静、减轻心脏负荷，不良反应有低血压、呼吸抑制。

（2）利尿剂：改善患者容量负荷，如呋塞米、托拉塞米、布美他尼、螺内酯，应用同时监测血钾。

（3）血管扩张药物：改善心脏前后负荷、扩冠，如硝酸甘油、硝酸异山梨酯、硝普钠等。

（4）正性肌力药：增加心肌收缩力，如洋地黄类地高辛、毛花苷 C，儿茶酚胺类多巴胺、多巴酚丁胺，米力农，左西孟旦。

（5）血液净化：利尿效果差、高容量负荷、肾功能不全者。

（6）机械通气（合并呼吸衰竭时）：有创或无创。

（7）主动脉内球囊反搏：严重的缺血休克不能由药物纠正、血流动力学不稳定。

3. 诱因治疗

经皮冠状动脉介入（PCI）、控制感染、纠正心律失常或高血压等。

（二）中医治疗

1. 急性心力衰竭多与中医"喘证"对应，详见本节"呼吸衰竭"中医治疗。

2. 急性心力衰竭表现有部分与中医"水肿"相对应。水肿分为阴水与阳水两类，阳水主要治以发汗、利小便、益肺健脾，以祛邪为主；阴水则主要治以温阳益气、健脾、益肾、补心，兼利小便，酌情化瘀，以扶正为主。虚实并见者，则攻补兼施。

【转诊建议】

1. 不能明确病因的呼吸困难。

2. 经初步处理不能缓解的哮喘、气胸、气道异物、重症肺炎、急性左心衰竭、糖尿病酮症酸中毒、一氧化碳中毒、有机磷中毒。

3. 急性喉炎、重症哮喘、急性心肌梗死、严重心律失常、大面积气胸及胸腔积液、慢性阻塞性肺疾病并发严重并发症、中枢性呼吸困难、急性肺栓塞。

第九节　气胸

气胸（pneumothorax）是急诊常见急症，是自发性或外伤导致脏层或壁层胸膜破裂，引发空气进入胸膜腔内并积聚过多，对正常肺组织产生压迫所造成的病症。

【病因】

病因可分为原发性气胸和继发性气胸。

1. 原发性气胸包括肺大疱、肺小疱破裂，或者粘连带撕裂之后造成肺的破裂导致的气胸。

2. 继发性气胸继发于肺部的原有疾病，如慢性支气管炎、肺气肿、肺部恶性肿瘤等，也可继发于外伤性因素，多种原因导致的外伤，刺破肺脏导致气胸。

【临床表现】

1. 典型症状

（1）胸痛或肩部转移性疼痛为最常见的症状，对肺脏压迫程度较小的患者，这可能是唯一可发现的症状，胸痛可放射到肩部、背部、腋侧、前臂，咳嗽和深吸气时加剧。

（2）呼吸困难亦较为常见。

（3）部分患者有咳嗽、咯血、胸部紧缩感。

2. 查体

气管向健侧移位，患侧胸廓饱满、呼吸动度减弱，触觉震颤降低或者消失；叩诊呈过清音、肺下界下移；听诊发现呼吸音减弱或缺失。严重者可有发绀、颈部静脉怒张。

【辅助检查】

1. 胸部 X 线检查：是诊断气胸的重要方法，大部分可见明确的气胸线，呈外凸弧形的细线条形阴影。

2. 胸部 CT 检查：一般不作为常规检查，但 CT 对辨别小量气胸、局限性气胸有很高的敏感性和特异性。

3. 血气分析：肺压缩 >20% 者可出现低氧血症。

4. 心电图检查：多出现低电压，顺钟向转位。

【诊断要点】

突发一侧胸痛，伴有呼吸困难和气胸体征，即可做出初步诊断。X 线显示气胸征是确诊依据。在无条件或病情危重不允许做 X 线检查时，可在患侧胸腔积气体征最明确处尝试穿刺，抽气测压，若为正压且抽出气体，说明有气胸存在，观察抽气后胸腔内压力的变化以判断气胸类型。

【鉴别诊断】

应与支气管哮喘和慢性阻塞性肺疾病、急性心肌梗死、肺大疱、肺不张、支气管囊肿、膈疝等鉴别，见表 1 - 7。

表 1 - 7 气胸鉴别诊断

疾病	鉴别诊断要点
支气管哮喘和慢性阻塞性肺疾病	有气急和呼吸困难，体征亦与自发性气胸相似，但慢性阻塞性肺疾病呼吸困难是长期缓慢加重的，支气管哮喘患者有多年哮喘反复发作史。慢性阻塞性肺疾病患者呼吸困难突然加重且有胸痛，应考虑到有并发气胸的可能，X 线检查可以鉴别
急性心肌梗死	患者亦有急性胸痛、胸闷、甚至呼吸困难、休克等临床表现，但常有高血压、动脉粥样硬化、冠心病病史。体征、心电图和 X 线检查有助于诊断
肺栓塞	有胸痛、呼吸困难和发绀等似自发性气胸的临床表现，但患者往往有咯血和低热、甚至晕厥，并常有下肢或盆腔栓塞性静脉炎、骨折、严重心脏病、心房纤颤等病史，或发生于长期卧床的老年患者。体检和 X 线检查有助于鉴别
肺大疱	位于肺周边部位的肺大疱有时在 X 线下被误诊为气胸，巨型肺大疱更易误诊。肺大疱可因先天发育形成，也可因支气管内活瓣阻塞而形成张力性囊腔或巨型空腔，起病缓慢，气急不剧烈，从不同角度做胸部 X 线检查，可见肺大疱或支气管源囊肿为圆肺大疱向周围膨胀，肺大疱向周围膨胀，将肺压向肺尖区、肋膈角和心膈角，而气胸则呈肺外侧的透光带，其中无肺纹理可见。肺大疱内压力与大气压相仿，抽气后，大疱容积无显著改变。如误对肺大疱抽气测压，易引起气胸，须认真鉴别
肺不张	肺不张时气管和纵隔向患侧移位，胸部 X 线检查显示高密度影

【治疗】

（一）西医治疗

目的在于排除气体，缓解症状，促使肺复张，防止复发。

1. 氧疗

吸氧为气胸治疗的基本措施。

2. 观察与一般治疗

一般来说，若气胸范围少于一侧胸廓面积之 20%～30%，且无呼吸困难等症状者，只需观察，不需特别治疗，气体大多在 2～3 周自行吸收。气胸患者应卧床休息、少讲话、减少肺活动，有利于破裂口的愈合和气体吸收。1～2 周后复查胸部 X 线，如肺仍不膨胀者，则需要采用其他疗法。

3. 紧急排气治疗

（1）开放性气胸：医护人员先用不透气无菌胶布和凡士林纱布作为敷料封住伤口，避免空气再度进入胸膜腔内。

（2）张力性气胸：在病情急重情况下，即使无专用设备，可利用常用注射针头，连接 50～100mL 的注射器行胸腔穿刺术抽气。

1）穿刺点：胸膜腔穿刺抽气取仰卧高坡位或半坐位，穿刺点应选择叩诊为鼓音或听诊呼吸音降低最明显的部位，多取锁骨中线第 2 肋间，也可选第 3 肋间（此处自肋间隙中点进针）；胸膜腔穿刺抽液可取反向骑跨坐于靠背椅上，上肢屈肘交叉置于椅背，前额伏于前臂上。病情不允许久坐者，可取仰卧高坡位，患侧稍向前，患侧前臂上举抱于枕部，显露胸部后外侧。穿刺点应选择叩诊为实音或听诊呼吸音降低最明显的部位，一般常取肩胛线或腋后线第 7～8 肋间，腋中线第 6～7 肋间，腋前线第 5 肋间。对于包裹性积液和局限性积气，须结合 X 线或 B 超定位穿刺点。按上述方法摆好体位，确定穿刺点（如之前已有影像学定位，穿刺前最好通过查体等方法再次确认下穿刺部位），穿刺点可用蘸甲紫溶液的棉签在皮肤上做标记。

2）消毒铺巾：操作者先戴口罩、帽子，穿刺点周围常规皮肤消毒（范围至少 15cm）戴无菌手套，覆盖消毒洞巾。

3）麻醉：用 2% 利多卡因在穿刺点肋间下一肋上缘进针自皮肤至胸膜壁层进行局部浸润麻醉，以免损伤肋间血管和神经；麻醉过程中边进针边回抽，拔针前可试探性刺入胸腔，抽吸少许积液或积气，作为胸腔穿刺深度的参考。

4）穿刺：用 16 或 18 号胸穿针，针座接乳胶管，用血管钳将乳胶管夹闭。术者用一手示指、中指固定穿刺处皮肤，另一手持胸穿针先刺入穿刺点皮下，再沿肋骨上缘按局部浸润麻醉的路径缓慢刺入，当穿透壁层胸膜时可有突然落空感。

5）抽液/气：助手将乳胶管末端接排空的 50mL（或更大）的注射器，松开夹闭乳胶管的血管钳即可抽液。注射器吸满后，必须先用血管钳夹闭乳胶管，才能卸下注射器将液体注入试管或其他容器（气体则排入大气中），排空后再接上乳胶管，再松开血管钳。如此循环操作反复抽液，以防止外界空气进入胸腔。抽液（气）用三通接管则较简便，但术者必须认清开关控制方向，最好先做预试，并应准确操作。胸腔穿刺抽气操作同前，用注射器反复抽气，以使患者呼吸困难缓解，或用气胸箱测压抽气。

6）留取标本：抽出液体应详细记录数量、色泽、混浊度等，并留取标本送检。

7）拔穿刺针、固定：穿刺抽吸完毕，夹闭乳胶管，拔除穿刺针，压迫穿刺点片刻（1～2min），局部消毒后覆盖无菌纱布，以胶布固定，嘱患者静卧休息。

4. 胸腔闭式引流术

胸腔闭式引流术适用于不稳定型气胸，呼吸困难明显、肺压缩程度较重患者。

（二）中医治疗

辨证论治

（1）浊气闭肺证

症状：突发胸部闷窒剧痛，呛咳振作，气胸，病胸饱满，口唇爪甲青紫，舌质隐青，脉数。

治法：通腑泄浊，肃肺降逆。

方药：桃核承气汤（《伤寒论》）加减：桃仁15g，熟大黄6g，桂枝6g，芒硝3g（冲服），炙甘草10g。

中成药：血府逐瘀口服液、龙胆泻肝丸、川芎嗪注射液。

（2）内闭外脱证

症状：胸闷剧痛，呼吸急促困难，唇甲青紫，四肢不温，神志不清，血压下降，脉疾数。

治法：开闭固脱。

方药：阳闭为主，用安宫牛黄丸（《温病条辨》）；阴闭为主，用苏合香丸（《太平惠民和剂局方》）。脱证突出，合四逆汤（《伤寒论》）：附子6g（先煎），干姜5g，炙甘草6g。瘀血明显，合桃核承气汤（《伤寒论》）：桃仁15g，熟大黄6g，桂枝6g，芒硝3g（冲服），炙甘草10g。

中成药：六神丸、生脉注射液、参麦注射液、参附注射液、醒脑静注射液。

（3）肺虚气逆证

症状：胸闷胀痛，心慌气短，干咳少痰，咳声无力，倦怠乏力，面唇淡紫无光泽，脉虚数。

治法：补肺降逆。

方药：生脉散（《内外伤辨惑论》）加减：党参10g，五味子15g，麦冬6g。

中成药：蛤蚧定喘丸。

【转诊建议】

1. 不稳定型气胸，呼吸困难明显、肺压缩程度较重的患者需尽快行胸腔闭式引流术，紧急处理后转往有条件的上级医院。

2. 开放性气胸需封闭伤口，恢复胸膜腔的完整性，紧急处理后转往有条件的上级医院。

第十节　呕吐

呕吐是指胃内容物经口排出的动作，是一种常见的临床症状，引起呕吐的疾病有很多，需谨慎鉴别。

【病因】

多见于胃肠道疾病，最常见为急性胃肠炎，其他部位的感染如泌尿系感染也会导致呕吐，除此之外，药物、中枢神经系统病变、耳源性眩晕及妊娠等原因均会导致呕吐。

【临床表现】

1. 典型症状

呕吐的过程可分为三个阶段，首先是恶心，即呕吐前的不适感，恶心时，常伴有唾液增多、吞咽动作增加及心动过速；恶心之后是干呕；呕吐是恶心的最终阶段，即胃内容物经由口腔排出，由于压力差的存在，排出时常较为剧烈。在一些疾病中（如颅内压增高），呕吐可呈喷射状。很多疾病都会出现呕吐，因而关注合并症状，有助于尽快鉴别诊断。

2. 查体

目的首先在于危重患者的识别，其次才是对于疾病的诊断。通过对生命体征的检查可以排除患者是否存在血容量不足甚至休克，检查患者皮肤弹性、黏膜干燥程度有助于评估患者是否存在脱水。呕吐患者应首先将查体重点放在腹部查体，腹部存在蠕动波提示可能存在胃出口梗阻，高调或低调的肠鸣音均提示有肠梗阻的可能。腹膜刺激征则提示可能有阑尾炎、胆囊炎甚至腹腔内脏器穿孔等。此外，还应当注意中枢神经系统查体，如脑膜刺激征及病理征等，这是由于喷射性呕吐往往是危及生命的颅内压增高的典型表现。

【辅助检查】

1. 血常规：必要时可进一步完善血尿素氮及血肌酐检查。

2. 电解质检查：呕吐量较大，长期呕吐或次数较多患者可能存在电解质紊乱及代谢性碱中毒的可能。

3. CT：对于存在腹膜刺激征的患者完善腹部 CT 进一步明确诊断。对于有中枢神经系统查体异常的患者则应进行颅脑 CT 检查。

4. 尿液检查：一部分泌尿系感染患者可能出现呕吐，同时对育龄期妇女出现的呕吐，应首先除外妊娠可能。

【诊断要点】

1. 具有饮食、痰涎、水液等胃内之物从胃中上涌，自口而出的临床特征。也有干呕无物者。

2. 常伴有脘腹不适、恶心纳呆、泛酸嘈杂等症状。

3. 多由饮食、情志、寒温不适、闻及不良气味等因素而诱发，也有由服用化学药物、误食毒物所致者。

4. 上消化道 X 线检查、纤维胃镜检查、呕吐物的实验室检查等，有助于脏腑病变的诊断。

【鉴别诊断】

呕吐是急诊常见的症状之一，凭借对病史的追问即可做出诊断。恶心、呕吐、干呕三者的区别主要在于症状，对患者询问即可做出鉴别。

【治疗】

（一）西医治疗

诊疗流程

（1）询问现病史及基础病情况，完善针对性检查。

（2）通过血压、心率、皮肤等检查评估血流动力学情况，对于生命体征平稳、血流动力学稳定的患者可仅予对症口服液体治疗。

（3）液体治疗：首选经口补液，可选运动饮料及补液盐水等，不推荐橙汁及高糖饮料等作为补液选择；对于不能经口补液的患者改为静脉液体治疗，如葡萄糖氯化钠注射液；呕吐次数较多患者可予补钾治疗。

（4）对症治疗：对于呕吐较重患者可选用具有一定止呕作用的药物对症治疗，如在液体治疗中加入 50～100mg 维生素 B_6 注射液；或甲氧氯普胺（胃复安）10～20mg 肌内注射，每日不超过 0.5mg/kg，常见不良反应为嗜睡、烦躁不安及倦怠乏力等。

（二）中医治疗

1. 辨证论治

（1）外邪侵袭证

症状：突然起病，呕吐剧烈，伴腹胀腹痛，伴或不伴恶寒发热、肌肉酸痛等表证，舌红、苔白腻，脉浮数或滑数。

治法：解表和胃。

方药：藿香正气散（《太平惠民和剂局方》）加减：大腹皮 30g，白芷 30g，紫苏 30g，茯苓（去皮）30g，半夏曲 60g，白术 60g，陈皮（去白）60g，厚朴（去粗皮姜汁炙) 60g, 苦桔梗 60g, 藿香 90g, 炙甘草 75g。研为细末, 1 次 6g, 1 日 2～3 次, 开水冲服。

中成药: 藿香正气口服液。

(2) 饮食伤胃证

症状: 有饮食不节病史, 呕吐吞酸, 嗳气厌食, 吐后觉舒, 大便溏或干结, 舌红、苔厚, 脉弦滑。

治法: 消食导滞, 和胃止呕。

方药: 保和丸 (《丹溪心法》) 加减: 山楂 18g, 神曲 6g, 半夏 9g, 茯苓 9g, 陈皮 6g, 连翘 6g, 莱菔子 6g。

中成药: 保和丸、枳实导滞丸。

(3) 肝气犯胃证

症状: 呕吐与情志相关, 发作则频繁呕吐不止, 伴胸胁胀满, 食欲不振, 腹痛泄泻, 舌淡、苔白, 脉弦或细。

治法: 疏肝和胃。

方药: 半夏厚朴汤 (《金匮要略》) 合左金丸 (《丹溪心法》) 加减: 半夏 9g, 厚朴 9g, 茯苓 12g, 生姜 15g, 紫苏叶 6g, 黄连 12g, 吴茱萸 2g。

中成药: 左金丸。

2. 中医特色疗法

(1) 穴位治疗: 点按内关穴、足三里穴。

(2) 经验方: 生姜 30g, 水煎服, 1 日 1 剂, 分 2 次服。

【转诊建议】

高龄、有明确基础病、诊断不明、对液体治疗及对症止吐效果不佳的患者建议转诊进一步治疗。

第十一节　出血

一、咯血

咯血 (hemoptysis), 是指声门以下的呼吸道或肺组织出血, 经口排出者。咯出物外观颜色鲜红含有泡沫或混有痰液, 也可为纯血或暗红色血块。

【病因】

咯血主要见于支气管肺疾病、心血管疾病以及其他全身疾病的肺部表现。

1. 支气管肺疾病: 支气管扩张、支气管结核、肺癌、肺炎、肺脓肿等呼吸系统疾病。气管异物吸入损伤气道也可引起咯血。

2. 心血管疾病：二尖瓣狭窄、先天性心脏病导致的肺动脉高压、肺淤血等。

3. 其他全身系统性疾病的肺部表现：白血病、再生障碍性贫血、系统性红斑狼疮等导致的血小板降低及凝血功能障碍。

【临床表现】

1. 典型症状

多为急性发作，咯血前常有咽痒、咳嗽等症状，出血颜色多为鲜红色，血中伴或不伴痰或泡沫。一般按照出血量将咯血划分为少量、中量和大量，少量为每日咯血量小于100mL，可仅表现为痰中带血；中量为每日咯血量100～500mL，可由口鼻涌出；大量每日咯血1000mL以上或单次咯血500mL以上，严重者可阻塞呼吸道而引起窒息，单次咯血量超过1100mL时，则可能引起休克。

2. 查体

注意检查患者呼吸频率、口唇有无发绀、精神和意识状态等。胸部听诊患侧常呼吸音减弱、粗糙，可出现湿啰音、水泡音等，检测听诊则常无异常。当出现支气管异物（不完全阻塞）时，则可闻及局限部位支气管哮鸣音。

【辅助检查】

1. 血常规：红细胞计数和血红蛋白。

2. 凝血功能。

3. 血气分析：失血导致患者肺换气功能及其酸碱平衡状态，应通过血气分析评估低氧血症及呼吸衰竭。

4. 胸部X线：为首选影像学检查，可初步诊断咯血的病因及部位，但需注意有时支气管扩张、支气管结核X线片表现可不明显；胸部CT虽更具优势，但不作为首选检查，且应在病情平稳后进行。

5. 痰特殊染色涂片：用以确诊肺结核及真菌感染等。

【鉴别诊断】

咯血应与口、鼻、咽部出血及呕血相鉴别，尤其应与呕血相鉴别，两者区别见表1-8。

表1-8 咯血与呕血鉴别诊断

	咯血	呕血
出血位置	声门以下的呼吸道或肺组织	上消化道（食管、胃、十二指肠、胃空肠吻合术后的空肠、胰腺、胆道）
病因	肺结核、支气管扩张、支气管异物、肺栓塞、肿瘤等	消化道溃疡、肝硬化、胃癌等

	咯血	呕血
出血方式	咯出	呕出,可为喷射状
出血前症状	咳嗽、咽痒、胸闷	上腹部不适
出血颜色	鲜红	鲜红色、暗红色、棕红色均有
血中混合物	痰、泡沫	食物、胃液
黑便	一般无,吞下血液较多时有	柏油样便,常持续数天
痰的性状	血痰	无血痰

【治疗】

（一）西医治疗

向患者交代病情的同时注意疏导其情绪,根据病情采取对应的止血、补液和防止窒息等。通过询问病史,完善相关检查即可明确原发疾病,进一步制定个体化治疗方案。小量的咯血无须特殊处理,仅治疗原发疾病即可止血,中、大量的咯血则需采取止血、补充血容量等治疗。

1. 药物治疗

（1）垂体后叶激素：是大咯血首选药物。常以 5～10U 垂体后叶激素加入 25% 葡萄糖溶液 20～40mL 中缓慢静脉注射,之后以 10～20U 的垂体后素加入 5% 的葡萄糖溶液 250～500mL 中,缓慢静脉滴注,直至咯血停止 1～2 天后停用。用药期间需严格控制药物的剂量和滴速,高血压、冠心病、糖尿病和孕妇等禁用。如非妊娠者可改为不含有加压素的催产素 10～20U 加入 5% 的葡萄糖溶液 250～500mL 中静脉滴注,1日 2 次,起效后改为 1 日 1 次,维持 3 天,可明显减少心血管系统的不良反应。

（2）酚妥拉明：同时扩张动、静脉,尤其是小动脉而减轻肺动脉压和周围阻力,适用于咯血伴有高血压、肺心病者。可用 10～20mg 酚妥拉明加入 5% 葡萄糖溶液 250～500mL,静脉滴注,1 日 1 次。

（3）巴曲酶：由蛇毒中分离提纯的凝血酶,在急救时作用较弱,可用于后续止血处理。静脉注射、肌内注射或皮下注射均可,每 12 小时皮下注射 1 单位（1 支）,必要时,开始时再加静脉注射 1 单位（1 支）,最好是加入 10mL 的 0.9% NaCl 液中,混合注射。

2. 非药物治疗

（1）卧床休息：因咯血就诊的患者无论自述咯血量多少,都应绝对卧床并监控生命体征,单侧出血者可患侧卧位以保证健侧肺组织通气功能,双侧出血者平卧即可。鼓励患者轻咳,将已经流出至肺中的血液咯出。

（2）支气管动脉栓塞术：对于使用药物治疗无法控制的咯血是最常用的治疗方式,经动脉穿刺插入导管后送至支气管动脉,寻找目标血管,注入明胶海绵等阻塞血管达到止血的目的。

（3）手术治疗：如咳血病因明确为某一部位肺组织病变导致，可手术切除。

（二）中医治疗

1. 辨证论治

（1）燥热伤肺证

症状：咳嗽咽痒，口干鼻燥，无痰或少痰，身热，便干，舌红少津、苔薄或苔少，脉浮数。

治法：清热润肺，宁络止血。

方药：桑杏汤（《温病条辨》）加减：桑叶 15g，杏仁 10g，淡豆豉 10g，栀子 12g，沙参 15g，川贝母 10g，梨皮 30g，茜草根 12g，天花粉 12g，侧柏叶 15g，藕节 20g。

中成药：云南白药、紫地宁血散。

（2）肝火犯肺证

症状：咳嗽阵作，痰中带血，胸胁引痛，烦躁易怒，舌红、苔黄，脉弦数。

治法：清肝泻肺，凉血止血。

方药：泻白散（《小儿药证直诀》）合黛蛤散（《卫生鸿宝》）加减：桑白皮 15g，地骨皮 12g，海蛤壳 20g，青黛 6g，栀子 10g，紫珠草 15g，甘草 6g。

（3）阴虚肺热证

症状：咳嗽少痰，咽干口燥，潮热盗汗，舌红、少苔，脉细数。

治法：滋阴润肺，宁络止血。

方药：百合固金汤（《医方集解》）加减：百合 20g，麦冬 15g，川贝母 10g，生地黄 15g，玄参 15g，白芍 12g，黄芩 10g，藕节 30g，阿胶珠 12g，仙鹤草 20g，墨旱莲 15g，甘草 6g。

2. 中医特色疗法

经验方：鲜藕节 250g，雪梨 2 个（去皮心），榨汁服用。

【转诊建议】

凡无法止血或生命体征不平稳者，或因条件所限基层医院处理有困难的，原则上都应转往上级医院进行治疗。

二、消化道出血

消化道出血常表现为呕血或便血，一般以十二指肠悬韧带为界，将消化道出血划分为上消化道出血和下消化道出血，是消化道常见急症之一。

【病因】

消化道出血病因很多，常见的有消化道溃疡、肝硬化食管 - 胃底静脉曲张破裂、食道异物、食道破裂等。

【临床表现】

1. 典型症状

急性消化道出血典型临床表现为呕血、呕吐咖啡色液体、黑便或血便。

呕血常为上消化道出血，呕血前上腹部不适和恶心症状加剧，呕吐出带血的胃内容物，可依据呕吐物颜色大致判断出血量、出血部位及血液在消化道中的停留时间。

便血多为下消化道出血，出血前常有腹痛、腹部不适、里急后重等症状，同样可依据颜色判断出血量及血液在体内的停留时间。出血量多、停留时间短或出血位置靠近肛门则多为鲜红色；出血量小、停留时间长或出血位置远离肛门则多为暗红色。

消化道出血患者出血量较小，多在 400mL 以下，可无自觉症状。急性失血在 400mL 以上，常出现头晕、心悸、冷汗、乏力、口干等症状；如果有晕厥、四肢冰凉、尿少、烦躁不安时，表示出血量大，失血至少在 1200mL 以上；若出血仍然继续，除晕厥外，尚有气短、无尿，提示急性失血已达 2000mL 以上。

2. 查体

消化道出血患者常无特异性体征，消化性溃疡活动期患者常有上腹部压痛，胃溃疡位置一般偏左，十二指肠一般偏右。若溃疡发生穿孔则出现板状腹，有明显压痛及反跳痛，肠鸣音减弱并消失。便血时则可有肠鸣音活跃。

【辅助检查】

1. 血常规：血红蛋白、红细胞比容、血小板计数等用以评估出血严重程度。

2. X 线钡餐检查：对呕血为主的患者行 X 线钡餐检查，有利于常见上消化道出血病变的诊断，如食管 – 胃底静脉曲张、胃及十二指肠溃疡、胃癌等。

3. 粪便常规 + 粪便隐血：消化道出血患者常有便血导致粪便隐血试验阳性。一般每日出血量在 5mL 以上，隐血试验就可以为阳性。

4. 急诊内镜：对于上消化道出血采用急诊内镜检查是最安全快速、可靠有效的检查方法，应在患者脱离呕血或休克状态后尽早进行。

【鉴别诊断】

1. 消化道出血包括上消化道出血和下消化道出血，二者鉴别见表 1 – 9。常见的引起消化道出血的原因需根据临床症状和体征仔细分辨。

表1 – 9　上、下消化道出血鉴别诊断

临床表现	上消化道出血	下消化道出血
呕血	常见	罕见
便血	出血量大时可见	常见
大便隐血	可能	可能

2. 食道异物/食道破裂：成人患者常能自述异物吞食史，异物卡住后常有喉中异物感、胸骨后疼痛等症状，疼痛位置多与异物卡顿位置一致，伴吞咽梗阻、恶心呕吐等症状。

3. 消化性溃疡：多见于青壮年患者，发病前常有慢性、周期性、节律性上腹痛，饱食后可缓解，在出血前常有腹痛症状加重，出血后则症状缓解。如果病变侵蚀小动脉则出血较多，甚至因失血性休克而危及生命。

4. 肝硬化食管－胃底静脉曲张破裂：患者有慢性肝炎、肝硬化病史，体检可见蜘蛛痣、肝掌、腹壁静脉曲张、腹部移动性浊音等。呕血量大且颜色鲜红，呈喷射状，部分患者便血症状重而呕血较少。此疾病导致的消化道出血往往较为严重，患者容易因失血量较大而发生休克。

【治疗】

（一）西医治疗

消化道出血的治疗应在积极补充血容量的同时采用多种手段止血，同时评估是否有手术指征。若出血量较大出现休克或出血情况难以控制需及时转送至二级以上医院救治。

1. 评估病情严重程度，通过检查口鼻咽部排除其他部位出血。

2. 紧急处置：对消化道出血的患者出现意识障碍或呼吸衰竭者，立即采取"OMI"处置，即吸氧（Oxygen，O），监护（Monitoring，M），建立静脉通路（Intravenous，I）。心电图、血压、血氧饱和度的检测可以帮助判断患者的循环状况。对于出血量较大的患者需要建立 2 条以上的静脉通路，甚至进行深静脉穿刺，积极启动液体复苏，通常主张先晶体后胶体进行容量复苏。若消化道出血情况难以控制，则应尽早使用血液制品。

3. 止血：首先采用药物止血，根据不同疾病选择止血药物，消化性溃疡宜使用抑酸药及血管收缩药，静脉曲张破裂宜使用血管收缩药进行止血。食道异物、食道破裂发生时应根据异物和破裂位置与呼吸科、消化科、麻醉科等多学科共同制定诊疗方案，尽快取出异物并止血。若药物治疗无效则尽早进行手术治疗。

（1）抑酸药：

1）质子泵抑制剂（PPI）：常用药物包括奥美拉唑（个体差异较大）、泮托拉唑、埃索美拉唑（抑酸作用较其他 PPIs 强）等。用法为静脉推注 80mg 后，静脉滴注 8mg/h，持续输注 72h。其常规用量为 40mg 静脉输注，每 12 小时 1 次。

2）H_2受体阻滞剂：常用药物有西咪替丁（泰胃美）、法莫替丁（信法丁、高舒达）、雷尼替丁等，可将法莫替丁 20mg 加入 20mL 生理盐水中，静脉推注，每 12 小时 1 次。

（2）血管收缩药：

1）生长抑素：主要用于食管－胃底静脉曲张所致的出血，对于病情较为危重、初次发病、病因及既往史不详者可采取静脉用生长抑制素＋PPIs的联合用药，首剂250μg静脉推注，继以250μg/h静脉泵入。

2）垂体后叶激素：主要适用于肺或支气管出血，用于治疗食管静脉曲张破裂出血时可用0.2～0.4U/min泵入。

（二）中医治疗

呕血和便血同属中医学中"血证"范畴，血色深红或鲜红属实、热，淡红属虚、寒，实热当清利，虚寒当补益。

1. 辨证论治

（1）呕血

1）胃火炽盛证

症状：吐血色红或紫暗，常夹有食物残渣，口臭，便秘，大便色黑，舌质红、苔黄腻，脉滑数。

治法：清胃泻火，化瘀止血。

方药：泻心汤（《伤寒论》）合十灰散（《十药神书》）加减：大黄6g，黄连3g，黄芩3g，大蓟9g，小蓟9g，荷叶9g，侧柏叶9g，白茅根9g，茜草9g，栀子9g，牡丹皮9g，棕榈皮9g。

中成药：云南白药、紫地宁血散、一清胶囊。

2）肝火犯胃证

症状：吐血色红或紫暗，口苦胁痛，心烦易怒，寐少梦多，舌质红绛，脉弦数。

治法：泻肝清胃，凉血止血。

方药：龙胆泻肝汤（《医方集解》）加减：龙胆9g，连翘15g，干生地黄15g，车前子12g，黄芩9g，生栀子9g，牡丹皮9g，泽泻6g，通草9g，生甘草9g。

中成药：云南白药、龙胆泻肝丸。

3）气虚血溢证

症状：呕血缠绵不止，时轻时重，血色暗淡，神疲乏力，心悸气短，面色苍白，舌质淡，脉细弱。

治法：健脾益气摄血。

方药：归脾汤（《济生方》）加减：白术12g，茯神15g，黄芪30g，龙眼肉15g，酸枣仁15g，党参9g，木香6g，当归12g，远志10g，生姜10g，大枣15g。

中成药：归脾丸。

4）气随血脱证

症状：呕血或便血不止，呼吸微弱而不规则，或昏仆或昏迷，汗出不止，面色苍白，四肢冰凉，口开目合，手撒身软，二便失禁，舌淡白、苔白润，脉微欲绝。

治法：益气止血，固脱复脉。

方药：四逆汤（《伤寒论》）加减：党参12g，制附子9g（先煎），炙甘草6g，干姜5g。

中成药：云南白药、参附注射液。

（2）便血

1）肠道湿热证

症状：便血色红质黏稠，大便不畅，腹痛，里急后重，肛门灼热，小便黄赤，舌红、苔黄腻，脉滑数。

治法：清热化湿，凉血止血。

方药：地榆散（《太平圣惠方》）合槐角丸（《丹溪心法》）加减：地榆15g，茜草根10g，黄连5g，黄芩10g，栀子10g，茯苓15g，槐角9g，当归12g，炒枳壳10g，防风10g。

中成药：槐角丸。

2）脾胃虚寒证

症状：便血紫暗，腹部隐痛，喜温喜按，欲饮暖水，倦怠乏力，面色不华，舌淡苔白，脉缓弱。

治法：温中健脾，养血止血。

方药：黄土汤（《金匮要略》）加减：炙甘草10g，生地黄15g，白术12g，制附子15g（先煎），阿胶9g，黄芩10g，灶心土15g。

中成药：黄芪建中丸。

3）气虚不摄证

症状：便血，淋沥不尽，食少，体倦，心悸少寐，舌质淡，脉细。

治法：益气摄血。

方药：归脾汤（《济生方》）加减：党参10g，白术7g，茯苓15g，甘草3g，黄芪7g，当归7g，远志5g，酸枣仁10g，龙眼肉10g，木香3g，生姜8g，大枣15g。

中成药：归脾合剂、补中益气丸。

2. 中医特色疗法

穴位贴敷：便血时根据辨证采用药物敷贴。①寒证，取干姜、吴茱萸等量调制成药膏外敷脐部或疼痛最明显处，1日1到2次并配合红外线照射；②热证，黄柏、大黄等量，用法同前。

【转诊建议】

凡无法止血、生命体征不平稳或因条件所限基层医院处理有困难的，原则上都应转往上级医院进行治疗。

三、尿血

尿的颜色受饮食、水分、药物等诸多因素影响，一般为淡黄色，当尿液中含有过多红细胞导致颜色变红时被称为尿血。尿血不能等同于血尿，血尿包括镜下血尿和肉眼血尿，离心尿液在高倍镜下红细胞 >3 个/HPF 即为镜下血尿，每升尿液中含有 1mL 以上的红细胞就会明显变红，成为肉眼血尿，常为就诊患者的主要症状。

【病因】

绝大多数血尿由肾脏及尿路疾病，包括炎症、结石、肿瘤、外伤及药物刺激等导致；一些全身性疾病如过敏性紫癜、血小板减少性紫癜、白血病，尿路邻近器官如前列腺、子宫、输卵管、直肠等病变以及突然的剧烈运动也会导致血尿产生。

【临床表现】

1. 典型症状

尿液颜色改变，通常情况下仅为镜下血尿，无明显颜色异常，随着尿液中红细胞的增多，尿液可呈现不同的颜色，红细胞含量较少时，可为淡红色或洗肉水色，而较多时则可呈血红色。除此之外，病变部位的不同也会影响血尿的颜色，肾脏出血时尿液与血液混合均匀呈暗红色，膀胱出血时则呈鲜红色并可见血凝块存在。

2. 查体

首先考虑肾脏及尿路病变。血压升高、双下肢水肿可考虑肾脏疾病如原发性或继发性肾小球疾病、急性或慢性肾功能衰竭等；输尿管压痛点压痛、膀胱区压痛、肋脊角压痛、肾区叩痛则提示可能存在尿路感染；肛门指诊前列腺肥大提示可能存在前列腺增生或前列腺癌。

【辅助检查】

1. 尿常规：红细胞数量是血尿的诊断标准，符合尿液在高倍镜下红细胞 >3 个/HPF 即可诊断镜下血尿。同时，白细胞、细菌计数等检验有助于泌尿系感染诊断。

2. 24 小时尿蛋白定量：当尿中蛋白总量超过 150mg（青少年可略高，但不可超过 300mg/d）时，即称为蛋白尿。尿蛋白可见于生理也见于病理。一过性蛋白尿可见于生理情况；持续性蛋白尿属于病理情况，见于肾病综合征、肾炎综合征、肿瘤、心力衰竭、糖尿病肾病、高血压肾病等。

3. 肾脏超声检查：对肾脏的实质性及囊性占位、结石、肾盂积水、肾周围脓肿或血肿有诊断价值。此外，显示弥漫性肾实质回声增强者，可提示肾实质病变。

【诊断要点】

肉眼血尿或符合镜下血尿诊断标准。

【鉴别诊断】

尿血应与其他因素导致的尿液颜色改变相鉴别，某些食物（如甜菜、辣椒、番茄等）和某些药物及其代谢产物（如利福平、苯妥英钠、吩噻嗪等）可导致红色尿液。血管内溶血引起的血红蛋白尿和肌细胞损伤造成的肌红蛋白尿可使尿潜血呈阳性反应。上述情况的鉴别要点是尿沉渣镜检无红细胞。如女性月经期在尿中混入经血也可能误为血尿，应指导患者如何留取清洁中段尿。

【治疗】

（一）西医治疗

多数无症状的血尿患者无须特殊处理，建议患者进一步诊治即可。有伴随症状的患者则需查明病因后对症治疗。

（二）中医治疗

血尿在中医学中属"血证""淋证"范畴，血证中尿血常指无症状血尿，淋证中血淋一病则常指伴有尿频、尿痛等尿路刺激症状的血尿。

辨证论治

（1）尿血

1）热迫血行证

症状：小便灼热、短赤，尿血颜色鲜红，伴心烦、口渴，大便干燥，舌红、少苔或苔薄黄，脉数。

治法：清热利湿，凉血止血。

方药：小蓟饮子（《济生方》）加减：生地黄30g，小蓟15g，滑石15g（包煎），蒲黄9g（包煎），藕节9g，淡竹叶9g，当归9g，栀子9g，木通6g，炙甘草6g。

2）阴虚火旺证

症状：小便短赤，头晕耳鸣，腰膝酸软，神疲乏力，口干口渴，舌红、少苔，脉细数或细弦。

治法：滋阴降火，凉血止血。

方药：知柏地黄汤（《医宗金鉴》）加减：熟地黄15g，山茱萸12g，干山药12g，泽泻9g，茯苓9g，牡丹皮9g，知母12g，黄柏12g。

中成药：知柏地黄丸。

3）中气下陷证

症状：尿血病程较长，尿频，排尿无力，食少，乏力，气短，面色不华，舌质淡，脉细弱。

治法：益气止血。

方药：归脾汤（《济生方》）加减：白术9g，茯神10g，黄芪12g，龙眼肉10g，酸枣仁10g，党参12g，炙甘草5g，当归10g，远志10g，木香10g。

中成药：归脾丸、补中益气丸。

4）肾虚不固证

症状：尿频，小便清长，血色淡红，夜间尿多，头晕耳鸣，腰脊酸痛，舌淡苔薄，脉沉而无力。

治法：益肾固腰，温阳止血。

方药：无比山药丸（《太平惠民和剂局方》）加减：山茱萸15g，泽泻20g，熟地黄20g，茯苓15g，巴戟天10g，牛膝15g，赤石脂10g，山药25g，杜仲15g，菟丝子20g，肉苁蓉15g。

中成药：无比山药丸。

（2）血淋

症状：小便热涩刺痛，尿色深红或夹有血块，小腹胀满疼痛，心烦，口渴，舌尖红、苔黄，脉滑数。

治法：清热通淋，凉血止血。

方药：小蓟饮子（《济生方》）加减：生地黄30g，小蓟15g，滑石15g（包煎），蒲黄9g（包煎），藕节9g，淡竹叶9g，当归9g，栀子9g，木通6g，炙甘草6g。

【转诊建议】

不明原因尿血患者建议进一步专科就诊。

第十二节 高血压急症

高血压急症指原发性或继发性高血压患者，在某些诱因作用下，血压突然和明显升高（一般 > 180/120mmHg），伴有进行性心、脑、肾等重要靶器官功能不全表现。此外，若收缩压 > 220mmHg 和（或）舒张压 > 140mmHg 则无论有无症状，均视为高血压急症。

【病因】

原发性高血压是高血压最常见的类型，遗传、年龄、肥胖、种族等均可能为高血压的风险因素，但并不能用于解释高血压的病因；肾病是高血压最常见的病因之一，除此之外，动脉疾病、甲状腺疾病、糖皮质激素的应用过多等均可导致高血压。

【临床表现】

1. 典型症状

以急性颅内高压及脑水肿为特征的临床表现，多为剧烈头痛、头晕、恶心、呕吐、烦躁不安、耳鸣、视物模糊等，严重者可伴眼底出血、持续蛋白尿、血尿、胸痛、呼吸困难，甚至伴短暂性偏瘫、失语、抽搐、昏迷等神经系统症状。

2. 查体

高血压急症多伴发在高血压的基础上，血压检测对诊断有重要价值，血压急剧升高，收缩压常超过200mmHg，甚至可达260mmHg以上，舒张压升高较收缩压更显著。心率一般缓慢，若伴急性左心功能不全，则可见心率增快，两肺可闻及干、湿啰音。如为冠状动脉血管急症导致，则可出现心前区压榨样疼痛等典型心绞痛症状。

【辅助检查】

1. 血常规：慢性肾衰常伴有继发性贫血，急性肾衰如无合并上消化道出血者，血常规一般无明显变化。

2. 尿常规：尿蛋白、红细胞计数、尿管型及尿比重。

3. 肾功能：血尿素氮、血肌酐，以除外肾功能不全。

4. 头颅CT：对有肢体运动异常或昏迷者应做头颅CT检查以排除脑血管疾病。

【诊断要点】

1. 高血压病史，无明显诱因出现头痛、呕吐、甚至昏迷。

2. 可有过度的情绪激动、精神紧张、过度劳累、失眠及大量过快的输血、输液或突然自行停用降压药等诱因。

3. 血压急剧升高，舒张压升高较收缩压更显著。

【治疗】

（一）西医治疗

尽快、适当降压，使血压迅速下降到安全水平以阻止靶器官进一步损害，但又不使血压下降过快或过度致器官灌注不足，不可一次性大剂量或短时间连续服用短效降压药，在初始阶段（几分钟到2小时）降压范围以降压前血压水平的20%～25%以内为宜，或将明显升高的收缩压下降50mmHg，舒张压下降20mmHg，接下来的24～48小时内继续治疗将血压逐步恢复至正常。

药物治疗

应选择降压迅速、作用时间短、效果平稳的降压药物，如硝苯地平会引起短时间内血压快速下降，且下降幅度难以预见，则不适合应用于高血压急症的治疗中。

（1）院前用药：可选尼群地平（10～20mg）或卡托普利（12.5～25.0mg）咬碎后舌下含服，一般5分钟后血压开始下降，30～60分钟后出现最大降压效果，并能维持3～6小时。

（2）静脉给药：

1）硝普钠：10μg/min起始静脉滴注，根据血压控制情况逐步调整，最大剂量为200μg/min。

2）硝酸甘油：5～10μg/min起始静脉滴注，根据降压情况逐步调整，最大用量为200μg/min。

3）尼卡地平：0.5μg/（kg·min）起始静脉滴注，逐增至10μg/（kg·min），主要用于治疗高血压急症合并急性脑血管病。

4）呋塞米：20mg溶入25%葡萄糖溶液20mL中，静脉推注，适用于急性左心衰或急性肺水肿。

（二）中医治疗

辨证论治

（1）风火上扰证

症状：眩晕，两眼黑蒙，面红耳赤，口苦口干，烦躁易怒，便干尿赤，或伴颤抖、抽搐，甚则神志恍惚，舌红、苔黄燥，脉弦数有力。

治法：平肝息风，泻火开窍。

方药：羚羊角汤（《医醇賸义》）加减：石决明15g，山羊角15g，龟甲10g，生地黄10g，白芍10g，牡丹皮10g，柴胡10g，薄荷10g，菊花10g，夏枯草10g，蝉蜕6g，牛膝10g。

（2）痰热上蒙证

症状：头胀，面赤耳鸣，胸闷呕恶，躁扰不宁，甚则神昏谵语，鼻鼾痰鸣，舌红绛、苔黄腻，脉弦滑数。

治法：清热化痰，开窍醒神。

方药：安宫牛黄丸（《温病条辨》）加减：牛黄6g，郁金6g，水牛角6g，黄连6g，黄芩6g，朱砂6g，栀子6g，雄黄2g，珍珠6g，冰片3g。

中成药：安宫牛黄丸。

（3）痰瘀阻滞证

症状：胀闷疼痛，或如针刺，固定不移，面色晦滞，恶心呕吐，胸闷腹胀，食少纳呆，短暂嗜睡昏蒙，项强失语，舌质淡紫，苔白黄腻，脉弦滑或沉涩。

治法：化痰息风，活血祛瘀。

方药：半夏白术天麻汤（《医学心悟》）加减：半夏9g，白术10g，天麻10g，茯苓10g，橘红10g，甘草6g，生姜6g，大枣10g，丹参10g，川芎10g。

（4）阴虚阳亢证

症状：腰酸耳鸣，健忘失眠，突遇情志相激而致剧烈头痛头晕，恶心呕吐，躁扰不宁，便干尿少，舌红苔少而干，脉弦细数。

治法：育阴潜阳，息风通络。

方药：镇肝熄风汤（《医学衷中参西录》）加减：怀牛膝10g，代赭石10g，生龙骨10g（先煎），生牡蛎10g（先煎），生龟甲10g，玄参10g，天冬10g，白芍10g，青蒿10g，生麦芽10g，川楝子10g，甘草6g。

【转诊建议】

出现高血压危象或靶器官严重损害者，应及时转诊治疗。

第十三节　癫痫

癫痫发作是指大脑神经元异常和过度的超同步化放电所造成的临床现象，特点是持续存在能产生癫痫发作的易感性，并出现相应的神经生物学、认知、心理学及社会学等方面的后果。诊断癫痫至少需要 1 次以上的癫痫发作。

【病因】

症状性癫痫的病因主要有脑外伤、脑血管病、肿瘤、中枢神经系统感染、寄生虫、遗传代谢性疾病、皮质发育障碍、神经系统变性疾病、药物和毒物等。不同年龄段发作的癫痫病因亦有所不同。而特发性癫痫的病因还不明确，可能需要用分子生物学方法进行检测。

【临床表现】

癫痫发作可分为全面性发作、部分性发作、难以分类性发作和特殊发作。

1. 典型症状

（1）全面性发作：

1）强直－阵挛发作：发作包括强直期、阵挛期及发作后状态。开始为强直期，出现全身骨骼肌强直性收缩伴意识丧失、呼吸暂停与发绀；继之阵挛期，出现全身反复、短促的猛烈屈曲性抽动。从发作到意识恢复历时 5～15 分钟。

2）强直发作：多见于弥漫性脑损害的儿童，睡眠中发作较多。表现与强直－阵挛性发作中强直期相似的全身骨骼肌强直性收缩，常伴有明显的自主神经症状，如面色苍白等，如发作时处于站立位可剧烈摔倒。发作持续数秒至数十秒。

3）失神发作：突然发生和迅速终止的意识丧失是失神发作的特征，典型失神发作表现为活动突然停止，发呆、呼之不应，手中物体落地，部分患者可机械重复原有的简单动作，每次发作持续数秒钟，每天可发作数十至上百次。发作后立即清醒，无明显不适，可继续先前的活动。醒后不能回忆。

（2）部分性发作：某一个身体部位的不自主抽动，大多是一侧眼睑、口角、手或者足趾，也可是一侧面部或肢体，严重者发作后可能发生短暂性的肢体瘫痪，部分患者还会不自主地重复发作前的单词或者单个音节，伴身体或眼睛的旋转等。

2. 查体

癫痫患者可无明显神经系统体征。如继发于脑外伤、脑血管病等，存在原发病的相应神经系统体征。

【辅助检查】

1. 脑电图（EEG）：是确诊癫痫最重要的辅助检查，理论上任何一种癫痫发作都能用脑电图记录到发作或发作间期放电。

2. 肌电图：有创检查，可评估肌肉的神经功能，以及评估癫痫发作后是否出现了骨骼肌受损，不建议儿童和老年患者多次进行这项检查。

3. 头颅 CT 检查：主要用于判断患者脑部是否有占位性病变、梗死或者出血。同时在检查肿瘤出血方面比 MRI 检查更具优势。

4. MRI 检查：主要确定脑结构异常或病变，对癫痫诊断和分类有帮助。

5. 腰椎穿刺：用于鉴别诊断，排除脑膜炎、脑炎等中枢神经系统感染。

【诊断要点】

1. 明确是否为癫痫：根据标准描述性术语对发作时症状进行详细的描述。

2. 明确发作类型或综合征：根据发作类型表确定患者的发作类型；根据已被接受的癫痫综合征表进行综合征的诊断。

3. 明确癫痫的病因：根据经常合并癫痫或癫痫综合征的疾病分类确定病因，遗传缺陷，或症状性癫痫的特殊病理基础。损伤主要是癫痫造成损伤的程度。

4. 临床分期：分为发作期及休止期。

【鉴别诊断】

1. 晕厥：多有明显诱因，如情绪激动、久站、见血、寒冷等。与癫痫发作相比跌倒时较缓慢，表现出汗、脉搏不规律、尿失禁等，脑电图检查无异常。癫痫的主要症状是抽搐、痉挛、昏厥、两眼发直、凝视，跌倒比较突然、迅速，脑电图检查可见异常放电。

2. 假性癫痫发作：主要由心理障碍，而非脑电紊乱引起的脑部功能异常，从症状上难以区分，发作时脑电图上无相应的癫痫性放电和抗癫痫治疗无效是鉴别的关键。癫痫脑电图检查可见异常放电，抗癫痫治疗一般有效。

3. 发作性睡病：主要症状是猝倒、意识丧失，容易和癫痫混淆。主要根据突然发作的不可抑制的睡眠，睡眠瘫痪，入睡前幻觉及猝倒症可鉴别。癫痫的主要症状是抽搐、痉挛、昏厥、两眼发直、凝视。

4. 短暂性脑缺血发作：一般表现为神经功能的缺失症状，症状迅速达到高峰，然后逐渐缓解。老年患者同时有脑动脉硬化的基础。

5. 生理性发作性症状：新生儿的反射性运动、屏气发作及睡眠中的生理性肌阵挛等。

6. 器质性疾病引起的发作性症状：先天性心脏病引起的青紫发作，心脏的检查等有助于鉴别；严重大脑损伤出现的脑干强直发作，表现为角弓反张样，在临床分析的基础上，脑电图能够及时地排除鉴别；破伤风引起的痉挛性发作，病史、发作的表现、脑电图表现等均能提供有价值的鉴别。

【治疗】

癫痫需要长期持续治疗。

（一）西医治疗

1. 发作期

（1）一般处理

1）强直 - 阵挛性发作时可扶助患者卧倒，防止跌伤或伤人。

2）帮助患者解开衣领、腰带，以利呼吸通畅。

3）抽搐发生时，在关节部位垫上软物可防止发作时的擦伤，不可强压患者的肢体，以免引起骨折或脱臼；在保证安全前提下，不要强行约束患者。

4）发作停止后，可将患者头部转向一侧，让口中分泌物流出，防止窒息。

（2）癫痫持续状态的对症处理

1）保持呼吸道通畅。

2）吸氧。

3）监护生命体征。

4）建立大静脉输液通路。

5）对症处理。①地西泮：首次静脉注射 $0.3 \sim 0.5 mg/kg$，注射速度 $<2 \sim 5 mg/min$，于 15 分钟后重复给药，或用 $100 \sim 200 mg$ 地西泮溶于 5% 葡萄糖液中，于 12 小时内缓慢静脉滴注。②劳拉西泮：静脉注射成人推荐用药剂量 4mg，注射 $<2mg/min$，于 $10 \sim 15$ 分钟后按相同剂量重复给药，12 小时内用量一般不超过 8mg，12 岁以下患者慎用。③苯妥英钠：成人静脉注射 1 次 $150 \sim 250 mg$，注射速度 $<50mg/min$，需要时 30 分钟后可再次静注 $100 \sim 150 mg$，1 日总量不超过 500mg。

2. 休止期

目前现有抗癫痫药物都是控制癫痫发作的药物，所以对于仅有脑电图异常而没有癫痫发作的患者应当慎用抗癫痫药物。

（1）传统抗癫痫药

1）苯妥英钠：对部分性发作和全身强直阵挛性发作有效，可加重失神和肌阵挛发作。胃肠道吸收慢，饱和后增加较小剂量即达到中毒剂量。可引起肝肾损伤，婴幼儿和儿童不宜服用。

2）卡马西平：是部分性发作的首选药物，对复杂部分性发作疗效优于其他药物。可加重失神和肌阵挛发作。

3）丙戊酸钠（镁）：是广谱的传统抗癫痫药。是全面性发作首选药，也用于部分性发作。可引起过敏性肝坏死。

4）乙琥胺：仅用于单纯失神发作。

5）氯硝西泮：作为辅助用药，小剂量能取得良好效果。

（2）新型抗癫痫药

1）加巴喷丁：用于12岁以上患儿及成人的部分性癫痫发作和全身强直痉挛性发作的辅助用药。

2）拉莫三嗪：为部分性发作及全身强直痉挛性发作的附加或单药治疗药物。

3）奥卡西平：适应证与卡马西平相同，但不良反应较小。

4）左乙拉西坦：对部分发作性伴或不伴全身强直痉挛、肌阵挛等均有效。

（二）中医治疗

癫痫属于中医学中"痫病"范畴，临床治疗分发作期及休止期。发作期开窍醒神，多以西医治疗为主，恢复休止期祛邪补虚为主，中医药干预具有良好疗效。

辨证论治

（1）发作期

1）阳痫

症状：突然昏仆，不省人事，牙关紧闭，面色潮红、紫红转为青紫或苍白，口唇发绀。两目上视，四肢抽搐，口吐涎沫，或喉中痰鸣，或怪叫，移时苏醒如常人。平素情绪急躁，心烦失眠，口苦咽干，便秘尿黄，舌质红、苔多白腻或黄腻，脉弦数或弦滑。

治法：急以开窍醒神，继以泻热涤痰息风。

方药：黄连解毒汤（《外台秘要》）合定痫丸（《医学心悟》）加减：黄连9g，黄芩6g，黄柏6g，栀子9g，天麻10g，川贝母10g，半夏9g，茯苓15g，茯神10g，胆南星6g，石菖蒲10g，全蝎10g，僵蚕10g，陈皮10g，远志6g，丹参10g，麦冬10g。

中成药：清开灵注射液、安宫牛黄丸、紫雪丹。

2）阴痫

症状：发作时面色晦暗萎黄，手足青冷，神志昏愦，僵卧拘急，或颤动，抽搐时发，口吐涎沫，呆木无知，不闻不见，不动不语，一日频作，醒后全身疲惫瘫软，数日后逐渐恢复。平素食欲不佳，神疲乏力，恶心泛呕，胸闷咳痰，大便溏薄，舌质淡、苔白而厚腻，脉沉细或沉迟。

治法：温阳除痰，顺气定痫。

方药：五生丸（《杨氏家藏方》）合二陈汤（《太平惠民和剂局方》）加减：法半夏9g，附子6g（先煎），天麻10g，橘红10g，茯苓15g，甘草10g。

中成药：参附注射液、参麦注射液。

（2）休止期

1）痰气郁滞证

症状：发时神情呆滞，目瞪如愚，或寻衣捻物，或错语独行，或莫名伤悲，或妄见妄闻，或鼻闻焦臭，或气上冲胸，恶心、胸闷、心慌等。甚者继而昏仆，目睛上视，口吐白沫，手足搐搦，喉中痰鸣或口吐涎沫，移时苏醒，头昏如蒙。平素情志抑郁，静而少言，或神情呆钝，智力减退，胸部闷塞，胁肋胀满，舌质淡红、苔白腻，脉弦滑。

治法：理气化痰，息风开窍。

方药：柴胡龙骨牡蛎汤（《伤寒论》）加减：柴胡12g，浙贝母12g，生牡蛎15g（先煎），天麻10g，半夏9g，地龙10g。

中成药：白金丸。

2）痰火扰神

症状：发时或咀嚼、吞咽，或寻衣捻物，或视物颠倒，或狂乱无知，狂言妄走，或猝然仆倒，不省人事，四肢强直拘挛，口中有声，口吐白沫，烦躁不安，气高息粗，痰鸣漉漉。平素急躁易怒，面红目赤，头痛失眠，口臭口苦，溲赤便干，或咳痰黏稠，舌质红、苔黄腻，脉弦滑。

治法：清热泻火，化痰开窍。

方药：龙胆泻肝汤（《医方集解》）合涤痰汤（《济生方》）加减：龙胆6g，炒黄芩10g，栀子10g，泽泻10g，姜半夏9g，胆南星10g，天麻10g，陈皮10g，茯苓15g，石菖蒲10g，当归12g，柴胡12g，甘草6g。

中成药：安宫牛黄丸、牛黄清心丸。

3）瘀阻脑络证

症状：有跌仆损伤史，发时或咀嚼、吞咽，或寻衣捻物，或口角、眼角、肢体抽搐，颜面口唇青紫，或猝然昏仆，肢体抽搐，缓解期兼见头部或胸胁刺痛，肢体麻木，精神恍惚，健忘、心悸、寐多噩梦，舌质紫暗或瘀点，脉弦或涩。

治法：活血化瘀，息风通络。

方药：通窍活血汤（《医林改错》）加减：冰片0.3g（分冲），桃仁10g，红花10g，赤芍10g，当归12g，川芎10g，川牛膝10g，生牡蛎15g（先煎），全蝎10g，僵蚕10g，地龙10g，老葱3段。

中成药：血府逐瘀胶囊、血塞通（软）胶囊。

4）气血两虚证

症状：痫病久发不愈，发则神情恍惚，或咀嚼、吞咽，或寻衣捻物，口眼𭪁动，或颈软头垂，或手足蠕动，或猝然仆倒，抽搐无力，或两目瞪视，或口吐白沫，口噤目闭，二便自遗。平素可见神疲乏力，面色无华，眩晕时作，食欲不佳，大便溏薄，舌质淡、苔白或少苔，脉细弱。

治法：补益气血，健脾养心。

方药：归脾汤（《济生方》）加减：党参15g，黄芪15g，白术10g，茯神10g，陈皮 10g，姜半夏 9g，当归 12g，酸枣仁 15g，远志 6g，五味子 8g，生龙骨 15g（先煎），生牡蛎 15g（先煎），炙甘草 10g。

中成药：归脾合剂。

5）肝肾阴虚证

症状：发则神思恍惚，或咀嚼、吞咽，或寻衣捻物，或言语謇涩，或耳鸣如蝉，或妄见妄闻，手指蠕动，甚则猝然昏仆，肢搐，平素面色潮红，健忘失眠，五心烦热，腰膝酸软，舌质红绛、少苔或无苔，脉弦细数。

治法：滋养肝肾，息风安神。

方药：左归丸（《景岳全书》）加减：熟地黄 15g，鹿角胶 15g（烊化），龟甲胶 15g，山药 15g，枸杞子 9g，山茱萸 9g，川牛膝 9g，菟丝子 9g。

中成药：左归丸、六味地黄丸。

【转诊建议】

对于发作期的癫痫患者，首诊医疗机构应给予必要的应急处理，在确保患者安全的前提下应尽早转诊至上级医院完善检查，明确病因，并进一步治疗。对于休止期的癫痫患者，病因不明确的可建议其自行前往上级医院进一步诊治。

第十四节　急性头痛

急性头痛是内科的常见症状，病因复杂，病情轻重不一，严重者可危及生命。

【病因】

头痛作为一个发病的症状，常见于以下原因：

1. 非特异性的头痛：偏头痛、丛集性头痛等。

2. 炎症因素：包括普通感冒在内的炎症感染等。

3. 脑血管病：脑出血、蛛网膜下腔出血等。

4. 青光眼等颅外的原因。

一、脑血管疾病

脑血管疾病是由脑血管本身的病变和血流循环障碍引起的脑功能障碍的一组疾病。根据发病情况可以分为急性脑血管病和慢性脑血管病。

【临床表现】

1. 典型症状

患者常以头晕头痛为典型临床表现，可突然发生，难以自行缓解，进行性加重。

此外可出现运动和感觉功能丧失，语言感受和表达能力缺失，认知水平异常等症状。主要表现为：

（1）一侧肢体麻木无力，难以持物，走路偏向，难以维持平衡。

（2）感觉异常，冷热以及痛觉感受能力下降。

（3）出现意识模糊或混乱，记忆力下降或缺失，语言表达能力下降等症状。

（4）部分患者可能会出现视物模糊及视野缺失等情况。

（5）严重者可出现意识障碍、大小便失禁等多种神经系统症状。

2. 查体

（1）意识状态：脑血管病患者常常伴有意识障碍，可出现嗜睡、昏睡、昏迷等的意识障碍。

（2）运动系统检查：一侧或双侧肌力下降，共济失调，肌张力异常等体征。

（3）感觉系统检查：患侧感觉异常，温度觉、痛觉等感觉减退或过敏。

（4）神经反射检查：霍夫曼征、巴宾斯基征、查多克征和闭目直立试验等检查常为阳性，若大量出血引起颅内压增高会导致剧烈头痛、喷射样呕吐等；若蛛网膜下腔出血刺激脑膜可出现脑膜刺激征，如颈项强直、戈登征、布鲁津斯基征等。

【辅助检查】

1. 颅脑 CT：可快速诊断出血性脑血管病，脑出血后立即出现高密度影，可与缺血性脑血管病相鉴别。

2. 颅脑 MRI：可发现颈动脉及主动脉狭窄程度，显示栓塞血管的部位。

3. 脑脊液检查：有明显颅内压增高者，因腰椎穿刺有诱发脑疝的危险，仅在不能进行头颅 CT 检查且临床无明显颅内压增高表现时进行。怀疑小脑出血禁行腰椎穿刺。

4. 其他检查：血、尿、便常规及肝功能、肾功能、血糖、心电图等检查。

【诊断要点】

1. 缺血性脑血管病：

（1）无前驱症状，突然发病，病情进展迅速且多在数秒至数分钟内达高峰。

（2）局灶性脑缺血症状明显，或伴有周围皮肤、黏膜或（和）内脏和肢体栓塞症状。

（3）有明确的原发疾病和栓子来源。

（4）脑 CT 和 MRI 能明确脑栓塞的部位、范围、数目及性质。

2. 出血性脑血管病：

（1）50 岁以上，多有高血压病史，在体力活动或情绪激动时突然起病，发病迅速。

（2）早期有意识障碍及头痛、呕吐等颅内压增高症状，并有脑膜刺激征、偏瘫、失语等局灶症状及体征。

（3）头颅 CT 示高密度影。

【鉴别诊断】

应与癫痫、梅尼埃病、阿斯综合征、颅内占位病变等相鉴别（表 1 - 10）。

表 1 - 10　脑血管疾病鉴别诊断

疾病	鉴别诊断要点
癫痫	表现为持续数秒至数分钟的肢体抽搐，从躯体的一处开始，并向周围扩展。可反复发作，醒后如常人，没有继发的肢体活动不利。较可靠的鉴别方法是进行 24 小时脑电图监测，如有癫痫样放电则可考虑癫痫。CT 或 MRI 检查可发现脑内局灶性病变
梅尼埃病	发作性眩晕、恶心、呕吐，但每次发作持续时间往往超过 24 小时，可达 3～4 天，伴有耳鸣、耳阻塞感、听力减退等症状，除眼球震颤外，无其他神经系统定位体征。发病年龄多在 50 岁以下
阿 - 斯综合征	严重心律失常如室上性心动过速、室性心动过速、心房扑动、多源性室性早搏、病态窦房结综合征等，可因阵发性全脑供血不足，出现头昏、晕倒和意识丧失，但常无神经系统局灶性症状和体征，心电图、超声心动图和 X 线检查常有异常发现
颅内占位病变	某些硬膜下血肿、颅内肿瘤、脑脓肿等发病也较快，出现偏瘫、头痛、呕吐等症状，类似脑血管病的临床表现，应注意有无高颅内压的症状及体征，颅脑 CT 及 MRI 检查有助鉴别

【治疗】

（一）西医治疗

1. 一般治疗

（1）卧床休息，监测生命体征，加强皮肤、口腔、呼吸道及排便的护理，起病24～48 小时仍不能进食者，应予鼻饲饮食。对有气道功能严重障碍者，应给予气道支持和辅助通气。

（2）血压：一般将血压控制在收缩压 < 180mmHg 或舒张压 < 110mmHg。早期降压 24 小时内不应超过原有血压水平的 15%。可选用拉贝洛尔、尼卡地平等药物，避免使用引起血压急剧下降的药物。

（3）血糖：当超过 10mmol/L 时，应予以胰岛素治疗，将血糖控制在 7.8～10.0mmol/L。

（4）脑水肿：给予 20% 甘露醇静脉滴注；对心、肾功能不全患者可改用呋塞米20～40mg 静脉注射；还可用注射用七叶皂苷钠和白蛋白辅助治疗。

（5）感染：肺炎的治疗主要包括呼吸支持和抗生素治疗；尿路感染主要继发于尿失禁和留置导尿，尽可能避免插导尿管和留置导尿。

（6）上消化道出血：高龄和重症脑卒中患者急性期容易发生应激性溃疡，应常规静脉应用质子泵抑制剂等制酸剂。

（7）深静脉血栓形成：鼓励患者尽早活动，抬高下肢，避免下肢（尤其是瘫痪侧）静脉输液。

（8）癫痫：如有癫痫发作或癫痫持续状态时可给予相应处理。

2. 特殊治疗

对于血栓引起的缺血性脑血管病可采用溶栓，抗血小板，抗凝，降纤治疗。

（1）静脉溶栓：常用尿激酶（UK）、重组人组织型纤溶酶原激活物（rt - PA）。

（2）抗血小板治疗：常用阿司匹林或氯吡格雷。

（3）抗凝治疗：主要包括肝素、低分子肝素和华法林。

（4）降纤治疗：主要有降纤酶、巴曲酶、蚓激酶和安克洛酶等。

（二）中医治疗

急性脑血管病主要归属于中医学中"中风"的范畴，另有少数表现为头痛、头晕者与中医学中"真头痛""眩晕"等病证有关。

辨证论治

（1）肝阳暴亢，风火上扰证

症状：平素头晕头痛，耳鸣目眩，突然发生口眼㖞斜，舌强语謇，或手足重滞，甚则半身不遂，或伴麻木，舌红、苔黄，脉弦。

治法：平肝潜阳，活血通络。

方药：天麻钩藤饮（《中医内科杂病证治新义》）加减：天麻9g，钩藤12g（后下），石决明18g（先煎），栀子9g，黄芩9g，川牛膝12g，杜仲9g，益母草9g，桑寄生9g，首乌藤9g，朱茯神9g。

（2）风痰瘀血，痹阻脉络证

症状：肌肤不仁，手足麻木，突然口眼㖞斜，口角流涎，舌强语謇，甚则半身不遂，或兼见手足拘挛，关节酸痛，恶寒发热，舌苔薄白，脉浮数。

治法：祛风化痰通络。

方药：真方白丸子（《瑞竹堂方》）加减：法半夏6g，制附子4g（先煎），制天南星6g，天麻9g，全蝎3g，木香6g，枳壳9g。

（3）痰热腑实，风痰上扰证

症状：半身不遂，舌强语謇或不语，口眼㖞斜，偏身麻木，口黏痰多，腹胀便秘，头晕目眩，舌红、苔黄腻或黄厚燥，脉弦滑。

治法：通腑泄热，化痰理气。

方药：星蒌承气汤（《实用中医内科学》）加减：胆南星9g，瓜蒌9g，大黄3g，芒硝3g。

（4）气虚血瘀证

症状：肢体不遂，软弱无力，形体肥胖，气短声低，面色萎黄，舌质淡暗或有瘀斑、苔薄厚，脉细弱或沉弱。

治法：益气养血，化瘀通络。

方药：补阳还五汤（《医林改错》）加减：生黄芪30g，当归10g，桃仁9g，红花9g，赤芍15g，川芎6g，地龙9g。

（5）阴虚风动证

症状：突然发生口眼㖞斜，舌强语謇，半身不遂，平素头晕头痛，耳鸣目眩，膝酸腿软，舌红、苔黄，脉弦细而数或弦滑。

治法：滋阴潜阳，镇肝息风。

方药：镇肝熄风汤（《医学衷中参西录》）加减：怀牛膝30g，代赭石30g（先煎），生龙骨10g（先煎），生牡蛎15g（先煎），生龟甲15g（先煎），生白芍15g，玄参15g，天冬15g，川楝子6g，生麦芽6g，茵陈6g，甘草5g。

（6）脉络空虚，风邪入中证

症状：手足麻木，肌肤不仁，或突然口眼㖞斜，语言謇涩，口角流涎，甚则半身不遂，或兼见恶寒发热，肌体拘急，关节酸痛，舌苔薄白，脉浮弦或弦细。

治法：祛风通络，养血和营。

方药：大秦艽汤（《卫生宝鉴》）加减：秦艽9g，甘草6g，川芎6g，独活6g，当归6g，白芍6g，石膏6g，羌活3g，防风3g，白芷3g，黄芩3g，白术3g，茯苓3g，生地黄3g，熟地黄3g，细辛1.5g。

（7）痰热内盛，蒙闭清窍证

症状：突然昏仆，口噤目张，气粗息高，或两手握固，或躁扰不宁，口眼㖞斜，半身不遂，昏不知人，颜面潮红，大便干结，舌红、苔黄腻，脉弦滑数。

治法：清热化痰，醒神开窍。

方药：首先灌服（或鼻饲）至宝丹（《太平惠民和剂局方》）或安宫牛黄丸（《温病条辨》）以辛凉开窍，继以羚羊汤（《医醇賸义》）加减：羚羊角粉15g，龟甲10g（先煎），生地黄10g，白芍10g，牡丹皮10g，柴胡10g，薄荷10g，菊花10g，夏枯草10g，蝉蜕6g。

（8）痰湿壅盛，阻闭心神证

症状：突然昏仆，不省人事，牙关紧闭，口噤不开，痰涎壅盛，静而不烦，四肢欠温，舌淡、苔白滑而腻，脉沉。

治法：辛温开窍，豁痰息风。

方药：涤痰汤（《济生方》）加减：制半夏9g，胆南星6g，陈皮9g，枳实9g，茯苓9g，石菖蒲9g，竹茹6g，甘草6g，生姜6g。

（9）元气败脱，心神涣散证

症状：突然昏仆，不省人事，目合口开，鼻鼾息微，手撒肢冷，汗多不止，二便自遗，肢体软瘫，舌痿，脉微欲绝。

治法：益气回阳，救阴固脱。

方药：大剂参附汤（《济生方》）合地黄饮子（《黄帝素问宣明论方》）加减：熟地黄 15g，巴戟天 15g，山茱萸 15g，石斛 15g，肉苁蓉 15g，附子 6g（先煎），五味子 15g，肉桂 6g，茯苓 15g，麦冬 15g，石菖蒲 15g，远志 15g，党参 15g。此剂需急煎立即使用。

二、神经性头痛

神经性头痛是一种现代社会疾病，女性发病率高于男性，大约 80% 的患者发作时不伴先兆，部分患者先兆为倦怠乏力、注意力不集中等。

【病因】

过度劳累、情绪刺激或某些药物食物等均可以诱发神经性头痛。

【临床表现】

患者常表现为一侧或双侧持续性的头部钝痛，疼痛时伴有颈肌收缩，常有紧箍感、耳鸣、焦躁、心慌气短、恶心、呕吐、畏光、畏声、出汗等伴随症状。疼痛多为轻中度、渐进性的，可持续数天，也可以持续数周、数月甚至数年。一小部分患者发作前数分钟或数小时可有先兆，比如倦怠、注意力不集中、打哈欠，活动使疼痛加重，休息后缓解，消退后有疲劳、乏力、食欲差等，1～2 日后常可好转。

【诊断要点】

1. 头痛性质为钝痛、胀痛、压迫感、麻木感和束带样紧箍感。

2. 头痛的强度为轻中度，很少因头痛而卧床不起或影响日常生活。

3. 头颅 CT 及 MRI、颈椎 CT、脑电图、脑脊液检查等相关辅助检查未见明显异常。

【鉴别诊断】

神经性头痛应与蛛网膜下腔出血、颅内占位、颅内感染性疾病、低颅压性头痛相鉴别（表 1-11）。

表 1-11　神经性头痛鉴别诊断

疾病	鉴别诊断要点
蛛网膜下腔出血	多数由先天性动脉瘤或血管畸形破裂导致，由情绪激动或突然发力、外伤诱发，表现为突然发作的剧烈头痛，可伴随恶心、呕吐，脑膜刺激征阳性，没有偏侧肢体活动不利等局灶定位体征，严重者可昏迷，脑脊液为血性，头 CT 可迅速诊断
颅内占位	头痛表现为进行性加重，用力或咳嗽时会导致头痛加重，可有呕吐、眼底视盘水肿、一侧或双侧眼外肌麻痹，双侧病理征反射阳性，可供鉴别
颅内感染性疾病	脑膜炎、脑炎多急性起病，头痛剧烈，伴随发热、呕吐和脑膜刺激征，但有些患者的症状不典型，疑似病例应及时腰穿行脑脊液检查

疾病	鉴别诊断要点
低颅压性头痛	低颅压性头痛是脑脊液压力降低（＜60mmH₂O）导致的头痛，有自发性与原发性两种，自发性病因可能与血管舒张功能障碍引起脑脊液分泌减少或吸收增加有关，继发性多与腰椎穿刺或颅脑手术有关。疼痛的发生与体位有明显相关性，体格检查大多无阳性体征，少数有脑膜刺激征，腰椎穿刺测压低于 0.7kPa

【治疗】

（一）西医治疗

常用药物有非甾体抗炎药（NSAIDs）比如阿司匹林、萘普生、布洛芬、双氯芬酸钠。偏头痛特异性药物如麦角胺和曲普坦类药物（舒马曲普坦、那拉曲普坦等）或者阿片类药物。头痛可以首选 NSAIDs，如果无效再用偏头痛特异性药物，但麦角类和曲普坦类药物有强力的血管收缩作用，严重高血压、心脏病和孕妇均为禁忌。

（二）中医治疗

辨证论治

（1）风寒头痛

症状：头痛起病较急，痛连项背，恶风畏寒，遇风受寒加重，常喜裹头，口不渴，或兼鼻塞流清涕等，舌苔薄白，脉浮或浮紧。

治法：疏风散寒。

方药：川芎茶调散（《太平惠民和剂局方》）加减：川芎12g，白芷6g，羌活6g，细辛3g，防风6g，薄荷24g，荆芥12g，甘草6g。饭后清茶冲服，1次3～6g，1日2次。若见颠顶头痛、干呕、吐涎，甚则四肢厥冷，舌苔白，脉弦，方用吴茱萸汤（《伤寒论》）加减：吴茱萸9g，党参9g，大枣12g，生姜18g。

（2）风热头痛

症状：头痛而胀，甚则头痛如裂，发热恶风，面红目赤，口渴喜饮，大便不畅或便秘，小便黄，舌红、苔黄，脉浮数。

治法：祛风清热。

方药：芎芷石膏汤（《医宗金鉴》）加减：川芎10g，石膏30g，白芷10g，菊花10g，藁本10g，羌活10g。

（3）风湿头痛

症状：头痛如裹，肢体困重，胸闷纳呆，大便溏薄，小便不利，舌苔白腻，脉濡滑。

治法：祛风胜湿。

方药：羌活胜湿汤（《内外伤辨惑论》）加减：羌活9g，独活9g，藁本4.5g，防风4.5g，炙甘草4.5g，川芎4.5g，蔓荆子3g。若见头痛而胀，身热心烦，口渴胸闷，为暑湿外袭，治宜清暑化湿，用黄连香薷饮（《类证活人书》）加减：黄连 6g，香薷 9g，厚朴 12g。

（4）肝阳头痛

症状：头痛而眩，两侧为甚，心烦易怒，睡眠不宁，胁痛，面红目赤，口苦，舌红、苔薄黄，脉弦有力或弦细数。

治法：平肝潜阳。

方药：天麻钩藤饮（《中医内科杂病证治新义》）加减：天麻 9g，钩藤 12g（后下），石决明 30g（先煎），栀子 6g，黄芩 9g，川牛膝 12g，杜仲 10g，益母草 9g，桑寄生 12g，首乌藤 12g，茯苓 12g。若头痛系肾阴亏虚，水不涵木所致者，宜用杞菊地黄丸（《医级》）加减：枸杞子 12g，菊花 9g，熟地黄 24g，酒山茱萸 12g，牡丹皮 9g，山药 12g，茯苓 9g，泽泻 9g。

（5）肾虚头痛

症状：头痛且空，每兼眩晕，腰痛酸软，神疲乏力，遗精带下，耳鸣少寐，舌红、少苔，脉细无力。

治法：补肾填精。

方药：大补元煎（《景岳全书》）加减：黄精 6g，山药 6g，熟地黄 9g，杜仲 6g，当归 6g，山茱萸 3g，枸杞子 6g，炙甘草 3g。若偏肾阳虚而见头痛畏寒，面色苍白，四肢不温，舌淡脉沉细者，可用右归丸（《景岳全书》）加减：附子 9g（先煎），肉桂 3g，鹿角胶 15g，熟地黄 15g，山茱萸 9g，枸杞子 9g，山药 15g，菟丝子 9g，杜仲 15g，当归 12g，淫羊藿 12g。若兼见外感寒邪者，可用麻黄附子细辛汤（《伤寒论》）：麻黄 6g，附子 9g（先煎），细辛 3g。

（6）血虚头痛

症状：头痛而晕，心悸不宁，面色少华，神疲乏力，舌质淡，苔薄，脉细。

治法：养血滋阴。

方药：加味四物汤（《证治汇补》）加减：熟地黄 30g，白芍 15g（酒炒），当归 15g，川芎 9g，白术 15g，牡丹皮 9g，延胡索 3g（酒炒），甘草 3g，柴胡 3g。若血虚导致气虚，症见神疲乏力、遇劳加剧、汗出气短、畏风怕冷等，可用人参养荣汤（《太平惠民和剂局方》）加减：当归 10g，白芍 10g，熟地黄 15g，党参 6g，白术 10g，茯苓 12g，炙甘草 6g，五味子 12g，远志 12g，陈皮 9g，黄芪 10g，肉桂 3g，生姜 6g，大枣 6g。

（7）痰浊头痛

症状：头痛昏蒙，胸脘满闷，纳呆呕恶，舌苔白腻，脉滑数或弦滑。

治法：化痰降逆。

方药：半夏白术天麻汤（《医学心悟》）加减：半夏 9g，白术 18g，天麻 6g，橘红

6g，茯苓6g，甘草3g，生姜1片，大枣2枚。

（8）瘀血头痛

症状：头痛经久不愈，痛处固定不移，痛如锥刺，或有头部外伤史，舌紫或有瘀斑瘀点、苔薄白、脉沉细或涩。

治法：化瘀通窍。

方药：通窍活血汤（《医林改错》）加减：赤芍6g，川芎6g，桃仁6g，红花9g，生姜9g，薄荷6g，老葱3根，大枣7枚。

【转诊建议】

1. 凡原因不明的头痛或已明确病因但因条件所限基层医院处理有困难的，原则上都应转往上级医院进行治疗。

2. 对首次发病的头痛或持续性头痛并逐渐加重者也应将患者转往有条件的上级医院诊治。

3. 对头痛合并高热、神经症状、眩晕、脑膜刺激征及神经系统定位体征的患者应在紧急处理后尽快转往上级医院。

第十五节　外伤

外伤指各种物理、化学和生物因素作用于机体，造成组织或器官解剖结构的破坏和生理功能的紊乱损伤，常见扭伤、挫伤、骨折、脱臼，动物蜇咬伤亦在此范畴。

【临床表现】

1. 典型症状

（1）开放性伤口：多有出血或组织液渗出，可见肌肉或骨骼外露，常见擦伤、刺伤、切伤或撕裂伤等，伤口常有污染。

（2）闭合性外伤：可见淤青、红肿等，虽无皮肤完整性破坏造成的出血，但可能伴有内部脏器出血的情况。

（3）坠落伤：损伤范围较广，通常在体表只有轻微的表皮剥脱和皮下出血，而内部则发生广泛性的内脏破裂和骨折；躯干表面的损伤只发生在与地面接触的一侧，而对侧则无损伤，如坠落过程中砸撞某物体，或者落地后身体滚动则可发生对侧体表损伤。

（4）蜇咬伤：一般可见局部红、肿、热、痛、灼烧感，严重者可有全身症状如发热、恶心、呕吐、呼吸困难、休克等症状。

2. 查体

查体前详细询问病史，了解受伤原因、受伤部位、伤口出血情况、搬运过程中患者状况等。检查伤口开放程度、深浅、污染程度、淤血和水肿程度，出现骨折时常有环状压痛及骨擦音。对于多发外伤的患者，应按照"CRASH PLAN"的顺序迅速检查，明确是否存在致命伤，即 C = cardiac（心脏），R = respiration（呼吸），A = abdomen（腹部），S = spine（脊柱脊髓），H = head（头颅），P = pelvis（骨盆），L = limb（四肢），A = arteries（动脉），N = nerves（神经）。

创伤指数是常用的评判创伤后患者病情严重程度的评分系统（表1-12）。创伤指数是将受伤部位、损伤类型、循环、呼吸、意识5个参数得分相加为TI值，分数越高病情越重，5～7分为轻伤；8～17分为中到重度伤；17～20分为重伤，病死率高；≥21分为危重伤，病死率剧增；29分以上80%于1周内死亡。

表1-12　创伤指数评定

指标	1	3	5	6
部位	肢体	躯干背部	胸腹	头颈
创伤类型	切割伤或挫伤	刺伤	钝挫伤	弹道伤
循环	正常	BP < 13.6kPa，P > 100 次/分	BP < 10.6kPa，P > 140 次/分	无脉搏
意识	倦怠	嗜睡	半昏迷	昏迷
呼吸	胸痛	呼吸困难	发绀	呼吸暂停

【辅助检查】

1. X线或CT。

2. 血常规和血气分析。

【治疗】

（一）西医治疗

对于外伤患者首先进行生命支持，包括通气、清创、止血、抗休克治疗，并提供营养支持。

1. 呼吸道管理

保持呼吸道通畅，昏迷者可置入口腔通气管，紧急情况下可行气管插管。

2. 清创

开放性外伤需清创处理，表皮外伤仅需双氧水清理消毒，伤口较大则需生理盐水、双氧水以及碘伏反复冲洗和浸泡破损面。清创应彻底去除异物及坏死组织，逐层缝合，较深的伤口应放置引流管。

3. 止血

常见止血方法包括以下几种。①指压止血：用手指按压伤口近心端动脉或用清洁的敷料盖在出血部位上，用手指压迫止血。②加压包扎止血：用敷料覆盖伤口加压包扎。③填塞止血：用消毒纱布或敷料填塞后加压包扎。④止血带止血：用止血带将出血近心端肢体用力绑扎阻断血流。对于伤口较浅、毛细血管出血仅按压止血即可，伤及较深的血管则需加压包扎，若为大动脉则需止血带止血。如伴有活动性的出血以及伤口较深、伤口较长时，还须及时地进行缝合的治疗。

4. 抗休克治疗

外伤大多伴出血，根据患者血压、脉搏、皮温面色判断休克程度，严重者需迅速建立 2 条以上静脉通路，行深静脉穿刺等补液。采用先晶体后胶体的原则：使用乳酸林格液或 5% 葡萄糖生理盐水 1000～2000mL 在 15～20 分钟内输入；小剂量高渗液（7.5% 氯化钠 200mL）能迅速扩张血浆容量，直接扩张血管，改善心功能；晶体液与白蛋白、右旋糖酐等胶体液比例为 1:2，出血量大者为 1:1。对于出血量大或持续性出血者应尽早准备输注全血。

5. 针对性处理外伤

针对外伤性质和不同部位，按照先重后轻的原则采取针对性处理。

6. 营养支持

消化道功能正常的患者以进食为主，昏迷或不能进食者采用鼻饲，不能从消化道进食者采用肠外给药。

7. 蜂蜇处理

可以先把硬刺取出。伤口在四肢，可以用绳子在伤口上方绑紧，防止毒液顺着血流流到别处，然后再用手或其他器具，将毒液从伤口挤出，松开绳子，用浓肥皂水或碱水涂抹伤口，或是用氨水、小苏打水清洗伤口。如果出现全身症状，根据病情予以不同处理。

（二）中医治疗

对于各种开放性外伤，治疗原则与西医相同。对于外伤导致的静脉或毛细血管出血，可以根据不同出血原因采取相应措施。

1. 创伤出血

土贝母研细末，外敷出血部；百草霜研细敷患处；当归 25g，大枣树皮 50g，共研细末，撒在伤口上；松香、滑石 10:4 混合研末，敷患处；墨旱莲捣烂敷患处。

2. 刀伤出血

紫花地丁晒干研细末，撒于伤口处，外用干净纱布条包扎；五倍子瓦上焙干，研细末，撒敷伤口；生半夏研末敷伤处；将土鳖虫浸入烧酒内约半小时，焙干研末，撒敷伤处；鲜茅根洗净炒焦研末，撒布患处；鲜一枝蒿捣烂敷患处；威灵仙 100g（晒干），冰片 5g，共研细末敷伤处；生龙骨、乌贼骨各等份，研细末，敷患处；龙骨、荔枝核、桂圆核各等份，共研细末，涂敷出血处；三七 2.5g，龙骨、五倍子各 15g，共研细末，涂搽出血处；五倍子 25g，白矾 10g，研细末敷患处；白及 25g，嫩苎麻叶（焙干）50g，共研细末，敷伤口。

3. 跌打损伤出血

鲜土三七叶捣烂敷伤口；肉桂渣（即肉桂去油取其渣）研末，撒于患处，切勿沾水；石菖蒲杆烧灰敷伤口。

4. 蜂蜇伤

属火毒证，治法以泻火解毒，凉血活血为要。代表方为五味消毒饮合犀角地黄汤加减。也可内服季德胜蛇药、南通蛇药片、解毒消炎丸、牛黄解毒片等。外用可以用野菊花、马齿苋、夏枯草等，捣烂，外敷。并以玉露散、季德胜蛇药、南通蛇药片等，凉开水调，外涂。

【转诊建议】

针对严重的外伤，应进行初期的评估，采用 ABC 法：即评估气道与保护颈椎（A），维持呼吸（B）和循环功能（C），对存在风险的患者转运至上级医院救治。对于钝性伤的患者，均应假设存在颈椎损伤，转运过程中应注意颈椎保护和中轴线的固定。

第十六节　烧伤

烧伤是指由热力、电流、放射线等物理或化学因素引起的外伤性疾病，小面积的烧伤仅造成局部组织损伤，大面积的烧伤则会引起全身反应，其轻重程度与烧伤面积及深度直接相关。

【病因】

根据烧伤的致病原因可以将其分为热烧伤、化学烧伤、电烧伤和放射性损伤。

【临床分级】

烧伤患者首先应评估烧伤的面积及创面严重程度，我国采用的烧伤面积计算方法为九分法，见表 1 – 13；评估烧伤创面的严重程度见表 1 – 14。二者评估结果相结合，将烧伤划分为轻度、中度、重度和特重度。

（1）轻度烧伤：Ⅱ度烧伤占全身面积 10% 以下，儿童占全身面积 5% 以下。

（2）中度烧伤：烧伤面积占全身体表面积的 11%～30% 或Ⅲ度烧伤占全身体表面积的 10% 以下，儿童烧伤面积占全身体表面积的 6%～15% 或Ⅲ度烧伤占全身体表面积的 5% 以下。

（3）重度烧伤：烧伤面积占全身体表面积的 31%～50% 或Ⅲ度烧伤占全身体表面积的 11%～20%。或合并全身情况较重，已有休克、合并重度、合并伤、重度吸入性损伤等，儿童烧伤面积占全身体表面积的 16%～25% 或Ⅲ度烧伤占全身体表面积的 6%～10%。

（4）特重度烧伤：烧伤面积占体表面积的 51% 或Ⅲ度烧伤占全身体表面积的 21% 以上。

表 1-13 烧伤面积计算九分法

部位		成人体表面积（%）		儿童体表面积（%）
头颈	发部	3	9	9 +（12 - 年龄）
	面部	3		
	颈部	3		
双上肢	双上臂	7	18	9×2
	双前臂	6		
	双手	5		
躯干	躯干前	13	27	9×3
	躯干后	13		
	会阴	1		
双下肢	双臀	5	46	9×5+1 -（12 - 年龄）
	双大腿	21		
	双小腿	13		
	双足	7		

表 1-14 烧伤严重程度的分度

深度		组织学深度	外观特点及临床体征	感觉	温度	愈合
Ⅰ度红斑性		伤及表皮层，生发层健在	局部红肿无水泡	疼痛，灼烧感	稍增加	3～7 天愈合脱屑，无瘢痕
Ⅱ度水泡性	浅Ⅱ度	伤及表皮层真皮乳头层，尚余部分生发层	红肿明显，水泡较大，渗出多，创面湿润发红	剧痛，感觉过敏	增高	两周愈合，不留瘢痕，短期有色素沉着，皮肤功能良好
	深Ⅱ度	伤及真皮层—网状层，尚余其余皮肤附件	肿胀明显，水泡较小，创面稍苍白或红白相间，可见网状栓塞血管	稍迟钝	稍低	3～4 周愈合，留瘢痕，有皮肤功能
Ⅲ度		伤及全层皮肤甚至皮下脂肪	无水泡，创面蜡白、焦黄、呈皮革样，可见树枝状栓塞血管	消失	低	3～4 周结痂脱落，遗留肉芽创面，愈合后遗留瘢痕，造成畸形，丧失皮肤功能

【临床表现】

1. 典型症状

（1）全身反应：主要表现为烦渴。

（2）意识障碍：烦躁不安，反应迟钝甚至昏迷，血压下降，心率加快，尿量减少。

（3）消化道症状：恶心、呕吐等。

2. 查体

除检查烧伤创面情况外，查体应注意全身状况。早期可出现皮肤苍白，皮温降低，浅表静脉萎陷，皮肤或黏膜发绀，甲床及皮肤毛细血管充盈时间延长等。病情严重者可出现意识障碍甚至休克。

吸入蒸汽及有毒烟雾可以导致呼吸道及肺部的吸入性损伤。轻度损伤发生在喉头和声带以上，患者可出现吞咽困难、唾液增多、鼻毛烧焦、刺激性咳嗽等；中度损伤发生在大气道以上，患者有声嘶、呼吸困难、咳痰、痰中带有黑色碳粒，听诊可闻及肺部哮鸣音或湿啰音；重度损伤可以直接导致肺实质病变，甚至呼吸衰竭。

【辅助检查】

1. 一般状况监测。

2. 血气分析。

3. 血流动力学监测。

4. 水、电解质和血浆渗透压。

5. 血液流变学与血液浓度。

【治疗】

（一）西医治疗

烧伤患者治疗方案的制定总体上应以防治休克为主，兼顾呼吸、创面、感染、营养四大方面，采取容量补充、动力扶持和其他治疗三方面的治疗。诊疗流程如下：

1. 评估烧伤创面严重程度，初期 I 度及以下烧伤创面只需保持清洁和避免再损伤，II 度以上行清创术和抗休克治疗。

2. 容量补充：对于需要容量补充的患者，应根据病情严重程度计算需要的补液量，见表1－15。前 8 小时输入总量的一半，以后 16 小时输入总量的另一半。面积大、症状重者需快速输注，但对原有心肺功能不全者应避免过快而引起心力衰竭和肺水肿。第二个 24 小时输液总量除基础水分量不变外，胶体液和电解质溶液量为第一个 24 小时输注的半量。第三日静脉补液可减少或仅用口服补液，以维持体液平衡为目的。低渗糖不宜输注过快，重症患者补充碳酸氢钠。晶体液首选平衡盐溶液，其次可选等渗盐水和 5% 葡萄糖盐水；胶体液首选血浆，其次可选右旋糖酐等。在补液的同时监测患者尿量、心率和呼吸，根据治疗效果调整补液量。

表 1 - 15　补液量计算表

	第一个 24 小时	第二个 24 小时
每 1% 面积、千克体重补液量	成人 1.5mL 儿童 1.8mL 婴儿 2.0mL	第一个 24 小时的一半
晶体液:胶体液	中、重度 2:1 特重度 1:1	同前
基础需水量 (5% 葡萄糖)	成人 2000mL 儿童 60～80mL/kg 婴儿 100mL/kg	同前

3. 动力扶持：补充容量的同时给予心肌保护和动力扶持的药物，防止盲目过量补液引起容量超载、减轻缺血缺氧损害、减少脏器并发症。

（1）防治心肌缺血，扶持心脏动力：在充分补充血容量后，应用小剂量舒张心肌微血管的药物减轻心肌缺血损害。必要时可用去乙酰毛花苷、纳洛酮，亦可视情况给予多巴酚丁胺。

（2）改善心肌能量与代谢：使用极化液（葡萄糖、胰岛素、ATP、氯化镁混合液）改善细胞代谢，应用左卡尼汀改善心肌脂肪酸代谢，应用果糖二磷酸钠改善葡萄糖代谢。

（3）应用血管活性药物：当血压明显降低，短期内又难以扩容使血压恢复时，可使用缩血管药物；在充分扩容后，仍有皮肤苍白、湿冷、尿少、意识障碍等"冷休克"表现时，可使用血管扩张药物，如多巴胺。

（4）应用改善心血管功能的中药：如复方丹参注射液、生脉注射液、黄芪注射液、三七总皂苷注射液、血必净注射液、山莨菪碱，但应在补充血容量后用药，遇有心率加快，应减慢静脉滴注速度并严密观察。

4. 其他治疗：①镇静、镇痛。②创面处理：暴露创面，定时热吹风，创面细菌培养。③评估气道状况，必要时行气管切开、气管插管等。

5. 紧急转诊：年龄较小或过大、烧伤程度较重、合并急性肾衰竭或吸入伤者，应考虑紧急转诊。

（二）中医治疗

烧伤患者受火邪直中肌表，损伤皮肤，外伤营气，内伤阴血，病情较轻可仅外科治疗，较重则以清热解毒、益气养阴为主，内外合治。

1. 辨证论治

（1）火毒伤津证

症状：壮热烦躁，口干喜饮，便秘尿赤，舌红绛而干、苔黄而糙，脉洪数。

治法：清热解毒，益气养阴。

方药：白虎加人参汤（《伤寒论》）加减：知母 9g，石膏 30g，甘草 5g，生山药 15g，党参 10g。

中成药：血必净注射液。

（2）阴伤阳脱证

症状：神疲乏力，呼吸气微，表情淡漠，嗜睡，自汗肢冷，体温不高反低，舌淡暗、苔灰黑，脉微欲绝或浮大无力。

治法：回阳救逆，益气护阴。

方药：参附汤（《济生方》）合生脉饮（《内外伤辨惑论》）加减：党参 15g，制附子 10g（先煎），麦冬 10g，五味子 6g。

中成药：参附注射液、生脉注射液。

（3）火毒内陷证

症状：壮热不退，口燥唇焦，躁扰不安，神昏谵语，大便秘结，小便短赤，舌红绛燥，脉弦数。

治法：清营凉血，清热解毒。

方药：清营汤（《温病条辨》）加减：水牛角 30g，生地黄 15g，玄参 9g，竹叶心 3g，麦冬 9g，丹参 6g，黄连 5g，金银花 9g，连翘 6g。

中成药：安宫牛黄丸。

（4）气血两虚证

症状：烧伤后期，持续低热，精神倦怠，肢体瘦削，面色无华，食欲不振，自汗盗汗，舌淡、苔薄白，脉细弱。

治法：补气养血，清热解毒。

方药：托里消毒散（《校注妇人良方》）加减：党参 6g，川芎 3g，白芍 10g，黄芪 15g，当归 10g，白术 10g，茯苓 15g，金银花 10g，白芷 10g，甘草 5g，皂角刺 10g，桔梗 10g。

2. 中医外治法

使用膏剂、散剂、酊剂等以清热解毒、活血通络的中成药制剂外敷创面：烧伤常规清创后，均匀涂于患处，膏剂厚度 2～3cm，液体类制剂用纱布浸湿后敷于创面，根据伤口分泌物情况，每日 1～3 次。

各类中成药适用范围如下：

（1）湿润烧伤膏：轻度烧烫伤。

（2）紫花烧伤膏：轻度水火烫伤。

（3）康复新液：轻度烧伤，尤其烧伤后残余创面。

（4）复方雪莲烧伤膏：各种原因引起的中小面积浅Ⅱ度、深Ⅱ度烧伤。

（5）珍石烧伤膏：面积不超过10%的Ⅱ度、深Ⅱ度烧伤。

（6）京万红软膏：轻度烧伤。

（7）复方黄柏液：小面积烧伤感染创面，尤其适用脓多有异臭者。

【转诊建议】

建议确定下列类型的烧伤患者进行转运：

（1）小于10岁或大于50岁的患者，烧伤面积大于总体表面积的10%。

（2）其他年龄组的患者，烧伤面积大于总体表面积的20%；烧伤累及面部、眼、手、耳、生殖器及会阴或累及关节表面皮肤的患者。

（3）任何年龄组全层烧伤大于总表面积5%的患者。

（4）严重电烧伤或化学烧伤的患者。

（5）吸入烧伤或烧伤合并创伤的患者。

第十七节　窒息

窒息是人体的呼吸过程由于某种原因受阻或异常，所产生的全身各器官组织缺氧、二氧化碳潴留而引起的组织细胞代谢障碍、功能紊乱和形态结构损伤的病理状态。窒息是危重症最重要的死亡原因之一。

【病因】

引起窒息的原因包括机械性压迫、中毒、中枢抑制、环境缺氧等。

1. 机械性窒息：缢、绞、扼颈项部，外物堵塞呼吸道，压迫胸腹部或气道异物，呕吐物误吸等造成窒息。

2. 中毒性窒息：一氧化碳中毒。

3. 病理因素：急性喉头水肿，或肺炎等引起的呼吸面积的丧失，或因脑循环障碍等引起的呼吸中枢抑制等。

4. 环境因素：关进箱、柜内等，空气中缺氧引起的窒息。

【临床表现】

1. 症状

呼吸极度困难，口唇、颜面青紫，迅速出现意识丧失。

2. 查体

明显紫绀，呼吸逐渐变慢而微弱，继而不规则，甚至呼吸停止。意识状态逐渐进入昏迷，心脏搏动先加快后减慢，气道完全阻塞则心搏很快停止，瞳孔散大，对光反射消失。

【辅助检查】

窒息通常急性发生，没有足够的时间完善辅助检查，最常用也是最快速的检查方法是血气分析。必要时可进行毒物监测、影像学检查等。

【诊断要点】

窒息发病急骤，诊断主要依赖于病史和症状。

1. 发病前有机械或物理阻塞气道的诱因、大量吸入有毒气体或浓烟、长时间处于密闭缺氧环境中，或有误吸、呕吐等危险因素存在，或有急性过敏反应、急性脑血管病引起的呼吸中枢抑制等病史。

2. 症状表现为突然出现的极度呼吸困难，很快出现发绀、呼吸心搏停止和意识障碍表现。

【鉴别诊断】

窒息应与心脏骤停相鉴别（表1-16）。

表1-16 窒息与心脏骤停鉴别诊断

	相同点	不同点
窒息	突发意识丧失、呼吸心搏停止	发绀、呼吸停止发生于心搏停止前，常有引起窒息的诱发因素，外周动脉氧饱和度急速下降，如不及时去除病因，则迅速出现意识障碍及大动脉搏动消失表现
心脏骤停		疾病发生时大动脉搏动先消失，随后逐渐出现呼吸抑制甚至呼吸停止，有心前区疼痛、心悸等前驱症状，既往有慢性心脏病或心脏病的危险因素，心电图呈心脏停搏、室颤或电机械分离等表现，外周动脉氧饱和度逐渐降低

【治疗】

西医治疗

窒息的急救应根据其病因进行救护，只要抢救及时，解除气道阻塞和引起缺氧的原因，呼吸恢复，部分患者可以迅速恢复。

1. 机械性窒息

（1）立即去除压迫、绞扼颈项部或胸廓的外物或外力，压额抬颏法打开气道，使头部伸直后仰，解除舌根后坠，使气道畅通。如患者有微弱呼吸可给予高浓度吸氧，呼吸停止立即进行人工呼吸，有条件时应迅速气管插管及机械通气。

（2）对于气道异物梗阻者，应采用腹部冲击法急救：站在患者背后，使患者弯腰头部前倾，以双臂环绕其腰，一手握拳，拇指倒顶住其腹部正中线肚脐略向上方，另一手紧握此拳以快速向内、向上冲击；对于妊娠或过度肥胖患者可采用胸部冲击法代替腹部冲击法；对1岁以下婴儿，应用单手前臂托住婴儿胸部，使其面朝地面，头低于躯干，另一手用力拍打患儿背部。对无意识者，可进行卧位腹部冲击法：骑跨在患者膝部，将一只手掌根部顶在患者腹部，位置同上，双手相叠快速用力向内、向上冲击。

（3）对于呕吐物、痰液等分泌物阻塞气道者，同样用压额抬颏法打开气道，然后用手指或用吸引器将口咽部呕吐物、血块、痰液及其他异物挖出或抽出。

2. 中毒性窒息

应该迅速脱离有毒物质，环境通风，迅速给予氧疗，必要时高压氧治疗；呼吸停止时立即进行人工呼吸，有条件时应迅速进行气管内插管及机械通气。火灾时浓烟的窒息可同样处理。

3. 病理因素引起的窒息

如急性过敏反应引起的喉头水肿，需要进行环甲膜穿刺甚至紧急气管切开术；肺炎、呼吸中枢疾病等需积极治疗原发疾病。

【转诊建议】

1. 机械性窒息解除了气道阻塞，部分患者可以迅速恢复；中毒性窒息及病理因素引起窒息的患者，急救后迅速转诊至上级医院进行进一步救治。

2. 转诊过程中，应准备充分供氧，确保患者呼吸道通畅，随时做好急救准备。

3. 密切关注病情变化，尤其是呼吸和神志改变，发现问题及时给予相应处理。

第十八节　急性农药中毒

有机磷农药是全球使用最广泛、用量最大的杀虫剂之一，急性有机磷农药中毒（acute organophosphorus pesticide poisoning，AOPP）是最常见的农药中毒。起病急、进展快，通常情况其诊断容易，不需复杂的鉴别诊断，及时、规范的干预及救治可明显降低其病死率。

【病因】

本病病因为服用、接触有机磷农药。

【临床表现】

临床表现与毒物种类、剂量、服用途径等密切相关，仔细询问患者或其家属，能得到相关信息，但不能作为主要诊断依据。

1. 毒蕈碱样症状：瞳孔针尖样缩小、呕吐、腹痛、腹泻、大小便失禁、大量出汗、流口水以及呼吸道分泌物增加引起的咳嗽、喘憋等。

2. 烟碱样症状：全身肌肉抽搐、痉挛之后肌张力减弱甚至瘫痪，呼吸肌麻痹则会有呼吸衰竭的危险。

3. 中枢神经系统症状：头晕、烦躁、头痛、抽搐等，严重者可有昏迷、呼吸暂停、循环衰竭等症状。

【辅助检查】

1. 血胆碱酯酶活性测定。

2. 毒物检测。

3. 肝肾功能。

4. 心肌酶谱。

【诊断要点】

1. 有有机磷农药接触史。

2. 符合有机磷农药中毒的临床表现。

3. 血清胆碱酯酶活性下降。

【鉴别诊断】

肺水肿是有机磷农药中毒典型症状之一，易与心源性肺水肿相互混淆。还应与中暑、脑血管意外、阿片类中毒相鉴别（表1-17）。

表1-17 有机磷农药中毒鉴别诊断

疾病	鉴别诊断要点
有机磷农药中毒	有有机磷农药接触史，全身神经肌肉功能障碍表现，全血胆碱酯酶活性降低
肺水肿	咳嗽、胸闷，轻度呼吸浅速、急促等呼吸系统症状为主。胸部X线可见腺泡状致密阴影，呈不规则相互融合的模糊阴影，肺功能检查提示有限制性通气障碍而非气流受限

【治疗】

（一）西医治疗

尽快脱离中毒环境并清除毒物是挽救患者生命的关键，对于皮肤染毒者应立即去除被污染的衣服，并用大量清水反复冲洗，经口服用的患者应尽早催吐、洗胃或导泻。药物治疗主要包括胆碱酯酶复活药、胆碱受体阻断剂、复方制剂等。

1. 清除毒物

对于意识清醒的口服毒物者，应立即反复实施催吐；彻底洗胃是切断毒物继续吸收的最有效方法，口服中毒者用清水、2%碳酸氢钠溶液（敌百虫忌用）或1:5000高锰酸钾溶液（对硫磷忌用）反复洗胃，直至洗清为止。由于毒物不易排净，故应保留胃管，定时反复洗胃。洗胃后让患者口服或胃管内注入活性炭，对于重度中毒患者应尽早开始血液净化。

2. 药物治疗

药物有阿托品、解磷定等。

3. 其他治疗

其他治疗包括气道支持、维持血压、减轻脑水肿、镇静等对症支持治疗。

（二）中医治疗

中医学认为农药属"秽浊寒毒"，经口服下直达中焦，损伤脾阳，根据其发病临床表现，可分为毒物内侵、邪闭脏腑和毒侵五脏、气衰阳脱两证。

1. 辨证论治

（1）毒物内侵，邪闭脏腑

症状：恶心，呕吐，呕吐物或呼出气有大蒜样气味，腹痛，腹泻，头晕，头痛，烦躁不安，甚则谵语神昏，舌红、苔腻，脉滑数。

治法：解毒祛邪。

方药：解毒汤（民间验方）加减：金花草40～50g（鲜品），积雪草100g（鲜品），金银花100g（干品），甘草100g。先将金花草、积雪草捣烂，加清水250～400mL，滤渣取汁，加红糖100g，煮沸，将金银花、甘草研成粉末，与煎液混合，1日1～2剂，口服或鼻饲。或银花三豆饮：金银花30g，绿豆30g，黑豆30g，赤小豆30g，甘草30g，水煎400mL，分2次服，1日1剂。或绿豆甘草汤：绿豆120g，白茅根30g，金银花30g，生甘草30g，石斛30g，丹参45g，大黄15g，竹茹15g，水煎1000mL，分4次服或鼻饲给药。

中成药：安宫牛黄丸、清开灵注射液、醒脑静注射液。

（2）毒侵五脏，气衰阳脱

症状：呕恶清涎，腹痛腹泻，惊悸怔忡，筋惕肉瞤，神昏不识人，甚则汗出肢凉，呼吸气微，二便自遗，舌淡紫、苔水滑，脉微细欲绝。

治法：益气回阳固脱。

方药：参附汤（《济生方》）加减：人参15g，制附子6g（先煎），大枣10g，干姜10g。

中成药：参麦注射液、参附注射液、黄芪注射液、生脉注射液。

2. 中医特色疗法

涌吐法：

（1）嘱患者适量饮水，再以手指或压舌板刺激咽后壁探吐，吐后再饮，重复多次。

（2）白矾0.5g研末，温开水调服。

（3）生鸡蛋10～20个，取蛋清，加明矾3.6g，调匀后口服或灌胃。

【转诊建议】

由于有机磷农药的长期抑制乙酰胆碱酯酶的作用，大多数有明确接触有机磷农药病史的患者均需住院治疗，有些患者最初的表现可能比较轻微，但随着时间的推移及毒性的进展，病情可能迅速恶化甚至危及生命，因而无论能否获得血浆胆碱酯酶的水平情况，都应对患者转诊，进一步住院治疗。

第十九节 急性一氧化碳中毒

急性一氧化碳（CO）中毒是指含碳物质（如煤炭、煤气）不完全燃烧时的产物（其中含有大量 CO）经呼吸道吸入引起的急性中毒。

【病因】

一氧化碳中毒的病因大多与生活相关，多为意外或故意（如自杀）暴露于产生一氧化碳的环境中。

【临床表现】

1. 典型症状

头重感、头痛、眩晕、颈部搏动感、乏力、恶心、呕吐、心悸等，甚至有短暂的晕厥，也可出现口唇樱桃红色，出汗多，心率快，烦躁昏睡，甚至昏迷与虚脱、痉挛、呼吸麻痹引起呼吸困难、急性一氧化碳中毒迟发性脑病（神经精神后发症）。

2. 急性一氧化碳中毒后迟发性脑病症状

中毒意识障碍恢复后，经 2～60 天的"假愈期"。

（1）精神及意识障碍呈痴呆状态、谵妄状态或去大脑皮层状态。

（2）出现帕金森综合征的表现。

（3）偏瘫、病理反射阳性或小便失禁等。

（4）失语、失明等，或出现继发性癫痫。

3. 查体

（1）急性中毒期：可出现心率增快，血压早期可出现升高，后出现下降；轻度中毒可神志清楚，中、重度可出现意识障碍表现如嗜睡或浅、深昏迷，脱离中毒环境吸入新鲜空气或氧气后可苏醒；双肺听诊可闻及湿啰音等肺水肿体征；心脏听诊可闻及心律不齐；神经系统查体可见瞳孔缩小或散大，肌张力异常，肌力减弱，病理征可出现阳性或弱阳性。

（2）假愈期（迟发性脑病）：①急性痴呆性木僵型精神障碍：一般清醒期后，突然定向力丧失，记忆力障碍，语无伦次，狂喊乱叫，出现幻觉。数天后逐渐加重，出现痴呆木僵。②神经症状：可出现抽搐、失语、肢体瘫痪、感觉障碍、皮质性失明、偏盲、再度昏迷等。③震颤麻痹：出现锥体外系损害逐渐出现表情淡漠、四肢肌张力增高、静止性震颤等。④周围神经与脑神经损害：中毒后数天可发生皮肤感觉障碍、水肿等，有时发生球后视神经炎。

【辅助检查】

1. 血常规、血生化：可出现不同程度异常。

2. 动脉血气分析：血液碳氧血红蛋白（COHb）浓度升高。

3. 心电图：可见心律不齐，或 ST – T 改变、室性期前收缩、传导阻滞等。

4. 头颅 CT：可发现脑部有病理性密度减低区。

5. 脑电图检查：可发现中度及高度异常。

【诊断要点】

1. 常发生于冬季煤炭取暖燃烧不完全与室内通风不良环境。

2. 可见集体（多人）中毒。

3. 典型症状有头重感、头痛、眩晕、恶心、呕吐、心悸等，甚至有短暂的晕厥，昏迷，口唇樱桃红色。

4. 后期可出现急性一氧化碳中毒后迟发性脑病症状。

5. 明确诊断需查动脉血气：COHb 浓度升高。

【鉴别诊断】

急性一氧化碳中毒主要与昏迷相关疾病相鉴别（表 1 – 18）。

表 1 – 18　急性一氧化碳中毒鉴别诊断

疾病	鉴别诊断要点
一氧化碳中毒	有高浓度一氧化碳接触史。急性发生的神经损害的症状及体征、血液 COHb 浓度及时测定结果、现场空气中 CO 浓度的测定等可资鉴别
脑血管意外	多伴有高血压、糖尿病等基础病史，常有意识障碍和偏瘫，有可疑表现时应及时行颅脑 CT 和 MRI 检查以迅速明确诊断
脑炎	常有感染病史，有脑实质损害表现，脑脊液化验可出现病理改变，头颅 CT 可出现相应病理改变
脑膜炎	发热、头痛，呕吐，脑膜刺激征，可有脑脊液压力升高
糖尿病昏迷	有糖尿病史或血糖升高、血气分析 pH 值异常，血酮体升高、尿酮体可阳性
其他中毒	其他全身性疾病（如心源性、肺源性）引起的昏迷，可通过病史、相关的临床表现和辅助检查鉴别

【治疗】

（一）西医治疗

1. 治疗原则

尽快脱离中毒现场，纠正缺氧，防治脑水肿，改善脑组织代谢，防治并发症和后遗症。

2. 具体处理

（1）尽快打开门窗通风或迅速转移患者于空气新鲜处，松解衣领腰带，保暖，保持呼吸道通畅。特别注意 CO 密度比空气小，救护者应保持低位入室防止自身中毒。

（2）纠正缺氧：吸氧（高浓度）可纠正缺氧和促使 COHb 转换为氧合血红蛋白。

对危重病例亦可考虑换血疗法。

（3）防治脑水肿：抽搐者酌情使用地西泮、水合氯醛、氯丙嗪等控制，忌用吗啡。适当使用脱水剂。

（4）促进脑细胞功能的恢复可适当用维生素 B 族、辅酶 A、胞磷胆碱等细胞膜保护剂。

（5）轻症患者在（1）（2）治疗下可自行恢复，重症患者需注意防治并发症：昏迷期间加强护理，保护呼吸道通畅，加强对症支持疗法，防治肺部感染、压疮、消化道出血等。

（二）中医治疗

可采用醒脑静注射液、安宫牛黄丸、补阳还五汤、温胆汤等治疗中毒恢复后迟发性脑病。

【转诊建议】

对于出现浅至重度昏迷，伴或不伴休克、肺水肿、脑水肿等并发症的患者经现场抢救后应及时转往有条件的上级医院。

第二十节　急性酒精中毒

当一次饮入过量的酒精或酒类饮料，引起中枢神经系统由兴奋转为抑制的状态，称为酒精中毒或乙醇中毒。由过量饮酒而导致的酒精中毒是一种常见疾病，可引起全身各脏器的代谢与功能异常。

【病因】

患者往往有明确的酒精接触史，如短期内大量饮酒或含酒精饮料后酒精经肠胃吸收入血、误用酒精擦浴导致大量酒精经皮肤吸收入血、误服含有酒精的产品等。儿童因肝脏代谢能力发育不完全，病情较成人更重。

【临床表现】

1. 典型症状

一次大量饮酒中毒可引起中枢神经系统抑制，症状与饮酒量和血乙醇浓度以及个人耐受性有关，临床上分为 3 期。①兴奋期：血清乙醇浓度达到 11mmol/L（500mg/L）时即感头痛、欣快、兴奋。②共济失调期：血清乙醇浓度达到 33mmol/L（1500mg/L）时，出现肌肉运动不协调、行动笨拙、言语含糊不清、眼球震颤、视物模糊、复视、步态不稳等明显共济失调表现。③昏迷期：血清乙醇浓度升至 54mmol/L（2500mg/L）时，患者进入昏迷期，出现昏睡、瞳孔散大、体温降低。

2. 并发症

急性酒精中毒患者易出现的并发症：①急性心、脑血管疾病：如脑出血、急性心肌梗死、急性心律失常。②低血糖症。③肺炎。④急性酒精中毒性肌病。⑤还可出现低血钙、胰腺炎、酸碱平衡紊乱等。

【辅助检查】

1. 血清乙醇浓度。

2. 动脉血气分析：轻度代谢性酸中毒。

3. 血清电解质浓度：低血钾、低血镁、低血钙。

4. 血清葡萄糖浓度：低血糖症。

5. 心电图检查：心律失常和心肌损害。

【诊断要点】

大量饮酒是否引起中毒的临床表现，以及表现为何种程度不仅取决于饮酒的量和酒精的浓度，还与个人的耐受性有关。急性酒精中毒者发病前往往有明确的饮酒过程，呼气和呕吐物有酒精的气味。饮酒史结合临床表现，可明确诊断。

【鉴别诊断】

急性酒精中毒应与镇静催眠药中毒、一氧化碳中毒、脑血管意外、糖尿病昏迷等急症相鉴别（表1-19）。

表1-19　急性酒精中毒鉴别诊断

疾病	鉴别诊断要点
镇静催眠药中毒	可表现为意识障碍（嗜睡、昏迷）、瞳孔缩小、呼吸浅慢、肺通气障碍、高碳酸血症、心率减慢、血压降低甚至休克，不出现兴奋、共济失调等反应
一氧化碳中毒	病史中有高浓度一氧化碳接触史、煤气管道未密闭、含碳物质燃烧不完全、环境不通风及同室其他人有同样症状等情况。急性发生的神经损害的症状及体征、血液碳氧血红蛋白（COHb）浓度及时测定结果、现场空气中CO浓度的测定等可与酒精中毒鉴别
脑血管意外	有可疑表现时应及时行颅脑CT和MRI检查以迅速明确诊断
糖尿病昏迷	高血糖高渗状态引起的昏迷是以严重高血糖、高血浆渗透压、严重脱水伴不同神经系统障碍为主要表现的临床综合征，常有糖尿病病史，根据血糖等检查进行鉴别

【治疗】

（一）西医治疗

1. 轻症患者

无须治疗，只需卧床休息，注意保暖。兴奋躁动的患者必要时加以约束。共济失调者应休息，避免活动以免造成外伤。

2. 昏迷患者

注意是否同时服用其他药物，重点是维持重要脏器的功能。

（1）维持气道通畅，供氧充足，必要时人工呼吸、气管插管。

（2）维持循环功能，注意血压、脉搏，静脉滴注5%葡萄糖盐水溶液。检查呼吸、脉搏及反应程度。

（3）如出现心搏、呼吸骤停，立即进行心肺复苏。

（4）心电图监测心律失常和心肌损害。

（5）保暖，维持正常体温。

（6）维持水、电解质、酸碱平衡。

（7）保护大脑功能，应用纳洛酮有助于缩短昏迷时间，降低病死率。

3. 重症患者

（1）可用温水或2%碳酸氢钠溶液洗胃。

（2）静脉注射50%葡萄糖100mL，肌内注射维生素B_1、维生素B_6各100mg，以加速乙醇在体内氧化。

（3）对烦躁不安或过度兴奋者，可用小剂量地西泮，避免用吗啡、氯丙嗪、巴比妥类镇静药。

（4）出现上消化道出血者，可给予奥美拉唑40mg，静脉推注，1日1～2次。如果患者出现呕吐，立刻将其侧卧以利于呕吐物流出。

（二）中医治疗

急性酒精中毒属中医学中"酒毒""酒害""酒臌"等范畴。

辨证论治

（1）毒蕴胃肠，犯及血脉证

症状：恶心呕吐，呼气、呕吐物有酒精味，腹痛腹泻，甚则呕血，便血，昏睡，神昏谵语，狂躁，舌质深红、苔黄腻，脉弦数。

治法：和中解毒。

方药：甘草泻心汤（《伤寒论》）加减：生甘草10g，黄芩10g，黄连10g，干姜10g，半夏9g，大枣10g，党参15g。毒盛者，加绿豆10g，鸡蛋清少许；纳呆不适者，加麦冬10g，砂仁10g；便秘者，加酒大黄10g，郁李仁10g，当归10g；腹泻者，加莲子肉10g，白扁豆10g，生山药10g，桔梗10g。

中成药：玉枢丹、醒脑静注射液、清开灵注射液。

（2）毒损气血，脏腑虚衰证

症状：面色苍白，口流清涎，四肢厥冷，语声低微，或口中喃喃自语，甚则昏迷、遗溺，舌质青紫，脉微细弱。

治法：回阳救逆。

方药：四逆汤（《伤寒论》）合四君子汤（《太平惠民和剂局方》）加减：制附子6g（先煎），干姜10g，甘草10g，党参15g，茯苓10g，白术10g。

中成药：安宫牛黄丸、参附注射液、黄芪注射液、参芪注射液。

【转诊建议】

急性酒精中毒患者如诱发严重的并发症需要转往上级医院，如合并严重外伤者、诱发急性冠脉综合征、出血或缺血性脑卒中等，并发贲门黏膜撕裂症、上消化道出血、心律失常、急性胰腺炎等。

第二十一节　镇静催眠药物中毒

镇静催眠药是中枢神经系统抑制药，具有镇静、催眠和抗惊厥等作用。过多剂量可麻醉全身，包括延髓中枢，1次服用大剂量可导致性镇静催眠药中毒，长期滥用可引起耐药性和依赖性而导致慢性中毒，突然停药或减量则可引起戒断综合征。

【病因】

当前镇静催眠药主要分为以下几类。

1. 苯二氮䓬类：

（1）长效类（半衰期 >30h）：氯氮䓬、地西泮、氟西泮。

（2）中效类（半衰期 6～30h）：阿普唑仑、奥沙西泮、替马西泮。

（3）短效类（半衰期 <6h）：三唑仑。

2. 巴比妥类：

（1）长效类（作用时间 6～8h）：巴比妥和苯巴比妥（鲁米那）。

（2）中效类（作用时间 3～6h）：戊巴比妥、异戊巴比妥、布他比妥。

（3）短效类（作用时间 2～3h）：司可巴比妥、硫喷妥钠。

3. 非巴比妥、非苯二氮䓬类（中效至短效）：水合氯醛、格鲁米特（导眠能）、甲喹酮（安眠酮）、甲丙氨酯（眠尔通）。

4. 吩噻嗪类（抗精神病药）：抗精神病药是指能治疗各类精神病及各种精神症状的药物，又称强安定剂或神经阻滞剂。按药物侧链结构不同可分为 3 类：①脂肪族：如氯丙嗪。②哌啶类：如硫利达嗪（甲硫达嗪）。③哌嗪类：如奋乃静、氟奋乃静和三氟拉嗪。

【临床表现】

1. 巴比妥类中毒

1 次服用大剂量巴比妥类物引起中枢神经系统抑制的症状与剂量有关。

（1）轻度中毒：发生于 2～5 倍催眠剂量，表现为嗜睡、情绪不稳定、入睡后推动可以唤醒、反应迟钝、言语不清、有判断及定向力障碍、眼球有震颤。

（2）中度中毒：发生于 5～10 倍催眠剂量，患者沉睡或进入昏迷状态，强刺激虽能唤醒，但并非全醒，不能言语且旋即又睡，可致呼吸抑制。

（3）重度中毒：发生于误服 10～20 倍催眠剂量，患者表现为进行性中枢神经系统抑制，由嗜睡到深昏迷，呼吸抑制由呼吸浅而慢到呼吸停止，心血管功能由低血压到休克，可出现腱反射亢进、强直、阵挛及巴宾斯基征阳性。

此外，巴比妥类中毒常并发非心源性肺水肿、体温下降、皮肤损伤病灶及胃肠蠕动减慢等，长期昏迷患者可并发、肺水肿、脑水肿、肾衰竭而威胁生命。服用、长效巴比妥类药物，中毒后到出现昏迷、休克或呼吸衰竭的时间往往较长；而短效类药物中毒后常较快地出现休克和低氧血症，昏迷更深。

2. 苯二氮䓬类中毒

轻度中毒者症状常较轻，主要有嗜睡、头晕、言语含糊不清、眼球震颤、意识模糊、共济失调，偶有中枢兴奋、锥体外系障碍及一时性精神错乱；呼吸及循环系统症状常不明显，偶见肝功能异常、粒细胞减少及剥脱性皮炎，年老体弱者易发生晕厥。

重度中毒者可出现昏迷、血压下降及呼吸抑制等。单一的苯二氮䓬类药物中毒很少出现严重症状，而同服乙醇或其他镇静催眠药物则易出现长时间深度昏迷和呼吸抑制等。

3. 非巴比妥、非苯二氮䓬类中毒

症状与巴比妥类中毒相似，但各有特点，如水合氯醛中毒常可出现心律失常和肝肾功能损害等；格鲁米特中毒可出现抗胆碱能神经症状，且意识障碍呈周期性波动；甲喹酮中毒可有明显的呼吸抑制，出现锥体束体征如肌张力增强、腱反射亢进等。

4. 吩噻嗪类中毒

轻者仅有头晕、困倦、注意力不集中、表情淡漠等症状，重者可出现神经、心脏及抗胆碱毒性症状。临床表现为震颤麻痹综合征、静坐不能和急性肌张力障碍反应。此外还可出意识障碍、嗜睡、昏迷、体温调节紊乱及癫痫发作。心血管症状主要表现为四肢发冷、直立性低血压、严重者甚至发生休克，可出现心律失常。抗胆碱能毒性症状主要表现为心动过速、视物模糊、口干、便秘及尿潴留等。此外，有些患者中毒后表现为一些消化道症状如恶心、呕吐、腹痛等，对此类药物过敏者有致剥脱性皮炎、粒细胞缺乏、瘀胆型肝炎等危险。

【辅助检查】

1. 中毒药物检测。

2. 其他检查：肝肾功能、血清电解质、动脉血气分析、心电图检查、腹部 X 线。

【诊断要点】

1. 毒物接触史：有误服或自服大量镇静催眠药物史，或现场查出有残留的该类药物。

2. 临床表现特点：急性中毒可出现意识障碍和呼吸抑制及血压下降等。

3. 辅助检查：血液、呕吐物、洗胃液及尿液中物测定有助于确立诊断。

【鉴别诊断】

根据有无原发性高血压、癫痫、肿瘤、肝病、糖尿病、肾病等病史以及一氧化碳、乙醇、有机溶剂等毒物触史，有无头部外伤、发热、脑膜刺激征、偏瘫、发绀等体征以及必要的实验室检查，经综合分析可与致昏迷的其他疾病如脑血管意外、癫痫、脑肿瘤、肝性脑病等鉴别。

【治疗】

（一）西医治疗

1. 清除毒物：

（1）洗胃：对服药后 12 小时内或更长时间者均应进行洗胃，可用大量温生理盐水或 1:5000 高锰酸钾溶液作为洗胃液。同时可给予 10～15g 硫酸钠导泻（忌用硫酸镁），也可给予活性炭混悬液促进毒物的吸附。水合氯醛对胃黏膜具有腐蚀作用故洗胃时要注意防止消化道穿孔。

（2）加速毒物排泄：①利尿；②碱化尿液；③血液净化疗法：血液透析能有效地增加长效巴比妥类药物的清除，但对中短效巴比妥类、苯二氮䓬类及吩噻嗪类中毒效果欠佳，而以血液灌流为宜。

2. 一般治疗：

（1）昏迷患者应注意保温，定时翻身、拍背，防褥疮及坠积性肺炎。

（2）吸氧，保持呼吸道通畅，及时清除口腔及咽分泌物，深昏迷患者给予气管插管及人工辅助呼吸。

（3）密切监护生命体征。

（4）维持水、电解质及酸碱平衡。

3. 对症治疗。

（二）中医治疗

辨证论治

（1）毒蕴胃肠，犯及血脉证

症状：腹部剧痛，恶心呕吐，呕吐胃内容物，或呕血，便血，尿血，瞳仁或大或小，面红气粗，或口唇青紫，或狂躁，气促，或神昏，抽搐，舌绛红，苔黄腻，脉弦数，或结，或代，或促。

治法：和中解毒。

方药：甘草泻心汤（《伤寒论》）加减：生甘草 10g，黄芩 10g，黄连 10g，干姜 10g，半夏 9g，大枣 10g，党参 15g。毒盛者，加绿豆 10g，鸡蛋清少许；纳呆不适者，加麦冬 10g，砂仁 6g；便秘者，加酒大黄 10g，郁李仁 10g，当归 10g；腹泻者，加莲子肉 10g，白扁豆 10g，生山药 10g，桔梗 10g。

中成药：玉枢丹、醒脑静注射液、清开灵注射液。

（2）毒损气血，脏腑虚衰证

症状：面色苍白，口流清涎，四肢厥冷，语声低微，或口中喃喃自语，甚则昏迷、遗溺，舌青紫，脉微细弱。

治法：回阳救逆。

方药：四逆汤（《伤寒论》）合四君子汤（《太平惠民和剂局方》）加减：制附子 6g（先煎），干姜 10g，甘草 10g，党参 15g，茯苓 10g，白术 10g。

中成药：安宫牛黄丸、参附注射液、黄芪注射液、参芪注射液。

【转诊建议】

诊断为急性镇静催眠药物中毒的患者，经紧急处理后建议常规转诊至有条件进行血液净化治疗的医疗机构进一步处理。

第二十二节　中暑

中暑是在暑热天气、湿度大和不透风的环境条件下，以体温调节中枢功能障碍、汗腺功能衰竭和水、电解质丢失过多而出现的以中枢神经和（或）心血管功能障碍为主要表现的急性疾病。

【病因】

发生中暑的原因有：①环境温度过高：人体能从外界环境获取的热量大幅增加。②产热增加：重体力劳动、发热疾病、甲状腺功能亢进症和应用某些药物（如苯丙胺）使产热增加。③散热障碍：如湿度大、肥胖、穿透气不良衣服或无风天气等使散热减少。④汗腺功能障碍：系统性硬化病、广泛皮肤瘢痕或先天性无汗症、抗胆碱能药或滥用毒品可抑制出汗。上述因素会促发和导致中暑。此外，在室温较高而无空调时，肥胖、营养不良、年老体弱和慢性疾病患者更易发生中暑。对高热环境不能充分适应及工作时间长，剧烈运动或军事训练，又无充分防暑降温措施时极易发生中暑。

【临床表现】

1. 先兆中暑

在高温环境下工作一定时间后，出现头昏、头痛、口渴、多汗、全身疲乏、心悸、注意力不集中、动作不协调等症状。体温正常或略有升高。

2. 轻症中暑

除上述症状加重外，体温至 38℃以上，出现面色潮红、大量出汗、皮肤灼热等表现；或出现面色苍白、皮肤四肢湿冷、血压下降、脉搏增快等虚脱表现。

3. 重症中暑

包括热痉挛、热衰竭和热射病。

【辅助检查】

1. 血常规。

2. 生化检查。

3. 动脉血气分析。

4. 尿常规检查。

5. 其他检查：头颅 CT 和脑脊液检查。

【诊断要点】

中暑的诊断可根据在高温环境中劳动和生活时出现体温升高、肌肉痉挛和（或）晕厥，并应排除其他疾病后方可诊断。炎热夏季，遇有高热伴昏迷者首先考虑中暑。

【鉴别诊断】

中暑应与以下疾病进行鉴别（表 1 – 20）。

表 1 – 20　中暑鉴别诊断

疾病	鉴别诊断要点
中暑	在高温环境中劳动和生活时出现体温升高、肌肉痉挛和（或）晕厥，并应排除其他疾病后方可诊断
流行性乙型脑炎	有蚊虫叮咬史，夏秋季常见，多发生于儿童。患者病理反射及脑膜刺激征均为阳性。可根据病史、脑脊液检查进行鉴别
中毒性细菌性痢疾	多见于 2~7 岁儿童，感染症状重，可通过病史、血液生化指标、大便常规、大便培养等鉴别
脑血管意外	一般有情绪激动、过量饮酒、过度劳累等诱因，且有高血压病史。脑梗死患者发病前，可有短暂脑缺血的表现，如头晕、头痛、突然不会讲话，觉得半身不听使唤，神志多数清醒。可根据病史、症状体征、头颅 CT 等检查鉴别
甲状腺危象	甲亢病史，多在甲亢未治疗、控制不良、感染手术创伤或突然停药后出现。可根据甲状腺功能、血液生化等鉴别

【治疗】

治疗的基本原则是降低核心体温和防止脏器功能衰竭。

（一）西医治疗

1. 急性期治疗

（1）现场救护：先兆中暑和轻度中暑患者一般经现场救护可以恢复正常。脱离现场环境：迅速脱离高温、高湿环境，转移至通风阴凉处，将患者平卧并去除全身衣物。快速降温：用凉水喷洒或用湿毛巾擦拭全身，扇风加快蒸发、对流散热。病情监测：持续监测体温。

（2）医院内救护：物理降温，与现场救护类似，可以通过降低环境温度、头部降温、冷水浸泡法、冰帽、冰毯、冰袋等冷疗法调节体温。体内降温，体外降温无效的情况，可采用4℃盐水进行灌肠，也可用无菌生理盐水进行腹腔灌洗。病情严重时，可以实施血液透析，或将自体血液体外冷却后，回输至体内降温。

2. 一般治疗

主要是循环监测与液体复苏，如连续监测血压、心率、呼吸频率、脉搏、血氧饱和度（SpO_2）、血气分析、电解质、每小时尿量及尿液颜色，必要时监测中心静脉压（CVP）。尽快建立补液通路。

3. 药物治疗

昏迷患者应进行气管内插管，保持呼吸道通畅，防止误吸。伴有颅内压增高者，静脉输注甘露醇，30～60分钟输入。如果出现抽搐、躁动，静脉输入地西泮，也可以使用效力强、不良反应少的丙泊酚、苯二氮䓬类药物。使用时必须注意用药剂量、输注速度和患者反应，剂量过大时注意有无呼吸抑制和低血压发生。

液体复苏低血压患者应静脉输注生理盐水或乳酸林格液恢复血容量，使尿量保持200～300mL/h。同时注意监测电解质，及时补钾。必要时静脉滴注异丙肾上腺素，帮助恢复正常血压。但需注意勿用血管收缩药，以免影响皮肤散热。多器官衰竭患者应予对症支持治疗，及时发现和防治器官功能不全。

（二）中医治疗

中医学认为，感受暑热病邪是引起中暑的外因，而正气不足则是导致外邪侵袭而发病的内因。

1. 辨证论治

（1）暑入阳明证

症状：突发高热，头痛头晕，汗多口渴，舌苔黄燥，脉洪数。

治法：清暑泄热。

方药：白虎汤（《伤寒论》）加减：生石膏30g，知母10g，甘草10g，芦根30g，西瓜翠衣30g，粳米10g。

（2）津气欲脱证

症状：发热骤降，大汗不止，心烦口渴，精神倦怠，脉虚无力。

治法：益气，生津，固脱。

方药：生脉散（《内外伤辨惑论》）加减：党参10g，麦冬30g，五味子10g，石斛10g，粳米10g，西瓜翠衣30g。

（3）暑伤津气证

症状：发热心烦，自汗口渴，神疲倦怠，舌苔少，脉虚无力。

治法：清暑泄热，生津益气。

方药：清暑益气汤（《温热经纬》）加减：西洋参10g，石斛10g，麦冬10g，黄连6g，竹叶10g，荷梗10g，知母10g，甘草10g，粳米10g，西瓜翠衣30g。

（4）暑热动风证

症状：发热，肢体抽搐，牙关紧闭，神昏不醒，脉象弦数。

治法：清暑泄热，平肝息风。

方药：羚角钩藤汤（《通俗伤寒论》）加减：羚羊角粉1.5g（冲服），钩藤10g，桑叶10g，川贝母6g，鲜生地黄30g，菊花10g，生白芍10g，生甘草10g。

2. 中医特色疗法

可根据病情给予紫雪丹、至宝丹、安宫牛黄丸，温水化开鼻饲，也可针灸强刺激人中、内关等穴。

【转诊建议】

1. 先兆中暑和轻度中暑患者一般经现场救护可以恢复正常，嘱患者持续监测体温，日常生活注意防护，不适随诊。

2. 出现昏迷、抽搐、多器官衰竭等病情危重的患者，应及时转入上级医疗机构进行进一步救治。

第二十三节　溺水

溺水指水淹没面部及上呼吸道，导致上气道阻塞或喉痉挛使呼吸骤停，引起严重窒息缺氧、意识丧失、继而心搏骤停。若抢救不及时，即使心搏呼吸恢复，亦多有神经系统后遗症。

【病因】

溺水常见于水上运动（游泳、划船意外等），跳水（头颈或脊髓损伤）或潜水员因癫痫、心脏病或心律失常、低血糖发作引起神志丧失者；下水前饮酒或服用损害脑功能药物及水中运动时间较长过度疲劳者；也可见于水灾、交通意外或投水自杀者等。

【临床表现】

临床表现视溺水时间及吸入水量、性质（海水、淡水、脏水、溺粪）而异。可表现为寒战、四肢厥冷、低体温、屏气、呼吸暂停、呛咳、窒息、全身发绀。有时呼吸浅表、不规则，口鼻涌出血性泡沫，进而呼吸停止。谵妄、躁狂、昏迷，肌张力增高或消失。初时心悸，此后心率减慢，血压下降，甚至发生室颤。淡水淹溺者血液稀释，血钠、氯、钙降低，发生溶血后血钾升高。海水淹溺者血液浓缩，血钠、氯增高，并常有血容量减少、心力衰竭、肺水肿。

【诊断要点】

有溺水史（海水、淡水、粪便及其他污染物）。判断患者有无骨折、酸碱与电解质失衡、休克、肺水肿、脑水肿、呼吸衰竭、溶血、触电等情况出现。

【治疗】

（一）救援和院前急救

1. 救援溺水患者

未接受规范水上救援训练的人应该尝试从一个安全的位置救援，通过伸出其他物体接触溺水者或投掷物体给溺水者，或划船接触溺水者；接受过正式水上救援培训的人员可根据其培训水平，配备个人防护和安全设备进行水上救援诊疗流程。

2. 院前急救

首先开放气道，避免持续的低氧血症，在无氧气的情况下，可采用口对口人工呼吸、球囊面罩通气，其次进行胸外按压。尽早联系并转至院内治疗。

（二）院内救治

1. 气道管理

无呼吸者气管插管清理呼吸道，必要时机械通气，多用间歇正压通气，并加用呼气末正压（PEEP）$5 \sim 10cmH_2O$。

2. 维持循环稳定

心脏停搏应持续胸外按压，必要时予电除颤。使用血管活性药物纠正低血压，并注意维持有效循环血量。

3. 抗生素

在初始复苏后，可能出现吸入性肺炎等情况，抗生素的选用应基于临床症状和体征，重点是肺部或全身感染的临床表现及体格检查结果（如发热、痰增多、肺部听诊异常）。

4. 亚低温治疗

对室颤心脏骤停后的成人进行有针对性的温度管理，温度控制在 $32 \sim 34℃$，维持 $12 \sim 24$ 小时。

5. 其他方面

（1）纠正电解质紊乱：淡水淹溺者酌情使用高渗液，如3%氯化钠，给白蛋白、血浆。海水淹溺者输入低渗液，如5%葡萄糖、1/5 张含钠液。处理高钾血症及酸中毒。

（2）防治肺水肿、脑水肿（尤其是淡水淹溺者）。

（3）监测生命体征。心搏、呼吸平稳后仍有意识障碍者可用高压氧治疗。

（三）中医治疗

古人说"阳精若壮千年寿，阴气如强必毙伤"。救命的首要目的，就是保持阳气的恢复，所以中医救急也叫"回阳救逆"。而回阳最快、最好的方法，就是艾灸，所谓"保命之法，灼艾第一"。灸神阙穴，使元阳暴脱、昏仆肢冷的危急情况得到救治。

【转诊建议】

溺水患者经现场急救后，均应尽快转上级医疗机构进行进一步观察治疗。

第二十四节　冻伤

冻伤是由于寒冷潮湿作用引起的人体局部或全身损伤。轻时可造成皮肤一过性损伤，要及时救治；重时可致永久性功能障碍，需进行专业救治。严重时可危及生命，需紧急抢救。

【病因】

大多数患者发病有区域性和季节性。常见于以下 3 种情况：①长时间暴露于寒冷环境而又无充分保暖措施和热能供给不足时，如登山、滑雪者和驻守在高山寒冷地区的边防军战士等。②年老体衰、慢性疾病（痴呆，精神病和甲状腺功能减退症）和严重营养不良患者在低温下也易发生。③冷水或冰水意外淹溺者。

【临床表现】

1. 局部冻伤

（1）反应前期受冻部位冰凉、苍白、坚硬、感觉麻木或丧失。

（2）反应期包括复温融化和复温融化后的阶段。

（3）反应后期系指一、二度冻伤愈合后，和三、四度冻伤坏死组织。

2. 手冻伤

（1）一度冻伤：程度最轻，即常见的"冻疮"，受损在表皮层，受冻部位皮肤红肿充血，自觉热、痒、灼痛，症状在数日后消失，愈后除有表皮脱落外，不留瘢痕。

（2）二度冻伤：伤及真皮浅层，伤后除红肿外，伴有水泡，泡内可为血性液，深部可出现水肿，剧痛，皮肤感觉迟钝。

（3）三度冻伤：伤及皮肤全层，出现黑色或紫褐色，疼痛感觉丧失。伤后不易愈合，除遗有瘢痕外，可有长期感觉过敏或疼痛。

（4）四度冻伤：伤及皮肤、皮下组织、肌肉甚至骨头，可出现坏死，感觉丧失，愈后可有瘢痕形成。

3. 脚冻伤

（1）冻伤皮肤局部发冷，感觉减退或敏感。

（2）对冷敏感，寒冷季节皮肤出现苍白或青紫。

（3）痛觉敏感，肢体不能持重等。

4. 冻僵

伤员皮肤苍白，冰凉，有时面部和周围组织有水肿，神志模糊或昏迷，肌肉强直，瞳孔对光反射迟钝或消失，心动过缓，心律不齐，血压降低测不到，可出现心房和心室纤颤，严重时心搏停止。呼吸慢而浅，严重者偶尔可见一两次微弱呼吸。

【辅助检查】

观察冻伤局部皮肤、组织的血运情况，必要时行 B 超等检查血运情况。

【诊断要点】

1. 非冻结性冻伤：初冬和早春季节，接触低温潮湿的环境；往往不易察觉，皮肤红肿，温暖时刺痒或刺痛；可见水泡、渗液或糜烂。

2. 全身冻伤：人体长时间处在严寒的环境中会出现寒战、皮肤苍白或紫绀，全身麻木，肢体僵硬，进一步可出现神志不清、昏迷、呼吸循环衰竭。

3. 局部冻伤：多发生在暴露的部位，如手指、足趾、耳郭、鼻尖；初起时局部感觉冰冷、刺痛，进而麻木、感觉丧失、皮肤苍白，以后转为潮红、青紫；局部肿胀、僵硬、冻结。

【鉴别诊断】

主要与深度烫伤、烧伤相鉴别，相关病史可予以鉴别。

【治疗】

（一）西医治疗

急救和治疗原则：冻伤的基本治疗目标是迅速复温，防止进一步的冷暴露以及恢复血液循环。

1. 迅速脱离寒冷环境，防止继续受冻。

2. 抓紧时间尽早快速复温：快速水浴复温，水浴温度应为 37～43℃。

3. 局部涂敷冻伤膏。

4. 改善局部微循环。

5. 抗休克、抗感染和保暖：使用己酮可可碱、布洛芬和阿司匹林以预防血栓形成和坏疽，及时注射破伤风抗毒素以预防破伤风。

6. 应用活血化瘀等类药物内服。

7. 二、三度冻伤未能分清者按三度冻伤治疗。

8. 冻伤的手术处理，应尽量减少伤残，最大限度地保留尚有存活能力的肢体功能。

9. 禁用冰块擦拭冻僵的肢体、干热或缓慢复温，这可进一步损伤组织；禁止对受伤部位的任何摩擦。

（二）中医治疗

本病系机体局部皮肉或全身被严寒侵袭后所引起的疾病，是由于肌肤遭严寒侵袭过久，或因于寒冷季节静而少动，气血运行不畅，以致气血瘀滞而引起，也可因平素气血虚弱，或过度疲劳等因素促生本病。

1. 辨证论治

（1）寒凝血瘀证

症状：局部冻伤，皮肤苍白，病区麻木寒冷。继而肿胀或有结块，皮肤转为青紫，烧灼发痒。患者手足青冷，舌淡、苔白，脉沉细。

治法：温经散寒，祛瘀通脉。

方药：当归四逆汤（《伤寒论》）加减：当归9g，桂枝9g，芍药9g，细辛3g，炙甘草6g，通草6g，大枣8枚。

（2）寒凝血虚证

症状：素体虚弱，阳气不足，不耐寒冷，局部麻木冷痛，紫红漫肿，感觉迟钝，或有水泡，全身见神疲体倦，形寒肢冷，面暗少华，舌淡、苔白，脉沉细。

治法：补养气血，温通经脉。

方药：人参养荣汤（《太平惠民和剂局方》）加减：人参9g，白术9g，茯苓6g，黄芪15g，当归15g，白芍15g，熟地黄6g，五味子6g，肉桂5g，钩藤6g，制首乌6g。

（3）寒盛阳衰证

症状：阴寒盛于内，阳虚而不能达于四末，故有时时振寒，四肢厥冷，蜷卧嗜睡，感觉麻木，肢端冷痛，面白无华，舌质紫暗、苔白，脉沉细弱。

治法：祛寒回阳，温经通脉。

方药：四逆加人参汤（《伤寒论》）加减：炙甘草6g，制附子15g（先煎），干姜9g，党参6g。

（4）寒化热毒证

症状：冻伤处溃烂流脓，疮面周围紫红漫肿、疼痛加剧，有时可伴有发热，是冻疮破溃，感染毒邪化热所致。

治法：清热解毒，活血止痛。

方药：四妙勇安汤（《验方新编》）加减：金银花90g，玄参90g，当归60g，甘草30g。

2. 中医特色疗法

（1）轻者可局部按摩揉搓，使气血流畅，或用温水频洗。

（2）局部外涂冻疮膏。

（3）芫花15g，甘草15g，温水洗浴患肢，1日2~3次。

（4）已溃烂者，按一般溃疡换药处理。

【转诊建议】

经复温等预处理后，创面合并感染或伴全身症状体征、合并休克、心搏呼吸骤停及三度以上的冻伤均需转诊至上级医院进行进一步救治。

【预防】

（1）不要碰伤受冻部位，注意保持局部清洁干燥，发痒时忌用手搔抓。

（2）受冻部位严禁火烤热烫。全身冻伤者，忌用速热复温法。

（3）全身冻僵者，需保持室内温暖，嘱伤者少量饮酒或喝姜糖水等热汤。

（4）局部冻伤处，可用生姜汁轻柔按摩，或涂搽冻疮药膏。

（5）冬季应注意保暖，增强耐寒锻炼，衣、鞋应干燥宽松，以预防发生冻疮。

第二十五节　电击伤

电击伤又称触电，指一定量的电流通过人体致使局部性或全身性损伤或功能障碍，不论是电流还是电能量（静电）均可引起电击伤。

【病因】

意外电击常发生于工作或生活中违反用电操作规程者。风暴、地震或火灾致电线断裂也可遭受意外电击。绝大多数电击伤发生于青少年男性和从事电作业者。

【临床表现】

电击伤患者症状多种多样，因接触时间、电流强度、电压高低等不同。症状轻时出现惊吓、心悸、面色苍白、头晕、乏力，重时出现昏迷、强直性肌肉收缩、休克、心律失常、心脏骤停、呼吸停止、死亡。可能伴发皮肤的电灼伤、组织焦化或炭化，如从高处跌落，可伴有头颅、胸腹部伤或四肢骨折。

1. 电性昏迷：患者触电后，常有短暂性的昏迷，意识多能恢复，若头部有击伤区，除短暂的昏迷外还可出现神志恍惚、兴奋，CT 检查可发现有局部脑水肿，继之脑软化。发生在非功能区时无定位症状出现，经治疗后可恢复，脑部可无后遗表现。

2. 血红蛋白尿及肌红蛋白尿。

3. 呼吸暂停（假死状态）、休克、心室纤颤。

4. 局部表现：有出入口伤区，沿电流经过的区域出现夹花状肌肉坏死；骨周围软组织坏死常见，骨关节损伤外露；严重的可损伤头部，形成洞穿性缺损；腹部洞穿性缺损；肠损伤和肺损伤；体内外烧伤等。创面最突出的特点为皮肤的创面很小，而皮肤下的深度组织损伤却很广泛。

5. 跳跃性损伤口：上肢触电后，常出现腕、肘前以及腋部的损伤。

6. 血管壁损伤：继发性的局部组织坏死、肢体坏死。

7. 伤口特点：出现延迟性局部组织坏死，伤口不断加深扩大。俗称："口小肚子大，经常有变化，入院是个样，几天又变样。"

8. 并发伤：如在高空作业时触电，昏迷后跌下，易发生颅脑外伤及骨折；雷电击伤时易出现撕裂伤。

【辅助检查】

对所有电击伤的基本检查：心电图、心肌酶谱、全血细胞计数、尿液分析、特别是肌球蛋白测定，若有任何心肌受损的征象应做心电监护。

1. 心电图。

2. X 线、CT 及超声检查。

3. 心肌酶谱。

4. 动脉血气分析。

【治疗】

迅速脱离电源，心脏监护及心律失常的治疗，预防感染，防止急性肾衰，防治脑水肿及处理创面。

（一）院外急救

当发现有人触电时，救护者必须首先确定救助行动不会使自己处于触电危险中。现场安全时（即已经消除触电危险），再实施急救，实施急救措施的同时，可呼救他人协助立刻拨打 120 电话。

1. 现场伤情评估：通过直接查体及间接询问方法尽最大可能确定电击伤伤员年龄、性别、神志、气道是否通畅，有无呼吸困难，血液循环是否稳定，有无致命性脏器损伤及活动性出血，有无神经系统损伤，受伤位置、程度及面积，有无排尿及尿液色、量变化。

2. 初次评估过程中的处理顺序：A：保持气道通畅及颈椎稳定。B：保护呼吸和通气。C：循环和控制出血。D：神经系统损伤评估。E：暴露和环境（除非有低温的风险，否则完全脱去伤员衣服检查）。

3. 现场急救：电击伤现场急救是救治关键。如果患者无自主呼吸或循环，立即开始基础生命支持，包括通知医疗急救服务系统、迅速开始心肺复苏。

4. 当急救医疗人员未到现场时：对于心脏骤停患者，单人或多人轮流协作进行心肺复苏，如果周围有自动体外除颤设备可尝试应用；如果患者尚有自主呼吸，应注意保持气道通畅；如果有头颈创伤，解救和治疗时要维持脊椎稳定；脱掉烧焦的衣服、鞋子和皮带，可防止进一步热损伤，但也应该注意避免撕扯皮肤或妨碍脊椎稳定。

5. 急救医疗人员到达现场之后，应从以下几个方面快速急救：对于心跳骤停患者，尽早给予专业的心肺复苏，并积极和持续的治疗；呼吸骤停患者可能仅需要通气和给氧，以避免继发缺氧性心跳骤停；心肺复苏尝试可能有高成功率，即使复苏尝试前有长时间的间隔，复苏努力仍可能是有效的。对于大面积烧伤患者，即使患者有自主呼吸，仍应尽早进行高级气道管理（如气管插管）。如果有头颈创伤，解救和治疗时务必采取措施保证维持脊椎稳定。及时诊断、抢救致命的合并伤。如果烧焦的衣服、鞋子和皮带还在，须用专业手法剪掉或脱掉，防止进一步热损伤。

（二）院内急救

心肺复苏不成功患者应进行长时间心肺复苏，并且根据临床指征来确定心肺复苏应持续多长时间。严密观察患者病情变化，防治各种并发症。对轻症者及心肺复苏成功者，应连续进行心电、呼吸、血压监护和肝、肾功能监测，及时发现心律失常和高钾血症，纠正水、电解质和酸碱失衡。预防破伤风。注意创面的卫生，防止感染。有继发感染者，给予抗生素治疗。

1. 现场急救：立即切断电源，或用不导电的物体拨离电源；对呼吸心搏骤停者进行心肺复苏，复苏后还应使用心电监护。

2. 液体复苏：补液量不能根据其表面烧伤面积计算，对深部组织损伤应充分评估。

3. 清创时特应注意切开减张，包括筋膜切开减压。

4. 早期全身应用较大剂量的抗生素（可选青霉素）。警惕厌氧菌感染，清除电击创面坏死组织，防止感染及创面脓毒症，局部应暴露，过氧化氢溶液冲洗、湿敷。注射破伤风抗毒素是绝对指征。

5. 药物治疗：对于有显著组织破坏并恢复脉搏的患者，迅速静脉输液，输液应足以维持多尿，碱化尿液，使血液 pH 值维持在 7.45 以上。预防急性肾衰竭，严重急性肾衰竭时，根据病情进行血液透析。

6. 手术治疗：对于广泛组织烧伤患者，建议行坏死组织清创术。对于电击伤患者除了要重视外表伤情，还要注意潜在更广泛的组织损伤。必要时行筋膜和焦痂切开减压术。

【转诊建议】

1. 不要随意移动伤员，如确需移动时，抢救中断时间不应超过30秒。

2. 经院前急救后，均需迅速安全转诊至上级医疗机构进行进一步处理。

【预防】

1. 日常电气作业人员对安全必须高度负责，应认真贯彻执行有关各项安全工作规程。电气作业人员要正确使用绝缘的手套、鞋、垫、夹钳、杆和验电笔等安全工具。

2. 加强全员的防触电事故教育，提高全员防触电意识，个人不要私自乱拉电线。有儿童的家庭，应及早进行早期安全用电教育，让孩子远离电源，懂得电的危害，主动避开电源，躲避电击伤害。

3. 针对发生触电事故高峰值带有季节性的特点做好防范工作。在高温多雨季节到来以前，要全面组织好电气安全检查，对流动式电动工具要列入重点检查范围；雷雨天气避免户外活动，加强避雷教育。

第二章　传染病科

第一节　新型冠状病毒感染

新型冠状病毒感染是一种由新型冠状病毒引起的急性呼吸道传染病。多数患者预后良好，部分病例可发生肺炎，并可引发急性呼吸窘迫综合征、脓毒症休克及多器官功能衰竭，甚至死亡。

【病因】

新型冠状病毒为 RNA 病毒，易发生变异。目前关切毒株有阿尔法（Alpha）、贝塔（Beta）、伽马（Gamma）、德尔塔（Delta）和奥密克戎（Omicron）。奥密克戎变异毒株为主要流行毒株，相比德尔塔等其他"关切变异株"，其传播力和免疫逃逸能力显著增强，致病力有所减弱。

【临床表现】

1. 潜伏期

潜伏期多为 2～4 天。

2. 典型症状

常见临床表现为发热、咳嗽、咽干咽痛、肌痛及乏力，部分患者可有鼻塞、流涕、嗅觉味觉减退或丧失、结膜炎、呕吐和腹泻等临床表现。重症患者多在发病 5～7 天后出现呼吸困难和（或）低氧血症。严重者可快速进展为急性呼吸窘迫综合征、脓毒症休克、难以纠正的代谢性酸中毒和凝血功能障碍及多器官功能衰竭等。儿童感染后临床表现与成人相似，高热相对多见；部分病例症状可不典型，表现为呕吐、腹泻等消化道症状，或仅表现为反应差、呼吸急促；少数可出现声音嘶哑等急性喉炎或喉气管炎表现。

3. 查体

注意生命体征、神志状况、有无紫绀、肺部有无干湿性啰音等。

【辅助检查】

1. 一般辅助检查：

（1）基本检查：指氧饱和度、血常规、C反应蛋白（CRP）。

（2）推荐检查：根据患者病情及机构条件，可酌情选择以下检查：心电图、红细胞沉降率（ESR）、肝功能、肾功能、乳酸脱氢酶（LDH）、肌酶、肌红蛋白、肌钙蛋白、铁蛋白、D-二聚体、降钙素原（PCT）、血气分析。

怀疑肺炎时可进行胸部X线或胸部CT检查。新型冠状病毒肺炎病灶多见于肺野外带，以下肺多见，呈现单灶或多灶性浅淡磨玻璃影。重型/危重型者病灶增多，范围扩大，胸腔积液少见。

2. 病原学检查：

（1）核酸检测：采用PCR检测方法对鼻拭子、口咽拭子、痰和其他下呼吸道分泌物、粪便等标本进行新型冠状病毒核酸检测。优点是准确性高，缺点是需要专业人员操作、时间长。

（2）抗原检测：采用鼻咽拭子、中鼻甲拭子和鼻拭子样本。优点是可在家中检测，操作简单，出结果快速，缺点是可能出现假阴性。

【诊断要点】

1. 新型冠状病毒感染：有明确流行病学史，出现发热和（或）呼吸道症状等相关临床症状，且新型冠状病毒核酸/抗原（以下简称核酸/抗原）检测结果为阳性。

2. 新型冠状病毒肺炎：诊断为新型冠状病毒感染，且肺部出现符合新型冠状病毒肺炎的新发影像学异常。

【临床分型】

1. 轻型：以上呼吸道感染为主要表现，如咽干、咽痛、咳嗽、发热等。

2. 中型：持续高热>3天或（和）出现咳嗽、气促等，但呼吸频率<30次/分、静息状态下吸空气时指氧饱和度>93%。影像学可见新型冠状病毒感染肺炎表现。

3. 重型：成人符合下列任何一条且不能用新型冠状病毒感染以外其他原因解释者：①出现气促，呼吸频率≥30次/分。②静息状态下，吸空气时指氧饱和度≤93%。③动脉血氧分压（PaO2）/吸氧浓度（FiO2）≤300mmHg（1mmHg＝0.133kPa）。高海拔（海拔超过1000m）地区应根据以下公式对PaO2/FiO2进行校正：PaO2/FiO2×[760/大气压（mmHg）]。④临床症状进行性加重，肺部影像学显示24～48小时内病灶明显进展>50%。

儿童符合下列任何一条者：

①持续高热超过3天。②出现气促（<2月龄，呼吸频率≥60次/分；2～12月龄，呼吸频率≥50次/分；1～5岁，呼吸频率≥40次/分；>5岁，呼吸频率≥30次/分），并除外发热和哭闹的影响。③静息状态下，吸空气时指氧饱和度≤93%。④出

现鼻翼翕动、三凹征、喘鸣或喘息。⑤出现意识障碍或惊厥。⑥拒食或喂养困难，有脱水征。

4. 危重型：符合以下情况之一者：出现呼吸衰竭，且需要机械通气。②出现休克。③合并其他器官功能衰竭需重症监护病房（ICU）监护治疗。

【鉴别诊断】

1. 主要与流感病毒、副流感病毒、腺病毒、呼吸道合胞病毒、鼻病毒、SARS冠状病毒等其他已知病毒引起的感染鉴别。

2. 与肺炎支原体、衣原体、肺炎军团菌及其他细菌等引起的肺炎鉴别。

【治疗】

（一）西医治疗

1. 积极对症支持治疗

适当补液，合理营养支持；根据病情给予规范有效氧疗；解热镇痛药用于退热、止痛，以对乙酰氨基酚和布洛芬为主，注意不良反应和特殊人群的用药；止咳祛痰药分为镇咳和祛痰药，可根据患者咳嗽、咳痰情况选择。

2. 抗病毒治疗

掌握抗病毒治疗的指征，积极进行抗病毒治疗。以奈玛特韦/利托那韦、阿兹夫定、莫诺拉韦等药物为主，推荐在有发展为重症风险的高危患者中使用，并尽早应用，同时注意合并用药的禁忌。

3. 糖皮质激素的应用

适用于重型、危重型，对于有进展为重症风险的中型患者也可以适当使用，推荐小剂量、短疗程使用。

4. 抗生素的应用

不盲目使用抗生素治疗。如果有继发细菌感染的证据，可以根据经验和流行病学史合理选择抗生素。

5. 抗凝治疗

用于具有重症高风险因素、病情进展较快的中型患者，无禁忌证情况下可给予治疗剂量的低分子肝素或普通肝素。

（二）中医治疗

1. 辨证论治

本病属于中医学"疫病"范畴，病因为感受"疫戾"之气，各地可根据病情、当地气候特点以及不同体质等情况，参照下列方案进行辨证论治。

（1）风寒束表证

症状：发热，恶寒，身疼痛，无汗，头痛头胀，咳嗽痰少，咽干，舌苔薄白，脉浮或浮紧。

方药：大青龙汤合五苓散，或加味葛根汤加减。①大青龙汤合五苓散处方：生麻黄 9g，桂枝 9g，生石膏 25g，苦杏仁 10g，甘草 9g，大枣 10g，生姜 10g，茯苓 15g，猪苓 9g，泽泻 9g，生白术 9g。②加味葛根汤处方：葛根 15g，麻黄 10g，生石膏 20g，桂枝 10g，白芍 10g，生姜 10g，大枣 10g，桔梗 15g，甘草 10g。若头痛身痛明显，可酌加羌活 10g、白芷 10g、川芎 10g。若咽痛明显，可酌加射干 15g、牛蒡子 10g。若咳嗽明显，可酌加杏仁 10g、枇杷叶 10g。

（2）风热犯卫证

症状：低热，咽干咽痛，声音嘶哑，头胀痛，面赤，咳嗽，痰黏或黄，口干欲饮，苔薄黄，舌边尖红，脉浮数。

方药：银翘散加减：金银花 15g，连翘 15g，杏仁 10g，牛蒡子 10g，桔梗 10g，甘草 6g，葛根 30g，北沙参 10g，桑叶 10g，藿香 10g。若体温 >38.5℃，可酌加生石膏 30g（先煎）。若头痛、身痛明显，可酌加柴胡 15g、黄芩 10g。若咽痛明显，可酌加射干 15g、玄参 10g。若咳嗽明显，可酌加炙麻黄 5g、浙贝母 15g。

（3）气虚外感证

症状：有严重的基础疾病或者年龄≥65 岁的老年人属于高危人群，感染新型冠状病毒后，主要症状表现为发热，恶寒，咳嗽喘憋，气短懒言，神疲体弱，舌淡苔白，脉浮数而无力等。

方药：人参败毒散加减：人参 12g，茯苓 20g，前胡 10g，川芎 12g，羌活 12g，独活 12g，桔梗 10g，柴胡 12g，枳壳 10g，生姜 6g，薄荷 6g。此方在发热期服用，每日 2～3 剂，分 3～4 次服下；体温下降至正常后改为每日 1 剂，继续服用 3 天。高危人群有发热症状时首先选用人参败毒散，且该人群治疗时切忌使用苦寒清热药物。

（4）疫毒闭肺证

症状：发热，恶寒，气短，乏力，无汗，头痛头胀，咳嗽，痰少，咽干，脘腹胀满，食欲不振，舌苔薄白。

方药：清肺排毒汤加减：麻黄 9g，炙甘草 6g，杏仁 9g，生石膏 15～30g（先煎），桂枝 9g，泽泻 9g，猪苓 9g，白术 9g，茯苓 15g，柴胡 16g，黄芩 6g，姜半夏 9g，生姜 9g，紫菀 9g，款冬花 9g，射干 9g，细辛 6g，山药 12g，枳实 6g，陈皮 6g，广藿香 9g。餐后 40 分钟服用，3 天为一个疗程。患者不发热则生石膏用量小，发热或壮热可加大生石膏用量。

（5）气阴两虚证

症状：动后气短，倦怠乏力，干咳少痰，咽喉不利，胸腹满闷，纳呆便软，四肢沉重，舌红少津。

方药：清金益气方加减：人参 10g，麦冬 15g，五味子 6g，茯苓 15g，清半夏 6g，麸炒苍术 6g，陈皮 10g，黄芩 10g，芦根 10g，玄参 10g，淡竹叶 10g，薏苡仁 10g，柴胡 10g，升麻 6g，马鞭草 10g，甘草 6g。

（6）肺脾气虚证

症状：气短，倦怠乏力，纳差呕恶，痞满，大便无力，便溏不爽，舌淡胖，苔白腻。

方药：法半夏 9g，陈皮 10g，党参 15g，炙黄芪 30g，炒白术 10g，茯苓 15g，藿香 10g，砂仁 6g（后下），甘草 6g。

2. 中成药

（1）清肺排毒颗粒：适用于轻型、普通型、重型患者，在危重型患者救治中可结合患者实际情况合理使用。主要功效为宣肺透邪、清热化湿、健脾化饮。

（2）化湿败毒颗粒：适用于新冠肺炎轻型、普通型和重型的疫毒闭肺证患者。主要功效为解毒化湿、清热平喘。

（3）宣肺败毒颗粒：适用于新冠肺炎轻型、普通型的湿毒郁肺证患者。主要功效为宣肺化湿、清热透邪、泄肺解毒。

（4）金花清感颗粒：适用于新冠肺炎轻型、普通型患者。主要功效为疏风宣肺，清热解毒。

（5）连花清瘟胶囊/颗粒：适用于新冠肺炎轻型、普通型患者。主要功效为清瘟解毒，宣肺泄热。

3. 中医特色疗法

对于新型冠状病毒感染康复阶段的干预治疗，可以选用中医非药物疗法以助患者恢复健康。

（1）发热患者可选用大椎、天突、鱼际等穴位按压；乏力者可选用沿双侧膀胱经从大杼至肾俞等穴位进行点按；失眠者可以点按摩擦涌泉穴等；咽喉疼痛者可选用少商穴进行点按或点刺放血。

（2）恢复期部分患者出现失眠及精神焦虑的症状，以酸枣仁、鸡血藤、首乌藤、桂枝、远志、香橼各 5g，生姜 3 片，煮水 20 分钟取汁泡洗双脚，加水至踝关节以上，控制温度在 40～43℃，保持此温度泡洗约 30 分钟，1 次/天。以微微汗出为宜，不可大汗淋漓。如果有心脏病，泡洗时间需要减半，切不可时间过久。

（三）康复治疗

1. 呼吸功能训练：采用主动循环呼吸技术，包括呼吸控制、胸廓扩张运动和用力呼气、腹式呼吸训练、缩唇呼吸训练等。

2. 躯体功能训练：根据患者体力情况进行卧位、坐位及站立位的颈屈伸、扩胸等康复训练，以及中医功法锻炼、太极拳、八段锦、踏步、快走、慢跑、游泳等。

3. 心理康复干预：通过心理咨询、正念放松治疗或认知行为治疗等。

【转诊建议】

1. 一般转诊：基层医生接诊新型冠状病毒感染患者，经过常规诊治，以下症状持续不缓解，或辅助检查指标恶化，可酌情考虑一般转诊。

①发热（体温≥38.5℃），或体温过低（体温≤35℃）。②咳嗽严重影响睡眠，伴或不伴咳黄痰。③中重度呼吸困难。④厌食、呕吐或腹泻。⑤静息非吸氧状态下，指氧饱和度≤93%。⑥新出现心电图异常，或原有基础上出现新变化。⑦淋巴细胞计数明显下降，CRP指标明显升高。⑧原有基础疾病加重。⑨其他需要转诊至上级医院进一步诊治的情况，如肺部CT检查、各种实验室检查等。

2. 紧急转诊：基层医生接诊新型冠状病毒感染患者，出现以下情况应启动紧急转诊：①静息非吸氧状态下，指氧饱和度≤90%。②重度呼吸困难，成人呼吸频率≥30次/min（<2月龄儿童，呼吸频率≥60次/min；2～12月龄，呼吸频率≥50次/min；1～5岁，呼吸频率≥40次/min；5岁以上同成人）。③心率持续≥120次/min。④心悸、胸痛，伴有心电图异常或心肌酶异常。⑤神志淡漠、嗜睡或昏迷。⑥出现休克。⑦孕妇突然出现腹痛，且进行性加重。⑧孕妇自觉胎动减少或停止。⑨怀孕期间新出现的阴道出血或流液。⑩小儿出现拒食或喂养困难，有脱水症，出现意识障碍或惊厥，鼻翼翕动、三凹征等。其他需要紧急转诊的情况。

【预防】

保持良好的生活方式，膳食营养均衡，劳逸结合，避免过度疲劳。保持良好的卫生习惯，勤洗手、戴口罩，打喷嚏或咳嗽时掩住口鼻，保持室内通风良好。遵守"一米线"、公筷制等制度。避免到高风险地区或与确诊、疑似病例接触；出现呼吸道症状时应及时到发热门诊就医。

【参照《新型冠状病毒感染基层诊疗和服务指南（第一版）》编写】

第二节　流行性感冒

流行性感冒简称流感，是由流感病毒引起的急性呼吸道传染病。起病急，以高热、乏力、头痛、咳嗽、全身肌肉酸痛为主要表现，呼吸道卡他症状轻微。发病具有季节性，北方常在春冬季节流行，南方全年均可流行。

【病因】

本病的病因是流感病毒感染。流感病毒属正黏病毒科，系RNA病毒。根据核蛋白不同，流感病毒可以分为甲、乙、丙三型，其抗原性极易发生变异，尤以甲型为甚。

【临床表现】

典型的流感病毒感染可引起明显的全身症状，包括发热、头痛、肌肉疼痛、乏力、食欲减退，以及咳嗽等呼吸道症状。常可出现高热，体温可达 39～40℃。部分患者可出现并发症，包括肺炎、神经系统损伤、心脏损伤、肌炎和脓毒症休克等。

【辅助检查】

1. 外周血常规：白细胞总数一般不高或降低，重症病例淋巴细胞计数可明显降低。

2. 病原性检测：检测呼吸道分泌物（如咽拭子、鼻拭子、痰等）中的病毒核酸可有助于诊断。

【诊断要点】

1. 在流感流行季节，出现发热、肌肉酸痛，伴咽痛和（或）咳嗽等急性呼吸道症状，具有一定的人群聚集性发病表现者即可作出临床诊断。

2. 流感病毒核酸检测阳性。

3. 流感病毒分离培养阳性。

4. 急性期和恢复期双份血清的流感病毒特异性 IgG 抗体水平呈 4 倍或 4 倍以上升高。

【重症与危重症】

1. 出现以下情况之一者为重症病例：

（1）持续高热 >3 天，伴有剧烈咳嗽，咳脓痰、血痰，或胸痛。

（2）呼吸频率快，呼吸困难，口唇发绀。

（3）神志改变如反应迟钝、嗜睡、躁动、惊厥等。

（4）严重呕吐、腹泻，出现脱水表现。

（5）合并肺炎。

（6）原有基础疾病明显加重。

2. 出现以下情况之一者为危重病例：

（1）呼吸衰竭。

（2）急性坏死性脑病。

（3）脓毒症休克。

（4）多脏器功能不全。

（5）出现其他需进行监护治疗的严重临床情况。

【鉴别诊断】

流感应与普通感冒、其他类型的呼吸道感染鉴别。

【治疗】

对于疑似和确诊的患者需及时进行有效隔离。

（一）西医治疗

1. 对症治疗

可应用解热药、缓解鼻黏膜充血药、止咳祛痰药等。

2. 抗病毒治疗

重症或有重症高危因素的患者，应尽早给予抗病毒治疗。发病 48 小时内进行抗病毒治疗可减少并发症、降低病死率，发病时间超过 48 小时的重症患者仍可获益。

（1）神经氨酸酶抑制剂：①奥司他韦，1 次 75mg，1 日 2 次，连续使用 5 天。②扎那米韦，1 次 5mg，1 日 2 次，连续使用 5 天。

（2）血凝素抑制剂：阿比多尔，1 次 200mg，1 日 3 次，连续使用 5 天。

（二）中医治疗

1. 辨证论治

（1）轻症

1）风热犯卫证

症状：发病初期，发热或未发热，咽红不适，轻咳少痰，无汗，舌质红、苔薄或薄腻，脉浮数。

治法：疏风解表，清热解毒。

方药：银翘散（《温病条辨》）合桑菊饮（《温病条辨》）加减：金银花 15g，连翘 10g，桑叶 10g，牛蒡子 10g，菊花 10g，桔梗 10g，竹叶 6g，芦根 20g，薄荷 3g，生甘草 3g。

中成药：双清合剂、柴石退热颗粒。

2）热毒袭肺证

症状：高热，咳嗽，痰黏、咳痰不爽，口渴喜饮，咽痛，目赤，舌质红、苔黄或腻，脉滑数。

治法：清热解毒，宣肺止咳。

方药：麻杏石甘汤（《伤寒论》）加减：炙麻黄 5g，杏仁 10g，生石膏 30g，黄芩 15g，知母 10g，浙贝母 10g，桔梗 10g，柴胡 15g，生甘草 10g。

中成药：连花清瘟胶囊、热毒宁注射液。

（2）重症

1）毒热壅肺证

症状：高热不退，咳嗽重，少痰或无痰，喘促短气，头身痛，或伴心悸，躁扰不安，舌质红、苔薄黄或腻，脉弦数。

治法：解毒清热，泻肺活络。

方药：麻杏甘石汤（《伤寒论》）合宣白承气汤（《温病条辨》）加减：炙麻黄 6g，杏仁 10g，生石膏 30g，黄芩 15g，鱼腥草 20g，浙贝母 10g，瓜蒌 20g，赤芍 20g，生大黄 6g（后下），甘草 6g。

中成药：清肺消炎丸、血必净注射液。

2）毒热内陷，内闭外脱证

症状：神志昏蒙、淡漠，口唇爪甲紫暗，呼吸浅促，咯粉红色血水，胸腹灼热，四肢厥冷，汗出，尿少，舌红绛或暗淡，脉沉细数。

治法：益气固脱，清热解毒。

方药：参附汤（《济生方》）加减：生晒参 20g，制附子 10g（先煎），山茱萸 20g，生地黄 20g，金银花 20g，甘草 6g。

中成药：安宫牛黄丸、参麦注射液。

（3）恢复期

1）气阴两虚，正气未复证

症状：神倦乏力，气短，咳嗽，痰少，纳差，舌暗或淡红、苔薄腻，脉弦细。

治法：益气养阴。

方药：沙参麦冬汤（《温病条辨》）加减：北沙参 10g，麦冬 10g，玉竹 10g，天花粉 15g，白扁豆 10g，桑叶 6g，生甘草 3g。

中成药：生脉饮口服液。

2. 中医特色疗法

（1）预防流感简便验方

1）大青叶 15g，板蓝根 30g，贯众 15g。水煎，分 2 次服，连服 3 天，用于偏于风热者。

2）贯众 15g，紫苏叶 15g，荆芥 15g。水煎，分 2 次服，连服 3 天，用于偏于风寒者。

（2）非药物治疗

1）刮痧退热：取大椎穴，由内向外、单一方向刮动，每个部位刮 20 下左右，至局部皮肤出现微红或紫色充血瘀点为度。

2）药物擦浴退热：取荆芥、青蒿、柴胡、金银花等药物组成的温药液擦浴。

【转诊建议】

1. 符合重症或危重症流感诊断标准。

2. 基础疾病如慢性阻塞性肺疾病、糖尿病、慢性心功能不全、肝硬化等明显加重。

第三节　细菌性痢疾

细菌性痢疾（bacillary dysentery）简称菌痢，是由志贺菌引起的肠道传染病，亦称志贺菌病或志贺菌感染，以结肠的炎症与溃疡为主要病变。主要临床表现为畏寒、高热、腹痛、腹泻、里急后重、排黏液脓血便等，严重者可出现感染性休克和（或）

中毒性脑病。菌痢常年散发，夏秋多见，是我国常见、多发的传染病。

【病因】

本病的病因是志贺菌感染。患者可因食用被志贺菌污染的食物，饮用被污染的水，与患者、带菌者或其生活用品密切接触等途径被感染。在营养不良、饮食失常、胃酸缺乏或稀释、过劳等人体抵抗力低下的情况下均可增加发病风险。

【临床表现】

潜伏期可短至数小时，长达 7 天，平均约为 1～4 天。潜伏期长短和症状轻重受患者年龄、抵抗力、细菌数量及毒力等因素的影响。

1. 急性菌痢

根据毒血症及肠道症状轻重，可以分为 3 型。

（1）普通型（典型）：急起畏寒高热，伴头痛、乏力、食欲减退，腹痛、腹泻、里急后重，大便每日 10～20 次或以上，量少，开始为稀便，迅速变为黏液或脓血便，有时纯为脓血，常伴左下腹压痛及肠鸣音亢进。自然病程 1～2 周，少数可迁延转为慢性。

（2）轻型（非典型）：无明显发热。急性腹泻，每日大便 10 次以内，稀便有黏液但无脓血。有轻微腹痛及左下腹压痛，里急后重较轻。病程 3～7 天而痊愈，也可转为慢性。

（3）中毒型菌痢：多见于 2～7 岁儿童。起病急骤，突起高热，病势凶险，全身中毒症状严重，临床表现为严重毒血症、休克、中毒性脑病，局部肠道症状轻。病初常无腹泻等胃肠道症状，但发病 24 小时内可出现腹泻及痢疾样大便，灌肠取便检查有大量白细胞及红细胞。可分为休克型、脑型和混合型。

2. 慢性菌痢

急性菌痢病程迁延超过 2 个月未愈者，为慢性菌痢，根据临床表现可以分为 3 型。

（1）慢性迁延型：急性菌痢发作后，迁延不愈，时轻时重。主要表现为反复出现的腹痛、腹泻，大便常有黏液及脓血，可伴有乏力、营养不良及贫血等表现，亦可腹泻和便秘交替出现，大便常间歇排菌。

（2）急性发作型：有慢性菌痢史，间隔一段时间又出现急性发作。常因进食生冷食物或受凉、劳累等因素诱发，可出现腹痛、腹泻、脓血便，发热常不明显。需除外同群痢疾杆菌再感染，或异群痢疾杆菌、其他致腹泻细菌的感染。

（3）慢性隐匿型：有急性菌痢史，无明显临床症状，但大便培养可检出痢疾杆菌，结直肠镜检可发现黏膜炎症或溃疡等病变。

【辅助检查】

1. 血常规：急性期白细胞总数升高，中性粒细胞有中等程度升高。慢性期可有轻度贫血。

2. 粪便检查：典型菌痢粪便中肉眼只见黏液，无粪质，量少。镜检可见大量脓细胞、红细胞及巨细胞，大便培养可检出致病菌。标本应取脓血或黏液部分，在使用抗菌药物之前采集。

3. 免疫学检查：如免疫荧光抗体法、玻片固相抗体吸附免疫荧光技术等。

4. 乙状结肠镜检查：慢性期患者肠黏膜呈颗粒状，可见溃疡或息肉形成。

【诊断要点】

1. 应根据流行病学史、症状、体征及实验室检查进行综合分析。确诊则须依赖于病原学检查。菌痢多发生于夏秋季，有菌痢患者接触史或有不洁饮食史。急性菌痢的发热腹泻、腹痛、脓血样便及里急后重等症状有诊断价值。免疫学与分子生物学检查可增加早期诊断的敏感性与特异性。

2. 慢性菌痢患者有急性菌痢史，迁延反复，病程超过 2 个月。乙状结肠镜检查及 X 线钡剂检查对于鉴别慢性菌痢和其他肠道疾患有一定价值。

3. 中毒性菌痢以儿童多见，常有高热、惊厥、意识障碍及呼吸、循环衰竭，而消化道症状不明显，应尽早用直肠拭子或高渗冷盐水灌肠取便送检。

【鉴别诊断】

急性菌痢应与阿米巴痢疾、细菌性胃肠型食物中毒和其他病原菌引起的肠道感染鉴别。慢性菌痢应与结直肠癌、非特异性溃疡性结肠炎、慢性血吸虫病鉴别。中毒性菌痢休克型应与其他感染中毒性休克相鉴别，脑型应与流行性乙型脑炎鉴别。

【治疗】

（一）西医治疗

1. 急性菌痢

（1）一般治疗：消化道隔离至临床症状消失，粪便培养 2 次阴性。卧床休息，以少渣、易消化、流质及半流质饮食为宜，注意水、电解质平衡。有失水者应酌情补液。

（2）病原治疗：应根据当地流行菌株药敏试验或粪便培养结果选择抗生素。常用药物包括：①喹诺酮类：抗菌谱广，口服吸收好，可选用诺氟沙星，成人 1 日 0.2～0.4g，小儿 1 日 20～40mg/kg，分 2～4 次口服，疗程 5～7 天；病情重不能口服者，可静脉滴注。②复方磺胺甲恶唑：成人 1 次 2 片，1 日 2 次，儿童酌减；对磺胺类过敏、白细胞减少及肝肾功能不全者忌用。③其他：阿奇霉素、多西环素、庆大霉素、氨苄西林及三代头孢菌素等药物，可根据药敏结果选用。

（3）对症治疗：对于高热腹痛者，可采用退热药物及解痉药物；毒血症状严重者可予肾上腺皮质激素。

2. 中毒性菌痢

（1）一般治疗：同急性菌痢，由于病情变化快，应密切观察病情变化。

（2）抗菌治疗：可选用喹诺酮类，如环丙沙星 0.2～0.4g 静脉滴注，1 日 2 次。或可选用左旋氧氟沙星静脉滴注，待病情明显好转后改为口服。亦可选用三代头孢菌素类抗生素治疗。

（3）对症治疗：①降温镇静：高热易引起惊厥而加重脑缺氧及水肿，应积极用退热药及物理降温。②休克型应积极抗休克治疗。③脑型：脑水肿用 20% 的甘露醇，出现呼吸衰竭给予呼吸兴奋剂如盐酸山梗菜碱，必要时须行气管切开及应用人工呼吸机。

3. 慢性菌痢

（1）一般治疗：生活规律，适当锻炼，避免过度劳累与紧张，进食富有营养、易消化、少渣、无刺激的食物，积极治疗并存的胃肠道疾病。

（2）抗菌治疗：抓紧致病菌的分离鉴定和药敏检测，致病菌不敏感或过去曾用过的无效药物不宜采用。宜联合用药，足疗程、多疗程。

（3）局部灌肠疗法：用 5% 的大蒜素液 100mL 或 0.1% 的新霉素 100～200mL，1 日 1 次，10～15 次为 1 个疗程，可重复使用。灌肠液内加用小量肾上腺皮质激素，以增加其渗透作用而提高疗效。

（4）对症治疗：可适当应用镇静、解痉药物。

（5）调整肠道菌群：限制乳类及豆制品，应用微生态制剂，如乳酸杆菌或双歧杆菌制剂，以调整肠道菌群。

（二）中医治疗

1. 辨证论治

（1）湿热痢

症状：发热，恶心呕吐，腹痛腹泻，痢下脓血赤白夹杂，每日十多次或数十次，里急后重，肛门灼热，小便短赤，脘腹痞闷，舌苔黄腻，脉象滑数。

治法：清热化湿，调气行血。

方药：芍药汤（《素问病机气宜保命集》）加减：黄连 6g，黄芩 10g，大黄 10g，黄柏 10g，金银花 15g，当归 12g，木香 6g，槟榔 10g，枳壳 10g，葛根 10g，赤芍 10g，荆芥 10g，马齿苋 30g，甘草 6g。

中成药：疏风解毒胶囊、双黄连口服液。

（2）寒湿痢

症状：恶寒肢冷，腹痛，腹泻，里急后重，下痢脓血，下痢白多赤少或纯下白冻，伴有口淡乏味，脘闷不舒，头重身困，小便清白，舌质淡红、舌苔白腻，脉濡缓。

治法：温中燥湿，散寒导滞。

方药：胃苓汤（《丹溪心法》）加减：苍术10g，厚朴6g，白术10g，陈皮10g，藿香10g，茯苓15g，泽泻10g，黄连4g，赤芍10g，木香5g，桂枝10g，炮姜10g，当归10g，甘草5g。

中成药：当归注射液。

（3）疫毒痢

症状：起病急骤，壮热口渴，头痛，烦躁不安，甚或神昏惊厥，腹痛剧烈，肛门灼痛，里急后重，下痢鲜紫脓血，甚至四肢厥冷，呼吸急迫，舌质红绛、苔黄燥，脉滑数，严重者可出现四肢厥冷，呼吸急促等虚脱危象。

治法：清热解毒，凉血止痢。

方药：白头翁汤（《伤寒论》）加减：白头翁30g，黄连10g，黄芩15g，黄柏10g，秦皮10g，生地黄15g，赤芍10g，大黄10g（后下），当归10g，白芍15g，木香10g，牡丹皮10g，金银花20g，甘草5g。若见壮热、神昏、惊厥者可用神犀丹加减，或根据病情选用安宫牛黄丸、紫雪丹、至宝丹等。

中成药：清开灵注射液。

（4）休息痢

症状：下痢时作时止，或迁延不愈达2个月以上，甚至经年不愈，平素便次不多，夹杂赤白黏冻，或为暗红色，腹部隐痛，饮食减少，倦怠无力，发作时则腹痛、腹泻，里急后重，便下脓血，每因饮食不当、过度劳累、起居不慎、感受外邪、忧思郁怒而诱发，舌淡、苔腻，脉细涩、濡缓、虚数或虚大无力。

治法：发作时以清化湿热为主；休止时以健脾益气为主。

方药：连理汤（《张氏医通》）加减：人参10g，白术12g，干姜10g，当归10g，黄连6g，黄柏12g，槟榔10g，木香6g，枳实10g，炒麦芽15g，炒谷芽15g，甘草7g。发作时去人参、白术、干姜，黄连、黄柏、槟榔加量，休止时去黄连、黄柏。

（5）虚寒痢

症状：久痢迁延不愈，时轻时重，下痢紫暗稀薄，带有白冻，或大便混有黄白黏液，甚则滑脱不禁，腹痛绵绵，喜温喜按，口淡不渴，肢冷畏寒，神疲体倦，纳食减少或腰膝酸软，面色㿠白，舌质淡、苔薄白，脉沉细无力。

治法：温补脾肾，收涩固脱。

方药：真人养脏汤（《太平惠民和剂局方》）加减：党参12g，炒白术12g，诃子肉12g，肉豆蔻10g，木香10g，干姜10g，赤石脂10g，当归10g，肉桂3g。若阳虚寒盛，加附子10g（先煎）；气虚明显，加黄芪10g，黄精6g；滑脱不禁者，加罂粟壳3g。

中成药：参附注射液、黄芪注射液、参芪注射液。

（6）阴虚痢

症状：下痢日久不愈，赤白脓血黏稠如冻，或纯下鲜血，量少难出，腹中灼痛或隐隐作痛，虚坐努责，发热，盗汗，口渴，至午后或夜间加剧，神疲乏力，食少纳呆，舌红或红绛、苔少或花剥或光亮无苔，脉细数。

治法：清肠止痢，养阴润肠。

方药：黄连阿胶汤（《伤寒论》）合驻车丸（《备急千金要方》）加减：黄连 6g，阿胶 10g，当归 10g，白芍 10g，瓜蒌 10g，石斛 10g，炮姜 9g，沙参 15g，甘草 5g。

中成药：养阴口香合剂。

（7）噤口痢

症状：下痢赤白脓血，恶心呕吐，不能进食，食入即吐，胸脘痞闷，胃脘如物堵塞，舌苔浊厚或黄腻，脉濡数。

治法：辛开苦降，清化湿热。

方药：半夏泻心汤（《伤寒论》）加减：法半夏 9g，黄芩 10g，党参 10g，大黄 10g，竹茹 10g，佩兰 10g，石菖蒲 10g，黄连 6g，生甘草 6g，大枣 10 枚，生姜 3 片。

2. 中医特色疗法

灌肠疗法：大黄 20g，赤芍 30g，煎汁，分 2 次保留灌肠，1 日 2 次，治疗急性痢疾；白头翁 30g，乌梅 6g，黄连 6g，赤芍 6g，槟榔 6g，凤尾草 10g，加水浓煎 200mL，将药液导入肛门内约 10cm 处，抬高臀部以利吸收，1 日 2 次，小儿按年龄酌减，治疗热痢夹滞者。

【转诊建议】

1. 符合重症或危重症痢疾诊断标准及时转诊。

2. 有基础疾病如慢性阻塞性肺疾病、糖尿病、慢性心功能不全、肝硬化等及时转诊。

第四节　肺结核

肺结核（pulmonary tuberculosis）是一种由结核分枝杆菌引起的呼吸道传染病，发病率约占结核病的 80%～90%。肺结核仍是 21 世纪严重威胁人类健康的主要传染病，我国是结核病高负担、高危险性的国家之一。

【病因】

肺结核由结核分枝杆菌感染引起。传染源为痰中带菌的肺结核病患者，主要通过呼吸道传播。免疫功能低下、滥用药物和酒精等因素，可增加罹患肺结核的风险。

【临床表现】

1. 症状

可分为全身症状和肺部局部症状。轻者可无临床表现，仅在 X 线检查时发现。

（1）全身症状：发热是结核病最常见的症状，一般表现为长期低热，通常发生在午后或傍晚。当病灶急剧进展播散时，可有高热，热型多为稽留热或弛张热。可伴有盗汗、乏力、食欲降低等。

（2）肺部症状：主要表现为长时间咳嗽、咳痰，通常伴有咯血、胸痛及呼吸困难。

2. 体征

可有肺实变体征，如语颤增强、叩诊浊音、听诊闻及支气管呼吸音和细湿啰音；若病变广泛、出现纤维化或胸膜增厚粘连时可表现为患侧胸廓下陷、肋间隙变窄、气管向患侧移位，对侧可有代偿性肺气肿；结核性胸膜炎多数有胸腔积液体征，气管支气管结核可有局限性干啰音，气管狭窄严重者可出现三凹征。

【辅助检查】

1. 结核菌检测：痰涂片抗酸染色可作为常规检查，连续检查 3 次或以上，可提高检出率；痰培养法特异性高，可做药物敏感性测定。

2. 血清抗结核抗体检查：是结核病的快速辅助诊断手段，但特异性较低。

3. 结核菌素试验：是诊断有无结核感染的特异指标。

4. 胸部 X 线：是诊断肺结核的主要方法，斑片状肺炎、渗出影、纤维化和钙化的结合是肺结核的典型表现，严重者可出现空洞和肺毁损。

5. 胸部 CT：有助于发现微小或隐蔽区病变及与其他肺部疾病的鉴别诊断。

6. 其他实验室检查：可出现轻度贫血，白细胞计数通常正常，粟粒性肺结核偶尔会发生类白血病反应。

【诊断要点】

1. 符合下列条件之一者为疑似病例：

（1）有肺结核可疑症状，同时伴有与痰涂片阳性肺结核患者密切接触史或结核菌素皮肤试验强阳性。

（2）胸部影像学检查显示有与活动性肺结核相符的病变。

2. 在痰涂片 3 次阴性，胸部影像学检查显示有与活动性肺结核相符病变的基础上，符合下列条件之一者为临床诊断病例：①伴有咳嗽、咳痰、咯血等肺结核可疑症状；②结核菌素皮肤试验强阳性；③结核抗体检查阳性；④肺外组织病理检查证实为结核病变。

符合下列条件之一者为临床诊断病例：①痰涂片 3 次阴性的疑似肺结核病例，经诊断性治疗或随访观察可排除其他肺部疾病者；②支气管镜检查符合气管、支气管结核改变；③单侧或双侧胸腔积液，胸腔积液检查提示渗出液，胸腔积液腺苷脱氨酶（ADA）明显升高，伴有结核菌素皮肤试验强阳性。

3. 符合下列条件之一者为确诊病例：

（1）痰涂片阳性肺结核，即符合下列 3 项之一者：①3 份痰标本直接涂片抗酸杆菌镜检阳性；②1 份痰标本直接涂片抗酸杆菌镜检阳性＋肺部影像学检查符合活动性肺结核影像学表现；③1 份痰标本直接涂片抗酸杆菌镜检阳性＋1 份痰标本结核菌培养阳性。

（2）仅培养阳性肺结核，同时符合下列两项者：①痰涂片阴性；②肺部影像学检查符合活动性肺结核影像学表现＋1 份痰标本结核菌培养阳性。

（3）肺部影像学检查符合活动性肺结核影像学表现，分子生物学检测阳性。

（4）肺或胸膜病变标本病理学诊断为结核病变者。

【临床分型】

1. 原发性肺结核：初次结核感染而发病的肺结核，又称原发综合征。X 线检查可见肺部原发灶、相应淋巴管炎、肺门淋巴结肿大。

2. 血行播散型肺结核：

（1）急性粟粒性肺结核：起病急，全身毒血症状重，可有高热、呼吸困难，可并发结核性脑膜炎。胸部 X 线片可见双肺满布 1～3mm 粟粒样致密影。

（2）亚急性血行播散型肺结核：病情进展慢，有反复性和阶段性特点。胸部 X 线可见大小新旧不一的病灶。

3. 继发性肺结核：是肺结核中的一个主要类型，包括浸润性、空洞性、结核球、纤维空洞及干酪性肺炎。

4. 结核性胸膜炎：包括结核性干性胸膜炎、渗出性胸膜炎。

【鉴别诊断】

本病需要与细菌性肺炎、肺脓肿、肺结节、肺癌等相鉴别。出现双肺弥漫性病变需与各种感染性疾病、弥漫型细支气管肺泡癌等相鉴别。出现肺部空洞性病变需与肺脓肿、癌性空洞等鉴别。

【治疗】

（一）西医治疗

治疗原则：早期、规律、全程、适量、联合五项原则。

1. 常用药物

（1）一线杀菌剂：异烟肼（H/INH 300 毫克/次/天）、利福平（R/RFP 450～600 毫克/次/天）、吡嗪酰胺（Z/PZA 1.5～2g/d，分 3 次口服）、链霉素（S/SM 0.75～1 克/天肌内注射；间歇疗法为 1 周 2 次，1 次肌内注射 1g）。

（2）二线抑菌剂：乙胺丁醇（E/EMB 25mg/kg，1 天 1 次，8 周后改为 15mg/

kg)、对氨基水杨酸钠（P/PAS 8～12g/d，分2～3次口服）、卷曲霉素（CPM）、丙硫异烟胺（TH）、阿米卡星（AMK、丁胺卡那霉素）、异烟肼对氨基水杨酸盐（帕星肼、PSNZ）。

（3）新药：利福喷丁（L）、氧氟沙星（O）、左氧氟沙星（V）。

2. 初治肺结核的治疗

（药名前数字表示用药月数，右下方数字表示每周用药次数。）

初治方案：强化期2个月+巩固期4个月。常用方案：2S（E）HRZ/4HR；2S（E）HRZ/4H3R3；2S3（E3）H3R3Z3/4H3R3。

3. 复治肺结核的治疗

目标：细菌转阴和治愈；为手术治疗创造条件。

复治方案：强化期3个月+巩固期5个月。常用方案：2SHRZE/1HRZE/5HRE；2SHRZE/1HRZE/5H3R3E3；2S3H3R3Z3E3/1H3R3Z3E3/5H3R3E3。

4. 疗效判定

以痰结核菌持续3个月转阴为主要指标。X线病灶吸收、硬结为第二指标。

5. 耐药肺结核的治疗

耐药肺结核，尤其是耐多药结核病（MDR – TB）和超级耐多药结核病（XDR – TB）对全球结核病控制造成严重威胁。

WHO推荐临床考虑MDR – TB时，化疗方案为强化期使用AMK（或CPM）+TH+PZA+OFLX联合，巩固期使用TH+OFLX联合。强化期至少3个月，巩固期至少18个月，总疗程21个月以上。

6. 其他治疗

（1）对症治疗：根据临床症状相应治疗。一般情况下不使用激素治疗，若毒性症状过于严重，可在使用有效抗结核药物的同时，加用糖皮质激素以减轻炎症和变态反应，毒性症状减退后，激素剂量递减，至6～8周停药。

（2）手术治疗：适用于肺组织严重破坏，经长期内科治疗未使其复原的病灶，如一侧或一叶肺广泛破坏、较大的结核球、单侧纤维厚壁空洞、严重的支气管扩张并反复咯血等，可做肺叶或全肺切除；结核性脓胸和（或）支气管胸膜瘘可做肺叶胸膜切除。

（3）并发症防治：咯血、气胸是最常见的并发症。咯血者应积极止血，保持气道通畅，注意防止窒息和失血性休克发生。闭合性气胸肺压缩2周仍未愈合者常用肋间插管水封瓶闭式引流。

（二）中医治疗

肺结核在中医学中称为"肺痨""痨瘵"，是由于外有痨虫传染，内因气血虚弱，二因互相作用而形成。基本病机以阴虚肺热为主，基本治则是补虚扶正与杀虫祛邪。

辨证论治

（1）肺阴亏损证

症状：干咳，咳声短促，少痰或痰中带血，呈丝状或点状，色鲜红，兼有午后手足心热，盗汗、口干咽燥，胸闷隐痛，舌红、苔薄少津，脉细或细数。

治法：滋阴润肺，清热杀虫。

方药：月华丸（《医学心悟》）加减：沙参 20g，麦冬 10g，生地黄 10g，熟地黄 10g，百部 10g，川贝母 10g，阿胶 6g（烊化），三七粉 3g（冲服），茯苓 20g，山药 20g，桑叶 20g，菊花 10g。

（2）阴虚火旺证

症状：咳呛气急，痰少质黏，或咳痰黄稠量多，或时时咯血色鲜红，午后潮热，或骨蒸盗汗，五心烦热，颧红，口渴，心烦失眠，急躁易怒，形体日渐消瘦，舌红绛而干、苔薄黄或剥脱，脉细数。

治法：补益肺肾，滋阴降火。

方药：百合固金汤（《医方集解》）合秦艽鳖甲汤（《卫生宝鉴》）加减：百合 10g，麦冬 10g，生地黄 10g，熟地黄 10g，玄参 10g，当归 10g，芍药 10g，桔梗 10g，川贝母 10g，鳖甲 10g（先煎），知母 10g，秦艽 10g，地骨皮 10g，银柴胡 10g，青蒿 10g，乌梅 10g，甘草 9g。

（3）气阴两虚证

症状：咳嗽无力，气短声低，痰中偶带血色淡红，午后潮热，热势不高，面色㿠白，颧红盗汗或自汗，神疲乏力，食欲减退，舌嫩红，边有齿痕，苔薄，脉细弱而数。

治法：养阴润肺，益气健脾。

方药：保真汤（《十药神书》）加减：黄芪 20g，太子参 20g，茯苓 10g，白术 10g，陈皮 10g，厚朴 10g，天冬 10g，麦冬 10g，生地黄 10g，熟地黄 10g，当归 10g，白芍 10g，五味子 10g，地骨皮 10g，黄柏 10g，知母 10g，莲子心 6g，甘草 6g。

（4）阴阳两虚证

症状：咳逆喘息少气，痰中带血色暗红，形体羸弱，劳热骨蒸，面浮肢肿，兼有潮热盗汗，形寒，声嘶失音，心慌、唇紫，肢冷，五更泻，男子滑精阳痿，女子经少经闭，舌光色红少津，或舌色淡体胖，边有齿痕，脉细数或虚大无力。

治法：滋阴补阳，培元固本。

方药：补天大造丸（《医学心悟》）加减：黄芪 20g，党参 15g，山药 20g，地黄 10g，枸杞子 10g，龟甲 10g，鹿角霜 10g，紫河车 6g，当归 10g，酸枣仁 15g，远志 10g，白芍 10g，甘草 6g。

（三）康复治疗

1. 康复操：指导患者习练太极拳、五禽戏、八段锦等康复操，每周做康复操 2～

3 次，每次约 40 分钟。同时要跟患者交代呼吸运动康复护理的重要性，提高患者的积极性。

2. 缩唇呼吸：取平卧体位，嘱患者将嘴唇张成类似吹口哨的造型，然后用鼻吸气、用嘴呼气，每日进行 2 次缩唇呼吸，每次约 8 分钟。

3. 腹式呼吸：取平卧体位，嘱患者稍微将头后仰，双手放在身体两侧，用鼻深吸气做腹式呼吸，将腹部隆起，呼气时将腹部尽力压回，尽量使吸气和呼气的时间延长，时间长短比值为 1:2，频率控制在 8 次/分。每日训练 2 次，每次约 15 分钟。

【转诊建议】

结核病的防治应按国家传染病防治法的要求执行。疑似病例和诊断的结核病患者，应及时转诊至当地卫生行政部门指定的结核病定点医疗机构进行诊治。遇有严重并发症或急重症肺结核患者，应转到县级以上医院的传染科或结核病科积极抢救。

【疾病管理】

1. 结核病高危人群筛查，结核病筛查对象主要是痰涂片阳性肺结核患者的密切接触者，包括患者的家庭成员、同事和同学等。

2. 协助结核病定点医疗机构或结核病防治所对治疗效果进行判断；并做好宣传、教育与随访及疫情报告。

【预防】

1. 一级预防：接种卡介苗是预防结核的主要措施。

2. 二级预防：高危人群使用预防性抗结核治疗可减少肺结核发病率。预防性化学治疗主要应用于受结核菌感染易发病的高危人群。常用异烟肼每日 300mg，顿服 6～8 个月；或者利福平和异烟肼联用 3 个月，每日顿服或每周 3 次。

3. 三级预防：直接面视下短程督导治疗，指肺结核患者在治疗过程中，每次用药都必须在医务人员的直接监督下进行，因故未用药时必须采取补救措施以保证按医嘱规律用药。

第五节　传染性肝炎

传染性肝炎指病毒性肝炎（viral hepatitis），是由多种肝炎病毒引起的传染病，以肝脏损害为主，亦可累及肝外器官。具有传播途径复杂、流行面广泛、发病率较高等特点。目前已确定有甲型、乙型、丙型、丁型、戊型肝炎。根据临床特点可分为急性和慢性肝炎，部分慢性肝炎可进展为肝硬化。临床表现多见乏力、胁痛、纳呆、恶心、腹胀，部分病例可出现黄疸。

【病因】

病毒性肝炎主要是人体感染肝炎病毒所致。病毒性肝炎患者和携带者均是传染源。粪－口途径、血液、母婴、性传播等是主要传播途径。甲型、戊型肝炎是患者接触被肝炎病毒污染的水、食物等，病毒入口导致感染。乙型、丙型、丁型肝炎是由于带有病毒的血液经输血、注射器、剃须刀等，进入人体导致病毒感染。病毒性肝炎患者的精液、阴道分泌物也可通过无保护性措施的性接触感染病毒。母体病毒经过胎盘传染胎儿，称为宫内感染。

【临床表现】

不同类型病毒引起的肝炎潜伏期不同，甲型肝炎 2～6 周，平均 30 天；乙型肝炎 1～6 个月，平均 3 个月；丙型肝炎 2 周～6 个月，平均 40 天；丁型肝炎 4～20 周；戊型肝炎 10～75 天，平均 6 周。

1. 急性肝炎

（1）急性黄疸型肝炎：一般病程为 2～4 个月。

1）黄疸前期：全身乏力、食欲不振、腹胀、便溏等，尿色加深似浓茶色，体征可有右上腹叩击痛。

2）黄疸期：巩膜出现黄染，继及皮肤。体征表现为肝大，一般至肋下 1～3cm。有压痛及叩击痛，脾可轻度肿大。

3）恢复期：症状消失，肝功能正常，肝脾逐渐恢复正常。

（2）急性无黄疸型肝炎：较多见，起病缓慢，病情较轻，主要症状为乏力、食欲不振、腹胀、肝区疼痛。部分患者无症状，仅在检查时发现肝功能异常，此型为亚临床型感染。

2. 慢性肝炎

既往有乙、丙、丁型肝炎或慢性 HBV 携带史，或急性肝炎病程超过半年，而仍有肝炎症状、体征及肝功能异常者即可诊断为慢性肝炎，根据肝功能损害程度临床可分为轻、中、重三度。

3. 肝衰竭

根据病理组织学特征和病情发展速度，肝衰竭可分为急性肝衰竭、亚急性肝衰竭、慢加急性肝衰竭、慢性肝衰竭。

4. 淤胆型肝炎

淤胆型肝炎亦称毛细胆管型肝炎或胆汁淤积型肝炎，起病及临床表现类似急性黄疸型肝炎，但乏力及食欲减退等症状较轻而黄疸重且持久，有皮肤瘙痒等梗阻性黄疸的表现。肝脏肿大，大便色浅，γ－谷氨酰转移酶（GGT）、碱性磷酸酶（ALP）等梗阻指标升高，丙氨酸氨基转移酶（ALT）多为中度升高，尿中胆红素强阳性而尿胆原阴性。

5. 肝硬化

（1）代偿期：症状较轻，缺乏特异性。有乏力、食欲减退、间歇性腹胀不适、恶心、上腹隐痛、轻微腹泻等，肝、脾轻至中度肿大，质地偏硬，无显著压痛。

（2）失代偿期：临床表现明显，可发生多种并发症。可出现内分泌紊乱相关症状、出血倾向、腹水、食管－胃底静脉曲张等肝功能减退及门静脉高压导致的临床表现。

6. 并发症

（1）肝性脑病。

（2）上消化道出血。

（3）感染。

（4）肝肾综合征。

（5）原发性肝癌（HCC）。

【辅助检查】

1. 血常规：白细胞计数正常或较低，淋巴细胞相对增多，重型肝炎患者的白细胞计数及中性粒细胞均可增高。

2. 尿常规：尿胆红素和尿胆原检测。

3. 肝功能检查：肝功能异常程度取决于慢性病毒性肝炎的病情。轻者 ALT 略有升高，中度者 ALT 和天门冬氨酸氨基转移酶（AST）反复或持续中等程度升高，重度患者除 ALT 和 AST 反复明显升高外，还有 ALP、GGT、胆红素不同程度升高，人血白蛋白降低、球蛋白升高、凝血酶原时间延长、凝血因子 II、V、VII、IX、X 减少。

4. 病原学检查：

（1）甲型肝炎：急性肝炎患者血清抗－HAV IgM 阳性，可确诊为 HAV 近期感染，抗－HAV IgG 阳性提示既往感染且已有免疫力。

（2）乙型肝炎：

1）HBsAg 与抗－HBs：HBsAg 阳性表示 HBV 目前处于感染阶段，抗－HBs 阳性表示已产生对 HBV 的免疫力。

2）HBeAg 与抗－HBe：HBeAg 阳性为 HBV 活跃复制及传染性强的指标，被检血清从 HBeAg 阳性转变为抗－HBe 阳性表示疾病有缓解，感染性减弱。

3）HBcAg 与抗－HBc：HBcAg 阳性提示 HBV 复制活跃，由于检测方法复杂临床少用。抗－HBc 为 HBV 感染的标志，抗－HBc IgM 阳性提示处于感染早期，体内有病毒复制。

4）抗－HBc 总抗体主要是抗－HBc IgG，只要感染过 HBV，无论病毒是否被清除，此抗体均为阳性。

5）在慢性轻度乙型肝炎和 HBsAg 携带者中 HBsAg、HBeAg 和抗－HBc 三项均阳性具有高度传染性，指标难以阴转。

（3）丙型肝炎：血清或肝内 HCV RNA 阳性或抗 – HCV 阳性提示 HCV 感染。

（4）丁型肝炎：HDV 为缺陷病毒，可表现为 HDV 与 HBV 同时感染。HDV、HBV 同时感染的肝炎患者，除急性 HBV 感染标志阳性外，血清抗 – HDV IgM 阳性，抗 – HDV IgG 阳性；或血清和（或）肝内 HDVAg 及 HDV RNA 阳性。

（5）戊型肝炎：急性戊型肝炎患者血清抗 – HEV 阳转或滴度由低到高，或抗 – HEV 阳性 >1:20，或斑点杂交法或逆转录聚合酶链反应法（RT – PCR）检测血清和（或）粪便 HEV RNA 阳性。

5. 其他检查：肝穿刺病理检查、超声检查和 CT 亦可辅助诊断。

【诊断要点】

1. 疑似病例：

（1）病史：有肝炎接触史、饮食不洁史、输血或应用血液制品史。

（2）临床表现：最近出现食欲减退、恶心厌油，乏力，巩膜黄染，尿黄，肝脏肿大、肝区痛等，不能除外其他疾病者。

（3）血清 ALT：反复升高而不能以其他原因解释者。

2. 确诊病例：病原学或血清学检测的阳性结果有助于确定诊断。

（1）甲型肝炎：具有以下任何一项阳性即可确诊甲型肝炎。

1）急性期血清抗 – HAV IgM 阳性。

2）急性期及恢复期双份血清抗 – HAV 总抗体滴度呈 4 倍以上升高。

3）急性早期的粪便免疫电镜查到 HAV 颗粒。

4）血清或粪便中检出 HAV RNA。

（2）乙型肝炎：

1）现症 HBV：感染具有以下任何一项即可作出诊断：①血清 HBsAg 阳性；②血清 HBV DNA 阳性或 HBV DNA 聚合酶阳性；③血清抗 – HBc IgM 阳性；④肝内 HBcAg 阳性或 HBsAg 阳性，或 HBV DNA 阳性。

2）急性乙型肝炎：具有以下动态指标中之一项者即可诊断：①HBsAg 滴度由高到低，消失后抗 – HBs 阳转；②急性期血清抗 – HBc IgM 呈高滴度，而抗 – HBc IgG 阴性或低滴度。

3）慢性乙型肝炎：临床符合慢性肝炎，且有现症 HBV 感染的一种以上阳性指标。

4）慢性 HBsAg 携带者：无任何临床症状或体征，肝功能正常，血清 HBsAg 持续阳性达 6 个月以上者。

（3）丙型肝炎：

1）排除诊断法：凡不符合甲型、乙型、戊型病毒性肝炎诊断标准，并除外 EB 病毒、巨细胞病毒急性感染（特异性 IgM 抗体阴性）及其他已知原因的肝炎，如药物性肝炎、酒精性肝炎等，流行病学提示为非经口感染者，可诊断为丙型肝炎。

2）特异性诊断：血清抗 – HCV 或 HCV RNA 阳性者。

（4）丁型肝炎：与 HBV 同时或重叠感染。

1）血清中抗 – HDV IgM 阳性，或 HDVAg 阳性。

2）血清中 HDV RNA 阳性。

3）肝组织内 HDVAg 阳性。

（5）戊型肝炎：

1）排除诊断法：凡不符合甲型、乙型、丙型、丁型病毒性肝炎诊断标准，并除外巨细胞病毒、EBV 急性感染及其他已知原因的肝炎，流行病学证明经口感染者，可诊断为戊型肝炎。

2）特异性诊断：急性期血清抗 – HEV IgM 阳性，或急性期粪便免疫电镜找到 HEV 颗粒，或急性期抗 – HEV 阴性而恢复期阳转者。

【鉴别诊断】

1. 各型病毒性肝炎：需综合病史、临床表现及实验室检查资料作出诊断。

2. 传染性单核细胞增多症：本病系 EB 病毒感染，常有肝脾肿大、黄疸、肝功能异常。但消化道症状轻，常有咽炎、淋巴结肿大、血白细胞增多、异常淋巴细胞 10% 以上。

3. 中毒性肝炎：有服用损害肝脏药物史，病原学检查常阴性。

4. 肝外阻塞性黄疸：以胆道结石或伴感染及肿瘤最为常见。其 ALT 上升幅度低。黄疸多为阻塞性，超声检查可确诊。

【治疗】

病毒性肝炎的治疗应根据不同病原、不同临床类型及组织学损害区别对待。各型肝炎的治疗原则均以适当休息和合理营养为主，根据不同病情给予适当的药物辅助治疗，同时避免饮酒、使用肝毒性药物及其他对肝脏不利的因素。

（一）西医治疗

1. 急性肝炎

急性肝炎多为自限性疾病。若能在早期得到及时休息、合理营养及一般支持疗法，大多数病例能在 3～6 个月内临床治愈。

（1）一般治疗：发病早期应卧床休息，清淡饮食。

（2）药物治疗：在对症治疗的基础上可选择护肝药。恶心呕吐者可予以胃动力药如多潘立酮等；黄疸持续不退者可考虑中医中药治疗，或用门冬氨酸钾镁溶液 10～20mL 加入 10% 葡萄糖注射液 200mL 静脉滴注，1 日 1 次。急性病毒性肝炎多为自限性，可完全康复，一般不需抗病毒治疗。

2. 慢性肝炎

（1）一般治疗：病情活动期适当卧床休息；病情好转后注意动静结合；至静止期可从事轻工作；宜进蛋白质及维生素含量丰富的饮食，但应注意不要摄入过多热量，忌酒。

（2）抗病毒治疗：目前常用的抗病毒药物有 α – 干扰素（IFN – α）、聚乙二醇化干扰素（PEG IFN），以及核苷（酸）类似物如拉米夫定、阿德福韦酯、恩替卡韦、替比夫定等。

（3）调节免疫治疗：如特异性免疫核糖核酸、特异性转移因子、普通转移因子、胸腺素（肽）。

（4）改善和恢复肝功能治疗：维生素类，促进能量代谢的药物如三磷酸腺苷、辅酶 A、肌苷等，改善氨基酸代谢的药物如复方支链氨基酸注射液，促进肝细胞修复和再生的药物如胰高糖素 – 胰岛素（G – I）疗法等。

（二）中医治疗

辨证论治

（1）急性病毒性肝炎

1）湿热蕴结，热重于湿证

症状：身目俱黄，黄色鲜明如橘皮，壮热口渴，口苦口干，恶心厌油，脘腹胀满，便秘或便溏，小便黄少，舌红、苔黄腻，脉弦或弦数。

治法：清热利湿，解毒退黄。

方药：茵陈蒿汤（《伤寒论》）或栀子柏皮汤（《金匮要略》）加减：茵陈 20g，栀子 12g，大黄 10g，黄柏 10g，金钱草 10g。若呕吐甚者，加竹茹 10g，姜半夏 9g；若胁痛明显者，加川楝子 10g，延胡索 6g；皮肤瘙痒者，加苦参 10g，白鲜皮 10g；湿热并重者，用甘露消毒丹。

中成药：清热解毒合剂。

2）湿热蕴结，湿重于热证

症状：身目发黄如橘色，无发热或身热不扬，头重身困，身倦乏力，胸脘痞闷，纳呆呕恶，厌食油腻，口黏不渴，小便不利，便溏不爽，舌苔厚腻微黄，脉濡缓或弦滑。

治法：除湿化浊，清热退黄。

方药：茵陈四苓汤（《杏苑生春》）加减：茵陈 20g，猪苓 10g，茯苓 20g，泽泻 10g，白术 18g。湿遏热伏，阻滞气机可加木香 10g，枳壳 10g，厚朴 6g；胁痛明显，加柴胡 15g，川楝子 10g；呕恶者，加姜半夏 9g，陈皮 10g；纳呆者，加白豆蔻 10g，炒麦芽 15g。

3）寒湿困脾证

症状：身目黄染，黄色晦暗不泽，或如烟熏，痞满食少，神疲畏寒，腹胀便溏，口淡不渴，舌淡苔白腻，脉濡缓或沉迟。

治法：温中化湿，健脾和胃。

方药：茵陈术附汤（《医学心悟》）加减：茵陈20g，附子9g（先煎），干姜10g，白术20g，甘草10g。若湿阻气滞，腹胀甚者，加大腹皮10g，木香10g；皮肤瘙痒者，加秦艽9g，地肤子6g；胁痛甚者，加泽兰10g，郁金10g，赤芍6g；大便稀溏者，加茯苓15g，泽泻10g，砂仁6g。

中成药：健脾利湿合剂。

4）肝郁气滞证

症状：胁肋胀痛，心烦易怒，痛连肩胸，善太息，胸闷气短，情志激惹则痛剧，伴有纳呆，脘腹胀满，舌苔薄白，脉弦。

治法：疏肝理气。

方药：柴胡疏肝散（《景岳全书》）加减：柴胡12g，香附10g，枳壳12g，陈皮18g，川芎9g，白芍15g，甘草10g。气滞血瘀、胁痛重者，加郁金10g，川楝子10g；气郁化火者，加炒栀子10g，黄连6g，龙胆6g；若伴恶心、呕吐，加姜半夏9g，陈皮10g，藿香6g，生姜6g。

（2）慢性病毒性肝炎

1）肝胆湿热证

症状：右胁胀痛或隐痛，脘腹满闷，身目黄或不黄，小便黄赤，口苦口干，大便黏腻不爽，舌苔黄腻，脉弦滑数。

治法：清热利湿，疏肝利胆。

方药：龙胆泻肝汤（《医方集解》）加减：龙胆9g，栀子10g，黄芩10g，柴胡12g，木通10g，泽泻10g，砂仁9g，生地黄12g，当归10g。若便秘，腹胀满者，加大黄9g，芒硝6g；若白睛发黄，尿黄，口渴者，加茵陈10g，黄柏10g。

中成药：清热解毒合剂。

2）肝郁脾虚证

症状：胁肋胀满，精神抑郁或烦急，面色萎黄，纳呆食少，口淡乏味，脘痞腹胀，大便溏薄，舌淡、苔白，脉弦细。

治法：疏肝解郁，健脾养血。

方药：逍遥散（《太平惠民和剂局方》）或柴芍六君子汤（《医宗金鉴》）加减：柴胡12g，白芍15g，人参10g，茯苓20g，白术12g，甘草10g，当归12g，陈皮10g，姜半夏9g。若胁肋胀痛重者，加延胡索10g，川楝子10g，郁金6g；胁痛固定、刺痛，加赤芍6g，红花6g；情绪低落，加佛手10g，香橼6g；纳呆脘痞，加白豆蔻10g，砂仁6g，藿香9g。

3）肝肾阴虚证

症状：胁肋隐痛，绵绵不已，劳则加重，头昏耳鸣，两目干涩，口燥咽干，五心烦热，失眠多梦，腰膝酸软，舌红少津或有裂纹，脉细数无力。

治法：养血柔肝，滋阴补肾。

方药：一贯煎（《柳州医话》）加减：生地黄20g，枸杞子10g，沙参10g，麦冬12g，当归12g，川楝子10g。两目干涩，视物昏花，加决明子12g，女贞子12g；肝肾阴虚、肝阳偏亢所致头昏耳鸣者，加川牛膝9g，菊花10g，钩藤6g，石决明10g，天麻10g；五心烦热、失眠多梦者，可加知母10g，地骨皮12g，龟甲胶6g。

中成药：复方鳖甲软肝片、益肾软肝合剂。

4）脾肾阳虚证

症状：畏寒喜暖，少腹腰膝冷痛，食少便溏，食谷不化，甚至滑泄失禁，下肢水肿，舌质淡胖，脉沉细无力或沉迟。

治法：健脾益气，温肾扶阳。

方药：附子理中汤加减：附子10g（先煎），肉桂10g，干姜10g，人参10g，白术12g，甘草10g。双下肢水肿者，可合五苓散；肝脾肿大明显者，加牡蛎10g（先煎），海藻10g，鳖甲10g（先煎）；便溏食少明显者，加山药15g，薏苡仁10g，炒麦芽10g；腰腹冷痛明显者，加淫羊藿9g，续断9g。

5）瘀血阻络证

症状：面色晦暗，或见赤缕红斑，肝脾肿大，质地较硬，蜘蛛痣，女子行经腹痛，经水色暗有块，舌质暗紫有瘀斑，脉沉细涩。

治法：活血化瘀，散结通络。

方药：血府逐瘀汤（《医林改错》）加减：柴胡12g，白芍20g，枳壳12g，川芎9g，当归12g，桃仁10g，红花9g。若肝脾明显肿大者，加牡蛎10g（先煎），夏枯草6g，鳖甲10g（先煎）；偏气虚者，加黄芪15g，党参10g；偏寒凝者，加桂枝10g，附子6g（先煎）。

中成药：大黄䗪虫丸、扶正化瘀胶囊。

（3）重型肝炎

1）毒热炽盛证

症状：高热，随即全身面目发黄，迅速加深，烦渴，呕吐频繁，脘腹胀满，大便秘结，尿赤短少，舌质红、苔黄糙，脉弦数或洪大。

治法：清热泻火，凉血解毒。

方药：茵陈蒿汤（《伤寒论》）合黄连解毒汤（《外台秘要》）加减：茵陈20g，栀子12g，黄连10g，黄芩10g，大黄10g。阳明腑实，大便秘结，嗜睡者，加用大承气汤保留灌肠；气营两燔，大热烦渴，皮肤发斑，齿龈出血者，可用大剂量清瘟败毒饮。

2）热毒内陷证

症状：高热，随即出现全身及双目发黄且黄色迅速加深，衄血，便血，皮下瘀斑，胸腹胀满，尿少，烦躁不安，精神恍惚或神昏谵语，舌质红绛、苔少或黄厚，脉弦滑而数。

治法：清热凉血，解毒开窍。

方药：犀角地黄汤（《备急千金要方》）合清营汤（《温病条辨》）加减：水牛角12g（先煎），生地黄10g，赤芍12g，牡丹皮10g，玄参9g，竹叶心3g，麦冬9g，丹参6g，黄连5g，金银花9g，连翘6g。出血重者，加三七粉冲服或云南白药吞服；尿少、尿闭者，加猪苓10g，滑石10g（包煎），泽泻10g；抽搐者，加羚羊角粉吞服以清热定惊；神志昏迷者，加紫雪丹或安宫牛黄丸温水化开灌服或鼻饲。

中成药：醒脑静注射液、清开灵注射液、生脉注射液。

3）湿浊蒙蔽证

症状：黄疸深重，色暗，神志昏蒙，时明时昧，身热不扬，恶心呕吐，腹部膨胀，喉中痰鸣，尿黄而少，甚则无尿，舌质暗红、舌苔白腻或淡黄垢浊，脉濡滑。

治法：化湿泄浊，活血开窍。

方药：菖蒲郁金汤（《温病全书》）加减：石菖蒲10g，藿香12g，白豆蔻10g，郁金10g，栀子10g，泽泻10g，滑石12g（包煎），茵陈20g。若神志昏蒙者，加服至宝丹；呕吐较甚者，加服玉枢丹；腹胀尿少者，加车前子15g（包煎），金钱草10g，薏苡仁10g，猪苓6g；黄疸日久不退或消退缓慢者，加赤芍10g，丹参10g，虎杖10g。

（4）淤胆型肝炎

症状：身目俱黄，尿黄如茶，大便灰白，时有秘结，全身瘙痒，胁肋胀闷不适，胁下积块，口苦口腻，纳呆腹胀，舌暗红、苔黄腻，脉弦。

治法：清热利湿，凉血活血，化浊散瘀，疏肝利胆。

方药：可参考急性肝炎治疗用药，可重用赤芍配大黄，或用黛矾散、消矾散等方药。属"阴黄"证者，则宜温阳散寒，可选茵陈四逆汤或茵陈术附汤。

【转诊建议】

以下情况应及时转诊：有肝炎症状，但诊断困难时；重型或有重型倾向的病毒性肝炎患者；甲型和戊型肝炎症状重、黄疸深重或妊娠期感染者；乙型、丙型肝炎没有抗病毒治疗经验或药物的。

第三章　呼吸科

第一节　急性上呼吸道感染

急性上呼吸道感染是最常见的呼吸道感染性疾病，是由各种病毒和（或）细菌引起的主要侵犯鼻、咽或喉部急性炎症的总称。

【病因】

急性上呼吸道感染的主要病原体为鼻病毒、流感病毒、副流感病毒、呼吸道合胞病毒、冠状病毒等。细菌感染可直接发生或继发于病毒感染之后，以溶血性链球菌多见，其次为流感嗜血杆菌、肺炎链球菌和葡萄球菌等。

【临床表现】

急性上呼吸道感染分为以下几种类型。

1. 普通感冒

主要表现为鼻部症状，如喷嚏、鼻塞、流清水鼻涕，亦可见咳嗽、咽干、咽痒甚至鼻后滴流感。

2. 急性病毒性咽炎和喉炎

急性咽炎主要表现为咽痒和咽喉灼热感，咽痛不明显，咳嗽较少见。急性喉炎主要表现为声嘶、讲话困难，可有发热、咽痛、咳嗽等。查体可见喉部充血、水肿，局部淋巴结轻度肿大和触痛。

3. 急性疱疹性咽峡炎

常发于夏季，多见于儿童。临床表现为明显咽痛、发热，病程持续约1周。查体可见咽部充血，软腭、悬雍垂、咽及扁桃体表面有灰白色疱疹及浅表溃疡，周围红晕。

4. 急性咽扁桃体炎

起病急骤，咽痛明显，伴发热、畏寒，体温可达39℃以上。查体可见咽部明显充血，扁桃体肿大和充血，表面有黄色脓性分泌物，有时伴有颌下淋巴结肿大、压痛，而肺部查体无异常体征。

【辅助检查】

1. 血常规：病毒性感染时，可见白细胞计数正常或偏低，伴淋巴细胞比例升高。细菌感染可有白细胞计数和中性粒细胞比例增高伴核左移现象。

2. 胸部 X 线：一般无须行 X 线检查，如需鉴别时可考虑。

3. 病原学检查：因病毒种类繁多，一般无须病原学检查。

【诊断要点】

1. 危险因素：如受凉、淋雨、气候突变、过度疲劳等导致全身及呼吸道局部防御功能降低的因素。

2. 典型症状：呼吸道卡他症状、咽干、咽痛等临床表现，可伴发热、头痛、咳嗽等症状。

3. 查体：可见鼻腔黏膜、咽喉部充血红肿，有分泌物，部分患者扁桃体、颌下淋巴结肿大、触痛，肺部无异常体征。

【鉴别诊断】

一般根据鼻咽部症状和体征，结合血常规可作出临床诊断。需与流行性感冒、过敏性鼻炎、急性传染病前驱期等进行鉴别。

1. 流行性感冒：潜伏期很短，一般 1～3 天，常有明显的流行性，起病急骤，以全身中毒症状为主，呼吸道症状轻微或不明显，少数患者伴有消化道症状，病毒分类和血清学诊断可以鉴别。

2. 变应性鼻炎：主要表现为喷嚏频繁，鼻涕多，呈清水样，鼻腔水肿，分泌物中有较多嗜酸性粒细胞，发作常与外界刺激相关。

3. 急性传染病前驱期：在发病初期可有上呼吸道感染症状，但有明确的流行病学史，并且有其特定的症状特点。

【治疗】

本病主要为对症治疗，同时注意休息、多饮水、保持室内通风以及防止继发细菌感染，一般无须积极进行抗病毒治疗。

（一）西医治疗

药物治疗

（1）解热镇痛药：发热和肌肉酸痛、头痛的患者可以选择应用。如对乙酰氨基酚，1 次 0.5g，但用于解热连续使用不宜超过 3 天。

（2）伪麻黄碱：口服，成人 1 次 0.12g，1 日 2 次，3～5 天为宜，不宜长期使用。可改善鼻腔通气，缓解鼻塞、鼻黏膜充血、水肿等症状。

（3）镇咳药：对于咳嗽症状较为明显者，可给予氢溴酸右美沙芬、可待因等。

（4）抗病毒类药物：一般无须使用抗病毒类药物，对于有免疫缺陷的患者，可考虑早期使用广谱抗病毒药物。

（5）抗菌类药物：有白细胞升高、咽部脓痰、咳黄痰和流脓涕等细菌感染证据，可选择口服青霉素、头孢菌素、大环内酯类或喹诺酮类药物。

（二）中医治疗

本病属于中医学中"感冒"范畴，临床辨证应分寒热虚实。实证感冒者根据风寒、风热、风燥、暑湿等邪之不同而分别以疏风散寒、疏风清热、疏风润燥、清暑祛湿解表等治法。虚证感冒者，则应扶正与解表并施。

1. 辨证论治

（1）实证感冒

1）风寒束表证

症状：恶寒重，发热轻，鼻塞，鼻流清涕，鼻塞声重，无汗，咽痒，咳嗽，头痛，肢节酸痛，舌苔薄白而润，脉浮或浮紧。

治法：宣肺散寒，辛温解表。

方药：荆防败毒散（《摄生众妙方》）加减：荆芥9g，羌活9g，柴胡6g，防风9g，桔梗9g，枳壳9g，紫苏9g，炙甘草6g。

中成药：荆防颗粒、风寒感冒颗粒。

2）风热犯表证

症状：身热较著，微恶风，口干口渴，咽痒、咽干甚则咽痛，咳嗽，鼻塞，流浊涕，鼻窍干热，头痛，舌尖红、舌苔薄白干或薄黄，脉浮或浮数。

治法：辛凉解表，疏风清热。

方药：银翘散（《温病条辨》）合桑菊饮（《温病条辨》）加减：金银花9g，连翘12g，桑叶6g，菊花9g，桔梗6g，荆芥6g，牛蒡子9g，薄荷6g，竹叶6g，苦杏仁9g，甘草6g。

中成药：银翘解毒颗粒、蓝芩口服液、蒲地蓝口服液。

3）风燥伤表证

症状：唇鼻干燥，口干，咽痒、咽干甚则咽痛，鼻塞，干咳，发热，恶风，舌尖红、舌苔薄白干或薄黄，脉浮或浮数。

治法：润燥生津，辛凉宣透。

方药：桑杏汤（《温病条辨》）加减：桑叶9g，瓜蒌皮12g，苦杏仁9g，淡豆豉6g，沙参9g，浙贝母12g，梨皮9g，炒栀子6g。

中成药：杏苏止咳颗粒、桑菊感冒片。

4）暑湿困表证

症状：多发于长夏季节，肢体困重，头重如裹，恶风，发热，胸闷，身热不扬，头痛，无汗或少汗，汗出不畅，口渴，心烦，口黏腻，纳呆，舌质红、舌苔白腻或黄腻，脉濡或滑或濡数。

治法：解表化湿，理气和中。

方药：藿香正气散（《太平惠民和剂局方》）加减：藿香 9g，金银花 12g，佩兰 9g，淡豆豉 9g，白芷 6g，紫苏 9g，桔梗 6g，淡竹叶 6g，滑石 15g（包煎），茯苓 20g，陈皮 9g，生姜 6g。

中成药：藿香正气水、藿香正气软胶囊。

（2）虚证感冒

症状：恶风寒，发热，气短，乏力，神疲，自汗，动则加重，平素畏风寒，易感冒，鼻塞，流涕，舌质淡，脉沉细或细弱。

治法：调和营卫，益气解表。

方药：参苏饮（《太平惠民和剂局方》）加减：党参 15g，前胡 9g，桔梗 9g，紫苏 9g，荆芥 9g，葛根 9g，陈皮 12g，炙甘草 6g。

中成药：玉屏风颗粒。

2. 中医特色疗法

（1）经验方一：连须葱白 5 个，生姜 5 片，紫苏叶 10g，水煎服，1 日 1 剂，适用于风寒证。

（2）经验方二：大青叶 30g，鸭跖草 15g，桔梗 6g，甘草 6g，水煎服，1 日 1 剂，适用于风热证。

【转诊建议】

1. 持续高热，体温 > 39℃，且经常规抗病毒、抗感染治疗 3 天无效者应及时转诊。

2. 存在上气呼吸道梗阻，有窒息风险者应及时转诊。

3. 一般情况差，有严重基础疾病如慢性心力衰竭、糖尿病等，或长期使用免疫抑制剂者应及时转诊。

【预防】

气候变化时适时增减衣物，防寒保暖。起居有常，加强体育锻炼。注意个人卫生，保持室内通风。平素易感冒者，可坚持每天按摩迎香穴，并适当服用调理防治方药。

第二节　急性气管 – 支气管炎

急性气管 – 支气管炎是由感染或物理、化学等因素刺激引起的气管 – 支气管黏膜的急性炎症。

【病因】

通常在病毒感染的基础上合并细菌或肺炎支原体、肺炎衣原体等感染。非感染因素（如烟尘和过敏原等刺激）也可在急性气管－支气管炎发病中起重要作用。

【临床表现】

1. 典型症状

以咳嗽、咳痰为主，多持续1~3周，起病常先有鼻塞、流涕、咽痛、声音嘶哑等上呼吸道感染的症状和发热、畏寒、头痛、全身酸痛等症状。多发生于寒冷季节或气温突然变冷时。

2. 查体

全身症状较轻，可有轻到中度发热，高热少见。两肺呼吸音多粗糙，部分可闻及干、湿啰音。

【辅助检查】

1. 血常规：细菌性感染较重时白细胞计数可增高。

2. 胸部影像学：胸部X线表现大多数正常或肺纹理增粗，无肺部浸润阴影。

【诊断要点】

1. 急性起病，主要症状为咳嗽。

2. 有至少1种其他呼吸道症状如咳痰、喘息、胸痛，并且对于上述症状无其他疾病原因解释，可对本病作出临床诊断。

【鉴别诊断】

急性气管－支气管炎应与流行性感冒、急性上呼吸道感染、慢性阻塞性肺疾病急性发作、哮喘急性发作、支气管扩张等疾病进行鉴别。

【治疗】

（一）西医治疗

1. 护理原则

休息、多饮水、保暖，避免物理化学刺激，保持足够热量。

2. 药物治疗

（1）镇咳药：剧烈干咳的患者可适当口服镇咳药，常用药物：①右美沙芬，1次15~30mg，1日3~4次，最大剂量每日120mg，儿童药量酌减；②复方甲氧那明，1次2粒，1日3次，儿童药量酌减。

不良反应：轻微头晕、嗜睡，驾驶员及高空作业者慎用。

（2）祛痰药：咳嗽痰多或痰不易咳出的患者可适当口服祛痰药，常用药物：①氨溴索，1次30~60mg，1日2~3次，餐后服；②溴己新，1次8~16mg，1日3次，餐后服；③乙酰半胱氨酸，1次0.2g，1日2~3次；④羧甲司坦，片剂，1次0.25~0.75g，1日3次。

不良反应：恶心、呕吐等胃肠道症状，皮疹或支气管痉挛等过敏症状。

（3）解痉平喘药：伴有喘憋、支气管痉挛症状患者可口服平喘药，常用药物：①

沙丁胺醇，每日 2.4mg，1 次 1～2 揿，必要时雾化吸入，可每 4 小时重复 1 次，但 24 小时内不宜超过 6～8 次；②氨茶碱，口服，1 次 0.1～0.2g，1 日 3 次。

不良反应：沙丁胺醇可引起口干、心悸、肌颤等；氨茶碱可见恶心、呕吐、心动过速、皮肤过敏等。

（4）解热镇痛药：有发热、头痛、全身不适等症状的患者可酌情口服解热镇痛药，常用药物：对乙酰氨基酚、布洛芬等。

不良反应：头昏、嗜睡、口干、胃肠道反应、皮疹等。

（5）抗生素治疗：对于单纯的急性气管－支气管炎不推荐常规抗菌药物治疗。有黄脓痰或白细胞增高者，可考虑使用抗菌药物。

（二）中医治疗

急性气管－支气管炎多属于中医学中外感"咳嗽"范畴，临床治疗以止咳化痰为基本原则，根据风寒、风热、风燥的不同治以散寒、清热、润燥、宣降肺气，对于老年体弱或正气不足者，在扶正的同时应兼顾祛邪，并注意调补预防发病。

1. 辨证论治

（1）风寒袭肺证

症状：咳嗽，痰色白或质清稀，鼻流清涕，咽痒，恶寒发热，无汗，肢体酸痛，舌苔薄白，脉浮或浮紧。

治法：疏风散寒，宣肺止咳。

方药：三拗汤（《太平惠民和剂局方》）合止嗽散（《医学心悟》）加减：麻黄 6g，苦杏仁 9g，白前 9g，荆芥 9g，防风 9g，紫苏子 9g，陈皮 9g，桔梗 6g，百部 12g，款冬花 12g，甘草 3g。

中成药：三拗片、小青龙合剂类。

（2）风热犯肺证

症状：咳嗽，痰色黄，咳痰不爽或质黏稠，鼻干鼻塞，流浊涕，咽干或咽痛，发热恶风，口渴，舌尖红、舌苔黄薄，脉浮或浮数。

治法：疏风清热，宣肺化痰。

方药：桑菊饮（《温病条辨》）加减：桑叶 9g，菊花 6g，苦杏仁 9g，连翘 12g，牛蒡子 12g，前胡 12g，黄芩 9g，薄荷 6g（后下），桔梗 9g，芦根 12g，甘草 3g。

中成药：清肺宁嗽丸、急支糖浆、蛇胆川贝口服液。

（3）燥邪犯肺证

症状：干咳，痰质黏难以咳出，口鼻干燥，咽干或咽痛，发热恶风，口渴，舌干、苔薄黄或白，脉浮。

治法：清肺润燥，疏风清热。

方药：桑杏汤（《温病条辨》）加减：桑白皮 9g，苦杏仁 9g，北沙参 12g，麦冬

12g，浙贝母9g，淡豆豉6g，栀子皮6g，瓜蒌皮12g，梨皮12g。

中成药：杏贝止咳颗粒、蜜炼川贝枇杷膏。

（4）痰热壅肺证

症状：咳嗽，痰多色黄质黏稠，或咳痰不爽，胸闷，发热，口渴，大便秘结，舌红，苔黄腻，脉滑或数。

治法：清热化痰，肃肺止咳。

方药：清金化痰汤（《医学统旨》）加减：桑白皮9g，黄芩9g，栀子9g，全瓜蒌12g，橘红9g，知母9g，浙贝母9g，苦杏仁9g，桔梗9g。

中成药：清肺消炎丸、肺力咳胶囊、痰热清注射液。

2. 中医特色疗法

（1）单方验方：

1）桑叶30g，梨皮30g。水煎服，1日3次，适用于新感燥热咳嗽。

2）川贝母研粉［装胶囊（0.4g/粒）］：口服，1次5粒，1日3次，适用于咳嗽，咳吐黄白黏痰者。

3）车前草适量煎水，加入少许蜂蜜。口服，1日3次，适用于痰（湿）热咳嗽。

4）百部10～15g，生地黄10～15g，百合10～15g，麦冬10～15g，生姜10～15g。水煎服，1日1剂，适用于阴虚咳嗽。

（2）穴位贴敷：可取肺俞（双）、天突、大椎、中府等穴进行药物穴位贴敷，1日1次，连续使用10天。

（三）康复治疗

可通过呼吸操进行呼吸功能锻炼，以及咳嗽训练促进排痰。

【转诊建议】

1. 经过镇咳、祛痰、平喘、抗炎等治疗后症状没有改善且持续加重的患者应及时转诊。

2. 咳嗽持续且出现发热的患者，需转诊以排除肺炎等疾病。

【预防】

在气候变化和寒冷季节，注意及时添减衣物，避免劳累及受凉感冒。少去公共场所。室内保持卫生清洁定期通风，避免吸入环境中的过敏原和污染物，减少或避免接触呼吸道刺激诱发因素。积极参加体育锻炼，增强体质，预防呼吸道感染发生。

第三节　肺炎

肺炎（pneumonia）是指终末气道、肺泡和肺间质的炎症，可由病原微生物、理化因素、免疫损伤、过敏及药物所致，其中以细菌、病毒感染最为常见。依据肺炎患病地点和时间的不同而分为社区获得性肺炎和医院获得性肺炎。

【病因】

感染为肺炎最常见病因，如细菌、病毒、真菌、寄生虫等。一般在受凉、劳累、上呼吸道感染后发生，老年人尤其是有脑血管意外者误吸较为常见。除老人和儿童外，合并慢性基础疾病、肿瘤、长期服用免疫抑制剂等药物也是肺炎的易感人群。病毒感染引起的肺炎近年来有增多趋势。

【临床表现】

肺炎大多呈急性病程，可因病原体、宿主免疫状态不同而有差异。

1. 典型症状

咳嗽、咳痰，或原有呼吸道症状加重，伴或不伴胸痛。病变范围大者可有呼吸困难，呼吸窘迫。发热是最常见的全身症状，可伴有寒战或畏寒。高龄患者往往缺乏典型临床表现，常表现为精神不振等神志改变，食欲下降、活动能力减退等，需引起警惕。

2. 查体

肺实变时叩诊浊音、语颤增强和肺部听诊可闻及支气管呼吸音或湿啰音等。并发胸腔积液者，患侧胸部叩诊浊音，语颤减弱，呼吸音减弱。合并感染性休克时可有低血压、四肢末梢湿冷。

【辅助检查】

1. 实验室检查：

（1）血常规：细菌感染患者常表现为外周血白细胞计数和（或）中性粒细胞比例增加。老年体弱者白细胞计数可不增高，但中性粒细胞百分比高，可有核左移或胞质内出现中毒颗粒。支原体、衣原体和病毒所导致的肺炎白细胞很少升高。

（2）C反应蛋白：肺炎进展的敏感标志物之一，持续高水平或继续升高则提示抗菌治疗无效或出现并发症（如脓胸、脓毒血症）。

（3）其他检查：血氧饱和度检查、动脉血气分析、降钙素原、肝肾功能检查有利于对病情的严重程度进行评估。

2. 胸部影像学：诊断肺炎、判断病情严重程度、推测致病源、评估治疗效果的主要依据。

【诊断要点】

1. 新近出现的咳嗽、咳痰或原有呼吸道疾病症状加重，伴或不伴脓痰、胸痛、呼吸困难及咯血。

2. 全身症状：发热。

3. 体征：肺实变体征和（或）肺部听诊闻及湿啰音。

4. 血常规：外周血白细胞计数 $> 10 \times 10^9/L$ 或 $< 4 \times 10^9/L$，伴或不伴细胞核左移。

5. 胸部影像学检查：显示新出现的斑片状浸润影、叶或段实变影、磨玻璃影或间质性改变，伴或不伴胸腔积液。

满足第 5 条及第 1～4 条中任何 1 项，并除外肺结核、肺部肿瘤、非感染性肺间质性疾病、肺水肿、肺不张、肺栓塞、肺嗜酸性粒细胞浸润症及肺血管炎等后，可建立临床诊断。

6. 符合下列 1 项主要标准或 ≥3 项次要标准者，可诊断为重症肺炎，应当密切观察并向上级医院转诊。主要标准：①需要气管插管行机械通气治疗；②脓毒症休克经积极液体复苏后仍需要血管活性药物治疗。次要标准：①呼吸频率≥30 次/分；②氧合指数 ≤250mmHg（1mmHg = 0.133kPa）；③多肺叶浸润；④意识障碍和（或）定向障碍；⑤血尿素氮≥7.14mmol/L；⑥收缩压 <90mmHg，需要积极的液体复苏。

【鉴别诊断】

肺炎应与急性气管 - 支气管炎、肺结核、肺癌、急性肺脓肿和肺血栓栓塞症等相鉴别。

【治疗】

（一）西医治疗

首先推测可能的病原体及耐药风险，参考年龄、发病季节、基础病和危险因素、症状或体征、胸部影像学（X线胸片或 CT）特点、实验室检查、病情严重程度等，见表 3 - 1。初始治疗改善后又恶化，病情进展，生命体征不稳定，在评估转运风险后及时转诊上级医疗机构。

表 3 - 1　不同病原体引起的肺炎鉴别诊断

可能病原体	临床特征
细菌	急性起病，高热，可伴有寒战，脓痰、褐色痰或血痰，胸痛，外周血白细胞计数明显升高，CRP 升高，肺部实变体征或湿啰音，影像学可表现为肺泡浸润或实变呈叶、段分布
支原体、衣原体	多为青壮年，持续咳嗽，无痰或痰涂片检查未发现细菌，肺部体征少，外周血白细胞计数 $<10 \times 10^9/L$，影像可表现为上肺野和双肺病灶、小叶中心性结节、树芽征、磨玻璃影以及支气管壁增厚，病情进展可呈实变
病毒	可有流行病学接触史或群聚性发病，急性上呼吸道症状，肌痛，外周血白细胞正常或减低，降钙素原（PCT）<0.1μg/L，抗菌药物治疗无效，影像学表现为双侧、多叶间质性渗出，磨玻璃影，可伴有实变

1. 抗感染治疗

乡村医疗机构肺炎的治疗需根据病情严重度、治疗场所、年龄、基础疾病等决定初始抗感染药物的使用（表3-2）。

表3-2　不同人群社区获得性肺炎初始经验性抗感染治疗

不同人群	抗感染药物选择
无基础疾病青壮年，门诊治疗，推荐口服用药	细菌感染： ①青霉素类（青霉素、阿莫西林、氨苄西林）、酶抑制剂复合物（阿莫西林/克拉维酸、氨苄西林/舒巴坦） ②一、二代头孢菌素（一代头孢菌素：头孢唑林、头孢拉啶、头孢氨苄、头孢硫脒等；二代头孢菌素：头孢呋辛、头孢孟多、头孢替安、头孢克洛、头孢丙烯） ③多西环素或米诺环素 ④呼吸喹诺酮类（左氧氟沙星、莫西沙星） ⑤大环内酯类（阿奇霉素、克拉霉素、红霉素） 流感病毒感染：奥司他韦
有基础疾病或老年人，门诊治疗，推荐口服用药	①青霉素类/酶抑制剂复合物（同上） ②二、三代头孢菌素（二代同上，口服三代：头孢地尼、头孢克肟、头孢泊肟酯、头孢托仑匹酯） ③呼吸喹诺酮类（同上） ④①与②联合多西环素、米诺环素或大环内酯类（同上）
需要入院治疗，但无须转诊上级医院，可选择静脉或口服给药	①青霉素类（静脉给药）、青霉素类/酶抑制剂复合物（阿莫西林/克拉维酸、阿莫西林/舒巴坦、氨苄西林/舒巴坦） ②二、三代头孢菌素（三代静脉：头孢曲松、头孢噻肟、头孢唑肟，其余同上）、头霉素类（头孢西丁、头孢美唑、头孢替坦、头孢米诺）、氧头孢烯类（拉氧头孢、氟氧头孢） ③①与②联合多西环素、米诺环素或大环内酯类（同上） ④呼吸喹诺酮类（同上） ⑤大环内酯类（同上）

2. 其他治疗

针对病原体的抗感染治疗外，氧疗、雾化、化痰、补液、营养支持以及物理治疗等辅助治疗也是必要的。需定时监测患者体温、呼吸频率、脉搏、血压和精神状态情况。

（二）中医治疗

肺炎属中医学中"风温肺热病"范畴，治疗以祛邪扶正为大法。祛邪则当分痰、热、毒、瘀、腑实，以痰、热、毒为主，佐以活血、通腑。扶正则分益气养阴或补益肺脾。

1. 辨证论治

（1）实证类

1）风热袭肺证

症状：发热，恶风，鼻塞、鼻窍干热、流浊涕，咳嗽，干咳，痰白或黄、质黏，舌苔薄白干，脉数。

治法：疏风清热，清肺化痰。

方药：银翘散（《温病条辨》）加减：金银花 15g，连翘 15g，炒苦杏仁 9g，前胡 10g，桑白皮 10g，黄芩 9g，芦根 18g，牛蒡子 9g，薄荷 9g（后下），桔梗 9g，甘草 8g。

中成药：疏风解毒胶囊、柴石退热颗粒。

2）外寒内热证

症状：发热，恶寒，无汗，咳嗽，舌质红、舌苔黄或黄腻，脉数。

治法：疏风散寒，清肺化痰。

方药：麻杏石甘汤（《伤寒论》）合清金化痰汤（《医学统旨》）加减：麻黄 5g，荆芥 10g，防风 10g，生石膏 20g（先煎），炒苦杏仁 9g，知母 10g，瓜蒌 10g，炒栀子 9g，桑白皮 10g，黄芩 9g，桔梗 10g，陈皮 10g，炙甘草 6g。

中成药：连花清瘟胶囊（颗粒）。

3）痰热壅肺证

症状：咳嗽，痰多，痰黄，痰白干黏，胸痛，舌质红、苔黄腻，脉滑数。

治法：清热解毒，宣肺化痰。

方药：贝母瓜蒌散（《医学心悟》）合清金降火汤（《古今医鉴》）加减：瓜蒌 10g，浙贝母 9g，生石膏 20g（先煎），炒苦杏仁 9g，知母 10g，连翘 9g，鱼腥草 10g，黄芩 9g，炙甘草 6g。

中成药：痰热清注射液、清肺消炎丸、热毒宁注射液。

（2）危重症类

1）热陷心包证

症状：咳嗽甚则喘息、气促，身热夜甚，心烦不寐，神志异常，舌红绛，脉滑数。

治法：清心凉营，豁痰开窍。

方药：清营汤（《温病条辨》）合犀角地黄汤（《备急千金要方》）加减：水牛角 20g（先煎），生地黄 15g，玄参 9g，麦冬 9g，赤芍 9g，金银花 9g，连翘 9g，黄连 4.5g，炒栀子 9g，天竺黄 9g，丹参 10g，石菖蒲 10g。若痰热偏甚者，可选清金化痰汤加减。

中成药：醒脑静注射液、血必净注射液。

2）邪陷正脱证

症状：呼吸短促，气短息弱，神志异常，面色苍白，大汗淋漓，四肢厥冷。偏于阴竭者可见面色潮红，舌绛少津，脉细数或疾促；偏于阳脱者可见面色苍白，四肢厥冷，舌质淡，脉微细欲绝。

治法：益气救阴，回阳固脱。

方药：阴竭者以生脉散（《内外伤辨惑论》）加减：生晒参 15g（单煎），麦冬

10g，五味子 10g，山茱萸 10g，煅龙骨 20g（先煎），煅牡蛎 20g（先煎）。阳脱者以四逆加人参汤（《伤寒论》）加减：红参 3g（单煎），制附子 10g（先煎），干姜 4.5g，煅龙骨 20g（先煎），煅牡蛎 20g（先煎），炙甘草 6g。

中成药：参麦注射液、参附注射液。

（3）恢复期

1）肺脾气虚证

症状：咳嗽，气短，乏力，纳呆，食少，便溏，舌淡、边有齿痕，脉细弱。

治法：补肺健脾，益气固卫。

方药：参苓白术散（《太平惠民和剂局方》）加减：党参 10g，茯苓 10g，白术 10g，莲子 5g，白扁豆 8g，山药 10g，炒苦杏仁 10g，陈皮 10g，枳壳 10g，白豆蔻 5g，炙甘草 6g。

中成药：玉屏风颗粒、六君子丸。

2）气阴两虚证

症状：咳嗽，无痰或少痰，气短，乏力，舌体瘦小、苔少，脉沉细。

治法：益气养阴，润肺化痰。

方药：生脉散（《内外伤辨惑论》）合沙参麦冬汤（《温病条辨》）加减：太子参 15g，沙参 9g，麦冬 10g，五味子 5g，川贝母 10g，百合 10g，山药 10g，玉竹 10g，桑叶 9g，天花粉 4.5g，地骨皮 9g，炙甘草 6g。

中成药：生脉饮口服液、养阴清肺丸。

2. 中医特色疗法

穴位贴敷：常用药物有大黄、黄连、黄芩、黄柏、细辛等，贴敷穴位以肺俞（双）、风府穴为主。

（三）康复治疗

肺康复包括运动训练、呼吸肌力训练、气道廓清训练等非药物治疗方式。能降低炎症指标水平，改善患者通气，提高治疗总有效率，应在恢复期进行。

【转诊建议】

1. 肺炎的严重程度可结合 CRB-65 评分标准进行评估（表 3-3）。

表 3-3　CRB-65 评分

评分系统	预测指标	死亡风险评估
CRB-65 评分	共 4 项指标，满足 1 项得 1 分：①意识障碍；②呼吸频率≥30 次/分；③收缩压<90mmHg 或舒张压≤60mmHg；④年龄≥65 岁	0 分：低危，门诊治疗；1~2 分：中危，建议住院或在严格随访下院外治疗；≥3 分：高危，应住院治疗，需转诊

如果患者 CRB－65 评分≥1 分或病情超出了所在医疗机构的诊治能力，应与患者及家属及时沟通，在考虑和权衡转运风险后转上级医院继续诊治。

2. 当患者出现以下情况，应当紧急转诊。

（1）符合重症肺炎诊断标准。

（2）病情危重的不明原因肺炎。

（3）初始治疗失败，生命体征不稳定。

【预防】

1. 避免受凉、淋雨、劳累、酗酒、吸入刺激性及有毒有害气体，有效控制原有慢性疾病。

2. 预防接种疫苗，我国已上市 23 价肺炎链球菌多糖疫苗（PPV23）可有效预防侵袭性肺炎链球菌的感染，建议满足以下任一条件的人群接种：①年龄≥65 岁；②伴有慢性疾病及免疫力低下；③长期居住养老院或其他医疗机构；④吸烟者。流感疫苗可预防流感发生或减轻流感相关症状，对流感病毒肺炎和流感继发细菌性肺炎有一定的预防作用，且适用人群广泛。

第四节　支气管哮喘

支气管哮喘（bronchial asthma）简称哮喘，是一种常见的反复发作的呼吸系统疾病，临床上常表现为反复发作的喘息、咳嗽、胸闷、气急等症状，常在夜间和（或）清晨发作、加剧，可自行或经治疗后缓解。

【病因】

支气管哮喘病因复杂，主要包括宿主因素和环境因素。宿主因素：哮喘是一种多基因遗传疾病，常有明确的家族聚集倾向。环境因素：主要包括各种特异和非特异性吸入物、感染、烟草暴露、空气、环境污染等。另外精神因素、运动、月经及妊娠等生理因素也可诱发哮喘。

【临床表现】

1. 典型症状

反复发作的喘息、胸闷、气急，以呼气期最为明显，夜间和（或）晨间多发，常与季节的交替、接触过敏原、冷空气刺激等因素密切相关。

临床上可见不以喘息、哮鸣等哮喘典型症状为主要表现者，其以发作性咳嗽或者胸闷为唯一或主要症状，称为咳嗽变异性哮喘或胸闷变异性哮喘，其家族史、诱发因素、发作规律与典型哮喘类似。

2. 查体

典型哮喘发作期叩诊过清音、呼气相延长、听诊可闻及呼气相哮鸣音；严重的哮喘发作，哮鸣音可减弱，表现为"沉默肺"。咳嗽变异性哮喘、胸闷变异性哮喘可无明显体征。

【辅助检查】

1. 肺功能检查：哮喘发作时呈阻塞性通气功能改变，呼气流速下降，缓解期上述通气功能指标可恢复。

2. 支气管激发试验：用于测定气道反应性，常用吸入激发剂为醋甲胆碱和组胺等。判断结果为阳性者提示存在气道高反应性。一般适用于通气功能 FEV_1 在正常预计值的 70% 以上的患者。

3. 支气管舒张试验：用于测定气道的可逆性。常用吸入支气管舒张剂包括沙丁胺醇、特布他林等。舒张试验阳性判断标准：FEV_1 较用药前增加≥12%，且其绝对值增加≥200mL。

4. 峰值流速（PEF）变异率测定：平均每日昼夜变异率（至少连续 7 天每日 PEF 昼夜变异率之和/总天数 7）＞10%，或 PEF 周变异率｛（2 周内最高 PEF 值 – 最低 PEF 值）／〔（2 周内最高 PEF 值 + 最低 PEF）×1/2〕×100%｝＞20% 提示存在可逆性的气道改变。

5. 呼出气一氧化氮（FeNO）：可作为检测哮喘发作时气道炎症的无创性标志物。FeNO 正常参考值：健康儿童 5～20ppb，成人 5～25ppb。

【诊断要点】

1. 典型症状：反复发作的喘息、胸闷、气急或咳嗽，多与接触变应原等刺激因素有关。

2. 发作时两肺可闻及以呼气期为主的哮鸣音。

3. 上述症状可经治疗缓解或自行缓解。

4. 症状不典型者，支气管舒张试验、支气管激发试验、PEF 变异率至少一项为阳性，并排除其他疾病。

【临床分期】

1. 急性发作期：患者喘息、胸闷、咳嗽等症状突然发生或原有症状加重，多因接触过敏原、呼吸道感染、运动等因素而诱发。

2. 慢性持续期：患者每周均会出现不同程度的胸闷、喘息、气急等症状。

3. 临床缓解期：患者喘息、气急等症状及体征均消失，肺功能检查基本恢复至急性发作前水平，并维持 1 年以上。

【鉴别诊断】

哮喘应与慢性阻塞性肺疾病、急性左心功能不全、变应性支气管肺曲菌病、嗜酸细胞肉芽肿性血管炎等相鉴别,尤其要注意与慢阻肺进行鉴别。哮喘与慢阻肺都是气道阻塞性疾病,但慢阻肺患者的气流受限具有不完全可逆性,这是其不同于哮喘的一个关键特征。

【治疗】

哮喘发作程度轻重不一,首先明确是否为哮喘急性发作,其次评估症状严重程度。需密切关注患者病情变化,监测血氧饱和度,必要时予以吸氧,使患者血氧饱和度维持在93%以上。哮喘急性发作期的治疗目标是抑制气道炎症,迅速缓解哮喘症状,纠正低氧血症,降低哮喘的死亡风险。

(一)西医治疗

1. 哮喘急性发作期的治疗

(1)支气管扩张剂:①短效 β_2 受体激动剂(SABA):沙丁胺醇,1次2.5mg 或特布他林,1次2.5mg,雾化吸入,1日3次;②M受体阻滞剂(SAMA):异丙托溴铵,1次500μg,雾化吸入,1日3次。

不良反应:心悸、手抖、肌颤、口干等,妊娠早期妇女和患有青光眼或前列腺肥大的患者慎用。

(2)糖皮质激素:①布地奈德混悬液,1次2mg,雾化吸入,1日2次;②泼尼松龙 $0.5\sim1.0$ mg/kg,口服 $5\sim7$ 天;③必要时可静脉应用甲泼尼龙,1日 $40\sim80$ mg,症状缓解后改用口服治疗。

(3)其他对症药物:如茶碱类药物(二羟丙茶碱、多索茶碱),化痰药(盐酸氨溴索、羧甲司坦等)口服或静脉应用。

(4)支持治疗:维持水电解质平衡、营养支持等。

2. 哮喘慢性持续期的治疗

治疗目标:①改善哮喘患者的症状,提高生活质量;②预防哮喘急性发作,降低哮喘病死率。

根据患者哮喘控制水平,制定哮喘长期治疗方案,提倡个体化治疗。常用药物分为控制类药物和缓解类药物。控制类药物需长期使用,使哮喘维持在临床控制水平,包括吸入性糖皮质激素/长效 β_2 受体激动剂(ICS/LABA)、白三烯调节剂、缓释茶碱、口服糖皮质激素、抗 IgE 单克隆抗体等。

(1)吸入糖皮质激素(ICS):常用药物:布地奈德,1次 $200\sim400$ μg,1日1次;或1次 $100\sim200$ μg,1日2次。

不良反应:少数患者出现口咽局部反应如嘶哑、咽部不适和念珠菌感染等,吸药后应及时用清水含漱口咽部可缓解。

(2) β_2 受体激动剂:常用药物:短效 β_2 受体激动剂如沙丁胺醇,1次剂量 $100\sim200$ μg(每喷100μg),24小时内不超过 $6\sim8$ 喷。

不良反应：大剂量可引起心悸、手抖、肌颤和低血钾。

（3）吸入性糖皮质激素（ICS）＋LABA：常用药物：①布地奈德/福莫特罗粉雾剂，160μg/4.5μg，1次2吸，1日2次；②沙美特罗/丙酸氟替卡松吸入粉雾剂，50μg/250μg，1次1吸，1日2次。

不良反应：少数患者出现口咽局部反应如嘶哑、咽部不适和念珠菌感染等，吸药后应及时用清水含漱口咽部可缓解。

（4）白三烯调节剂：常用药物：孟鲁司特纳片，1次10mg，1日1次，睡前服用。

不良反应：主要是胃肠道症状，停止用药后可消失。

（5）茶碱：常用药物：茶碱缓释片，1次0.1～0.2g，1日2次。

不良反应：恶心、呕吐、心率增快、心律失常等。

（6）抗IgE抗体：抗IgE单克隆抗体奥马珠单抗，每2周皮下注射1次，持续至少3～6个月。

（二）中医治疗

1. 辨证论治

哮喘属中医学中"哮病"范畴，其病机以肺肾亏虚为本，气道挛急、痰气交阻为标。治疗应遵循"发时治肺，平时治肾"的原则。发时以解痉平喘、宣肺化痰为法，兼顾扶正；平时以补益肺肾为主，兼顾化痰祛瘀，疏畅气机。

（1）发作期

1）冷哮证

症状：呼吸急促，喉间哮鸣有声，喘息，胸闷，咳白色稀沫痰，不渴或渴喜热饮，受冷空气刺激易发，舌质红、舌苔白滑，脉弦紧。

治法：温肺散饮，宣肺平喘。

方药：射干麻黄汤（《金匮要略》）加减：射干10g，麻黄6g，干姜6g，细辛3g，紫菀10g，款冬花10g，杏仁10g，甘草6g。

中成药：三拗片、小青龙颗粒、寒喘祖帕颗粒。

2）热哮证

症状：喉中痰鸣如吼，喘息，胸闷，咳黄痰，面赤，口苦，口渴喜饮，大便干，舌质红、苔黄腻，脉弦滑。

治法：清热化痰，宣肺平喘。

方药：定喘汤（《摄生众妙方》）加减：麻黄6g，桑白皮10g，黄芩10g，鱼腥草20g，紫菀10g，款冬花10g，半夏9g，杏仁10g，甘草6g。

中成药：丹龙口服液、止喘灵口服液。

3）风哮证

症状：胸满气喘，喉间鸣声如吹哨笛，咽痒，发前自觉鼻、耳、眼发痒，喷嚏、流涕、鼻塞，舌苔薄白，脉弦。

治法：疏风宣肺，解痉平喘。

方药：黄龙舒喘汤（经验方）加减：炙麻黄6g，桑白皮10g，黄芩10g，蝉衣6g，僵蚕10g，紫苏子10g，紫菀10g，杏仁10g，甘草6g。

中成药：苏黄止咳胶囊。

（2）慢性持续期

1）痰哮证

症状：时发胸满喘憋，痰多易咳出，面色青、晦暗，舌苔厚腻，脉滑。

治法：祛风涤痰，降气平喘。

方药：三子养亲汤（《韩氏医通》）加减：桑白皮10g，黄芩10g，紫苏子10g，莱菔子10g，橘红15g，陈皮10g，半夏9g，杏仁10g，甘草6g。

中成药：化痰平喘片、苏子降气丸。

2）虚哮证

症状：时发气促，气短声低，动则加重，发作频繁，咳痰无力，痰液清稀或有沫，口唇、爪甲紫绀，形寒肢冷，舌质淡或紫暗，脉沉细。

治法：补肺纳肾，降气平喘。

方药：平喘固本汤（经验方）加减：黄芪20g，五味子10g，紫苏子10g，紫菀10g，款冬花10g，陈皮10g，清半夏9g，杏仁10g，地龙10g，甘草6g。

中成药：黄龙咳喘胶囊、平喘益气颗粒。

（3）缓解期

1）肺脾气虚证

症状：气短声低，喉间有轻度哮鸣音，痰多质稀，易感冒，神疲乏力，食少便溏，自汗，怕风，舌质淡、舌体胖大、边有齿痕、苔白，脉细弱。

治法：益气健脾，补土生金。

方药：六君子汤（《校注妇人良方》）加减：党参15g，黄芪15g，白术10g，茯苓10g，山药10g，紫菀10g，紫苏子10g，陈皮10g，法半夏9g，杏仁10g，炙甘草6g。

中成药：玉屏风颗粒、六君子丸。

2）肺肾气虚证

症状：喘息，胸闷，气短，动则加重，劳累后哮喘易发，神疲乏力，腰膝酸软，恶风，自汗，面目浮肿，夜尿多，咳而遗溺，舌质淡、苔白，脉细。

治法：补肺益肾。

方药：生脉地黄汤（《医宗金鉴》）合金水六君煎（《景岳全书》）加减：人参

15g，麦冬 10g，黄芪 15g，山茱萸 10g，山药 10g，五味子 10g，赤芍 10g，地龙 10g，陈皮 10g，半夏 9g，甘草 6g。

中成药：补肺活血胶囊、蛤蚧定喘丸。

2. 中医特色疗法

穴位贴敷：常用药物有细辛 15g，白芥子 30g，甘遂 15g，研为细末，用生姜汁调为糊状，贴于哮喘患者肺俞、定喘、肾俞、天突、大椎、膻中等穴位，用胶布固定，贴 4～6 小时后取掉。可采用冬病夏治的方法，临床观察对于哮喘有较好的疗效。

（三）康复治疗

（1）运动训练：包括耐力训练、力量训练及全身振动训练，运动强度由患者的心率和 6 分钟步行试验评分评估。

（2）呼吸理疗：以呼吸训练为主，包括缩唇呼吸、膈肌呼吸、胸部扩展练习、放松和伸展练习等。

【转诊建议】

1. 患者初始病情较重者，或合并基础疾病者。

2. 经治疗后未见好转，症状加重者。

3. 出现严重并发症如呼吸衰竭、心律失常等。

【预防】

1. 脱离过敏原：过敏原是哮喘急性发作的主要诱因，已明确引起哮喘急性发作过敏原者，应尽可能减少暴露是预防哮喘反复发作的关键。

2. 免疫疗法：将变应原配制成不同浓度的提取液，通过舌下含服或皮下注射等方式给予，使患者的耐受性增高。

3. 患者教育和管理：对哮喘患者进行宣教，通过长期的规范化治疗，使哮喘症状可以达到临床控制水平。指导哮喘患者自我管理，监测病情变化并掌握急性发作时的处理方法。合理膳食，保持营养均衡，劳逸结合，避免过度疲劳。

第五节　慢性阻塞性肺疾病

慢性阻塞性肺疾病（chronic obstructive pulmonary disease，COPD）简称慢阻肺，是一种常见的以气流受限为特征的疾病。气流受限多呈进行性发展，表现为肺功能的下降和进行性加重的呼吸困难，与气道和肺对有毒颗粒或气体的慢性炎症反应有关。

【病因】

吸烟是引起慢阻肺最为常见的危险因素，其他危险因素还有职业环境、燃料烟雾、粉尘、其他有害颗粒及气体的吸入；遗传因素，反复呼吸道感染，特别是幼年时的感染，出生时低体重或幼年营养不良等更容易发病。

【临床表现】

1. 典型症状

慢性和进行性加重的呼吸困难、咳嗽和咳痰，活动后气短，如有神志改变如嗜睡等，提示合并肺性脑病。

2. 查体

桶状胸、叩诊过清音、呼吸音低、呼气相延长、湿啰音、哮鸣音，晚期可出现吸气三凹征、低氧血症和（或）高碳酸血症。若出现颈静脉怒张、肝颈静脉反流征阳性、肝脏肿大、压痛和下肢水肿，提示合并肺源性心脏病。

【辅助检查】

1. 肺功能检查：肺通气功能检查是判断气流受限的客观指标，对慢阻肺的诊断、严重程度评价、疾病进展、预后及治疗反应等具有重要意义。气流受限是以 FEV_1 占用力肺活量（FVC）百分比（FEV_1/FVC）和 FEV_1 占预计值百分比降低来确定的。患者吸入支气管扩张剂后的 FEV_1/FVC < 0.7，可以确定为持续存在气流受限。

2. 胸部 X 线检查：可见桶状胸、肺气肿，胸部 CT 一般不作为常规检查，必要时能补充 X 线不能显示的征象，可确定肺气肿类型。

【诊断要点】

1. 有危险因素暴露史，如吸烟。

2. 年龄≥35 岁，常于秋冬寒冷季节加重。

3. 典型症状：慢性和进行性加重的呼吸困难、咳嗽和咳痰，活动后气短。

4. 典型肺气肿体征。

5. 胸部 X 线检查显示桶状胸、肋间隙增宽，肺透亮度增加，横膈低平、狭长心影等征象。

6. 肺功能检查是诊断的金标准：吸入支气管扩张剂（如沙丁胺醇）后 FEV_1/FVC < 0.7，并除外其他疾病。

当基层医院不具备肺功能检查条件时，可通过问卷调查发现慢阻肺高危个体，总分≥16 分即提示患有本病，结合症状进行诊断（表 3 - 4）。

表 3 - 4　中国慢性阻塞性肺疾病调查问卷

问题	选项	评分标准	得分
您的年龄	40～49 岁	0	
	50～59 岁	3	
	60～69 岁	7	
	70 岁以上	10	

问题	选项	评分标准	得分
您的吸烟量	0～14 包/年	0	
	15～30 包/年	1	
	≥30 包/年	2	
您的身体质量指数	<18.5	7	
	18.5～23.9	4	
	24.0～27.9	1	
	≥28.0	0	
没有感冒时您是否经常咳嗽	是	3	
	否	0	
您平时是否感觉有气促	没有气促	0	
	在平地急行或爬小坡时感觉气促	2	
	平地正常行走时感觉气促	3	
您目前使用煤炉或柴草烹饪或取暖吗	是	1	
	否	0	
您父母、兄弟姐妹及子女中，是否有人患有支气管哮喘、慢性支气管炎、肺气肿或慢阻肺	是	2	
	否	0	
			总分

【临床分期】

1. 急性加重期：患者呼吸道症状加重，表现为咳嗽、咳痰、气短和（或）喘息加重，痰量增多，脓性或黏液脓性痰，可伴有发热等。

2. 稳定期：咳嗽、咳痰和气短等症状稳定或症状轻微，病情基本恢复到急性加重前的状态。

【鉴别诊断】

慢阻肺应与支气管哮喘、支气管扩张症、充血性心力衰竭等相鉴别，尤其要注意与支气管哮喘进行鉴别。哮喘与慢阻肺都是慢性气道炎症性疾病，哮喘患者的气流受限具有显著的可逆性，疾病早期经治疗后可完全缓解。

应与慢阻肺急性加重期鉴别的疾病有：肺炎、急性充血性心力衰竭、气胸、胸腔积液、肺栓塞等，需结合各自临床特征进行鉴别。

【治疗】

（一）西医治疗

1. 慢阻肺稳定期的治疗

治疗目标：①减轻当前症状，包括缓解症状、改善运动耐力、改善健康状况；②降低未来风险，包括预防疾病进展、预防急性加重、减少病死率。

药物治疗：提倡优先选择吸入药物，坚持长期规律治疗，个体化治疗。常用药物包括支气管扩张剂、糖皮质激素，鼓励联合用药；其他如磷酸二酯酶抑制剂、祛痰药、抗氧化剂等可选择应用。

1）长效 β_2 受体激动剂（LABA）＋M 受体阻滞剂（LAMA）：①噻托溴铵/奥达特罗吸入喷雾剂，2.5μg/2.5μg，1 日 1 次，1 次 2 揿；②茚达特罗/格隆溴铵吸入粉雾剂用胶囊，110μg/50μg，1 日 1 次，1 次 1 吸。

不良反应：咽干、心悸、肌颤和低血钾等，妊娠早期妇女和患有青光眼或前列腺肥大的患者应慎用。

2）吸入性糖皮质激素（ICS）＋LABA：①布地奈德/福莫特罗粉雾剂，160μg/4.5μg，1 次 2 吸，1 日 2 次，或 320μg/9μg，1 次 1 吸，1 日 2 次；②沙美特罗/丙酸氟替卡松吸入粉雾剂，50μg/250μg 或 50μg/500μg，1 次 1 吸，1 日 2 次。

不良反应：少数患者出现口咽局部反应（如嘶哑、咽部不适和念珠菌感染等），吸药后应及时用清水含漱口咽部，选用干粉吸入剂等可缓解。

3）ICS＋LABA＋LAMA：布地格福吸入气雾剂，1 次 2 吸，1 日 2 次。

不良反应：由于本品含有布地奈德、格隆溴铵和福莫特罗，因此 3 种药物的相关不良反应在使用本品时都可能出现。

4）茶碱：二羟丙茶碱（喘定），1 次 0.2g，1 日 3 次。

不良反应：恶心、呕吐、心率增快、心律失常等。

5）抗氧化剂：N－乙酰半胱氨酸，1 次 0.6g，1 日 1～2 次。

不良反应：可引起咳呛、支气管痉挛、恶心、胃炎等不良反应，一般减量即可缓解。

2. 慢阻肺急性加重期的治疗

治疗目标：降低本次急性加重的不良影响，预防未来急性加重的发生。

（1）支持治疗：维持水电解质平衡、营养支持、低流量吸氧等。

（2）药物治疗：

1）支气管扩张剂：①短效 β_2 受体激动剂（SABA）：沙丁胺醇，1 次 2.5mg 或特布他林，1 次 5mg，1 日 3 次，雾化吸入。②M 受体阻滞剂（SAMA）：异丙托溴铵，1 次 500μg，1 日 3～4 次，雾化吸入。③两者的复方：如复方异丙托溴铵（含异丙托溴铵 500μg 和沙丁胺醇 2.5mg），1 次 2.5mL，1 日 3～4 次，雾化吸入，建议使用储雾罐或雾化器雾化吸入治疗。

不良反应：可引起心悸、手抖、肌颤、口干和低血钾，妊娠早期妇女和患有青光眼或前列腺肥大的患者慎用。

2）糖皮质激素：①布地奈德混悬液，1次2mg，1日3～4次，雾化吸入，疗程10～14天；②泼尼松，1次30～40mg，1日1次，疗程5～7天；③甲泼尼龙，1次20～40mg，1日1次，静脉滴注或推注，疗程3～5天，症状缓解后改为口服。

3）抗生素：可选用青霉素、头孢菌素、呼吸喹诺酮类抗生素，可口服或静脉应用5～7天。

4）其他对症药物：茶碱类药物（二羟丙茶碱、多索茶碱）、化痰药（盐酸氨溴索、羧甲司坦等）口服或静脉应用。

（二）中医治疗

慢阻肺属中医学中"肺胀""喘证"范畴，临床治疗分急性加重期和稳定期，急性加重期以清热化痰为主；稳定期宜益气健脾、温肾纳气。

1. 辨证论治

（1）急性加重期

1）痰热壅肺证

症状：咳嗽，喘息，痰浓、黄白干黏，舌质红、舌苔黄腻，脉滑数。

治法：清肺化痰，降逆平喘。

方药：麻杏石甘汤（《伤寒论》）合清气化痰丸（《中华人民共和国药典》）加减：麻黄6g，杏仁10g，生石膏20g，鱼腥草20g，黄芩10g，瓜蒌15g，胆南星10g，清半夏9g，枳实10g，陈皮9g，甘草6g。

中成药：清肺消炎丸、射麻口服液、黄龙咳喘胶囊、痰热清注射液。

2）外寒内饮证

症状：咳嗽，喘息气急，痰白、清稀有泡沫，舌苔白滑，脉弦紧。

治法：疏风散寒，温肺化饮。

方药：小青龙汤（《伤寒论》）加减：麻黄9g，桂枝9g，干姜6g，白芍9g，细辛3g，法半夏9g，五味子6g，杏仁9g，紫苏子9g，厚朴9g，炙甘草6g。

中成药：小青龙颗粒、寒喘祖帕颗粒、寒喘丸。

3）痰浊阻肺证

症状：咳嗽，喘息，痰多，痰白黏，口黏腻，舌苔白腻，脉滑。

治法：燥湿化痰，宣降肺气。

方药：二陈汤（《太平惠民和剂局方》）合三子养亲汤（《韩氏医通》）加减：清半夏9g，陈皮10g，茯苓10g，炒白芥子10g，紫苏子10g，莱菔子10g，甘草6g。

中成药：苏子降气丸、苓桂咳喘宁胶囊。

（2）稳定期

1）肺气虚证

症状：咳嗽，乏力，易感冒，舌质淡、苔白，脉沉细。

治法：补肺益气固卫。

方药：玉屏风散（《丹溪心法》）加减：黄芪 20g，白术 10g，防风 10g，紫菀 10g，杏仁 9g，紫苏子 9g，炙甘草 6g。

中成药：玉屏风颗粒。

2）肺脾气虚证

症状：咳嗽，喘息，纳呆，乏力，舌质淡、舌体胖大有齿痕、苔白。

治法：补肺健脾。

方药：六君子汤（《校注妇人良方》）加减：党参 15g，白术 10g，茯苓 10g，陈皮 10g，半夏 9g，紫苏子 10g，杏仁 10g，炙甘草 6g。

中成药：参苓白术散、六君子丸。

3）肺肾气虚证

症状：喘息，气短，动则加重，神疲，乏力，腰膝酸软，易感冒，舌质淡、苔白，脉细。

治法：补肾益肺，纳气定喘。

方药：平喘固本汤（经验方）：党参 15g，五味子 15g，核桃仁 20g，紫河车 3g（冲服），紫苏子 10g，款冬花 10g，陈皮 10g，半夏 9g，甘草 6g。

中成药：补肺活血胶囊、蛤蚧定喘丸。

2. 中医特色疗法

（1）单方验方：

1）鱼腥草 15g，金银花 15g，金荞麦根 15g，水煎服，1 日 1 剂，分 2 次服。用于急性加重期痰热重者。

2）紫河车 1 具，焙干研末，1 次 1.5g，1 日 2 次，饭后服，用于慢阻肺稳定期肺肾虚者。

（2）穴位贴敷：常用药物有细辛、白芥子、甘遂、延胡索等，贴敷穴位以肺俞、定喘、肾俞、天突、大椎、膻中等穴为主，可采用冬病夏治的方法。

（三）康复治疗

肺康复常用技术包括：耐力训练、阻力训练、上肢训练、下肢训练、呼吸肌锻炼、神经肌肉电刺激、身体柔韧性锻炼、呼吸方式训练、无创通气家庭氧疗等。

肺康复治疗方案要基于对患者实际情况的评估，评估包括内科常规评估、运动能力评估、生活质量评估、营养评估、心理评估等。具体内容包括：是否有吸氧的潜在需求；有无并发症，如心律失常、心肌缺血、骨骼肌肉的病变等。

为了保障慢阻肺患者能够安全有效地进行训练，在运动的同时可以给予支气管扩张剂、氧疗、助行器等辅助治疗来达到肺康复的目的。

【转诊建议】

有以下情况者，应及时考虑转诊。

1. 初始症状较重或经过处理后症状无明显缓解。

2. 症状突然加重，如突然出现的呼吸困难。

3. 有严重的并发症如充血性心力衰竭、肺性脑病或严重心律失常等。

【预防】

1. 减少危险因素暴露：戒烟，减少空气污染，减少生物燃料接触，改善厨房通风，减少职业粉尘和化学物质暴露。

2. 疫苗：接种流感疫苗和肺炎球菌疫苗可降低呼吸道感染的发病率，随之减少慢阻肺急性加重。

3. 稳定期药物治疗：药物治疗可减少 COPD 症状、急性加重发生频率和严重程度，提倡根据患者证候，选择中成药进行个性化治疗。

4. 稳定期非药物治疗：肺康复治疗可改善呼吸系统症状，提高生活质量，对于合并低氧血症的患者，长期氧疗可改善生存率。

第六节　支气管扩张症

支气管扩张症是一种常见的慢性呼吸系统疾病，是由各种原因导致的支气管树的病理性、永久性扩张，引发反复发作的感染和炎症，临床表现为咳嗽、咳痰，有时伴有咯血，后期可引起呼吸功能障碍和心脏受累。

【病因】

支气管扩张是一种异质性疾病，病因复杂，主要有发育缺陷、黏液清除功能障碍、免疫缺陷或损伤等。后天因素包括感染、气道阻塞、肺结构改变等，导致支气管壁的损伤，造成支气管牵拉性扩张。常分为囊性纤维化引起的支气管扩张和非囊性纤维化支气管扩张。

【临床表现】

支气管扩张早期，多数患者无明显症状；通常在呼吸道感染后出现，并随时间推移而逐渐加重。

1. 典型症状

大多数支气管扩张症患者有慢性咳嗽、咳大量脓痰和反复咯血等症状。

2. 查体

听诊闻及湿啰音是支气管扩张症的特征性表现，以肺底部最为多见，约三分之一的患者可闻及哮鸣音或粗大的干啰音。有些病例可见杵状指（趾），部分患者可出现发绀。晚期合并肺心病的患者可出现右心衰竭的体征。

【辅助检查】

1. 胸部 X 线：在疾病后期，呈现典型的卷发样或蜂窝状改变，有时可见肺段不张或肺叶不张，囊状支气管扩张可表现为多个小液平形成。

2. 胸部 CT：是支气管扩张症的主要诊断手段，主要表现为支气管内径大于其伴行动脉直径。可见支气管呈柱状及囊状改变，呈"双轨征"或"印戒征"，严重者表现为"蜂窝"状改变。

3. 实验室检查：

（1）血常规：血白细胞计数和中性粒细胞百分比升高，提示支气管扩张症患者存在急性细菌感染。

（2）痰培养：痰培养及药敏试验可帮助判断致病微生物，并对抗生素的选择具有指导意义。

【诊断要点】

1. 既往有下呼吸道感染性疾病的病史、误吸史、有害物质接触史等。

2. 典型症状：包括慢性咳嗽、大量脓性痰、反复咯血。

3. 胸部 CT 出现典型支气管扩张症的改变，是诊断该病的主要手段。

【临床分期】

支气管扩张症临床分期分为急性加重期和稳定期。

1. 急性加重期：患者呼吸道症状加重，表现为咳嗽、咳痰、气短和（或）喘息加重，痰量增多，脓性或黏液脓性痰，可伴有发热等。

2. 稳定期：患者咳嗽、咳痰和气短等症状稳定或轻微，病情基本恢复到急性加重前的状态。

【鉴别诊断】

支气管扩张症需要与慢阻肺、肺结核、肺脓肿、肺癌等鉴别。需要强调的是，典型的支气管扩张症患者肺功能检查出现不完全可逆气流受限时，不能诊断为慢阻肺。

【治疗】

（一）西医治疗

1. 支气管扩张症急性加重期的治疗

（1）评估病情的严重程度，胸部 CT 结果除外其他疾病。

（2）抗菌药物治疗：应考虑应用抗菌药物经验性治疗。有假单胞菌感染高危因素者，可选用 β - 内酰胺类抗生素（如头孢他啶、头孢吡肟等）、氨基糖苷类、喹诺酮类（环丙沙星或左旋氧氟沙星），可口服或静脉应用 14 天左右。

（3）咯血药物治疗：①少量咯血：卡巴克络，口服，1 次 10mg，1 日 3 次；维生素 K_4，口服，1 次 4mg，1 日 3 次。②大咯血：垂体后叶激素，5～10U 缓慢静脉注射，继之以 10～20U 加生理盐水稀释后静脉滴注［0.1U/（kg·h）］，出血停止后再继续使用 2～3 天以巩固疗效。③大量咯血不止：应紧急入院治疗，必要时应考虑转诊。

（4）其他对症药物：如支气管舒张剂（异丙托溴铵、非诺特罗等）、化痰药（盐酸氨溴索、羧甲司坦等）口服或静脉应用。

（5）支持治疗：维持水电解质平衡、营养支持等。

2. 支气管扩张症稳定期的治疗

治疗目标：①减轻当前症状，包括缓解症状、改善运动耐力、改善健康状况；②降低未来风险，包括预防疾病进展、预防急性加重、减少病死率。

药物治疗：坚持长期规律治疗，个体化治疗，鼓励排痰，体位引流。常用药物包括支气管扩张剂、祛痰剂，鼓励联合用药。

1）支气管扩张剂：异丙托溴铵，500μg，1 日 3～4 次，雾化吸入。

不良反应：头痛、恶心、口干，妊娠妇女和患有青光眼或前列腺肥大的患者慎用。

2）祛痰剂：①溴己新，口服，1 次 8～16mg，1 日 3 次；②氨溴索，口服，1 次 30mg，1 日 3 次。

不良反应：恶心，胃部不适。

3）抗氧化剂：N－乙酰半胱氨酸，1 次 0.3g，1 日 2 次，雾化吸入。

不良反应：呛咳、支气管痉挛等。

（二）中医治疗

支气管扩张症属于中医学中"肺络张""肺痈"等范畴，临床治疗分急性加重期和稳定期，急性加重期以清热化痰为主，兼顾扶正；稳定期以补脾益肺、益气养阴为主，兼祛痰行瘀。

1. 辨证论治

（1）急性加重期

1）痰热壅肺证

症状：咳嗽，痰黄质稠或有腥味，咯血或痰中带血、血色鲜红，胸闷，口渴，舌质红、苔黄腻，脉滑数。

治法：清热泻肺，解毒化痰。

方药：小陷胸汤（《伤寒论》）合苇茎汤（《备急千金要方》）加减：黄连 9g，半夏 9g，瓜蒌 15g，黄芩 9g，连翘 12g，浙贝母 12g，金荞麦 15g，鱼腥草 15g，桃仁 9g，薏苡仁 12g，冬瓜仁 12g，芦根 20g，三七粉 3g（冲服），甘草 6g。

中成药：竹沥胶囊、葶贝胶囊、痰热清注射液。

2）痰湿阻肺证

症状：咳嗽，痰多质黏或呈脓性，痰色白，胸闷，痞满，纳呆，食少，舌苔白腻，脉弦滑。

治法：燥湿化痰，理气止咳。

方药：半夏厚朴汤（《金匮要略》）合三子养亲汤（《韩氏医通》）加减：半夏 9g，厚朴 9g，茯苓 15g，陈皮 12g，莱菔子 9g，紫苏子 9g，白芥子 9g，浙贝母 9g，薏苡仁 9g，杏仁 9g，甘草 6g。

中成药：苏子降气丸、苓桂咳喘宁胶囊。

（2）稳定期

1）肺脾气虚证

症状：咳嗽，痰白质稀，气短，乏力，纳差，食少，腹胀，自汗，易感冒，舌体胖大，舌质淡、苔白腻，脉沉缓。

治法：补肺健脾，益气化痰。

方药：六君子汤（《校注妇人良方》）合三子养亲汤（《韩氏医通》）加减：党参 15g，白术 12g，茯苓 12g，陈皮 9g，半夏 9g，紫苏子 9g，白芥子 9g，莱菔子 9g，杏仁 9g，炙甘草 6g。

中成药：参苓白术散、六君子丸。

2）气阴两虚证

症状：干咳无痰或少痰、质黏难咳，口干，咽干，神疲，气短，乏力，自汗，盗汗，手足心热，舌体瘦小、苔花剥，脉细数。

治法：益气养阴，润肺化痰。

方药：生脉散（《内外伤辨惑论》）合百合固金汤（《医方集解》）加减：西洋参 6g，麦冬 12g，阿胶珠 9g（烊化），玄参 12g，五味子 9g，百合 15g，生地黄 12g，白芍 12g，黄芩 9g，百部 12g，地骨皮 12g，墨旱莲 12g，甘草 6g。

中成药：润肺膏、润肺止咳胶囊。

2. 中医特色疗法

（1）经验方：虎杖 20g，鱼腥草 20g，水煎服，1 日 1 剂，分 2 次服，用于痰热壅肺者。

（2）穴位贴敷：常用药物有肉桂、冰片等，贴敷穴位以涌泉穴为主，可以引火归原、敛咳止血。

（3）食疗：秋梨膏、百合银耳粥等，适用于气阴两虚证。

（三）康复治疗

物理治疗：目的是促进呼吸道分泌物排出，提高通气的有效性，维持或改善运动耐力。

（1）体位引流：依靠重力的作用促进某一肺叶或肺段中分泌物的引流，引流体位的选择，见表3-5。

（2）震动拍击：腕部屈曲，手呈碗形，在胸部拍打，易于将积聚的分泌物咳出，可配合体位引流。

（3）主动呼吸训练：包括呼吸控制、胸廓扩张运动和用力呼气、腹式呼吸训练、缩唇呼吸训练等，有助于分泌物的排出。

（4）气道湿化：包括清水雾化、雾化吸入盐水、雾化吸入特布他林等。

表3-5　引流体位的选择

病变部位		引流体位
肺叶	肺段	
右上	1	坐位
	2	左侧卧位，右前胸距床面45°
	3	仰卧，右侧后背垫高30°
左上	1，2	坐位，上身略向前，向右倾斜
	3	仰卧，左侧后背垫高30°
	4，5	仰卧，左侧后背垫高45°，臀部垫高或将床脚抬高
右中	4，5	仰卧，右侧后背垫高45°，臀部垫高或将床脚抬高
双肺	6	俯卧，腹部垫高，或将床脚抬高，也可取胸膝卧位
	8	仰卧，臀部垫高，或将床脚抬高
下叶	9	健侧卧位，健侧腰部垫高，或将床脚抬高
	10	俯卧，下腹垫高，或将床脚抬高，也可取胸膝卧位
	7（右）	斜仰卧位，左背距床面30°，抬高床脚

【转诊建议】

有以下情况者，应及时考虑转诊。

1. 初始症状较重或经过处理后症状无明显缓解，症状显著加剧者。

2. 并发大咯血。

3. 有严重的并发症如肺性脑病、慢性肺源性心脏病或严重心律失常。

【预防】

1. 疫苗：积极防治儿童时期下呼吸道感染，积极接种麻疹、百日咳疫苗，预防、治疗肺结核，均有助于预防支气管扩张症的发生。注射多价肺炎疫苗可减少急性加重。

2. 患者教育及管理：教导患者戒烟，使其了解支气管扩张的特征，尽早发现急性加重并及早就医，病因明确者应向其解释基础疾病及其治疗方法。此外还包括合理膳食，保持营养均衡摄入，提高免疫力。

第七节 慢性肺源性心脏病

慢性肺源性心脏病简称肺心病（chronic pulmonary heart disease），是肺组织、胸廓或肺动脉的慢性病变致肺循环阻力增加，引起右心室肥厚，最终发展为右心功能代偿不全的一种心脏病。早期心肺功能尚能代偿，晚期出现呼吸循环衰竭，并伴有多种并发症。

【病因】

凡导致肺血管阻力增加，肺动脉高压的因素最终均可引起慢性肺源性心脏病，按其原发病的部位不同可归纳为以下几类：

1. 支气管、肺疾病：慢支并发阻塞性肺气肿、肺结核、结节病等。

2. 胸廓运动障碍性疾病：严重的脊柱后凸、侧弯、强直性脊柱炎、胸膜广泛粘连、神经肌肉疾病等。

3. 肺血管病：原发性肺动脉高压、反复发生的肺小动脉栓塞、肺血管的血吸虫病等。

【临床表现】

1. 功能代偿期（包括缓解期）

患者动则心悸，呼吸困难，乏力和劳动耐力下降，并可有心前区疼痛和不同程度的发绀现象。

2. 功能失代偿期（急性加重期）

急性呼吸道感染为常发诱因，表现为肺、心功能衰竭。呼吸衰竭表现为明显发绀、气急、胸闷、烦躁；咳大量白黏痰或黄绿脓痰等。病变进一步发展，可出现头痛、烦躁不安、恶心呕吐、语言障碍等精神神经症状，重者可出现昏迷。心力衰竭以右心室衰竭为主，表现为心悸，呼吸困难，发绀，颈静脉怒张，肝大且压痛明显，肝颈静脉回流征阳性，并出现下肢浮肿及腹水。

3. 急性加重期常见并发症

肺、心功能不全除可引起肺性脑病外，还可导致严重酸碱失衡、电解质紊乱、消化道出血、肝功能受损、肾功能衰竭、心律失常、休克、弥散性血管内凝血（DIC）等。

【辅助检查】

1. 胸部 X 线：具有以下①～④项中的 1 项即可提示，2 项或以上者可以诊断，符合⑤则可直接诊断：①右肺下动脉干扩张：横径≥15mm，或右肺下动脉横径与气管横径比值≥1.07，或经动态观察较原右肺下动脉干增宽2mm以上。②肺动脉段中度凸出或其高度≥3mm。③中心肺动脉扩张和外围分支纤细，两者形成鲜明对比。④圆锥部显著凸出（右前斜45°）或"锥高"≥7mm。⑤右心室增大（结合不同体位判断）。

2. 心电图：具有1条主要条件即可诊断，2条次要条件为可疑肺心病的心电图表现。主要条件：①额面平均电轴≥+90°；②V1R/S≥1；③重度顺钟向转位（V5R/S≤1）；④RV1+SV5≥1.05mV；⑤aVR中R/S或R/Q≥1；⑥V1～V3呈QS、Qr或qr（需除外心肌梗死）；⑦肺型P波：P电压≥0.22mV，或电压≥0.2mV呈尖峰型，结合P电轴＞+80°；或当低电压时P电压＞1/2R，呈尖峰型，结合电轴＞+80°。次要条件：①肢导联低电压；②右束支传导阻滞（不完全性或完全性）。

3. 其他检查：心脏超声、动脉血气分析等可辅助诊断。

【诊断要点】

1. 主要根据慢性肺、胸疾病病史、体征，脉动脉高压、右心室肥厚，配合X线、心电图等检查而确定。如伴有肺、心功能不全则容易确诊。

2. 如有较长的慢性支气管炎、支气管哮喘等病史，显著的肺气肿临床表现，体检发现剑突下收缩期搏动，肺动脉瓣区第二心音亢进，三尖瓣区心音较心尖部明显增强或出现收缩期杂音，均提示肺动脉高压或右心室肥厚，可作出早期诊断。

【鉴别诊断】

1. 冠心病：本病和冠心病均多见于中、老年，可见心悸、呼吸困难、心脏扩大、心律失常和心力衰竭。但肺心病无典型心绞痛或心肌梗死的临床表现，且有慢性支气管炎、哮喘、肺气肿等病史及临床表现；心电图中ST-T波改变多不明显，虽有类似于陈旧性心肌梗死图形的QS波，但多发生于肺心病急性加重期和明显右心衰竭时，随着病情好转，这些图形可很快消失。

2. 原发性充血性心肌病：多为全心扩大，无慢性咳嗽、哮喘、咳痰病史，无肺气肿和肺动脉高压，心电图无电轴右偏和顺钟向转位，以心肌损害表现为主。

3. 风心病：一般通过详细询问有关慢性肺、胸疾患和病史，有肺气肿和右心室肥大的体征，结合X线、心电图、心脏超声等表现，动脉血氧饱和度显著降低，二氧化碳分压（$PaCO_2$）高于正常等，可资鉴别。

此外，本病肺性脑病昏迷时，尚需与肝昏迷、尿毒症昏迷、中风昏迷等相鉴别。

【治疗】

(一) 西医治疗

1. 控制呼吸道感染

原则上应及时、足量、联合、静脉给抗生素。一般首选青霉素类、头孢菌素类或喹诺酮类，并及早做痰培养及药敏试验，观察治疗效果，及时调整抗生素。疗程一般不少于 2 周。

2. 控制呼吸衰竭

宜采取综合措施，包括缓解支气管痉挛、清除痰液、氧疗、应用呼吸兴奋剂等；必要时行呼吸机支持治疗；肺性脑病还应同时加用脱水剂、镇静剂等。

3. 控制心力衰竭

首选利尿药如氢氯噻嗪（双氢克尿噻）、氨苯蝶啶、呋塞米或依他尼酸钠（利尿酸钠），无效时选用快速洋地黄，顽固性心力衰竭同时应用强心、利尿及血管扩张剂如酚妥拉明。

4. 应用肾上腺皮质激素

须在有效控制感染的情况下应用，对早期呼吸衰竭和心力衰竭有一定疗效。常用氢化可的松 100～300mg 或甲泼尼龙 20～40mg 加入 5% 葡萄糖液 250mL 中静脉滴注，1 日 1 次。病情缓解后 2～3 天停药。有消化道出血者应慎用。

5. 其他对症药物

支气管舒张剂如沙丁胺醇、异丙托溴铵、茶碱等，化痰药如盐酸氨溴索、羧甲司坦等，口服或静脉应用，保持电解质和酸碱平衡稳定。

（二）中医治疗

1. 辨证论治

（1）痰饮停肺证

症状：咳喘气短，遇寒加剧，胸痛憋气，白痰清稀或呈泡沫状，或恶寒发热，无汗或有汗，鼻塞流涕，肢体酸楚，苔薄白，脉浮紧或脉滑。

治法：宣肺化饮，祛痰平喘。

方药：小青龙汤（《伤寒论》）加减：炙麻黄 9g，桂枝 12g，白芍 12g，细辛 6g，干姜 9g，法半夏 9g，生甘草 6g，五味子 10g，瓜蒌 15g，杏仁 12g。

中成药：橘红痰咳膏。

（2）痰热壅肺证

症状：咳喘气短，痰多黄稠，或有血丝，胸憋闷不能平卧，尿少，口唇紫绀，舌质紫绛、苔黄，脉滑数或弦滑数。

治法：清热化痰，宣肺平喘。

方药：清金化痰汤（《医学统旨》）加减：胆南星 12g，瓜蒌仁 15g，枳实 12g，杏仁 12g，浙贝母 15g，紫苏子 12g，陈皮 6g，桑白皮 15g，栀子 12g，射干 12g，黄芩 15g，桃仁 12g，赤芍 12g。

中成药：双黄连口服液、川贝枇杷膏。

（3）痰瘀阻肺证

症状：咳嗽气喘，不能平卧，胸闷痛，吐痰量多色白或灰，面色紫暗，唇甲紫暗，舌质紫暗、舌下脉络迂曲增粗、苔腻，脉弦滑或弦涩。

治法：化痰祛瘀，宣肺平喘。

方药：葶苈大枣泻肺汤（《金匮要略》）合桂枝茯苓丸（《金匮要略》）加减：葶苈子20g，大枣6枚，桂枝10g，茯苓20g，牡丹皮10g，桃仁10g，赤芍10g，紫苏子10g，莱菔子10g，白芥子6g。

中成药：丹参注射液。

（4）阳虚水泛证

症状：浮肿，下肢尤甚，按之凹陷，心悸心慌，咳而气短动则喘甚，喘不能卧，尿少肢冷，面色晦暗，口唇紫绀，舌质淡胖或紫暗、苔白或白滑腻，脉沉涩无力。

治法：温阳利水，活血平喘。

方药：真武汤（《伤寒论》）合春泽汤（《医方集解》）加减：制附子15g（先煎），桂枝15g，白术15g，茯苓皮30g，干姜10g，丹参18g，红花12g，益母草15g。

（5）痰蒙神窍证

症状：嗜睡昏迷，或躁动不安、谵语秽语，喉中痰鸣，便秘腹胀，口唇指甲青紫，舌质紫暗、苔腻，脉滑数。

治法：涤痰开窍，醒神通腑。

方药：涤痰汤（《济生方》）加减送服苏合香丸（《太平惠民和剂局方》）：法半夏9g，天南星12g，陈皮10g，枳实12g，厚朴12g，茯苓15g，生大黄9g，石菖蒲12g，天竺黄12g。

中成药：清开灵注射液、猴枣牛黄散。

（6）气阴两竭证

症状：气喘咳嗽日久，呼吸微弱，间断难续，痰少而黏，或见心悸神萎，汗出如油，口干，颧红，舌体瘦、光红无苔或少苔，脉细微而数、或散或疕。

治法：益气救阴。

方药：生脉散（《内外伤辨惑论》）合补肺汤（《永类钤方》）加减：人参15g，麦冬15g，五味子10g，山茱萸15g，黄芪30g，桑白皮15g，熟地黄15g。

中成药：生脉注射液。

（7）阳气欲脱证

症状：喘促剧甚，张口抬肩，鼻翼翕动，面色晦暗，大汗出，肢冷，舌淡、苔薄，脉沉虚数或微细欲绝。

治法：益气固脱，回阳救逆。

方药：参附龙牡汤（《世医得效方》）加减：人参30g，制附子15g（先煎），煅龙骨30g（先煎），煅牡蛎30g（先煎），炙甘草5g。

中成药：参附注射液。

（8）肺肾气虚证

症状：胸闷气短，语声低怯，动则气喘咳嗽，痰白如沫，咳吐不利，或见面色晦暗，心慌，形寒汗出，腰膝酸软，食少乏力，舌淡、苔薄，脉沉细无力。

治法：补益肺肾，降气平喘。

方药：平喘固本汤（《中医内科学》引南京中医学院附院经验方）合皱肺丸（《圣济总录》）加减：党参15g，五味子6g，冬虫夏草2条，核桃仁15g，沉香6g，磁石15g（先煎），紫苏子10g，款冬花12g，制半夏9g，橘红10g，五灵脂10g（包煎），柏子仁12g。

中成药：补肺丸。

2. 中医特色疗法

气功配合用药防治：宜选静功，采取腹式深呼吸，以内养功或放松功为佳，并配合中药内服。

【转诊建议】

1. 初始症状较重或经过处理后症状无明显缓解，症状显著加剧者。

2. 严重感染难以控制者。

3. 有严重的并发症如肺性脑病、多器官衰竭、消化道出血等。

【预防】

1. 积极预防呼吸道感染的发生，可酌情服用玉屏风散、艾灸足三里等。

2. 积极治疗慢性支气管炎、支气管哮喘、支气管扩张、肺结核等疾患，以阻止肺组织的进一步损害。

3. 改善环境卫生及防烟防尘，减少各类诱发因素。

4. 注意休息，慎防劳累太过，居室应安静、清洁、舒适，既要保暖，又要保持空气流通，注意个人卫生。

5. 开展呼吸功能锻炼，如做呼吸保健操等，做膈式呼吸和缩唇呼吸以改善肺通气等。

第四章 心血管科

第一节 高血压

高血压是在未使用降压药物的情况下，非同日 3 次测量诊室血压，收缩压 ≥ 140mmHg 和（或）舒张压 ≥90mmHg。收缩压 ≥140mmHg 和舒张压 <90mmHg 为单纯收缩期高血压。患者既往有高血压史，目前正在使用降压药物，血压虽低于 140/90mmHg，仍应诊断高血压。

【病因】

高钠、低钾膳食、超重、肥胖、过量饮酒和长期精神紧张是我国人群重要的高血压发病危险因素。其中高钠、低钾膳食及超重与高血压关系最大，年龄、高血压家族史、缺乏体力活动、糖尿病、血脂异常等也与高血压发病有关。

【临床表现】

1. 病史

了解患者有无高血压或其他心脑血管疾病家族史；初次诊断为高血压的时间、血压最高水平；既往是否服用降压药，以及服药的种类、剂量、血压控制水平等。

2. 临床症状

部分患者可存在头晕、头痛、恶心、颈项强直等非特异性症状。询问患者是否存在可疑继发性高血压的症状，如夜尿增加、乏力、发作性软瘫等原发性醛固酮增多症症状；满月脸、水牛背、向心性肥胖等皮质醇增多症症状；阵发性头晕、心悸、多汗等嗜铬细胞瘤症状；打鼾伴有呼吸暂停等睡眠呼吸暂停症状。

3. 查体

测量血压、脉率、身体质量指数（BMI）、腰围及臀围；观察有无满月脸、突眼征或下肢水肿；听诊颈动脉、胸主动脉、腹部动脉和股动脉有无杂音。

【诊断要点】

1. 确立高血压诊断，按血压水平分类：根据血压升高水平，进一步将高血压分为

1、2 和 3 级。血压水平分类和定义，见表 4 - 1。

表 4 - 1　血压水平分类和定义（单位：mmHg）

分类	收缩压		舒张压
正常血压	<120	和（或）	<80
正常高值	120～139	和（或）	80～89
高血压	≥140	和（或）	≥90
1 级高血压（轻度）	140～159	和（或）	90～99
2 级高血压（中度）	160～179	和（或）	100～109
3 级高血压（重度）	≥180	和（或）	≥110
单纯收缩期高血压	≥140	和	<90

注：当收缩压和舒张压分属于不同级别时，以较高的分级为准。

2. 按心血管风险水平分层：高血压患者的预后与血压水平、合并的心血管危险因素及靶器官损害程度相关，见表 4 - 2。应积极了解心脑血管危险因素、靶器官损害及相关临床情况，从而做出高血压病因的鉴别诊断和综合评估患者的心脑血管疾病风险程度，指导诊断与治疗。高血压患者心血管风险水平分层，见表 4 - 3。

表 4 - 2　影响高血压患者心血管预后的重要因素

心血管危险因素	靶器官损害	伴发临床疾病
高血压（1～3 级）。 男性 >55 岁；女性 >65 岁 吸烟或被动吸烟。 糖耐量受损和（或）空腹血糖异常。 血脂异常。 早发心血管病家族史。 一级亲属发病年龄 <50 岁。 腹型肥胖。 腰围：男性 ≥90cm，女性 ≥85cm 或 BMI ≥28kg/m²	左心室肥厚。 血清肌酐浓度轻度升高：男性 115～133μmol/L，女性 107～124μmol/L。 eGFR 降低：eGFR30～59mL/（min·1.73m²）。 颈动脉 IMT ≥0.9mm 或动脉粥样硬化斑块。 微量白蛋白尿	脑血管病：脑出血、缺血性脑卒中、短暂性脑缺血发作。 心脏疾病：心肌梗死、心绞痛、冠状动脉血运重建、慢性心力衰竭、心房颤动。 糖尿病。 肾脏疾病。 糖尿病肾病：血清肌酐浓度升高，男性 ≥133μmol/L，女性 ≥124μmol/L。 肾功能受损：eGFR < 30 mL/（min·1.73m²）。 蛋白尿 ≥300mg/24h。 视网膜病变：出血或渗出，视盘水肿

注：eGFR：估算的肾小球滤过率；IMT：内膜中层厚度。

表 4 - 3　高血压患者心血管风险水平分层

其他危险因素和病史	高血压		
	1 级	2 级	3 级
无	—	低危	中危
1～2 个其他危险因素	低危	中危	中/高危
≥3 个其他危险因素或靶器官损害	中/高危	高危	高危
临床并发症或合并糖尿病	高/很高危	很高危	很高危

【治疗】

（一）西医治疗

高血压治疗的根本目标是控制高血压，降低高血压的心、脑、肾与血管并发症发生和死亡的风险。应根据高血压患者的血压水平和总体风险水平，决定给予改善生活方式和降压药物的时机与强度；同时干预检出的其他危险因素、靶器官损害和并存的临床疾病。

1. 血压控制目标值

目前一般主张血压控制目标值应 <140/90mmHg。特殊人群主要包括老年人和有并发症的患者，应根据患者并发症的严重程度，对治疗的耐受性及坚持治疗的可能性进行评估，综合决定患者的降压目标（表4-4）。

表4-4 特殊人群降压目标值

特殊人群	目标值
老年高血压	—
65~79岁	<150/90mmHg，如能耐受，可降至 <140/90mmHg
≥80岁	<150/90mmHg
高血压合并冠心病	<140/90mmHg，如能耐受，可降至 <130/80mmHg
高血压合并心力衰竭	<130/80mmHg
高血压合并肾脏疾病	—
无白蛋白尿	<140/90mmHg
有白蛋白尿	<130/80mmHg
高血压合并糖尿病	<130/80mmHg

注：注意舒张压不宜降得过低。

2. 改善生活方式

包括减少钠盐摄入、增加钾摄入、合理膳食、控制体重、不吸烟、限制饮酒、增加运动、减轻精神压力、保持心理平衡和良好睡眠。

3. 药物治疗

（1）药物治疗时机：降压药物治疗的时机取决于心血管风险评估水平，在改善生活方式的基础上，血压仍超过140/90mmHg的患者应给予药物治疗。高危和很高危的患者，应及时启动降压药物治疗，并对并存的危险因素和合并的临床疾病进行综合治疗；中危患者，可观察数周，评估靶器官损害情况，改善生活方式，如血压仍不达标，则应开始药物治疗；低危患者，则可对患者进行1~3个月的观察，密切随诊，尽可能进行诊室外血压监测，评估靶器官损害情况，改善生活方式，如血压仍不达标可开始降压药物治疗。

（2）药物治疗原则：

1）起始剂量：一般患者采用常规剂量，老年人及高龄老年人初始治疗时通常应采用较小有效治疗剂量；根据需要，可逐渐增加剂量。

2）长效降压药物：优先选用长效降压药物，有效控制 24 小时血压，并有效预防心脑血管并发症。如使用中、短效制剂，需 1 日 2 ~ 3 次给药，达到平稳控制血压的目标。

3）联合治疗：对收缩压≥160mmHg 和（或）舒张压≥100mmHg，收缩压高于目标血压 20mmHg 和（或）舒张压高于目标血压值 10mmHg 或高危及以上患者，或单药治疗 2 ~ 4 周后未达标的高血压患者应联合降压治疗，包括自由联合或单片复方制剂。对收缩压≥140mmHg 和（或）舒张压≥90mmHg 的患者，也可起始小剂量联合治疗。

4）个体化治疗：根据患者并发症的不同和药物疗效及耐受性，以及患者个人意愿或长期承受能力，选择适合患者个体的降压药物。

（3）常用降压药物：常用降压药物包括钙通道阻滞剂（CCB）、血管紧张素转化酶抑制剂（ACEI）、血管紧张素受体拮抗剂（ARB）、利尿剂和 β 受体阻滞剂五类（表4 – 5），以及由上述药物组成的固定配比复方制剂。五大类降压药物均可作为初始和维持用药的选择，建议根据特殊人群的类型、并发症，选择针对性药物个体化治疗。

表4 – 5 常用降压药物名称、剂量、用法、不良反应及禁忌证

药物种类	名称	剂量（mg/d）	不良反应	禁忌证	
				绝对	相对
二氢吡啶类 CCB	硝苯地平	10 ~ 30	踝部水肿；头痛；面部潮红	无	快速性心律失常
	氨氯地平	2.5 ~ 10			
	左旋氨氯地平	2.5 ~ 5			
	非洛地平	2.5 ~ 10			
	尼群地平	20 ~ 60			
非二氢吡啶类 CCB	维拉帕米	80 ~ 480	心功能抑制；房室传导阻滞	心力衰竭；二、三度房室传导阻滞	
	地尔硫䓬	90 ~ 360			
噻嗪类利尿剂	氢氯噻嗪	6.25 ~ 25	血钾降低；血钠降低；血尿酸增高	痛风	妊娠
	吲达帕胺	0.625 ~ 2.5			
袢利尿剂	呋塞米	20 ~ 80	血钾降低		
	托拉塞米	5 ~ 10			
醛固酮受体拮抗剂	螺内酯	20 ~ 60	血钾增高；男性乳房发育	高血钾；肾衰竭	

药物种类	名称	剂量（mg/d）	不良反应	禁忌证	
				绝对	相对
β受体阻滞剂	比索洛尔	2.5～10	支气管痉挛；缓慢性心律失常	哮喘；二、三度房室传导阻滞	慢性阻塞性肺疾病；周围血管病；糖耐量减低；运动员
	美托洛尔平片	50～100			
	阿替洛尔	12.5～50			
	普萘洛尔	20～90			
	倍他洛尔	5～20			
α、β受体阻滞剂	拉贝洛尔	200～600	直立性低血压；支气管痉挛	直立性低血压	
	卡维地洛	12.5～50			
	阿罗洛尔	10～20			
ACEI	卡托普利	25～300	咳嗽；血钾增高；血管神经性水肿	妊娠；高血钾；双侧肾动脉狭窄	
	依那普利	2.5～40			
ARB	氯沙坦	25～100	血钾增高；血管神经性水肿（罕见）	妊娠；高血钾；双侧肾动脉狭窄	
	缬沙坦	80～160			
	厄贝沙坦	150～300			
	替米沙坦	20～80			
	奥美沙坦	20～40			

4. 高血压急症和亚急症的急诊处置

具体参见"第一章　第十二节　高血压急症"。

（二）中医治疗

高血压属于中医学中"眩晕""头痛"等范畴，与情志失调、饮食不节、久病过劳、年迈体虚等因素有关，与肝、脾、肾三脏关系密切。

1. 辨证论治

（1）肝阳上亢证

症状：眩晕耳鸣，头痛，头胀，劳累及情绪激动后加重，目赤，口苦，失眠多梦，急躁易怒，舌红、苔薄黄，脉弦数有力。

治法：平肝潜阳，补益肝肾。

方药：天麻钩藤饮（《中医内科杂病证治新义》）加减：天麻9g，钩藤12g（后下），石决明18g（先煎），牛膝12g，杜仲9g，桑寄生9g，黄芩9g，栀子9g，茯神9g，首乌藤9g，益母草9g。

中成药：天麻钩藤颗粒、清肝降压胶囊、松龄血脉康胶囊。

（2）痰饮内停证

症状：眩晕，头重如裹，胸脘痞闷，下肢酸软无力或轻度水肿，按之凹陷，小便不利，大便或溏或秘，舌淡、苔白腻，脉濡滑。

治法：化痰息风，健脾祛湿。

方药：半夏白术天麻汤（《医学心悟》）加减：清半夏9g，白术12g，天麻10g，陈皮10g，茯苓10g，甘草6g，钩藤12g（后下），珍珠母25g（先煎），郁金10g。

中成药：半夏天麻丸。

（3）瘀血内阻证

症状：头痛如刺，痛有定处，胸闷心悸，手足麻木，夜间尤甚，口干，唇色紫暗，舌质紫暗、有瘀点、舌下脉络曲张，脉弦涩。

治法：活血化瘀，行气止痛。

方药：血府逐瘀汤（《医林改错》）加减：桃仁10g，红花10g，川芎10g，生地黄15g，柴胡10g，桔梗10g，赤芍12g，当归12g，牛膝9g，甘草6g。

中成药：养血清脑颗粒、银杏叶滴丸。

（4）肾阴亏虚证

症状：头晕，眼干，五心烦热，口燥咽干，耳鸣，神疲乏力，腰膝酸软无力，遗精，舌质红、少苔，脉细数。

治法：滋补肝肾，养阴填精。

方药：六味地黄丸（《小儿药证直诀》）加减：熟地黄15g，山茱萸10g，山药10g，牡丹皮10g，茯苓15g，泽泻10g，天麻10g，钩藤12g（后下）。

中成药：六味地黄丸、杞菊地黄丸。

2. 中医特色疗法

太极拳、八段锦和气功等传统运动疗法具有降压效果。太极拳可促进脏腑的气血循环，改善脏腑功能；八段锦动作简单，可改善高血压患者的血压水平、临床症状及生活质量；气功可调节经络及脏腑器官功能，促进气血运行。

【转诊建议】

（1）初诊高血压转出条件

1）合并严重的临床情况或靶器官损害需进一步评估治疗。

2）怀疑继发性高血压患者。

3）妊娠和哺乳期妇女。

4）高血压急症及亚急症。

（2）随诊高血压转出条件

1）难治性高血压。

2）随访过程中出现新的严重临床疾患或原有疾病加重。

3）患者服降压药后出现不能解释或难以处理的不良反应。

4）高血压伴发多重危险因素或靶器官损害而处理困难者。

【疾病管理】

对原发性高血压患者，每年要提供至少 4 次面对面随访。随访目的是评估心血管病发病风险、靶器官损害及并存的临床情况，是确定高血压治疗策略的基础。同时，对所有患者及家属进行有针对性的健康教育，并贯穿管理始终，内容包括对疾病的认识、饮食指导、运动指导、心理支持、血压自我监测等，与患者一起制定生活方式改进目标，并在下一次随访时评估进展。

第二节　冠状动脉粥样硬化性心脏病

冠状动脉粥样硬化性心脏病简称冠心病，是一种冠状动脉发生粥样硬化引起管腔狭窄或闭塞，导致心肌缺血缺氧或坏死而引起的心脏病。冠心病根据发病特点及治疗原则不同分为慢性冠状动脉疾病（chronic coronary artery disease，CAD）及急性冠脉综合征（acute coronary syndrome，ACS）。

【病因】

1. 长期危险因素：本病主要由冠状动脉粥样硬化所致，发展过程受到以下危险因素的影响：高龄、男性、血脂异常、高血压、吸烟史、糖尿病及糖耐量异常、肥胖、家族史（一级亲属男性 <55 岁、女性 <65 岁发生疾病考虑存在早发冠心病家族史）。

2. 急性诱因：劳力、情绪激动、饱食、受寒等因素使心脏负荷增加，心率增快、心肌张力和心肌收缩力增加致心肌氧耗量增加而冠状动脉供血不足，从而诱发心绞痛症状，若心肌持续供血不足则可造成心肌梗死。

【临床表现】

1. 症状

不同类型的冠心病均可以发作性胸痛为主要的临床表现，其中心绞痛与心肌梗死疼痛的特点存在差异（表 4 - 6）。

表 4 - 6　不同类型冠心病胸痛的特点

	心绞痛	心肌梗死
部位	胸骨体之后，可波及心前区，手掌大小范围，甚至横贯前胸，界限不清，常放射至左肩、左臂内侧，或至颈、咽或下颌部	
诱因	劳累、情绪激动、饱餐、天气寒冷，疼痛多发生于劳累或激动的当时，而不是劳累之后	

续　表

	心绞痛	心肌梗死
性质	胸痛常为压迫紧缩或胸口沉重感、胸骨后烧灼感等，但不像针刺样锐痛	胸骨后或心前区剧烈的压榨性疼痛，常伴有恶心呕吐、大汗和呼吸困难，部分患者可发生晕厥
持续时间	约 3～5min	多超过 10～20min
缓解因素	含服硝酸甘油可缓解	含服硝酸甘油不可缓解

2. 体征

建议采用 Killip 分级法评估心功能（表4-7）。还应注意患者生命体征是否稳定，有无皮肤湿冷、面色苍白、烦躁不安、颈静脉怒张等；听诊有无肺部啰音、心律不齐、奔马律和心脏杂音；评估神经系统体征等有助于判断是否为心肌梗死及病情的严重程度。

表 4-7　Killip 心功能分级法

分级	症状与体征
Ⅰ级	无明显心功能不全
Ⅱ级	轻至中度心力衰竭，肺啰音出现范围小于两肺野的 50%，可出现第三心音奔马律、持续性窦性心动过速或其他心律失常，静脉压升高
Ⅲ级	重度心力衰竭，出现急性肺水肿，肺啰音出现范围大于两肺野的 50%
Ⅳ级	出现心源性休克，收缩压小于 90mmHg，尿量少于每小时 20mL，皮肤湿冷，发绀，呼吸加速，脉率大于 100 次/分

【辅助检查】

1. 心电图：静息时心电图可正常或有陈旧性心肌梗死的改变（病理性 Q 波或 QS 波等）、非特异性 ST-T 段异常。有时出现房室或束支传导阻滞或室性、房性期前收缩等心律失常。发作时心电图改变，见表4-8。对有持续性胸痛症状但首份心电图不能明确诊断的患者，需在 30 分钟内复查心电图；对症状发生变化的患者随时复查心电图，未见 ST 段抬高患者不能除外心肌梗死。

表 4-8　发作时心电图的不同改变

心电图	慢性冠状动脉疾病	急性冠脉综合征		
	稳定性心绞痛	不稳定性心绞痛	NSTEMI	STEMI
特征变化	发作时可出现一过性 ST 段压低，T 波倒置，恢复后缓解	ST 段下移，一过性 ST 段抬高及 T 波改变		ST 段弓背向上型抬高，常伴对应导联镜像性 ST 段压低
其他变化	平时 T 波持续倒置者发作时可变为直立	伴或不伴病理性 Q 波、R 波减低		

注：STEMI：ST 段抬高型心肌梗死；NSTEMI：非 ST 段抬高型心肌梗死。

2. 风险因素相关检查：高血压、血脂异常、肥胖、糖尿病等为冠心病的危险因素，怀疑冠心病的患者可进行相关检查以便综合治疗。服用他汀类药物控制血脂者可完善肝功能检查，疑似心肌病者行肌酸激酶检查，疑似存在甲状腺疾病者测定甲状腺功能。

3. 诊断相关检查：①血清心肌损伤标志物包括心肌肌钙蛋白 I 或 T、肌红蛋白、肌酸激酶及同工酶，心肌梗死可见升高，可用于诊断心肌梗死。②凝血功能如凝血酶原时间、活化部分凝血活酶时间、凝血酶时间、纤维蛋白原可辅助判断是否存在血栓形成。③D－二聚体升高可用于鉴别肺栓塞与心绞痛。

4. 治疗及预后相关检查：①疑似心力衰竭的患者应考虑行 BNP 或 NT－proBNP 检查。②胸部 X 线检查有助于了解其他心肺疾病的情况，如有无心脏增大、充血性心力衰竭等。③超声心动图：有助于鉴别诊断及危险分层。

【诊断要点】

1. 症状：伴有持续或不持续的缺血性胸痛；部分患者症状不典型，可表现为牙痛、咽部挛缩感、胸闷、背痛、胃痛等。

2. 心电图：存在冠心病危险因素者，患者心绞痛发作症状典型或不典型均应完善心电图检查。心电图可见 ST－T 改变（ST 段压低或 T 波低平、倒置）或病理性 Q 波，稳定性冠心病患者症状消失后以上心电图改变可能消失。

3. 心肌损伤标志物：不同心肌损伤标志物的升高周期不同，应充分结合多项标志物及症状发作时间诊断，心力衰竭、心肌炎、肾功能不全等多种因素可引起心肌损伤标志物升高，因此应充分结合病史及相关实验室检查进行判读。

4. 冠状动脉造影检查：高度怀疑急性冠脉综合征者，应及时转诊行冠脉造影检查。

【鉴别诊断】

1. 冠心病的非特异症状：冠心病的不典型表现包括牙痛、咽喉部发紧或疼痛、颈项痛、肩胛痛、腹痛、上臂放射痛等，若患者存在以上症状应及时完善心电图检查避免漏诊。

2. 消化性溃疡：消化性溃疡可有胸部或上腹部疼痛，有时向后背放射，可伴晕厥、呕血或黑便。

3. 肺动脉栓塞：胸痛伴有呼吸困难、咳嗽等表现，实验室检查见低氧血症及 D－二聚体升高者应警惕肺栓塞。

4. 气胸：存在胸部外伤、剧烈运动、剧烈咳嗽、提重物等病史，以突发性胸痛、呼吸困难、刺激性干咳为症状者应警惕气胸。

5. 主动脉夹层：突然发生的、向背部放射的严重撕裂样疼痛伴有呼吸困难或晕厥，可无典型的 STEMI 心电图变化，应警惕主动脉夹层。

6. 其他：肋间神经痛、反流性食管炎等食管疾病、膈疝、肠道疾病、颈椎病等也可引起胸痛，但这些疾病均不会出现心电图特征性改变和演变过程。

【治疗】

（一）西医治疗

西医治疗根据慢性冠状动脉疾病与急性冠脉综合征不同而划分转诊的急切程度。急性冠脉综合征稳定后的患者长期管理应参考慢性冠状动脉疾病治疗。

1. 慢性冠状动脉疾病

（1）治疗原则：主要在于预防新的动脉粥样硬化的发生发展和治疗已存在的动脉粥样硬化病变，抗血小板药、β受体阻滞剂、血管紧张素转换酶抑制剂（ACEI）/血管紧张素Ⅱ受体拮抗剂（ARB）、他汀类药物是其中具有改善预后功能的药物。

（2）改善供血治疗：

1）硝酸酯类：舌下含服或喷吸硝酸甘油，可用于心绞痛急性发作时，也可在运动前数分钟预防使用。口服长效硝酸酯类药物，降低心绞痛发作的频率和程度。每天用药时应给予足够的间隔（8～10小时），以减少耐药性的发生。

2）β受体阻滞剂：只要无禁忌证，可作为初始治疗药物，应用β受体阻滞剂治疗期间心率宜控制在55～60次/分。

3）钙通道阻滞剂（CCB）：适用于伴有高血压的冠心病患者，但因其具有负性肌力作用，慎用于冠心病合并心力衰竭及低血压者。

4）其他药物：①曲美他嗪：能改善心肌对缺血的耐受性，可作为二线用药。②尼可地尔：可扩张冠状动脉血管，长期使用还可稳定冠状动脉斑块。③伊伐布雷定：具有减慢心率的作用，对血压无影响，不能耐受β受体阻滞剂或β受体阻滞剂效果不佳时可选用。（表4-9）

（3）改善预后治疗：此类药物可改善预后，预防心肌梗死、死亡等不良心血管事件的发生。

1）抗血小板药物：包括阿司匹林及$P2Y_{12}$受体抑制剂（氯吡格雷、替格瑞洛）。如无禁忌证推荐所有患者长期服用阿司匹林。罹患急性冠脉综合征后应在阿司匹林基础上联合应用一种$P2Y_{12}$受体抑制剂至少12个月。

2）调脂药物：如无禁忌，首选起始剂量中等强度的他汀类调脂药物。推荐以低密度脂蛋白胆固醇（LDL-C）为首要干预靶点，目标值LDL-C<1.8mmol/L。

3）β受体阻滞剂：对心肌梗死后患者，β受体阻滞剂能显著降低30%死亡和再发梗死风险。

4）ACEI或ARB：可调节肾素-血管紧张素系统从而起到保护作用。对冠心病患者，尤其是合并高血压、左室射血分数（LVEF）≤40%、糖尿病或慢性肾病的高危患者，只要无禁忌证，均可考虑使用ACEI或ARB（具体参见本章"第一节 高血压")。

表 4-9 冠心病常用口服药物

口服药物	剂量（mg）	用法用量	禁忌证	不良反应
硝酸酯类				
硝酸甘油	0.25~0.5	必要时舌下含服	急性循环衰竭，严重低血压，肥厚梗阻性心肌病、心包填塞，严重贫血，青光眼，颅内压增高等	头痛、眩晕、心悸、皮肤血管舒张、潮红、剥脱性皮炎、恶心呕吐等
单硝酸异山梨酯缓释片	30~60	1 次/天，口服		
单硝酸异山梨酯片	10~20	2 次/天，口服		
抗血小板药物				
阿司匹林	100	1 次/天，口服，首次用负荷剂量300mg		出血风险、消化道不适及消化道溃疡风险、因慢性出血导致的贫血、溶血等
氯吡格雷	75	1 次/天，口服	急性消化道溃疡、主动脉夹层患者、正在使用抗凝药物等有出血风险者，严重的肝、肾、心功能衰竭等	出血风险、消化道不适及消化道溃疡风险、血小板减少、白细胞减少、皮疹瘙痒等
替格瑞洛	90	2 次/天，口服，首次用负荷剂量180mg		出血风险、呼吸困难、高尿酸血症、头晕头痛、低血压、肌酐升高、消化道不适、皮疹瘙痒等
降压药物				
CCB 类药物	–	1~2 次/天，口服	心源性休克，血压过低等	踝部水肿、头痛、潮红、心功能抑制、房室传导阻滞等
β 受体阻滞剂	–	1~2 次/天，口服	心源性休克，血压过低，心动过缓，二、三度房室传导阻滞，病窦综合征，严重支气管哮喘，代谢性酸中毒等	心功能抑制、心动过缓、支气管痉挛等
ACEI/ARB 类药物	–	1~2 次/天，口服	肾动脉狭窄，血压过低，高钾血症等	咳嗽（ACEI）、血钾增高、血管神经性水肿等
其他改善供血药物				
曲美他嗪	20	3 次/天，口服	帕金森病，震颤，严重肾功能损害等	眩晕、头痛、腹痛腹泻、消化不良、皮疹、瘙痒、疲倦等

续　表

口服药物	剂量（mg）	用法用量	禁忌证	不良反应
其他改善供血药物				
尼可地尔	5～10	3 次/天，口服	正在服用西地那非、他达拉非等，青光眼者，肝功能衰竭等	头痛、恶心呕吐、头晕、发热、疲倦、肝功能障碍、血小板减少、消化道溃疡等
伊伐布雷定	5～7.5	2 次/天，口服	心源性休克，急性心肌梗死，重度肝功能不全，病窦综合征等	闪光现象、头痛头晕、视力模糊、心动过缓、心房颤动、血压控制不佳等
降脂药物				
他汀类药物	－	1 次/天，口服	活动性肝病、转氨酶持续升高等	肌痛、腹泻、恶心、转氨酶升高等
依折麦布	10	1 次/天，口服		腹痛、腹泻、疲倦、转氨酶升高、头痛、肌痛、周围性水肿等

注：CCB 类药物、ACEI/ARB 类药物、β 受体阻滞剂、硝酸酯类药物有降血压作用，应关注服药后患者血压情况。

2. 急性冠脉综合征

治疗原则：尽早转诊以恢复心肌的血流灌注，挽救濒死心肌，保护心功能，及时处理严重心律失常、泵衰竭和各种并发症，防止猝死。具体见"第一章　第四节　急性冠脉综合征"。

（二）中医治疗

冠心病属于中医学中"胸痹"范畴，其中心肌梗死又称"真心痛"，是以胸部闷痛，甚则胸痛彻背，喘息不得卧为主症的疾病。

1. 辨证论治

（1）急性加重期

1）瘀血阻络证

症状：心胸刺痛，甚则心痛彻背，背痛彻心，痛处固定不移，或痛引肩背，伴有胸闷，舌质紫暗、有瘀斑、苔薄，脉弦涩。

治法：活血化瘀，通脉止痛。

方药：复方丹参滴丸、麝香保心丸、速效救心丸、宽胸气雾剂。

2）正虚阳脱证

症状：心胸绞痛，胸中憋闷或有窒息感，喘促不宁，心慌，面色苍白，大汗淋漓，烦躁不安或表情淡漠，重则神志昏迷，四肢厥冷，口开目合，手撒尿遗，脉疾数无力或脉微欲绝。

治法：回阳救逆，益气固脱。

方药：四逆加人参汤（《伤寒论》）加减：附子15g（先煎），干姜10g，炙甘草6g，人参6g。可急用独参汤灌胃或鼻饲。

中成药：参附注射液。

（2）稳定期

1）心血瘀阻证

症状：心胸疼痛，如刺如绞，痛有定处，入夜为甚，甚则心痛彻背，背痛彻心，或痛引肩背，伴有胸闷，日久不愈，可因暴怒、劳累而加重，舌质紫暗、有瘀斑、苔薄，脉弦涩。

治法：活血化瘀，通脉止痛。

方药：血府逐瘀汤（《医林改错》）加减：桃仁10g，红花10g，当归10g，生地黄15g，牛膝10g，川芎10g，桔梗10g，赤芍10g，枳壳10g，柴胡10g，甘草6g。

中成药：血府逐瘀胶囊（口服液）、精制冠心片。

2）气滞心胸证

症状：胸闷，隐痛阵发，痛有定处，时欲太息，或兼有胃脘胀闷，得嗳气或矢气则舒，苔薄或薄腻，脉细弦。

治法：疏肝理气，活血通络。

方药：柴胡疏肝散（《医学统旨》）加减：陈皮10g，柴胡10，枳壳10g，赤芍12g，香附9g，川芎9g，炙甘草6g。若胸痛症状严重，可合用失笑散（《古今名医方论》）：五灵脂6g（包煎），蒲黄6g（包煎）。

中成药：速效救心丸、血府逐瘀胶囊（口服液）。

3）痰浊闭阻证

症状：胸闷重而心痛微，痰多气短，肢体沉重，倦怠乏力，纳呆便溏，咳吐痰涎，舌体胖大且边有齿痕、苔浊腻或白滑，脉滑。

治法：通阳泄浊，豁痰宣痹。

方药：栝楼薤白半夏汤（《金匮要略》）合涤痰汤（《奇效良方》）加减：瓜蒌10g，薤白10g，法半夏9g，胆南星6g，枳实10g，茯苓10g，橘红10g，石菖蒲10g，党参10g，竹茹5g，炙甘草3g。

中成药：丹蒌片。

4）寒凝心脉证

症状：卒然心痛如绞，心痛彻背，喘不得卧，多因寒冷而加重，伴形寒，手足不温，胸闷气短，冷汗自出，面色苍白，苔薄白，脉沉紧或沉细。

治法：辛温散寒，宣通心阳。

方药：枳实薤白桂枝汤（《金匮要略》）合当归四逆汤（《伤寒论》）加减：枳实

10g，薤白10g，桂枝10g，当归10g，白芍10g，通草5g，细辛3g，炙甘草6g，大枣8枚。

中成药：宽胸气雾剂。

5）气阴两虚证

症状：心胸隐痛，时作时休，心悸气短，动则益甚，伴倦怠乏力，声息低微，面色㿠白，易汗出，舌质淡红，舌体胖且边有齿痕，苔薄白，脉虚细缓或结代。

治法：益气养阴，活血通脉。

方药：生脉散（《医学启源》）合人参养荣汤（《古今名医方论》）加减：太子参15g，麦冬10g，五味子5g，白芍15g，黄芪15g，当归10g，熟地黄10g，陈皮6g，白术10g，远志10g，茯苓10g，肉桂3g，甘草3g。

中成药：生脉饮口服液。

6）心肾阳虚证

症状：心悸而痛，胸闷气短，动则更甚，自汗，面色㿠白，神倦怯寒，四肢欠温或肿胀，舌质淡胖、边有齿痕、苔白或腻，脉沉细迟。

治法：温补阳气，振奋心阳。

代表方：参附汤（《妇人良方大全》）合右归饮（《景岳全书》）加减：党参20g，附子10g（先煎），熟地黄10g，山药10g，山茱萸10g，枸杞子10g，杜仲10g，炙甘草5g，肉桂5g。

中成药：金匮肾气丸。

2. 中医特色疗法

（1）太极拳、八段锦：有助于心脏康复，提高心肺功能，建议每次运动15分钟左右，1日1次。

（2）推拿疗法：具有扩张血管，增强血液循环的作用，推荐血海、曲泉、内外膝眼、足三里、阳陵泉、阴陵泉、委中、梁丘等穴位，每次推拿10分钟左右，1日2次。

【转诊建议】

确诊冠心病者，存在临床不稳定情况如进行性心肌缺血症状、急性心力衰竭、心源性休克、恶性心律失常、心脏骤停、反复的ST－T波动态改变等时均应立即转诊，2小时内完成转院，行经皮冠状动脉介入治疗等再灌注治疗。同时经反复调节治疗方案仍存在未解决的胸闷、胸痛等症状者，建议择期转诊调整治疗方案。

【疾病管理】

1. 血脂管理：无论是否选择药物调脂治疗，都必须坚持控制饮食和改善生活方式。冠心病患者血脂控制目标LCL－C≤1.8mmol/L。

2. 血压管理：冠心病患者目标血压为140/90mmHg；合并糖尿病或慢性肾病患者血压控制目标建议为130/80mmHg。

3. 血糖管理：糖尿病患者，糖化血红蛋白（HbA1c）目标值≤7.0%；对年龄较大、糖尿病病程长、存在低血糖高危因素患者，HbA1c 目标应控制在 < 7.5% 或 < 8.0%，对慢性疾病终末期患者，如心功能Ⅲ～Ⅳ级、终末期肾脏病、恶性肿瘤伴有转移、中重度认知功能障碍等，HbA1c 控制目标可适当放宽至 < 8.5%。

4. 体育锻炼：建议所有患者每周至少 5 天进行 30～60 分钟中等强度的有氧锻炼，如健步走。

5. 体重管理：建议目标身体质量指数 18.5～24.9kg/m²，减重治疗的起始目标为体重较基线下降 5%～10%。

6. 其他：戒烟戒酒，并筛查患者是否合并抑郁、焦虑、严重失眠等心理障碍。

【预防】

1. 零级预防：指在人群中为预防心血管病危险因素而采取的预防措施。危险因素包括大气污染、吸烟、过度饮酒、缺少运动、高盐高脂饮食、精神压力过大等。

2. 一级预防：主要包括未患冠心病者预防高血压、高胆固醇、糖尿病、吸烟、肥胖等。

3. 二级预防：指已发生过冠心病的患者，采取措施预防心血管病不良事件的复发并降低病死率，主要包括个体化的生活方式管理、药物治疗及心脏康复。

第三节　心律失常

一、期前收缩

期前收缩，又称早搏，是指在规则的心脏节律的基础上，异位起搏点发出冲动而提前发生的心脏搏动。分为房性早搏、房室交界性早搏和室性早搏。房性早搏是指起源于窦房结以外心房任何部位的过早搏动；房室交界性早搏是指起源于房室交界区的过早搏动。室性早搏是希氏束分叉以下部位过早发生的，提前使心肌除极的心搏，是一种最常见的心律失常。几乎所有的心脏疾病患者和 90% 的健康人群均可出现早搏。

【病因】

1. 房性早搏和交界性早搏均可发生于各种器质性心脏病患者、内分泌疾病、肺部疾病等患者，或药物及电解质紊乱所致者，也常见于健康人，预后良好。

2. 冠心病、心肌病、瓣膜性心脏病和二尖瓣脱垂等各种器质性心脏病是室性早搏常见的病因；其他如洋地黄、奎尼丁、三环类抗抑郁药中毒，电解质紊乱，甲状腺功能亢进症和贫血等也可出现室性早搏。

【临床表现】

1. 房性早搏与房室交界性早搏

主要表现为心悸、心脏"停跳感"，可有胸闷、心前区不适、乏力、脉搏有间歇等症状，也可能无任何症状。

2. 室性早搏

可表现出的常见症状包括心悸、胸闷、失重感或心脏停搏。听诊时，室性早搏后出现较长的间歇且室性早搏的第二心音强度减弱，仅能听到第一心音，桡动脉搏动减弱或消失。

【辅助检查】

1. 房性早搏心电图：①P 波提前发生，与窦性 P 波形态不同；②PR 间期 > 120 毫秒；③QRS 波群呈室上性，部分可有室内差异性传导；④多为不完全代偿间歇。如发生在舒张早期，适逢房室结尚未脱离前次搏动的不应期，可产生传导中断，无 QRS 波发生（被称为阻滞的或未下传的房性早搏）或缓慢传导（下传的 PR 间期延长）现象，见图 4 - 1。

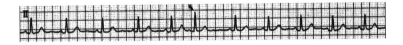

注：Ⅱ导联箭头处为房性早搏。

图 4 - 1　房性早搏

2. 交界性早搏心电图：①P 波消失或出现逆行 P 波，逆行 P 波可位于 QRS 波群之前（PR 间期 < 0.12 秒）、之中或之后（RP 间期 < 0.12 秒）；②QRS 波群形态正常，当发生室内差异性传导，QRS 波群形态可有变化，见图 4 - 2。

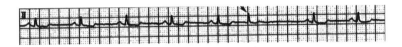

注：Ⅱ导联箭头处为交界性早搏。

图 4 - 2　交界性早搏

3. 室性早搏心电图：室性早搏可孤立或规律出现。同一导联内，室性早搏形态相同者，称为单形性室性早搏；形态不同者称为多形性或多源性室性早搏。①提前发生的 QRS 波群，时限常超过 0.12 秒、宽大畸形；②ST 段与 T 波的方向与 QRS 主波方向相反；③室性早搏与其前面的窦性搏动之间期（称为配对间期）恒定，后可出现完全性代偿间歇，见图 4 - 3。

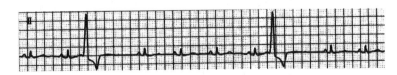

注：Ⅱ导联第 3、8 个 QRS 波群提前发生，明显增宽畸形，其前无 P 波，其后有完全代偿间歇。

图 4 - 3　室性早搏

【诊断要点】

1. 以心悸、心脏停搏感就诊，查体发现脉搏不齐的患者，应考虑早搏的可能，及时行心电图和24小时动态心电图等检查。如为室性早搏，需判断室性早搏的形态、数量、起源部位及与运动的关系等。

2. 同时检查血常规、甲状腺功能、电解质等除外其他原因引起的早搏。

3. 怀疑缺血性心脏病、其他心肌病或器质性心脏病，可建议进一步至上级医院行冠状动脉造影、超声心动图检查或心脏MRI检查。

【治疗】

（一）西医治疗

1. 治疗原则

（1）无器质性心脏病的室性早搏，通常无须药物治疗。加强健康教育，详细告知患者其良性特征，消除精神紧张、情绪激动、吸烟、饮酒、过度疲劳、焦虑等诱因，避免饮用浓茶、咖啡等。

（2）有器质性心脏病者，应对基础心脏病进行标准治疗。如未诱发其他严重心律失常，不建议常规应用抗心律失常药物。如室性早搏诱发室性心动过速或心室颤动，可按室性心动过速和心室颤动处理。

（3）房性早搏的药物治疗可考虑应用β受体阻滞剂，亦可选用钙通道阻滞剂；室性早搏可用小剂量β受体阻滞剂，但疗效有限，症状明显者可用美西律或普罗帕酮。经保守治疗症状仍明显，或有左心室扩大、收缩功能下降的患者，可转诊至上级医院完善诊疗。

2. 治疗药物

早搏常用治疗药物的种类、名称、用药目的、用法和剂量、禁忌证及不良反应，见表4-10。

表4-10 早搏常用治疗药物

种类	名称	用法和剂量	用药目的	禁忌证	不良反应
Ⅱ类抗心律失常药	普萘洛尔	10～30毫克/次，3～4次/天	早搏	心源性休克，病态窦房结综合征，Ⅱ、Ⅲ度房室传导阻滞，不稳定、失代偿性心力衰竭，有症状的心动过缓或低血压	心动过缓、传导阻滞、眩晕、心力衰竭、低血压、皮疹、胃肠道反应等
	美托洛尔	25～50毫克/次，2～3次/天，或100毫克/次，2次/天	快速性室上性心动过速及室性早搏		
	阿替洛尔	初始6.25～12.5毫克/次，2次/天，可渐增	快速性心律失常		

续 表

种类	名称	用法和剂量	用药目的	禁忌证	不良反应
Ⅳ类抗心律失常药	地尔硫草	初始30mg/d，4次/天，餐前及睡前服药，平均90~360mg/d	室上性快速心律失常	严重左心室功能不全，低血压，心源性休克，Ⅱ、Ⅲ度未装心脏起搏器的房室传导阻滞、病态窦房结综合征。维拉帕米禁用于房颤	浮肿、头痛、恶心、眩晕、皮疹、无力等
	维拉帕米	240~480mg/d，3~4次/天	阵发性室上性心动过速发作		便秘、眩晕、恶心、低血压、头痛、外周水肿、窦性心动过缓、房室传导阻滞等

（二）中医治疗

早搏属于中医学中"心悸"范畴，病情较轻者为"惊悸"，病情较重者为"怔忡"，可呈持续性。治疗中分虚实论治，虚证分别予以补气、养血、滋阴、温阳；实证则应祛痰、化饮、清火、行瘀，酌情配合安神宁心或镇心之法。辨证多为气阴两虚，心神不安，肝气郁结，治疗以益气养阴，重镇安神，疏肝解郁为法。

辨证论治

（1）心虚胆怯证

症状：心悸不宁，善惊易恐，坐卧不安，不寐多梦而易惊醒，兼见恶闻声响，食少纳呆，舌苔薄白，脉细数或细弦。

治法：镇惊定志，养心安神。

方药：安神定志丸（《医学心悟》）加减：人参9g（单煎），茯苓30g，茯神10g，石菖蒲10g，远志10g，龙齿10g。

中成药：安神温胆丸。

（2）气阴两虚证

症状：心悸怔忡，五心烦热，短气乏力，头晕，口干，失眠多梦，舌红、少苔，脉细数兼结代。

治法：益气养阴，宁心安神。

方药：生脉散（《医学启源》）加减：党参10g，麦冬10g，五味子10g，黄芪10g，炙甘草6g，生地黄10g，当归12g，石菖蒲10g，苦参10g。

中成药：参松养心胶囊、稳心颗粒。

（3）肝气郁结证

症状：心悸怔忡，胸闷胁胀，情绪变化可诱发或加重，嗳气叹息，心烦失眠，大便不畅，舌质暗红、苔薄黄，脉弦或结代。

治法：疏肝解郁，调畅气机。

方药：柴胡疏肝散（《医学统旨》）加减：柴胡 10g，枳壳 10g，白芍 12g，当归 10g，郁金 10g，川芎 10g，香附 10g，炙甘草 8g，玫瑰花 6g。

中成药：舒肝止痛丸。

【转诊建议】

以下情况建议转诊至上级医院或心脏病专科就诊。

（1）房性早搏和交界性早搏

1）症状明显，治疗效果不佳或不能耐受者，出现心房颤动、心房扑动和其他快速性心律失常者。

2）合并急性心肌缺血、心力衰竭和病态窦房结综合征的患者。

（2）室性早搏

1）存在室性早搏诱发的室性心动过速或心室颤动者。

2）有导管消融指征，并有手术意愿者。

3）有器质性心脏病，规范化室性早搏药物治疗效果不佳者。

4）心电图或 24 小时动态心电图考虑遗传性心律失常者。

5）无器质性心脏病，经健康教育等无效，规范化药物治疗效果不佳者。

6）因确诊或随访需求，需行运动试验、影像学检查或电生理检查者。

【疾病管理】

1. 对于无器质性心脏病的患者，可加强健康教育、评估心理情况，对症干预。

2. 对于有器质性心脏病的患者，应定期对患者进行随访与评估，一般可每 6 个月检查 1 次。检查内容应包括如下方面：①心电图：了解有无早搏增多，或出现心房颤动、心房扑动、多形性室性早搏等。②24 小时动态心电图：对于室性早搏负荷高（＞10000 次/24 小时）或室性早搏负荷占总心搏数 10% 以上的患者，动态观察室性早搏负荷变化。③超声心动图：用于动态观察心脏结构和功能。如有左心室收缩功能下降或心室容量增加，应转诊专科医院进一步诊治。④生活方式管理：包括健康生活方式宣教及心脏康复管理。

二、心房颤动

心房颤动简称房颤，是指规则有序的心房电活动丧失，代之以快速无序的颤动波，是严重的心房电活动紊乱。心室律（率）紊乱、心功能受损和心房附壁血栓形成是房颤患者的主要病理生理特点。

【病因】

危险因素包括高龄、肥胖、吸烟、酗酒等。器质性心脏病如高血压性心脏病、心力衰竭、瓣膜病、心肌梗死等，以及糖尿病、慢性阻塞性肺疾病、慢性肾病、甲状腺疾病和睡眠呼吸暂停综合征等均可引起房颤。

【临床表现】

1. 症状

主要是心悸，程度轻重不一，一般阵发心房颤动患者的症状较重。症状轻重受心室率快慢的影响，部分心房颤动患者可完全无症状，少数患者有胸闷、头晕、黑蒙。心室率超过150次/分，患者可发生心绞痛与充血性心力衰竭。

2. 体征

心脏听诊第一心音强度变化不定，心律极不规则。心室率快时可脉搏短绌。一旦房颤患者的心室律变得规则，应考虑以下的可能性：①恢复窦性心律；②转变为房性心动过速；③转变为房扑（固定的房室传导比率）；④发生房室交界区性心动过速或室性心动过速。如心室率变为慢而规则（30~60次/分），提示可能出现完全性房室传导阻滞。

【辅助检查】

1. 心电图：①P波消失，代之以小而不规则的基线波动，形态与振幅均变化不定称为f波，频率为350~600次/分；②心室律极不规则；③QRS波形态通常正常，当心室率过快，发生室内差异性传导，QRS波增宽变形，见图4-4。

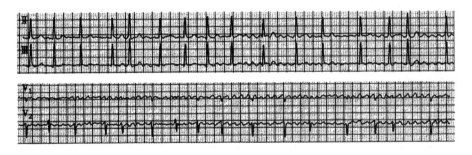

图4-4　房颤

2. 明确房颤者应评估血常规、肝肾功能、电解质以辅助合理用药。

3. 完善甲状腺功能检查以了解房颤病因。

4. 完善BNP检查可了解房颤进展程度及心功能状况。

【诊断要点】

经体表心电图记录到房颤心电图或单导联心电记录装置记录到房颤心电图且持续30秒以上可诊断为房颤。

【临床分类】

房颤分为首诊房颤、阵发性房颤、持续性房颤、长期持续性房颤及永久性房颤，不同类型房颤预后及治疗存在差异，具体分类及诊断要点，见表4-11。

表4-11 房颤分类及诊断标准

分类	鉴别诊断要点
首诊房颤	首次确诊（首次发作或首次发现）
阵发性房颤	持续时间≤7天（常≤48小时），能自行终止
持续性房颤	持续时间>7天，非自限性
长期持续性房颤	持续时间≥1年，患者有转复愿望
永久性房颤	持续时间>1年，不能终止或终止后又复发

【鉴别诊断】

心房颤动伴室内差异性传导应与室性心动过速相鉴别：①前者的节律大多绝对不规则，而后者基本规则（R-R间期相差仅在0.02～0.04s）或绝对规则；②前者QRS时限多为0.12～0.14s，而后者QRS时限可大于0.14s，如>0.16s则肯定为室性心动过速；③前者无联律间期也无代偿间歇，后者有联律间期并固定，发作终止后有代偿间歇；④前者无室性融合波而后者有；⑤V1～V6导联QRS波方向一致，都向上或都向下，高度提示室性心动过速。

【治疗】

（一）西医治疗

治疗原则：治疗危险因素及合并疾病，预防血栓栓塞，以及心室率控制在一定范围和节律恢复或维持窦性心律。同时根据卒中风险评估进行抗凝治疗。

1. 抗凝治疗

对于所有房颤患者使用CHADS$_2$或CHA$_2$DS$_2$-VASc评分系统进行血栓栓塞的危险分层。临床上多采用CHA$_2$DS$_2$-VASc评分系统（表4-12），评分≥2分的男性或≥3分的女性均应长期接受抗凝治疗；评分为1分的男性和为2分的女性房颤患者优选抗凝治疗；评分为0分者无须抗凝治疗。

抗凝治疗前需同时进行出血风险评估，临床上常用HAS-BLED评分系统（表4-13），评分≥3分为高出血风险。但应当注意，对于高出血风险患者应积极纠正可逆的出血因素，不应将HAS-BLED评分增高视为抗凝治疗的禁忌证。

表4-12 非瓣膜病性心房颤动脑卒中风险CHA$_2$DS$_2$-VASc评分

危险因素	CHA$_2$DS$_2$-VASc（分）
充血性心力衰竭/左室功能障碍（C）	1
高血压（H）	1
年龄≥75岁（A）	2
糖尿病（D）	1

续　表

危险因素	CHA$_2$DS$_2$ – VASc（分）
脑卒中/TIA①/血栓栓塞病史（S）	2
血管疾病②（V）	1
年龄 65～74 岁	1
性别（女性，Sc）	1

注：①：TIA = 短暂性脑缺血发作；②：血管疾病包括既往心肌梗死、外周动脉疾病、主动脉斑块。

表 4 – 13　出血风险评估 HAS – BLED 评分

危险因素	HAS – BLED（分）
高血压①（H）	1
肝、肾功能异常②③（各 1 分，A）	1 或 2
脑卒中（S）	1
出血④（B）	1
INR 值易波动⑤（L）	1
老年（年龄 > 65 岁，E）	1
药物⑥或嗜酒（各 1 分，D）	1 或 2
最高值	9

注：①：高血压定义为收缩压 > 160mmHg（1mmHg = 0.133kPa）；②：肝功能异常定义为慢性肝病（如肝纤维化）或胆红素 > 2 倍正常值上限，丙氨酸氨基转移酶 > 3 倍正常值上限；③：肾功能异常定义为慢性透析或肾移植或血清肌酐 ≥200μmol/L；④：出血指既往出血史和（或）出血倾向；⑤：国际标准化比值（INR）易波动指 INR 不稳定，在治疗窗内的时间 < 60%；⑥：药物指合并应用抗血小板药物或非甾体抗炎药。

（1）药物治疗：

1）华法林：口服，初始剂量为 1 次 2～3mg，1 日 1 次。稳定前应数天至每周监测 1 次 INR，在 2～4 周达到抗凝目标 INR 范围 2.0～3.0，此后每 4 周监测 1 次。1 次轻度升高或降低可不改变剂量，但应近期复查。INR 如确实不在目标范围，可升高或降低原剂量的 10%～15%，建议根据每周剂量进行调整。调整剂量后应重复前面所述的监测频率，直到剂量再次稳定。

2）新型口服抗凝药（novel oral anticoagulant，NOAC）：NOAC 无须常规监测凝血功能，中度以上二尖瓣狭窄及机械瓣置换术后的房颤患者为明确禁忌证。达比加群酯，1 次 110mg，1 日 2 次；利伐沙班，1 次 20mg，1 日 1 次，与餐食同用，若肌酐清除率在 15～49mL/min，或高龄、低体重，可改为 1 次 15mg，1 日 1 次。

3）药物使用注意：①华法林需监测凝血酶原时间，INR 维持在 2.0～3.0 能安全而有效地预防脑卒中发生。②房颤持续 ≤24 小时，复律前无须作抗凝治疗；否则应在复律前接受华法林有效抗凝治疗 3 周，待成功复律后继续治疗 3～4 周；或行食管超声心动图除外心房血栓后再行复律，复律成功后仍需华法林有效抗凝治疗 4 周。

（2）特殊人群抗凝治疗：

1）冠心病合并房颤患者抗凝治疗，见表 4-14。对于急性冠脉综合征合并房颤患者，如有服用抗凝药指征且冠脉缺血风险高而出血风险不高，应立即口服负荷剂量阿司匹林 100～300mg，然后维持剂量为每日 75～100mg，考虑进行大于 1 个月，不超过 6 个月的由阿司匹林、氯吡格雷和口服抗凝药组成的三联治疗，如氯吡格雷 1 日 300mg 或 600mg，替格瑞洛 1 次 90mg，1 日 2 次。

2）稳定性冠心病合并房颤：高缺血风险、无高出血风险的患者可考虑在长期使用新型抗凝药（NOAC，如达比加群酯、利伐沙班）基础上加用阿司匹林每日 75～100mg 或氯吡格雷每日 75mg。

3）置入冠脉支架的房颤患者：阿司匹林、氯吡格雷和口服抗凝药组成的三联治疗 1 个月，其后可应用氯吡格雷与口服抗凝药联合治疗。在冠心病稳定期（心肌梗死或 PCI 治疗后 1 年），可单用华法林或 NOAC 治疗。

4）对于发生了 TIA 或轻度缺血性脑卒中的房颤患者，在 1～3 天后及时启动抗凝治疗；中至重度缺血性脑卒中的房颤患者，经多学科评估和权衡出血风险后，在 6～12 天后启动抗凝治疗；出血性脑卒中的房颤患者，在出血原因或相关风险因素已被纠正或控制后，口服抗凝药治疗可在颅内出血 4～8 周后重新开始。

表 4-14　需 OAC 治疗的心房颤动患者 PCI 围手术期抗栓管理

距 PCI 时间	默认策略	高缺血和低出血风险	低缺血和高出血风险
PCI 围手术期	三联治疗（OAC＋DAPT）		
1 个月	双联治疗至 12 个月（OAC＋SAPT）	三联治疗至 1 个月	双联治疗至 6 个月
3 个月		双联治疗至 12 个月	
6 个月			
12 个月			OAC
＞12 个月	OAC	OAC 或 OAC＋SAPT	
OAC：如果无禁忌证，首选 NOAC，而非华法林 SAPT：首选 P2Y12 受体拮抗剂（氯吡格雷、替格瑞洛），而非阿司匹林 $P2Y_{12}$ 受体拮抗剂首选氯吡格雷；高缺血和低出血风险患者可考虑替格瑞洛；避免使用普拉格雷；高缺血风险、低出血风险患者，在 12 个月后考虑 OAC 联合 SAPT			

注：OAC：口服抗凝药物；DAPT：双联抗血小板治疗；SAPT：单一抗血小板治疗；PPI：质子泵抑制剂。

2. 转复并维持窦性心律

（1）药物复律：无缺血性或结构性心脏病病史的患者，推荐普罗帕酮作为房颤的复律药物；缺血性和（或）结构性心脏病患者，推荐胺碘酮作为房颤的复律药物。房颤常见用药及使用注意事项，见表 4-15。

表 4 - 15　房颤常用药物及使用注意事项

药物名称	用法剂量	适应证	用药须知、不良反应及禁忌证
抗凝药			
华法林钠	初始剂量一般为 2 ~ 3mg/d, 2 ~ 4 天起效后开始监测 INR, 每周监测至少 1 ~ 2 次, 根据数值调整, 每次增减幅度为原剂量的 1/4 左右或 0.5mg, 调整后重新监测 INR, 可于 2 ~ 4 周达到目标范围	血栓栓塞性疾病, 静脉血栓形成, 有血栓风险的预防性用药	常规 INR 维持在 2.0 ~ 3.0, 择期手术需停药 7 天, 急诊手术需纠正 INR ≤ 1.6, 严重出血可注射维生素 K, 必要时输全血、血浆或凝血酶原复合物
利伐沙班	预防房颤患者发生脑卒中和血栓栓塞的风险: 1 次 20mg, 1 日 1 次, 中度肾功能损害者建议选择低剂量 (1 次 15mg, 1 日 1 次)	非瓣膜性房颤, 其他适应证包括择期髋关节或膝关节置换术成年患者, 以预防静脉血栓; 深静脉血栓和肺栓塞	10mg 剂型可与餐同服, 也可单独服用, 15mg 或 20mg 剂型应与餐同服; 禁用于明显活动性出血、具有大出血显著风险的、与其他抗凝药物伴随治疗、伴有凝血功能异常和临床出血风险的肝病患者, 禁用于肌酐清除率 < 15mL/min 者
达比加群酯	150mg, 1 日 2 次, 对于高龄 (≥ 75 岁)、中度肾功能损害 eG-FR30 ~ 50mL/ (min·1.73m²), 以及存在其他出血高危因素者可以选择低剂量 (110 毫克/次, 2 次/日)	非瓣膜性房颤预防卒中和全身性栓塞	餐时或餐后服用均可; 禁用于显著活动性出血、机械人工瓣膜者; 常见不良反应有出血、贫血、消化道反应 (腹痛、腹泻、消化不良等)、肝功能异常等, 禁用于肌酐清除率 < 30mL/min 者
复律药			
胺碘酮	静脉: 需给予负荷剂量同时精确调整剂量; 房颤转复或控制心室率时 150mg 静脉注射 (≥ 10 分钟), 1mg/min 维持 6 小时后, 0.5mg/min 维持 18 小时或改为口服给药。口服: 负荷量 600mg/d, 可连续应用 8 ~ 10 天; 根据个体反应维持量 100 ~ 400mg/d, 宜应用最小有效剂量, 由于延长治疗作用, 可 200mg 隔 1 次, 或 100mg1 日 1 次, 口服作用的发生与消除均缓慢	心律失常复律	注射液仅用等渗葡萄糖溶液配制, 尽量通过中心静脉途径给药。不良反应包括心动过缓、恶心、肝损伤、眼部黄棕色色素沉着、皮肤石板蓝样色素沉着等, 可见间质性肺炎、甲亢或甲减、过敏性休克; 不良反应与剂量有关, 需最小剂量维持并定期随诊监测。严重窦结功能异常、二度或三度房室传导阻滞、甲状腺功能异常者禁用。用药期间监测血压、QT 间期、甲状腺功能、肝功能、电解质、肺功能、胸部 X 线、眼科检查
普罗帕酮	口服: 1 次 100 ~ 200mg, 1 日 3 ~ 4 次; 治疗量: 1 日 300 ~ 900mg, 分 4 ~ 6 次服用; 维持量 1 日 300 ~ 600mg, 分 2 ~ 4 次服用; 不得嚼碎	阵发性室性心动过速及室上性心动过速	过量及产生的损害: 药物摄入过量后 3 小时症状最明显, 包括低血压、嗜睡、心动过缓、房内和室内传导阻滞, 偶尔发生抽搐或严重室性心律失常

药物名称	用法剂量	适应证	用药须知、不良反应及禁忌证
控制心室率			
琥珀酸美托洛尔缓释片	起始剂量 11.875～23.75mg，1日1次，目标剂量190mg，1日1次	控制心室率	禁用于心源性休克、病态窦房结综合征、二度或三度房室传导阻滞、窦性心动过缓、低血压、支气管哮喘急性发作期。避免突然撤药
酒石酸美托洛尔片	50mg，1日2～3次	控制心室率	
艾司洛尔	成人和>18岁青少年：先静脉注射负荷量0.5mg/（kg·min）。约1分钟，随后静脉滴注维持量，自0.05mg/（kg·min）开始，4分钟后若疗效理想则继续维持，若疗效不佳可重复给予负荷量并将维持量以0.05mg/（kg·min）的幅度递增。维持量最大可加至0.3mg/（kg·min）	控制心室率	禁用于支气管哮喘、严重慢性阻塞性肺疾病、窦性心动过缓；二、三度房室传导阻滞、难治性心功能不全、心源性休克者。最重要的不良反应是低血压，其他罕见不良反应包括无力、抑郁、思维异常、焦虑、轻度头痛等

（2）电复律：药物复律无效时，或患者发作时已呈急性心力衰竭或血压明显下降的心房颤动首选电复律，还可用于心室率控制不佳或症状明显的阵发性心房颤动患者。电复律禁忌证：治疗洋地黄中毒和严重的低钾血症。电复律术前，患者需签署知情同意书。术前使用胺碘酮、普罗帕酮和伊布利特等抗心律失常药物可提高复律成功率。同步模式下初始时可选择双相波150～200J或单相波200～300J，无效可增加电量。

（3）导管消融：症状明显，药物治疗无效的阵发性房颤可转诊行导管射频消融术。术后口服抗凝药物治疗至少2个月。

3. 控制心室率

对于无症状的房颤，且左心室收缩功能正常，控制静息心室率<110次/分。对于症状明显或出现心动过速心肌病时，应控制静息心室率<80次/分且中等运动时心室率<110次/分。达到严格心室率控制目标后，应行24小时动态心电图监测以评估心动过缓和心脏停搏情况。

对于房颤伴快速心室率、药物治疗无效者，可施行房室结消融或改良术，并同时安置永久起搏器。对于心室率较慢的房颤患者，最长R－R间期>5秒或症状显著者，亦应考虑起搏器治疗。

常用药物：①急性期美托洛尔一般用量为2.5～5.0mg，2～5分钟缓慢静脉注射，可在5～10分钟内起效，间隔10分钟后可重复1～2次，随后可改为口服美托洛尔维持治疗。②艾司洛尔500μg/kg，2～5分钟静脉注射，之后50～300μg/kg每分钟静脉滴注，及时加用口服药物，然后停用艾司洛尔。③地尔硫䓬0.25mg/kg稀释后静脉注射，可重复给 0.35mg/kg，以后每小时 5～15mg 静脉滴注维持。

（二）中医治疗

心房颤动与期前收缩均属于中医学中"心悸"范畴，中医治疗参见本节"期前收缩"部分。

【转诊建议】

对新发生的心房颤动，可建议患者到上级医院确定抗凝治疗、节律或室率控制的治疗方案。

（1）紧急转诊

1）出现意识障碍、言语不清、肢体活动不利等考虑并发卒中者。

2）出现血流动力学不稳定如头昏黑蒙、血压低于 90/60mmHg 者。

3）预激合并心房颤动伴有快速心室率者。

4）合并心绞痛发作或急性心肌梗死者。

5）合并急性心力衰竭者。

6）有晕厥，长 RR 间歇 >5s，可能需接受起搏治疗者。

7）出现中度以上出血事件（肉眼血尿、自发大片瘀斑、其他未危及生命的大出血）者。

（2）普通转诊

1）病情复杂需确定和调整抗凝治疗策略的患者，或华法林剂量调整过程中 INR 易波动者。

2）有导管消融指征且有手术意愿者。

3）合并冠心病需接受血运重建者，冠状动脉介入治疗术后需联合使用抗凝和抗血小板药物。

4）有晕厥和猝死家族史者。

5）原因不明脑梗死者。

6）导管消融后 3 个月发生心房颤动、心房扑动、房性心动过速者。

7）导管消融后出现多发栓塞表现和神经定位体征者。

8）使用抗心律失常药物出现不良反应（如胺碘酮治疗中出现甲状腺功能改变或肺纤维化等）者。

9）高龄、衰弱、低体重等高出血风险患者。

【疾病管理】

应坚持长期治疗，定期随访，使用华法林者建议 4 周进行 INR 检测，对 INR 十分不稳定者应转诊上级医院；使用胺碘酮者，应定期（第 1 年每 3 个月，以后每 6 个月）复查甲状腺功能、胸片。随访时注意患者心房颤动的症状，是否有出血、栓塞，是否有药物不良反应。

三、室上性心动过速

室上性心动过速，简称"室上速"，是最常见的心律失常之一。广义室上性心动过速包含所有起源和传导途径不局限于心室内的心动过速：①窦性快速型心律失常：生理性窦性心动过速、不恰当窦性心动过速和窦房结折返性心动过速等。②房性心动过速（房速）。③房室结折返性心动过速。④房室折返性心动过速。⑤自律性交界性心动过速和非阵发性交界性心动过速。为保证书中内容尽可能包含常见病，在此将心房扑动（房扑）也作一介绍。

房性心动过速

【临床表现】

可表现为短暂、间歇或持续发作的心悸、头晕、胸痛、憋气、乏力等症状，有些患者可能无任何症状。合并器质性心脏病的患者甚至可表现为晕厥、心肌缺血或肺水肿等。当房室传导比例发生变动时，听诊心律不恒定，第一心音强度变化。

【辅助检查】

1. 局灶性房性心动过速心电图特征包括：①心房率通常为150～200次/分；②P波形态与窦性P波不同；③当房率加快时可出现二度Ⅰ型或Ⅱ型房室传导阻滞，呈现2:1房室传导者亦属常见，但心动过速不受影响；④P波之间的等电线仍存在（与心房扑动时等电线消失不同）；⑤刺激迷走神经不能终止心动过速，仅能加重房室传导阻滞；⑥发作开始时心率逐渐加速。（图4-5）

2. 多源性房性心动过速心电图特征包括：①通常有3种或以上形态各异的P波，PR间期各不相同；②心房率100～130次/分；③大多数P波能下传心室，但部分P波因过早发生而受阻，心室率不规则。（图4-6）

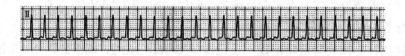

图4-5 局灶性房性心动过速

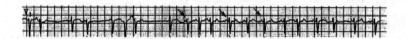

图4-6 多源性房性心动过速

【治疗】

主要取决于心室率的快慢及患者的血流动力学情况。如心室率不太快且无严重的血流动力学障碍，不必紧急处理；如心室率达 140 次/分以上，由洋地黄中毒所致或临床上有严重充血性心力衰竭或休克征象，应进行紧急治疗。

1. 病因与诱因治疗：针对现有基础疾病治疗；肺部疾病患者应纠正低氧血症、控制感染等治疗；如洋地黄引起者，需立即停用洋地黄，并纠正可能伴随的电解质紊乱，特别要警惕低钾血症，必要时选用利多卡因、β 受体阻滞剂和普罗帕酮等。

2. 药物治疗：控制心室率可选用 β 受体阻滞剂、非二氢吡啶类钙通道阻滞剂和洋地黄以减慢心室率，具体用法见表 4－16。

3. 转复窦性心律可用 Ic 或 Ⅲ 类如胺碘酮抗心律失常药转复窦性心律，血流动力学不稳定者宜立即行直流电复律。部分局灶性房性心动过速患者药物治疗效果不佳时，可考虑导管消融治疗。

房扑

【临床表现】

1. 症状

主要与房扑的心室率相关，心室率不快时，患者可无症状；房扑伴有极快的心室率，可诱发心绞痛与充血性心力衰竭。房扑往往有不稳定的倾向，可恢复窦性心律或进展为心房颤动，但亦可持续数月或数年。房扑患者也可产生心房血栓，进而引起体循环栓塞。

2. 体格检查

可见快速的颈静脉扑动。当房室传导比例发生变化时，第一心音强度亦随之变化，有时能听到心房音。

【辅助检查】

心电图：①窦性 P 波消失，代之以振幅、间距相同的有规律的锯齿状扑动波，称为 F 波，扑动波之间的等电线消失，频率常为 250～350 次/分。②心室率规则或不规则，取决于房室传导比例是否恒定，房扑波多以 2:1 及 4:1 交替下传。③QRS 波形态正常，当出现室内差异传导、原先有束支阻滞或经房室旁路下传时，QRS 波增宽、形态异常。（图 4－7）

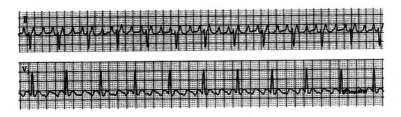

图 4－7　房扑

【治疗】

1. 药物治疗

减慢心室率的药物包括 β 受体阻滞剂、钙通道阻滞剂（维拉帕米、地尔硫䓬）。转复房扑并预防复发的药物包括 Ic 和Ⅲ类（胺碘酮）抗心律失常药。应用 Ic 类药物复律前应先控制心室率，避免因房扑频率减慢后房室传导加快而导致心室率增加，但合并冠心病、充血性心力衰竭的房扑患者，应用 Ic 类药物容易导致严重室性心律失常，故应选用胺碘酮。长期维持窦性心律可选用胺碘酮、索他洛尔等药物，具体用法见表4－16。

2. 非药物治疗

直流电复律是终止房扑最有效的方法。通常应用很低的电能（低于50J）便可迅速将房扑转复为窦性心律。可转诊至上级医院行食管调搏或导管消融治疗，尤其适用于服用大量洋地黄制剂（地高辛、毛花苷C）的患者。

3. 抗凝治疗

持续性心房扑动的患者发生血栓栓塞的风险明显增高，应给予抗凝治疗。具体抗凝策略同心房颤动。

非阵发性房室交界区性心动过速

【临床表现】

心率70～150次/分或更快，心律通常规则，QRS波正常，见图4－8。洋地黄过量引起者，经常合并房室交界区文氏型传导阻滞，使心室律变得不规则。

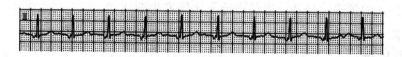

图4－8　非阵发性房室交界区性心动过速

【治疗】

主要针对基本病因。本型心律失常通常能自行消失，如患者耐受性良好，仅需密切观察和治疗原发疾病。已用洋地黄或怀疑洋地黄中毒者应立即停用洋地黄，补充钾盐，可应用洋地黄抗体，不宜施行电复律。如与洋地黄无关，可应用 β 受体阻滞剂、钙通道阻滞剂或洋地黄治疗。其他药物可选用 Ic 与Ⅲ类（胺碘酮）药物。

房室结折返性心动过速

【临床表现】

症状常表现为心悸、胸闷、焦虑不安、头晕，少见有晕厥、心绞痛、心力衰竭与休克者。发作突然，持续时间长短不一。症状轻重取决于发作时心室率快速的程度及持续时间，亦与原发病的严重程度有关。若发作时心室率过快，则可发生晕厥。听诊心尖区第一心音强度恒定，心律绝对规则。

【辅助检查】

心电图：①心率150～250次/分，节律规则。②QRS波形态与时限均正常，但发生室内差异性传导或束支阻滞时，QRS波形态异常。③P波为逆行性（Ⅱ、Ⅲ、aVF导联倒置），常埋藏于QRS波内或位于其终末部分，P波与QRS波保持固定关系。④起始突然，通常由一个房性期前收缩触发，其下传的PR间期显著延长，随之引起心动过速发作。（图4-9）

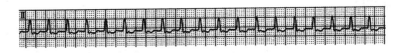

图4-9 房室结折返性心动过速

【治疗】

1. 急性发作期

应根据患者基础的心脏状况，既往发作情况，以及对心动过速的耐受程度进行适当处理。

（1）如患者心功能与血压正常，可先尝试刺激迷走神经的方法。颈动脉窦按摩（患者仰卧位，先行右侧，每次5～10秒，无效再按摩左侧，切莫双侧同时按摩）、Valsalva动作（深吸气后屏气，再用力做呼气动作）、咽刺激诱导恶心、将面部浸没于冰水内等方法可使心动过速终止。多次尝试失败，应选择药物治疗或直流电复律。应用药物后可再次尝试刺激迷走神经。

（2）药物治疗最常用且有效：①首选腺苷，起效迅速，腺苷无效时可改用静注维拉帕米，这两类药物有效率达90%以上。②如合并心力衰竭、低血压或为宽QRS波心动过速，尚未明确室上性心动过速的诊断时，不应选用钙通道阻滞剂（如维拉帕米），宜选用腺苷静注。③其他可选用的药物包括β受体阻滞剂、普罗帕酮和某些升压药物（如去氧肾上腺素、间羟胺或甲氧明），其中β受体阻滞剂以短效制剂为宜，具体用法见表4-16。

（3）当患者出现严重心绞痛、低血压、充血性心力衰竭表现或者急性发作应用上述药物无效时，应立即直流电复律。注意，已应用洋地黄者不应接受电复律治疗。

2. 预防复发

应及时转诊至有条件的医院行导管消融治疗。暂时不能行导管消融术者且又发作频繁和症状显著者，可考虑应用长效β受体阻滞剂、长效钙通道阻滞剂或洋地黄预防发作；如发作不频繁、可较好耐受、持续时间短、可自行终止或患者自行容易终止者，则不必用药预防其发作。

房室折返性心动过速与预激综合征

心室预激本身不引起症状，其快速型心律失常的发生率为1.8%，随年龄增长而增加。这些快速型心律失常主要包括：房室折返性心动过速最常见，其次是心房颤动、心房扑动，以及心室颤动与猝死。

【临床表现】

主要表现为阵发性心悸，为发生房室折返性心动过速所致。过高频率的心动过速（特别是持续发作心房颤动），可导致充血性心力衰竭、低血压或恶化为心室颤动和猝死。

【辅助检查】

房室旁路典型预激心电图表现为：①窦性心搏的PR间期<0.12秒。②某些导联之QRS波群时限>0.12秒，QRS波群起始部分粗钝（称δ波），终末部分正常。③ST－T波呈继发性改变，与QRS波群主波方向相反。根据胸导联QRS波群的形态，以往将预激综合征分成两型，A型为胸导联QRS波群主波均向上，预激发生在左室或右室后底部，见图4－10；B型为QRS波群在V1导联主波向下，V5、V6导联主波向上，预激发生在右室前侧壁，见图4－11。预激综合征患者亦可发生心房颤动与心房扑动，可能会产生极快的心室率，甚至演变为心室颤动，见图4－12。

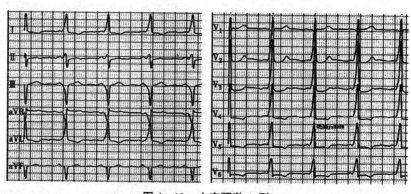

图4－10　心室预激A型

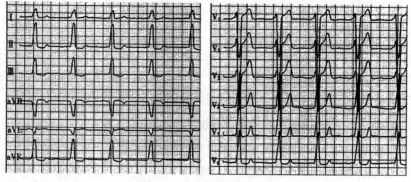

图4－11　心室预激B型

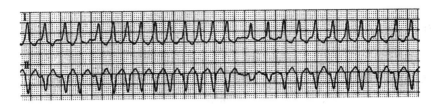

图 4 - 12 心室预激合并房颤

【治疗】

（一）西医治疗

1. 如心动过速发作频繁伴有明显症状，应给予药物治疗，见表 4 - 16。如迷走神经刺激无效，首选药物为腺苷或维拉帕米静脉注射，也可选普罗帕酮。洋地黄不应单独用于曾经发作心房颤动或扑动的患者。

2. 预激综合征患者发作心房扑动与颤动时伴有晕厥或低血压，应立即电复律。治疗药物宜选择普罗帕酮或胺碘酮。应当注意，预激综合征合并心房颤动患者，禁用洋地黄、利多卡因与维拉帕米等。

3. 对于心动过速发作频繁或伴发心房颤动或扑动的预激综合征患者，应尽早行导管消融治疗。当暂时无条件消融者，为有效预防心动过速的复发，可选用 β 受体阻滞剂、维拉帕米、普罗帕酮或胺碘酮。

表 4 - 16 室上速药物治疗

分类	代表药物	用法用量	禁忌证
Ic 类	普罗帕酮	1 ~ 2mg/kg，10 分钟静注，10 ~ 15 分钟可重复，总量不超过 210mg	中重度结构性心脏病，心功能不良，心肌缺血
β 受体阻滞剂	索他洛尔	口服，40 ~ 80 毫克/次，2 次/天，从小剂量开始，逐渐加量，室速者 160 ~ 480mg/d	对本药过敏，支气管哮喘，心动过缓，房室传导阻滞，先天性或获得性 QT 间期延长，休克，未控制的心力衰竭，低血压
	普萘洛尔	口服，10 ~ 30 毫克/次，3 ~ 4 次/天，饭前、睡前服用	支气管哮喘，心源性休克，二、三度房室传导阻滞，重度或急性心力衰竭，窦性心动过缓
	美托洛尔	口服，25 ~ 50 毫克/次，2 ~ 3 次/天；100 毫克/次，2 次/天	心源性休克，病态窦房结综合征，二、三度房室传导阻滞，不稳定、失代偿性心力衰竭，有症状的心动过缓或低血压
	阿替洛尔	口服，初始 6.25 ~ 12.5 毫克/次，2 次/天，可渐增至 50 ~ 200mg/d	支气管哮喘，心源性休克，二、三度房室传导阻滞，严重窦性心动过缓

续 表

分类	代表药物	用法用量	禁忌证
Ⅲ类	胺碘酮	负荷量150mg，10分钟静注，间隔10～15分钟可重复，1mg/min静滴，24小时最大量不超过2.2g	QT间期延长的尖端扭转型室速
其他	腺苷	快速静脉注射（1～2秒内完成），成人初始剂量3mg，第2次给药剂量6mg，第3次给药剂量12mg，每次间隔1～2分钟，若出现高度房室传导阻滞不得再增加剂量	对本药过敏，二、三度房室传导阻滞（使用人工起搏器除外），病态窦房结综合征（使用人工起搏器除外），支气管狭窄或支气管痉挛的肺部疾病（例如哮喘）
非二氢吡啶类钙通道阻滞剂	地尔硫草	口服，初始30mg/d，4次/天，餐前及睡前服药，每1～2天增加1次剂量，直至最佳疗效。平均90～360mg/d	严重低血压，心源性休克，二、三度房室传导阻滞，病态窦房结综合征，严重充血性心力衰竭，严重心肌病
	维拉帕米	口服，（未服用洋地黄）240～480mg/d，3～4次/天	严重左心室功能不全，低血压，心源性休克，二、三度房室传导阻滞（已装心脏起搏器除外），病态窦房结综合征（已装心脏起搏器除外），房颤或房扑合并房室旁路通道

（二）中医治疗

室上性心动过速属于中医"心悸"范畴，中医治疗参见本节"期前收缩"部分。

【转诊建议】

症状较严重者及心电图表现考虑预激综合征的患者建议尽早前往上级医院检查有无心脏结构性病变，尽早行导管射频消融及规范药物治疗。

【预防】

1. 保持良好的精神状态，避免情志刺激及思虑过度。

2. 注意天气变化，避免外邪侵袭，诱发基础疾病加重。

3. 宜参加适当活动，但久病或心阳虚弱者以休息为主，避免过劳耗伤心气。

四、室性心动过速

室速是指心电图上连续出现3个及以上室性期前收缩，频率一般100～250次/分。按持续时间分为持续性与非持续性，以心电图形态分为单形性、多形性、双向性等。

【临床表现】

1. 症状

非持续性室速的患者通常无症状，持续性室速的临床症状包括低血压、少尿、气促、心绞痛、晕厥等。部分多形性室速、尖端扭转型室速发作后很快蜕变为心室颤动，导致心源性晕厥、心脏骤停和猝死。

2. 体征

听诊心律可轻度不规则，第一、二心音分裂，收缩期血压随心搏变化。

【辅助检查】

1. 心电图表现为：①3 个或以上的室性期前收缩连续出现；②心室率常为 100～250 次/分；③节律规则或略不规则；④心房独立活动与 QRS 波无固定关系，形成室房分离；⑤偶可见心室激动逆传夺获心房。

2. 心室夺获与室性融合波：室速发作时少数室上性冲动可下传心室，产生心室夺获，表现为在 P 波之后，提前发生 1 次正常的 QRS 波。室性融合波的 QRS 波形态介于窦性与异位心室搏动之间，其意义为部分夺获心室。

3. 按室速发作时 QRS 波的形态，可将室速区分为单形性室速和多形性室速，QRS 主波方向呈交替变换者称双向性室速，见图 4 - 13。

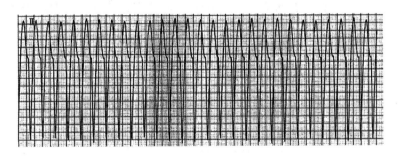

注：Ⅱ导联可见一系列快速、增宽畸形的 QRS 波，QRS 波呈一种形态，RR 间期略不规则。

图 4 - 13　室性心动过速

【鉴别诊断】

1. 室性心动过速与室上性心动过速：最重要的区别在于心电图的特征，室性心动过速是宽大畸形的 QRS 波（大于 0.12 秒），室上性心动过速心电图则多呈现窄 QRS 波。

2. 室性心动过速与心室颤动：室颤患者症状往往更重，出现意识丧失、无脉、血压测不到、呼吸停止、心音消失。心电图表现上二者均有宽大畸形的 QRS 波，主要区别在心率、节律等。心室颤动心率非常快，不规则而难于计数，室性心动过速心率较室颤慢，节律通常比较规则，有时轻度不规则。

【治疗】

(一) 西医治疗

1. 先判断是否存在血流动力学异常状态。血流动力学不稳定（如出现低血压、休克、心绞痛、充血性心力衰竭、脑血流灌注不足）者建议直接电复律。血流动力学稳定者，首选药物治疗，症状稳定后可转诊至上级医院评估是否进行导管消融术及植入心脏转复除颤器（ICD）等。

2. 药物治疗具体见表4 - 17，可优先选用 β 受体阻滞剂，若无效，可选用其他抗心律失常药，如胺碘酮等。尖端扭转型室速应首先给予镁盐如硫酸镁，尽快去除病因，不宜应用 Ia 类或Ⅲ类药物，可使 QT 间期更加延长。

3. 电复律成功后可静脉应用胺碘酮、利多卡因等，以防止室速短时间内复发。洋地黄中毒引起的室速不宜用电复律，应给予药物治疗。

表4 - 17 室性心动过速药物治疗

药物分类	药名	适应证	用药方法及剂量	不良反应	注意事项	老年人群应用
Ib 类	利多卡因	血流动力学稳定的室速；室颤/无脉室速	负荷量 1 ~ 1.5mg/kg，间隔 5 ~ 10 分钟可重复，但最大不超过3mg/kg，负荷量后继以 1 ~ 4mg/min 静滴维持	意识改变；肌肉搐动、眩晕；低血压；舌麻木	心力衰竭、肝或肾功能障碍时应减少用量。连续应用 24 ~ 48 小时后半衰期延长，应减少维持量	慎用
Ic 类	普罗帕酮	特发性室速	1 ~ 2mg/kg，10 分钟静注，10 ~ 15 分钟可重复，总量不超过 210mg	室内传导障碍加重；诱发或加重心力衰竭	中重度结构性心脏病、心功能不良、心肌缺血相对禁忌	从低剂量开始
Ⅱ类	美托洛尔、艾司洛尔	多形性室速、反复发作单形性室速	美托洛尔：首剂 5mg，5 分钟静注，间隔 5 ~ 15 分钟可重复，总量不超过 10 ~ 15mg（0.2mg/kg）。艾司洛尔：负荷量 0.5mg/kg，1 分钟静注，间隔 4 分钟，可重复，静脉维持剂量 50 ~ 300μg/（kg·min）	低血压；心动过缓；诱发或加重心力衰竭	避免用于支气管哮喘、阻塞性肺病、失代偿性心力衰竭、低血压、预激综合征伴心房颤动	均从低剂量开始

药物分类	药名	适应证	用药方法及剂量	不良反应	注意事项	老年人群应用
Ⅲ类	胺碘酮	血流动力学稳定的单形室速，不伴 QT 间期延长的多形性室速	负荷量 150mg，10 分钟静注，间隔 10～15 分钟可重复，1mg/min 静滴，24 小时最大量不超过 2.2g	低血压；尖端扭转型室速；静脉炎；肝功能异常	不能用于 QT 间期延长的尖端扭转型室速	慎用
Ⅲ类	索他洛尔	室速、室颤	静脉起始 1 次 75mg，1 日 1～2 次，最大 1 次 150mg，1 日 1～2 次，每次至少 5 小时静脉滴注	心动过缓；尖端扭转型室速	QT 间期 >450ms，失代偿心力衰竭，支气管哮喘发作期，Ccr < 40mL/min 的患者禁用	慎用
Ⅳ类	维拉帕米、地尔硫草	特发性室速、极短联律的多形性室速	维拉帕米：2.5～5.0mg，2 分钟静注，15～30 分钟后可重复，累积剂量可用至 20～30mg。地尔硫草：0.25mg/kg，2 分钟静注，10～15 分钟后追加 0.35mg/kg 静注，1～5μg/（kg·min）静脉输注	低血压；诱发或加重心力衰竭	不能用于收缩功能不良性心力衰竭	均从低剂量开始
	硫酸镁	伴有 QT 间期延长的多形性室速	1～2g，15～20 分钟静注，0.5～1.0g/h 静脉输注	中枢神经系统毒性，呼吸抑制	注意血镁水平	从低剂量开始

（二）中医治疗

室速属于中医学"心悸"范畴。本病最常见病机为气阴两虚，常见治法有益气养阴、活血化瘀、镇心安神。

辨证论治

（1）心虚胆怯证

症状：心悸不宁，善惊易恐，坐卧不安，不寐多梦而易惊醒，恶闻声响，食少纳呆，舌苔薄白，脉细数或细弦。

治法：镇惊定志，养心安神。

方药：安神定志丸（《医学心悟》）加减：党参10g，石菖蒲10g，远志10g，茯苓10g，磁石30g（先煎），龙齿10g（先煎），琥珀3g。

（2）阴虚火旺证

症状：心悸，易惊善恐，心烦失眠，五心烦热，口干，盗汗，耳鸣，腰酸，头晕目眩，舌红少津、苔少或无，脉细数。

治法：滋阴清热，养心安神。

方药：天王补心丹（《医学启源》）加减：地黄 15g，北沙参 9g，玄参 10g，白芍 10g，当归 10g，丹参 15g，茯苓 15g，天冬 10g，麦冬 10g，柏子仁 10g，炒酸枣仁 15g，桔梗 3g，五味子 6g。

（3）心阳不振证

症状：心悸怔忡，面色㿠白，体倦懒言，形寒肢冷，舌淡、苔白，脉虚无力。

治法：温补心阳，安神定悸。

方药：桂枝甘草龙骨牡蛎汤（《伤寒论》）加减：桂枝 10g，炙甘草 6g，龙骨 15g（先煎），牡蛎 15g（先煎），附子 6g（先煎），党参 10g，黄芪 15g。

（4）气阴两虚证

症状：心悸怔忡，五心烦热，短气乏力，头晕口干、失眠多梦，舌红、少苔，脉细数兼结代。

治法：益气养阴，宁心安神。

方药：生脉散（《医学启源》）加减：党参 10g，沙参 10g，麦冬 10g，五味子 10g，法半夏 9g，陈皮 10g，黄芪 15g，茯苓 30g，枳实 10g，丹参 15g，郁金 10g。

（5）心脾两虚证

症状：心悸不宁，动则尤甚，神疲乏力，体倦食少，面色不华，头晕健忘，舌质淡、苔薄白，脉细弱或结代。

治法：益气补血，健脾养心。

方药：归脾汤（《济生方》）加减：黄芪 20g，党参 10g，茯苓 20g，甘草 10g，当归 15g，炒酸枣仁 15g，木香 10g，龙眼肉 15g，远志 10g，柴胡 10g。

（6）胆郁痰扰证

症状：心悸怔忡，胆怯易惊，头晕，恶心纳呆，胸脘胀满，口黏，舌暗红、苔白厚或黄腻，脉滑。

治法：理气化痰，和胃清胆。

方药：温胆汤（《三因极一病证方论》）加减：竹茹 15g，半夏 9g，陈皮 10g，茯苓 20g，炙甘草 10g，远志 10g，枳实 10g，天麻 10g，石斛 15g，枇杷叶 15g，生姜 5 片。

（7）心络瘀阻证

症状：心悸不宁，胸闷时发，心痛时作，痛如针刺，入夜尤甚，面色紫暗，唇甲青紫，舌质紫暗或有瘀斑，脉涩或结代。

治法：活血化瘀通络。

方药：桃仁红花煎（《陈素庵妇科补解》）合桂枝甘草龙骨牡蛎汤（《伤寒论》）加减：桃仁 12g，红花 8g，川芎 12g，丹参 15g，地黄 12g，薤白 8g，龙骨 20g（先煎），甘草 3g。

（8）水饮凌心证

症状：心悸，胸闷痞满，渴不欲饮，小便短少，下肢浮肿，形寒肢冷，头晕，恶心呕吐，流涎，舌淡胖、苔滑，脉弦滑或沉细或结代。

治法：振奋心阳，化气利水。

方药：苓桂术甘汤（《金匮要略》）加减：茯苓 12g，桂枝 9g，白术 6g，甘草 6g。

中成药：稳心颗粒、参松养心胶囊、生脉注射液。

【预防】

避免不良的生活方式如精神紧张，过度劳累，过量烟、酒、咖啡摄入等。及时前往附近的上级医院筛查有无心脏器质性病变，如冠心病、心肌病和瓣膜性心脏病等，积极治疗以消除病因。

第四节　心力衰竭

心力衰竭，简称心衰，是由于任何心脏结构或功能异常导致心室充盈或射血能力受损所致的一组复杂临床综合征，为各种心脏病的严重和终末阶段。急性心衰具体内容参见"第一章　第四节　急性冠脉综合征"，此处主要介绍慢性心衰。

【病因】

1. 基本病因：分为心肌损害、心脏后负荷过重、心室前负荷不足 3 种。心脏负荷过重分为压力负荷（后负荷）过重，如高血压、主动脉瓣狭窄、肺动脉高压、肺动脉瓣狭窄；容量负荷（前负荷）过重，如心脏瓣膜关闭不全及某些先天性心血管病。心室前负荷不足如二尖瓣狭窄、心脏压塞、限制性心肌病、缩窄性心包炎等。

2. 诱因：感染，以呼吸道感染最常见；心律失常、心房颤动；钠盐摄入过多，静脉液体输入过多、过快；过度体力消耗或情绪激动；治疗不当及原有心脏病变加重或并发其他疾病等。

【临床表现】

1. 左心衰竭

以肺循环淤血及心排量降低为主要表现。

（1）症状

1）不同程度呼吸困难：劳力性呼吸困难是最早出现的症状；端坐呼吸，不能平卧；夜间阵发性呼吸困难，入睡后突然因憋气而惊醒，被迫取坐位，端坐休息后缓解；急性肺水肿是呼吸困难最严重的形式，重者可有哮鸣音，称为"心源性哮喘"。

2）咳嗽、咳痰、咯血：开始常于夜间发生，坐位或立位时咳嗽可减轻，白色浆液性泡沫状痰为其特点，偶可见痰中带血丝，急性左心衰发作时可出现粉红色泡沫样痰。

3）乏力、疲倦、运动耐量减低、头晕、心慌等。

4）少尿及肾功能损害症状，长期可出现血尿素氮、血肌酐升高并可有肾功能不全的相应症状。

（2）体征

1）肺部湿啰音：随着病情的加重，肺部啰音可从局限于肺底部直至全肺，侧卧位时下垂的一侧啰音较多。

2）心脏体征：一般有心脏扩大及相对性二尖瓣关闭不全的反流性杂音、肺动脉瓣区第二心音亢进及第三心音或第四心音奔马律。

2. 右心衰竭

以体循环淤血为主要表现。

（1）症状

1）腹胀、食欲缺乏、恶心、呕吐等是最常见的症状。

2）劳力性呼吸困难。

（2）体征

1）水肿：始于身体低垂部位的对称性凹陷性水肿。也可表现为胸腔积液，以双侧多见，常以右侧为甚，单侧者以右侧多见。

2）颈静脉征：颈静脉搏动增强、充盈、怒张，肝颈静脉反流征阳性则更具特征性。

3）肝大：肝淤血肿大常伴压痛，持续慢性右心衰竭可致心源性肝硬化。

4）心脏体征：除基础心脏病的相应体征外，可因右心室显著扩大而出现三尖瓣关闭不全的反流性杂音。

3. 全心衰竭

左心衰竭继发右心衰竭而形成的全心衰竭，呼吸困难等肺淤血症状反而有所减轻。扩张型心肌病等同时存在左、右心室衰竭者，主要表现为左心衰竭心排血量减少相关症状和体征。

【辅助检查】

1. BNP：临床上 BNP<35pg/mL、NT-proBNP<125pg/mL 时，通常可排除慢性心力衰竭。

2. 肌钙蛋白（cTnT/cTnI）：严重心衰或心衰失代偿期患者的肌钙蛋白升高。

3. 常规检查：包括血常规、尿常规、肝肾功能、血糖、血脂、电解质等，尤其老年及长期服用利尿剂、RAAS 抑制剂类药物的患者。

4. 心电图：无特异表现，但原发病或基础疾病致心脏扩大或心律失常可见相关心电图改变。

5. 超声心动图：诊断心力衰竭最主要的仪器检查。

6. X 线检查：是确诊左心衰竭肺水肿的主要依据，胸部 X 线可反映肺淤血情况。早期肺静脉压增高时，主要表现为肺门血管影增强，上肺血管影增多与下肺纹理密度相仿甚至多于下肺。Kerley B 线为肺野外侧清晰可见的水平线状影，是慢性肺淤血的特征性表现。急性肺泡性肺水肿时肺门呈蝴蝶状，肺野可见大片融合的阴影，左心衰竭还可见胸腔积液和叶间胸膜增厚。

【诊断要点】

根据病史、症状、体征及辅助检查做出诊断。根据原有基础心脏病的证据及循环淤血的表现判断是左心衰竭、右心衰竭还是全心衰竭。

1. 心衰类型：参考超声心动图结果，并根据 LVEF 判断具体心衰类型，共分 3 种：左室射血分数（LVEF）<40% 为射血分数降低型（HFrEF），LVEF40%～50% 为射血分数中间型（HFmrEF），LVEF≥50% 为射血分数保留型（HFpEF）。

2. 分级：

（1）美国纽约心脏病学会（NYHA）的心功能分级方法。

Ⅰ级：心脏病患者日常活动量不受限制，一般活动不引起乏力、呼吸困难等心衰症状。

Ⅱ级：心脏病患者体力活动轻度受限，休息时无自觉症状，一般活动下可出现心衰症状。

Ⅲ级：心脏病患者体力活动明显受限，低于平时一般活动即引起心衰症状。

Ⅳ级：心脏病患者不能从事任何体力活动，休息状态下也存在心衰症状，活动后加重。

（2）6 分钟步行试验：要求患者在平直走廊里尽快行走，测定 6 分钟步行距离，<150 米、150～450 米和 >450 米分别为重度、中度和轻度心衰。

【鉴别诊断】

慢性心衰应分清左、右心衰竭，并且与支气管哮喘、心包积液、缩窄性心包炎、肝硬化腹腔积液伴下肢水肿相鉴别（表 4-18）。

表 4-18　慢性心力衰竭鉴别诊断

疾病		鉴别诊断要点
心衰鉴别	左心衰竭	不同程度呼吸困难、肺部啰音，心脏奔马律、瓣膜区杂音，胸部 X 线示心脏扩大
	右心衰竭	颈静脉回流征、肝大、水肿，心脏奔马律、瓣膜区杂音，胸部 X 线示心脏扩大

疾病		鉴别诊断要点
与其他疾病鉴别	心源性哮喘	发作时必须坐起，重症者肺部有干、湿啰音，甚至咳粉红色泡沫痰
	支气管哮喘	早年发病（通常在儿童、青少年时期），可有过敏史、鼻炎和（或）湿疹，有哮喘家族史，发作时双肺可闻及典型哮鸣音，咳出白色黏痰后呼吸困难常可缓解，每日症状变化快，夜间和清晨症状明显
	慢性阻塞性肺疾病	夜间发生呼吸困难而憋醒，常伴有咳痰，痰咳出后呼吸困难缓解
	心包积液	心音低而遥远，超声心动图可见脏层心包和壁层心包之间存在积液
	肝硬化腹腔积液伴下肢水肿	肝硬化病史，一般不会出现颈静脉怒张

【治疗】

（一）西医治疗

心衰的治疗目标是为防止和延缓心力衰竭的发生发展；缓解临床症状，提高生活质量；改善长期预后，降低病死率与住院率。

1. 药物治疗

常用药物包括利尿剂、RAAS 抑制剂、β 受体拮抗剂、正性肌力药、窦房结 IF 电流选择特异性的抑制剂等。根据最新指南，提倡"新四联"疗法，包括肾素血管紧张素系统抑制剂（RASi）、β 受体阻滞剂、醛固酮受体拮抗剂（MRA）及钠 – 葡萄糖协同转运蛋白 2 抑制剂（SGLT2i）。具体用法及不良反应，见表 4 – 19。

（1）利尿剂：慢性心衰急性发作和明显体液潴留时应用。

1）醛固酮受体拮抗剂（MRA）：螺内酯（安体舒通），起始剂量 1 次 10～20mg，1 日 1 次，至少观察 2 周后再加量，目标剂量 1 次 20～40mg，1 日 1 次，常用剂量为 1 次 20mg，1 日 1 次。

2）噻嗪类利尿剂：氢氯噻嗪（双氢克尿噻），轻度心衰可首选此药，1 次 12.5～25.0mg，1 日 1 次起始，逐渐加量，可增至每日 75～100mg，分 2～3 次服用，与保钾利尿剂合用。在肾功能减退 [eGFR < 30mL/（min・1.73m²）] 患者中，噻嗪类利尿剂作用减弱，不建议使用，但在顽固性水肿患者中（呋塞米每日用量超过 80mg），噻嗪类利尿剂可与袢利尿剂联用。注意观察电解质尤其是血钾的变化。

3）袢利尿剂：呋塞米，轻度心衰患者一般小剂量，1 次 20mg，1 日 1 次，口服，逐渐加量，控制体重下降 0.5～1.0kg/d；重度慢性心衰者可增至 100mg，1 日 2 次，静脉注射效果优于口服。

4）血管升压素 V_2 受体拮抗剂：托伐普坦，起始剂量 1 次 7.5～15mg，1 日 1 次，日常剂量 1 日 15mg，最大 1 日 30mg。

（2）RAS 抑制剂：

1）血管紧张素受体拮抗剂（ARB）：心衰患者治疗首选。①缬沙坦，起始剂量 1 次 40mg，1 日 2 次，最大日剂量 160mg，1 日 2 次。②氯沙坦，起始剂量 1 次 25 ～ 50mg，1 日 1 次，目标剂量 150mg，1 日 1 次。

2）血管紧张素转换酶抑制剂（ACEI）：①卡托普利，起始剂量 1 次 6.25mg，1 日 3 次，目标剂量 1 次 50mg，1 日 3 次。②依那普利，起始 1 次 2.5mg，1 日 2 次，目标剂量 1 次 10mg，1 日 2 次。当 ACEI 引起干咳、血管性水肿时，不能耐受者可改用 ARB。

3）血管紧张素受体脑啡肽酶抑制剂（ARNI）：沙库巴曲缬沙坦，起始剂量 1 次 25 ～ 100mg，1 日 2 次，目标剂量 1 次 200mg，1 日 2 次，推荐用于 HFrEF 患者。

（3）β 受体拮抗剂：心衰一经诊断均应立即以小剂量起始应用 β 受体拮抗剂。①琥珀酸美托洛尔，起始 1 次 11.875 ～ 23.750mg，1 日 3 次，目标剂量 1 次 190mg，1 日 1 次。②比索洛尔，起始 1 次 1.25mg，1 日 1 次，目标剂量 1 次 10mg，1 日 1 次。③卡维地洛，起始 1 次 3.125mg，1 日 2 次，目标剂量 1 次 25 ～ 50mg，1 日 2 次。

（4）SGLT2i：①达格列净，1 次 10mg，1 日 1 次。②恩格列净片，1 次 10mg，1 日 1 次，有效改善心力衰竭预后。

（5）正性肌力药：

1）洋地黄类药物：适用于伴有快速心房颤动/心房扑动的收缩性心力衰竭。地高辛每日 0.125 ～ 0.25mg，老年、肾功能受损者、低体重患者可给予 1 次 0.125mg，1 日 1 次或隔日 1 次，应每月监测地高辛血药浓度，建议维持在 0.5 ～ 0.9μg/L。毛花苷 C（西地兰）、毒毛花苷 K 为快速起效的静脉注射制剂，急性心力衰竭或慢性心衰加重时使用。

警惕洋地黄中毒：发生洋地黄中毒后应立即停药，中毒症状如快速房性心律失常伴传导阻滞，恶心、呕吐，以及神经系统症状如视物模糊、黄视、绿视，定向力障碍、意识障碍。

2）非洋地黄类正性肌力药：β 受体兴奋剂：多巴胺较小剂量 [<2ug/（kg·min）] 激动多巴胺受体，可降低外周阻力，扩张肾血管、冠脉和脑血管；中等剂量 [2 ～ 5ug/（kg·min）] 心肌收缩力增强，血管扩张，心率加快不明显；大剂量 [5 ～ 10ug/（kg·min）] 则可兴奋 α 受体，出现缩血管作用。多巴酚丁胺扩血管作用不如多巴胺明显，加快心率的效应也比多巴胺小，均只能短期静脉应用，长期使用将增加病死率。

（6）窦房结 IF 电流选择特异性的抑制剂：伊伐布雷定，初始剂量 1 次 2.5mg，1 日 2 次，治疗 2 周后，根据心率调整剂量，每次剂量增加 2.5mg，使患者的静息心率控制在 60 次/分左右，不宜低于 55 次/分，最大剂量为 1 次 7.5mg，1 日 2 次。建议早、晚进餐时服用，并避免同时服用西柚汁。

表 4 – 19　慢性心衰常用药物

药物名称	用法剂量	适应证	不良反应及禁忌证
呋塞米	静脉注射：20～40mg，2 分钟内注射完，10 分钟内起效；如用药 30 分钟后症状未缓解，肺部啰音未减少，加大利尿剂用量，静脉注射后以静脉滴注维持，呋塞米最大用量为 400mg/d 口服：20～40mg 起始，必要时 6～8 小时追加，一般控制在 100mg/d 以内。	水肿性疾病，高血压，预防急性肾衰竭，高钾血症及高钙血症，稀释性低钠血症，急性药物中毒	不良反应见水及电解质紊乱、过敏反应、耳鸣、听力障碍，多见于大剂量快速静脉注射，与磺胺类或噻嗪类药物存在交叉过敏，用药期间要监测血压、血生化、酸碱平衡及听力等
氢氯噻嗪	起始剂量 1 次 12.5～25.0mg，1 日 1～2 次，每日最大剂量 100mg	水肿性疾病，高血压，中枢性或肾性尿崩症，肾结石	合并水电解质紊乱、高血糖症、高尿酸血症者慎用；无尿或肾功能严重减退者效果差；用药期间需监测血生化
螺内酯	起始剂量 10～20mg，1 日 1 次，至少观察 2 周后再加量，最大剂量 20～40mg，1 日 1 次，常用剂量 20mg，1 日 1 次	水肿性疾病，高血压，原发性醛固酮增多症，低钾血症预防	血肌酐 > 221μmol/L（2.5mg/dL）或 eGFR < 30mL/（min·1.73m^2）、血钾 > 5.0mmol/L、妊娠女性禁用；避免同时补钾及食用高钾食物，除非有低钾血症；使用醛固酮受体拮抗剂治疗后 3 天和 1 周应监测血钾和肾功能，前 3 个月每个月监测 1 次，以后每 3 个月 1 次；男性长期服用可导致乳腺发育；进食或进食后服用，以减少胃肠道反应
托伐普坦	起始剂量 7.5～15.0mg，1 日 1 次，服药至少 24 小时后可增加剂量，根据血钠浓度最大剂量可至 30mg，1 日 1 次	明显的高容量性和正常容量性低钠血症，包括心衰、肝硬化及抗利尿激素分泌异常综合征。用于袢利尿剂等其他利尿剂治疗效果不理想的心衰引起的体液潴留	过快纠正低钠血症可引起渗透性脱髓鞘作用导致严重不良后果，初次服药和再次服药应在住院情况下进行，避免在治疗最初 24 小时内限制液体摄入，指导用药患者口渴时适时饮水；不需根据年龄、心功能、肝功能调整剂量，轻至重度肾功能低下不需调整剂量，肌酐清除率 < 10mL/min 和透析患者未评估；不良反应主要是口渴和高钠血症；偶有肝损伤，应监测肝功能
卡托普利	起始剂量 1 次 6.25mg，1 日 3 次，目标剂量 1 次 50mg，1 日 3 次	高血压，心衰	主要不良反应有刺激性干咳、低血压、血管神经性水肿、头痛、高血钾、低血钠、肾功能损伤、皮疹；妊娠、双侧肾动脉狭窄、肾功能恶化（血清肌酐 > 221μmol/L）、高血钾者禁忌；避免用于主动脉狭窄、流出道梗阻及肾血管疾病者；使用前、使用期间应评估肾功能；注意监测血电解质情况

药物名称	用法剂量	适应证	不良反应及禁忌证
氯沙坦	起始剂量 25～50mg，1 日 1 次，目标剂量 150mg，1 日 1 次	高血压，糖尿病肾病	服药不受进食影响
缬沙坦	起始剂量 40mg，1 日 1 次，目标剂量 160mg，1 日 2 次	高血压，心衰，糖尿病肾病	进餐或空腹服用
沙库巴曲缬沙坦	起始剂量 1 次 25～100mg，1 日 2 次，目标剂量 1 次 200mg，1 日 2 次	对于 NYHA 心功能分级 Ⅱ～Ⅲ级、有症状的 HFrEF 患者，若能够耐受 ACEI/ARB，推荐以 ARNI 替代 ACEI/ARB	对沙库巴曲、缬沙坦或任何辅料过敏者，存在 ACEI 或 ARB 治疗相关的血管性水肿病史，遗传性或特发性血管性水肿病史，重度肝功能损害、胆汁性肝硬化和胆汁淤积，中期和晚期妊娠患者禁用；禁止与 ACEI 合用，必须在停止 ACEI 治疗 36 小时之后才能服用本品；在 2 型糖尿病患者中，禁止诺欣妥与阿利吉仑合用
琥珀酸美托洛尔缓释片	起始剂量 11.875～23.75mg，1 日 1 次，目标剂量 190mg，1 日 1 次	高血压，心绞痛，心衰	禁用于心源性休克、病态窦房结综合征、二度及以上房室传导阻滞 (无心脏起搏器)、心率 <50 次/分、低血压 (收缩压 <90mmHg)、支气管哮喘急性发作期、伴有坏疽危险的严重外周血管疾病。避免突然撤药。不良反应见心衰恶化、心动过缓、房室传导阻滞、低血压。琥珀酸美托洛尔缓释片不可咀嚼或压碎，可掰开，摄食不影响，肾功能损害不需调整剂量。卡维地洛主要在肝脏代谢
酒石酸美托洛尔	起始剂量 1 次 6.25mg，1 日 2～3次，目标剂量 1 次 50mg，1 日 2～3 次	高血压，心绞痛，心肌梗死，肥厚型心肌病，主动脉夹层，心律失常，甲状腺功能亢进，心衰	
富马酸比索洛尔	起始剂量 1.25mg，1 日 1 次，目标剂量 10mg，1 日 1 次	高血压，心绞痛，心衰	
卡维地洛	起始剂量 1 次 3.125mg，1 日 2 次，目标剂量 1 次 25mg，1 日 2 次	高血压，心衰	
伊伐布雷定	起始剂量 1 次 2.5mg，1 日 2 次，治疗 2 周后，根据心率调整剂量，每次剂量增加 2.5mg，使患者的静息心率控制在 60 次/分左右，不宜低于 55 次/分，最大剂量 1 次 7.5mg，1 日 2 次	窦性心律且心率 ≥75 次/分、伴有心脏收缩功能障碍的 NYHA 心功能分级Ⅱ～Ⅳ级慢性心衰患者，与 β 受体阻滞剂已达到目标剂量或最大耐受剂量，或对 β 受体阻滞剂禁忌或不能耐受者	应监测静息心率，建议早、晚进餐时服用，避免同时服用西柚汁；最常见不良反应为光幻症、心动过缓

续　表

药物名称	用法剂量	适应证	不良反应及禁忌证
地高辛	维持量 0.125～0.250mg，1日1次，老年或肾功能受损者宜减量，可 0.125mg，1日1次或隔日1次	急、慢性心衰，尤其适用于伴快速心室率的房颤患者	禁忌证包括：①病态窦房结综合征、二度及以上房室传导阻滞患者；②心肌梗死急性期（＜24小时），尤其是有进行性心肌缺血者；③预激综合征伴房颤或心房扑动；④梗阻性肥厚型心肌病不良反应包括心律失常、胃肠道症状和神经精神症状；应严格监测地高辛中毒等不良反应及药物浓度，建议地高辛血药浓度维持在 0.5～0.9ng/mL

注：能耐受中/高剂量 ACEI/ARB（相当于依那普利≥10mg，2次/天或缬沙坦≥80mg，2次/天）的患者，沙库巴曲缬沙坦钠片规格：50mg（沙库巴曲 24mg/缬沙坦 26mg），100mg（沙库巴曲 49mg/缬沙坦 51mg）；HFrEF：射血分数降低的心力衰竭；ACEI：血管紧张素转化酶抑制剂；ARB：血管紧张素Ⅱ受体拮抗剂；ARNI：血管紧张素受体脑啡肽酶抑制剂；NYHA：纽约心脏病协会；eGFR：估算肾小球滤过率；LVEF：左室射血分数。

2. 非药物治疗

（1）氧气及心理治疗：对心衰伴夜间睡眠呼吸障碍者，夜间给氧气可减少低氧血症的发生；进行必要的心理疏导以改善心理状态，必要时酌情应用抗抑郁药物。

（2）心脏再同步化治疗（CRT）、植入型心律转复除颤器（ICD）、左心室辅助装置（LVAD）、心脏移植、经导管二尖瓣修复术已经较为成熟，可建议患者转诊至上级医院进行评估治疗。

（二）中医治疗

心衰是以心悸、气喘、肢体水肿为主症的一种病证。慢性心衰的最根本病机为心气不足、心阳亏虚，可用"虚""瘀""水"三者概括，整个病情是随着心之气阳亏虚的程度而从代偿逐步进展到失代偿阶段，失代偿的标志往往是血瘀、水饮的进行性加重。总体治疗原则为补气温阳，活血利水，治疗过程应具有连续性。

辨证论治

（1）气虚血瘀证

症状：胸闷气短，心悸，活动后诱发或加剧，神疲乏力，自汗，面色㿠白，口唇发绀，或胸部闷痛，或肢肿时作，喘息不得卧，舌淡胖或淡暗有瘀斑，脉沉细或涩、结、代。

治法：补益心肺，活血化瘀。

方药：保元汤（《景岳全书》）合血府逐瘀汤（《医林改错》）加减：人参3g（单煎），黄芪9g，肉桂2g，生姜6g，甘草6g，当归9g，地黄9g，桃仁12g，红花9g，枳壳6g，赤芍6g，柴胡3g，桔梗5g，川芎5g，牛膝9g。

中成药：芪参益气滴丸。

（2）气阴两虚证

症状：胸闷气短，心悸，动则加剧，神疲乏力，口干，五心烦热，两颧潮红，或胸痛，入夜尤甚，或伴腰膝酸软，头晕耳鸣，或尿少肢肿，舌暗红、少苔或少津，脉细数无力或结、代。

治法：益气养阴，活血化瘀。

方药：生脉散（《医学启源》）合血府逐瘀汤（《医林改错》）：人参10g（单煎），麦冬15g，五味子6g，当归9g，生地黄9g，桃仁12g，红花9g，枳壳6g，赤芍6g，柴胡3g，甘草3g，桔梗5g，川芎5g，牛膝9g。

中成药：生脉胶囊、生脉饮口服液、生脉注射液。

（3）阳虚水泛证

症状：心悸，喘息不得卧，面浮肢肿，尿少，神疲乏力，畏寒肢冷，腹胀，便溏，口唇发绀，胸部刺痛，或胁下痞块坚硬，颈部静脉显露，舌淡胖有齿痕或有瘀点、瘀斑，脉沉细或结、代、促。

治法：益气温阳，化瘀利水。

方药：真武汤（《伤寒论》）合葶苈大枣泻肺汤（《金匮要略》），附子5g（先煎），白术6g，白芍9g，茯苓9g，生姜9g，葶苈子9g，大枣15g。

中成药：芪苈强心胶囊。

【转诊建议】

当各种诱因导致发生急性失代偿性心衰，病情恶化加重，生命体征不平稳时，需立即入院进行医疗干预，尽快转运至就近的大中型医院。

【疾病管理】

老年慢性心衰患者需定期随访。建立患者档案，通过门诊随访、社区访视、电话网络家庭监测、可穿戴式设备远程监控等方式对患者进行病情随访、健康教育及运动康复指导。随访初始为1～2周1次，病情稳定后为1～2月1次，内容包括评估患者的病情和用药情况，监测心衰症状、NYHA心功能分级、血压、心率、心律、体重、肾功能和电解质等，监测药物不良反应及用药依从性，对用药方案做出适当调整。

第五章 神经内科

第一节 偏头痛

偏头痛是反复发生并伴有多种神经系统表现的一种常见的原发性头痛。表现为反复发作的单侧或双侧搏动性头痛，并常伴有恶心、呕吐、畏声、畏光等症状，活动后加重。

【病因】

引起偏头痛的病因尚未完全阐明，可能与遗传因素、内分泌和代谢因素、饮食及精神因素等有关。

【临床表现】

1. 症状

头痛病史一般较长，发病或急或缓。主要分为无先兆偏头痛和有先兆偏头痛 2 个主要类型。无先兆偏头痛表现为头痛反复发作，持续 4～72 小时，典型头痛表现为单侧、搏动性、中重度头痛，日常体力活动可加重，伴呕吐和（或）畏光、畏声。有先兆的偏头痛表现为逐渐出现的单侧可完全恢复的视觉、感觉或其他中枢神经系统症状，随之出现头痛和偏头痛相关症状。

2. 查体

在偏头痛发作间期，体格检查无阳性体征，在发作过程中不同类型的偏头痛具有各自的体征。

对于有先兆的偏头痛，经常伴有眼肌麻痹、偏身麻木、偏瘫或失语等神经系统局灶体征，但这些症状通常在 5～20 分钟内逐渐产生，持续不超过 60 分钟且反复发作。如果体征持续超过 60 分钟，则应考虑是否为短暂性脑缺血发作、脑梗死或脑出血等脑血管疾病。如果症状持续且逐渐加重，要注意除外颅内肿瘤。

偏头痛的诊断需要除外其他疾患引起的头痛，因此建议对就诊的患者进行详细而全面的体格检查和神经系统查体。

【辅助检查】

目前尚缺乏偏头痛特异性诊断手段，辅助检查的目的是排除继发性头痛或了解头痛患者合并的其他疾病。

1. 血常规：主要用于排除颅内或系统性感染、结缔组织疾病、内环境紊乱、遗传代谢性疾病等引起的头痛。50 岁后新发头痛，需排除巨细胞动脉炎，应进行动态红细胞沉降率和 C 反应蛋白检测。

2. 经颅多普勒超声：在头痛发作时可以观察到血流速度增快或减慢、血流速度不稳定、血流速度两侧不对称等表现，但不能帮助头痛的诊断。

3. 头颅 CT 和 MRI 检查：具备下述症状之一者，需要进行影像学检查。

（1）意识水平下降或认知功能受损。

（2）用力、性交、咳嗽、喷嚏等情况下疼痛加重。

（3）疼痛、病情进行性加重。

（4）颈项强直。

（5）局灶性神经体征。

（6）50 岁以上首次发生头痛的患者。

（7）最严重的头痛。

（8）头痛不具原发性头痛的特定形式。

【诊断要点】

1. 临床诊断流程：

（1）采集病史：了解头痛的性质、发作频率、持续时间、疼痛程度及伴随症状、头痛发作的时间特点、诱发因素、发展过程、头痛加重或缓解的因素。此外，还需了解患者的工作生活习惯、既往病史和伴随疾病、外伤史、药物治疗、家族史等情况。

（2）体格检查：系统体格检查及神经系统检查。

（3）临床分期：偏头痛分为发作期和缓解期。

1）发作期：以头痛为主要症状，可伴有恶心、呕吐、畏声、畏光、流泪等症状，多因劳累、刺激气味、特殊食物等而诱发。

2）缓解期：少数患者仍伴随一些后遗症状，如疲劳、倦怠、易怒、食欲差、注意力不集中、头皮触痛、抑郁或其他不适。

2. 常见头痛诊断：

（1）原发性头痛：不是由其他疾病引起的头痛。常规检查，如头颅 MRI、CT 检查多无明显异常。

（2）继发性头痛：是由其他疾病引起的，常见病因有：①外伤；②脑血管病；③颅内肿瘤；④颅内感染；⑤肺部疾病，缺氧合并头痛；⑥肾脏疾病，电解质紊乱；⑦头面五官疾病，如青光眼、鼻炎、鼻窦炎、中耳炎；⑧精神疾病。

【鉴别诊断】

1. 偏头痛与继发性头痛相鉴别：借助西医学的检查方法鉴别全身性疾病引起的头痛和颅内病变引起的头痛，排除五官科疾病，如青光眼、中耳炎、鼻窦炎、智齿冠周炎等引起的头痛。

2. 偏头痛与紧张性头痛相鉴别，见表 5 - 1。

表 5 - 1　偏头痛与紧张性头痛鉴别诊断

	偏头痛	紧张性头痛
头痛部位	单侧或双侧	双侧
头痛性质	搏动性	压痛/箍紧样痛
疼痛程度	中等或严重	轻或中等
对活动的影响	日常生活的常规活动加重头痛或导致避免日常活动	日常生活的常规活动不会加重头痛
其他症状	对光和（或）声的异常敏感，恶心和（或）呕吐；先兆症状可以与头痛同时或不同时出现	无
头痛持续时间	4～72 小时	30 分钟持续不断

【治疗】

（一）西医治疗

1. 药物治疗

（1）发作期治疗

1）对乙酰氨基酚：推荐剂量 1 次 1000mg，1 日最大剂量 4000mg，镇痛疗程不宜超过 5 天。可用于对非甾体抗炎药过敏、不耐受或不适于应用的人群。3 个月及以上的婴儿或儿童也可应用。若患者饮酒后、空腹、与其他有相互作用的药物合用时，适当调低剂量或禁用。

2）布洛芬：推荐剂量 1 次 200～800mg，1 日最大剂量 1200mg，使用说明书推荐剂量，避免大剂量使用，可用于 6 个月以上儿童。

3）曲坦类药物：任何时间应用均有效，越早应用效果越好。①舒马曲普坦，推荐剂量 25mg、50mg、100mg 口服，25mg 栓剂塞肛，10mg、20mg 鼻腔喷剂，6mg 皮下注射；1 日最大剂量 300mg。②佐米曲普坦，口服，1 次 2.5mg、5mg，1 日最大剂量 10mg。③利扎曲坦，口服，1 次 5mg、10mg，1 日最大剂量 20mg。

4）麦角胺类药物：其疗效不及曲坦类。适用于发作持续时间长的患者。极小量的麦角胺类即可迅速导致药物过量性头痛，因此应限制药物的使用频度，不推荐常规使用。

为预防药物过量性头痛，单纯 NSAIDs 制剂的使用在 1 个月内不能超过 15 天，麦角碱类、曲坦类、NSAIDs 复合制剂则不超过 10 天。

（2）缓解期的治疗

1）预防性药物治疗指征：①患者的生活质量、工作和学业严重受损（需根据患者本人判断）；②每月发作频率 2 次以上；③急性期药物治疗无效或患者无法耐受；④存在频繁、长时间或令患者极度不适的先兆，或为偏头痛性脑梗死、偏瘫性偏头痛、伴有脑干先兆偏头痛亚型等；⑤连续 2 个月，每月使用急性期治疗 6～8 次以上；⑥偏头痛发作持续 72 小时以上等。

2）预防性治疗药物评价及推荐：①钙通道阻滞剂：氟桂利嗪，推荐剂量 5～10mg/d。②抗癫痫药：托吡酯，推荐剂量 25～100mg。③β 受体阻滞剂：美托洛尔，推荐剂量 50～200mg；普萘洛尔，推荐剂量 40～240mg；比索洛尔，推荐剂量 5～10mg。④抗抑郁药：阿米替林，推荐剂量 25～75mg，尤其适用于合并有紧张性头痛或抑郁状态的患者。

药物治疗应小剂量单药开始，缓慢加量至合适剂量，同时注意副作用。对每种药物给予足够的观察期以判断疗效，一般观察期为 4～8 周。患者需要记头痛日记来评估治疗效果。有效的预防性治疗需要持续约 6 个月，之后可缓慢减量或停药。

2. 非药物治疗

（1）调整生活方式

急性期应消除诱因，放松和休息。间歇期应管理诱因，改变生活方式，避免偏头痛复发。

（2）行为疗法

1）放松训练：选择一个安静舒适的场所，排空二便，选择舒适的体位进行躺卧或盘坐。将注意力集中于自己身体的感受，心无杂念，进行缓慢有节律的腹式呼吸。

2）行为认知疗法：向患者介绍关于头痛的身心医学知识；了解患者的心理状态和不良的应对行为后，进一步矫正患者的负面认知，使其建立新的合理思维方式；鼓励患者寻求社会支持，增强其应对压力的能力。

（二）中医治疗

偏头痛属于中医学中"内伤头痛"的范畴，发作期多以实证或本虚标实为主，多见寒凝、痰浊、湿热、肝阳、肝风、瘀血等；缓解期多以本虚为主，多见气血不足及肝肾亏虚。痰浊和瘀血既是病理产物又是病因，与偏头痛的发作密切相关。

1. 辨证论治

（1）肝风夹瘀证

症状：头痛或左或右，反复发作，疼痛剧烈，持续数小时至数日，或恶心、呕吐、眩晕，舌质暗红或紫暗或有瘀斑瘀点、苔薄白，脉弦。

治法：平肝息风，化痰活络。

方药：川芎定痛饮（王永炎经验方）加减：川芎 12g，川牛膝 10g，川萆薢 20g，菊花 6g，钩藤 20g，白蒺藜 10g，薏苡仁 20g，白豆蔻仁 6g，法半夏 6g。若兼头晕目眩者可加生石决明 15g（先煎），珍珠母 15g（先煎），生牡蛎 10g（先煎）；若跳痛重、舌质紫而瘀斑多者当加水蛭 6g，鬼箭羽 15g，桃仁 10g；伴呕恶重者可加藿香 10g，佩兰 10g；若目赤、口苦、溲黄者可加龙胆 10g，夏枯草 10g。

中成药：天麻钩藤颗粒、养血清脑颗粒、正天丸、血府逐瘀胶囊。

（2）寒凝血瘀证

症状：头痛如刺，经久不愈，固定不移，畏寒肢冷，恶心、呕吐清水痰涎，舌质紫暗或有瘀斑瘀点、苔薄白，脉沉细或细涩。

治法：温经散寒，活血通络。

方药：吴茱萸汤（《伤寒论》）加减：吴茱萸 3g，生姜 6g，川芎 9g，白芷 9g，藁本 9g。呕吐清水痰涎，加半夏 9g，茯苓 10g；畏寒肢冷，加细辛 3g，淫羊藿 15g；口唇舌质紫暗明显，为寒凝血瘀明显，加红花 6g，鸡血藤 15g。

中成药：复方羊角颗粒、通天口服液。

（3）气血不足证

症状：头痛病程长，多见头痛隐隐，缠绵不休，时时昏晕，午后或遇劳加重，神疲乏力，面色少华或萎黄，食欲不振，眠浅多梦。

治法：益气养血，通络止痛。

方药：加味四物汤（《证治汇补》）加减：生地黄 12g，当归 6g，白芍 15g，川芎 9g，蔓荆子 6g，党参 15g，黄芪 30g，阿胶 10g（烊化），炒酸枣仁 15g，炙甘草 10g。如血不养心，心悸不寐，加柏子仁 12g，合欢皮 15g；如因肝血不足，肝肾不足，血虚阴虚并见，出现耳鸣、虚烦、少寐、头晕明显，加制何首乌 30g，枸杞子 15g，黄精 12g；手足不温，便溏畏寒者，加肉桂 3g，巴戟天 10g。

中成药：养血清脑颗粒、补中益气丸、脑安胶囊、大补阴丸。

2. 中医特色疗法

（1）推拿：基本手法：患者坐位，术者以拇指推法推印堂经前庭至百会 5 次；拇指分推法推印堂经鱼腰、太阳至耳前 5 次；拇指揉按法沿头部膀胱经、胆经经线揉按 5～10 次；以拿法拿揉后项、肩部往返 3～5 次，点风池、肩井、合谷各 1 分钟，最后用指轻扣头部 2 分钟。

（2）单方验方：

1）偏正头风：白芷、防风等份，为末，炼蜜丸，弹子大，每嚼 1 丸，茶汤下。

2）少阳头痛，亦治太阳头痛，不拘偏正，小清空膏：片黄芩酒浸透，晒干，为末，每服一钱（3g），茶酒任下。

3）风热头痛：川芎 3g，茶叶 6g，水煎，饭前热服。

【转诊建议】

1. 首次急性起病的剧烈头痛。

2. 50 岁以后新出现的头痛。

3. 头痛者伴意识障碍或抽搐发作或有偏瘫、偏身感觉障碍、脑膜刺激征阳性等神经系统定位体征者。

4. 慢性进行性加重的头痛。

【预防】

1. 调畅情志：保持情绪舒畅，避免精神刺激。

2. 调整生活方式：注意休息，保持环境安静，光线不宜过强；顺应四时变化，寒温适宜，起居定时；参加体育锻炼，增强体质，抵御外邪侵袭。

3. 调整饮食习惯：避免可能引起头痛的食物如巧克力、奶酪、辛辣刺激性食物；禁烟、戒酒。

第二节　脑卒中

脑卒中（又称中风）是一种常见且需紧急救治的急性脑血管疾病，包括缺血性卒中和出血性卒中。是由于血管阻塞导致脑组织局部血液供应障碍（缺血性卒中）或脑部血管突然破裂（出血性卒中）而引起的脑组织损伤。具有发病率高、病死率高、致残率高、复发率高的特点。

【病因】

脑卒中常见的危险因素有高血压、糖尿病、高脂血症、吸烟、酗酒、肥胖、年龄、性别与家族遗传等。

1. 缺血性脑卒中：最常见的病因是动脉粥样硬化，其次为脑动脉壁炎症，如结核、梅毒、结缔组织病等。此外，先天性血管畸形、血管壁发育不良等也可引起缺血性脑卒中。

2. 出血性脑卒中：原发性脑出血最常见的病因是原发性高血压病，其次是淀粉样血管病。继发性脑出血常见的病因有外伤、脑血管畸形、动脉瘤，还有血液病或凝血功能障碍、颅内肿瘤、静脉窦血栓等。

【临床表现】

脑卒中起病急骤，进展迅速，应尽早识别。若患者突然出现以下症状时应考虑脑卒中的可能：①一侧肢体（伴或不伴面部）无力或麻木；②一侧面部麻木或口角㖞斜；③说话不清或理解语言困难；④双眼向一侧凝视；⑤单眼或双眼视力丧失或模糊；⑥眩晕伴呕吐；⑦既往少见的严重头痛、呕吐；⑧意识障碍或抽搐等。此外，还有一些常见的先兆症状，如反复出现一过性的偏身无力或麻木、黑蒙、视野缺损、意识丧失，短暂性的言语不清、口角㖞斜、流涎，突然出现的头晕、头痛或伴有恶心欲吐等。

【辅助检查】

1. 头颅 CT：首选的影像检查方法，可区分梗死、出血和颅内占位。

2. 头颅 MRI：能早期发现脑梗死，清晰显示较小的梗死灶，明确是否存在新发脑梗死，但对急性脑出血诊断不及 CT。

3. 颈动脉、椎动脉、锁骨下动脉彩超和经颅多普勒超声（TCD）：可发现颈动脉、椎动脉、锁骨下动脉和颅内大血管是否存在狭窄、动脉粥样硬化斑块或血栓形成。

4. 一般检查：血常规、凝血功能、血糖、血脂、肝肾功能、心电图、胸部 X 线等，有助于明确患者的基本情况及病因判断。

【诊断要点】

脑卒中诊断应根据临床表现、体征及实验室和影像学检查等综合分析确定。

1. 脑梗死：急性起病；局灶性神经功能缺损，少数为全面神经功能缺损；症状和体征持续数小时以上；头颅 CT 或 MRI 排除脑出血和其他病变；头颅 CT 或 MRI 见梗死病灶。

2. 脑出血：急性起病；局灶性神经功能缺损，少数为全面神经功能缺损，常伴头痛、呕吐、血压升高及不同程度意识障碍；头颅 CT 或 MRI 显示出血灶；排除非血管性病因。

【临床分期】

1. 急性期：发病 2 周内。

2. 恢复期：2 周至 6 个月。

3. 后遗症期：发病 6 个月后。

【鉴别诊断】

脑梗死、脑出血、颅内占位和颅脑外伤鉴别诊断要点，见表 5-2。

表 5-2　脑梗死、脑出血、颅内占位和颅脑外伤鉴别诊断

	脑梗死	脑出血	颅内占位	颅脑外伤
病史与发病	多有高血压、高脂血症、糖尿病等病史，起病急，多在安静或睡眠状态发病	多有高血压病史，起病急，多在活动中发病	多无明显病史，起病缓慢，也可突然发病	有明确的外伤史，起病急
症状与体征	多见口角㖞斜、言语不利、偏身麻木或无力等，可伴或不伴意识障碍	常有头痛、呕吐等颅内压增高症状及不同程度的意识障碍	可无明显症状或有头痛、呕吐等颅内压增高症状	有头面部损伤，多见头痛、呕吐等颅内压增高症状，常有不同程度的意识障碍

	脑梗死	脑出血	颅内占位	颅脑外伤
影像学检查	头颅 CT 扫描可见低密度缺血灶，MRI 可明确新发病灶	头颅 CT 扫描可见高密度出血灶	头颅 CT 扫描可见占位病灶	头颅 CT 扫描可见颅骨骨折、高密度出血灶、脑组织挫裂伤等

【治疗】

（一）西医治疗

1. 一般处理

现场急救人员应尽快进行简要评估和必要的急救处理，包括：①评估心率、呼吸、血压、体温、血氧饱和度等生命体征；②处理气道、呼吸和循环问题；③吸氧（无低氧血症的患者不需常规吸氧）；④避免过度降低血压；⑤评估有无低血糖。应迅速获取简要病史，包括：①症状开始时间；②近期患病史；③既往病史；④近期用药史。尽快将患者送至附近有条件的医院（能全天进行 CT 检查、具备溶栓或血管内取栓条件），尤其是发病 4.5 小时之内的患者。

2. 急性期治疗

（1）脑梗死：主要有静脉溶栓、血管内介入、抗血小板、降脂、抗凝、降纤、扩容、扩张血管、保护神经等，其中静脉溶栓和血管内介入是脑梗死早期治疗的首选方法。

对于不符合溶栓适应证且无禁忌证的缺血性脑卒中患者应在发病后尽早给予口服阿司匹林，1 日 150～300mg。急性期后可改为预防剂量，1 日 50～150mg。对不能耐受阿司匹林者，可考虑选用氯吡格雷等抗血小板治疗。

急性缺血性脑卒中发病前服用他汀类药物的患者，可继续使用他汀类药物治疗，发病后应尽早使用他汀类药物开展二级预防，将患者血清低密度脂蛋白胆固醇（LDL－c）降至 1.8mmol/L 以下或者下降 50%。他汀类药物的种类及治疗强度需根据患者年龄、性别、卒中亚型、伴随疾病及耐受性等临床特征确定。

对低血压或脑血流低灌注所致的急性脑梗死如分水岭梗死不应使用扩血管治疗，可考虑扩容治疗，但可能加重脑水肿、心功能衰竭等并发症。

（2）脑出血：

1）内科治疗：①降低颅内压：颅内压升高者，应卧床、适度抬高床头、严密观察生命体征。②需要脱水降颅内压时，应给予甘露醇和高渗盐水静脉滴注。③注意监测心、肾及电解质情况。④对伴有意识障碍的脑积水患者可行脑室引流以缓解颅内压增高。⑤止血药物：不推荐常规使用，若有凝血功能障碍或应用溶栓药物、抗凝剂等治疗后出现的脑出血，可针对病因应用。

2）外科治疗：目的是清除血肿，减轻脑组织受压，尽最大努力保证神经功能，减少或防止脑出血后一系列继发性病理变化。常用的手术方式有开颅血肿清除术、微创手术、去骨瓣减压术、脑室穿刺引流术等。

（二）中医治疗

脑梗死和脑出血均属中医学中"中风病"范畴，发病早期，即使无影像学证据，也可根据中风病"毒损脑络"的共性病机，选择具有解毒开窍或清热解毒作用且适应证包括脑梗死和脑出血的中药制剂，如醒脑静注射液、清开灵注射液、安宫牛黄丸等。脑梗死还可根据情况使用活血化瘀类中药注射液，如丹参类注射剂、三七皂苷注射液、银杏类注射剂、疏血通注射液、灯盏细辛注射液、苦碟子注射液等；低灌注引起的脑梗死推荐联合使用扶正类中药制剂，如生脉注射液、参麦注射液等。脑出血可以使用脑血疏口服液。

中风病根据有无意识障碍可分为中经络（无意识障碍）和中脏腑（有意识障碍）。在早期治疗的基础上应根据证候的动态演变规律给予方证相应治疗。急性期重在祛邪，存在气虚证应佐以扶正；恢复期以扶正为主，兼以祛邪；后遗症期以气虚血瘀证为多，以益气活血为基本治法，可兼以补益肝肾、温补肾阳等。

1. 急性期治疗

（1）风痰瘀阻证

症状：半身不遂，口舌㖞斜，言语謇涩或不语，伴或不伴意识障碍，偏身麻木，头晕目眩或头痛，舌质紫暗、苔薄或腻，脉弦。

治法：息风化痰，解毒通络。

方药：天麻钩藤饮（《中医内科杂病证治新义》）加减：天麻 9g，钩藤 15g（后下），生石决明 30g（先煎），川牛膝 9g，黄芩 9g，栀子 9g，夏枯草 9g。

中成药：天麻钩藤颗粒、苏合香丸。

（2）痰热瘀阻证（大面积脑梗死或出血性卒中患者多见）

症状：半身不遂，口舌㖞斜，言语謇涩或不语，鼻鼾痰鸣，或肢体拘急，或躁扰不宁，或身热，或口臭，或抽搐，或呕血，舌质红、苔黄腻，脉弦滑数。卒中后血压升高或伴有发热的患者多属此种类型。

治法：醒神开窍，清热化痰。

方药：涤痰汤（《奇效良方》）加减：制半夏 9g，胆南星 6g，陈皮 9g，枳实 9g，茯苓 9g，石菖蒲 9g，竹茹 6g，甘草 6g，生姜 6g。腹胀便干、大便不通者予星蒌承气汤（《实用中医内科学》）加减：瓜蒌 30g，胆南星 6g，生大黄 10g（后下），芒硝 10g（冲服），以大便通泻为度，不宜过量。

中成药：牛黄清心丸、安宫牛黄丸、醒脑静注射液。

（3）气虚血瘀证（低灌注脑梗死患者多见）

症状：面色㿠白，气短乏力，口角流涎，自汗出，心悸便溏，手足肿胀，舌质暗淡、有齿痕、苔白腻，脉沉细。卒中后血压不高或者出现低血压的患者多属此种类型。

治法：益气扶正。

方药：生脉饮（《内外伤辨惑论》）合天麻钩藤饮（《中医内科杂病证治新义》）加减：党参 30g，麦冬 15g，五味子 10g，天麻 9g，钩藤 15g（后下），生石决明 30g（先煎），川牛膝 9g，黄芩 9g，栀子 9g，夏枯草 9g。

2. 恢复期和后遗症期治疗

（1）痰瘀阻络证

症状：头晕目眩，痰多而黏，舌质暗淡、苔薄白或白腻，脉弦滑。

治法：化痰通络。

方药：化痰通络方（经验方）加减：法半夏 9g，生白术 9g，天麻 12g，丹参 15g，香附 9g，酒大黄 6g，胆南星 6g。

中成药：血塞通（软）胶囊、银丹心脑通软胶囊。

（2）阴虚风动证

症状：眩晕耳鸣，手足心热，咽干口燥，舌质红而体瘦、少苔或无苔，脉弦细数。

治法：滋阴息风。

方药：育阴通络汤（经验方）加减：生地黄 15g，山茱萸 9g，钩藤 15g（后下），天麻 9g，丹参 15g，白芍 15g。

中成药：大补阴丸、杞菊地黄丸。

（3）气虚血瘀证

症状：面色㿠白，气短乏力，口角流涎，自汗出，心悸便溏，手足肿胀，舌质暗淡、有齿痕、苔白腻，脉沉细。

治法：益气活血。

方药：补阳还五汤（《医林改错》）加减：生黄芪 30g，当归 10g，桃仁 9g，红花 9g，赤芍 15g，川芎 6g，地龙 9g。

中成药：脑心通胶囊、灯盏生脉胶囊、脑安滴丸。

【转诊建议】

存在以下情况应及时转至上级医院进行救治。

1. 发病在静脉溶栓和血管内介入治疗时间窗内的患者立即转至具有相关治疗条件的医院。

2. 出现意识障碍的患者应及时转至上级医院进行救治。

3. 合并或并发脑卒中之外需上级医院处理的情况或疾病时，如心律失常、心力衰竭、肝肾功能异常、消化道出血、感染等。

4. 患者病情稳定，但经诊治后病情无明显改善，应积极与上级医院联系，必要时转至上级医院进一步诊治。

【康复治疗】

生命体征平稳、无严重并发症或并发症条件的患者，应尽早开始康复治疗，早康复、早受益。同时将现代康复与中医康复相结合，尽可能地提高康复效果，改善患者生活质量。

中医康复治疗以"松"与"静"为指导原则。"松"即通过放松患者心情，解除患者紧张害怕的不良情绪刺激，在医生帮助下放松患侧肢体，同时配合舒展健侧肢体，松解肌肉关节以达到缓解痉挛、松弛肌肉目的。"静"即要求患者平心静气，不急不躁，精神内守，不过度运动，静心配合医生治疗；提示医生及患者在治疗中，不能盲目刺激妄动。在吞咽与语言的康复治疗中，同样适用"松"与"静"的原则。中医康复技术主要有针刺、艾灸、推拿、熏洗、传统功法等，可根据具体情况选择使用。

（一）运动障碍

运动功能障碍的康复主要包括良肢位摆放、被动关节活动度维持训练、体位变化的适应性训练、床上的主动性训练、从坐位到立位训练、平衡反应诱发训练和抑制痉挛等。建议病情稳定条件下，宜及早开展康复训练。

偏瘫康复方案根据 Brunnstrom 分期划分为弛缓期、痉挛期和痉挛恢复期，弛缓期为 Brunnstrom Ⅰ～Ⅱ期、痉挛期为 Brunnstrom Ⅲ～Ⅳ期、痉挛恢复期为 Brunnstrom Ⅴ～Ⅵ期。痉挛期选穴上肢以阳经穴为主，下肢以阴经穴为主，避免对拘急、强直肌肉的刺激。现代康复理论与之类似，弛缓期上肢可进行屈肌功能性电刺激，痉挛期改为伸肌刺激，以诱发偏瘫患者分离运动与上肢功能恢复。

1. 弛缓期

（1）针刺：

选穴：水沟、肩髃、曲池、手三里、合谷、梁丘、足三里、上巨虚、解溪。

操作：水沟行雀啄刺法；肩髃直刺 1.5～2.0 寸，梁丘直刺 1.0～1.5 寸，施捻转提插泻法；曲池、手三里、合谷、足三里、上巨虚、解溪毫针常规针刺，施平补平泻法。

（2）推拿：

选穴：百会、四神聪、尺泽、曲池、手三里、合谷、环跳、委中、承山、足三里。

手法：头面部手法以点按、扫散法、指揉法、鱼际揉法为主；肢体按摩手法要略重，可采用滚法、点按、弹拨、拿法、指啄法、指揉法等，循经推拿。

2. 痉挛期

（1）针刺：

选穴：肩髃、天井、外关、阳池、后溪、环跳、阳陵泉、阴陵泉、承山、三阴交、悬钟、申脉、丘墟。

操作：肩髃、天井、外关、阳池、后溪、环跳、阳陵泉、承山均毫针常规刺法，行平补平泻手法；悬钟、申脉、丘墟毫针常规刺法，施捻转提插补法。

（2）推拿：

选穴：肩井、臂臑、曲池、外关、合谷、阳陵泉、风市、膝眼、解溪、丘墟。

手法：轻柔、和缓，避免强刺激，以点按、一指禅、指振法为主，同时对关节要进行缓慢、有节律的关节被动活动；对其拮抗肌采用较重手法如：滚法、点按、弹拨、拿法等，以促进肌力恢复。

（3）中药熏洗：可选用具有活血通络等作用的中药熏洗偏瘫侧肢体。

操作：中药煎汤取 1000 ～ 2000mL，煎煮后趁热以其蒸气熏蒸偏瘫侧手部，待药水略温后，洗、敷患处，1 日 1 ～ 2 次或隔日 1 次，1 次 15 ～ 30 分钟，水温宜在 37 ～ 40℃，不宜过高，避免烫伤皮肤。

（4）灸法：可温阳行气、舒筋通络，改善痉挛状态，提高运动功能。

选穴：曲池、外关、合谷、足三里、三阴交、悬钟。

操作：艾条温和灸，补法，灸至皮肤略红即可。

（二）吞咽障碍

吞咽障碍康复旨在实现调控或补偿策略，通过多学科管理模式下的综合治疗和个体化治疗相结合的方法，达到加强肌肉或促进其他肌肉代偿受损肌肉的目的。一般吞咽障碍的管理计划为：通过筛查、评估早期识别吞咽困难，以及调整口服药来降低中风急性期肺炎相关风险，吞咽功能训练如口腔冰刺激、吞咽动作训练等。

中医康复以针刺为主。

选穴：风池、风府、廉泉、夹廉泉、金津、玉液、合谷、太冲、通里。

操作：风池：针尖微向下，向鼻尖方向或下颌方向直刺 0.5 ～ 0.8 寸，局部酸胀感即可。风府：伏案正坐，头微前屈，项肌放松，针尖向下颌方向缓慢刺入 0.5 ～ 1.0 寸，局部有酸胀感即可。针刺以上 2 穴时，针尖不可向上，以免刺入枕骨大孔，伤及延髓。通里：直刺 0.3 ～ 0.5 寸平补平泻手法。廉泉：针尖向咽喉部方向直刺 0.5 ～ 1.0 寸，局部痛胀感即可。夹廉泉（廉泉同一水平旁开 0.5 寸）：针尖向喉结方向进针 0.5 ～ 1.0 寸，使进针部酸麻则可，以上 2 穴得气后接通电针治疗仪，采用疏密波 3 ～ 5Hz，强度以患者耐受即可。合谷、太冲得气后施以提插或捻转泻法。点刺放血：嘱患者放松，自然伸舌（如患者舌不能伸出，可由医生垫纱布于口外固定舌体），局部消毒后取毫针点刺金津、玉液，放血少许，不留针。

（三）语言－言语障碍

语言－言语障碍康复主要通过多种策略来提高个体的沟通能力，治疗原则包括：帮助个体使用和提高剩余语言能力；尽可能地恢复个体语言能力；通过制定策略来弥补语言损伤；学习其他沟通方式；指导其他人（家庭、卫生和社会护理人员）学习有效的沟通技巧，最大限度地提高失语症患者的能力。首先对语言功能进行评估，根据评价结果制订有针对性的最佳康复方案。

中医康复以针刺为主。

选穴：通里、悬钟、金津、玉液、廉泉、百会、四神聪。

操作：百会向后平刺 0.3～0.5 寸，四神聪四穴针尖向百会穴平刺 0.3～0.5 寸，平补平泻；廉泉采取合谷刺法；金津、玉液点刺放血；通里、悬钟直刺 0.5 寸，平补平泻；梗死部位头部投影区扬刺，穴取脑损伤侧耳尖直上 2 寸和该穴上下左右各旁开 1 寸进行针刺，中央的穴位采用直刺，旁 4 针采用斜刺，平补平泻手法。

（四）肩－手综合征

早期良肢位摆放，如无禁忌宜尽早指导患者进行手部的主动及被动活动锻炼，以防止肩－手综合征的发生或减轻其程度。

1. 针刺

选穴：肩髃、肩髎、肩贞、肩前、液门、阳池、腕骨。

操作：采用毫针常规针刺法，补虚泻实，补健侧泻患侧。

2. 中药熏洗

选择活血化瘀药物为主，或兼以益气化湿，或兼以温经通络（如复元通络液）的中药湿敷、熏洗或药浴，具有较好的疗效。

【预防】

1. 三级预防：一级预防是指主动筛查、管控各种可控的危险因素，如高血压、心脏病、血脂异常、糖尿病、吸烟、大量饮酒等。二级预防是指早发现、早诊断、早治疗、早受益。三级预防是定期检查、积极康复、预防复发。

同时要重视脑卒中先兆症，多见于中年以上人群，临床表现繁杂多样，主要为阵发性眩晕、发作性偏身麻木、短暂性言语謇涩、一过性偏身瘫软、晕厥发作、瞬时性视歧昏瞀等，若患者出现先兆症，应及时诊治，避免发展为脑卒中。

2. 健康教育：

（1）教育与督促高危人群和患者改变不健康的生活方式。

（2）了解脑卒中早期识别和呼救方法。

（3）掌握膳食管理和家庭康复手段。

（4）掌握赴医院就诊时机。

3. 心理护理：脑卒中遗留功能障碍患者长期受疾病折磨，精神负担沉重，易合并焦虑抑郁，应帮助患者做好心理护理。

第三节　失眠

失眠是以经常不能获得正常睡眠，或入睡困难，或睡眠不深，或睡眠时间不足，严重者甚至彻夜不眠为特征的病症。可孤立存在，或与精神障碍、躯体疾病或物质滥用共病。失眠分为慢性失眠症（频次≥3次/周及病程≥3个月）、短期失眠症及其他类型的失眠症。

【病因】

1. 社会心理因素：生活工作中的各种不愉快事件。

2. 环境因素：嘈杂、不适光照、过冷过热、空气污浊或异味、居住拥挤或环境改变等。

3. 生理因素：睡前饥饿或过饱、过度疲劳、性兴奋等。

4. 精神疾病：如焦虑、抑郁等。

5. 药物与食物因素：酒精、茶叶等饮用时间不当或过量，药物不良反应等。

6. 睡眠节律变化：倒夜班等。

7. 神经系统和躯体疾病：影响睡眠中枢，或疾病致残、疼痛不适等。

8. 活动行为因素：日间休息过多、抽烟、睡前运动过多等。

【临床表现】

常见入睡困难，睡眠后易醒，睡眠浅，早醒，多梦，总睡眠时间减少及记忆、注意功能下降，白天困倦，工作能力、计划功能下降等日间功能缺损表现。部分患者还可伴有胸闷、心悸、血压不稳定，便秘或胃部闷胀，颈肩部肌肉紧张、头痛和腰痛，情绪控制能力降低、易生气，性功能障碍，体重变化，免疫功能降低和内分泌功能紊乱等症状。

【辅助检查】

1. 睡眠的主观评估：主要包括病史评估和相关量表测评。

（1）病史：须明确是否存在神经、心血管、呼吸、消化和内分泌等系统疾病，排查是否存在其他各种类型的躯体疾病，如皮肤瘙痒和慢性疼痛等。是否存在心境、焦虑、记忆障碍及其他精神障碍。是否应用抗抑郁药、中枢兴奋性药物、镇痛药、镇静药、茶碱类药、类固醇以及酒精等精神活性物质史。回顾过去2～4周内总体睡眠状况，包括入睡潜伏期（上床开始睡觉到入睡的时间），睡眠中觉醒次数、持续时间和总睡眠时间。另外最好记录完成为期2周的睡眠日记。

（2）量表测评：可依据需要选择以下常用量表评估。

1）匹兹堡睡眠质量指数（PSQI）问卷测评睡眠质量。

2）失眠严重程度指数（ISI）评定失眠严重程度。

3）疲劳严重程度量表、生活质量问卷 SF-36 评估日间功能与生活质量。

4）Epworth 思睡量表（ESS）评估日间思睡，并结合问诊筛查是否睡眠呼吸紊乱及其他睡眠障碍。

5）汉密尔顿抑郁量表（HAMD）、汉密尔顿焦虑量表（HAMA）评估抑郁、焦虑情绪等情况。

2. 睡眠的客观评估：

（1）多导睡眠图（PSG）：用于失眠程度评价及失眠障碍的鉴别诊断，一般不作为失眠障碍的常规检查。

（2）多次睡眠潜伏期试验（MSLT）：用于发作性睡病和日间嗜睡的鉴别和评定。

（3）体动记录仪：酌情选用，可作为睡眠日记的重要补充，也可在无 PSG 监测条件时作为替代手段评估患者夜间总睡眠时间和睡眠模式。

【诊断要点】

1. 诊断标准：根据 ICSD-3，慢性失眠症诊断标准如下（必须同时符合以下几项标准）。

（1）存在以下 1 条或多条睡眠异常症状：①入睡困难；②睡眠维持困难；③比期望的时间过早醒来；④在合适的作息时间点不愿上床；⑤没有父母或照顾者干预难以入睡。

（2）存在以下 1 条或多条与睡眠相关症状：①疲劳或全身不适感；②注意力不集中或记忆障碍；③社交、家务、职业或学业能力损害；④情绪不稳或易激惹；⑤日间瞌睡；⑥出现行为问题，如活动过度、冲动或攻击；⑦精力和体力下降；⑧易犯错或易出事故；⑨过度关注睡眠而焦虑不安。

（3）失眠不能单纯用没有合适的睡眠时间或不恰当的环境来解释。

（4）睡眠困难和相关日间症状至少每周出现 3 次。

（5）睡眠困难和相关日间症状持续至少 3 个月。

（6）睡眠困难和相关日间症状不能由其他类型睡眠障碍解释。

短期失眠症的诊断标准与慢性失眠症类似，但短期失眠症病程少于 3 个月且没有频率的要求。

【鉴别诊断】

除外环境因素、睡眠作息习惯等不良因素引起的失眠外，需要鉴别诊断如下。

1. 躯体疾病：包括神经系统疾病、内分泌疾病、心血管疾病、呼吸系统疾病、消化系统疾病、泌尿生殖系统疾病、肌肉骨骼系统疾病等所致的失眠症状。应注意鉴别是单纯失眠还是因为躯体疾病导致的失眠。

2. 不宁腿综合征：慢性失眠症可以与不宁腿综合征共病。不宁腿综合征常产生睡眠起始和维持困难，但患者急切移动肢体和伴随的各种腿部不适感可与慢性失眠鉴别。

3. 呼吸相关睡眠障碍：多数睡眠相关性呼吸障碍可见睡眠期间有噪声级鼾声和呼吸暂停及日间嗜睡，但约50%患者会报告失眠症状，尤其女性和老年人，需要明确是否存在共病。

4. 精神活性物质或药物：抗抑郁药、中枢兴奋性药物、心血管药物、麻醉性镇痛药、平喘药等药物，以及酒精和烟草等物质均可诱发失眠。

5. 其他：发作性睡病和异态睡眠都可伴随失眠主诉，但可根据各自的显著特征与慢性失眠鉴别。

【治疗】

（一）西医治疗

1. 心理和行为治疗

主要包括睡眠卫生教育、睡眠限制疗法、放松疗法、生物反馈法和认知疗法等。

2. 药物治疗

首选非苯二氮䓬类药物，如酒石酸唑吡坦、右佐匹克隆等，不良反应较小。疗效不佳者，可选苯二氮䓬类药物，如艾司唑仑。合并焦虑抑郁障碍，建议就诊睡眠专科调整用药。出现睡眠过程中打鼾或夜间异常行为的患者建议到睡眠专科完善多导睡眠图检查，根据结果明确诊断后选择治疗方案或用药。

（二）中医治疗

失眠可归属于中医学中"不寐"范畴，主要病机为阳不入阴，阴阳失调，主要病位在心，与肝、胆、脾、胃、肾等脏腑相关。治疗以补虚泻实、平衡阴阳为原则。

1. 辨证论治

（1）实证

1）心火炽盛证

症状：心烦不寐，躁扰不宁，口干舌燥，小便短赤，口舌生疮，舌尖红、苔薄黄，脉数有力或细数。

治法：清心泻火，安神定志。

方药：朱砂安神丸（《医学发明》）加减：黄连6g，炒酸枣仁12g，黄芩9g，栀子9g，龙齿12g（先煎），柏子仁9g，远志9g，连翘9g，生地黄9g，当归12g，炙甘草6g。若胸中懊侬，胸闷烦恶者，加淡豆豉9g，竹茹6g；若便秘、小便红者，加大黄6g（后下），淡竹叶10g，琥珀粉10g（冲服）。

中成药：安神补心丸。

2）肝郁化火证

症状：急躁易怒，不寐多梦，甚至彻夜不眠，伴有头晕头胀，目赤耳鸣，口干而苦，不思饮食，便秘，小便红，舌红、苔黄，脉弦而数。

治法：疏肝泻热，佐以安神。

方药：龙胆泻肝汤（《医方集解》）加减：龙胆6g，黄芩9g，栀子9g，泽泻9g，车前草9g，当归12g，生地黄9g，茯神9g，龙骨30g（先煎），牡蛎30g（先煎），柴胡6g，甘草6g。若胸闷胁胀，善太息者，加香附10g，郁金10g。

中成药：龙胆泻肝丸、加味逍遥丸。

3）痰热内扰证

症状：胸闷，心烦不寐，泛恶嗳气，伴有头重目眩，口苦，舌红、苔黄腻，脉滑数。

治法：清化痰热，和中安神。

方药：黄连温胆汤（《六因条辨》）加减：黄连6g，枳实9g，竹茹6g，法半夏9g，陈皮9g，茯苓12g，栀子9g，远志9g，甘草6g。若心悸动甚，惊惕不安者，加珍珠母10g（先煎）；若经久不寐或彻夜不寐，大便秘结者，用礞石滚痰丸（《泰定养生主论》）；若宿食积滞较甚，嗳腐吞酸，脘腹胀痛者，可加保和丸（《丹溪心法》）。

（2）虚证

1）阴虚火旺证

症状：心烦不寐，心悸不安，腰膝酸软，伴头晕耳鸣，健忘遗精，口干津少，五心烦热，舌红、少苔，脉细而数。

治法：滋阴降火，养心安神。

方药：黄连阿胶汤（《伤寒论》）加减：黄连6g，黄芩9g，白芍9g，阿胶6g（烊化），龙齿12g（先煎），柏子仁9g。若心烦、心悸，梦遗失精者，可加肉桂6g，也可选用天王补心丸（《摄生秘剖》）。

中成药：知柏地黄丸、朱砂安神丸。

2）心脾两虚证

症状：多梦易醒，心悸健忘，神疲食少，头晕目眩，伴有四肢倦怠，面色少华，舌淡、苔薄，脉细无力。

治法：补益心脾，养心安神。

方药：归脾汤（《济生方》）或养心汤（《证治准绳》）加减：黄芪15g，龙眼肉6g，党参12g，白术12g，当归12g，茯神12g，炒酸枣仁15g，远志9g，肉桂6g，川芎9g，生姜6g，大枣9g，炙甘草6g。若心血不足者，可加白芍10g，阿胶6g；如不寐较重者，酌加五味子10g，柏子仁10g，或加合欢花15g，首乌藤10g，龙骨10g（先煎），牡蛎10g（先煎）；如兼脘闷纳呆，苔滑腻者，加法半夏9g，陈皮10g，茯苓

10g，厚朴 10g。

中成药：归脾丸、枣仁安神液。

3）心胆气虚证

症状：不寐多梦，易于惊醒，胆怯心悸，遇事善惊，气短倦怠，小便清长，舌淡，脉弦细。

治法：益气镇惊，安神定志。

方药：安神定志丸（《医学心悟》）加减：人参 6g（单煎），龙齿 30g（先煎），茯苓 12g，茯神 9g，石菖蒲 9g，远志 10g，琥珀粉 3g（冲服）。若血虚阳浮，虚烦不寐者，宜用酸枣仁汤（《金匮要略》）以养血安神，清热除烦；病情较重者，二方可以合用。

中成药：柏子养心丸、七叶神安片。

2. 中医特色疗法

（1）单方验方：

1）合欢花茶：合欢花 15g（鲜品 30g），蜂蜜适量，合欢花洗净，放入杯中；用沸水冲泡，加盖闷 20 分钟；加入适量蜂蜜，搅匀即可服用。本品可代茶频频饮用，睡前服用 1 剂。

2）酸枣仁粥：将炒酸枣仁 30g 加水 1500mL，煎至 1000mL，去渣，加入粳米 50～100g 煮粥，加少量食盐调味即可食用。一般 7～10 日为 1 疗程，服用 3～5 个疗程。

（2）穴位按摩：睡前用一手掌放在脑后枕部，另一手用手指揉按双眉中间印堂穴。也可点按双侧神门穴。

（3）足浴：睡前用所服药渣加水煎煮，待温后泡洗双脚，并自搓双脚涌泉穴。

【转诊建议】

对于口服 2 种及以上镇静催眠药物仍出现失眠，甚则彻夜不眠，严重梦呓、惊叫或频繁噩梦，或梦游，或睡眠后异常腿动等难治性睡眠障碍，建议就诊上级医院睡眠专科进一步系统诊治。

【预防】

1. 增强体质：加强体育锻炼，可每天慢跑，练习太极拳、八段锦等。

2. 精神调摄：注意精神调摄，消除思想顾虑，克服过度的紧张、兴奋、焦虑、抑郁、惊恐、愤怒等不良情绪，保持心情舒畅。

3. 健康教育：注意睡眠卫生，定时睡觉，晚饭宜有营养、易消化，适量，忌过饱；睡前半小时不吸烟，不饮酒、浓茶和咖啡等；睡眠环境宜安静、舒适，不宜穿紧身衣服睡觉；睡前避免从事紧张和兴奋的活动，养成良好的睡眠习惯，或可睡前听较舒缓的轻音乐，以放松精神，协助入寐；还可配合心理护理及治疗。

第四节　健忘

健忘是指记忆力减退，遇事善忘的一种病症，有生理性和病理性之分。伴随人体正常老龄化而出现的症状，主诉健忘但客观记忆测验在正常范围，无记忆以外的脑功能障碍，属生理性健忘。如记忆力下降显著，并逐渐加重，出现记忆障碍、失语、失认、执行功能障碍等，属轻度认知功能障碍（mild cognitive impairment，MCI）或临床前期的阿尔茨海默病（alzheimers disease，AD）。

【病因】

MCI 与 AD 的病因和发病机制尚未完全阐明，两者的发病都是多因素的、综合的，都与遗传因素、胆碱能系统功能降低及自由基损伤有关。

【临床表现】

MCI 表现为单纯记忆力下降，无全面认知功能障碍。AD 则起病缓慢隐袭，呈进行性加重病程，表现为获得性认知功能障碍综合征，常伴行为和情感异常，日常生活、社交和工作能力明显减退，根据临床表现可分早、中、晚期描述。

【辅助检查】

1. 神经心理学量表检测：

（1）认知功能检测量表，如简易精神状态检查表（MMSE）。

（2）因智能减退而影响社会活动/生活能力量表，常用 Blessed 行为量表（BBS），社会功能活动调查表（FAQ），日常生活活动量表（ADL）等。

2. CT 或 MRI 可排除脑肿瘤、硬膜下血肿、脑积水等引起痴呆的其他疾病。

【诊断要点】

MCI 诊断非常复杂，包括综合诊断、遗忘型 MCI（aMCI）诊断和血管源性 MCI（MCI－V）诊断。AD 诊断主要根据患者详细的病史和临床症状，辅以精神心理、智能检测和神经系统检查。

【鉴别诊断】

临床中主要与抑郁症、额颞痴呆、路易体痴呆和脑血管性痴呆等相鉴别。均需进一步检查以明确诊断。

【治疗】

（一）西医治疗

目前尚无特效治疗可逆转脑功能缺损或阻止病情发展。对症治疗可用胆碱酯酶抑制剂、血管扩张药、脑代谢增强剂、自由基清除剂或改善精神症状药物。

（二）中医治疗

精血亏虚，或痰浊瘀血上犯清窍，脑髓失养是健忘的基本病机，与心脾肾有关，治疗原则以养心血、补脾肾、化痰、活血、开窍为主。

辨证论治

（1）肾精亏虚证

症状：健忘，形体疲惫，腰酸腿软，头晕耳鸣，遗精早泄，五心烦热，舌红，脉细数。

治法：填精补髓。

方药：河车大造丸（《扶寿精方》）加减：紫河车15g，龟甲10g，熟地黄15g，杜仲10g，怀牛膝10g，党参10g，天冬10g，麦冬10g，黄柏10g，酸枣仁30g，北五味子10g，石菖蒲10g。

中成药：六味地黄丸、左归丸。

（2）心脾不足证

参见本章"第三节 失眠"心脾两虚证辨证治疗。

（3）痰浊扰心证

参见本章"第三节 失眠"痰热内扰证辨证治疗。

【转诊建议】

临床考虑为病理性健忘，不具备做客观记忆测验条件时，建议就诊上级医院神经内科进一步系统诊治。

第五节 眩晕

眩晕是指机体因对空间定位产生障碍而发生的一种运动型错觉或幻觉。往往合并恶心呕吐等症状，轻者仅表现为头晕、昏沉、头脑不清晰，可见于多种疾病。

【病因】

眩晕病因复杂，包括耳石症、前庭性偏头痛、后循环缺血、精神相关性头晕、梅尼埃病、前庭神经炎、多发性硬化、颈椎病、直立性低血压、中耳炎、乳突炎等。

【临床表现】

不同病因引起眩晕的伴随症状、诱发缓解因素、发作频率及持续时间等不同，但多伴有恶心、呕吐、心慌、汗出等自主神经症状。发作持续数秒到数天、甚则持续不缓解，可伴有耳鸣、耳聋或耳胀，或后颅窝局灶征，或颈项酸痛、活动受限，或畏光、畏声、视觉先兆等，可因头颈部的变化、劳累或睡眠剥夺、月经、站立位、物体运动、药物等因素诱发，往往反复发作，间歇期可显示完全正常或仅残留发作后的短期头晕和不稳感。

【辅助检查】

1. 影像学检查：包括头颅影像学检查（CT、MRI、DSA）及颈椎影像学（CT、MRI）检查。

2. 纯音测听检查：眩晕伴随耳鸣、听力下降或耳闷胀等症状者，应进行纯音测听检查。

3. 眼部检查：通常包括眼震及眼动的检查。

4. 变位检查：包括 Dix – Hallpike 试验及滚转试验。

【诊断要点】

1. 良性阵发性位置性眩晕（BPPV）的诊断要点：

（1）相对于重力方向改变头位后出现反复发作的、短暂的眩晕或头晕。

（2）位置试验可诱发眩晕及眼震，眼震特点符合相应半规管兴奋或抑制的表现。

2. 前庭性偏头痛的诊断要点：

（1）有偏头痛、晕车等现病史、既往史或家族史。

（2）中度或重度眩晕，可伴恶心呕吐等，持续数秒、数分钟至数日不等。

（3）日常体力活动加重头晕，可伴有畏光和畏声。

3. 梅尼埃病的诊断要点：

（1）2 次或 2 次以上眩晕发作，每次持续 20 分钟至 12 小时。

（2）病程中至少有 1 次听力学检查证实患耳有低到中频的感音神经性听力下降。

（3）患耳有波动性听力下降、耳鸣和（或）耳闷胀感。

（4）排除其他疾病引起的眩晕，如前庭性偏头痛、突发性聋、良性阵发性位置性眩晕、迷路炎、前庭神经炎、前庭阵发症、药物中毒性眩晕、后循环缺血、颅内占位性病变等；此外，还需要排除继发性膜迷路积水。

4. 后循环缺血的诊断要点：

（1）临床症状：头晕或眩晕，肢体或头面部麻木、肢体无力、头痛、呕吐、复视、短暂意识丧失、视觉障碍、步态不稳或跌倒。

（2）体征：眼球运动障碍、肢体瘫痪、感觉异常、步态或肢体共济失调、构音或吞咽障碍、视野缺损、声音嘶哑、霍纳（Horner）综合征；交叉性感觉或运动障碍。

（3）存在生活方式、肥胖、高血压、糖尿病、高脂血症、心脏病、卒中或 TIA 病史、颈动脉病及周围血管病等危险因素。

（4）对所有怀疑为后循环缺血的患者应进行神经影像学检查，主要是 MRI、MRA、TCD、颈部血管超声等检查，后循环梗死患者 DWI 示有缺血灶；后循环 TIA 患者 DWI 示为未见缺血灶，但 MRA、TCD、颈部血管超声可进一步寻找后循环血管病变相关依据。

【鉴别诊断】

眩晕相关鉴别诊断见表 5 - 3 ~ 表 5 - 6。

表 5 - 3 不同病因所致眩晕的持续时间及鉴别

眩晕持续时间	可能的诊断
数秒	BPPV，单侧前庭功能受损，急性前庭神经元炎晚期，梅尼埃病后期
数秒至数分钟	BPPV，外淋巴漏
数分钟至 1 小时	小脑后下动脉短暂性缺血发作，外淋巴漏
数小时	梅尼埃病，外伤或手术导致的外淋巴漏，偏头痛，听神经瘤
数天	急性前庭神经元炎初期，脑卒中，偏头痛，多发性硬化
数周	精神心理疾病（长达数周的持续性眩晕且不见好转）

表 5 - 4 不同病因眩晕的诱发因素及鉴别

诱发因素	可能诊断
头部位置改变	急性迷路炎，BPPV，小脑脑桥角肿瘤，多发性硬化，外淋巴漏
自发性发作（无特定诱发因素）	急性前庭神经元炎，脑血管疾病（脑卒中或短暂性脑缺血发作），偏头痛，梅尼埃病，多发性硬化
近期上呼吸道病毒感染	急性前庭神经元炎
应激	精神或心理疾病，偏头痛
免疫抑制（如免疫抑制药物治疗、老龄化、应激状态）	耳部带状疱疹
耳内压变化、头部创伤或过伸、噪声	外淋巴漏

表 5 - 5 不同病因眩晕的伴发症状

症状	可能诊断
耳胀满感	听神经瘤，梅尼埃病
耳或乳突疼痛	听神经瘤，急性中耳疾病（如中耳炎，疱疹）
面神经无力	听神经瘤，疱疹
神经系统查体呈局灶性病变	小脑脑桥角肿瘤，脑血管疾病，多发性硬化（尤其当体检结果不能用单神经损害解释时）
头痛	听神经瘤，偏头痛
听力损失	侵及小脑前下动脉的脑卒中，带状疱疹，急性前庭神经元炎（程度较轻），小脑脑桥角肿瘤（程度较重）
平衡失调、眼球震颤	周围性或中枢性眩晕
畏光、畏声、耳鸣	偏头痛，急性迷路炎，听神经瘤，梅尼埃病

表 5 - 6　不同病因导致眩晕伴听力损失的鉴别诊断

诊断	听力损失特征
听神经瘤	进行性加重、单侧、感音神经性聋
胆脂瘤	进行性、单侧、传导性聋
带状疱疹（如 Ramsay - Hunt 综合征）	亚急性和急性起病、单侧听力损失
梅尼埃病	感音神经性聋、初期具有搏动性、先累及低频听力、随后进行性加重影响高频听力
耳硬化症	进行性、传导性聋
外淋巴漏	进行性、单侧听力损失
短暂性脑缺血发作或脑卒中累及小脑前下动脉或内听道动脉	突然发作、单侧听力损失

【治疗】

（一）西医治疗

1. 良性阵发性位置性眩晕（BPPV）的治疗

（1）首选耳石手法复位：

1）后半规管 BPPV：建议首选 Epley 法，其他还可选用改良的 Epley 法或 Semont 法等，必要时几种方法可重复或交替使用，见图 5 - 1。操作方法：患者平坐于检查床，头部向患侧转 45°（图中 1 位置），将患者快速后仰，使头与床面呈 10°~30°（图中 2、3 位置）；待眼震和眩晕消失后，再将患者头向健侧转 90°（图中 4 位置）；如果此时出现眼震，则眼震方向则与之前 Dix - Hallpike 手法诱导的眼震方向相同；待眼震和眩晕消失后，再将患者头部连同身体向健侧翻转，头部与床面呈 45°夹角（图中 5 位置）；此时患者可能出现眩晕，待眩晕消失后，使其坐起，头前倾 20°（图中 6 位置）。

2）外半规管 BPPV：①水平向地性眼震（包括可转换为向地性的水平离地性眼震）：可采用 Lempert 法或 Barbecue 法以及 Gufoni 法（向健侧），见图 5 - 2。操作方法：以左侧为患侧为例，患者向右侧迅速躺倒呈右侧卧位，保持该体位、头位 1 分钟后，治疗者迅速协助患者向下转头 45°~60°，保持该头位 2 分钟，治疗者协助患者恢复至端坐位。上述方法可单独或联合使用。②不可转换的水平离地性眼震：可采用 Gufoni 法（向患侧）或改良的 Semont 法，见图 5 - 3。操作方法：以右侧为患侧为例，患者向右侧迅速躺倒呈右侧卧位，保持该体位、头位 1 分钟后，治疗者迅速协助患者向下转头 45°~60°，保持该头位 2 分钟，治疗者协助患者恢复至端坐位。

3）多半规管 BPPV：采用相应的复位手法依次治疗各半规管 BPPV，优先处理诱发眩晕和眼震更强烈的责任半规管，一个半规管复位成功后，其余受累半规管的复位治疗可间隔1～7天进行。

（2）对眩晕症状严重暂时不能配合复位治疗者，可以予盐酸异丙嗪注射液25～50mg肌内注射，待患者症状好转再予复位。

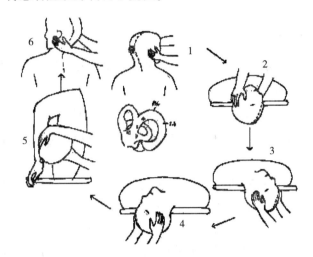

图5-1 后半规管耳石 Epley 法

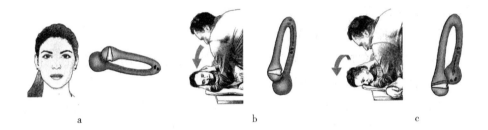

图5-2 水平半规管耳石 Gufoni 法（向地性眼震）

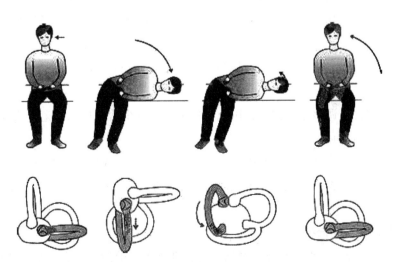

图5-3 水平半规管耳石 Gufoni 法（离地性眼震）

（3）对复位后仍有症状者，可用敏使朗 12mg，1 日 3 次，口服，另予中药治疗。

（4）对反复发作者，积极改善睡眠、骨质疏松、血压及血糖等基础病症。

（5）对极少数复位效果不理想者，在深入检查排除器质性病变基础上，可尝试习服疗法及手术治疗。

2. 前庭性偏头痛的治疗

治疗策略基本参照偏头痛的治疗原则，主要采用两种方法：急性发作时的对症治疗和发作间歇期的预防性治疗。

（1）急性发作期：①盐酸异丙嗪，25mg 口服，1 日 2～3 次。②地西泮，2～10mg 口服或静脉给药，1 日 2～4 次。③舒马普坦，50～100mg 口服，或 6mg 皮下注射。

（2）预防用药：①氟桂利嗪，5～10mg，晚上口服。②普萘洛尔，每日 40～240mg，分 3 次口服。③美托洛尔，每日 100～200mg，分 2 次口服。④丙戊酸钠，每日 500～2000mg，分 2 次口服。⑤托吡酯，每日 50～200mg，分 2 次口服。⑥对于男性高血压患者首选 β 受体阻滞剂，肥胖患者慎用丙戊酸钠、氟桂利嗪，可选用托吡酯，抑郁患者慎用氟桂利嗪。

3. 梅尼埃病的治疗

（1）发作期：控制眩晕，对症治疗。

1）前庭抑制剂：包括抗组胺类、苯二氮䓬类，可有效控制眩晕急性发作，原则上使用不超过 72 小时，否则影响前庭功能康复。

2）糖皮质激素：如果急性期眩晕症状严重或听力下降明显，可酌情口服或静脉给予糖皮质激素。如醋酸泼尼松片 0.5～1.0mg/kg 口服，甲泼尼龙每日 40～80mg 静脉滴注，疗程 3～5 天。

3）支持治疗：如恶心、呕吐症状严重，可加用盐酸甲氧氯普胺肌内注射，另外补液支持治疗。

（2）间歇期：减少、控制或预防眩晕发作，同时最大限度保护患者现存内耳功能。

1）一般教育：调整生活方式，避免不良情绪，减少盐分摄入，避免咖啡因制品、烟草和酒精类制品的摄入。

2）药物治疗：①敏使朗：口服，1 次 6～48mg，1 日 3 次。②利尿剂：氢氯噻嗪片，口服，每日 12.5～25mg。③鼓室内注射用药：经鼓膜中耳内庆大霉素或激素注射。

4. 后循环缺血的治疗

（1）一般治疗：①对于后循环缺血的急性期处置与前循环缺血性卒中相同，对于 3 小时内合适患者可以重组组织型纤溶酶原激活物（rt-PA）静脉溶栓治疗。②对所有不适合溶栓治疗且无禁忌证者，应予阿司匹林 100～300mg/d 或氯吡格雷 75～300mg/d 治疗。③对于大血管狭窄且 TIA 频繁发作、有心源性栓塞源、经 TCD 微栓子监测有微栓子脱落证据者及高凝状态者应该给予抗凝治疗。④纠正可能的低灌注状态，给予低分子右旋糖酐或羟乙基淀粉等多糖类聚合物，在扩容同时降低血液黏稠度，改善微循环，常用 250～500mL 静脉滴注，1 日 1 次，连用 7～10 天，慎用钙通道阻滞剂。

（2）其他药物治疗：①痰热明显者选清开灵注射液、苦碟子注射液。②气虚明显者选生脉注射液等。③血瘀明显者，选丹红注射液、川芎嗪注射液等。

（3）病因治疗：针对相关病因，如脑动脉硬化狭窄、高血压、高脂血症、颈椎病、心脏病、糖尿病、动脉炎等进行对因治疗。

（二）中医治疗

辨证论治

（1）肝阳上亢证

症状：眩晕欲仆，头胀痛，急躁易怒，面部潮红，目赤，口苦，少寐多梦，舌质红、苔薄黄，脉弦细。

治法：清肝潜阳，滋水涵木。

方药：天麻钩藤饮（《中医内科杂病证治新义》）或镇肝熄风汤（《医学衷中参西录》）加减：天麻 10g，钩藤 30g（后下），石决明 30g（先煎），生牡蛎 30g（先煎），菊花 10g，黄芩 10g，栀子 10g，赤芍 10g，白芍 10g，川牛膝 15g，莲子心 6g。

中成药：天麻钩藤颗粒、养血清脑颗粒。

（2）痰湿中阻证

症状：视物旋转，头重如裹，胸闷作恶，呕吐痰涎，脘腹痞满，少食而多思睡，舌胖苔腻或白腻厚而润，脉滑或弦滑、或濡缓。

治法：化痰息风，健脾和胃。

方药：半夏白术天麻汤（《医学心悟》）加减：法半夏 9g，白术 15g，茯苓 20g，陈皮 10g，白芷 6g，石菖蒲 10g，荷叶 10g，天麻 10g，川芎 15g，炒枳壳 10g。

中成药：眩晕宁片。

（3）气血亏虚证

症状：头晕目眩，劳累则甚，气短声低，神疲懒言，面色㿠白，唇甲苍白，心悸少寐，纳少体倦，舌淡胖、质嫩、边有齿印、苔少或厚，脉细或虚。

治法：益气补血，升举清阳。

方药：归脾汤（《济生方》）加减：生黄芪 30g，党参 10g，白术 10g，茯苓 15g，当归 10g，熟地黄 10g，升麻 6g，葛根 10g，白芷 6g，丹参 15g，天麻 10g。

中成药：人参归脾丸、十全大补丸、生脉注射液。

（4）肾精不足证

症状：头晕目眩，耳鸣如蝉，久发不已，精神萎靡，失眠健忘，腰膝酸软，或有遗精滑泄，颧红，咽干，形瘦，舌嫩红、苔少或光剥，脉细数。

治法：补肾养精，充养脑髓。

方药：左归丸（《景岳全书》）加减：熟地黄 15g，山药 10g，山茱萸 10g，当归 10g，枸杞子 10g，桑寄生 10g，怀牛膝 10g，炙龟甲 10g，天麻 10g，党参 15g，茯苓 20g，陈皮 10g。

中成药：左归丸、杞菊地黄丸。

（5）瘀血内阻证

症状：眩晕时作，头痛如刺，持久不愈，思维迟钝，健忘多梦，或颈项僵硬、酸痛，上肢发麻，手麻，口唇紫暗，舌质暗、有瘀点或瘀斑，脉弦涩。

治法：活血化瘀，益脑醒神。

方药：通窍活血汤（《医林改错》）加减：川芎 15g，赤芍 10g，桃仁 10g，红花 10g，白芷 6g，石菖蒲 10g，葱白 30g，地龙 9g，全蝎 6g，麝香 0.1g（分冲）。

中成药：正天丸、天舒胶囊。

【转诊建议】

对于眩晕起病急骤、出现意识障碍或合并中枢神经系统受累体征，建议稳定生命体征后及时转诊至上级医院神经内科。

【预防】

养成良好的生活方式，重视精神调摄，保持情绪平和，避免不良情绪刺激。

第六节　特发性面神经麻痹

特发性面神经麻痹（idiopathic facial palsy）亦称为面神经炎（facial neuritis）或贝尔麻痹（bell palsy），是因茎乳孔内面神经非特异性炎症所致的周围性面瘫。

【病因】

面神经炎确切病因未明，目前认为与嗜神经病毒感染或炎性反应等有关。常在受凉或上呼吸道感染后发病。具体是由于骨性面神经管只能容纳面神经通过，当感染病毒可导致局部神经的自身免疫反应及营养血管痉挛，进而导致神经缺血、水肿出现面肌瘫痪。

【临床表现】

1. 典型症状

通常急性起病，面神经麻痹在数小时至数天达高峰，主要表现为患侧面部表情肌瘫痪，额纹消失，不能皱额蹙眉，眼裂不闭合或者闭合不全。部分患者起病前 1～2 日有患侧耳后持续疼痛和乳突部压痛。

2. 体征

可见患侧闭眼时眼球向外上方转动，露出白色巩膜，称为贝尔征；鼻唇沟变浅，口角下垂，露齿时口角歪向健侧；由于口轮匝肌瘫痪，鼓气、吹口哨漏气；颊肌瘫痪，食物易滞留患侧齿龈；面瘫多见单侧，若为双侧则需考虑是否为吉兰 – 巴雷综合征等其他疾病。

3. 其他

面神经炎还可因面神经受损部位不同而出现一些其他临床表现，如鼓索以上面神经病变可出现同侧舌前 2/3 味觉消失；镫骨肌神经以上部位受损则同时有舌前 2/3 味觉消失及听觉过敏；膝状神经节受累时，除有周围性面瘫，舌前 2/3 味觉消失及听觉过敏外，患者还可有乳突部疼痛，耳郭、外耳道感觉减退和外耳道、鼓膜疱疹，称为亨特（Hunt）氏综合征。

【辅助检查】

1. 肌电图检查面神经传导测定有助于判断面神经暂时性传导障碍或永久性失神经支配。如早期（起病后 7 日内）完全面瘫者受累侧诱发的肌电动作电位 M 波波幅为正常侧的 30% 以上者，则在 2 个月内有可能完全恢复；如病后 10 日中出现失神经电位，则恢复缓慢。

2. 病理学检查提示面神经麻痹的早期病变为面神经水肿和脱髓鞘。

3. 怀疑临床颅内器质性病变时应行头部 MRI 或 CT 检查。

【诊断要点】

本病根据急性起病（通常 3 日左右达到高峰），临床表现主要为周围性面瘫，无其他神经系统阳性体征，排除颅内器质性病变，即可确诊。

【鉴别诊断】

所有面神经麻痹的患者中，70% 左右为特发性面神经麻痹，30% 左右为其他病因所致，需注意与以下疾病鉴别（表 5 – 7）。

表 5 – 7　特发性面神经麻痹鉴别诊断

疾病	鉴别诊断要点
中枢性面瘫	上运动神经元受损，病变在对侧面下部，无味觉障碍
吉兰 – 巴雷综合征	多为双侧周围性面瘫，伴对称性四肢迟缓性瘫和感觉障碍，脑脊液检查有特征性的蛋白 – 细胞分离
耳源性面神经麻痹	中耳炎、迷路炎、乳突炎常并发耳源性面神经麻痹，也可见于腮腺炎、肿瘤和化脓性下颌淋巴结炎，常有明确原发病史及特殊症状

疾病	鉴别诊断要点
后颅窝肿瘤或脑膜炎	周围性面瘫起病缓慢，常伴有其他脑神经受损症状及各种原发病的特殊表现
神经莱姆病	为单侧或双侧面神经麻痹，常伴有发热、皮肤游走性走红斑，常可累及其他脑神经

【治疗】

（一）西医治疗

治疗原则为改善局部血液循环，减轻面神经水肿，缓解神经受压，促进神经功能恢复。

1. 药物治疗

（1）糖皮质激素：16 岁以上无禁忌证患者急性期尽早使用皮质类固醇，常选用泼尼松顿服，1 日 30～60mg，1 日 1 次，连用 5 天，之后 7 天内逐渐停用。

（2）抗病毒治疗：急性期患者可依据病情联合使用糖皮质激素和抗病毒药物，①阿昔洛韦，口服，1 次 0.2～0.4g，1 日 3～5 次。②伐西洛韦，口服，1 次 0.5～1.0g，1 日 2～3 次，连服 7～10 天。

（3）B 族维生素：维生素 B_1 100mg，维生素 B_{12}（甲钴胺）500μg，肌内注射，1 日 1 次，促进神经髓鞘恢复。

2. 理疗

急性期可在茎乳孔附近行超短波透热疗法、红外线照射或局部热敷等，有利于改善局部血液循环，减轻神经水肿。

3. 护眼

患者由于长期不能闭眼瞬目使角膜暴露和干燥，易致感染，可戴眼罩防护，或用左氧氟沙星眼药水等预防感染，保护角膜。

4. 神经康复治疗

恢复期可行碘离子透入疗法、针刺或电针治疗等。

（二）中医治疗

治疗当分虚实。虚证益气养血通络；实证清热祛风疏经；虚实夹杂者兼顾。

1. 辨证论治

（1）风寒阻络证

症状：突发口眼㖞斜，伴见恶寒或发热，流清涕，舌苔薄白，脉浮，多有面部受凉史。

治法：祛风散寒，疏经活络。

方药：牵正散（《杨氏家藏方》）加减：附子 6g（先煎），僵蚕 10g，全蝎 10g。

本方用散剂吞服较汤剂为佳。若口、眼瞤动者加天麻 10g，钩藤 10g，石决明 10g。

中成药：复方牵正膏（外用）、国公酒、同仁大活络丸。

（2）风热阻络证

症状：突发口眼㖞斜，恶风发热，头痛，口咽燥，目干涩伴有耳后作痛，舌尖红、苔薄黄，脉数。

治法：清热散风，疏经活络。

方药：二陈汤（《太平惠民和剂局方》）加减：半夏 9g，橘红 10g，茯苓 15g，甘草 10g。热盛者加胆南星 10g，瓜蒌 10g。

中成药：清眩治瘫丸、天龙熄风颗粒、小儿抽风散。

（3）风痰阻络证

症状：口眼㖞斜，面部麻木作胀，头部沉重，身困乏力，胸脘满闷，舌苔白腻，脉弦滑。

治法：祛风化痰，疏通经络。

方药：牵正散（《杨氏家藏方》）加减：附子 6g（先煎），全蝎 10g，僵蚕 10g。

中成药：佛山人参再造片、同仁牛黄清心丸、豨莶通栓丸。

（4）气血不足证

症状：面瘫日久，面肌僵硬，时有抽搐，舌质淡，脉细弱。

治法：益气养血通络。

方药：补阳还五汤（《医林改错》）加减：黄芪 30g，当归 12g，赤芍 10g，川芎 10g，桃仁 10g，红花 10g，地龙 10g。

中成药：偏瘫复原丸、芪龙胶囊、脑脉泰胶囊。

2. 中医特色疗法

（1）穴位贴敷法：选太阳、阳白、颧髎、地仓、颊车。将马钱子锉成粉末，取 0.3～0.6g，撒于胶布上，然后贴于穴位处，5～7 日换药 1 次；或用蓖麻仁捣烂加麝香少许，取绿豆粒大一团，贴敷于穴位上，每隔 3～5 日更换 1 次；或用附子研细末，加冰片少许做面饼，贴敷穴位，1 日 1 次。适用于面瘫后遗症。

（2）穴位划痕贴药温灸法：适宜于经络空虚、风寒外袭证的面瘫患者。将全蝎 3g，细辛 3g，胡椒 3g，樟脑 1.5g，麝香 1.5g，烘干、研末并盛装于玻璃瓶内；额支神经受累取穴为太阳、阳白、丝竹空，颧支神经受累取穴为下关、颧髎、四白，颊支神经受累取穴为颊车、地仓、牵正、大迎，根据病情选上述 3 支中的 4～6 穴。具体操作方法：医者手消毒后，先用 75% 酒精棉签消毒患者穴位皮肤，取消毒好的手术刀片在穴位处进行划痕。左手将穴位皮肤压紧或捏起，用尖刀做"＋"字形划痕，直径不超过 0.3cm，深度以穿透皮肤角质层为度（0.2～0.5mm）。取创可贴两头粘贴部分剪成 1.2cm×1.2cm 大小方块，取配制好的面瘫药约 0.1g 放在方块中央，贴于划痕的穴位上。点燃药条，在所贴药物的穴位上轮流温灸，以患者可耐受为度，每次温灸20分钟，1日2次，每5天换药1次，15天为1个疗程。

（3）自制白及膏：白及30g，大皂角10g，甘草6g，共研细末，用醋250mL置火上煎去1/4，将药面放入醋内，微火煎成黏膏为度，取出摊布上，外敷患处，每3天换药1次，外用。在敷药期间不可用冷水浸洗，但在换药时，应用温水洗揉面部，洗净后，再敷药。

【预后】

1. 周围性面瘫的预后与面神经的损伤程度密切相关，由无菌性炎症导致的面瘫预后较好，由病毒导致的面瘫（如Hunt综合征）预后较差。

2. 不完全性面瘫患者1~2个月内可能恢复或痊愈，完全性面瘫患者一般需2~8个月甚至1年时间恢复，而且常遗留后遗症，如面肌无力、面肌联带运动、面肌痉挛或鳄鱼泪现象。1周内味觉恢复提示预后良好，年轻患者预后好，老年患者伴乳突疼痛或合并糖尿病、高血压、动脉硬化、心肌梗死等预后较差。

3. 康复训练：在面肌瘫痪早期，做被动面肌运动训练，对眼轮匝肌、口轮匝肌等环形肌做画圆按摩，对额肌、上唇方肌做十字形按摩，对咬肌、颊肌等处做螺旋式轻揉；稍后做主动面肌运动训练，进行闭眼、扬眉、漏齿、鼓腮、吹哨等动作；当神经功能开始恢复后，鼓励患者练习瘫侧面肌的随意运动，以促进瘫侧早日康复，重返社会。

4. 心理护理：应时刻鼓励患者表达对面部形象改变的自身感受和对疾病预后担心的真实想法，告知本病多数预后良好，使其减轻心理负担。

【预防】

1. 适当休息，合理膳食，坚持锻炼，预防受凉。

2. 穴位按摩：是预防、缓解面瘫的最好方式，闭上双眼，身体放松，用双手食指指腹同时按揉耳垂后耳根处的翳风穴，力度适中，按顺时针和逆时针方向各按揉20次；然后用双手食指指腹按压瞳孔直下1寸的四白穴，每次按压后停留3秒，抬起后休息2秒，如此反复20次；之后将双食指移向后枕部两侧入发际凹陷处的风池穴，按顺时针和逆时针方向各按揉20次。

第七节　抑郁症

抑郁症是一种以显著而持久的心情低落、兴趣减退、思维迟缓和活动减少等为主要症状的常见精神疾病。具有患病率高、自杀率高、复发率高、治愈率低、疾病负担重、残留症状多等特点，女性发病率大约是男性的2倍。

【病因】

1. 遗传因素：抑郁症具有遗传倾向，遗传因素起着重要作用。

2. 心理社会学因素：童年经历，应激因素如离婚、丧偶、亲人亡故、失业等，人格因素如胆小自卑、安全感缺失、焦虑抑郁倾向等人格特点，认知因素如消极思维等。

【临床表现】

抑郁症的临床表现复杂而多样，一般将其分为核心症状和周围症状两大类。

1. 核心症状

主要是指抑郁心境，包括轻度心境不佳，兴趣丧失，精力减退或丧失，精神运动迟滞，思维、说话缓慢，交流困难，自杀观念，昼夜节律改变，睡眠障碍，食欲和性欲的减退。

2. 周围症状

伴随核心症状出现的躯体或生物学症状，可涉及消化、心血管、泌尿、呼吸、生殖、神经系统及周身各部位的不适和疼痛，常见的有消化道症状、身体任何部位的疼痛、心慌、胸闷、出汗等，躯体不适的主诉可涉及各个脏器，自主神经功能失调的症状也较常见，有些女性患者还会有月经紊乱。

3. 认知功能损害

如记忆力下降、学习困难、注意力障碍、反应时间延长、抽象思维能力差、语言流畅性差。

【辅助检查】

1. 精神检查：医生和患者进行交谈，观察患者的言行举止、情绪反应等相关情况，了解患者意识、注意力、感觉、知觉、思维联想、记忆力、智力及自知力、情感活动、意志及日常行为表现等。

2. 实验室检查：血常规、尿常规、便常规、生化全项、甲状腺激素、性激素等。

3. 物理检查：头颅 CT 或者头颅 MRI、脑诱发电位、心电图、脑电图。

4. 心理测验与量表评定：汉密尔顿抑郁量表（HAMD）、明尼苏达多项人格测评（MMPI）、症状自评量表（SCL-90）、抑郁自评量表（SDS）、患者健康问卷（PHQ-9）等。

【诊断要点】

1. 单次发作抑郁症：《CCMD-3 中国精神障碍分类与诊断标准（第三版）》抑郁症诊断标准：以心境低落为主，可从闷闷不乐到悲痛欲绝，甚至发生木僵，严重者可出现幻觉、妄想等精神病性症状。

（1）症状标准：以心境低落为主，并至少有以下 9 条临床表现中的 4 项。

1）兴趣丧失、无愉快感。

2）精力减退或疲乏感。

3）精神运动性迟滞或激越。

4）自我评价过低、自责，或有内疚感。

5）联想困难或自觉思考能力下降。

6）反复出现想死的念头或有自杀、自伤行为。

7）睡眠障碍，如失眠、早醒，或睡眠过多。

8）食欲降低或体重明显减轻。

9）性欲减退。

（2）严重标准：社会功能受损，给本人造成痛苦或不良后果。

（3）病程标准：

1）符合症状标准和严重标准至少已持续2周。

2）可存在某些分裂性症状，但不符合分裂症的诊断标准。若同时符合分裂症的症状标准，在分裂症状缓解后，满足抑郁发作标准至少2周。

（4）排除标准：排除器质性精神障碍或精神活性物质和非成瘾物质所致抑郁。

2. 复发性抑郁症：

（1）诊断标准：

1）目前发作符合某一型抑郁标准，并在间隔至少2个月前，有过另1次发作符合某一型抑郁标准。

2）以前从未有躁狂符合任何一型躁狂、双相情感障碍，或环性情感障碍标准。

3）排除器质性精神障碍，或精神活性物质和非成瘾物质所致的抑郁发作。

（2）临床分期：根据病情严重程度分为轻度抑郁、中度抑郁和重度抑郁；根据病程进展分为急性期、巩固期、维持期、缓解期。

【鉴别诊断】

1. 继发性抑郁症：有明确的器质性疾病，或有服用某种药物或使用精神活性物质史，体格检查或者实验室检查有阳性体征及相应指标的改变；可出现意识障碍、智能障碍、记忆障碍。器质性和药源性抑郁症的症状随原发疾病好转而好转，或在有关精神活性物质及相关药物停用后，抑郁症状相应好转或消失。

2. 精神分裂症：可出现抑郁症状，或在精神分裂症恢复期出现抑郁，精神分裂症患者抑郁症状不是原发症状，而是以幻觉妄想、思维障碍和情感平淡为原发症状，病程多数为持续进展或发作性进展，缓解期常有残留精神症状或人格缺损。抑郁症是间歇性病程，间歇期基本正常。

3. 双相抑郁：双相抑郁是指曾有躁狂发作和抑郁发作，本次发病以抑郁症状为主。抑郁症患者既往无躁狂发作史，始终以抑郁症状为主要临床表现。

【治疗】

（一）西医治疗

1. 药物治疗

抑郁症的治疗主要包括抗抑郁药物治疗、心理治疗和物理治疗（电休克治疗、经颅磁刺激治疗）。对于有严重自杀观念及行为的患者，应密切观察病情变化，严防自杀，住院治疗为宜。药物起效大约需要 2～3 周时间。

（1）药物治疗目标

1）提高临床治愈率，最大限度减少病残率和自杀率。

2）症状尽可能治愈，但不过分追求症状的完全消失。

3）恢复社会功能，提高生存质量。

4）预防复发。

（2）药物治疗原则

1）足量：具体到每个患者，要有精神科医生根据患者服药后的反应、表现来判断是否足量。

2）足疗程：充足药量服用 8～12 周后再评估疗效，根据疗效再决定下一步的治疗，是继续服用还是换药还是合并用药。

3）个体化原则：是指每个患者对药物的疗效和副作用会有较大差异。

4）坚持服药原则：由于抑郁症是一种容易复发的情感疾病，不坚持服抗抑郁药的话，大部分的患者有可能会复发，长期的药物维持治疗对于防止抑郁复发有着极其重要的作用。一般来说第 1 次得病痊愈后系统服药 1 年以上，患病 2 次要服药 2～3 年以上，患病 3 次及以上的患者要长期服药。

（3）常用抗抑郁药物

1）5-羟色胺再摄取抑制剂（SSRI 类抗抑郁药物）：①氟伏沙明：1 日 50～200mg，有助眠的作用，对伴有失眠的抑郁症患者较适合，治疗强迫症效果好，难治性强迫症及儿童强迫症的首选药。②帕罗西汀：1 日 20～60mg，治疗各种焦虑症的首选药物，对焦虑的效果好，对伴有明显焦虑的抑郁症是首选的，对恐怖症，强迫症疗效也很好，是社交焦虑症的首选药。③舍曲林：1 日 100～200mg，儿童抑郁症的首选药，副作用偏小，对老年抑郁症，伴有心脏疾病的抑郁症比较适合，治疗强迫症也较好。④西酞普兰和艾司西酞普兰：西酞普兰 1 日 20～60mg，艾司西酞普兰 1 日 10～20mg，两药共同点是副作用少，是老年抑郁症和伴有躯体疾病的抑郁症的首选药。艾司西酞普兰药效更好，副作用几乎是最小的，临床上广泛使用。⑤氟西汀：1 日 20～60mg，是进食障碍（贪食症、厌食症）的首选药，对少动少语等阻滞性比较明显的抑郁症效果较好，对强迫症的疗效也较好。

2）去甲肾上腺素/5-羟色胺再摄取抑制剂：①度洛西汀：1 日 30～60mg，对于迟滞性抑郁，伴有疼痛明显及躯体不适主诉较多的抑郁症是首选的药物。②文拉法新：1 日 75～225mg，对于重性、躯体不适主诉较多的抑郁疗效较好。③米那普仑：1 日 50～100mg，对于迟滞性抑郁，伴有疼痛明显及躯体不适主诉较多的抑郁症是首选的药物，也适合双相情感障碍抑郁发作的治疗。

3）去甲肾上腺素及特异性 5－羟色胺受体拮抗药（NaSSA）：米氮平：1 日 30～45mg，有抗抑郁、催眠的作用，常和 5－HT 再摄取抑制剂合用用来治疗难治性抑郁。

4）多巴胺/去甲肾上腺素再摄取阻断剂（NDRI）：安非他酮：1 日 150～300mg，是多巴胺/去甲肾上腺素再摄取阻断剂，提高中枢的多巴胺及去甲肾上腺素的功能，是双相障碍抑郁相的首选药。

5）阿戈美拉汀：1 日 25～50mg，该药除抗抑郁作用外，尚有抗焦虑、调节昼夜节律的作用。

6）曲唑酮：1 日 150～300mg，适用于伴有焦虑、失眠的轻、中度抑郁。

7）增效剂：对于双相抑郁及难治性抑郁，还有失眠严重、焦虑明显、情绪不稳定的抑郁症患者，可合用奥氮平、喹硫平、阿立哌唑、鲁拉西酮等抗精神病药物，可以稳定情绪、增加抗抑郁疗效，但注意剂量不宜过大，服用时间不宜过长。

8）药物治疗联合心理治疗：早期提高痊愈率，消除巩固期残留症状，改善治疗依从性，大幅降低患者的复发率。常用的心理治疗方法包括支持性心理治疗、认知行为治疗、人际关系治疗、婚姻和家庭治疗、精神动力学治疗及中医心理治疗等。

2. 物理治疗

包括电抽搐治疗（ECT）及重复经颅磁刺激（rTMS）治疗。

（二）中医治疗

抑郁症可归属于中医学中"郁证"范畴，情志因素是其发生的主要因素，而脏气虚弱则是其重要内因。本病病位在脑，又兼心、肝、脾、肾，初期多是以实证或是虚证独见，发病日久则多为虚实夹杂而现。

辨证论治

（1）肝郁气滞证

症状：精神抑郁，胸胁作胀或脘痞，面色晦暗，嗳气频作，夜寐不安，月经不调，善太息，舌质淡、苔薄白，脉弦。

治法：疏肝和胃，理气解郁。

方药：柴胡疏肝散（《景岳全书》）加减：柴胡 10g，白芍 10g，香附 12g，枳壳 10g，当归 10g，陈皮 12g，绿萼梅 6g，百合 15g，合欢花 15g，徐长卿 10g，佛手 10g，川芎 9g，甘草 10g。

中成药：舒肝解郁胶囊、加味逍遥丸。

（2）肝郁脾虚证

症状：精神抑郁，胸胁胀满，多疑善虑，纳差，消瘦，易觉倦怠，脘痞嗳气，大便时溏时干，咽中不适，舌苔薄白，脉弦细或弦滑。

治法：疏肝健脾，化痰散结。

方药：逍遥散（《太平惠民和剂局方》）合半夏厚朴汤（《金匮要略》）加减：柴胡 10g，当归 12g，白芍 10g，炙甘草 10g，法半夏 9g，厚朴 10g，茯苓 10g，生姜 12g，紫苏叶 6g。

中成药：舒眠胶囊、疏肝理气丸。

（3）肝郁肾虚证

症状：情绪低落，烦躁不安，兴趣索然，忧愁善感，胁肋胀痛，时有太息，腰酸背痛，性欲下降，脉沉细弱或沉弦。

治法：益肾调气，解郁安神。

方药：颐脑解郁方（经验方）加减：刺五加 10g，五味子 6g，郁金 10g，合欢皮 20g，柴胡 10g，栀子 10g，白芍 10g，甘草 10g。

中成药：清脑复神液、安神补脑液。

（4）心脾两虚证

症状：善思多虑，心悸胸闷，神疲乏力，失眠健忘，面色萎黄，头晕头痛，神疲倦怠，自汗，便溏，舌质淡、苔白，脉细。

治法：健脾养心，补益气血。

方药：归脾汤（《济生方》）加减：党参 15g，茯苓 10g，白术 10g，黄芪 15g，当归 10g，远志 10g，郁金 10g，酸枣仁 15g，木香 6g，龙眼肉 15g，大枣 10g，甘草 10g。

中成药：人参归脾丸、柏子养心丸。

【转诊建议】

病情控制不理想，有自杀自伤风险的患者，尽快转诊到精神专科医院就诊及住院治疗。交代家属严密观察病情，严防自杀等意外发生。

【预防】

1. 预防复发：药物因素、季节因素、不良性格因素等是造成复发的常见原因。

（1）药物因素：如无故停药或减量极易造成复发。

（2）季节因素：秋末冬初是抑郁症容易复发的季节，若患者发病有季节规律，需要提前增加药物剂量。

（3）不良刺激：多沟通多交流，提高患者应对不良事件的能力，避免不良事件的刺激。

2. 加强护理：调整饮食，鼓励外出活动，增加有氧运动；帮助患者树立信心；督促服药，并观察药物的不良反应，及时处理，忌自行停药或对药量随意减少。

第六章 消化科

第一节 胃食管反流病

胃食管反流病（gastroesophageal reflux disease，GERD）是常以"烧心"、反酸等症状为主诉的常见病，由胃、十二指肠内容物反流入食管引起，反流物也可导致咽喉、气道等食管邻近的组织损害，从而出现胸痛、咳喘等食管外症状。

【病因】

1. 妊娠、肥胖、负重劳动等导致腹内压增高。

2. 食管裂孔疝及手术等使食管下括约肌结构受损。

3. 高脂肪饮食及钙通道阻滞剂（如尼莫地平）、地西泮等药物引起食管下括约肌功能障碍。

4. 长期吸烟、饮酒及食用刺激性食物等。

【临床表现】

1. 主要症状

间断或持续发生的"烧心"、反酸症状，常在餐后 1 小时左右出现，卧位、弯腰或腹压增高时加重。

2. 其他症状

（1）胸骨后疼痛有时表现为类似心绞痛的剧烈刺痛。

（2）吞咽困难和胸骨后异物感。

（3）长期咽喉不适伴有异物感。

（4）慢性咳嗽或哮喘常规治疗效果欠佳。

3. 查体

查体一般无特殊体征。如果患者表现为吞咽困难、频发胸痛、慢性咳嗽或哮喘，查体需注意心、肺的听诊和咽喉的常规检查。

【辅助检查】

1. 内镜检查是诊断反流性食管炎较准确的方法，并能判断反流性食管炎的严重程度和并发症情况。部分患者内镜检查无异常也不能排除本病，需要进行食管测压等进一步检查以明确诊断。

2. 有胸痛、咳喘等食管外症状的患者需要心电图、胸部 X 线等检查。

【诊断要点】

1. 症状：有反酸、"烧心"症状，一般即可做出胃食管反流病的初步诊断。

2. 内镜检查：内镜下发现反流性食管炎的表现，并能排除其他原因引起的食管病变，本病诊断可成立。

3. 经验性治疗：使用质子泵抑制剂（如奥美拉唑）治疗 1～2 周症状得到明显改善或消失，基本可确立胃食管反流病的诊断。

【鉴别诊断】

1. 伴有胸痛或以胸痛为主要表现的患者需要完善心电图等检查以除外冠心病。

2. 有吞咽困难表现的患者需要胃镜检查以除外食管癌。

3. 慢性咳喘症状需要结合胸片、胸部 CT 等检查以除外慢性支气管炎、哮喘等疾病。

【治疗】

（一）西医治疗

1. 抑酸药

为目前治疗本病的主要用药。

（1）质子泵抑制剂（PPI）：抑酸作用较强，适用于症状较重的患者，常用奥美拉唑、兰索拉唑、雷贝拉唑等。

奥美拉唑：口服，1 日 1 次，1 次 20mg，建议早餐前服用；症状较重或 1 日 1 次疗效欠佳者可以晚餐前再服用 1 次。至少需维持 4 周的疗程，如果在停药期间复发，治疗应该重新开始。

不良反应：最常见的是头痛和胃肠道症状如腹泻、恶心、便秘。

（2）H₂受体阻滞剂：本类药物价格低廉，可用于症状较轻的患者，常用法莫替丁、雷尼替丁、西咪替丁等。

法莫替丁：早、晚饭后口服，1 次 20mg，1 日 2 次。

不良反应：少数患者可有口干、头晕、失眠、便秘、腹泻、皮疹、面部潮红、白细胞减少，偶有轻度一过性转氨酶增高等。

2. 促动力药

对于伴随腹胀、嗳气等动力障碍症状者可联合应用多潘立酮、西沙必利等。

多潘立酮：餐前 15～30 分钟口服，1 次 10mg，1 日 3 次。

不良反应：偶见轻度腹部痉挛、口干、皮疹、头痛、腹泻、神经过敏、倦怠、嗜睡、头晕等。

（二）中医治疗

1. 辨证论治

（1）肝胃不和证

症状：反酸，胸胁胀满，嗳气，腹胀，纳差，情绪不畅则加重，胸闷喜太息，舌质淡红、苔白或薄白，脉弦。

治法：疏肝理气，和胃降逆。

方药：柴胡疏肝散（《景岳全书》）加减：柴胡10g，白芍15g，陈皮10g，枳实10g，香附10g，川芎10g，炙甘草10g。

中成药：气滞胃痛颗粒。

（2）肝胃郁热证

症状：反酸，嘈杂，胸骨后灼痛，心烦易怒，两胁胀满，口干口苦，大便秘结，舌质红、苔黄，脉弦滑。

治法：清肝泻火，和胃降逆。

方药：左金丸（《丹溪心法》）合化肝煎（《景岳全书》）加减：黄连3g，吴茱萸3g，炒栀子9g，牡丹皮15g，白芍15g，陈皮10g，半夏9g，枳实10g。

中成药：达立通颗粒、胃逆康胶囊。

（3）中虚气逆证

症状：反酸，泛吐清涎，嗳气，胃脘隐痛，食少纳差，胃脘痞满，神疲乏力，大便稀溏，舌质淡红、苔薄白或白腻，脉沉细或细弱。

治法：疏肝理气，健脾和中。

方药：四逆散（《伤寒论》）合六君子汤（《医学正传》）加减：柴胡10g，白芍10g，枳壳10g，党参15g，茯苓15g，炒白术15g，半夏9g，陈皮5g，生姜15g，炙甘草10g。

中成药：枳术宽中胶囊。

（4）气郁痰阻证

症状：嗳气或反流，"烧心"，反酸，胃脘胀满，胸膺不适，咽喉不适如有痰梗，情志不畅则加重，精神抑郁，舌质淡红、苔腻或白厚，脉弦滑。

治法：化痰祛湿，和胃降逆。

方药：温胆汤（《三因极一病证方论》）合半夏厚朴汤（《金匮要略》）加减：陈皮10g，半夏9g，茯苓30g，生姜30g，竹茹10g，枳实15g，厚朴10g，紫苏梗10g，甘草10g。

中成药：木香顺气丸。

（5）气滞血瘀证

症状：反酸时有，胸骨后刺痛或疼痛部位固定，吞咽困难，嗳气，胸胁胀满，呕血，便血，情绪不畅则加重，舌质暗或有瘀斑、苔白，脉弦细或弦涩。

治法：疏肝理气，活血化瘀。

方药：血府逐瘀汤（《医林改错》）加减：醋柴胡10g，赤芍15g，枳壳10g，桔梗9g，怀牛膝20g，当归15g，川芎10g，桃仁10g（打碎），红花10g，生地黄30g，丹参15g，威灵仙10g。

中成药：康复新液。

（6）寒热错杂证

症状：胸骨后或胃脘部烧灼不适，反酸或泛吐清水，胃脘隐痛，喜温喜按，食欲不振，神疲乏力，肠鸣便溏，手足不温，舌质红、苔白，脉虚弱。

治法：辛开苦降，和胃降气。

方药：半夏泻心汤（《伤寒论》）加减：法半夏9g，黄连5g，黄芩9g，干姜10g，陈皮10g，茯苓15g，炒吴茱萸3g，枳实10g，蒲公英30g。

中成药：荆花胃康胶囊。

2. 中医特色疗法

手指点按内关穴可以缓解"烧心"、反酸症状；坚持深呼吸训练对胃食管反流病有一定的益处。

【转诊建议】

1. 患者遵医嘱规律服药4周以上仍无明显好转者建议转诊上级医院消化科，进一步明确诊断。

2. 伴有体重下降、贫血等表现者需转诊上级医院消化科以除外恶性肿瘤。

【疾病管理】

1. 对伴有明显情志失调者需给予心理疏导，令其保持心情舒畅。

2. 肥胖患者要控制饮食、减轻体重。

3. 忌食咖啡、巧克力、薄荷等食物，戒烟、酒，避免短时间内快速食入大量液态食品。

4. 抬高床头或垫高枕头可减少睡眠时反流。

5. 避免睡前3小时饱食及进餐后立即平卧可以减少反流。

第二节　急性胃炎

急性胃炎一般指各种病因引起的胃黏膜急性炎症。

【病因】

1. 应激：严重创伤、手术、多器官功能衰竭、败血症、精神紧张等。

2. 药物：常见于使用非甾体抗炎药，特别是阿司匹林。

3. 酒精：常由大量饮酒引起。

4. 创伤和物理因素：常由大剂量放射线照射引起。

【临床表现】

常见症状为上腹痛、胀满、恶心、呕吐和食欲不振等；重症患者可有呕血、黑便甚至休克表现；轻症患者仅表现为轻微上腹不适或隐痛。

【辅助检查】

1. 血常规：白细胞计数一般轻度增高，中性粒细胞比例增高。

2. 轻症不需胃镜检查。

【诊断要点】

根据症状和病史即可做出初步诊断，确诊需要结合胃镜及病理检查。

【鉴别诊断】

1. 以上腹痛为主要症状者应与急性胰腺炎、胆囊炎、胆石症等疾病相鉴别。

2. 中老年患者应考虑与冠心病等非消化系统疾病鉴别。

3. 农村患者需要与农药中毒或其他食物中毒鉴别。

4. 冬季采暖时需要排除一氧化碳中毒的可能。

【治疗】

（一）西医治疗

1. 去除病因，卧床休息，停止食用一切对胃有刺激的食物或药物，给予清淡饮食，必要时禁食。

2. 药物治疗：

（1）H_2受体拮抗药，如西咪替丁、雷尼替丁，减少胃酸分泌，以减轻黏膜炎症。

法莫替丁：早、晚饭后口服，1次20mg，1日2次。

不良反应：少数患者可有口干、头晕、失眠、便秘、腹泻、皮疹、面部潮红、白细胞减少，偶有轻度一过性转氨酶增高等。

（2）胃黏膜保护剂，如铝碳酸镁或硫糖铝等。

1）铝碳酸镁：口服，1次500～1000mg，1日3次。

不良反应：偶见便秘、稀便、口干和食欲缺乏，大剂量服用可导致软糊状便、大便次数增多、腹泻和呕吐。

2）硫糖铝：口服，1次1g，1日3～4次。

不良反应：较常见的是便秘。

（二）中医治疗

辨证论治

（1）食滞胃脘证

症状：胃痛，胃脘饱胀，厌食拒按，嗳腐酸臭，恶心呕吐，吐出不消化食物，吐后痛减，大便不爽，矢气酸臭，纳呆，舌苔厚腻，脉弦滑。

治法：消食导滞，和胃降逆。

方药：保和丸（《丹溪心法》）加减：神曲6g，焦山楂10g，炒莱菔子6g，陈皮6g，茯苓9g，连翘6g，姜半夏9g。

中成药：健胃片。

（2）暑湿犯胃证

症状：胃脘痞满，胀闷不舒，按之腹软而痛，纳差食减，口干而腻，头身沉重，肢软乏力，小便黄热，大便滞而不爽，或兼见发热恶寒，舌质红、苔白黄而腻，脉濡细或濡数。

治法：解暑化湿，和胃止痛。

方药：藿香正气散（《太平惠民和剂局方》）加减：藿香10g，姜半夏9g，大腹皮15g，紫苏10g，白芷10g，陈皮10g，茯苓15g，炒白术10g，厚朴12g，生姜10g，大枣30g。

中成药：香连化滞丸、枫蓼肠胃康颗粒。

（3）寒邪犯胃证

症状：胃痛卒发，痛无休止，得温则减，遇寒加重，多有受凉或饮食生冷史，或伴见呕吐清水，畏寒怕冷，手足不温，喜食热饮，口淡不渴，舌苔薄白或白腻，脉沉迟。

治法：温中散寒，和胃止痛。

方药：良附丸（《良方集腋》）合桂枝汤（《伤寒论》）加减：高良姜9g，香附9g，桂枝9g，炒白芍9g，炙甘草6g，姜半夏9g，生姜9g。

中成药：藿香正气水。

（4）胃热炽盛证

症状：胃脘疼痛，胀满，痛处灼热感，口干而苦，恶心呕吐，吐出物为胃内容物，有酸臭味或苦味，饮食喜冷恶热，大便干结，尿黄，舌质红、苔黄厚或黄腻，脉弦滑。

治法：清热止痛，降逆通便。

方药：大黄黄连泻心汤（《伤寒论》）加减：大黄6g，黄连3g，黄芩15g。

中成药：胃热清胶囊。

（5）肝郁气滞证

症状：胃脘胀满，攻撑作痛，痛及两胁，情志不畅时更甚，或呕吐吞酸，嗳气频作，食欲不振，舌质淡红、苔薄白，脉弦。

治法：疏肝理气，和胃止痛。

方药：四逆散（《伤寒论》）合小半夏汤（《金匮要略》）加减：醋柴胡 6g，炒白芍 6g，炒枳壳 6g，生甘草 6g，姜半夏 9g，鲜生姜 15g，延胡索 10g，川楝子 5g。

中成药：越鞠保和丸。

【转诊建议】

重症患者有呕血、黑便甚至休克，应及时转往上级医院救治。

第三节 慢性胃炎

慢性胃炎是指不同病因引起的各种慢性胃黏膜炎性病变，是一种常见病，其发病率在各种胃病中居首位。常见慢性浅表性胃炎、慢性糜烂性胃炎和慢性萎缩性胃炎。

【病因】

1. 幽门螺杆菌（Hp）感染是慢性胃炎最常见的病因。

2. 胃－十二指肠反流：长期反流可导致慢性胃炎。

3. 长期服用阿司匹林等药物及饮酒等刺激因素。

4. 自身免疫因素。

【临床表现】

1. 多数患者无明显症状。

2. 常见的症状是上腹不适感，包括疼痛和饱胀等。

3. 病情较重者可表现为消瘦、贫血。

【辅助检查】

1. 胃镜和病理活检是诊断慢性胃炎的主要方法。

2. 活检标本病理学检查可判断是慢性浅表性胃炎还是萎缩性胃炎，以及是否伴有肠上皮化生、异型增生。

3. 幽门螺杆菌（Hp）监测。

【诊断要点】

1. 无症状或有程度不同的消化不良症状，如上腹部隐痛、食欲减退、餐后饱胀、"烧心"、恶心、呕吐等。

2. 萎缩性胃炎患者可有贫血、消瘦、舌炎、腹泻等。

3. 胃镜检查是确诊慢性胃炎的主要方法。

【鉴别诊断】

本病需要与消化性溃疡、慢性胆囊炎、胆石症等相鉴别。

【治疗】

（一）西医治疗

1. 祛除病因：尽量避免长期大量服用引起胃黏膜损伤的药物（如阿司匹林等），必须服用者建议加强抑酸和胃黏膜保护治疗。

2. 避免过多饮用咖啡、大量饮酒和长期大量吸烟。

3. Hp 阳性胃炎均应行四联方案，即质子泵抑制剂（PPI）＋铋剂＋2 种抗菌药物，疗程为 10 天或 14 天，见表 6 - 1。

质子泵抑制剂（PPI）可选用奥美拉唑、雷贝拉唑、兰索拉唑等；抗生素可选择克拉霉素、阿莫西林、甲硝唑等；铋剂可选择果胶铋、枸橼酸铋钾等。

表 6 - 1　推荐的 Hp 根除四联方案中抗菌药物组合、剂量和用法

方案	抗菌药物 1	抗菌药物 2
1	阿莫西林 1000mg，2 次/天	克拉霉素 500mg，2 次/天
2	阿莫西林 1000mg，2 次/天	左氧氟沙星 500mg，1 次/天或 200mg，2 次/天
3	阿莫西林 1000mg，2 次/天	呋喃唑酮 100mg，2 次/天
4	四环素 500mg，3～4 次/天	甲硝唑 400mg，3～4 次/天
5	四环素 500mg，3～4 次/天	呋喃唑酮 100mg，2 次/天
6	阿莫西林 1000mg，2 次/天	甲硝唑 400mg，3～4 次/天
7	阿莫西林 1000mg，2 次/天	四环素 500mg，3～4 次/天

注：标准剂量（PPI＋铋剂）（2 次/天，餐前半小时口服）＋2 种抗菌药物（餐后口服）。标准剂量 PPI 为艾司奥美拉唑 20mg、雷贝拉唑 10mg（或 20mg）、奥美拉唑 20mg、兰索拉唑 30mg、泮托拉唑 40mg、艾普拉唑 5mg，以上选一；标准剂量铋剂为枸橼酸铋钾 220mg。

4. 伴有消化不良者可加用胰酶片、多酶片等助消化药。

胰酶片：餐前整片吞服，成人 1 次 0.3～0.6g（6～12 片）或 0.5g（10 片），1 日 3 次。

不良反应：偶有过敏、喷嚏，如嚼碎药片时药粉残留在口腔内，可引起口腔溃疡。

5. 以上腹饱胀、恶心或呕吐等为主要症状者可选用促动力药如盐酸伊托必利、莫沙必利和多潘立酮等。

多潘立酮：餐前 15～30 分钟口服，1 次 10mg，1 日 3 次。

不良反应：偶见轻度腹部痉挛、口干、皮疹、头痛、腹泻、神经过敏、倦怠、嗜睡、头晕等。

6. 有胃黏膜糜烂和（或）上腹痛和上腹烧灼感等症状为主者，可选用胃黏膜保护剂（如硫糖铝、铝碳酸镁等）、抗酸剂 H_2RA（如法莫替丁、雷尼替丁等）或 PPI（如雷贝拉唑、兰索拉唑、奥美拉唑等）。

（1）硫糖铝：口服，1次1g，1日3～4次。

不良反应：较常见的是便秘。

（2）铝碳酸镁：口服，1次500～1000mg，1日3次。

不良反应：偶见便秘、稀便、口干和食欲缺乏，大剂量服用可导致大便软糊状、大便次数增多、腹泻和呕吐。

（3）法莫替丁：早、晚饭后口服，1次20mg，1日2次。

不良反应：少数患者可有口干、头晕、失眠、便秘、腹泻、皮疹、面部潮红、白细胞减少。

（4）奥美拉唑：早餐前口服，1次20mg，1日1次。

不良反应：最常见的是头痛和胃肠道症状如腹泻、恶心、便秘。

（二）中医治疗

辨证论治

（1）肝胃不和证

1）肝胃气滞证

症状：胃脘胀满或胀痛，胁肋部胀满不适或疼痛，嗳气频作，症状因情绪因素诱发或加重，舌淡红、苔薄白，脉弦。

治法：疏肝理气和胃。

方药：柴胡疏肝散（《景岳全书》）加减：柴胡6g，陈皮6g，枳壳6g，芍药9g，香附6g，川芎6g，甘草3g。

中成药：气滞胃痛颗粒、胃苏颗粒。

2）肝胃郁热证

症状：胃脘灼痛，两胁胀闷或疼痛，心烦易怒，反酸，口干口苦，大便干燥，舌质红、苔黄，脉弦或弦数。

治法：清肝和胃。

方药：化肝煎（《景岳全书》）合左金丸（《丹溪心法》）加减：青皮6g，陈皮6g，白芍6g，牡丹皮5g，栀子3g，浙贝母6g，黄连5g，吴茱萸3g。

中成药：达立通颗粒。

（2）脾胃湿热证

症状：脘腹痞满或疼痛，身体困重，大便黏滞或溏滞，食少纳呆，口苦口臭，精神困倦，舌质红、苔黄腻，脉滑或数。

治法：清热化湿。

方药：黄连温胆汤（《六因条辨》）加减：半夏6g，陈皮6g，茯苓10g，枳实6g，竹茹12g，黄连6g，大枣15g，甘草3g。

中成药：三九胃泰颗粒。

（3）脾胃虚弱证

1）脾胃气虚证

症状：胃脘胀满或胃痛隐隐，餐后加重，疲倦乏力，纳呆，大便溏薄，舌淡或有齿痕、苔薄白，脉虚弱。

治法：益气健脾。

方药：香砂六君子汤（《古今名医方论》）加减：木香6g，砂仁6g，陈皮12g，半夏9g，党参12g，白术12g，茯苓12g，甘草6g。

中成药：香砂养胃丸（颗粒）。

2）脾胃虚寒证

症状：胃痛隐隐，喜温喜按，劳累或受凉后发作或加重，泛吐清水，精神疲倦，四肢倦怠，腹泻或伴不消化食物，舌淡胖、边有齿痕、苔白滑，脉沉弱。

治法：温中健脾。

方药：黄芪建中汤（《金匮要略》）合理中汤（《伤寒论》）加减：黄芪30g，芍药18g，桂枝9g，生姜9g，大枣12枚，饴糖30g，党参9g，白术9g，干姜9g，甘草9g。

中成药：虚寒胃痛颗粒。

（4）胃阴不足证

症状：胃脘灼热疼痛，胃中嘈杂，饥而不欲食，口干舌燥，大便干结，舌红少津或有裂纹、少苔或无苔，脉细或数。

治法：养阴益胃。

方药：一贯煎（《柳州医话》）加减：北沙参9g，麦冬9g，生地黄18g，当归9g，枸杞子18g，川楝子3g。

中成药：养胃舒胶囊。

（5）胃络瘀阻证

症状：胃脘痞满或痛有定处，日久不愈，舌质暗红或有瘀点、瘀斑，脉弦涩。

治法：活血化瘀。

方药：失笑散（《太平惠民和剂局方》）合丹参饮（《时方歌括》）加减：五灵脂6g（包煎），蒲黄6g（包煎），丹参15g，檀香5g，砂仁6g。

中成药：胃康胶囊、荜铃胃痛颗粒。

【转诊建议】

1. 临床考虑慢性胃炎诊断的患者，需建议患者赴医院消化科行胃镜等检查以明确诊断。

2. 确诊的慢性萎缩性胃炎患者建议其定期复查胃镜以预防向胃癌转变。

【疾病管理】

1. 无症状、Hp 阴性的慢性非萎缩性胃炎可以不给予药物治疗。

2. 去除各种可能致病的因素非常重要，如避免进食对胃黏膜有强刺激的饮食及药品、戒烟。

3. 注意饮食卫生，防止暴饮暴食。

4. 积极治疗口、鼻、咽部的慢性疾患，加强锻炼提高身体素质。

5. 大部分慢性浅表性胃炎可逆转，少部分可转为慢性萎缩性胃炎。慢性萎缩胃炎随年龄逐渐加重，但轻症亦可逆转。因此，对慢性胃炎治疗应从早期的慢性浅表性胃炎开始，对慢性萎缩性胃炎也应坚持治疗。

第四节　消化性溃疡

消化性溃疡主要指发生在胃和十二指肠的慢性溃疡，即胃溃疡和十二指肠溃疡，溃疡的黏膜缺损超过黏膜肌层，不同于糜烂。

【病因】

1. 幽门螺杆菌（Hp）感染是消化性溃疡最常见的病因。

2. 长期服用非甾体抗炎药（如布洛芬）、糖皮质激素、氯吡格雷、化疗药物等均可诱发消化性溃疡。

3. 胃排空障碍及反流、遗传因素均与消化性溃疡发病有关。

4. 吸烟、长期精神紧张、进食无规律等也是消化性溃疡的常见诱因。

【临床表现】

1. 慢性、周期性、节律性中上腹部疼痛为本病主要表现。

2. 胃溃疡的局限性疼痛多位于剑突下正中或偏左，起病多缓慢，病程长达数年或数十年，疼痛多在餐后 0.5～2.0 小时发作，其规律是进食→疼痛→缓解。

3. 十二指肠球部溃疡早餐后 1～3 小时开始出现上腹痛，如不服药或进食则要持续至午餐后才缓解。食后 2～4 小时又痛，也须进餐来缓解。其规律疼痛→进食→缓解。约半数患者有午夜痛，患者常可痛醒。

4. 特殊类型的溃疡如幽门管溃疡、胃底贲门区溃疡、巨大溃疡或有并发症时，疼痛可不典型。

5. 除疼痛外，还常兼有其他胃肠道症状，如嗳气、反酸、"烧心"、恶心、呕吐等。

6. 可伴有失眠、神经症及消瘦、贫血等表现。

【辅助检查】

内镜检查作为确诊消化性溃疡的主要方法，一般需同时进行幽门螺杆菌的检测。

【诊断要点】

1. 消化性溃疡的诊断主要依靠内镜检查，其特征是溃疡多发生于高位胃体，呈多发性浅表性不规则的溃疡，直径在 0.5～1.0cm，甚至更大。

2. X 线钡餐检查发现龛影亦有确诊价值。

【鉴别诊断】

本病需要与胃癌、功能性消化不良、慢性胃炎、**慢性胆囊**炎和胆石症、胃泌素瘤等相鉴别，建议患者行胃镜检查。

【治疗】

（一）西医治疗

1. 患者教育

（1）饮食定时，进食不宜太快，避免过饱过饥，细嚼慢咽非常重要，戒酒戒烟。

（2）禁用损伤胃黏膜的药物如阿司匹林、吲哚美辛（消炎痛）、保泰松等。

（3）保持稳定情绪，解除焦虑。

2. 抑酸药

根据病情轻重可选用 H_2 受体拮抗剂（H_2RA）如雷尼替丁、法莫替丁或质子泵抑制剂（PPI）如奥美拉唑、泮托拉唑等。

（1）法莫替丁：早、晚饭后口服，1 日 2 次，1 次 20mg。

不良反应：少数患者可有口干、头晕、失眠、便秘、腹泻、皮疹、面部潮红、白细胞减少。

（2）奥美拉唑：早餐前口服，1 日 1 次，1 次 20mg。

不良反应：最常见的是头痛和胃肠道症状如腹泻、恶心、便秘。

3. 胃黏膜保护剂

可选用枸橼酸铋钾、硫酸铝镁等。

枸橼酸铋钾：口服。1 日 4 次，1 次 0.3g（1 粒），前 3 次于三餐饭前半小时、第 4 次于晚餐后 2 小时服用；或 1 日 2 次，早晚各服 0.6g（2 粒）。连续服 28 日为 1 个疗程。

不良反应：服药期间口内可能带有氨味，并可使舌苔及大便呈灰黑色，停药后即自行消失；偶见恶心、便秘。

4. 根除幽门螺杆菌

幽门螺杆菌阳性患者均应行四联方案，即质子泵抑制剂（PPI）＋铋剂＋两种抗菌药物，疗程为 10 天或 14 天。质子泵抑制剂（PPI）可选用奥美拉唑、雷贝拉唑、兰索拉唑等；抗生素可选择**克拉霉素**、阿莫西林、甲硝唑等；铋剂可选择果胶铋、枸橼酸铋钾等。

（二）中医治疗

辨证论治

（1）肝胃不和证

症状：胃脘胀满或疼痛，每因情志不畅而发作或加重，心烦，嗳气频作，舌淡红、苔薄白，脉弦。

治法：疏肝理气，和胃止痛。

方药：柴胡疏肝散（《景岳全书》）加减：柴胡10g，香附10g，川芎10g，陈皮10g，枳壳10g，白芍15g，炙甘草6g。

中成药：气滞胃痛颗粒、胃苏颗粒。

（2）脾胃虚弱（寒）证

症状：胃脘隐痛，喜温喜按，得食痛减，四肢倦怠，畏寒肢冷，口淡流涎，便溏，纳少，舌淡或舌边齿痕、苔薄白，脉虚弱或迟缓。

治法：温中健脾，和胃止痛。

方药：黄芪建中汤（《金匮要略》）加减：黄芪30g，白芍15g，桂枝10g，炙甘草10g，生姜10g，饴糖30g，大枣15g，吴茱萸5g，生牡蛎30g（先煎）。

中成药：安胃疡胶囊、小建中颗粒。

（3）脾胃湿热证

症状：脘腹痞满或疼痛，口干或口苦，不欲饮，纳呆，恶心或呕吐，小便短黄，舌红、苔黄厚腻，脉滑。

治法：清利湿热，和胃止痛。

方药：连朴饮（《霍乱论》）加减：黄连5g，厚朴10g，石菖蒲10g，半夏9g，淡豆豉15g，栀子10g，芦根15g。

中成药：三九胃泰颗粒。

（4）肝胃郁热证

症状：胃脘灼热疼痛，口干口苦，胸胁胀满，泛酸，烦躁易怒，大便秘结，舌红、苔黄，脉弦数。

治法：清胃泻热，疏肝理气。

方药：化肝煎（《景岳全书》）合左金丸（《丹溪心法》）加减：陈皮10g，青皮10g，牡丹皮10g，栀子10g，白芍15g，浙贝母10g，黄连5g，吴茱萸3g。

中成药：胃热清胶囊。

（5）胃阴不足证

症状：胃脘隐痛，饥而不欲食，口干渴，消瘦，五心烦热，舌红少津或舌裂纹、无苔，脉细。

治法：养阴益胃。

方药：益胃汤（《温病条辨》）加减：沙参 10g，麦冬 10g，生地黄 10g，玉竹 10g。

中成药：养胃舒胶囊。

（6）胃络瘀阻证

症状：胃脘胀痛或刺痛，痛处不移，夜间痛甚，口干不欲饮，可见呕血或黑便，舌质紫暗或有瘀点、瘀斑，脉涩。

治法：活血化瘀，行气止痛。

方药：失笑散（《太平惠民和剂局方》）合丹参饮（《时方歌括》）加减：生蒲黄 10g（包煎），五灵脂 15g（包煎），丹参 15g，檀香 5g，砂仁 10g。

中成药：元胡止痛片、康复新液。

【转诊建议】

1. 消化性溃疡引起的上消化道出血属于急症，必须立即转送急诊。

2. 经过严格内科治疗不愈的顽固性溃疡，胃溃疡疑是恶变者、或有严重并发症内科治疗不能奏效者可考虑外科手术治疗。

第五节　慢性腹泻

腹泻是指排便次数增多（＞3 次/天），或粪便量增加（＞200 克/天），或粪便稀薄（含水量＞85%）。病程短于 4 周者为急性腹泻，超过 4 周或长期反复发作者为慢性腹泻。慢性腹泻病因较为复杂，根据病因不同，临床症状多样化，治疗原则各异。

【病因】

1. 胃部疾病如胃癌、萎缩性胃炎等。

2. 感染性、非感染性肠道疾病和肠道肿瘤。

3. 慢性肝炎、肝硬化、肝癌等肝胆胰疾病。

4. 全身性疾病如甲状腺功能亢进、糖尿病等多种疾病。

【临床表现】

根据病理生理机制，腹泻可以分为 4 种。

1. 渗透性腹泻

禁食后腹泻减轻或停止，常由进食难以吸收或不能耐受的食物、药物而造成。

2. 分泌性腹泻

每日大便量巨大，可达 1～10L；大便为水样，无脓血；禁食 48 小时后腹泻仍持续存在。

3. 渗出性腹泻

分为感染性和非感染性腹泻，粪便含有渗出液或血液成分，严重者表现为肉眼可见的脓血便。

4. 动力异常性腹泻

便急、粪便不成型或水样便，粪便不带渗出物和血液，往往有肠鸣音亢进或腹痛。导致肠道蠕动过快的原因有受凉等物理刺激，莫沙必利等药物刺激，甲状腺激素等神经内分泌因子刺激及糖尿病、胃肠道手术等影响。

【辅助检查】

1. 粪便检查：包括粪便常规检查、隐血试验、粪便培养、病原学检测等。

2. 外周血常规和血生化：外周血常规和电解质、肝肾功能等常可提示是否存在感染、病情严重程度及营养状态。

3. 影像学检查：腹部超声、CT、MRI 等可了解肝胆胰等的病变；X 线钡餐、钡剂灌肠等可以观察胃肠道功能状态。

4. 内镜检查及组织学检查：怀疑肿瘤者应及时镜检。

【诊断要点】

慢性腹泻的诊断主要是原发病（病因）诊断，依靠病史、体征及上述检查所见，综合分析做出诊断。

【鉴别诊断】

需与大便失禁、溃疡性结肠炎、结直肠癌、肠结核、小肠吸收不良等鉴别。

【治疗】

慢性腹泻型功能性肠病治疗目标是改善症状，提高患者的生活质量。规范性治疗包括协助患者进行生活方式、情绪及饮食的调整。

（一）西医治疗

1. 病因治疗

（1）乳糜泻应给予无麸质饮食，禁食大麦、小麦、黑麦等为原料的食品。

（2）乳糖不耐受者应避免食用含乳糖的食物和使用乳糖酶补充剂。

（3）停止服用可导致腹泻的药物。

（4）感染性腹泻者给予抗生素治疗，常用喹诺酮类抗生素，此类药物不可用于婴幼儿、孕妇、哺乳期妇女及对喹诺酮类药物过敏者。

（5）肠道菌群失调者可酌情应用微生态制剂，如双歧杆菌、乳酸杆菌等。此类药品需要注意保存条件以免益生菌失活，益生菌一般不宜与抗生素同时服用，必要时应间隔 1～2 小时以上。

双歧杆菌：冲服（使用温水），0～1 岁儿童，1 次半包；1～5 岁儿童，1 次 1 包；6 岁以上儿童及成人，1 次 2 包，1 日 3 次。

2. 对症治疗

（1）未明确病因之前，应慎用止泻药以免造成误诊或延误病情。

（2）有脱水表现者应补充液体，首选口服补液。

（3）长期腹泻者多伴有营养不良，应注意补充营养物质。

（4）常用止泻药：

1）盐酸洛哌丁胺（易蒙停）：起始剂量：成人2粒，5岁以上儿童1粒；以后可调节每日剂量以维持1日1~2次正常大便，一般维持剂量1日1~6粒。

不良反应：较轻，可出现过敏（如皮疹等）及消化道症状。不可应用于感染性腹泻，肝功能障碍者需减量。

2）蒙脱石散（思密达）：口服，成人1次1袋（3g），1日3次，宜于两餐之间服用，可用于感染性或非感染性腹泻，可口服亦可灌肠。

不良反应：少数人可能产生轻度便秘。

3）盐酸小檗碱片：口服，1次1~3片，1日3次。

不良反应：较少，偶有恶心、呕吐、皮疹和药物热，停药后消失。

（二）中医治疗

1. 辨证论治

（1）脾虚湿盛证

症状：腹泻日久或反复发作，大便溏薄，乏力，食欲不振，饮食耐受差，稍有不慎则诱发腹泻，舌淡胖、苔白滑或白腻。

治法：健脾运中，化湿止泻。

方药：参苓白术散（《太平惠民和剂局方》）加减：党参15g，苍术10g，炒白术15g，茯苓20g，山药15g，白扁豆15g，莲子15g，炮姜10g，藿香10g，炙甘草10g。

中成药：健脾丸、胃肠灵胶囊。

（2）肝脾失调证

症状：腹泻伴肠鸣，腹痛，泻后痛缓，常因情志不畅而发，胸胁胀闷，食欲不振，神疲乏力，苔薄白，脉弦。

治法：抑肝扶脾。

方药：痛泻要方（《丹溪心法》）加减：陈皮10g，白芍10g，炒白术15g，防风10g，枳壳10g，乌药10g，薏苡仁15g，白扁豆10g，炙甘草10g。

中成药：痛泻宁颗粒。

（3）脾肾阳虚证

症状：大便时溏时泻，稍进油腻则便次增多，食后腹胀，神疲乏力，舌质淡、苔薄白，脉细弱。

治法：温补脾肾。

方药：四神丸（《证治准绳》）合附子理中汤（《太平惠民和剂局方》）加减：补骨脂 10g，吴茱萸 5g，五味子 10g，肉豆蔻 10g，茯苓 15g，炒白术 15g，干姜 10g，制附子 10g。

中成药：附子理中丸、补脾益肠丸、固本益肠片、参倍固肠胶囊。

2. 中医特色疗法

艾灸神阙穴（肚脐）对于治疗慢性腹泻具有很好的疗效。

【转诊建议】

不建议在不明确病因的前提下长期给予止泻药物治疗，常规治疗效果欠佳者建议到医院消化科明确病因诊断，以免延误患者的治疗。

【疾病管理】

1. 慢性腹泻常常是结肠癌等严重疾病或某些全身性疾病的不典型表现，必须引起高度重视，尽早明确诊断，而不可简单地给予对症止泻治疗。

2. 饮食不耐受是很多慢性腹泻患者容易被忽视的原因，久治不愈的慢性腹泻建议通过相关检查寻找过敏原。

3. 应注意对感染性腹泻患者的管理，以免造成疾病的传染。对于慢性腹泻患者建议其完善检查，可以提高肠道恶性肿瘤的早期发现率，降低相关疾病病死率。

第六节　肝硬化

肝硬化是临床常见的终末期肝病，是多种肝病的共同结局，进一步多发展为原发性肝癌或肝功能衰竭。根据临床表现可以分为代偿期和失代偿期。

【病因】

1. 慢性乙型肝炎，是目前我国肝硬化最常见的病因。

2. 长期大量饮酒。

3. 自身免疫性肝病，多见于中老年女性。

4. 药物导致的肝硬化，应注意服用药物或保健品期间出现的肝功能异常。

5. 非酒精性脂肪肝可发展为肝硬化。

6. 其他相对少见的病因有遗传代谢性肝病，如肝豆状核变性（Wilson 病）等。

【临床表现】

1. 代偿期

临床表现不明显，一般为体检或慢性肝病随访中发现。

2. 失代偿期

有肝功能损害及门脉高压症候群，肝硬化腹水是最常见的并发症，如不及时治疗易诱发自发性细菌性腹膜炎和肝肾综合征；上消化道出血常表现为黑便或呕血；肝性脑病也是肝硬化最常见的并发症之一。

（1）全身症状：乏力、消瘦、面色晦暗、尿少、下肢水肿。

（2）消化道症状：食欲减退、腹胀、胃肠功能紊乱甚至吸收不良综合征，肝源性糖尿病，可出现多尿、多食等症状。

（3）出血倾向及贫血：齿龈出血、鼻衄、紫癜、贫血。

（4）内分泌障碍：蜘蛛痣、肝掌、皮肤色素沉着、月经失调、男性乳房发育、腮腺肿大。

（5）低蛋白血症：双下肢水肿、尿少、腹腔积液、肝源性胸腔积液。

（6）门静脉高压：脾大、脾功能亢进、门脉侧支循环建立、食管–胃底静脉曲张、腹壁静脉曲张。

【辅助检查】

1. 实验室检查：

（1）血常规：血红蛋白、血小板、白细胞计数降低。

（2）肝功能实验：代偿期轻度异常，失代偿期人血白蛋白降低，球蛋白升高，A/G 倒置；凝血酶原时间延长，凝血酶原活动度下降；转氨酶、胆红素升高，总胆固醇及胆固醇脂下降，血氨可升高；氨基酸代谢紊乱，支/芳比例失调；血尿素氮、血肌酐升高；电解质紊乱，血钠、血钾降低。

（3）病原学检查：乙肝五项等实验室检查可以协助明确肝硬化的病因。

2. 影像学检查：B 超及彩超检查可明确诊断；患者需定期检查腹部增强 CT 或磁共振以明确是否发展为肝癌和门静脉情况。

3. 内镜检查：可确定有无食管–胃底静脉曲张并对其出血的风险性进行评估。

【诊断要点】

1. 代偿期：慢性肝病病史及症状可供参考，B 超等影像学检查可以明确肝硬化诊断。

2. 失代偿期：症状、体征、实验室检查皆有较显著的表现，如腹腔积液、食管静脉曲张，明显脾肿大有脾功能亢进及各项肝功能检查异常等，不难诊断，但有时需与其他疾病鉴别。

【鉴别诊断】

肝硬化的临床表现比较复杂，需与有类似表现的多种疾病相鉴别，包括结核性腹膜炎、腹腔肿瘤、消化性溃疡出血等。

【治疗】

肝硬化目前尚无根治办法，最重要的是积极寻找病因并针对病因进行治疗。对于早期肝硬化积极地针对病因治疗可以使部分患者得到逆转；对于失代偿期肝硬化，经积极地针对病因治疗和对症治疗可以明显改善患者的生活质量并能延长存活时间。

（一）西医治疗

1. 慢性乙型肝炎导致的肝硬化通过积极抗乙肝病毒治疗常可控制病情发展，目前一般选用恩替卡韦或替诺福韦等核苷（酸）类药物。

恩替卡韦分散片：空腹口服（餐前或餐后至少2小时），16岁及以上的人群1次0.5mg，1日1次。不可擅自停药。

不良反应：头痛、疲劳、眩晕、恶心。

2. 慢性丙型肝炎导致的肝硬化通过口服抗丙肝病毒药物治疗多数可以治愈丙肝，从而使得肝硬化病情得到控制，但丙肝造成的肝硬化病理损害并不能完全缓解。

3. 无论何种病因导致的肝硬化，均应严格戒酒并避免服用肝毒性药物。

4. 针对肝硬化常见的腹水、上消化道出血、肝性脑病、肝肾综合征等严重并发症需要在肝病科或消化科医生指导下长期治疗，基层医生重在早期发现肝硬化并发症并将患者及时转诊。

5. 对于出现肝功能衰竭的失代偿期肝硬化患者需要尽早考虑肝移植。

（二）中医治疗

中医药辨证论治在肝硬化治疗方面具有明显的优势，建议与西医病因治疗联合使用。不推荐在病因不明或不采用病因治疗的前提下单独使用复方鳖甲软肝片、扶正化瘀胶囊等中成药，以免贻误病情。

辨证论治

（1）肝气郁结证

症状：急躁易怒，喜太息，食欲不振或食后胃脘胀满，便溏，腹胀，嗳气，舌红、苔薄白，脉弦。

治法：疏肝理气。

方药：柴胡疏肝汤（《景岳全书》）加减：柴胡9g，白芍10g，枳壳10g，香附5g，川芎5g，陈皮6g，炙甘草5g，生牡蛎30g（先煎），焦麦芽10g。

中成药：和络舒肝胶囊。

（2）水湿内阻证

症状：腹胀如鼓、按之坚满或如蛙腹，脘闷纳呆，小便短少，大便溏薄，下肢浮肿，舌苔白腻或白滑，脉细弱。

治法：运脾化湿，理气行水。

方药：实脾饮（《济生方》）加减：白术12g，制附子6g（先煎），干姜6g，木瓜6g，大腹皮6g，茯苓15g，厚朴6g，木香3g，草果3g，薏苡仁15g，车前子15g（包煎），甘草3g。

中成药：臌症丸。

（3）湿热蕴结证

症状：脘闷，纳呆，腹胀，小便黄赤，大便秘结或黏滞不畅，恶心或呕吐，口干或口臭，有黄疸或无黄疸，舌苔黄腻，脉弦滑。

治法：清热利湿，攻下逐水。

方药：中满分消丸（《兰室秘藏》）合茵陈蒿汤（《伤寒论》）加减：黄芩9g，黄连3g，知母10g，厚朴10g，枳实10g，陈皮5g，茯苓15g，猪苓15g，泽泻15g，白术15g，茵陈15g，栀子9g，大黄3g，甘草3g。

中成药：和络舒肝胶囊、强肝胶囊。

（4）肝肾阴虚证

症状：口干咽燥，胁肋隐痛，头晕眼花，大便干结，小便短赤，眼干涩或伴五心烦热、耳鸣、腰膝酸软等，舌红、少苔，脉细或细数。

治法：滋补肝肾。

方药：一贯煎（《柳州医话》）加减：生地黄30g，北沙参15g，麦冬30g，牡丹皮6g，当归9g，赤芍15g，枸杞子18g，川楝子5g，丹参15g，枳壳5g。

中成药：二至丸、麦味地黄丸。

（5）脾肾阳虚证

症状：腹部胀满，朝轻暮重，脘闷纳呆，大便溏薄，下肢水肿，小便短少，舌质淡胖，脉沉细或迟。

治法：温补脾肾。

方药：肾气丸（《金匮要略》）合五苓散（《伤寒论》）加减：制附子10g（先煎），干姜10g，党参15g，白术15g，猪苓15g，茯苓15g，泽泻15g。

中成药：附子理中丸、金匮肾气丸。

（6）瘀血阻络证

症状：腹大坚满，腹壁青筋暴露，胁下积块（肝或脾肿大），舌质紫暗或有瘀斑瘀点，舌下静脉怒张，脉细涩或扎，唇色紫褐，面色黧黑或晦暗，头、项、胸腹见红点赤缕。

治法：活血行气，化瘀软坚。

方药：膈下逐瘀汤（《医林改错》）加减：当归9g，川芎6g，赤芍6g，桃仁9g，红花9g，丹参6g，乌药6g，延胡索10g，牡蛎15g（先煎），郁金10g，枳壳5g。

中成药：扶正化瘀胶囊、复方鳖甲软肝片。

【转诊建议】

1. 基层医师如考虑患者为肝硬化，最好转诊至当地肝病专科医院或综合医院消化科以明确诊断，并及早开展病因治疗。

2. 肝硬化患者常见腹水、上消化道出血、肝性脑病等多种并发症，如发现患者严重腹胀伴下肢浮肿需考虑肝硬化腹水可能；如患者表情淡漠或行为异常需考虑肝性脑病可能；如患者出现大便发黑需考虑合并上消化道出血。肝硬化患者一经发现上述临床表现，需积极协助患者转送上级医院就诊治疗，以便得到及时救治。

【疾病管理】

1. 除病毒性肝炎导致的肝硬化以外并无传染性，不可对患者存在歧视。

2. 早期肝硬化无明显症状因而不易发现，对于有慢性肝病的患者应建议其定期复查，以提高早期发现率。

3. 肝硬化患者无论有无明显症状，均建议其定期到专科医院复查，以便及时发现肝癌等严重并发症。

4. 肝硬化患者接诊医师还应该加强对患者的戒酒教育，建议患者严格戒酒。

第七节　胆石症与胆囊炎

胆石症俗称"胆结石"，为临床常见病，发病率较高，女性发病率高于男性，但绝大多数无症状，多为体检发现。胆石症可以引发胆囊炎、胆管炎及胰腺炎等多种疾病，严重时可引起急性化脓性胆管炎、急性胰腺炎、败血症等并发症。胆囊炎多与胆石症相关，根据发病急缓分为急性胆囊炎和慢性胆囊炎。

【病因】

1. 胆石症的确切病因目前尚不能完全明确，与肥胖、糖尿病相关。

2. 女性发病率高于男性，因雌激素与胆石症的形成有关。

3. 部分胆石症的发生与幽门螺杆菌感染或寄生虫、病毒感染有关。

4. 主要的发病危险因素包括高脂饮食、肥胖、脂肪肝、糖尿病、高血压、高脂血症、缺乏运动、不吃早餐和胆囊结石家族史等。

5. 胆囊炎多在胆石症的基础上发生，结石导致的胆道梗阻是胆囊炎的主要病因，细菌感染、缺血，以及严重疾病和创伤伴发的应激状态往往作为急性胆囊炎的诱因。

【临床表现】

1. 胆石症和慢性胆囊炎患者绝大多数长期无明显症状，无症状者约占所有患者的70%。

2. 慢性胆囊炎、胆囊结石患者较为常见的症状是反复发作的右上腹不适或右上腹痛，其发作常与油腻饮食、高蛋白饮食有关。少数患者可能会发生胆绞痛，常在饱食或油腻饮食后发作，表现为右上腹或上腹部持续疼痛伴阵发性加剧，可向右肩背部放射。

3. 慢性胆囊炎、胆囊结石患者常伴有胆源性消化不良，表现为嗳气、饭后饱胀、腹胀和恶心等症状。

4. 急性胆囊炎可出现不同程度的发热，梗阻性、坏疽性胆囊炎可有寒战及高热，胆管结石常并发急性胆管炎，而出现腹痛、寒战高热和黄疸三联征。

5. 多数慢性胆囊炎、胆囊结石患者可无任何阳性体征，少数患者体格检查可发现右上腹压痛或叩痛。胆囊结石引起的胆囊炎墨菲征多呈阳性。

【辅助检查】

1. 影像学检查：腹部 B 超检查是诊断胆石症、胆囊炎最常用、最有价值的检查方法，比较复杂的病例可以选用 CT、磁共振、超声内镜等检查手段。

2. 实验室检查：血常规检查白细胞计数可增加，血清碱性磷酸酶或 γ-谷氨酰转肽酶可升高，转氨酶亦升高，梗阻明显时血清胆红素亦较高，以结合胆红素为主。

【诊断要点】

1. 一般情况下腹部 B 超检查即可明确胆石症、胆囊炎的诊断，对于绝大多数无明显症状的患者，影像学改变可能是唯一的证据。

2. 有症状的患者常表现为剑突下或右上腹部隐痛、胀痛、绞痛，或右腰部背部不适，常误认为"胃病"，多在进食油腻食物后症状明显，或伴恶心呕吐，寒战发热和黄疸等症状，可有胆绞痛及急性胆囊炎发作史。

3. 查体多有剑突下或右上腹压痛、肌紧张，可叩及肿大之胆囊，肝大并有触痛。

【鉴别诊断】

本病需要与慢性胃炎、胃-十二指肠溃疡、心绞痛等常见病相鉴别，腹部 B 超是确诊胆石症、胆囊炎较为常用的辅助检查。

【治疗】

对于慢性胆囊炎、胆囊结石患者，应按是否有症状、是否有并发症分别进行个体化治疗。治疗目标为祛除病因、缓解症状、预防复发、防治并发症。急性胆囊炎患者需转诊至医院住院治疗。胆囊结石及慢性结石性胆囊炎的发病与饮食及肥胖有关，建议规律、低脂、低热量饮食，并提倡定量、定时的规律饮食方式，应将调整饮食及规律运动作为胆石症及慢性胆囊炎的基础治疗并且给予足够的重视。

（一）西医治疗

无症状的胆囊结石患者可不实施治疗。

1. 口服药物溶石

有症状的患者如不宜手术，而且腹部超声检查评估为胆囊功能正常、X 线检查阴性的胆固醇结石，可考虑口服溶石治疗。

常用药物：熊去氧胆酸，每日每千克体重≥10mg，连续服用 6 个月以上，若服用 12 个月后腹部超声检查或胆囊造影无改善者即应停药。

不良反应：治疗期间可能发生胆结石钙化，极少数病例出现风疹及稀便。熊去氧胆酸溶石疗程较长，多数患者依从性差，经常存在溶石效果不满意或复发等问题。

2. 缓解胆源性消化不良症状

宜补充促进胆汁合成和分泌的消化酶类药物。

（1）复方阿嗪米特肠溶片：餐后口服，成人1次1~2片，1日3次。

（2）应用米曲菌胰酶片等其他消化酶类药物治疗，同时可结合使用茴三硫等利胆药物促进胆汁分泌。

1）米曲菌胰酶片：整片吞服，不可咀嚼，温开水送服，成人及12岁以上儿童于饭中或饭后服用1片。

2）茴三硫：口服，1日3次，1次1片。

不良反应：偶有发生荨麻疹样红斑。

3. 缓解胆绞痛症状

胆绞痛急性发作期间应予禁食及有效的止痛治疗，可选用解痉药物如阿托品、山莨菪碱（654-2）等。需要注意的是，这些药物可能掩盖病情，因此需密切观察病情变化，如病情较重建议立即转送医院。

盐酸消旋山莨菪碱注射液：成人1次肌内注射5~10mg，小儿每千克体重0.1~0.2mg，1日1~2次。

不良反应：常见口干、面红、视物模糊等，少见有心跳加快、排尿困难等，上述症状多在1~3小时内消失。用量过大时可出现阿托品样中毒症状。

4. 手术治疗

建议对无症状患者随访观察，不推荐行预防性胆囊切除术及保胆取石术。慢性胆囊炎、胆囊结石患者在内科治疗的基础上，如出现以下表现，则需考虑外科手术治疗：疼痛无缓解或反复发作，影响生活和工作者；胆囊壁逐渐增厚达4mm及以上或胆囊壁局部增厚或不规则疑似胆囊癌者；胆囊壁呈陶瓷样改变；胆囊结石逐年增多和增大或胆囊颈部结石嵌顿者，合并胆囊功能减退或障碍。

（二）中医治疗

中医辨证论治对胆石症和胆囊炎的治疗有优势，尤其在缓解胆源性消化不良症状方面。

辨证论治

（1）肝郁气滞证

症状：右胁胀痛，可牵扯至肩背部疼痛不适，食欲不振，遇怒加重。胸闷嗳气或伴恶心，口苦咽干，大便不爽，舌淡红、苔薄白，脉弦涩。

治法：疏肝利胆，理气解郁。

方药：柴胡疏肝散（《景岳全书》）加减：陈皮6g，柴胡6g，川芎6g，香附6g，枳壳6g，赤芍9g，甘草3g，金钱草15g。

中成药：胆石利通片、胆舒胶囊。

（2）肝胆湿热证

症状：右胁或上腹部疼痛拒按，多向右肩部放射，小便黄赤，便溏或便秘，口苦口黏口干，腹胀纳差，舌红、苔黄腻，脉弦滑数。

治法：清热利湿，利胆通腑。

方药：龙胆泻肝汤（《医方集解》）加减：黄芩 9g，炒栀子 9g，泽泻 9g，柴胡 12g，甘草 12g，金钱草 15g。

中成药：胆宁片、利胆排石片。

（3）肝阴不足证

症状：右胁隐痛或略有灼热感，口燥咽干，少寐梦多，急躁易怒，舌红或有裂纹或见光剥苔，脉弦细数或沉细数。

治法：养阴柔肝，清热利胆。

方药：一贯煎（《柳州医话》）加减：北沙参 9g，麦冬 9g，当归 9g，生地黄 18g，枸杞子 9g，川楝子 3g。

中成药：胆康胶囊。

（4）瘀血阻络证

症状：右胁刺痛，痛有定处，拒按，胸闷，口苦口干，纳呆，大便干结，面色晦暗，舌质紫暗或边有瘀斑瘀点，脉弦涩或沉细。

治法：理气活血，利胆止痛。

方药：血府逐瘀汤（《医林改错》）加减：桃仁 12g，红花 9g，当归 9g，生地黄 9g，赤芍 9g，枳壳 6g，甘草 6g，柴胡 3g。

中成药：胰胆舒颗粒。

【转诊建议】

1. 胆石症、胆囊炎患者如出现发热、黄疸及明显腹痛症状者有急腹症的可能，需立即转诊至当地医院肝胆外科或普外科就诊。

2. 胆石症诱发的急性胰腺炎是预后凶险的急腹症，病死率高，需引起高度重视。重症急性胰腺炎预后凶险，常发生于青壮年，早期症状不典型，需要基层医师注意识别，及早转送上级医院，以最大程度降低本病的病死率。有胆石症病史，暴饮暴食后出现急性腹痛者应高度怀疑急性胰腺炎。

【疾病管理】

1. 胆石症、胆囊炎患者需加强健康教育，对于同时有脂肪肝、糖尿病、高血脂的患者需注意清淡饮食、加强锻炼。

2. 慢性胆囊炎、胆囊结石患者一般预后良好。无症状患者推荐每年进行 1 次随访，随访内容包括体格检查、肝功能实验室检查和腹部超声检查。

第八节　慢性便秘

便秘表现为排便次数减少、粪便干硬和（或）排便困难。排便次数减少指每周排便少于 3 次；排便困难包括排便费力、排出困难、排便不尽感、排便费时，以及需手法辅助排便。慢性便秘的病程至少为 6 个月。

【病因】

慢性便秘可由多种疾病引起，包括功能性疾病和器质性疾病，大部分为功能性疾病，与工作压力、精神心理因素有关，低纤维素食物、液体摄入减少可增加慢性便秘发生的可能性。另外，便秘与肛门直肠疾病如痔、肛裂、直肠脱垂等也密切相关。

【临床表现】

慢性便秘患者常表现为便意减少或缺乏便意、想排便而排不出（空排）、排便费时、每日排便量少，可伴有腹痛、腹胀、肛门直肠疼痛等不适。

【辅助检查】

大便常规和隐血试验应作为慢性便秘患者的常规检查和定期随诊项目。专科医院可开展肠道动力、肛门直肠功能的检测。

【诊断要点】

慢性便秘的诊断主要基于症状。详细询问病史和进行体格检查可为慢性便秘的进一步诊断提供重要信息。患者合并的慢性基础疾病和用药史可能是导致和加重便秘的主要原因。同时应注意收集患者饮食结构、对疾病的认知程度和精神心理状态等情况。

【临床分类】

功能性便秘的诊断首先应排除器质性疾病和药物因素导致的便秘。根据肠道动力和肛门直肠功能改变特点将功能性便秘分为 4 型。

1. 慢传输型便秘：结肠传输延缓，主要症状为排便次数减少、粪便干硬、排便费力。

2. 排便障碍型便秘：即功能性排便障碍，主要表现为排便费力、排便不尽感、排便时肛门直肠堵塞感、排便费时、需手法辅助排便等。该型可分为不协调性排便和直肠推进力不足 2 个亚型。

3. 混合型便秘：患者同时存在结肠传输延缓和肛门直肠排便障碍的证据。

4. 正常传输型便秘：便秘型肠易激综合征多属于这一型，患者的腹痛、腹部不适与便秘相关。

【鉴别诊断】

对年龄 >40 岁、有报警征象者，应进行必要的实验室、影像学和结直肠镜检查，以明确便秘是否为器质性疾病所致、是否伴有结直肠形态学改变。报警征象包括便血、粪隐血试验阳性、贫血、消瘦、明显腹痛、腹部包块、有结直肠息肉史和结直肠肿瘤家族史。

【治疗】

治疗目的是缓解症状，恢复正常肠道动力和排便生理功能。总体原则是个体化的综合治疗，包括推荐合理的膳食结构，建立正确的排便习惯，调整患者的精神心理状态。对有明确病因者进行病因治疗，需长期应用通便药维持治疗者，应避免滥用泻药，外科手术应严格掌握适应证，并对手术疗效作出客观预测。

（一）西医治疗

1. 调整生活方式

合理的膳食、多饮水、运动及建立良好的排便习惯是慢性便秘患者的基础治疗措施。

2. 药物治疗

选用通便药时应考虑循证医学证据、安全性、药物依赖性及价效比，应避免长期使用刺激性泻药。

（1）容积性泻药（膨松药）：如欧车前、聚卡波非钙、麦麸等，主要用于轻度便秘患者，服药时应补充足够的液体。

聚卡波非钙片：饭后用足量水送服，成人常用量为 1 次 1g，1 日 3 次，一般疗程不超过 2 周。

不良反应：消化系统如嗳气、呕吐、口渴、腹胀、腹泻、便秘、腹痛、肠鸣等；过敏反应如皮疹、瘙痒等；血液系统如白细胞减少；肝、肾功能异常；其他如水肿、头痛。

（2）渗透性泻药：如聚乙二醇、乳果糖、硫酸镁等，可用于轻、中度便秘患者。

聚乙二醇电解质散剂：取本品 A、B 两剂各 1 包，同溶于 125mL 温水中制成溶液，成人 1 次服用 125mL，1 日 2 次；老人开始时 1 日 1 次，必要时同成人剂量。

不良反应：胃肠道相关的不良反应最为常见。

（3）刺激性泻药：如大黄等蒽醌类药物和蓖麻油等，建议短期、间断使用，长期使用可能导致不可逆的肠神经损害，长期使用蒽醌类泻药可致结肠黑变病。促动力药、促分泌药目前应用较少。

（4）灌肠药和栓剂：如开塞露，适用于粪便干结、粪便嵌塞患者临时使用。

（二）中医治疗

辨证论治

（1）热积秘

症状：大便干结，腹胀腹痛，口干口臭，小便短赤，面红心烦，舌质红、苔黄或黄燥，脉滑数。

治法：泄热导滞，润肠通便。

方药：麻子仁丸（《伤寒论》）加减：大黄9g（后下），火麻仁15g，枳实9g，厚朴9g，杏仁9g，郁李仁9g，瓜蒌子9g。

中成药：麻仁软胶囊、麻仁润肠丸。

（2）气滞秘

症状：排便困难，大便干结或不干，嗳气频作，胁腹痞闷胀痛，舌淡红、苔薄腻，脉弦。

治法：顺气导滞，攻下通便。

方药：六磨汤（《证治准绳》）加减：木香9g，乌药9g，枳实15g，槟榔15g，大黄9g，厚朴15g，柴胡9g，莱菔子9g。

中成药：枳实导滞丸、四磨汤口服液。

（3）冷积秘

症状：大便秘结，脘腹胀满，腹痛拒按，手足不温，口淡不渴，舌淡、苔白而滑润，脉弦紧有力。

治法：攻逐寒积。

方药：三物备急丸（《金匮要略》）合大黄附子汤（《金匮要略》）加减：大黄6g（后下），细辛3g，干姜6g，枳实10g，木香10g，代赭石20g。

中成药：半硫丸。

（4）气虚秘

症状：大便不干，虽有便意而临厕努挣乏力，难于排出，挣则汗出短气，便后疲乏，面白神疲，肢倦懒言，舌淡嫩、苔白，脉弱。

治法：补气健脾，润肠通便。

方药：黄芪汤（《金匮翼》）加减：黄芪15g，火麻仁15g，陈皮15g，当归9g，党参15g，生白术30g。

中成药：苁蓉润肠口服液。

（5）阴虚秘

症状：大便干结，状如羊屎，形体消瘦，或见眩晕耳鸣，腰膝酸软，舌质红、少苔，脉细数。

治法：滋阴补肾。

方药：六味地黄丸（《小儿药证直诀》）加减：熟地黄30g，生地黄30g，山药15g，山茱萸15g，茯苓15g，泽泻15g，牡丹皮15g，火麻仁15g，玄参15g，玉竹15g。

中成药：滋阴润肠口服液。

（6）血虚秘

症状：大便干结，面色淡白无华，心悸，健忘，头晕目眩，唇舌淡白，脉细。

治法：养血润燥。

方药：润肠丸（《沈氏尊生书》）加减：当归15g，生地黄30g，火麻仁15g，桃仁15，枳壳9g，玉竹15g，知母15g。

中成药：人参归脾丸。

（7）阳虚秘

症状：大便干或不干，排出困难，面色㿠白，手足不温，喜热怕冷，腹中冷痛，或腰脊冷重，舌淡、苔白，脉沉而迟。

治法：温润通便。

方药：济川煎（《景岳全书》）加减：肉苁蓉15g，怀牛膝15g，当归9g，升麻9g，枳壳15g，火麻仁15g，木香9g。

中成药：金匮肾气丸。

【转诊建议】

若患者年龄>40岁、有报警征象、对疾病过度担心者，建议转诊以进行辅助检查以明确是否存在器质性疾病，并作相应处理。

常规治疗无效者、老年人、妊娠妇女、儿童、糖尿病患者、终末期患者等特殊人群的便秘治疗相对复杂，建议转诊。

第七章 糖尿病科

第一节 糖尿病前期

糖尿病前期（prediabetes，PD）是指糖尿病（diabetes mellitus，DM）高危人群，由于胰岛素分泌绝对或相对不足，导致血糖异常，但尚未达到 2 型糖尿病诊断标准的状态，主要分为空腹血糖受损（impaired fasting glucose，IFG）和糖耐量异常（impaired glucose tolerance，IGT）。

【病因】

主要病因为遗传、感染、环境等因素。

【临床表现】

1. 典型症状

患者多形体肥胖或超重，可有易疲倦、失眠、多食或纳差、口干多饮、腹泻或便秘、小便多等表现。

2. 体格检查

监测体重、身体质量指数（BMI）、腰围等指标有助于发现部分糖尿病前期患者。

【辅助检查】

生化检查、口服葡萄糖耐量试验（oral glucose tolerance test，OGTT）和糖化血红蛋白（glycated hemoglobin A1c，HbA1c）可鉴别糖尿病、糖尿病前期人群。

OGTT 应在无摄入任何热量 8 小时后，清晨空腹进行，成人口服 75g 无水葡萄糖，溶于 250～300mL 水中，5～10 分钟内饮完，空腹及开始饮葡萄糖水后 2 小时测静脉血浆葡萄糖。儿童服糖量按每千克体重 1.75g 计算，总量不超过 75g。

【诊断要点】

6.1mmol/L≤空腹静脉血浆血糖<7.0mmol/L，和（或）7.8mmol/L≤OGTT 试验中 2 小时的血浆葡萄糖水平<11.1mmol/L。

【鉴别诊断】

除了糖尿病外，成年人中持续性高血糖症的原因很少。主要与应激性高血糖鉴别。

1. 应激性高血糖：在严重创伤、脑血管意外、急性心肌梗死、感染性休克等强烈刺激因素作用下，因人体处于应激状态，体内胰高血糖素、肾上腺素、去甲肾上腺素等激素分泌增加，拮抗胰岛素而出现的血糖升高现象，导致糖原异生、糖原分解和胰岛素抵抗增加。当应激因素消除后，血糖可恢复正常。

2. 导致胰岛功能异常原因鉴别：1型糖尿病多表现为胰岛功能完全丧失；2型糖尿病多表现为早期胰岛素抵抗为主，分泌不足为辅；外分泌胰腺疾病多伴有血清胰岛素分泌异常增多；药物诱发糖尿病发病前存在使用糖皮质激素和化疗药物等影响胰岛功能的药物。

【临床分期】

1. 空腹血糖受损：6.1mmol/L（110mg/dL）≤空腹静脉血浆血糖＜7.0mmol/L（126mg/dL）。

2. 糖耐量异常：7.8mmol/L≤OGTT试验中2小时的血浆葡萄糖水平＜11.1mmol/L（200mg/dL）。

【治疗】

（一）西医治疗

1. 原则上应先启动生活方式治疗，如果不能达到目标，则应针对各个分型采取相应药物治疗。生活方式干预包括保持理想的体重、适当运动、改变饮食结构以减少热量摄入、戒烟和不过量饮酒等。

2. 针对糖调节受损、高血压、血脂紊乱及肥胖等的药物治疗，治疗目标如下：体重在1年内减轻7%～10%，争取达到正常BMI和腰围；糖尿病患者血压＜130/80mmHg，非糖尿病患者血压＜140/90mmHg；LDL－C＜2.60mmol/L、TG＜1.70mmol/L、HDL－C＞1.04mmol/L（男）或＞1.30mmol/L（女）；空腹血糖＜6.1mmol/L，负荷后2小时血糖＜7.8mmol/L及HbA1c＜6.5%。

（二）中医治疗

1. 辨证论治

（1）肝胃郁热证

症状：神疲体倦，体重下降或肥胖，心烦失眠，尿多，大便秘结，口渴咽干，喜冷恶热，语声高亢有力，口苦，纳多，或有头晕，胸胁苦满，善太息，舌红、苔黄，脉有力。

治法：清肝和胃。

方药：大柴胡汤（《伤寒论》）合小陷胸汤（《伤寒论》）加减：柴胡12g，黄芩

10g，黄连5g，制大黄3g，枳实6g，瓜蒌10g，白芍10g，法半夏9g，生姜10g。

中成药：小柴胡片、龙胆泻肝丸、丹栀逍遥丸。

（2）气滞痰阻证

症状：形体肥胖，以腹型肥胖多见，或见脘腹胀闷，心烦口苦，大便不爽，舌质淡红、苔白腻或厚腻，脉弦滑。

治法：理气化痰。

方药：越鞠丸（《丹溪心法》）加减：苍术10g，川芎10g，黄芩10g，香附10g，炒栀子10g，神曲10g，淡豆豉15g，陈皮10g，姜半夏9g。

中成药：越鞠丸、二陈丸。

（3）气虚痰湿证

症状：形体肥胖，腹部增大，或见倦怠乏力，纳呆便溏，口淡无味或黏腻，舌质淡有齿痕、苔薄白或腻，脉濡缓。

治法：补气化痰。

方药：六君子汤（《校注妇人良方》）加减：党参10g，白术10g，茯苓20g，法半夏9g，陈皮10g，甘草6g。

中成药：六君子丸、参苓白术散、补中益气丸。

（4）阴虚气滞证

症状：形体中等或偏瘦，或见口干口渴，夜间为甚，两胁胀痛，盗汗失眠，舌质偏红、苔薄白，脉弦细。

治法：养阴解郁。

方药：二至丸（《医便》）合四逆散（《伤寒论》）加减：女贞子10g，墨旱莲10g，柴胡12g，白芍10g，枳壳10g，甘草6g，延胡索6g，川楝子6g。

中成药：杞菊地黄丸、知柏地黄丸。

（5）阳虚寒湿证

症状：神疲体倦，体形瘦弱或虚胖，但欲眠，夜尿频多或小便少，大便溏或先硬后溏或下利，畏寒喜热，肌肉松弛，面色萎黄、㿠白、淡白或晦暗，语声低微，手足不温，纳呆，腰膝酸软，口水多，舌淡，脉无力。

治法：温阳化湿。

方药：附子理中丸（《太平惠民和剂局方》）加减：制附子10g（先煎），干姜10g，白术10g，白芍10g，茯苓20g，人参10g，甘草6g。

中成药：人参健脾丸、金匮肾气丸。

2. 中医特色疗法

穴位贴敷、艾灸、体针、耳穴压丸具有一定疗效，亦可以根据情况使用糖尿病治疗仪、经穴电针治疗仪、磁疗仪、微波热疗仪等。

【转诊建议】

如出现血糖明显升高，多尿甚至尿崩，意识障碍，伴或不伴尿酮体阳性患者，应积极转诊。

【预防】

控制体重，控制饮食，适当运动，避免频繁进食粥类、奶茶等使血糖快速波动的食物。

第二节　1 型糖尿病

1 型糖尿病（type 1 diabetes mellitus，T1DM）是糖尿病的一个亚型，特指因胰岛β 细胞破坏而导致胰岛素绝对缺乏，具有酮症倾向的糖尿病，患者需要终身依赖胰岛素维持生命。

【病因】

1 型糖尿病的发生主要与遗传和感染等因素相关。

【临床表现】

1. 年龄通常小于 30 岁。

2. "三多一少"症状明显，常以酮症或酮症酸中毒起病。

3. 非肥胖体型。

4. 空腹或餐后的血清 C 肽浓度明显降低。

5. 出现胰岛自身免疫标记物，如谷氨酸脱羧酶抗体（GADA）、胰岛细胞抗体（ICA）、胰岛细胞抗原 2 抗体（IA－2A）、锌转运体 8 抗体（ZnT8A）等。

【临床分型】

1. 自身免疫性 1 型糖尿病：成人隐匿性自身免疫性糖尿病（latent autoimmune diabetes in adult，LADA）归属于自身免疫性 1 型糖尿病。

2. 特发性 1 型糖尿病。

3. 暴发性 1 型糖尿病。

【辅助检查】

1. 胰岛自身抗体：是诊断自身免疫性 T1DM 的关键指标，包括 GADA、ICA、IA－2A、ZnT8A、胰岛素自身抗体（IAA）等，其中以 GADA 的敏感性最高。

2. 空腹及餐后 C 肽水平：多数经典 T1DM 患者发病 1 年后，其血清 C 肽水平低于检测下限值。若起病初期，患者的空腹 C 肽 <200pmol/L，应疑诊为 T1DM，然后随访观察 C 肽的变化，进行最终分型。

【诊断要点】

1 型糖尿病的诊断要点主要包括如发病年龄小于 20 岁，"三多一少"症状明显，非肥胖体型，起病时伴有酮症（酸中毒），需要胰岛素治疗大于 6 个月等，患者常伴有胰岛功能低下或 C 肽水平迅速降低，胰岛自身抗体异常等特点。其中 LADA 和暴发等特殊类型 T1DM 诊断标准如下。

1. LADA 的诊断标准为：糖尿病诊断成立后，排除妊娠糖尿病或其他特殊类型糖尿病，并具备下述 3 项：①胰岛自身抗体阳性（GADA 为首先推荐检测的抗体，联合 IA－2A、IAA、ZnT8A 可提高检出率）；②年龄≥18 岁，如年龄＜18 岁并具有①和③者则诊断为 LADA；③诊断糖尿病后至少半年不依赖胰岛素治疗。

2. 暴发性 1 型糖尿病的诊断标准为：①高血糖症状 1 周内出现酮症或酮症酸中毒；②血清空腹 C 肽＜100pmol/L 和餐后 2 小时 C 肽＜170pmol/L；③初诊首次血糖＞16mmol/L 和 HbA1c＜8.5%。以上 3 条需同时具备方能诊断。

【鉴别诊断】

1 型糖尿病应与 2 型糖尿病及单基因突变糖尿病相鉴别，见表 7－1。

表 7－1　1 型糖尿病鉴别诊断

	1 型糖尿病	2 型糖尿病	单基因突变糖尿病
起病年龄	6 月龄至成年人	常见于青春期后	新生儿或青春期后
临床特点	急性起病	慢性或急性起病	慢性或急性起病
自身免疫	存在	否	否
酮症	常见	少见	仅新生儿常见
血糖	高	不定	不定
肥胖	与普通人相似	常见	与普通人相似
黑棘皮	无	有	无
在青少年中的比例	80%～90%	小于 10%	1%～2%
父母患糖尿病的比例	2%～4%	80%	90%

【治疗】

（一）西医治疗

1. 治疗目标

在尽量避免低血糖基础上，儿童和青春期 HbA1c＜7.5%，成人 HbA1c＜7.0%，老年人 HbA1c＜7.5%。

2. 血糖监测

床边血糖监测和患者自我血糖监测是临床上血糖监测的基本形式；HbA1c 是反映长期血糖控制水平的金标准；动态血糖监测是在血糖波动较大患者中发现无症状低血

糖和血糖波动特征的重要手段；糖化白蛋白和血、尿酮体也是反映糖代谢异常程度的有用指标。在不同治疗阶段，可有目的地选择监测模式与频率。

3. 营养治疗

成年 T1DM 患者基本能量的摄入水平按每千克理想体重 25～30 千卡/天计算，再根据患者的体型、体力活动量及应激状况等调整为个体化的能量推荐值。儿童 T1DM 患者全日能量摄入的计算可采用下面公式：总热量（kcal）＝1000＋年龄×（100～70）（括号中的系数 100～70 即 1～3 岁儿童按 100，3～6 岁按 90，7～10 岁按 80，大于 10 岁者按 70 分别计算）。碳水化合物所提供的能量比例应占 50%～60%。肾功能正常的成年 T1DM 患者，推荐蛋白质摄入量以每千克标准体重 1g 为宜；妊娠、儿童患者的膳食蛋白质摄入水平应适当提高。T1DM 患者饱和脂肪酸及反式脂肪酸占每日总能量比例应小于 10%，单不饱和脂肪酸的比例应大于 10%，多不饱和脂肪酸的比例应小于 10%。

4. 运动治疗

鼓励病情稳定的 T1DM 患者参与多种形式的有氧运动；合并急性感染、血糖控制不佳及合并严重慢性并发症的患者不宜运动。运动前需对患者的代谢状况及并发症进行全面评估，制定个体化的运动计划。运动应在保证安全的前提下进行，遵循循序渐进、量力而行、持之以恒的原则，注意避免运动损伤，尤其是预防运动中与运动后的低血糖。

5. 胰岛素治疗

推荐所有的 T1DM 患者采用强化胰岛素治疗方案。对于缓解阶段的 T1DM 患者每日胰岛素总量通常 <0.5U/（kg·d），青春期前儿童通常需要 0.7～1.0U/（kg·d），青春期可能使胰岛素需求量大幅上升，超过 1.0U/（kg·d），甚至高达 2.0U/（kg·d）。常见的强化方案包括以下两种。

（1）基础加餐时胰岛素治疗：三餐前用短效胰岛素或胰岛素类似物，睡前用中效或长效胰岛素或其类似物。中效或长效胰岛素可能占日总剂量的 30%～50%，其余 50%～70% 的常规或超短效胰岛素分配在 3～4 次餐前给药。

（2）持续皮下胰岛素输注：也称胰岛素泵治疗，胰岛素泵治疗时可选用的胰岛素为短效胰岛素或速效人胰岛素类似物。

对于不能坚持强化胰岛素治疗方案的患者可短期使用预混胰岛素治疗。

（二）中医治疗

参见本章"第三节 2 型糖尿病"中医治疗部分。

（三）其他治疗

其他治疗方法包括胰腺和胰岛移植、干细胞治疗，以及口服降糖药的联合使用等。不推荐口服降糖药常规用于 T1DM 的治疗。在部分胰岛素用量较大和肥胖的患者中联合二甲双胍或糖苷酶抑制剂可能有助于减少胰岛素用量。

【转诊建议】

儿童和青少年（年龄＜18岁）的T1DM患者；血糖波动较大，无法平稳控制者可转诊至上级医院进一步治疗。

【预防】

对于1型糖尿病，目前尚无有效的预防手段。在T1DM的一级亲属中，联合HLA易感基因型和胰岛自身抗体检测能够较准确地对T1DM的高危人群进行预测。

第三节　2型糖尿病

2型糖尿病（type 2 diabetes mellitus，T2DM）是一组由多病因引起的以慢性或急性高血糖为特征的代谢性疾病，多数先表现为以胰岛素抵抗为主伴胰岛素相对缺乏，后逐渐发展为胰岛素分泌不足为主伴有胰岛素抵抗。

【病因】

多由遗传因素、环境因素及不健康生活习惯造成患者出现体重显著增长或肥胖，形成胰岛素抵抗，可伴有或不伴胰岛素分泌不足，出现高血糖。

【临床表现】

典型症状为"三多一少"即多饮、多食、多尿和体重减轻。某些患者症状并不典型，表现为疲乏无力、突然视力下降、创口久不愈合、妇女外阴瘙痒等。部分患者无任何症状，仅在体检或因各种疾病就诊化验时发现高血糖。

【辅助检查】

1. 血糖测定和OGTT试验：血糖升高是诊断糖尿病的主要依据，又是判断糖尿病病情和控制情况的主要指标。诊断糖尿病时必须用静脉血浆测定血糖，治疗过程中随访血糖控制情况可用便携式血糖计测定末梢血糖。当血糖高于正常范围而又未达到诊断糖尿病标准时，须进行OGTT试验。

2. 尿糖测定：尿糖阳性只是提示血糖值超过肾糖阈（大约10mmol），因而尿糖阴性不能排除糖尿病可能。

3. 糖化血红蛋白（HbA1c）：可反映患者近8～12周平均血糖水平。血糖控制不良者HbA1c升高，并与血糖升高的程度和持续时间相关。

4. 胰岛素释放试验：本试验反映基础和葡萄糖介导的胰岛素释放功能。胰岛素测定受血清中胰岛素抗体和外源性胰岛素干扰。

5. C肽释放试验：C肽测定不受血清中的胰岛素抗体和外源性胰岛素影响。

6. 有关病因和发病机制的检查：GADA、ICA、IAA及IA-2A的联合检测，胰岛素敏感性检查，基因分析等。

【诊断要点】

参考中华医学会糖尿病分会《中国 2 型糖尿病防治指南（2020 年版)》，见表 7-2。

表 7-2 2 型糖尿病诊断标准

诊断标准	静脉血浆葡萄糖（mmol/L）
典型糖尿病症状（烦渴多饮、多尿、多食、不明原因体重下降）加上随机血糖	≥11.1
或空腹血糖	≥7.0
或 OGTT 2 小时血糖	≥11.1
或 HbA1c	≥6.5%

注：无典型症状者需改日复查确认。

【鉴别诊断】

1 型糖尿病与 2 型糖尿病相鉴别：可结合发病年龄、是否有酮症酸中毒倾向、胰岛素、C 肽水平、糖尿病抗体谱、治疗方式等进行鉴别。

【治疗】

（一）西医治疗

1. 2 型糖尿病综合控制目标

2 型糖尿病合理的治疗策略应该是综合性的，包括降血糖、降血压、调节血脂、抗血小板、控制体重和改善生活方式等治疗措施，见表 7-3。

表 7-3 中国 2 型糖尿病综合控制目标

指标	目标值
空腹血糖（mmol/L）	4.4～7.0
非空腹血糖（mmol/L）	<10.0
糖化血红蛋白（%）	<7.0
血压（mmHg）	<130/80
总胆固醇（mmol/L）	<4.5
高密度脂蛋白胆固醇（mmol/L）（男性）	>1.0
高密度脂蛋白胆固醇（mmol/L）（女性）	>1.3
甘油三酯（mmol/L）	<1.7
低密度脂蛋白胆固醇（mmol/L）（未合并动脉粥样硬化性心血管疾病）	<2.6
低密度脂蛋白胆固醇（mmol/L）（合并动脉粥样硬化性心血管疾病）	<1.8
身体质量指数（kg/m²）	<24.0

2. 医学营养治疗

首先按患者性别、年龄和身高查表，计算 BMI 或用简易公式计算理想体重［理想体重（kg）＝身高（cm）－105］，根据理想体重和工作性质，参照原来生活习惯等，计算每日所需热量，见表 7 - 4。

表 7 - 4　不同体力劳动的热量需求表

劳动强度	举例	热量需求 [kcal/（kg·d）]		
		消瘦	正常	肥胖
卧床休息	-	20～25	15～20	15
轻体力劳动	办公室职员、教师、售货员、简单家务或与其相当的活动量。	35	30	20～25
中体力劳动	学生、司机、外科医生、体育教师、一般农活或与其相当的活动量。	40	35	30
重体力劳动	建筑工、搬运工、冶炼工、重农活、运动员、舞蹈者或与其相当的活动量。	45	40	35

3. 运动治疗

低强度、低冲击性而时间较持续的运动项目较适宜 T2DM 患者，见表 7 - 5。

表 7 - 5　推荐运动方式

运动强度	运动方式
轻	购物、散步、做操、太极拳、气功等
中	快走、慢跑、骑车、爬楼梯、健身操等
稍强	跳绳、爬山、游泳、球类、跳舞等

4. 药物治疗

对 T2DM 高血糖，根据病情等综合因素进行个体化处理。

（1）口服降糖药

1）二甲双胍：T2DM 首选药物，无禁忌证应贯穿治疗始终。餐中或餐后服用，起始剂量为 0.25g，1 日 3 次，日最高剂量为 2g。

不良反应：主要为胃肠道反应，从小剂量开始并逐渐加量是减少不良反应的有效方法。其罕见的严重不良反应是诱发乳酸性酸中毒。双胍类药物禁用于肾功能不全、肝功能不全、严重感染、缺氧或接受大手术的患者。

2）磺酰脲类：胰岛素促泌剂，如格列喹酮、格列齐特、格列吡嗪、格列美脲等。

格列喹酮：口服，起始剂量每日 15mg，最大日剂量 180mg，日剂量＜30mg 可于早餐前 1 次服用，超过 30mg 应分 3 次，分别于三餐前服用。

格列齐特：口服，起始剂量 40～80mg，1 日 1～2 次，于餐前服用，以后根据血糖水平调整至 1 日 80～240mg，分 2～3 次服用，老年患者酌减。格列齐特缓释片：口服，仅用于成年人，剂量为 1～4 片（30～120mg），1 日 1 次。建议于早餐前服用。

格列吡嗪：口服，一般推荐剂量 1 日 2.5～20.0mg，早餐前 30 分钟服用。日剂量超过 15mg，宜在早、中、晚分 3 次餐前服用。

格列美脲：口服，剂量为 1～2mg，1 日 1 次，早餐时或第 1 次主餐时给药。对降糖药敏感的患者应以 1mg1 日 1 次开始，而且应谨慎调整剂量。

不良反应：如果使用不当可导致低血糖，特别是在老年患者和肝、肾功能不全者中低血糖风险增加。磺酰脲类药物还可导致体重增加。轻度肾功能不全患者，宜选择格列喹酮。

3）格列奈类：非磺酰脲类胰岛素促泌剂。

瑞格列奈：口服，0.5～1.0mg，三餐前 15～30 分钟服用，日最大剂量为 16mg。

不良反应：低血糖和体重增加。本类可以在肾功能不全中使用。

4）噻唑烷二酮类：主要通过增加靶细胞对胰岛素作用的敏感性而降低血糖。单独使用时不导致低血糖，但与胰岛素或胰岛素促泌剂联合使用时可增加低血糖发生的风险。

吡格列酮：口服，1 日 1 次，服药时间与进食无关。起始剂量 15mg，1 日 1 次，最大剂量 45mg，1 日 1 次，如治疗效果不佳可联合用药。

不良反应：常见体重增加和水肿，可能增加骨折和心力衰竭风险。

5）α-糖苷酶抑制剂：适用于以碳水化合物为主要食物成分和餐后血糖升高的患者。

阿卡波糖：口服，1 日 3 次，1 次 50mg，与三餐第一口饭嚼服，最大日剂量为 300mg。

不良反应：胃肠道反应如腹胀、排气等。从小剂量开始，逐渐加量可减少不良反应。单独服用本类药物通常不会发生低血糖。用 α-糖苷酶抑制剂的患者如果出现低血糖，治疗时需使用葡萄糖或蜂蜜，而食用蔗糖或淀粉类食物纠正该类型低血糖的效果差。

6）二肽基肽酶 4（DPP4）抑制剂：通过抑制 DPP-4 而减少胰高血糖素样肽 1（GLP-1）在体内的失活，使内源性 GLP-1 的水平升高。常用药物如西格列汀、沙格列汀、维格列汀、利格列汀和阿格列汀。单独使用本类药物不增加低血糖发生的风险。有肾功能不全的患者使用西格列汀、沙格列汀、阿格列汀和维格列汀时，应注意按照药物说明书来减少药物剂量。有肝、肾功能不全的患者使用利格列汀时不需要调整剂量。

磷酸西格列汀：1 日 1 次，1 次 100mg，可与或不与食物同时服。

7）钠－葡萄糖协同转运蛋白2（SGLT－2）抑制剂：通过促进尿葡萄糖排泄，从而达到降低血液循环中葡萄糖水平的作用。常用药物如达格列净、恩格列净和卡格列净。

恩格列净：推荐剂量是早晨10mg，1日1次，空腹或进食后给药，在耐受本品的患者中，剂量可以增加至25mg。

不良反应：常见不良反应为生殖泌尿道感染。罕见不良反应包括酮症酸中毒（主要发生在T1DM患者）、急性肾损伤、骨折和足趾截肢等。

8）GLP－1受体激动剂：通过激动GLP－1受体而发挥降低血糖的作用。常用药物如艾塞那肽、利拉鲁肽、利司那肽和贝那鲁肽及度拉糖肽、洛塞那肽、司美格鲁肽等周抑制剂，均需皮下注射。

利拉鲁肽：皮下注射，起始剂量0.6mg，1日1次，间隔至少1周后，剂量可增加至1.2mg，1日1次，间隔至少1周后，剂量可增加至1.8mg，1日1次。

不良反应：胃肠道症状如恶心、呕吐等，主要见于初始治疗时，不良反应可随治疗时间延长逐渐减轻。

（2）胰岛素治疗

T2DM患者虽不需要胰岛素来维持生命，但当口服降糖药效果不佳或存在口服药使用禁忌时，仍需使用胰岛素，以控制高血糖，并减少糖尿病并发症的发生危险。

1）胰岛素的起始治疗中基础胰岛素的使用：基础胰岛素包括中效人胰岛素和长效胰岛素类似物。当仅使用基础胰岛素治疗时，保留原有各种口服降糖药物，不必停用胰岛素促泌剂。使用方法：继续口服降糖药治疗，联合中效人胰岛素或长效胰岛素类似物睡前注射。起始剂量为0.1～0.3U/（kg·d）。根据患者空腹血糖水平调整胰岛素用量，通常每3～5天调整1次，根据血糖水平1次调整1～4U直至空腹血糖达标。如3个月后空腹血糖控制理想但HbA1c不达标，应考虑调整胰岛素治疗方案。

2）预混胰岛素的使用：预混胰岛素包括预混人胰岛素和预混胰岛素类似物。根据患者的血糖水平，可选择1日1～2次的注射方案。当HbA1c比较高时，使用1日2次注射方案。①1日1次预混胰岛素：起始的胰岛素剂量一般为0.2 U/（kg·d），晚餐前注射。根据患者空腹血糖水平调整胰岛素用量，通常每3～5天调整1次，根据血糖水平，1次调整1～4U直至空腹血糖达标。②1日2次预混胰岛素：起始的胰岛素剂量一般为0.2～0.4U/（kg·d），按1:1的比例分配到早餐前和晚餐前。根据空腹血糖和晚餐前血糖，分别调整早餐前和晚餐前的胰岛素用量，每3～5天调整1次，根据血糖水平1次调整的剂量为1～4U，直到血糖达标。

3）胰岛素的多次治疗：可以采用餐时＋基础胰岛素（2～4次/天）或1日2～3次预混胰岛素进行胰岛素强化治疗。常用胰岛素制剂，见表7－6。

表7-6　常用胰岛素制剂

胰岛素制剂	起效时间（h）	峰值时间（h）	作用持续时间（h）
短效人胰岛素（regular insulin，RI）	0.25～1.00	2～4	5～8
门冬胰岛素	0.17～0.25	1～2	4～6
赖脯胰岛素	0.17～0.25	1.0～1.5	4～5
谷赖胰岛素	0.17～0.25	1～2	4～6
中效人胰岛素（neutral protamine hagedorn，NPH）	2.5～3.0	5～7	13～16
长效胰岛素（protamine zinc insulin，PZI）	3～4	8～10	20
甘精胰岛素 U100	2～3	无峰	30
甘精胰岛素 U300	6	无峰	36
地特胰岛素	3～4	3～14	24
德谷胰岛素	1	无峰	42
预混人胰岛素（30R，70/30）	0.5	2～12	14～24
预混人胰岛素（40R）	0.5	2～8	24
预混人胰岛素（50R）	0.5	2～3	10～24
预混门冬胰岛素30	0.17～0.33	1～4	14～24
预混门冬胰岛素50	0.25	0.5～1.17	16～24
预混赖脯胰岛素25	0.25	0.5～1.17	16～24
预混赖脯胰岛素50	0.25	0.5～1.17	16～24
双胰岛素类似物（德谷门冬双胰岛素70/30）	0.17～0.25	1.2	超过24

（二）中医治疗

1. 辨证论治

（1）气虚证

症状：疲乏无力，少气懒言，气短，自汗易感，食少便溏，舌胖有齿痕，脉弱。

治法：益气健脾。

方药：黄芪汤（《金匮翼》）合参苓白术散（《太平惠民和剂局方》）加减：黄芪30g，太子参10g，苍术15g，白术15g，茯苓12g，葛根15g，山药15g，莲子6g，甘草6g。

中成药：参苓白术丸。

（2）阴虚证

症状：五心烦热，盗汗，形体消瘦或渐瘦，两目干涩，口干咽燥，渴喜冷饮，大便偏干，怕热，皮肤干痒，舌红、少苔或少津，脉细数。

治法：养阴增液。

方药：六味地黄丸（《小儿药证直诀》）合增液汤（《温病条辨》）加减：生地黄15g，山茱萸9g，生山药15g，天花粉12g，葛根15g，玄参9g，知母12g，地骨皮12g。

中成药：六味地黄胶囊。

（3）气阴两虚证

症状：神疲乏力，口渴喜饮，气短懒言，口干咽燥，五心烦热，腰膝酸软，大便偏干，小便频多，舌淡红或嫩红、苔少，脉细数无力。

治法：益气养阴。

方药：参芪地黄汤（《杂病源流犀烛》）合生脉散（《内外伤辨惑论》）加减：太子参10g，黄芪30g，生地黄15g，山茱萸9g，玄参15g，麦冬9g，五味子6g，茯苓12g，白术15g，山药15g，葛根15g，莲子6g。

中成药：津力达颗粒、消渴丸、天芪降糖胶囊、金芪降糖片、参芪降糖颗粒。

（4）阴阳俱虚证

症状：口干多饮，夜尿频多，五心烦热，畏寒神疲，腰膝酸冷，四肢无力，汗多易感，性欲淡漠，男子阳痿，大便不调，舌体胖大、苔少或有白苔，脉沉细或沉细数而无力。

治法：滋阴助阳。

方药：肾气丸（《金匮要略》）合右归丸（《景岳全书》）加减：太子参10g，黄芪30g，生地黄15g，熟地黄15g，山茱萸15g，山药15g，茯苓12g，黄精15g，肉桂3g，淫羊藿9g，葫芦巴9g，磁石20g（先煎），牛膝15g，枸杞子9g，五味子6g。

中成药：金匮肾气丸。

（5）结热证

症状：口渴多饮，多食易饥，烦热喜凉，大便干结，小便黄赤，舌红苔黄干，脉滑有力，或滑数。

治法：清泄热结。

方药：增液承气汤（《温病条辨》）合三黄汤（《银海精微》）加减：大黄6g，黄连6g，黄芩9g，栀子9g，生地黄15g，天花粉15g，生石膏20g（先煎），知母9g。

中成药：黄连解毒丸。

（6）湿热证

症状：头晕沉重，脘腹痞闷，胀满，腰腿酸痛，肢体沉重，口中黏腻，大便不爽，小便黄赤，皮肤或外阴瘙痒流水，妇女白带量多色黄，舌偏红、苔黄腻，脉滑数或濡滑。

治法：清热除湿。

方药：芩连平胃散（《外科证治全书》）合四妙丸（《成方便读》）加减：苍术15g，白术15g，茯苓12g，陈皮9g，清半夏9g，黄连6g，黄芩9g，黄柏12g，薏苡仁15g，荷叶9g，茵陈15g，马齿苋15g。

中成药：四妙丸。

（7）郁热证

症状：口苦，咽干，头晕目眩，耳鸣耳聋，心烦眠差，恶心欲呕，食欲不振，胸胁苦满，嗳气，舌略红、苔略黄，脉弦或弦数。

治法：解郁清热。

方药：大柴胡汤（《伤寒论》）加减：柴胡9g，黄芩9g，栀子15g，夏枯草15g，牡丹皮15g，赤芍12g，白芍12g，决明子12g，荔枝核9g，甘草6g。

中成药：大柴胡颗粒。

（8）痰热证

症状：头晕头沉，心胸烦闷，咳吐痰黄，失眠多梦，舌红、苔黄腻，脉滑或滑数。

治法：清热化痰。

方药：小陷胸汤（《伤寒论》）合黄连温胆汤（《六因条辨》）加减：黄连6g，黄芩9g，瓜蒌15g，清半夏9g，陈皮9g，茯苓12g，海蛤壳15g（先煎），桑白皮15g，甘草6g。

中成药：清气化痰丸。

（9）风阳证

症状：头痛眩晕，面红目赤，烦躁易怒，口苦咽干，耳鸣耳聋，颈项强痛，甚则肢体抽搐、震颤，舌红，脉弦。

治法：息风潜阳。

方药：天麻钩藤饮（《中医内科杂病证治新义》）加减：天麻9g，钩藤12g，黄芩9g，珍珠母20g（先煎），磁石20g（先煎），夏枯草15g，赤芍12g，白芍12g，甘草6g。

中成药：天麻钩藤颗粒。

（10）气滞证

症状：情志抑郁，胸胁、脘腹胀满，嗳气，善太息，痛得矢气则舒，舌暗、苔起沫，脉弦。

治法：疏肝理气。

方药：四逆散（《伤寒论》）合逍遥散（《太平惠民和剂局方》）加减：柴胡 10g，白芍 10g，枳实 6g，法半夏 9g，陈皮 9g，茯苓 10g，炙甘草 6g。

中成药：逍遥丸。

（11）血瘀证

症状：定位刺痛，夜间加重，肢体麻痛，或偏瘫，肌肤甲错，口唇暗紫，舌紫或紫暗、有瘀斑、舌下络脉色紫怒张，脉弦或涩。

治法：活血化瘀。

方药：桃红四物汤（《医宗金鉴》）合下瘀血汤（《金匮要略》）加减：桃仁 6g，红花 6g，当归 12g，川芎 9g，赤芍 12g，山楂 6g，葛根 9g，丹参 9g，酒大黄 6g，水蛭 6g，姜黄 6g，三七粉 3g（冲服），鬼箭羽 15g。

中成药：血府逐瘀胶囊。

（12）痰湿证

症状：胸闷脘痞，咳吐痰多，纳呆呕恶，形体肥胖，头晕头沉，肢体沉重，舌苔白腻，脉滑。

治法：化痰除湿。

方药：温胆汤（《六因条辨》）加减：陈皮 12g，清半夏 9g，茯苓 12g，苍白术 15g，泽泻 9g，海藻 9g，海蛤壳 15g（先煎），牡蛎 20g（先煎），桑白皮 15g，僵蚕 9g。

中成药：二陈丸。

2. 中医特色疗法

（1）按摩：肥胖或超重糖尿病患者可腹部按摩中脘、水分、气海、关元、天枢、水道等。点穴减肥常取合谷、内关、足三里、三阴交。也可以用摩、揿、揉、按、捏、拿、合、分、轻拍等手法，推拿头颈部、胸背部、臀部、四肢等部位。

（2）饮食疗法：做到个体化搭配，达到膳食平衡，尽可能基于食物的中医性味理论进行药膳饮食治疗。

（3）气功疗法：可根据病情选择八段锦、六字诀、易筋经、五禽戏、丹田呼吸法等，配合使用中医心理治疗仪、中医音乐治疗仪和子午流注治疗仪。

【转诊建议】

建议将新诊断的糖尿病患者、低血糖反复发作的患者、出现糖尿病急性并发症的患者、严重的糖尿病慢性并发症患者转诊到上级医院。

【预防】

增加蔬菜摄入量、减少酒精和单糖的摄入量；鼓励超重或肥胖患者减轻体重，增加日常活动量每天进行至少20分钟中等强度活动。

第四节　糖尿病并发症

一、糖尿病视网膜病变

糖尿病视网膜病变（diabetic retinopathy，DR）是糖尿病最常见的微血管并发症之一，也是处于工作年龄人群第一位的不可逆性致盲性疾病。尤其是增殖期视网膜病变，是糖尿病特有的并发症，罕见于其他疾病。

【病因】

糖尿病病程、高血糖、高血压是糖尿病视网膜病变最相关的危险因素。

【临床表现】

1. 症状

早期眼部多无自觉症状，病久可有不同程度视力减退，眼前黑影飞舞，或视物变形，甚至失明。

2. 体征

眼底表现包括微动脉瘤、出血、硬性渗出、棉絮斑、静脉串珠状、视网膜内微血管异常、黄斑水肿、新生血管、视网膜前出血及玻璃体积血等。

3. 并发症

玻璃体积血、牵拉性视网膜脱离、虹膜新生血管及新生血管性青光眼等。

【辅助检查】

1. 彩色眼底照相。

2. 眼底荧光血管造影。

3. 相干光断层扫描。

4. 超声检查。

【诊断要点】

1. 糖尿病病史：糖尿病病程、既往血糖控制水平、用药史等。

2. 体格检查：包括视力、裂隙灯检查、眼压测定、房角镜检查、周边视网膜及玻璃体等检查。

3. 眼底检查：可见微动脉瘤、出血、硬性渗出、棉絮斑、静脉串珠状、黄斑水肿、新生血管、视网膜前出血及玻璃体积血等。

4. 眼底荧光血管造影：可帮助确诊。

【鉴别诊断】

糖尿病视网膜病变需与急进性高血压性视网膜病变、视网膜静脉阻塞相鉴别。

1. 急进性高血压性视网膜病变：多有高血压病史，眼底可见视网膜动脉明显变细、视网膜水肿、出血、棉絮斑、黄白色硬性渗出等，可见动静脉交叉压迫明显，视盘水肿。

2. 视网膜静脉阻塞：多为单眼发病，眼底出血为浅层，呈火焰状，沿视网膜静脉分布，静脉高度迂曲扩张呈腊肠状。

【临床分级】

推荐使用 2002 年国际眼病学会制定的糖尿病视网膜病变分级标准，该标准将糖尿病黄斑水肿（diabetic macular edema，DME）纳入糖尿病视网膜病变中进行管理。国际临床分级标准，见表 7 - 7、7 - 8。

表 7 - 7　糖尿病视网膜病变国际临床分级

分级	病变严重程度	散瞳眼底检查所见
1	无明显视网膜病变	无异常
2	轻度非增生型糖尿病视网膜病变	仅有微动脉瘤
3	中度非增生型糖尿病视网膜病变	不仅存在微动脉瘤外，还存在轻于重度非增殖型糖尿病视网膜病变的表现
4	重度非增生型糖尿病视网膜病变	出现以下任何 1 个表现，但尚无增殖型糖尿病视网膜病变的表现：4 个象限中所有象限均有多于 20 处视网膜内出血；在 2 个以上象限有静脉串珠样改变；在 1 个以上象限有显著的视网膜内微血管异常
5	增生型糖尿病视网膜病变	出现下列 1 种或多种体征，包括新生血管形成、玻璃体积血或视网膜前出血

表 7 - 8　糖尿病性黄斑水肿国际临床分级

病变严重程度	散瞳眼底检查所见
无明显糖尿病黄斑水肿	后极部无明显视网膜增厚或硬性渗出
明显糖尿病黄斑水肿	后极部有明显视网膜增厚或硬性渗出
轻度	后极部存在部分视网膜增厚或硬性渗出，但远离黄斑中心
中度	视网膜增厚或硬性渗出接近黄斑，但未涉及黄斑中心
重度	视网膜增厚或硬性渗出涉及黄斑中心

【治疗】

（一）西医治疗

1. 内科治疗

（1）血糖、血压和血脂的良好控制可预防或延缓进展。

（2）非诺贝特可减缓进展，减少激光治疗需求。

（3）轻中度的非增殖期糖尿病视网膜病变在控制代谢异常和干预危险因素的基础上可进行内科辅助治疗和随访。目前常用的辅助包括：抗氧化、改善微循环类药物，如羟苯磺酸钙、活血化瘀类中成药。

（4）抗血管内皮生长因子注射治疗。

（5）糖皮质激素局部治疗。

2. 眼科治疗

激光光凝术、玻璃体切割术等，建议转至眼科治疗。

（二）中医治疗

糖尿病视网膜病变属于中医学"视瞻昏渺""云雾移睛""暴盲"及"血灌瞳神"等内障眼病范畴。

1. 辨证论治

（1）气阴两虚，络脉瘀阻证

症状：视物模糊，目睛干涩，或视物变形，或眼前黑花飘舞，视网膜病变多为1～4级；神疲乏力，气短懒言，口干咽燥，自汗，便干或稀溏，舌胖嫩、紫暗或有瘀斑，脉沉细无力。

治法：益气养阴，活血通络。

方药：生脉散（《内外伤辨惑论》）合杞菊地黄丸（《医级》）加减：党参 10g，麦冬 10g，五味子 6g，枸杞子 9g，菊花 15g，熟地黄 15g，山茱萸 9g，山药 15g，茯苓 15g，泽泻 9g，牡丹皮 15g。眼底以微血管瘤为主加丹参 15g，郁金 9g；有眼底出血加生蒲黄 9g（冲服），墨旱莲 15g，三七粉 3g（冲服）；伴有黄斑水肿酌加薏苡仁 15g，车前子 6g（包煎）。

中成药：芪明颗粒、复方丹参滴丸。

（2）肝肾阴虚，目络失养证

症状：视物模糊，目睛干涩，视网膜病变多为 1～3 级；头晕耳鸣，腰膝酸软，肢体麻木，大便干结，舌暗红、少苔，脉细涩。

治法：补益肝肾，养血通络。

方药：六味地黄丸（《小儿药证直诀》）加减：熟地黄 15g，山茱萸 15g，山药 15g，泽泻 9g，牡丹皮 15g，茯苓 15g，当归 12g，丹参 9g。出血久不吸收出现增殖期视网膜病变加浙贝母 15g，海藻 9g，昆布 9g。

中成药：明目地黄丸、杞菊地黄丸。

（3）阴阳两虚，血瘀痰凝证

症状：视力模糊，目睛干涩或严重障碍，视网膜病变多为 4～5 级；神疲乏力，五心烦热，失眠健忘，腰酸肢冷，手足凉、麻木，阳痿早泄，下肢浮肿，大便溏结交替，舌淡胖少津、有瘀点或唇舌紫暗，脉沉细无力。

治法：阴阳双补，化痰祛瘀。

方药：偏阴虚者左归丸（《景岳全书》）加减：熟地黄 15g，鹿角胶 15g（烊化），龟甲胶 15g，山药 15g，枸杞子 9g，山茱萸 9g，川牛膝 9g，菟丝子 9g。

偏阳虚者右归丸（《景岳全书》）加减：附子 9g（先煎），肉桂 3g，鹿角胶 15g（烊化），熟地黄 15g，山茱萸 9g，枸杞子 9g，山药 15g，菟丝子 9g，杜仲 15g，当归 12g，淫羊藿 12g。出血久不吸收加三七粉 3g（冲服），生蒲黄 9g（冲服），花蕊石 6g（冲服）。

中成药：金匮肾气丸、知柏地黄丸。

2. 中医特色疗法

采用电离子导入的方式，使中药制剂直接到达眼部的病灶组织，从而促进视网膜出血、渗出和水肿的吸收。该法具有方法简便、创伤小、作用直接等特点。

【转诊建议】

若出现突然眼痛、头痛、视物不清、眼睛红肿、眼部破溃等，应转诊治疗。

【预防】

应定期进行眼科随访，出血较多或反复出血者，避免剧烈活动；不可过用目力；保持生活规律；戒烟酒。

二、糖尿病周围血管病变

糖尿病周围血管病变包括下肢动脉病变、下肢静脉病变和微血管病变。本书仅就下肢动脉病变做具体阐述。

【病因】

糖尿病周围动脉病变表现为动脉内中膜增厚、钙化、管腔狭窄、闭塞，使下肢血流速度变慢，造成肢体远端供血不足或缺血。高血糖、高血压、血脂异常、吸烟、血糖控制差是导致患者出现周围动脉病变的主要危险因素。

【临床表现】

1. 症状

下肢发冷、间歇性跛行、静息痛、骨骼肌萎缩甚至出现干性坏疽。下肢可表现为皮肤营养不良、肌肉萎缩，皮肤干燥、弹性差，皮温下降，色素沉着，肢端动脉搏动减弱或消失。

2. 查体

包括全部踝部动脉搏动触诊，多可见足背动脉或胫后动脉搏动减弱或消失；听诊股动脉血管杂音。

【辅助检查】

1. 常用的无创检查：腘动脉、踝动脉触诊和血压测量、踝肱比、趾肱比、经皮氧分压测定、血管超声等。

（1）踝肱指数（ABI）和趾肱指数（TBI）：ABI 是指踝部动脉收缩压与同侧肱动脉收缩压的比值，TBI 是指足趾动脉收缩压与同侧肱动脉收缩压的比值。ABI 与 TBI 是评估下肢缺血程度的常用指标，ABI 正常参考值为 $1.00 \sim 1.30$，$0.91 \sim 0.99$ 为临界状态，ABI >1.30 通常提示动脉钙化，ABI $\leqslant 0.9$ 可诊断下肢动脉病变。ABI 介于 $0.71 \sim 0.90$，为轻度动脉病变；ABI 介于 $0.41 \sim 0.70$，为中度动脉病变，ABI $\leqslant 0.40$ 为重度动脉病变。

（2）血管超声：当彩超提示管腔狭窄、彩色血流明显充盈缺损或动脉已闭塞时，则可诊断糖尿病周围动脉病变。

2. 影像学检查：下肢血管造影或磁共振血管造影检查，包括计算机断层动脉造影（CTA）、磁共振动脉造影（MRA）和数字减影血管造影技术（DSA），以显示血管狭窄或闭塞的精确位置、长度、节段数，以指导腔内治疗。

【诊断要点】

1. 符合糖尿病诊断。

2. 符合下肢动脉狭窄或闭塞的临床表现。

3. 足背动脉或胫后动脉搏动消失（至少有 1 条血管搏动消失）。

4. 静息状态 ABI $\leqslant 0.90$，无论有无下肢不适症状，都可诊断糖尿病下肢动脉病变。

5. 运动时出现下肢不适且静息状态 ABI $\geqslant 0.90$ 的患者，如踏车平板试验后 ABI 下降 $15\% \sim 20\%$ 或影像学提示血管存在狭窄，应查 TBI，若 TBI <0.60 也应该诊断糖尿病下肢动脉病变。

6. 超声多普勒、CTA、MRA 和 DSA 检查下肢动脉有狭窄或闭塞病变。

7. 静息状态 ABI <0.40 或踝动脉压 $<50\text{mmHg}$ 或趾动脉压 $<30\text{mmHg}$，应该诊断严重肢体缺血。

8. TBI <0.60 或经皮氧分压 $<60\text{mmHg}$。

【鉴别诊断】

1. 血栓闭塞性脉管炎：起病年龄较轻，多小于 40 岁；常有吸烟史；以游走性浅静脉血栓形成，手指溃疡为特征；血脂正常，受累血管为中小型动静脉，常无体内其他部位动脉硬化表现；X 线摄片受累动脉常无钙化。

2. 糖尿病周围神经病变：下肢周围神经病变也可以说是下肢微血管病变的一部分，但因本病为大血管并发症，首先须通过影像学检查对下肢膝踝之间动脉硬化做出诊断。下肢神经病变常伴发其他神经损坏的表现，如体外性低血压、泌汗异常、便秘腹泻交替等自主神经紊乱表现，而且多出现在早期。

3. 多发性大动脉炎：多发生于21～30岁女性患者，上肢血压增高，可达到180/110mmHg以上，由于头颈、上肢血压升高，可有头昏、头痛等症状。在剑突下、脐上或两肩胛骨间，腹部可听到收缩期杂音。病变活动期有发热、红细胞沉降率增快等现象，患肢不发生溃疡、坏疽。

4. 其他可能引起下肢动脉栓塞类疾病，多见于肢体末梢小动脉病变和微型栓塞类疾病，如蓝趾综合征，是由于多种疾病所并发的，包括：

（1）动脉粥样硬化和心脏的微栓子引起。

（2）血液黏滞性疾病，如冷沉淀球蛋白血症、冷沉淀纤维蛋白血症、冷凝集素症、真性红细胞增多症、白血病和巨球蛋白血症等。

（3）血液高凝状态，如恶性肿瘤、糖尿病、抗磷脂综合征、原发性血小板增多症、红斑性肢痛症和DIC等。

（4）脉管炎症，如多发性微动脉炎、结节性多动脉炎和系统性红斑狼疮等。

【治疗】

糖尿病下肢动脉病变治疗应根据危险因素、血管病变的严重程度评估后进行综合干预，仍不能改善症状和溃疡愈合时给予血管重建。

（一）西医治疗

1. 内科治疗

（1）抗血小板治疗：①阿司匹林：口服，1次75～325mg，1日1次。②氯吡格雷：口服，1次75mg，1日1次；二联抗血小板治疗的主要适应证包括膝下血管病变行人造血管旁路术的患者；对于股腘动脉支架置入的患者应给予阿司匹林和氯吡格雷联合治疗，至少1个月。③替格瑞洛：口服，起始剂量180mg，此后1次90mg，1日2次。

（2）抗凝药物治疗：常用肝素、低分子肝素及口服抗凝血药物如华法林、利伐沙班等。适应证为血运重建如腔内治疗或旁路术，如果出血风险较低而存在支架或移植物闭塞风险者，应给予口服抗凝药物如华法林、利伐沙班联合阿司匹林或氯吡格雷，至少1个月。

（3）扩血管药物：常用的西洛他唑、脂微球前列地尔注射液、贝前列素钠、盐酸沙格雷酯、萘呋胺、丁咯地尔和己酮可可碱等。①西洛他唑：口服，1次50～100mg，1日2次。②己酮可可碱：口服，1次400mg，1日3次。③前列腺素类药物：脂微球前列地尔注射液的疗效和耐受性最好，1次10μg，1日1次，入静脉小壶，疗程14～21天；病变严重者可每日用总量30μg，序贯给予贝前列素钠口服，1次20～40μg，1日2～3次。④盐酸沙格雷酯：口服，1次100mg，1日2～3次。

2. 血管重建手术

通常选择外科旁路手术或血管腔内治疗。

（二）中医治疗

1. 辨证论治

本病根据临床表现，分属于中医学中的消渴病并发"痹证""骨痹""脱疽""筋疽"等病证范畴，其中以"脱疽"最为常见。

（1）痰浊阻络证

症状：肢冷发麻，足趾喜暖怕冷，肤色苍白冰凉，麻木疼痛，遇冷痛剧，步履不利，多走时疼痛加剧，小腿酸胀，稍歇则痛缓（间歇性跛行），舌苔白腻，脉沉细，趺阳脉（足背动脉）减弱或消失。

治法：化痰利湿，活血化瘀。

方药：二陈汤（《太平惠民和剂局方》）合三仁汤（《温病条辨》）加减：陈皮12g，法半夏9g，白术10g，茯苓15g，薏苡仁30g，白豆蔻10g，杏仁10g，厚朴10g，牛膝15g，木瓜10g，当归10g，赤芍10g，秦艽10g，竹叶10g。

中成药：血滞通胶囊。

（2）血脉瘀阻证

症状：肢体酸胀疼痛加重，步履沉重乏力，活动艰难，患趾肤色由苍白转为暗红，下垂时更甚，抬高则见苍白，小腿可有游走性红斑，结节或硬索，疼痛持续加重，彻夜不能入寐，舌质暗红或有瘀斑、苔白，脉弦或涩、趺阳脉消失。

治法：活血化瘀，通络止痛。

方药：桃红四物汤（《医宗金鉴》）加减：桃仁15g，红花15g，丹参30g，赤芍10g，鸡血藤15g，川牛膝15g，川芎15g，远志20g，生黄芪10g，川楝子6g，当归10g。

中成药：活血通脉片。

（3）热毒瘀阻证

症状：肢体剧痛，日轻夜重，喜冷怕热，局部皮色紫暗，肿胀，渐变紫黑，浸润蔓延，溃破腐烂，气味秽浊，创面肉色不鲜，甚则五趾相传，波及足背，或伴有发热等症，舌红、苔黄腻，脉弦数。

治法：清热解毒利湿，活血祛瘀止痛。

方药：四妙勇安汤（《验方新编》）加减：金银花15g，蒲公英30g，紫花地丁15g，玄参15g，当归10g，生黄芪15g，生地黄10g，丹参30g，牛膝15g，连翘10g，红花10g，黄芩10g，黄柏10g，乳香3g，没药3g。

中成药：四妙丸。

（4）气血两虚证

症状：面容憔悴，萎黄消瘦，神情倦怠，坏死组织脱落后疮面久不愈合，肉芽暗红或淡红而不鲜，舌质淡胖，脉细无力。

治法：益气养血。

方药：八珍汤（《正体类要》）加减：党参20g，白术10g，茯苓20g，当归10g，川芎12g，熟地黄12g，桃仁10g，赤芍10g，白芍10g，红花10g，生黄芪15g，川牛膝12g，鸡血藤10g，木瓜12g，砂仁6g。

中成药：八珍颗粒。

2. 中医特色治疗

可选用针灸、推拿等促进下肢循环，应注意推拿手法不宜过重，尤其避免感染。

【转诊建议】

若患者下肢破溃，伴有血白细胞计数升高、发热、甚至下肢坏疽等情况，立即转诊。

第五节　糖尿病酮症酸中毒

糖尿病酮症酸中毒（diabetic ketoacidosis，DKA）是由于胰岛素不足和升糖激素不适当升高引起的糖、脂肪和蛋白质代谢严重紊乱的综合征，临床以高血糖、高血酮和代谢性酸中毒为主要特征。1型糖尿病有发生DKA的倾向，2型糖尿病亦可发生DKA。

【病因】

发病常见诱因，包括急性感染、胰岛素不适当减量或突然中断治疗、饮食不当、胃肠疾病、脑卒中、心肌梗死、创伤、手术、妊娠、分娩、精神刺激等。

【临床表现】

分为轻度、中度和重度。仅有酮症而无酸中毒者称为糖尿病酮症；轻、中度DKA除酮症外，还有轻、中度酸中毒；重度DKA是指酸中毒伴意识障碍（DKA昏迷），或虽无意识障碍，但血清HCO_3^-低于10mmol/L。

常呈急性起病。在DKA起病前数天可有多尿、烦渴多饮和乏力症状的加重，失代偿阶段出现食欲减退、恶心、呕吐、腹痛，常伴头痛、烦躁、嗜睡等症状，呼吸深快，呼气中有烂苹果味（丙酮气味）；病情进一步发展，出现严重失水现象，尿量减少、皮肤黏膜干燥、眼球下陷，脉快而弱，血压下降、四肢厥冷；到晚期，各种反射迟钝甚至消失，终至昏迷。

【辅助检查】

首要的实验室检查应包括：血常规、血糖、血尿素氮、血肌酐、血酮体、血电解质、血渗透压、血气分析、尿常规、尿酮体等。若怀疑合并感染还应进行血、尿和咽部的细菌培养。还应进行心电图检查。

【诊断要点】

如血酮体升高（血酮体≥3mmol/L）或尿糖和酮体阳性（＋＋以上）伴血糖增高（血糖＞13.9mmol/L），血 pH（pH＜7.3）和（或）二氧化碳结合力降低（CO_2CP＜18mmol/L），无论有无糖尿病病史，都可诊断为 DKA。诊断标准，见表7－9。

表7－9　不同程度 DKA 诊断标准

不同程度 DKA	血糖（mmol/L）	动脉血 PH 值	血清 CO_2CP（mmol/L）	尿酮	血酮	血浆有效渗透压	阴离子间隙（mmol/L）	意识状态
轻度	＞13.9	7.25～7.30	15～18	阳性	升高	可变	＞10	清醒
中度	＞13.9	≥7.0 且＜7.25	≥10 且＜15	阳性	升高	可变	＞12	清醒或嗜睡
重度	＞13.9	＜7.0	＜10	阳性	升高	可变	＞12	木僵或昏迷

注：血浆有效渗透压 = $2 \times ([Na^+] + [K^+])$（mmol/L）+ 血糖（mmol/L）；阴离子间隙 = $[Na^+]$ － $[Cl^- + HCO_3^-]$（mmol/L）。

【鉴别诊断】

1. 其他类型糖尿病昏迷：低血糖昏迷、高渗性高血糖状态、乳酸性酸中毒。

2. 其他疾病所致昏迷：尿毒症、脑血管意外等。

【治疗】

西医治疗

治疗原则为尽快补液以恢复血容量、纠正失水状态，降低血糖，纠正电解质及酸碱平衡失调，同时积极寻找和消除诱因，防治并发症。对无酸中毒的糖尿病酮症患者，需适当补充液体和胰岛素治疗，直到酮体消失。应按以下方法积极治疗。

1. 补液

治疗中补液速度应先快后慢，第1小时输入生理盐水，速度为15～20mL/（kg·h）（一般成人1.0～1.5L）。随后补液速度取决于脱水程度、电解质水平、尿量等。要在第1个24小时内补足预先估计的液体丢失量，补液治疗是否奏效，要看血流动力学（如血压）、出入量、实验室指标及临床表现。对有心、肾功能不全者，在补液过程中要监测血浆渗透压，并经常对患者的心脏、肾脏、神经系统状况进行评估以防止补液过快。当 DKA 患者血糖≤11.1mmol/L 时，须补充5% 葡萄糖并继续胰岛素治疗，直至血酮、血糖均得到控制。

2. 胰岛素

采用连续胰岛素静脉输注［0.1U/（kg·h）］，对于重症患者，可采用首剂静脉注射胰岛素0.1U/kg，随后以0.1U/（kg·h）速度持续输注，胰岛素静脉输注过程中需严密监测血糖，根据血糖下降速度调整输液速度以保持血糖每小时下降 2.8 ~ 4.2mmol/L。若第 1 小时内血糖下降不足 10%，或有条件监测血酮时，血酮下降速度每小时 <0.5mmol/L，而且脱水已基本纠正，则增加胰岛素剂量 1U/h。具体配制方法如下：生理盐水 50mL + 普通胰岛素 50U，每 mL 液体含 1U 胰岛素。

当 DKA 患者血糖降至 11.1mmol/L 时，应减少胰岛素输入量至 0.02 ~ 0.05 U/(kg·h)，并开始给予 5% 葡萄糖液，此后需要根据血糖来调整胰岛素给药速度和葡萄糖浓度，使血糖维持在 8.3 ~ 11.1mmol/L，同时持续进行胰岛素滴注直至 DKA 缓解。DKA 缓解标准参考如下：血糖 <11.1mmol/L，血酮 <0.3mmol/L，血清 CO_2 CP ≥15mmol/L，血 pH 值 >7.3，阴离子间隙 ≤12mmol/L。不可完全依靠监测尿酮值来确定 DKA 的缓解，因尿酮在 DKA 缓解时仍可持续存在。DKA 缓解后可转换为胰岛素皮下注射。需要注意的是，为防止 DKA 再次发作和反弹性血糖升高，胰岛素静脉滴注和皮下注射之间可重叠 1~2 小时。

3. 纠正电解质紊乱

在开始胰岛素及补液治疗后，若患者的尿量正常，血钾 <5.2mmol/L 即应静脉补钾，一般在每升输入溶液中加氯化钾 1.5 ~ 3.0g，以维持血钾水平在 4 ~ 5mmol/L 之间。治疗前已有低钾血症，尿量 ≥40mL/h 时，在补液和胰岛素治疗同时必须补钾。严重低钾血症可危及生命，若发现血钾 <3.3mmol/L，应优先进行补钾治疗，当血钾升至 3.3mmol/L 时，再开始胰岛素治疗，以免发生致死性心律失常、心脏骤停和呼吸肌麻痹。

4. 纠正酸中毒

DKA 患者在注射胰岛素治疗后会抑制脂肪分解，进而纠正酸中毒，如无循环衰竭，一般无须额外补碱。推荐仅在 pH ≤6.9 的患者考虑适当补碱治疗。每 2 小时测定 1 次血 pH 值，直至其维持在 7.0 以上。

5. 去除诱因和治疗并发症

如休克、感染、心力衰竭和心律失常、脑水肿和肾衰竭等。

【转诊建议】

一旦发现或怀疑 DKA，应建立静脉通道后立即转诊。

【预防】

当随机血糖超过 19.05mmol/L（血清酮体 ≥3mmol/L）时，可预警 DKA。良好的血糖控制，预防并及时治疗感染等其他疾病是预防 DKA 的关键。

第八章　肾病科

第一节　肾小球疾病

肾小球疾病是指一组有相似临床表现（如血尿、蛋白尿等），但病因、病理改变、病程预后不尽相同的主要累及双肾肾小球的疾病，可分为原发性、继发性和遗传性。原发性肾小球疾病占肾小球疾病的大多数，其病因多不明，目前仍是我国引起慢性肾衰竭的最主要原因。

一、急性肾小球肾炎

急性肾小球肾炎（acute glomerulonephritis，AGN）是以急性肾炎综合征为主要临床表现的一组原发性肾小球肾炎，其特点为急性起病，血尿、蛋白尿、水肿、高血压和（或）暂时性肾小球滤过率下降，可伴一过性氮质血症，如症状轻微一般可自愈，而严重者在未得到及时干预情况下易并发心力衰竭、脑病、急性肾衰竭等并发症。任何年龄均可发病，但以儿童及青少年多见。

【病因】

本病多见于 A 组 β 溶血性链球菌感染后，也可见于其他细菌、病毒和原虫感染。

【临床表现】

多数患者有前驱感染，如咽炎、扁桃体炎、丹毒、猩红热等，链球菌感染后 1～3 周出现，急性起病。

1. 尿检异常

几乎所有患者均有镜下血尿，约 1/3 患者可见肉眼血尿；偶可伴轻、中度蛋白尿；亦可见少尿，但很少发生无尿。

2. 水肿

典型表现为晨起眼睑水肿或伴有下肢轻度凹陷性水肿，少数严重者可波及全身。

3. 高血压

多数患者出现一过性轻、中度高血压，利尿治疗后血压可逐渐恢复，极少数患者可出现严重高血压。

4. 肾功能异常

部分患者在起病早期肾小球滤过率可下降，出现一过性氮质血症，极少数患者因病情进展可致慢性肾衰竭。

5. 全身表现

疲乏、腰痛、厌食、恶心、呕吐、头痛、头晕等。

【辅助检查】

1. 实验室检查：

（1）尿液检查：血尿几乎可见于所有患者，尿红细胞呈多形性，尿沉渣可伴见白细胞、肾小管上皮细胞、透明或颗粒管型等。约25%的患者24小时尿蛋白定量 >3.5g。

（2）血液检查：

1）血常规：红细胞及血红蛋白可稍低，考虑可能与血容量增加血液被稀释相关；白细胞计数正常或升高。

2）血沉：急性期可见血沉增快，可在2~3个月内恢复。

3）免疫学检查：一过性血清补体C3下降，一般在8周后恢复正常。

4）血清学检查：抗链球菌溶菌素"O"（ASO），可作为近期（数月内）链球菌感染的证据，于链球菌感染后3~5周滴度上升（>1:200），3~5周达高峰，以后逐渐下降。

5）血生化：急性期可有轻度的肾小球滤过率下降，血尿素氮和血清肌酐水平在正常上限，极少数肾小球滤过率严重下降，出现尿毒症、高血钾表现。

（3）细菌学检查：在未应用青霉素治疗前，早期病灶（咽部或皮肤等）细菌培养，约1/4病例可获得阳性结果。

2. 肾脏超声检查：提示双肾大小正常，少数发生急性肾衰竭的病例可见双肾增大。

3. 肾脏病理检查：本病的病理类型为毛细血管内增生性肾小球肾炎。以下两种情况需肾穿刺活检明确：少尿3~7天以上或进行性尿量减少，肾小球滤过功能呈进行性加重，考虑为急进性肾小球肾炎者；病程1~2个月以上未见好转，考虑其他原发或继发肾小球疾病者。

【诊断要点】

1. 多发于冬春季，任何年龄均可发病，学龄儿童多见。

2. 急性起病，于前驱感染1~3周出现血尿、蛋白尿、水肿和高血压等典型表现。

3. 实验室检查结果可支持诊断。

【鉴别诊断】

肾小球疾病需与以下疾病鉴别（表 8 - 1）。

表 8 - 1 肾小球疾病鉴别诊断

疾病	鉴别诊断要点
其他病原体感染后急性肾炎	病毒感染后急性肾炎多数临床表现较轻，常不伴血清补体降低，少有水肿和高血压，肾功能一般正常，具有临床自限性
系膜增生性肾小球肾炎（IgA 肾病或非 IgA 系膜增生性肾炎）	部分患者有前驱感染可呈现急性肾炎综合征，血清补体 C3 一般正常，无自愈倾向；IgA 肾病患者疾病潜伏期短，可在感染后数小时至数日内出现肉眼血尿，反复发作，部分患者血清 IgA 升高
膜增生性肾小球肾炎	除有典型的急性肾炎综合征外，常伴有肾病综合征表现，病变常持续，8 周内不恢复
急进性肾小球肾炎	临床表现相似，但肾功能急剧损害，重症急性肾炎呈现急性肾衰竭者，应及时肾活检以明确诊断
全身系统性疾病引起的肾损害	临床表现相似，但有原发病症状及实验室检查结果异常，如狼疮性肾炎、过敏性紫癜性肾炎等

【治疗】

（一）西医治疗

1. 治疗原则

本病以支持和对症治疗为主。治疗上应区分急性期和恢复期。

2. 一般处理

（1）急性期卧床休息，至肉眼血尿消失；利尿消肿，血压恢复正常（大约 2 周）。

（2）有水肿及高血压者，低盐饮食（<3g/d），限制饮水量（相当于尿量加不显性失水量）。

（3）肾功能正常者，蛋白质摄入量正常；氮质血症时限制蛋白质摄入，予优质蛋白质饮食。

（4）高钾血症者：低钾饮食，监测血钾水平。

3. 对症治疗

（1）利尿：轻症患者可口服噻嗪类利尿剂，如氢氯噻嗪（1 次 25～50mg，1 日 1～2 次）。重症患者如少尿及高度水肿者可静脉予呋塞米、托拉塞米等强效袢利尿剂，一般初始剂量为 20～40 mg，可视情况酌增，总量应控制在 1 日 100mg 以内。尿少时禁用保钾利尿剂，如存在高钾血症者，应给予口服降钾药物或静脉给予葡萄糖加胰岛素等。

（2）控制血压：经利尿消肿后血压可下降，如控制不满意，可加用钙通道阻滞剂，如硝苯地平、氨氯地平等口服。尿少时禁用 ACEI 及 ARB 类药物，以防高钾血症的产生。

（3）抗感染治疗：若存在感染，可予青霉素或病灶细菌培养阳性菌的敏感抗生素控制感染，以消除致病抗原。抗菌治疗一般持续2周左右。

（4）并发症治疗：心力衰竭者应紧急处理，包括严格卧床，严格限制水、钠盐的摄入，尽快予利尿、降压等治疗。急性肾功能不全少尿甚至无尿，应及时进行血液净化等对症处理，血液净化用于危险期治疗，肾功能恢复后即可停用，不需维持治疗。

（二）中医治疗

急性肾小球肾炎属中医学中"水肿"范畴，多因风邪外袭、水湿浸渍、脾肾亏虚、气化不利所致，病位在肾，涉及肺、脾、三焦等脏腑。

1. 辨证论治

（1）急性期

1）风水相搏证

症状：水肿从眼睑起迅速波及全身，头面肿甚，皮色光亮，按之凹陷即起，尿少或尿血，伴发热恶风，咽痛身痛，舌苔薄白，脉浮紧或浮数。

治法：疏风解表，利水消肿。

方药：麻黄连翘赤小豆汤（《伤寒论》）合五苓散（《伤寒论》）加减：麻黄6g，连翘12g，杏仁9g，赤小豆15g，桑白皮15g，茯苓皮30g，陈皮9g，大腹皮15g，冬瓜皮30g，生姜皮6g，泽泻9g，桂枝9g，白术12g。

2）湿热内侵证

症状：水肿或轻或重，小便黄赤短少，尿血，伴疮疡肿毒，烦热口渴，头身困重，舌红、苔黄腻，脉滑数。

治法：清热利湿，凉血止血。

方药：五味消毒饮（《医宗金鉴》）合小蓟饮子（《济生方》）加减：金银花12g，野菊花15g，蒲公英20g，紫花地丁20g，冬葵子12g，生地黄9g，小蓟9g，滑石9g（包煎），蒲黄9g（包煎），淡竹叶9g，当归15g，栀子9g，甘草9g。

3）水气凌心证

症状：全身浮肿，尿少或尿闭，咳嗽气急，胸闷心悸，喘息不能卧，夜间烦躁尤甚，口唇青紫，指甲发绀，舌暗红、苔白腻，脉沉细无力。

治法：化气行水，温阳扶正。

方药：己椒苈黄丸（《金匮要略》）合参附汤（《济生方》）加减：木防己9g，椒目9g，大黄6g，葶苈子9g，附子10g（先煎），党参20g。

4）邪陷心肝证

症状：全身浮肿，头痛眩晕，视物模糊，烦躁，甚则抽搐，昏迷，口苦，恶心呕吐，舌红、苔黄燥，脉弦数。

治法：平肝泻火，清心利水。

方药：龙胆泻肝汤（《医方集解》）加减：龙胆6g，黄芩9g，栀子9g，泽泻12g，车前子9g（包煎），当归9g，生地黄20g，柴胡10g，羚羊角片4.5g（先煎），霜桑叶6g，川贝母10g，钩藤9g（后下），菊花9g，茯神9g，生白芍9g，生甘草6g，竹茹15g。

5）水毒内闭证

症状：全身浮肿，尿少或尿闭，尿色如浓茶，头晕头痛，恶心呕吐，腹胀腹痛，嗜睡甚则昏迷，舌淡胖、苔垢腻，脉滑数或沉细数。

治法：通腑泄浊，解毒利尿。

方药：温胆汤（《三因极一病证方论》）合附子泻心汤（《伤寒论》）加减：附子12g（先煎），大黄10g，黄连6g，黄芩10g，半夏9g，竹茹12g，枳壳15g，陈皮12g，甘草10g，生姜3片。

（2）恢复期

当浮肿消退，尿量增加，血压下降，血尿及蛋白尿减轻，即标志病程进入恢复期。

1）阴虚邪恋证

症状：乏力头晕，手足心热，腰酸盗汗，或反复咽红，舌红、苔少，脉细数。

治法：滋阴补肾，兼清余热。

方药：知柏地黄丸（《医宗金鉴》）合二至丸（《医便》）加减：知母12g，黄柏12g，女贞子20g，墨旱莲20g，生地黄15g，山药12g，山茱萸12g，泽泻9g，茯苓9g，牡丹皮9g。

2）气虚邪恋证

症状：身倦乏力，面色萎黄，纳少便溏，自汗出，易感冒，舌淡、苔薄白，脉缓弱。

治法：健脾益气，兼化湿浊。

方药：参苓白术散（《太平惠民和剂局方》）加减：党参20g，白术15g，茯苓15g，薏苡仁30g，山药20g，砂仁9g，莲子肉15g，陈皮15g，白扁豆12g，桔梗5g，生姜3片，大枣3枚。

中成药：肾炎康复片。

2. 中医特色疗法

（1）鲜茅根120g，水煎代茶饮，适用于周身水肿、血尿显著者。

（2）玉米须60g，水煎代茶饮，适用于轻中度水肿者。

【转诊建议】

1. 无法明确诊断建议转诊上级医院完善检查。

2. 给予一般处理及对症治疗 2 周后症状未见明显改善，甚至有加重趋势，或出现少尿、无尿者建议转诊上级医院进一步诊治。

3. 合并心、脑、肾等严重并发症者建议转诊上级医院抢救。

4. 本病常于 1 年内尿检恢复正常，若有持续蛋白尿异常，考虑是否转为慢性或合并其他肾小球疾病，建议转诊上级医院肾穿刺明确诊断。

二、急进性肾小球肾炎

急进性肾小球肾炎也称急进性肾炎（rapidly progressive glomerulonephritis, RPGN），在临床上属于急性肾炎综合征，是在肾炎综合征（血尿、蛋白尿、水肿和高血压）基础上短期内出现少尿、无尿，肾功能急骤下降的一组临床症状群。病理表现为新月体性肾小球肾炎。本病病情危重、进展快、预后差，若无有效治疗，患者将于几周至几月（一般不超过半年）进入终末期肾衰竭。

【病因】

由多种原因导致，包括原发性急进性肾小球肾炎，继发于全身系统性疾病，或者在原发性肾小球疾病的基础上形成广泛的新月体转化而来。

【临床表现】

1. 急性发病

可有呼吸道前驱感染症状、发热等；病初尿量减少、血尿及蛋白尿，水肿和高血压，可达到肾病综合征范围；可有肉眼血尿，尿沉渣可见红细胞管型。

2. 急性肾损伤

短期内出现少尿、无尿，肾功能多急剧恶化，或可进展至尿毒症。

3. 多脏器受累

抗中性粒细胞胞浆抗体（ANCA）相关小血管炎和系统性红斑狼疮（SLE）患者可表现为多脏器受累。

4. 贫血

常伴中度或重度贫血，出现早，进展快。

5. 全身表现

全身症状较重，疲乏、精神萎靡，可伴发热、腹痛、皮疹。

【辅助检查】

1. 实验室检查：

（1）尿液检查：血尿、蛋白尿，少尿或无尿。

（2）血液检查：血清肌酐进行性升高；可有与肾损害程度不平行的贫血；血清抗肾小球基底膜（GBM）抗体阳性提示抗 GBM 病；ANCA 阳性支持系统性小血管炎，多有明显的血沉快和 CRP 强阳性；抗核抗体阳性应考虑 SLE 等自身免疫性疾病。

2. 影像学检查：疾病早期，肾脏 B 超提示双侧肾脏正常大小或增大；随着病情进展，肾脏在短期内进行性缩小。

3. 肾穿刺活检：光镜下，新出现的新月体为闭塞肾小囊腔 50% 以上的大新月体，不包括小型或部分新月体，受累的肾小球必须超过全部肾小球数的 50%。

【诊断要点】

1. 有前驱感染者常急骤起病，进展迅速；但也有患者疾病初期肾功能相对稳定，数周后才急剧进展。

2. 在血尿、蛋白尿、水肿和高血压的基础上短期内出现少尿、无尿，肾功能急骤下降。

3. B 超检查常示双肾体积增大。

4. 肾脏病理：此病确诊必须依靠肾穿刺病理检查，病理类型为新月体性肾小球肾炎。

【鉴别诊断】

本病需与以下疾病进行鉴别（表 8-2）。

表 8-2　引起少尿性急性肾衰竭的非肾小球疾病

疾病	鉴别诊断要点
急性肾小管坏死	常有明确的病因，如中毒因素、休克、挤压伤等；病变主要在肾小管，故见尿少、低比重尿及低渗透压尿；尿中有特征性的大量肾小管上皮细胞，一般无急性肾炎综合征表现
尿路梗阻性肾损伤	常见于肾盂或双侧输尿管结石，或一侧无功能肾伴另一侧结石梗阻，膀胱或前列腺肿瘤压迫或血块梗阻等；患者常突发或急骤出现无尿，有肾绞痛或明显腰痛史，但无急性肾炎综合征表现，B 超、膀胱镜检查或逆行尿路造影可证实存在尿路梗阻
急性过敏性间质性肾炎	可急性肾损伤起病，但常伴发热、皮疹、嗜酸性粒细胞增高等过敏表现；常可查出药物过敏的原因
双侧肾皮质坏死	高龄孕妇的妊娠后期，尤其合并胎盘早期剥离者，或各种严重感染及脱水之后亦有发生

【治疗】

根据肾脏免疫病理检查，分为三种类型：抗肾小球基底膜（GBM）抗体型（Ⅰ型）、免疫复合物型（Ⅱ型）和少免疫沉积型（Ⅲ型）。RPGN 为肾脏内科急重症，一旦确诊即应争分夺秒进行正规治疗，以尽量恢复肾功能，阻止病变慢性化发展。本病急性期不建议采用中医药治疗。

1. 强化疗法

病情险恶的Ⅰ型 RPGN 患者病情危重必须采用强化治疗，需治疗至患者血中抗 GBM 抗体消失。包括强化血浆置换、双重滤过血浆置换、免疫吸附治疗、甲泼尼龙冲击治疗及大剂量丙种球蛋白静脉滴注等。

2. 基础治疗

强化治疗时，要同时服用常规剂量的激素及细胞毒性药物作为基础治疗，抑制免疫及炎症反应。

（1）肾上腺皮质激素：常用泼尼松或泼尼松龙口服，用药应遵循如下原则：①起始量要足，$1mg/（kg·d）$，1 日最大剂量常不超过 60mg。②减、撤药要慢，足量服用 12 周后开始减药，每 2~3 周减去原用量的 10%。③维持用药要久（以 10mg/d 做维持量，服半年至 1 年或更久）。

（2）细胞毒性药物：常用环磷酰胺，1 日口服 100mg 或隔日静脉注射 200mg，累积量达 6~8g 停药。而后可再用硫唑嘌呤 1 日 100mg 继续治疗 6~12 个月巩固疗效。必须注意骨髓抑制及肝脏损伤等不良反应。

（3）其他免疫抑制药：吗替麦考酚酯抑制免疫疗效肯定，对血管炎性病变疗效较好，不良反应较轻，可用于治疗Ⅱ及Ⅲ型 RPGN。起始剂量 1~2g/d（常为 1.5g/d），以后每半年减 0.5g/d，最后以 0.5g/d 剂量维持半年至 1 年。

3. 替代治疗

如果患者肾功能急剧恶化达到透析指征时，应尽早进行透析治疗。如果进入不可逆性终末期肾衰竭，则应肾移植或长期维持透析治疗。肾移植应在病情静止半年至 1 年、血中致病抗体阴转后进行，以免移植肾再发 RPGN。

【转诊建议】

本病病情危重、进展快、预后差，有临床表现时应及时明确诊断，争分夺秒进行治疗。若当地条件不允许，应尽快进行转诊以明确诊断和迅速治疗，尤其对于病情险恶的Ⅰ型 RPGN 患者，必须采用强化治疗，应转诊至有条件的医院进行。

第二节　慢性肾衰竭

慢性肾衰竭（chronic renal failure，CRF）是指慢性肾脏病（chronic kidney disease，CKD）引起的肾小球滤过率下降及与此相关的代谢紊乱和临床症状组成的综合征，简称慢性肾衰。

【病因】

病因主要包括原发性与继发性肾小球肾炎、糖尿病肾病、高血压肾小动脉硬化、肾小管间质疾病、肾血管疾病、遗传性肾病等。在我国，慢性肾衰竭的最常见病因是原发性肾小球肾炎。近年来糖尿病肾病导致的慢性肾衰竭明显增加，有可能成为导致我国慢性肾衰竭的首要病因。

【临床表现】

1. 病史

大多有慢性肾脏病史，少数病史不清。在不同阶段，临床表现各不相同，早期可无症状，尿毒症期可出现多系统损害症状。

2. 典型症状

临床表现十分复杂，基本可以分为代谢紊乱和各系统症状两大组。

（1）水、电解质代谢紊乱：可有水肿、体腔积液、高钾血症、低钙血症、高磷血症等表现。

（2）蛋白质、糖类、脂肪和维生素代谢紊乱：可出现蛋白质代谢产物蓄积，人血白蛋白、组织必需氨基酸水平下降等。糖代谢异常主要表现为糖耐量降低和低血糖症。脂代谢紊乱主要表现为高脂血症，多数为轻到中度高甘油三酯血症，少数为轻度高胆固醇血症。维生素代谢紊乱可见血清维生素 A 水平增高、维生素 B_6 及叶酸缺乏等。

（3）心血管、呼吸、消化、血液、骨骼等多系统症状：胸闷、气短、气促、恶心、呕吐、食欲不振、贫血、鼻出血、骨痛、皮肤瘙痒、全身乏力、夜尿增多等。

3. 查体

慢性肾衰竭患者无明显特异性的体征，主要根据患者的原发病及控制情况、肾功能损害、并发症、生活方式的调节等不同而表现各异，如水肿、高血压、皮肤改变等。

【辅助检查】

1. 血常规：多为正细胞正色素性贫血，也可出现小细胞低色素贫血。

2. 尿常规：可有血尿、蛋白尿，尿比重和尿渗透压降低。

3. 肾功能：血清肌酐、尿素氮升高，肾小球滤过率（GFR）、内生肌酐清除率降低。

4. 血生化：血白蛋白降低，血钙降低，血磷升高，血钾或血钠可增高或降低，可有代谢性酸中毒。

5. 肾脏超声：双肾缩小。糖尿病肾病所致慢性肾衰竭，双肾可不缩小。

【诊断要点】

1. 慢性肾脏病病史超过 3 个月。

2. 不明原因的或单纯的 GFR 下降 <60mL/min（老年人 GFR <50mL/min）超过 3 个月。

3. 在 GFR 下降过程中出现与肾衰竭相关的各种代谢紊乱和临床症状。

以上 3 条中，第 1 条是诊断的主要依据。根据第 2 条做诊断时宜慎重或从严掌握。如第 3 条同时具备，则诊断依据更为充分。

【临床分期】

美国国家肾脏基金会（K/DOQI）对慢性肾脏病的分期和建议，见表 8-3。

表 8-3　慢性肾脏病的分期

分期	特征	eGFR [mL/（min·1.73m^2）]	防治目标与措施
1	GFR 正常或升高	≥90	CKD 病因诊治，缓解症状 保护肾功能，延缓 CKD 进展
2	GFR 轻度降低	60～89	评估、延缓 CKD 进展 降低 CVD（心血管病）风险
3a	GFR 轻到中度降低	45～59	延缓 CKD 进展
3b	GFR 中到重度降低	30～44	评估、治疗并发症
4	GFR 重度降低	15～29	综合治疗，肾脏替代治疗准备
5	终末期肾病（ESRD）	<15 或透析	适时肾脏替代治疗

【鉴别诊断】

本病需与以下疾病相鉴别（表 8-4）。

表 8-4　慢性肾衰竭鉴别诊断

疾病	鉴别诊断要点
肾前性氮质血症	在有效血容量补足 48～72 小时后，肾前性氮质血症患者肾功能即可恢复，而 CRF 则难以恢复
急性肾损伤	往往根据病史鉴别，在患者病史欠详时，可借助影像学检查进行分析，如双肾明显缩小，或提示慢性病变，则支持 CRF 的诊断
慢性肾衰竭伴急性肾损伤	如果慢性肾衰竭较轻，而急性肾损伤相对突出，且其发展符合急性肾损伤演变过程，则可称为"慢性肾衰竭基础上急性肾损伤"，处理原则与急性肾损伤相同。如慢性肾衰竭本身已相对较重，或病程加重过程未能反映急性肾损伤的演变特点，则称之为"慢性肾衰竭急性加重"

【治疗】

（一）西医治疗

早诊断、积极有效治疗原发疾病，避免和纠正造成肾功能进展、恶化的危险因素，是慢性肾衰竭防治的基础，也是保护肾功能和延缓慢性肾脏病进展的关键。

1. 一般治疗

轻体力活动，注意休息，低盐、低脂、优质低蛋白饮食，少尿时限制高钾食物摄入。

2. 病因治疗

避免或消除引起及加重慢性肾衰竭急剧恶化的危险因素，保护健存肾单位，如对高血压、糖尿病、肾小球肾炎合理治疗等。

3. 对症治疗

利尿消肿、抗感染、纠正电解质紊乱、纠正贫血等。

（1）利尿药：常用呋塞米静脉滴注，注意监测电解质情况，尤其是防止发生低钾血症。

（2）抗生素：选择广谱抗生素，剂量需要根据肌酐清除率调整，原则上以肾毒性小的抗生素为主。

（3）抗高血钾药：聚磺苯乙烯（降钾树脂）等口服类药物，10%葡萄糖加胰岛素静脉滴注或者静脉使用利尿剂。另外，需警惕 ACEI/ARB 蓄钾作用，必要时停用。

（4）纠正酸中毒药：常用碳酸氢钠，口服或静脉滴注溶液。

（5）纠正贫血药：常用叶酸片、琥珀酸亚铁口服及重组人促红细胞生成素皮下注射。

（二）中医治疗

本病病机为本虚标实，正虚为本，邪实为标；以正虚为纲，邪实为目。治疗多采用扶正与祛邪兼顾，标本同治，但应分清标本主次，轻重缓急。保护肾气和其他内脏功能，调节阴阳平衡，始终是治疗慢性肾衰竭的基本原则。

1. 辨证论治

（1）本虚证

1）脾肾气虚证

症状：倦怠乏力，气短懒言，食少纳呆，腰酸膝软，脘腹胀满，大便不实，口淡不渴，舌淡、边有齿痕，脉沉细。

治法：益气扶正，健脾强肾。

方药：六君子汤（《校注妇人良方》）加减：党参15g，白术15g，茯苓15g，陈皮6g，法半夏9g，黄芪10g，薏苡仁15g，续断15g，巴戟天10g，菟丝子15g，六月雪15g。

中成药：百令胶囊、金水宝胶囊、尿毒清颗粒。

2）脾肾阳虚证

症状：畏寒肢冷，倦怠乏力，气短懒言，食少纳呆，腰酸膝软冷痛，脘腹胀满，大便不实，夜尿清长，舌淡、有齿痕，脉沉弱。

治法：温补脾肾，振奋阳气。

方药：济生肾气丸（《严氏济生方》）加减：附子6g（先煎），肉桂6g，生地黄

12g，山茱萸 6g，山药 15g，泽泻 15g，牡丹皮 15g，茯苓 15g，车前子 30g（包煎），牛膝 15g。

中成药：益肾化湿颗粒。

3）气阴两虚证

症状：倦怠乏力，腰酸膝软，口干咽燥，五心烦热，夜尿清长，舌淡、边有齿痕，脉细弱。

治法：补脾益肾，益气养阴。

方药：参芪地黄汤（《杂病源流犀烛》）加减：人参 10g（另煎），黄芪 15g，熟地黄 12g，茯苓 15g，山药 15g，牡丹皮 15g，山茱萸 6g，泽泻 15g，枸杞子 15g，当归 12g，陈皮 6g，紫河车粉 3g（冲服）。

中成药：黄蛭益肾胶囊。

4）肝肾阴虚证

症状：头晕，头痛，腰酸膝软，口干咽燥，五心烦热，大便干结，尿少色黄，舌淡红、苔少，脉沉细或弦细。

治法：滋补肝肾。

方药：六味地黄丸（《小儿药证直诀》）加减：熟地黄 12g，山茱萸 6g，山药 15g，泽泻 15g，茯苓 15g，牡丹皮 15g。

5）阴阳两虚证

症状：畏寒肢冷，五心烦热，口干咽燥，腰酸膝软，夜尿清长，大便干结，舌淡嫩、边有齿痕，脉沉细。

治法：阴阳双补。

方药：肾气丸（《金匮要略》）加减：生地黄 12g，山药 15g，山茱萸 6g，泽泻 15g，茯苓 15g，牡丹皮 15g，肉桂 6g，附子 10g（先煎），淫羊藿 15g，菟丝子 15g。

（2）标实证

1）水湿浸渍证

症状：汗出恶风，小便不利，身体困重，食少纳呆，兼有关节烦疼，自汗出，浮肿，脘腹胀满，口中黏腻，舌苔腻，脉濡。

治法：化湿利水。

方药：防己黄芪汤（《金匮要略》）加减：防己 12g，黄芪 15g，甘草 6g，炒白术 9g。

中成药：海昆肾喜胶囊、尿毒清颗粒。

2）血瘀阻滞证

症状：面色晦暗，腰痛，肌肤甲错，肢体麻木，时发疼痛，少腹疼痛，时作寒热，舌有瘀点或瘀斑，脉涩或细涩。

治法：活血化瘀。

方药：桃红四物汤（《医宗金鉴》）加减：桃仁 10g，红花 6g，白芍 15g，当归 15g，熟地黄 9g，川芎 12g。

3）湿热壅盛证

症状：恶心呕吐，小便短赤，或尿涩而痛，口苦黏腻，皮肤疮疡、疖肿，口渴不多饮，舌苔黄腻，脉濡数或滑数。

治法：清热化湿。

方药：三黄汤（《银海精微》）：大黄 9g，黄连 3g，黄芩 12g。

2. 中医特色疗法

（1）穴位热敷：将药物（益母草、川芎、红花、透骨草、白芷、丹参各 30g）用水浸湿，置于布袋中，用蒸锅蒸 20～30 分钟，然后将药袋取出直接热敷于双侧肾俞及关元穴，外加热水袋保温，1 日 1～2 次，3 个月为 1 个疗程，可达和营活血、温阳利水之功。

（2）中药灌肠：将药物（大黄 15～30g，蒲公英 30g，煅牡蛎 30g，六月雪 30g，白花蛇舌草 30g）煎汤灌肠，药液尽量保留体内 45 分钟左右，1 日 1 次。

【转诊建议】

若患者出现以下情况，应及时考虑转诊。

1. 慢性肾衰竭的疑似和确诊患者宜转诊进行规范化治疗。

2. 合并严重的心脑血管、呼吸系统、消化系统等并发症者，以及合并水、电解质和酸碱平衡紊乱者。

3. 出现严重感染者。

4. 随访过程中肾功能进一步恶化，或需要血液净化治疗者。

5. 服药后出现不能解释或难以处理的不良反应和并发症者。

【预防】

1. 注意卧床休息，避免体力和脑力劳累，积极治疗原发病，避免可能影响肾功能的各种因素。

2. 予低盐或无盐饮食，适当限制蛋白质摄入，可选择鱼肉、牛肉、鸡蛋、牛奶等优质蛋白质，蛋白质供给量约按 0.6～0.8g/（kg·d）计算。

第三节　泌尿系感染

泌尿系感染又称尿路感染，根据感染部位可分为上尿路感染和下尿路感染。上尿路感染主要包括肾盂肾炎、肾脓肿、肾周脓肿，由细菌感染引起，其中以肾盂肾炎最常见。下尿路感染主要包括膀胱炎、尿道炎、前列腺炎，主要由细菌感染引起，也有由真菌、寄生虫感染引起者。由于下尿路感染多数无发热症状或仅有轻度发热，故本文主要讲述急性肾盂肾炎。

【病因】

其感染途径有两种。

1. 上行性感染：细菌由输尿管进入肾盂，再侵入肾实质，约占70%。

2. 血行性感染：细菌由血流进入肾小管，从肾小管侵入肾盂，约占30%，多为葡萄球菌感染。

【临床表现】

1. 症状

畏寒、发热，伴头痛、全身酸痛、恶心、呕吐、腰痛、腹痛。部分患者有血尿、蛋白尿、高血压表现，逆行感染者先有尿频、尿急、尿痛。

2. 查体

肾区、肋脊角压痛、叩痛，感染性休克。

【辅助检查】

1. 尿液检查：表现为脓尿，白细胞酯酶试验阳性，还可发现白细胞管型、菌尿，有时可伴显微镜下血尿或肉眼血尿，偶见微量蛋白尿。尿培养可培养出病原菌。

2. 泌尿系B超：显示肾皮质髓质境界不清，并有比正常回声偏低的区域，还可确定有无梗阻、结石等。

3. 腹部平片：可因肾周围脓肿而肾外形不清，静脉尿路造影可发现肾盏显影延缓和肾盂显影减弱，可显示尿路梗阻、肾或输尿管畸形、结石、异物、肿瘤等原发病变。

4. 腹部CT检查：患侧肾外形肿大，并可见楔形强化降低区，从集合系统向肾包膜放射，病灶可单发或多发。

【诊断要点】

1. 全身症状体征：高热、寒战，常伴有头痛、全身酸痛、热退时大汗等。

2. 局部症状体征：膀胱刺激症状（尿频、尿急、尿痛），腰痛，肾区叩击痛，肋脊角叩痛。

3. 血白细胞及中性粒细胞升高；尿常规可见白细胞、潜血和尿蛋白，尿细菌学培养出尿液中有细菌。

【鉴别诊断】

本病需与下尿路感染、肾结核、其他全身感染性的疾病相鉴别。

1. 下尿路感染：临床上急性肾盂肾炎常伴膀胱炎，而下尿路感染又可上行感染累及肾，有时不易区别。鉴别点为下尿路感染以膀胱刺激症状为主要临床表现，并常有下腹部不适、酸胀，很少有寒战、发热等全身症状。

2. 肾结核：肾结核的患者也可出现畏寒、发热及膀胱刺激症状。但肾结核的患者经过抗生素治疗后无明显的效果，尿结核抗体培养可发现结核分枝杆菌感染。

3. 其他全身性的感染性疾病，由于急性肾盂肾炎常以全身中毒症状为主，而局部的泌尿系统感染症状常较轻。需要与其他系统感染做鉴别诊断，如呼吸道感染、皮肤感染、肠道感染等。

【治疗】

（一）西医治疗

1. 一般治疗

应鼓励患者多饮水，勤排尿。有发热等全身感染症状应卧床休息。可服用碳酸氢钠片碱化尿液，以减轻膀胱刺激症状，有诱发因素者应加以治疗，如肾结石、输尿管畸形等。

2. 抗感染治疗

应根据患者症状体征的严重程度决定治疗方案。常选用的抗生素包括复方磺胺甲噁唑片、诺氟沙星、氧氟沙星、环丙沙星、左旋氧氟沙星、头孢噻肟、头孢曲松、头孢他啶、庆大霉素、阿米卡星等。

（二）中医治疗

辨证论治

（1）膀胱湿热证

症状：小便淋沥涩痛，小腹拘急，腰痛或恶寒发热，舌苔黄腻或白厚，脉滑数或濡数。

治法：清利湿热。

方药：八正散（《太平惠民和剂局方》）：车前子10g（包煎），瞿麦12g，萹蓄12g，滑石块15g，栀子5g，生甘草10g，木通5g，大黄5g。

中成药：泌淋清胶囊、三金片、肾舒颗粒、复方金钱草颗粒。

（2）肝胆湿热证

症状：小便淋沥刺痛，寒热往来，恶心欲吐，口苦胁痛，头晕目眩，腰痛，纳差，少腹胀满，舌红、苔黄，脉弦数。

治法：清利肝胆湿热。

方药：龙胆泻肝汤（《医方集解》）加减：龙胆6g，酒黄芩9g，栀子9g，泽泻12g，木通9g，车前子9g（包煎），当归8g，生地黄20g，柴胡10g，生甘草6g。

中成药：龙胆泻肝丸。

（3）心火亢盛证

症状：尿痛点滴难下，伴口舌生疮、心烦，舌尖红、苔黄，脉弦细数。

治法：清心泻火解毒。

方药：导赤散（《小儿药证直诀》）加减：生地黄 10g，生甘草 10g，木通 6g，淡竹叶 6g，白花蛇舌草 15g，白茅根 15g。

（4）湿困三焦证

症状：小便不适，身重疼痛，口干不欲饮水，胸闷，纳呆，腰痛，舌苔白腻或黄腻，脉滑数或濡数。

治法：宣畅三焦，清利湿热。

方药：三仁汤（《温病条辨》）加减：杏仁 15g，滑石粉 18g（包煎），通草 6g，白豆蔻仁 6g，竹叶 6g，厚朴 6g，生薏苡仁 18g，清半夏 9g。

【转诊建议】

出现以下情况者，应及时考虑转诊。

1. 孕妇出现急性肾盂肾炎。

2. 考虑尿路梗阻或结石引起的复杂性肾盂肾炎者。

3. 治疗后，发热、疼痛等症状 3 日后仍存在或疗程中加重者。

第九章　肿瘤科

第一节　肺癌

原发性支气管肺癌简称肺癌，为起源于支气管黏膜或腺体的恶性肿瘤，是目前全球病死率最高的恶性肿瘤，女性发病率仅次于乳腺癌，男性发病率居全球首位。

【病因】

肺癌的病因迄今未完全明确，与吸烟、大气污染、职业、遗传等因素有关，遗传与环境因素共同参与致病。

【临床表现】

临床表现与肿瘤的大小、类型、发展阶段、所在部位、有无并发症或转移有关。

1. 症状

该病起病隐匿，其典型症状包括咳嗽、咳痰，咯血或痰中带血。随着肿瘤的进展，还可出现呼吸困难或喘鸣、发热、体重下降等；若出现转移可表现胸痛、声音嘶哑等相关脏器受累的临床表现。

2. 体征

多数肺癌患者无明显阳性体征。部分患者会出现肺外征象，如杵状指（趾）、锁骨上淋巴结肿大等。

【辅助检查】

1. 影像学检查：胸部 X 线作为最基本的影像学检查方法之一，因其分辨率较低且有检查盲区，不推荐常规用于肺癌的筛查和检查。胸部 CT 检查可以早期发现肺微小病变和普通 X 线难以显示的病变。

2. 病理学检查：

（1）痰脱落细胞学检查：是目前诊断中央型肺癌最简便的无创诊断方法，为提高痰液检测阳性率，应获得深部痰液并连续送检 3 次以上。

（2）支气管镜检查：是诊断肺癌的主要方法，可开展超声小探头、磁导航等技术，以获得病理结果。

（3）其他检查：淋巴结活检、肺针吸活检、胸腔镜、纵隔镜检查、开胸肺活检等均可明确病理学诊断。

3. 实验室检查：目前推荐常用的原发性肺癌标志物有癌胚抗原（CEA）、神经元特异性烯醇化酶（NSE）、细胞角蛋白片段 19（CYFRA21 - 1）、胃泌素释放肽前体（ProGRP）、鳞状上皮细胞癌抗原（SCC）等。

4. 肺癌的基因诊断：有助于识别靶向药物最佳人群，开展精准治疗。

【诊断要点】

1. 具备诱发肺癌的危险因素：①吸烟；②环境污染；③职业暴露；④既往慢性肺部疾病如慢性阻塞性肺疾病、肺结核、肺纤维化；⑤家族肿瘤疾病史等。

2. 典型症状：咳嗽、咳痰，咯血或痰中带血，喘鸣、胸闷、气急，体重下降、乏力，发热等。

3. 影像结果：胸部 CT 表现为团块状，类圆形或者球形病灶，形状往往不规则，多有毛刺或者分叶，纵隔或者肺门有肿大淋巴结，可以伴有阻塞性肺炎或肺不张的表现。对有吸烟史、家族肿瘤病史等高危因素患者定期进行低剂量肺部 CT 筛查对肺癌的早期诊断意义重大。

4. 组织学病理和分子病理学：有利于确定诊断和制定个体化治疗方案。

【临床分类】

1. 按解剖学部位分类

（1）中央型肺癌：发生在段支气管以上至主支气管的癌肿称为中央型肺癌，约占 3/4，以鳞状上皮细胞和小细胞未分化癌较多见。

（2）周围型肺癌：发生在段支气管以下的肿瘤称为周围型肺癌，约占 1/4，以腺癌较为多见。

2. 按组织病理学分类

（1）非小细胞肺癌：较多见，包括鳞癌、腺癌和大细胞癌。

（2）小细胞癌：是一种低分化的神经内分泌肿瘤，易发生肺外转移。

【鉴别诊断】

本病需要与肺结核、肺炎、肺脓肿、肺良性肿瘤、肺淋巴瘤等相鉴别。肺结核尤其是肺结核球应与周围型肺癌相鉴别。肺炎若抗生素治疗后肺部阴影吸收缓慢，或同一部位反复发生肺炎时，应考虑肺癌的可能。其他如肺良性肿瘤、淋巴瘤等需要通过组织病理学鉴别。

【治疗】

（一）西医治疗

应根据患者的机体状况、肿瘤的病理类型、侵犯的范围和发展趋向等早诊早治，最大程度根除或控制肿瘤，提高患者的生活质量和延长生存时间。包括：手术治疗，药物治疗（含化疗、分子靶向治疗及免疫治疗），放射治疗和介入治疗等。肺癌治疗后需要定期复查，复查目的在于发现肿瘤的复发和转移。

（二）中医治疗

肺癌属于中医学中"肺积""肺岩"等范畴，以正气亏虚为本、痰瘀邪毒为标。治疗上以扶正祛邪，攻补兼施为主，扶正则重视补益肺脾肾、益气养阴；祛邪则以解毒祛痰、化瘀散结为主。

1. 辨证论治

（1）气滞血瘀证

症状：咳嗽，胸痛，或胁肋部疼痛，夜间尤甚，唇暗，舌紫暗或有瘀斑，脉弦或涩。

治法：行气活血，化瘀解毒。

方药：四物汤（《医宗金鉴》）加减：当归尾15g，赤芍10g，仙鹤草30g，生薏苡仁15g，夏枯草15g，川楝子10g，延胡索10g，浙贝母10g，莪术10g。

中成药：威麦宁胶囊、复方红豆杉胶囊。

（2）阴虚内热证

症状：咳嗽无痰或痰少而黏，痰中带血，低热甚或壮热不退，口干，盗汗，胸部灼痛，大便干结，舌质红、苔薄黄或苔少，脉细数或数大。

治法：养阴清热，润肺化痰。

方药：百合固金汤（《医方集解》）加减：百合10g，生地黄10g，沙参20g，麦冬10g，鱼腥草20g，白花蛇舌草10g，石见穿10g，夏枯草10g。

中成药：金复康口服液、消癌平注射液。

（3）痰热阻肺证

症状：咳嗽不畅，咳痰不爽，胸闷气急，痰中带血，大便秘结，舌质红、苔厚腻或黄，脉弦滑或兼数。

治法：清热化痰，祛湿散结。

方药：清金化痰汤（《医学统旨》）合二陈汤（《太平惠民和剂局方》）加减：桑白皮15，黄芩15g，瓜蒌20g，浙贝母10g，半边莲15g，白花蛇舌草15g，陈皮15g，半夏9g，茯苓20g，生薏苡仁20g，杏仁10g，桔梗10g，甘草6g。

中成药：益肺清化颗粒、消癌平注射液、艾迪注射液。

（4）肺脾气虚证

症状：咳嗽痰多，胸闷，气短，神疲乏力，腹胀纳呆，便溏，舌质淡胖、边有齿痕、苔薄，脉沉细。

治法：健脾补肺，益气化痰。

方药：六君子汤（《校注妇人良方》）加减：党参20g，黄芪20g，白术10g，薏苡仁20g，白豆蔻仁10g，陈皮10g，半夏9g，桔梗10g，川贝母10g，杏仁10g，紫菀10g，款冬花10g。

中成药：参一胶囊、参芪扶正注射液。

（5）气阴两虚证

症状：咳嗽痰少，咳声低弱，神疲乏力，痰中夹血丝，纳少短气，舌质红或淡、苔薄或少苔，脉细弱。

治法：益气养阴。

方药：沙参麦冬汤（《温病条辨》）加减：生黄芪20g，沙参15g，麦冬10g，百合10g，玄参15g，浙贝母10g，杏仁15g，半枝莲15g，白花蛇舌草15g。

中成药：贞芪扶正胶囊、生脉注射液、康艾注射液。

2. 中医特色疗法

（1）单方验方：

1）消积饮：黄芪20g，云芝6g，半枝莲15g，白花蛇舌草15g，全蝎6g，蜈蚣2条，鱼腥草15g，薏苡仁20g，补骨脂10g，大黄6g，莪术10g。具有清热解毒、祛痰散结、活血化瘀、扶正固本之功效。

2）肺癌经验方：黄芪20g，太子参15g，南沙参15g，麦冬10g，五味子6g，夏枯草10g，山慈菇10g，鱼腥草15g，瓜蒌10g，莪术10g，北豆根10g，土贝母10g，仙鹤草15g，女贞子10g，生薏苡仁10g，枇杷叶10g，砂仁6g，焦三仙10g，葶苈子10g，大枣6枚。具有益气温阳、解毒养阴、宣肺利水之功效。

（2）穴位贴敷疗法：①恶心呕吐较重：选取穴位为肺俞、内关、合谷、足三里；敷贴止吐方由姜汁、黄连粉组成。②腹痛腹泻较重：选取穴位为肺俞、神阙、关元、足三里；敷贴止痛方为姜汁、吴茱萸、肉桂、丁香组成。③便秘较重：选取穴位为神阙；敷贴便秘方为大黄粉、玄明粉等组成。④失眠较重：选取穴位为涌泉、合谷、心俞；敷贴失眠方由姜汁、吴茱萸、茯苓等组成。

（三）康复治疗

主要包括运动训练、健康教育、营养支持和心理照顾4个方面，其中以运动训练为主要核心，根据训练的目的，可分为耐力训练、间歇训练、力量训练和呼吸肌训练。根据运动部位，又可分为上肢运动、下肢运动和呼吸肌运动。

（1）上肢运动训练：如两上肢绕圈、重复提举重物平肩等形式，上肢运动训练可增加前臂运动能力，减少通气需求，同时肩带肌的运动对呼吸肌有辅助强化作用。

（2）下肢运动训练：如步行、蹬车、爬楼梯、游泳、跑步等，是肺康复治疗的关键性核心内容，能增强患者心肺功能和运动能力。

（3）呼吸肌训练：包括缩唇呼吸和腹式呼吸，临床上常用的还有吹气球练习等，可改善患者呼吸肌功能，减轻呼吸困难的症状。通过运动增强体质，树立信心。

【转诊建议】

对于影像学高度怀疑肺癌的患者，建议转诊进一步检查诊治，避免延误病情。

【预防】

1. 戒烟是预防肺癌的主要措施，加强戒烟宣教，禁止公共场合吸烟。

2. 改善空气质量，避免空气污染，加强居室有效通风，选择环保型室内装修材料，烹调时选择合适的油类并使用油烟机等。

3. 鼓励体育运动，提倡健康生活方式，提高人体免疫力。

4. 加强呼吸系统疾病管理，做到早发现、早治疗。

第二节　食管癌

食管癌为常见的恶性肿瘤，以鳞状细胞癌为主，占食管肿瘤的90%以上。

【病因】

与长期饮酒吸烟、进食亚硝酸盐含量超标的食物等多种因素相关，如内镜见 Barrett 食管需要加强随访，以增加食管癌的早期发现率。

【临床表现】

1. 早期食管癌

临床上症状常不明显，主要特征性症状为胸骨后不适或吞咽痛，疼痛呈烧灼样、针刺样或牵拉摩擦样，尤其是进食粗糙、过热或有刺激性的食物时显著。食物通过缓慢并有轻度哽噎感，大部分进展缓慢。

2. 中期食管癌

进行性吞咽困难，部分患者在吞咽食物时有胸骨后或肩胛间疼痛。下段肿瘤引起的疼痛可以发生在剑突下或上腹部。食管癌本身和炎症可反射性地引起食管腺和唾液腺分泌增加，经食管逆蠕动可引起呛咳和肺炎。

3. 晚期食管癌

多因压迫及并发症引起，并且可以发生淋巴及血行转移，可表现为胸骨后或背部持续性隐痛。如疼痛剧烈并伴有发热，应警惕肿瘤是否已经导致穿孔或即将穿孔。其他症状有声音嘶哑、咳嗽及呼吸困难等，可出现致命性大出血。晚期患者常有消瘦、贫血、营养不良、恶病质等体征，当癌细胞转移时，可触及肿大而坚硬的浅表淋巴结，或肿大而有结节的肝。

【辅助检查】

内镜与活组织检查是发现与诊断食管癌的首选方法，食管黏膜脱落细胞检查主要用于食管癌高发区现场普查。

【诊断要点】

进行性吞咽困难，以进食粗糙的固体食物时为甚，胃镜及病理检查或 X 线钡餐检查可明确诊断，B 超、CT 等可确定其病变范围，发现有无淋巴结及肝脏等器官转移。

【鉴别诊断】

早期无吞咽困难时应与食管炎、食管憩室和食管静脉曲张相鉴别。吞咽困难应与食管良性肿瘤、贲门失弛缓症和食管良性狭窄等鉴别。

【治疗】

（一）西医治疗

包括外科手术治疗、放疗、化疗、综合治疗和内镜介入治疗。

1. 手术是治疗食管癌的首选方法。若全身情况良好、有较好的心肺功能储备、无明显远处转移征象者，可考虑手术治疗。

2. 放疗和术前综合治疗，可增加手术切除率，也能提高远期生存率。

3. 采用化疗与手术治疗相结合或与放疗、中医药治疗相结合的综合治疗，可提高疗效，或使食管癌患者症状缓解，存活期延长。

4. 治疗中要定期检查血常规和肝肾功能，并注意药物反应。对于高龄或因其他疾病不能行外科手术治疗的早期患者，也可选择内镜治疗。

（二）中医治疗

食管癌属于中医学中"噎膈"范畴，病位在食道，属胃气所主。脾、肝、肾功能失调，导致气、痰、血互结，食管狭窄。

辨证论治

（1）痰气交阻证

症状：吞咽不顺有梗阻感，胸膈痞闷或疼痛，情志舒畅时症状有减轻，饮食可进，嗳气或呃逆，或呕吐痰涎及食物，口干易烦，舌质偏红、苔薄腻，脉弦滑。

治法：开郁化痰，润燥降气。

方药：启膈散（《医学心悟》）加减：沙参 15g，丹参 15g，茯苓 9g，川贝母 6g，郁金 3g，砂仁壳 3g，荷叶 2 个，杵头糠 1.5g。

（2）热结津伤证

症状：吞咽时胸膈梗涩而痛，食物难下，饮水可入，身体逐渐消瘦，五心烦热，口干咽燥，大便干结，舌红而干或带裂纹，脉细数。

治法：清热散结，滋阴润燥。

方药：五汁安中饮（经验方）加减：牛乳 60mL，韭汁 10mL，生姜汁 10mL，藕汁 10mL，梨汁 10mL。

（3）痰瘀内结证

症状：胸膈刺痛固定，吞咽梗阻，或食入即吐，甚至水难饮下，或呕吐痰涎水液，或吐出物如赤豆汁，夹有腐肉，身体消瘦，精神疲乏，肌肤甲错，舌淡青紫、苔腻，脉细涩。

治法：养血祛瘀，破结软坚。

方药：通幽汤（《兰室秘藏》）加减：炙甘草 3g，红花 6g，生地黄 15g，熟地黄 15g，升麻 9g，桃仁 15g，当归 15g。

（4）阴亏血少证

症状：胸膈干涩而疼痛，饮食难下，身体消瘦，肌肤枯燥，五心燥热，大便坚干如羊屎，或大便数日不行，舌质红而少津，脉细数无力。

治法：滋阴养血，开郁散结。

方药：沙参麦冬汤（《温病条辨》）加减：北沙参 10g，玉竹 10g，麦冬 10g，天花粉 15g，白扁豆 10g，桑叶 6g，生甘草 3g。

（5）气虚阳微证

症状：吞咽梗阻，长期饮食不下，面色苍白而浮肿，精神疲惫，形寒气短，泛吐清涎，足肿腹胀，甚至二便不通，舌淡胖、苔白，脉细弱。

治法：温补脾肾，益气回阳。

方药：补气运脾汤（《证治准绳》）加减：人参 6g，白术 9g，橘红 6g，茯苓 6g，黄芪 9g（蜜炙），砂仁 3g，甘草 3g。

【转诊建议】

食管癌的早期发现和早期诊断十分重要，凡年龄在 50 岁以上（高发区在 40 岁以上）出现进食后胸骨后停滞感或吞咽困难者，应及时做内镜检查以明确诊断。对于检查高度疑似食管癌的患者，建议转诊进一步检查诊治，以免延误病情。

第三节　胃癌

胃癌是起源于胃黏膜上皮的恶性肿瘤，好发年龄在 50 岁以上，男女发病率之比为 2:1。胃癌可发生于胃的任何部位，其中半数以上发生于胃窦部，胃大弯、胃小弯及前后壁均可受累。

【病因】

环境、饮食及幽门螺杆菌感染等多种因素均与胃癌的发生相关。胃癌有一定的家族聚集倾向，与遗传易感性有关。

【临床表现】

1. 早期胃癌患者多无明显症状，少数人有恶心、呕吐或上腹部隐痛，常难以引起足够的重视。随着肿瘤的生长才出现较为明显的症状，但均缺乏特异性。

2. 上腹部疼痛与体重减轻是进展期胃癌最常见的症状。患者常有较为明确的上消化道症状，如上腹部不适、进食后饱胀，随着病情进展上腹部疼痛加重，食欲下降、乏力。

3. 贲门胃底癌可有胸骨后疼痛和进行性吞咽困难。

4. 幽门附近的胃癌有呕吐等幽门梗阻表现。当肿瘤侵犯血管后，可有呕血、黑便等消化道出血症状。

5. 肿瘤侵犯胰腺被膜，可出现向腰背部放射的持续性疼痛。

6. 肿瘤溃疡穿孔则可引起剧烈疼痛，甚至出现腹膜刺激征。

7. 肿瘤出现肝门淋巴结转移或压迫胆总管时，可出现黄疸。

8. 远处淋巴结转移时，可在左锁骨上触及肿大的淋巴结。

9. 晚期胃癌患者常可出现贫血、消瘦、营养不良甚至恶病质等表现。

【辅助检查】

1. 胃镜检查：直接观察胃黏膜病变的部位和范围，并可获取病变组织做病理学检查，是诊断胃癌的最有效方法。

2. 腹部超声：主要用于观察胃的邻近脏器（特别是肝、胰）受浸润及淋巴结转移的情况。

【诊断要点】

临床表现结合胃镜检查和组织病理学检查可明确诊断。

【临床分类】

按大体形态可分为早期胃癌、进展期胃癌；按组织病理学分类可分为腺癌、腺鳞癌、鳞癌、类癌等，绝大多数是腺癌；按发病部位分类可分为胃底贲门癌、胃体癌、胃窦癌等。

【鉴别诊断】

本病需要与浅表性胃炎、功能性消化不良、胃溃疡、胃息肉、胃平滑肌瘤及肉瘤等相鉴别。

【治疗】

（一）西医治疗

早期胃癌可在内镜下行电凝切除或剥离切除术。如判断为内镜下不能完全切除者多选择外科手术，手术治疗分为根治性手术和姑息性手术。化疗用于根治性手术的术前、术中和术后，可延长生存期。

（二）中医治疗

本病可归属于中医学中"胃痛""反胃""积聚"等范畴。红藤、藤梨根、龙葵、半枝莲、黄连、生地黄、牡丹皮等具有一定的抗肿瘤作用。

辨证论治

（1）脾气虚证

症状：食少，腹胀，便溏，乏力，舌淡、苔白，脉缓弱。

治法：健脾益气。

方药：四君子汤（《太平惠民和剂局方》）加减：党参9g，白术9g，茯苓9g，炙甘草6g，陈皮5g，蒲公英15g。

中成药：补中益气丸、香砂六君子丸。

（2）胃阴虚证

症状：胃脘嘈杂，灼痛，饥不欲食，五心烦热，失眠多梦，舌红、少苔、乏津，脉细数。

治法：养阴生津。

方药：益胃汤（《温病条辨》）加减：沙参9g，麦冬15g，生地黄15g，玉竹10g，冰糖3g。

中成药：摩罗丹、阴虚胃痛胶囊。

（3）血虚证

症状：胃脘不适，乏力，心悸，面色无华，舌质淡，脉细无力。

治法：补血益气。

方药：四物汤（《太平惠民和剂局方》）加减：黄芪30g，当归15g，熟地黄15g，白芍10g，川芎8g，鸡内金5g，木瓜10g。

中成药：归脾丸、人参养荣丸。

（4）脾肾阳虚证

症状：脘腹冷痛，久泄久痢，水肿，畏寒，舌淡胖、苔白滑，脉沉迟无力。

治法：温补脾肾。

方药：附子理中汤（《三因极一病证方论》）合右归丸（《景岳全书》）加减：人参10g，干姜10g，附子10g（先煎），熟地黄30g，山药30g，山茱萸15g，枸杞子15g，菟丝子10g，杜仲15g，当归10g，炙甘草10g。

中成药：金匮肾气丸。

（5）热毒证

症状：胃脘灼痛，消谷善饥，大便秘结，口干舌燥，面红目赤，舌红、苔黄，脉滑数。

治法：清热解毒。

方药：清胃散（《脾胃论》）合泻心汤（《金匮要略》）加减：龙葵30g，半枝莲30g，黄连6g，生地黄15g，牡丹皮9g，当归身6g。

中成药：西黄丸、抗癌平丸。

（6）痰湿证

症状：脘腹痞满，食少纳呆，身困疲乏，头昏，舌苔腻，脉弦滑。

治法：化痰利湿。

方药：二陈汤（《太平惠民和剂局方》）加减：法半夏9g，橘红15g，茯苓9g，炙甘草5g，陈皮9g，枳实10g。

中成药：二陈丸、平胃丸。

（7）血瘀证

症状：脘腹疼痛，或有出血，面色紫暗，舌质紫暗、或见瘀斑瘀点，脉多细涩，或结、代。

治法：活血化瘀。

方药：膈下逐瘀汤（《医林改错》）加减：当归9g，川芎6g，桃仁9g，牡丹皮6g，赤芍6g，乌药6g，延胡索10g，甘草9g，香附5g，红花9g，枳壳10g。

中成药：安替可胶囊。

（8）肝胃不和证

症状：脘胁胀痛，嗳气，吞酸，情绪抑郁，舌淡红、苔薄白或薄黄，脉弦。

治法：疏肝和胃。

方药：柴胡疏肝散（《景岳全书》）加减：柴胡6g，枳壳5g，芍药5g，陈皮6g，香附5g，川芎3g，炙甘草5g。

中成药：逍遥丸、柴胡疏肝丸、舒肝和胃丸。

【转诊建议】

胃癌为常见恶性肿瘤且早期症状不典型，故早期误诊率高。临床遇到有消化道症状且有胃癌高危因素的患者应建议其行胃镜检查，不可长期按照慢性胃炎处置。急性消化道大出血和幽门梗阻是胃癌的常见急症。当胃癌患者并发急性大出血时，多数同时伴有恶心、上腹部不适或疼痛，出血量较多的会出现头昏、眼花、出冷汗、全身乏力、面色苍白、血压下降等休克的表现。患者合并幽门梗阻主要症状是呕吐隔夜食物，多会伴有疼痛。以上情况需尽快前往上级医院急诊救治。

【疾病管理】

基层医师应加大对胃癌防治的宣传，积极鼓励早期根治幽门螺杆菌感染，对高危人群定期复查胃镜，这些措施对于预防胃癌非常重要。以下人群需高度警惕胃癌。

1. 胃溃疡患者经严格内科治疗症状仍无好转者。

2. 40 岁以后出现中上腹部不适或疼痛，无明显节律性并伴有明显食欲下降和消瘦者。

3. 年龄 40 岁以上，既往有慢性萎缩性胃炎或不典型增生，近期症状加重者。

4. 既往有慢性胃病史，粪便隐血试验阳性持续 2 周以上者。

5. 胃息肉大于 2cm 者。

第四节　结直肠癌

结直肠癌为我国常见恶性肿瘤，是癌症死亡的主要原因之一。结直肠癌 70% 发生于左侧，尤以乙状结肠和直肠最多见。

【病因】

病因尚不明确，与遗传、环境和生活方式等多方面因素有关。危险因素包括炎症性肠病、红肉和加工肉类过多摄入、高脂肪饮食、糖尿病、肥胖、吸烟、大量饮酒等。

【临床表现】

结直肠癌起病隐匿，早期常仅见粪便隐血阳性，随后可出现以下症状。

1. 排便习惯与粪便性状改变

常为结直肠癌早期表现，多见血便或粪便隐血阳性，也可表现为顽固性便秘，大便形状变细，或腹泻与便秘交替出现，粪质无明显黏液脓血，多见于右侧结直肠癌。

2. 腹痛

多见于右侧结直肠癌，表现为右腹钝痛，可出现餐后腹痛，结直肠癌并发肠梗阻时腹痛加重或为阵发性绞痛。

3. 直肠及腹部肿块

直肠癌患者指检可见直肠肿块，质地坚硬。腹部肿块提示结直肠癌中晚期。

4. 全身情况

可有贫血、低热，多见于右侧结直肠癌，晚期患者多有进行性消瘦、恶病质、腹腔积液等。

【辅助检查】

粪便隐血试验简便易行，可作为早期筛查、早期诊断结直肠癌的线索。结直肠镜检查具有确诊价值。

【诊断要点】

1. 近期出现持续性腹部不适、隐痛、胀气，经一般治疗症状不缓解。

2. 无明显诱因的大便习惯改变，如腹泻或便秘等。

3. 粪便带脓血、黏液或血便，但无痢疾、肠道慢性炎症等病史。

4. 结肠部位出现肿块，原因不明的贫血或体重减轻。

出现上述临床表现时，应详细询问病史，及时进行全结直肠镜检查以明确诊断。对于基层医师来讲，最重要的是积极宣传结直肠癌的预防知识，鼓励有家族史或高危因素的患者定期检查结直肠镜，早期发现癌前病变或早期诊断结直肠癌，减少误诊率。

【鉴别诊断】

结直肠癌最容易误诊为痔疮、肠炎、便秘等良性疾病，近年来我国结直肠癌发病率逐年增高，基层医师必须加强对早期发现结直肠癌的警惕性，对可疑患者积极动员其尽早行结直肠镜检查，或尽早寻求专业医师就诊。

【治疗】

（一）西医治疗

西医治疗结直肠癌的方案是以手术切除为主的综合治疗方案，多数情况下需要配合化疗、放疗。

（二）中医治疗

对于结直肠癌，在西医手术及化疗、放疗的同时配合中医药治疗可以起到一定的辅助治疗作用，对于无西医治疗指征或不能耐受西医治疗的患者，也可以辨证运用中医药治疗。

辨证论治

（1）寒湿阻滞证

症状：脘闷食少，腹痛，隐痛，遇寒痛甚，得温痛减，口淡不渴，形寒肢冷，小便清长，大便清稀，甚则如水样或大便艰涩肠鸣，里急后重，舌质淡、苔白或白腻，脉沉紧。

治法：温化寒湿。

方药：理中汤（《伤寒论》）加减：人参5g，干姜10g，白术5g，炙甘草10g，厚朴15g，薏苡仁30g。

中成药：小建中颗粒、附子理中丸。

（2）湿热蕴结证

症状：腹胀或痛，口干口苦，烦渴引饮，或泻下不爽，粪色黄褐臭秽，肛门灼热，里急后重，或大便秘结，小便短赤，舌质红、苔黄腻，脉弦滑或滑数。

治法：清热化湿。

方药：香连丸（《中华人民共和国药典》）合四妙丸（《成方便读》）加减：黄连5g，木香10g，黄柏10g，苍术10g，薏苡仁30g，白花蛇舌草20g。

中成药：抗癌平丸。

（3）气滞血瘀证

症状：腹痛胀闷，或刺痛，时作时止，嗳气频作，情绪不佳时加重，肠鸣矢气，大便干结，或大便溏稀，里急后重，舌质暗或有瘀斑、苔薄白，脉弦或涩。

治法：行气化滞，活血化瘀。

方药：血府逐瘀汤（《医林改错》）加减：当归10g，生地黄15g，桃仁10g，红花5g，枳壳15g，赤芍10g，柴胡10g，炙甘草10g，桔梗10g，川芎10g，牛膝15g。

中成药：复方斑蝥胶囊、平消胶囊。

（4）脾虚湿瘀证

症状：气短懒言，肢倦乏力，纳呆，腹部满闷，甚则腹胀腹痛，或有刺痛，便秘或大便溏薄，里急后重，舌质淡暗、苔白或白腻，脉细涩。

治法：健脾化湿，活血化瘀。

方药：参苓白术散（《太平惠民和剂局方》）加减：白扁豆20g，党参15g，白术15g，茯苓15g，炙甘草10g，山药30g，莲子15g，桔梗10g，薏苡仁30g，砂仁10g，白花蛇舌草20g，莪术10g。

中成药：健脾丸、香砂平胃丸。

（5）脾气虚弱证

症状：神倦乏力，面色萎黄，食少纳呆，腹胀或腹痛隐隐，大便溏薄，夹有不消化食物残渣，或便血色淡，大便时干结，排便无力，舌质淡、苔白，脉细弱。

治法：健脾益气。

方药：香砂六君子汤（《古今名医方论》）加减：人参10g，白术15g，茯苓15g，炙甘草10g，陈皮10g，法半夏9g，砂仁10g，木香10g。

中成药：四君子丸、参苓白术丸。

【转诊建议】

结直肠癌为常见恶性肿瘤且早期症状不典型，故早期误诊率高。临床遇到大便习惯改变、便血等症状的患者，以及有结直肠癌高危因素的患者应建议其到当地医院行结直肠镜检查，不可在缺乏依据的前提下按照肠炎或痔疮草率处置。

【疾病管理】

结直肠癌术后仍应密切随访以防复发，控制发病危险因素，注意保持适中的BMI（18.5～23.9）和体型（女性腰围＜80cm，男性腰围＜85cm），戒烟戒酒，减少红肉及加工肉的摄入，增加膳食纤维的摄取，规律运动等。

第五节　子宫颈癌

子宫颈癌是最常见的妇科恶性肿瘤。高发年龄为50～55岁，但近年来发病年龄有提前的趋势。由于子宫颈癌筛查的普及，子宫颈癌和癌前病变可得到早期发现和治疗，其发病率和病死率明显下降。

【病因】

子宫颈癌由人乳头瘤病毒（HPV）感染导致的子宫颈上皮内瘤变（cervical intra-epithelial neoplasia，CIN）转变而来。高危因素包括多个性伴侣、性生活过早（＜16

岁)、分娩次数多、吸烟、性传播疾病、经济状况低下、口服避孕药和免疫缺陷等。

【临床表现】

早期子宫颈癌常无明显症状和体征。子宫颈管型患者因子宫颈外观正常易漏诊或误诊。随病变发展，可出现以下表现。

1. 主要症状

（1）阴道流血：常表现为接触性出血，即性生活或妇科检查后阴道流血。也可表现为不规则阴道流血，或经期延长、经量增多。老年患者常为绝经后不规则阴道流血。出血量根据病灶大小、侵及间质内血管情况而不同，若侵蚀大血管可引起大出血。一般外生型癌出血较早、量多，内生型癌出血较晚。

（2）阴道排液：多数患者有白色或血性、稀薄如水样或米泔状、有腥臭味的阴道排液。晚期患者因癌组织坏死伴感染，可有大量米泔样或脓性恶臭白带。

（3）晚期症状：根据癌灶累及范围出现不同的继发性症状。如尿频、尿急、便秘、下肢肿痛等；癌肿压迫或累及输尿管时，可引起输尿管梗阻、肾盂积水及尿毒症；晚期可有贫血、恶病质等全身衰竭症状。

2. 体征

微小浸润癌可无明显病灶，子宫颈光滑或糜烂样改变。随病情发展，可出现不同体征。外生型子宫颈癌可见息肉状、菜花状赘生物，常伴感染，质脆易出血；内生型表现为子宫颈肥大、质硬、子宫颈管膨大；晚期癌组织坏死脱落，形成溃疡或空洞伴恶臭。阴道壁受累时，可见赘生物生长或阴道壁变硬；宫旁组织受累时，双合诊、三合诊检查可扪及子宫颈旁组织增厚、结节状、质硬或形成冰冻骨盆状。

【辅助检查】

1. 子宫颈细胞学检查：是 CIN 及早期子宫颈癌诊断的必需步骤。细胞学检查特异性高，但敏感性较低。可选用巴氏涂片法或液基细胞涂片法。HPV 感染后，出现典型的细胞学改变，可见挖空细胞、不典型角化不全细胞及反应性外底层细胞，提示 HPV 感染。子宫颈细胞学检查可发现鳞状上皮异常，包括：①不典型鳞状细胞、低度鳞状上皮内病变、高度鳞状上皮内病变和鳞状细胞癌；②腺上皮改变：包括不典型腺上皮细胞、腺原位癌、腺癌，以及其他恶性肿瘤。

2. 高危型 HPV 检测：高危型 HPV 持续感染是子宫颈癌发生的必要条件。高危型包括 HPV16、18、31、33、35、39、45、51、52、56、58、59、66、68 等，与癌前病变相关。HPV 的 DNA 检测敏感性较高，特异性较低。可与细胞学联合用于子宫颈癌筛查。

3. 阴道镜检查：若细胞学筛查为无明确诊断意义的不典型鳞状细胞，并高危 HPV DNA 检测阳性，或低度鳞状上皮内病变及以上者，应做阴道镜检查。

4. 子宫颈活检：是确诊子宫颈鳞状上皮内瘤变的最可靠的方法。

5. 根据具体情况选择胸部 X 线或 CT 平扫、静脉肾盂造影、膀胱镜检查、直肠镜检查、超声检查及盆腔或腹腔增强 CT、磁共振、PET – CT 等影像学检查。

【临床分期】

采用国际妇产科联盟（FIGO，2018 年）制定的宫颈癌临床分期，见表 9 – 1。临床分期在治疗前进行，治疗后不再更改。

表 9 – 1　FIGO 2018 宫颈癌分期

分期	描述
Ⅰ期	癌症仅局限于子宫颈（扩散至子宫体者不予考虑）
ⅠA	显微镜下诊断的浸润癌，最大浸润深度≤5.0mm[①]
ⅠA1	间质浸润深度≤3.0mm
ⅠA2	间质浸润深度 >3.0mm 而≤5.0mm
ⅠB	最大浸润深度 >5.0mm 的浸润癌（大于ⅠA 的范围）；病变局限在子宫颈，病变大小为肿瘤最大直径[②]
ⅠB1	间质浸润深度 >5.0mm 而最大径线≤2.0cm 的浸润癌
ⅠB2	最大径线 >2.0cm 而≤4.0cm 的浸润癌
ⅠB3	最大径线 >4.0cm 的浸润癌
Ⅱ期	子宫颈癌侵犯至子宫外，但未扩散到阴道下 1/3 或骨盆壁
ⅡA	累及阴道上 2/3，无子宫旁浸润
ⅡA1	浸润癌最大径线≤4.0cm
ⅡA2	浸润癌最大径线 >4.0cm
ⅡB	子宫旁浸润，但未达骨盆壁
Ⅲ期	癌症累及阴道下 1/3 和（或）扩散到骨盆壁和（或）导致肾积水或无功能肾和（或）累及盆腔和（或）腹主动脉旁淋巴结
ⅢA	癌症累及阴道下 1/3，未扩散到骨盆壁
ⅢB	扩散到骨盆壁和（或）肾积水或无功能肾（明确排除其他原因所致）
ⅢC	盆腔和（或）腹主动脉旁淋巴结受累（包括微小转移），不论肿瘤的大小与范围（采用 r 与 p 标注）[③]
ⅢC1	只有盆腔淋巴结转移
ⅢC2	腹主动脉旁淋巴结转移
Ⅳ期	癌症已扩散超出真骨盆或已累及膀胱或直肠黏膜（活检证实）。出现泡状水肿不足以诊断为Ⅳ期
ⅣA	扩散至邻近的器官
ⅣB	转移至远处器官

注：①：所有的分期，都可以利用影像学和病理学检查结果来辅助临床所见而判定肿瘤的大小与浸润深度，病理学检查结果优于影像学。②：脉管受累不改变分期，不再考虑病灶的横向范围。③：r 与 p 的加入是为了标注诊断Ⅲ C 期的依据来源，例如，影像提示盆腔淋巴结转移，则分期为Ⅲ C1r 期，当病理学检查确诊后，就成为Ⅲ C1p 期。

分期需注意以下 4 点：①需 2 名及以上高年资医师共同查体，明确临床分期，有条件时最好在麻醉状态下行盆腔检查；②分期有分歧时以分期较早的为准；③允许影像学和病理学检查结果用于分期；④微小浸润癌诊断必须根据子宫颈锥切标本由有经验的病理科医师作出诊断。

【诊断要点】

早期病例的诊断应采用子宫颈细胞学检查和（或）HPV 检测、阴道镜检查、子宫颈活组织检查的"三阶梯"程序，确诊依据为组织病理学诊断。子宫颈有明显病灶者，可直接在病灶处取材。

【鉴别诊断】

主要依据子宫颈活组织病理检查，与有类似临床症状或体征的各种子宫颈病变相鉴别。

1. 子宫颈良性病变：子宫颈柱状上皮异位、子宫颈息肉、子宫颈子宫内膜异位症和子宫颈结核性溃疡等。

2. 子宫颈良性肿瘤：子宫颈管肌瘤、子宫颈乳头瘤等。

3. 子宫颈转移性癌等。

【治疗】

（一）西医治疗

根据临床分期、患者年龄、生育要求、全身情况、医疗技术水平及设备条件等，综合考虑制定适当的个体化治疗方案。采用手术和放疗为主，化疗为辅的综合治疗。

1. 手术治疗

手术的优点是年轻患者可保留卵巢及阴道功能。主要用于早期子宫颈癌（ⅠA ～ ⅡA 期）患者。

2. 放射治疗

（1）根治性放疗：适用于部分ⅠB2 期、ⅡA2 期、ⅡB ～ ⅣA 期患者和全身情况不适宜手术的早期患者。

（2）辅助放疗：适用于手术后病理检查发现有中、高危因素的患者。

（3）姑息性放疗：适用于晚期患者局部减瘤放疗或对转移病灶姑息放疗。

3. 全身化疗

全身化疗包括全身化疗和靶向治疗、免疫治疗。化疗主要用于晚期、复发转移患者和根治性同期放化疗，也可用于手术前后的辅助治疗。常用抗癌药物有顺铂、卡铂、紫杉醇、拓扑替康等，多采用静脉联合化疗，也可用动脉局部灌注化疗。

（二）中医治疗

采用标本兼治、攻补兼施、全身与局部治疗相结合的原则。全身治疗以辨证论治为主，以改善全身功能为主要目的，在配合手术及放、化疗时能起到独特的作用。局部治疗是中医治疗子宫颈癌的主要特色。

辨证论治

（1）肝郁化火证

症状：阴道流血淋漓不断，或带下量多，色白或赤白相兼，有臭味，烦躁易怒，胸胁少腹胀痛，食欲不振，舌苔薄白或微黄，脉弦或弦数。

治法：疏肝理气，解毒散结。

方药：丹栀逍遥散（《内科摘要》）加减：牡丹皮15g，炒栀子10g，当归10g，白芍10g，柴胡6g，白术10g，茯苓10g，甘草6g，煨姜6g，薄荷6g，半边莲10g，白花蛇舌草10g，土茯苓10g，椿根白皮10g。

（2）湿热瘀毒证

症状：带下量多，为杂色秽水，或如米泔汤，或似洗肉血水，或如脓性，秽臭难闻，或阴道流血淋漓不断，甚者突然大量出血，小腹疼痛，溲黄便结，舌质红或见瘀点瘀斑，脉滑数。

治法：清热利湿，化瘀解毒。

方药：宫颈抗癌汤（《现代中医妇科学》）加减：黄柏10g，茵陈10g，薏苡仁30g，土茯苓10g，赤芍10g，牡丹皮10g，蒲公英10g，半枝莲10g，黄药子10g，白花蛇舌草10g，败酱草15g，紫草10g。

（3）脾肾阳虚证

症状：带下量多，色白质稀，秽臭不重，或阴道流血淋漓不断，或突然下血量多，神疲倦怠，四肢不温，纳少便溏，腰脊冷痛，舌淡胖、边有齿痕，苔白，脉沉细弱。

治法：温肾健脾，化浊解毒。

方药：肾气丸（《金匮要略》）合理中汤（《伤寒论》）加减：熟地黄10g，山药10g，山茱萸10g，茯苓10g，牡丹皮10g，桂枝6g，泽泻10g，附子6g（先煎），党参10g，白术10g，干姜6g，炙甘草6g，薏苡仁20g，白花蛇舌草10g。

（4）肝肾阴虚证

症状：阴道流血淋漓不断，或带下赤白相兼，质稠，有臭味，形体消瘦，头晕耳鸣，五心烦热，口干便秘，腰膝酸软，舌质红、苔少，脉细数。

治法：滋阴清热，佐以解毒。

方药：知柏地黄丸（《医宗金鉴》）加减：熟地黄10g，山药10g，山茱萸10g，茯苓10g，泽泻10g，牡丹皮10g，知母6g，黄柏6g，紫草6g，白花蛇舌草10g，半边莲10g。

【转诊建议】

1. 子宫颈脱落细胞学检查结果提示无明确诊断意义的不典型鳞状细胞（ASCUS）

或低度鳞状上皮内病变（LSIL），或 HPV 检测结果提示高危型 HPV 尤其是 16、18 型 HPV 阳性者，需行阴道镜检查，因设备或技术原因无法在基层医疗机构进行检查者。

2. 子宫颈脱落细胞学检查或阴道镜组织病理学检查结果提示高度鳞状上皮内病变（HSIL）、宫颈鳞癌，即 CIN2 级或 CIN3 级者。

3. 有 ASCUS 诊断病史经治疗 6 个月后复查子宫颈脱落细胞，结果仍提示 ASCUS 及以上病理结果者。

4. 临床检查发现肉眼可见的子宫颈溃疡、包块（肿物）或赘生物、肉眼可疑癌者和反复接触性出血者。

5. 子宫切除术后或宫颈锥切术后细胞学检查提示细胞学异常和（或）HPV 阳性者。

6. 妊娠期妇女和 21～24 岁女性子宫颈癌筛查结果异常者。

7. 肿瘤标志物癌胚抗原（CEA）、CA199 阳性且 HPV 或细胞学检测阳性及有阳性病史者。

8. HPV、细胞学检测阳性且处于妊娠期、哺乳期、伴有严重的肝肾功能异常、心力衰竭、免疫系统疾病、血液系统疾病等全身系统性疾病者。

【预防】

子宫颈癌是可以预防的肿瘤。

1. 推广 HPV 预防性疫苗接种（一级预防），通过阻断 HPV 感染预防子宫颈癌的发生。

2. 普及、规范子宫颈癌筛查，早期发现 CIN（二级预防）；及时治疗高级别病变，阻断子宫颈浸润癌的发生（三级预防）。

3. 开展预防子宫颈癌知识宣传，提高预防性疫苗注射率和筛查率，建立健康的生活方式。

第十章 风湿免疫科

第一节 类风湿关节炎

类风湿关节炎 (rheumatoid arthritis，RA) 是以侵蚀性、对称性多关节炎为主要表现的全身性自身免疫性疾病。常导致关节结构破坏、畸形和功能丧失，严重者可出现内脏器官的损害。35～50 岁女性多发，男女患病比例约为 1:4。

【病因】

类风湿关节炎的病因尚未确定，但基本可以明确，环境因素 (病原体、吸烟等) 和遗传因素之间的相互作用与之相关。

【临床表现】

1. 关节症状

主要表现为对称性的关节疼痛、肿胀、晨僵，晨僵时间超过 1 小时。大小关节均可受累，以近端指间关节、掌指关节、腕关节、跖趾关节最常见，中晚期出现"天鹅颈""纽扣花"、尺侧偏斜等特征性畸变。

2. 关节外表现

(1) 类风湿结节：好发于关节隆突部位及受压部位。

(2) 肺部表现：多为肺间质病变、结节样改变、胸膜炎。

(3) 心脏表现：类风湿关节炎是发生心血管事件的独立危险因素。

(4) 其他：偶有轻微膜性肾病、肾小球肾炎、继发性干燥综合征。

【辅助检查】

1. 血常规：常见轻至中度贫血，活动期血小板可增高。

2. 炎性标志物：血沉 (ESR) 和 C 反应蛋白 (CRP) 升高，与疾病活动度相关。

3. 类风湿因子 (RF)：70% 的患者 RF 呈阳性。

4. 抗角蛋白抗体谱：抗环瓜氨酸肽抗体 (抗 CCP 抗体)、抗核周因子 (APF) 抗体、抗角蛋白抗体 (AKA)、抗聚角蛋白微丝蛋白抗体 (AFA) 等，对 RA 的诊断和预后评估有重要意义。

5. 影像学检查：

（1）X 线检查：可显示关节间隙狭窄、骨质破坏、骨侵蚀、半脱位等。

（2）磁共振成像：可显示关节滑膜水肿、骨髓水肿等。

（3）超声检查：可显示关节腔、关节滑膜、滑囊、关节腔积液、关节软骨厚度及形态等。

【诊断要点】

分类标准见表 10 - 1、表 10 - 2，2010 年分类标准更适合类风湿关节炎的早期诊断。

表 10 - 1　1987 年 ACR 类风湿关节炎分类标准

	条件	定义
1	晨僵	关节及其周围僵硬感至少持续 1 小时
2	≥3 个以上关节区的关节炎	观察到下列 14 个关节区（两侧的近端指间关节、掌指关节，腕、肘、膝、踝及跖趾关节）中至少 3 个有软组织肿胀或积液（不是单纯骨隆起）
3	手关节炎	腕、掌指或近端指间关节区中，至少有一个关节区肿胀
4	对称性关节炎	左右两侧关节同时受累（两侧近端指间关节、掌指关节及跖趾关节受累时，不一定绝对对称）
5	类风湿结节	观察到在骨突部位、伸肌表面或关节周围有皮下结节
6	类风湿因子阳性	任何检测方法证明血清中类风湿因子含量升高（该方法在健康人群中的阳性率 <5%）
7	影像学改变	在手和腕的后前位相上有典型的类风湿关节炎影像学改变：必须包括骨质侵蚀或受累关节及其邻近部位有明确的骨质脱钙

注：以上 7 条满足 4 条或 4 条以上并排除其他关节炎可诊断类风湿关节炎，条件 1～4 必须持续至少 6 周。

表 10 - 2　2010 年 ACR/EULAR 发布的 RA 分类标准

关节受累情况		得分（0～5 分）
受累关节数	受累关节	
1 个	中大关节	0
2～10 个	中大关节	1
1～3 个	小关节	2
4～10 个	小关节	3
>10 个	其中至少 1 个为小关节	5
血清学		得分（0～3 分）
RF 或抗 CCP 抗体均阴性		0

续　表

关节受累情况		得分（0~5分）
受累关节数	受累关节	
RF 或抗 CCP 抗体至少 1 项为低滴度阳性		2
RF 或抗 CCP 抗体至少 1 项为高滴度（超过正常值 3 倍以上）阳性		3
滑膜炎持续时间		得分（0~1分）
<6 周		0
≥6 周		1
急性时相反应物		得分（0~1分）
C 反应蛋白或血沉均正常		0
C 反应蛋白或血沉增高		1

注：①患者有至少 1 个关节肿痛，并存在滑膜炎证据（临床或超声或 MRI），同时排除其他疾病引起的关节炎；②上表总得分≥6 分；③有典型的放射学 RA 骨破坏改变。满足①②或①③即可诊断为 RA。

【鉴别诊断】

类风湿关节炎应与骨关节炎、痛风、反应性关节炎相鉴别。

1. 骨关节炎：两者均有关节肿痛，但骨关节炎好发于负重关节，若累及手部小关节者，以远端指间关节常见。关节晨僵时间不超过 30 分钟。RF 阴性，ESR 正常，可有 CRP 升高，X 线检查提示退行性改变，无侵蚀性改变。

2. 痛风：两者均有关节肿痛，但痛风多发于第一跖趾关节，起病骤急，数小时内症状达高峰，伴血尿酸升高。可见痛风石沉积或伴肾脏病变。

3. 反应性关节炎：两者均有关节肿痛，但反应性关节炎常有肠道或泌尿道感染病史，以非对称性寡关节炎为主，常伴有发热、乏力、尿道炎、宫颈炎、皮肤黏膜表现。RF 阴性，部分患者 HLA - B27 阳性。

【治疗】

（一）西医治疗

1. 非甾体抗炎药

用于缓解患者关节疼痛症状，不能起到延缓关节变形的作用。常见不良反应是胃肠道症状，其次为肝肾功能损害、凝血障碍、外周血细胞减少及水肿等。常用的药物有：双氯芬酸钠缓释片，1 日 75~150mg，分 1~2 次服用；布洛芬，1 日 1.2~2.4g，分 2~3 次服用；洛索洛芬钠，1 日 120~180mg，分 2~3 次服用。

2. 改善病情的抗风湿药（DMARDs）

首选氨甲蝶呤，每周 7.5~20.0mg，当存在用药禁忌时，考虑使用来氟米特，1 日 10~20mg，或艾拉莫德，1 次 25mg，1 日 2 次。可见胃肠道反应，肝肾功能异常等不良反应。

3. 生物制剂

对于常规治疗效果不佳者，可选用生物制剂，如肿瘤坏死因子–α（TNF–α）拮抗剂、两面神激酶（JAK）抑制剂等。

4. 糖皮质激素

用于重症或伴心、肺、眼等主要器官受累的 RA 患者。使用原则如下：小剂量（短效激素 10mg）、短疗程（同时使用 DMARDs，病情缓解后即逐渐减少激素用量）。

5. 植物药

雷公藤多苷，1 次 10～20mg，1 日 3 次；盐酸青藤碱，1 次 60～120mg，1 日 2 次；白芍总苷，1 次 0.6g，1 日 2～3 次。

（二）中医治疗

类风湿关节炎属中医学中"痹证""尪痹""历节"等范畴。在机体正气不足、营卫失调的基础上，感受风寒湿热之邪，闭阻经络，凝滞关节，气血运行不畅，不通则痛。

1. 辨证论治

（1）风湿痹阻证

症状：关节肌肉疼痛、肿胀，痛处游走不定，恶风，发热，或头痛，或汗出，肌肤麻木不仁，肢体沉重，舌质淡红、苔薄白，脉浮或滑。

治法：祛风除湿，通络止痛。

方药：羌活胜湿汤（《内外伤辨惑论》）加减：羌活 10g，独活 10g，防风 10g，姜黄 10g，威灵仙 10g，当归 10g，川芎 6g，木瓜 10g，秦艽 10g，甘草 6g。若发热明显者，加生石膏 20g，知母 10g；关节肿胀重着者，加萆薢 10g，苍术 10g；关节疼痛明显者，加没药 10g，儿茶 3g。

中成药：正清风痛宁缓释片、祛风止痛胶囊。

（2）寒湿痹阻证

症状：关节冷痛而肿，触之不温，皮色不红，遇寒痛增，得热痛减，关节屈伸不利，口淡不渴，恶风寒，阴雨天加重，肢冷，或畏寒喜暖，舌质淡、苔白或腻，脉弦或紧。

治法：温经散寒，除湿通络。

方药：乌头汤（《备急千金要方》）加减：制川乌 3g（先煎），炙麻黄 10g，黄芪 10g，细辛 3g，秦艽 10g，白芍 10g，防风 10g，当归 10g，甘草 6g。畏寒者，加干姜 10g；关节肿胀明显者，加防己 10g；疼痛夜甚，屈伸不利者，加鸡血藤 10g，桂枝 10g。

中成药：追风透骨胶囊、盘龙七片。

（3）湿热痹阻证

症状：关节红肿热痛，触之有热感，皮色发红，发热，晨僵，口渴或渴不欲饮，心烦，汗出，小便黄，舌质红、苔黄厚或黄腻，脉滑数或弦滑。

治法：清热祛湿，活血通络。

方药：宣痹汤（《温病条辨》）合四妙丸（《成方便读》）加减：防己 15g，杏仁 15g，滑石 15g（包煎），薏苡仁 15g，连翘 10g，半夏 9g，赤小豆 10g，苍术 10g，黄柏 10g，牛膝 10g。发热明显者，加羚羊角粉 0.3g（吞服），牡丹皮 10g，赤芍 10g；口渴者，加麦冬 10g，石斛 10g，芦根 10g；大便秘结者，加生大黄 10g，虎杖 10g。

中成药：金藤清痹颗粒、湿热痹片。

（4）痰瘀痹阻证

症状：关节肿胀刺痛，或疼痛夜甚，关节局部肤色晦暗，皮下硬结，关节屈伸不利，僵硬变形，肌肤甲错或干燥无泽，肢体麻木，舌质紫暗、有瘀点或瘀斑、苔腻，脉沉细涩或沉滑。

治法：活血祛瘀，化痰通络。

方药：身痛逐瘀汤（《医林改错》）加减：桃仁 10g，红花 10g，当归 10g，川芎 6g，五灵脂 6g（包煎），秦艽 5g，羌活 3g，牛膝 10g，乳香 6g，地龙 6g，白芥子 10g，陈皮 6g，半夏 9g，茯苓 10g，甘草 6g。关节剧痛者，加全蝎 6g，蜈蚣 2 条。

中成药：盘龙七片、瘀血痹胶囊。

（5）肝肾亏虚证

症状：关节疼痛或酸痛，屈伸不利，晨僵，关节畸形，腰膝酸软，头晕目眩，耳鸣，咽干，潮热盗汗，尿频，夜尿多，舌质红、苔白或少苔，脉细数。

治法：补益肝肾，通络止痛。

方药：独活寄生汤（《备急千金要方》）加减：独活 10g，防风 10g，秦艽 10g，桑寄生 10g，杜仲 10g，牛膝 10g，当归 10g，川芎 6g，白芍 10g，生地黄 10g，党参 10g，茯苓 10g，肉桂 6g，细辛 3g，甘草 6g。五心烦热者，加鳖甲 10g（先煎），青蒿 20g（后下），知母 10g；关节疼痛者，加乌梢蛇 6g，青风藤 10g，没药 6g。

中成药：益肾蠲痹丸、尪痹片。

（6）气血亏虚证

症状：关节酸痛或隐痛，劳作后加重，肌肤麻木，神疲乏力，食少纳差，形体消瘦，面色无华，唇甲色淡，心悸气短，头晕目花，舌淡、苔薄白，脉细弱或沉细无力。

治法：益气养血，和营通络。

方药：黄芪桂枝五物汤（《金匮要略》）加减：黄芪 10g，桂枝 10g，白芍 10g，生姜 10g，大枣 4 枚，当归 6g，防风 10g，甘草 6g。血虚明显者，加阿胶 6g（烊化），熟地黄 10g；气虚明显者，加黄精 10g；脾虚便溏，加炒白术 10g，茯苓 10g；兼血瘀者，加川芎 10g，鸡血藤 10g。

中成药：痹祺胶囊。

2. 中医特色疗法

中药外敷法、中药泡洗或熏蒸法、针灸疗法、针刀微创治疗、中药蜡疗、推拿按摩疗法、穴位贴敷及穴位注射疗法均能有效缓解关节疼痛，改善患者关节功能，提高患者的生存质量。

（1）穴位贴敷：常用药物有威灵仙、蜀椒、透骨草、细辛等，贴敷穴位主要选用肾俞、犊鼻、足三里、三阴交等，可采用冬病夏治的方式。

（2）熏蒸法：可使用不同中药起到疏通腠理、补肾强督、散寒通络、活血化瘀等不同治疗作用。例如使用秦艽、羌活、独活、防风、桂枝、延胡索、杜仲、牛膝等，用水煎煮 20 分钟，趁热熏蒸患处即可。

【转诊建议】

当患者 RA 治疗未达标，且处于中/高疾病活动度，建议转往上级医院专科诊治；对于无法明确诊断为 RA，或需要 DMARDs、生物制剂、糖皮质激素治疗，或合并严重并发症、慢性病、感染、手术指征等，或有关节外临床表现需要进一步检查治疗的患者，均建议转往上级医院进一步诊治。

第二节　干燥综合征

干燥综合征（Sjögren's syndrome，SS）是一种主要累及外分泌腺体，尤其是涎腺和泪腺，并伴有系统损害的慢性自身免疫性疾病。临床表现以口、眼干燥和腮腺肿大为主，可伴有多器官、多系统损害。本病多见于女性，男女之比约为 1:9，发病年龄多在 40～50 岁。

【病因】

干燥综合征的发生可能与遗传易感因素、病毒诱发因素等有关。

【临床表现】

本病起病多呈隐匿和慢性进行性，临床首发症状表现不一，病情轻重差异较大，可累及全身多个系统。

1. 局部损害

（1）口干症：口干、猖獗龋齿、腮腺炎、舌痛等。

（2）眼干症：眼部干涩、磨砂感和充血，严重者视力下降。

（3）其他腺体：鼻、硬腭、气道、消化道、阴道的外分泌腺体均可受累而出现相应的干燥症状。

2. 系统损害

（1）全身症状：发热、乏力、淋巴结肿大等。

（2）皮肤：下肢紫癜样皮疹，呈粟米粒大小的红丘疹，压之不退色，初起色红，可自行消退，伴褐色色素沉着。

（3）关节肌肉：关节疼痛、肿胀等。

（4）呼吸系统：早期偶有干咳症状。病变进展期可出现胸闷气促、喘憋乏力。

（5）消化系统：胃酸减少、消化不良等。

（6）泌尿系统：最常见的肾损害是肾小管间质性病变，表现为因肾小管酸中毒引起的低钾血症，夜间尿频，严重者出现肾钙化、肾结石及软骨病。少数患者出现肾小球损害，表现为大量蛋白尿、低蛋白血症甚至肾功能不全。

（7）血液系统：可出现白细胞减少、血小板减少和贫血，而且淋巴瘤的发生率较正常人高 8.7～44 倍。

【辅助检查】

1. 血、尿常规及肾小管功能检查：可观察是否有血液系统、肝脏、肾脏损害及电解质紊乱。

2. 血清免疫学检查：

（1）自身抗体：ANA、抗 SSA 抗体、抗 SSB 抗体等。

（2）高球蛋白血症：约见于 90% 的患者，以 IgG 升高为主。

（3）炎性标志物：ESR 增快、CRP 增高多提示疾病处于活动期。

3. 其他检查：

（1）泪腺功能检查：包括滤纸试验（Schirmer 试验）、角膜染色等。

（2）涎腺功能检查：包括涎液流率、腮腺造影、涎腺放射性核素扫描。

（3）唇腺黏膜病理：每 4mm² 唇腺黏膜组织面积内 ≥50 个淋巴细胞为 1 个灶，灶性指数 ≥1 灶/4mm² 为唇腺病理阳性，是诊断 SS 标准之一。

【诊断要点】

临床常用 2002 年美国 - 欧洲共识会议（AECG）修订的 SS 国际分类标准，见表 10 - 3。

表 10 - 3 2002 年 AECG 修订的 SS 国际分类标准

SS 国际分类标准
Ⅰ. 口腔症状：下述 3 项中有 1 项或 1 项以上
①每日感口干持续 3 个月以上 ②成年后腮腺反复或持续肿大 ③吞咽干性食物时需用水帮助
Ⅱ. 眼部症状：下述 3 项中有 1 项或 1 项以上

SS 国际分类标准
①每日感到不能忍受的眼干持续 3 个月以上 ②有反复的沙子进眼或砂磨感觉 ③每日需用人工泪液 3 次或 3 次以上
Ⅲ. 眼部体征：下述检查任 1 项或 1 项以上阳性
①SchirmerI 试验 （＋）（≤5mm/5min） ②角膜染色 （＋）（≥4vanBijsterveld 计分法）
Ⅳ. 组织学检查：唇腺病理阳性
Ⅴ. 涎腺受损：下述检查任 1 项或 1 项以上阳性
①涎液流率 （＋）（≤1.5mL/15min） ②腮腺造影 （＋） ③涎腺放射性核素检查 （＋）
Ⅵ. 自身抗体：抗 SSA 抗体或抗 SSB 抗体 （＋）（双扩散法）

注：1. 原发性 SS：无任何潜在疾病的情况下，有下述 2 条则可诊断：a. 符合表中 4 条或 4 条以上，但必须含有条目Ⅳ（组织学检查）和（或）条目Ⅵ（自身抗体）；b. 条目Ⅲ、Ⅳ、Ⅴ、Ⅵ4 条中任 3 条阳性。

2. 继发性 SS：患者有潜在的疾病（如任一结缔组织病），而符合表中的 Ⅰ 和 Ⅱ 中任 1 条，同时符合条目Ⅲ、Ⅳ、Ⅴ中任 2 条。

3. 必须除外：颈头面部放疗史，丙型肝炎病毒感染，艾滋病，淋巴瘤，结节病，移植物抗宿主病，抗乙酰胆碱药的应用（如阿托品、莨菪碱、溴丙胺太林、颠茄等）。

【鉴别诊断】

本病应与系统性红斑狼疮、类风湿关节炎、老年性外分泌腺体功能下降导致的口干、眼干相鉴别。

1. 系统性红斑狼疮：常见于育龄女性，面颊有特征性红斑，特异性抗体为抗 dsD-NA 抗体、抗 Sm 抗体。

2. 类风湿关节炎：原发性 SS 患者关节骨质侵蚀罕见，RA 有明显的骨质破坏和畸形，RA 血清学检查抗 SSA 抗体和抗 SSB 抗体阴性。

3. 其他疾病：老年性外分泌腺体功能下降可导致口干、眼干；糖尿病患者可有口干症状；某些药物（如氯苯那敏、阿托品、呋塞米等）可导致口干、眼干症状，需询问用药史。

【治疗】

（一）西医治疗

原发性 SS 尚无根治方法，治疗目标以改善局部症状和抑制系统损害为主，阻止免疫病理进程，达到保护外分泌腺体和脏器功能、延长患者生存期的目的。

1. 局部症状治疗

（1）基础治疗：戒烟、戒酒；避免吃干性食物，餐后漱口，保持口腔清洁，减少龋齿发生；保持眼睑卫生，减少用眼时间，避免长期看电视、手机等电子设备；保持环境湿度，如使用加湿器、含水眼罩等。

（2）药物治疗：

1）眼干：适时使用人工泪液，难治性或严重干眼症可使用含有免疫抑制剂（如CsA）的滴眼液。

2）口干：轻度口干可使用无糖的酸性糖片、木糖醇或嚼食无糖口香糖等刺激唾液分泌；中度口干，排除禁忌证后可口服毛果芸香碱、西维美林、茴三硫片、溴己新片或N-乙酰半胱氨酸等；重度口干建议使用人工涎液替代治疗。

2. 系统症状治疗

常用免疫抑制剂包括羟氯喹，1日200～400mg；艾拉莫德，1次25mg，1日2次；白芍总苷，1次0.6g，1日2～3次。

（二）中医治疗

干燥综合征属于中医学中"燥证""痹证"范畴。本病本虚标实，以阴虚津亏为本，燥、热、毒、痰、瘀、痹为标；基本病机为燥盛津伤。

1. 辨证论治

（1）阴虚津亏证

症状：口眼干燥，毛发干枯，牙齿枯槁，五心烦热，骨蒸盗汗，关节隐痛，肌肉萎缩，干咳少痰，大便燥结，小便少，舌红少津、光剥无苔或有裂纹，脉沉细或细数。

治法：滋养阴液，生津润燥。

方药：沙参麦冬汤（《温病条辨》）合六味地黄丸（《小儿药证直诀》）加减：沙参10g，麦冬30g，玉竹20g，天花粉10g，桑叶10g，生地黄20g，山茱萸10g，山药10g，茯苓10g，牡丹皮10g，甘草6g。眼干明显者，加石斛10g；视物模糊者，加菊花10g，青葙子10g，谷精草10g。

（2）阴虚热毒证

症状：口眼干燥，目赤多眵，咽干咽痛，齿龈肿痛，肢体关节灼痛，发颐或瘰疬，口苦口臭，鼻干鼻衄，肌肤斑色鲜红，大便干结，小便黄赤，舌红、质干或有裂纹、苔少或黄燥，脉弦细数。

治法：清热解毒，滋阴润燥。

方药：养阴清肺汤（《重楼玉钥》）加减：生地黄10g，玄参10g，麦冬10g，沙参10g，川贝母5g，赤芍5g，白花蛇舌草15g，黄芩10g，金银花10g，甘草6g。发热甚者，加生石膏20g（先煎），鲜芦根30g；低热稽留者，加白薇10g，银柴胡10g，地骨皮10g；咽部溢脓者，加紫花地丁10g，蒲公英10g，桔梗10g；牙龈肿痛者，加黄连6g；红斑明显者，加紫草10g，凌霄花10g；大便干结者，加大黄10g。

中成药：杞菊地黄丸、知柏地黄丸。

（3）阴虚血瘀证

症状：口眼干燥，关节刺痛，痛有定处，肌肤甲错，瘀斑瘀点，两目红赤或有异物感，面色晦暗，齿枯脱块，皮下脉络隐隐，大便干结，尿少溲黄，舌质暗红有瘀斑瘀点、舌下脉络青紫、苔薄黄燥或无苔，脉沉细涩。

治法：活血通络，滋阴润燥。

方药：增液汤（《温病条辨》）合桃红饮（《类证治裁·卷五》）加减：玄参30g，生地黄20g，麦冬20g，桃仁10g，红花10g，川芎10g，当归尾10g，茜草10g，甘草6g。目涩赤痛者，加菊花10g，青葙子10g；发颐者，加蒲公英10g，地丁10g；上肢关节疼痛者，加桑枝10g，忍冬藤10g；下肢关节痛者，加独活10g，牛膝10g；气虚乏力者，加黄芪10g。

中成药：瘀血痹胶囊。

（4）气阴两虚证

症状：口咽干燥，双目干涩，关节酸痛，神疲乏力，倦怠嗜卧，干咳气短，自汗盗汗，少尿或无尿，舌质淡、边有齿痕或舌有裂纹、苔少或无苔，脉沉细弱。

治法：益气养阴，生津润燥。

方药：生脉散（《医学启源》）合沙参麦冬汤（《温病条辨》）加减：西洋参10g，麦冬10g，五味子6g，沙参20g，玉竹20g，桑叶15g，石斛20g，天花粉20g，甘草6g。乏力明显者，加黄芪10g；失眠多梦者，加柏子仁10g，酸枣仁10g；腹胀者，加陈皮10g，厚朴花10g。

中成药：生脉饮口服液、补中益气丸。

2. 中医特色治疗

单纯中药内服往往起效较慢且疗程相对较长，配合针刺疗法、中药雾化、中药熏蒸、中药外敷、推拿按摩、穴位贴敷、穴位埋线、穴位注射等中医外治法，能有效缓解患者的口干、眼干症状，提高患者的生活质量。

（1）中药熏蒸：可用谷精草、金银花、密蒙花、石斛、菊花，水煎后蒸气熏蒸双眼及口腔，改善患者眼干、口干等症状。

（2）中药外敷：将吴茱萸粉末用醋或茶水调成糊状，睡前敷涌泉穴，次日晨起取下。

【转诊建议】

本病病变局限于涎腺、泪腺、皮肤黏膜等外分泌腺体者预后较好，病情大多处于稳定期，予对症治疗后症状可缓解，但症状反复、迁延不愈者建议转往上级医院进一步诊治。有内脏累及表现且需要明确病损程度的，或有严重系统受累、严重并发症的SS患者，受限于机构医疗条件，建议立即转往上级医院专科治疗。

第三节 强直性脊柱炎

强直性脊柱炎（ankylosing spondylitis，AS）是一种慢性炎症性全身疾病，基本病理改变为附着点炎，主要临床表现为腰背痛和晨僵，中晚期可因脊柱"竹节样变"出现脊柱强直、畸形甚至功能障碍，部分患者可累及眼、皮肤、肠道、心脏、肺等器官。本病好发于青壮年男性，男女患病比例约为（2～3）:1。

【病因】

强直性脊柱炎发病主要与遗传及环境因素有关。其中，遗传因素对 AS 发生原因的贡献超过 90%。

【临床表现】

1. 症状

（1）关节表现：①典型表现为炎性腰背痛伴晨僵。②晨僵：晨起腰背部有僵硬感，下床活动后减轻，久坐、久站后加重。③外周关节病变：可有髋、膝、踝、肩、肘、手、足关节病变。④肌腱端炎：表现为颈僵、胸痛，臀部、腹股沟、足跟疼痛等。

（2）关节外表现：疾病活动期可有低热、疲倦、消瘦、贫血等全身表现。约 25%～30% 的强直性脊柱炎患者可出现眼部病变，以葡萄膜炎最常见。少数患者可出现主动脉病变、心脏传导系统异常、肺间质病变、肾损害、神经系统病变、骨质疏松和骨折等。

2. 体征

可出现骶髂关节压痛，"4"字试验阳性，Schober 试验阳性，脊柱前屈、后伸、侧弯等活动受限，胸廓活动度下降，枕墙距 >0cm。

【辅助检查】

1. 实验室检查：活动期可见 CRP 升高、ESR 增快、IgA 升高；约 90% 的 AS 患者 HLA‐B27 阳性；RF 和 ANA 常为阴性。

2. 影像学检查：骶髂关节 X 线表现为关节边缘模糊、骨质糜烂、骨质硬化、关节间隙变窄及关节融合等。脊柱的 X 线片早期表现为椎体骨质疏松及方形变，椎体旁韧带钙化及骨桥形成，晚期可表现为脊柱"竹节样变"。

【诊断要点】

目前临床上较常用的是 1966 年发布后经 1984 年再次修订的 AS 纽约分类标准，见表 10‐4。

表 10 - 4　1984 年修订的 AS 纽约分类标准

AS 分类标准
A. 诊断
1. 临床标准 ①下腰背痛、晨僵持续至少 3 个月，活动后缓解，但休息不减轻； ②腰椎在前后和侧屈方向活动受限； ③胸廓活动度低于同年龄和性别的正常值；
2. 放射学标准 双侧骶髂关节炎≥2 级或单侧骶髂关节炎 3～4 级
B. 分级
1. 确诊 AS：符合放射学标准和 1 项以上临床标准，可诊断为 AS 2. 可疑 AS：①符合 3 项临床标准；②或符合放射学标准而不具备临床标准（应除外其他原因所致的骶髂关节炎）

【鉴别诊断】

本病应注意与腰椎间盘突出、致密性髂骨炎等疾病鉴别。

1. 腰椎间盘突出症：腰痛在活动后加重，休息后缓解，站立时脊柱常有侧曲，触诊脊柱棘突有压痛，骶髂关节无侵蚀性改变，但可见椎间隙狭窄。

2. 致密性髂骨炎：多见于中青年生育后女性，呈慢性腰骶部疼痛，劳累后加重，可不伴晨僵。X 线片可见髂骨面下钙化，但骶髂关节间隙正常，无侵蚀性改变。

【治疗】

（一）西医治疗

强直性脊柱炎的治疗目标是缓解疼痛和僵硬症状，修复和改善病变组织，防止脊柱和髋关节强直畸形，最大限度保护关节功能，控制疾病进展。

1. 基础治疗

加强脊柱关节功能锻炼，维持脊柱的生理曲度，增强肌肉韧带的弹性和肺活量。注意直立行走，坐卧姿势，睡硬板床、低枕、避免负重和剧烈运动。

2. 药物治疗

（1）非甾体抗炎药：是抑制关节炎症，减轻关节疼痛、肿胀及晨僵的首选用药。常用的药物有双氯芬酸钠，1 次 75mg，1 日 1 次；洛索洛芬钠，1 次 60mg，1 日 2 次；艾瑞昔布，1 次 100mg，1 日 2 次；塞来昔布，1 次 200mg，1 日 2 次等。

（2）生物制剂：主要有肿瘤坏死因子 - α 拮抗剂（依那西普、英夫利西单抗、阿达木单抗、戈利木单抗）和白介素 - 17 单克隆抗体抑制剂（司库奇尤单抗）。

（3）改善病情的抗风湿药：适用于处于疾病慢性期或 NSAIDs 治疗无效的 AS 患者。常用药物有柳氮磺胺吡啶，1 日 2.0～3.0g；氨甲蝶呤，每周 7.5～20.0mg；沙利度胺，1 日 50～200mg 等。

（4）糖皮质激素：不良反应明显且不能阻止强直性脊柱炎疾病进展，故不提倡全身使用糖皮质激素治疗强直性脊柱炎。骶髂关节炎腔内局部注射可缓解症状，急性虹膜睫状体炎可在眼科医生指导下外用滴眼液治疗。

3. 外科治疗

疾病晚期出现脊柱关节融合强直，出现严重功能障碍，如脊柱侧弯、驼背、颈椎严重受压、髋关节畸形等，可行外科矫形手术。髋关节受累出现严重残疾者，建议行髋关节置换术。

（二）中医治疗

本病属中医学中"脊痹""大偻""背偻"等范畴。患者禀赋不足，肝肾亏虚，腰府失养，复感风、寒、湿、热之邪，寒湿、湿热痹阻经络，流注骨节，损伤督脉，而致腰脊疼痛，进而脊柱佝偻，发为本病。肾督亏虚为本，风寒湿热等外邪侵袭为标，病理性质多为本虚标实。

1. 辨证论治

（1）**肾虚督寒证**

症状：脊背、腰骶、臀部冷痛，僵硬，畏寒喜暖，得热则舒，腰膝酸软，俯仰受限，屈伸不利，甚则腰脊僵直或驼背变形，或见男子阴囊寒冷，女子白带寒滑，舌暗红、苔薄白或白厚，脉多沉弦或沉弦细。

治法：补肾强督，祛寒除湿。

方药：补肾强督治尪汤（《焦树德临证百案按》）加减：狗脊 20g，熟地黄 20g，制附子 9g（先煎），鹿角胶 9g，骨碎补 15g，杜仲 15g，桂枝 12g，白芍 12g，知母 12g，独活 12g，羌活 10g，续断 12g，防风 12g，威灵仙 10g，牛膝 10g。伴外周关节疼痛者，加油松节 10g，青风藤 10g；畏寒重者，可加制川乌 6g（先煎），细辛 3g；病变日久，疼痛严重者，加蜈蚣 2 条，全蝎 6g。

中成药：尪痹片、益肾蠲痹丸、盘龙七片、痹祺胶囊。

（2）**肾虚湿热证**

症状：脊背、腰骶、臀部酸痛或沉重，僵硬不适，身热汗出，烦躁不安，口苦黏腻或口干不欲饮，或见腹胀纳呆，大便溏软或黏滞，小便黄赤，或关节红肿灼热焮痛，活动受限，舌质偏红、苔腻或黄腻，脉沉滑或弦细数。

治法：补肾强督，清热利湿。

方药：补肾强督清化汤（《焦树德临证百案按》）加减：狗脊 20g，苍术 10g，黄柏 12g，牛膝 12g，桑寄生 15g，薏苡仁 30g，忍冬藤 10g，桑枝 30g，络石藤 10g，藿香 10g，防风 10g，防己 10g，萆薢 10g，泽泻 10g，土茯苓 10g。关节红肿有积液者，加猪苓 10g；发热明显者，加石膏 20g（先煎），栀子 10g。

中成药：金藤清痹颗粒、湿热痹颗粒、四妙丸、新癀片。

2. 中医特色疗法

（1）中药熏蒸疗法：直接作用于督脉脊柱，使药物浸透皮肤吸收，具有疏通经络、祛风除湿、益气活血的作用，能改善局部血液循环，促进炎症及水肿吸收，缓解疼痛及僵硬感。

（2）推拿疗法：早期或轻型强直性脊柱炎患者可以采用推拿疗法，以通络止痛、行气活血，缓解疼痛及僵硬感，对解除脊柱两侧软组织粘连、挛缩有一定作用。但中晚期强直性脊柱炎患者已出现关节硬化甚至强直，不建议推拿治疗。

（3）针刀疗法：具有剥离、松解组织的作用，是临床缓解强直性脊柱炎疼痛症状的有效手段之一。

（4）运动疗法：太极拳、八段锦、脊柱活动操等均有利于保持关节活动度，防止关节强直畸变。

【转诊建议】

患者初诊诉有腰背痛和晨僵表现，但受于医疗条件限制，无法明确诊断为强直性脊柱炎，建议转诊至上级医院进一步排查。对于已明确诊断为强直性脊柱炎的患者，病情稳定只需要长期对症治疗时，不一定需要转诊。对于强直性脊柱炎患者急性症状控制不佳、反复发作，或疾病处于进展期，或骶髂关节炎 X 线表现加重，或伴有严重并发症、感染、创伤、脏器受累的强直性脊柱炎患者，均建议立即转往上级医院专科诊治。

第四节　痛风及高尿酸血症

痛风（Gout）是嘌呤代谢紊乱和（或）尿酸排泄减少所引起的一种晶体性关节炎，临床表现为单钠尿酸盐（MSU）结晶沉积所致的特征性急性关节炎、痛风石形成和反复发作的痛风石性慢性关节炎，累及肾脏可引起尿酸盐肾病、尿酸性尿路结石等，严重者可出现关节畸变致残、肾功能衰竭。

【病因】

高尿酸血症的发生是由于尿酸生成过多或排泄减少所致，当血尿酸浓度超过饱和浓度时，尿酸盐晶体析出沉积于体内。痛风的发生与尿酸盐晶体在关节和非关节结构中沉积所引发的免疫炎症反应相关。

【临床表现】

1. 无症状高尿酸血症期

此期仅有血尿酸水平升高的表现。

2. 急性发作期

好发于下肢单关节，50%以上患者首发于足第一跖趾关节，起病急骤，疼痛进行性加剧，在数小时内达高峰，呈咬噬样、撕裂样或刀割样，难以忍受，受累关节红肿热痛、功能受限、皮肤紧绷。

3. 间歇发作期

此期一般无明显症状，有时仅有患处皮肤色素沉着、脱屑、刺痒。

4. 慢性痛风石病变期

跖趾关节、耳郭、尺骨鹰嘴、跟腱、髌骨滑囊处多见痛风石，可破坏骨质，引起穿凿样缺损。若痛风石破溃，则流出物为石膏样黄白色物质，经久不愈。

【辅助检查】

1. 血尿酸的测定：血尿酸 >420μmol/L（7.0mg/dL）为高尿酸血症。

2. 尿尿酸的测定：24 小时尿尿酸 > 3.6mmol（600mg），为尿酸生成过多型；<3.6mmol（600mg），为尿酸排泄减少型。

3. 滑液及痛风石检查：急性关节炎期，行关节穿刺术抽取穿刺液，在偏振光显微镜下，有负性双折光针状 MSU 结晶，阳性率约为 90%，此项检查视为痛风诊断的"金标准"。

4. CT 检查：能准确并特异地识别并分离痛风结石（绿色）、尿酸盐性泌尿系结石（粉色）及非尿酸盐结石（蓝色）。

5. X 线检查：急性关节炎期可见关节周围软组织肿胀；慢性关节炎期可见关节间隙狭窄、关节面不规则、痛风石沉积，典型者骨质呈虫噬样或穿凿样缺损、边缘呈尖锐的增生硬化，常可见骨皮质膨起或骨刺样翘起，严重者出现脱位、骨折。

6. 超声检查：肾脏超声检查可了解肾损害的程度。超声检查还可检查关节腔内的结石，可以鉴别痛风的双轨征。

【诊断要点】

痛风分类标准：使用 2015 年美国风湿病学会（ACR）和欧洲抗风湿病联盟（EU-LAR）共同制定的痛风分类标准，见表 10 – 5。

表 10 – 5　2015 年 ACR/EULAR 痛风分类标准

评分项目	分类	评分
第一步：纳入标准（只在符合本条件情况下，采用下列评分体系）	至少 1 次外周关节或滑囊发作性肿胀、疼痛或压痛	
第二步：充分标准（如果具备充分标准的条件，则可直接分类为痛风，无须进行第三步）	偏振光显微镜镜检证实在（曾）有症状的关节或滑囊或痛风石中存在尿酸钠晶体	
第三步：标准（不符合充分标准情况下使用）		
临床特点	受累关节分布	

续 表

评分项目	分类	评分
曾有急性症状发作的关节/滑囊部位（单或寡关节炎）	踝关节或足部（非第一跖趾关节）	1
	累及第一跖趾关节	2
受累关节急性发作时的症状		
皮肤发红（患者自述或医师观察到） 触痛或压痛 严重影响行走或无法活动	符合左侧 1 个特点	1
	符合左侧 2 个特点	2
	符合左侧 3 个特点	3
典型的急性发作		
①疼痛达峰＜24 小时；②症状缓解＜14 天；③发作间期完全缓解。无论是否抗炎治疗，符合上述 2 项及以上者为 1 次典型发作	首次发作	1
	反复发作（两次或两次以上）	2
痛风石的临床证据		
透明皮肤下的皮下结节有浆液或粉笔灰样物质，常有表面血管覆盖，典型部位有：关节、耳郭、鹰嘴黏液囊、指腹、肌腱（如跟腱）	没有痛风石	0
	存在痛风石	4
实验室检查		
血尿酸水平：通过尿酸氧化酶法测定		
理想情况下，应该在患者没有接受降尿酸治疗的时候和症状发生 4 周后进行检测（如发作间期），可重复检测，并以最高的数值为准	＜240μmol/L（＜4mg/dL）	−4
	≥240，＜360μmol/L（4～＜6mg/dL）	0
	≥360，＜480μmol/L（6～＜8mg/dL）	2
	≥480，＜600μmol/L（8～＜10mg/dL）	3
	≥600μmol/L（≥10mg/dL）	4
关节液分析		
由有经验的医生对有症状的关节或滑囊进行穿刺及偏振光显微镜检查	未做检查	0
	尿酸钠晶体阴性	−2
影像学特征		
尿酸盐沉积在（曾）有症状的关节或滑囊中的影像学证据：关节超声"双轨征"，或双能 CT 显示有尿酸钠晶体沉积	无证据或未做检查	0
	存在（任一证据）	4
痛风相关关节破坏的影像学证据：双手/双足在 X 线影像学表现中存在至少一处骨侵蚀（皮质破坏，边缘硬化或边缘突出）	无证据或未做检查	0
	存在证据	4

注：存在至少 1 次外周关节或滑囊的肿胀、疼痛或压痛可以使用这个分类标准进行诊断；如果采用偏振光显微镜检查证实（曾）有症状关节或滑囊或痛风石中存在尿酸钠晶体，可以确定患者的痛风诊断；如果没有条件接受关节穿刺检查，可根据临床表现计分，累计≥8 分者可以临床诊断痛风。

【鉴别诊断】

痛风性关节炎应与化脓性关节炎、假性痛风性关节炎、类风湿关节炎等相鉴别。

1. 化脓性关节炎：是急性起病的单关节炎，一般为细菌感染所致，临床表现为局部红肿热痛明显，多有发热、白细胞计数升高等全身症状，不会自行缓解。关节液检查、培养可明确感染细菌。

2. 假性痛风：急性发作的临床表现与痛风非常相似，滑液中有二水焦磷酸钙（CPPD）及磷灰石结晶，在偏振光显微镜下，CPPD 晶体呈弱正性，形状为杆状或菱形，而 MSU 结晶为杆状或针状，呈强负性。

3. 类风湿关节炎：多发于女性，关节病变以小关节多见，RF、抗 CCP 抗体常呈阳性，影像学表现提示滑膜炎和骨侵蚀，无尿酸盐结晶沉积。

【治疗】

（一）西医治疗

1. 痛风急性发作期的药物治疗

秋水仙碱或 NSAIDs 是痛风急性发作的一线治疗药物，对非甾体抗炎药和秋水仙碱不耐受，或病情难以控制的患者可考虑使用糖皮质激素。

（1）秋水仙碱：推荐使用低剂量秋水仙碱，推荐服药方式为 1 次 0.5mg，1 日1～3 次。

（2）非甾体抗炎药：早期足量使用，症状缓解后停用。活动性消化道溃疡者禁用，合并心肌梗死、心功能不全、慢性肾脏病的患者尽量避免使用。

（3）糖皮质激素：口服剂量泼尼松 0.5mg/（kg·d），3～5 天后，症状缓解停药，尽量避免使用长效制剂如地塞米松等。

2. 降尿酸药物治疗

（1）抑制尿酸生成类：别嘌醇，1 日 200～300mg；非布司他，1 日 20～40mg。

（2）促进尿酸排泄类：苯溴马隆，1 日 50～100mg。

3. 肾脏损害的处理

（1）尿酸性尿路结石：增加液体摄入，要求24 小时尿量达到2000mL 以上；适当碱化尿液；饮食上减少嘌呤摄入；酌情使用非布司他或别嘌醇，减少尿酸生成。

（2）慢性尿酸性肾病：除了降尿酸之外，还应进行控制血压、治疗贫血及钙磷代谢紊乱等慢性肾脏病并发症的治疗。

（二）中医治疗

本病属于中医学中"痛风""痛痹""白虎历节风""痹证"等范畴。先天禀赋不足，脾肾功能失调，加之酗酒食伤、过度劳累等，导致湿热内蕴；或感受风湿热邪或风寒湿邪郁久化热，致湿浊热毒留着于关节、筋骨，痹阻经脉，气血运行不畅，不通则痛而发本病。本病的性质是本虚标实，以脾肾失调为本，后及他脏，以风寒湿热、痰浊、瘀血闭阻经脉为标。

1. 辨证论治

（1）湿浊内蕴证

症状：肢体困重，形体肥胖，嗜食肥甘，口腻不渴，大便黏滞，舌淡胖或有齿痕、苔白腻，脉滑。

治法：祛湿化浊。

方药：平胃散（《太平惠民和剂局方》）合五苓散（《伤寒论》）加减：苍术15g，厚朴10g，陈皮6g，土茯苓15g，萆薢15g，猪苓10g，泽泻10g，车前子10g（包煎），桂枝10g，白术10g，甘草6g。脾虚者加黄芪10g，党参10g，山药10g。

（2）湿热毒蕴证

症状：关节红肿热痛，痛剧骤发，活动不利，发热，心烦，舌质红、苔黄腻或黄厚，脉弦滑或滑数。

治法：清热解毒，利湿化浊。

方药：四妙丸（《成方便读》）合当归拈痛汤（《医学启源》）加减：苍术15g，黄柏15g，牛膝10g，薏苡仁30g，秦皮20g，黄连10g，防风10g，车前子10g（包煎），土茯苓15g，萆薢15g，豨莶草15g，羌活15g，泽泻10g，黄芩10g，葛根10g，当归身10g。发热者，加知母10g，连翘10g；口干口渴者，加生地黄10g，麦冬10g，玄参10g；关节肿痛甚者，加防己10g，没药6g，全蝎10g；下肢痛甚者，加桑寄生10g；上肢痛甚者，加秦艽10g。

（3）寒湿痹阻证

症状：关节冷痛，得寒痛剧，得热痛减，关节拘急，畏寒肢冷，喜温喜暖，口淡不渴，舌质淡、苔白或腻，脉弦或紧。

治法：温经散寒，除湿通络。

方药：桂枝附子汤（《伤寒论》）合桂枝芍药知母汤（《金匮要略》）加减：桂枝10g，麻黄6g，防风10g，白术10g，制附子9g（先煎），芍药10g，知母10g，生姜6g。畏寒甚者，加肉桂10g；下肢沉重者，加木瓜10g；有皮下结节或痛风石者，加天南星10g，白芥子10g。

（4）痰瘀痹阻证

症状：关节肿痛、刺痛，反复发作，局部硬结或皮色暗红，关节屈伸不利，关节畸形，舌质紫暗、苔白腻，脉弦或弦滑。

治法：化痰散结，活血通络。

方药：上中下通用痛风方（《丹溪心法》）合双合汤（《杂病源流犀烛》）加减：当归10g，白芍10g，川芎10g，生地黄10g，半夏6g，陈皮6g，土茯苓15g，桃仁3g，红花3g，白芥子6g，黄柏15g，胆南星6g，防己10g，羌活10g，威灵仙10g，龙胆

10g。有皮下结节者，加天南星 10g，白芥子 10g；关节疼痛甚者，加没药 6g，全蝎 10g；肿痛甚者，加滑石 10g（包煎）；神疲乏力者，加党参 10g，黄芪 10g。

（5）脾虚湿热证

症状：关节肿痛缠绵难愈，身重烦热，局部硬结，脘腹胀满，大便黏滞或溏稀，舌淡胖或有齿痕、舌苔白腻或黄腻，脉细滑。

治法：益气健脾，清热利湿。

方药：防己黄芪汤（《金匮要略》）合四妙丸（《成方便读》）加减：防己 10g，黄芪 15g，白术 10g，苍术 15g，黄柏 15g，牛膝 10g，薏苡仁 30g，土茯苓 15g，泽泻 10g，车前子 10g（包煎），甘草 6g。脾虚甚者加山药 10g；湿热甚者加茯苓 10g，茵陈 10g；关节疼痛甚者加防风 10g，羌活 10g，独活 10g。

（6）肝肾亏虚证

症状：关节肿大，僵硬变形，屈伸不利，肌肉瘦削，腰膝酸软，或畏寒肢冷、阳痿遗精，或头晕目眩，骨蒸潮热，面色潮红，心烦口干，失眠，舌质红、少苔，脉细数。

治法：补益肝肾，舒筋活络。

方药：独活寄生汤（《备急千金要方》）加减：独活 10g，细辛 3g，防风 10g，秦艽 10g，肉桂 6g，桑寄生 10g，杜仲 10g，牛膝 10g，当归 10g，川芎 6g，熟地黄 10g，白芍 10g，党参 10g，茯苓 10g，甘草 6g。腰膝酸痛较明显者，加续断 10g，补骨脂 10g，肉苁蓉 10g，骨碎补 10g；关节重着、肌肤麻木者，加防己 10g，薏苡仁 30g，苍术 10g，鸡血藤 10g。

2. 中医特色疗法

（1）外治法：痛风性关节炎可以外用中药膏剂、洗剂、散剂、贴剂等，主要起到活血化瘀止痛的作用，常用的膏剂有青鹏软膏、金黄膏等。

（2）耳穴疗法：将王不留行籽贴敷于耳穴上（内分泌、脾、肾、枕、输尿管、膀胱等），嘱患者自行按压刺激，每天按压刺激 3～5 次，1 次持续 5 分钟，定期更换王不留行籽，每周 3 次。

【转诊建议】

当痛风性关节炎急性发作存在转诊指征，但无明确用药禁忌证和并发症，可先予非甾体抗炎药、秋水仙碱等药物抗炎止痛治疗，待控制关节肿痛症状后，再向上级医院转诊。及时转诊指征如下：①急性肾功能衰竭（如尿量急剧减少等）或慢性肾脏病 4 或 5 期；②疑诊泌尿系结石所致尿路梗阻或肾绞痛（腹痛、腰痛、尿痛、血尿、尿量减少等）；③首次发作关节症状且尚无法明确诊断痛风；④怀疑感染性关节炎；⑤痛风反复发作、控制不佳；⑥合并肿瘤或妊娠或哺乳；⑦肝功能明显异常（转氨酶高于 3 倍正常值上限或胆红素升高）；⑧合并其他复杂全身疾病；⑨其他无法处理的急症。

【疾病管理】

1. 健康宣教：避免过度劳累、紧张焦虑，酗酒食伤、受凉受潮，穿鞋要舒适、避免关节损伤、感染，慎用影响尿酸排泄的药物。

2. 控制饮食：严格限制饮食中高嘌呤食物的摄入，肥胖的痛风患者要适当减轻体重，并严禁饮酒。

3. 体重管理：肥胖尤其是腹型肥胖与高尿酸血症关系密切，评估患者体重情况，合理控制体重。

4. 运动指导：痛风急性发作期卧床休息，避免长时间站立、步行等膝关节负重活动，缓解期可进行关节功能康复训练，缓解关节周围肌肉状态，减轻关节僵硬感，预防关节活动功能下降。

第五节　骨关节炎

骨关节炎（osteoarthritis，OA）是以关节软骨的变性、破坏及骨质增生为主要特征的慢性退行性疾病。多累及负重关节或活动频繁的关节，以关节疼痛、僵硬、活动障碍为主要临床表现，其病理基础是关节软骨病变。

【病因】

与衰老、肥胖、炎症、创伤、关节过度使用、代谢障碍、性激素水平及遗传等因素有关。

【临床表现】

主要表现为关节疼痛与压痛，关节硬性肿胀，晨起关节僵硬（不超过 30 分钟），关节活动时有摩擦感或"咔嗒"声，病情严重者见肌肉萎缩及关节畸形，活动明显受限，不同部位的骨关节炎表现特点如下。

1. 手

好发于远端指间关节，关节背侧或内侧出现骨性膨大的结节，称赫伯登（heberden）结节；发生于近端指间关节者，称布夏尔（bouchard）结节。

2. 膝

常伴关节摩擦音，关节疼痛肿胀于行走时加重，休息后好转，久坐久站时有明显关节僵硬感，活动后消失，严重者可出现关节畸形，活动受限。

3. 髋

髋关节间断性疼痛，可放射至腹股沟、大腿内侧甚至膝部上方，伴有跛行，病情严重者髋关节内收、外旋及伸展受限。

4. 脊柱

颈椎、腰椎生理曲度变直，椎体及后突关节的增生和椎间盘退行性病变，导致血管神经受压出现的放射痛和神经症状。颈椎受累出现椎基底动脉受压导致的脑供血不足症状，腰椎管狭窄可出现间歇性跛行及马尾综合征。

5. 足

第一跖趾关节最易受累，表现为关节肿大疼痛，局部有骨性结节，严重者出现趾外翻畸形，活动受限。

【辅助检查】

1. 实验室指标：ESR、CRP 在炎症活动期轻度升高，稳定期正常。RF、抗 CCP 抗体、抗核抗体等均阴性。

2. 影像学检查：X 线检查是明确 OA 临床诊断的"金标准"，有三大典型 X 线表现：①受累关节非对称性关节间隙变窄；②软骨下骨硬化和（或）囊性变；③关节边缘骨赘形成。脊柱病变除上述表现外，可见髓核突出至上下椎体内形成软骨下结节，称施莫尔（Schmorl）结节。CT、MRI 可清晰显示关节病变，MRI 对发现关节周围组织的病变较敏感，如滑液渗出、韧带损伤、软骨损伤、软骨下骨髓水肿等，可以提高早期 OA 的诊断率。

【诊断要点】

临床常采用 1995 年 ACR 修订的诊断标准，见表 10－6～表 10－8。

表 10－6　手 OA 分类标准

临床分类
①近 1 个月大多数时间有手关节疼痛、发酸、发僵 ②10 个指间关节中，有骨性膨大的关节≥2 个 ③掌指关节肿胀≤2 个 ④远端指间关节骨性膨大 >2 个 ⑤10 个指间关节中，畸形关节≥1 个 满足①＋②＋③＋④条或①＋②＋③＋⑤条可诊断手 OA

注：10 个指间关节为双侧第二、三远端及近端指间关节，双侧第一腕掌关节。

表 10－7　膝 OA 分类标准

临床分类
①近 1 个月大多数时间有膝关节疼痛 ②有骨摩擦音 ③晨僵时间≤30 分钟 ④年龄≥38 岁 ⑤有骨性膨大 满足①＋②＋③＋④条，或①＋②＋⑤条，或①＋④＋⑤条者可诊断膝 OA

续 表

临床分类
临床 + 放射学 + 实验室标准
①近 1 个月大多数时间有膝关节疼痛
②X 线示骨赘形成
③关节液检查符合 OA
④年龄≥40 岁
⑤晨僵≤30 分钟
⑥有骨摩擦音
满足①+②条，或①+③+⑤+⑥条，或①+④+⑤+⑥条者可诊断膝 OA

表 10 – 8　髋 OA 分类标准

临床分类
①近 1 个月大多数时间有髋痛
②内旋 <15°
③血沉 <45 毫米/小时
④屈曲 <115°⑤内旋 >15°
⑥晨僵时间 <60 分钟
⑦年龄 >50 岁
⑧内旋时疼痛
满足①+②+③条或①+②+④条或①+⑤+⑥+⑦+⑧条者可诊断髋 OA
临床 + 放射学 + 实验室标准
①近 1 个月大多数时间有髋痛
②血沉≤20 毫米/小时
③X 线示骨赘形成
④X 线示髋关节间隙狭窄
⑤晨僵时间≤30 分钟
满足①+②+③条，或①+②+④条，或①+③+④条者可诊断髋 OA

【鉴别诊断】

本病应注意与类风湿关节炎（RA）、强直性脊柱炎（AS）、痛风性关节炎（GA）相鉴别。

1. 类风湿关节炎：常累及近端指间关节、掌指关节及腕关节，很少累及远端指间关节。有对称性多关节炎，晨僵时间大于 1 小时，常有发热、贫血等全身症状，RF 阳性，ESR 增快。X 线提示骨质侵蚀。

2. 强直性脊柱炎：多见于青年男性，有骶髂关节炎，脊柱自下而上逐渐强直。严重者 X 线提示骶髂关节融合，脊柱呈竹节样改变。

3. 痛风性关节炎：多累及第一跖趾关节，关节肿痛呈急性发作，多伴有血尿酸增高。

【治疗】

（一）西医治疗

1. 基础治疗

（1）健康教育：纠正不当姿势，避免关节过劳，改变不良的生活及工作习惯，调整饮食结构，减轻体重。

（2）运动治疗：可适当进行低强度有氧运动、关节周围肌肉力量训练、关节功能训练，改善关节稳定性，保持关节最大活动度。

（3）行动支持治疗：可选择合适的行动辅助器械，如拐杖、助行器、关节支具等，有效减少受累关节的负重，从而改善临床症状。

2. 药物治疗

（1）改善症状药：非甾体抗炎药，如双氯芬酸钠，1日4～6片，分3次服用；醋氯芬酸，1次0.2g，1日1次；布洛芬，1次0.4～0.6g，1日3～4次；美洛昔康，1次7.5mg，1日1次；塞来昔布，1次200mg，1日1次，或1次100mg，1日2次；艾瑞昔布，1次0.2g，1日2次。糖皮质激素：不推荐口服治疗，建议局部注射。

（2）慢作用药物及软骨保护剂：常用软骨保护剂包括氨基葡萄糖，1日1500mg；硫酸软骨素，1日1200mg；透明质酸钠，每周1次，关节注射；双醋瑞因，1日50～100mg等。

3. 物理治疗

热疗、水疗、红外线、电刺激等，主要作用是增强关节局部血液循环，缓解肌肉紧张，从而减轻疼痛症状。

4. 外科治疗

内科治疗无效，伴有顽固性疼痛、关节不稳定或关节功能缺失的患者，可考虑关节软骨修复术、关节镜清理术、关节置换术等外科治疗。

（二）中医治疗

骨关节炎属于中医学中"骨痹""腰腿痛"等范畴。本病发病与自身体质、饮食、情志、生活环境等因素相关。正气不足、腠理空疏、卫外不固、肝肾亏虚等是本病发生的内在基础；风、寒、湿、热之邪乘虚而入，或外伤、饮食情志失调，是引发本病的外在条件。本病病位初在关节、筋骨、肌肉，久则内舍于脏腑，其中又以肝、脾、肾受累为主。本病病理性质属本虚标实。

1. 辨证论治

（1）寒湿痹阻证

症状：关节疼痛重着，屈伸不利，局部皮色不红，触之不温，遇冷加剧，得热痛减，舌质淡、苔薄白或白滑，脉弦紧。

治法：祛风散寒，化湿通络。

方药：乌头汤（《备急千金要方》）加减：制川乌10g（先煎），白芍10g，肉桂6g，秦艽6g，细辛3g，干姜15g，防风10g，当归10g，花椒6g，茯苓10g，甘草6g。上肢关节疼痛明显者，加羌活10g，姜黄10g；下肢关节疼痛明显者，加独活10g，牛膝10g；关节疼痛剧烈者，加蜈蚣2条，乌梢蛇10g。

中成药：追风透骨胶囊。

（2）湿热痹阻证

症状：关节红肿热痛，或酸胀疼痛，屈伸不利，局部皮色发红，触之灼热，口苦黏腻，渴不欲饮，发热汗出，烦闷不安，颜面潮红或萎黄晦滞，小便黄，大便干，舌质红、苔黄厚或腻，脉滑数或濡数。

治法：清热化湿，活血通络。

方药：宣痹汤（《温病条辨》）合四妙丸（《成方便读》）加减：防己15g，杏仁10g，滑石10g（包煎），半夏9g，忍冬藤15g，赤小豆10g，黄柏10g，苍术10g，牛膝10g，薏苡仁30g，防风10g，豨莶草10g。关节肿痛明显者，加络石藤10g，蜂房10g，没药6g；肿胀明显者，加茯苓10g，泽泻10g；屈伸不利者，加伸筋草10g；大便秘结者，加大黄10g，虎杖10g。

中成药：金藤清痹颗粒。

（3）痰瘀互结证

症状：痹痛日久，关节疼痛如刺，程度较剧，痛有定处或痛而麻木浮肿，不可屈伸，关节僵硬，骨节变形，关节及周围皮肤呈暗瘀色，面色晦暗，舌质紫暗或有瘀点瘀斑，脉细涩。

治法：活血祛瘀，化痰通络。

方药：身痛逐瘀汤（《医林改错》）合二陈汤（《景岳全书》）加减：桃仁10g，红花10g，当归10g，川芎6g，没药6g，五灵脂6g（包煎），牛膝10g，地龙6g，全蝎6g，蜈蚣6g，半夏9g，陈皮6g，羌活10g，胆南星3g，没药6g，皂角刺6g，僵蚕6g，白芥子6g。痛在腰腿者，去羌活，加乌梢蛇6g，独活10g；痛在腰以上者，去牛膝，加姜黄10g；痛在颈肩者，加葛根10g，威灵仙10g。

中成药：盘龙七片。

（4）气血两虚证

症状：关节疼痛经久不愈，筋脉拘急，肌肉萎缩，关节畸形，屈伸不利，动辄痛甚，或心悸气短，食少乏力，面色少华，头晕目眩，自汗盗汗，舌质淡白或舌红少津、苔薄白，脉沉细或细弱。

治法：益气养血，活血通络。

方药：三痹汤（《妇人大全良方》）加减：续断10g，杜仲10g，牛膝10g，秦艽10g，独活10g，防风10g，细辛3g，川芎6g，白术10g，茯苓10g，黄芪10g，当归

10g，生地黄 6g，白芍 10g，炙甘草 6g。畏寒肢冷者，加肉桂 10g，制附子 6g（先煎）；腰痛甚者，加狗脊 10g，巴戟天 10g。

中成药：痹祺胶囊。

（5）肝肾亏虚证

症状：骨痛缠绵反复，腰膝酸软无力，关节屈伸不利或麻木不仁，舌质红、少苔，脉沉细无力。

治法：补益肝肾，强筋壮骨。

方药：独活寄生汤（《备急千金要方》）加减：独活 10g，防风 10g，细辛 3g，秦艽 10g，肉桂 6g，桑寄生 10g，杜仲 10g，牛膝 10g，续断 10g，川芎 6g，当归 10g，熟地黄 10g，白芍 10g，茯苓 10g，党参 10g，甘草 6g。腰膝冷痛明显者，加淫羊藿 10g，巴戟天 10g；关节肿胀明显者，加鹿衔草 10g，防己 10g；夜热骨蒸者，加地骨皮 10g。

中成药：金天格胶囊。

2. 中医特色疗法

太极拳、八段锦、推拿按摩、中药贴敷、中药熏洗、中药熏蒸、中药热熨、中药离子导入、针刺、艾灸、拔罐、针刀等中医特色疗法在缓解关节疼痛、改善关节功能方面具有不错疗效，可酌情辅助治疗，控制临床症状。

（1）中药贴敷：川乌 5g，马钱子粉 0.6g，乳香 5g，栀子 10g。将上述药物共煎，用三到四层的纱布蘸药水外敷，外加塑料薄膜包扎，1 日 1 次，1 次 4～8 小时。

（2）中药熏洗：如"骨痹洗方"外洗：制川乌 10g，制草乌 10g，桂枝 15g，艾叶 20g，细辛 10g，伸筋草 20g，舒筋草 20g，续断 15，川芎 15g，当归 15g，千年健 15g，海桐皮 15g，寻骨风 20g，路路通 15g。以上药物加水适量，先浸泡半小时，然后再进行煎熬 1 小时后，去渣取汁，用熬好的药汁反复熏洗患处，以水温不烫伤皮肤为度。1 日熏洗 2 次，1 次 20～30 分钟，1 剂药可反复使用 3 天。12 天为 1 个疗程，共用 3～5 个疗程。

【转诊建议】

对于临床证据不足，或检查手段欠缺，无法明确诊断 OA 的患者，建议先对症抗炎止痛治疗，待关节肿痛症状缓解后再向上级医院转诊；对于 OA 急性期止痛治疗失败，或需要使用阿片类药物止痛治疗，或所在医疗机构设施条件不足，或合并严重并发症、慢性病、感染等，或有关节外临床表现需要进一步检查治疗的患者，均建议转往上级医院进一步诊治。

第十一章　妇　科

第一节　宫颈炎性疾病

子宫颈因解剖位置特殊，极易受到损伤而致感染。宫颈炎性疾病，简称宫颈炎，包括宫颈的感染性或非感染性炎症。临床多见的宫颈炎是急性子宫颈管黏膜炎，若急性宫颈炎未经及时诊治或病原体持续存在可导致慢性宫颈炎。宫颈炎可上行感染引起子宫内膜炎和盆腔炎。

【病因】

急性宫颈炎可由多种病原体引起，可为性传播疾病病原体感染，如淋病奈瑟菌、沙眼衣原体、生殖支原体等。宫颈炎的非感染原因包括妇科手术、异物（阴道栓剂、避孕器）伴发感染等。急性宫颈炎迁延不愈可发展为慢性宫颈炎。

【临床表现】

1. 病史

有多个性伴侣、无保护性交等高危因素。

2. 症状

大部分患者无明显症状。最常见的症状为阴道分泌物增多，呈黄色、黏液脓性，外阴瘙痒不适，以及经间期出血、性交后出血。若合并尿路感染可出现尿频、尿急、尿痛。

3. 妇科检查

可见子宫颈充血、接触性出血、水肿、黏膜外翻、有脓性分泌物。慢性宫颈炎患者可见宫颈腺囊肿、宫颈肥大、宫颈息肉等表现。

【辅助检查】

1. 阴道分泌物常规：在排除阴道炎症后，白带异常（湿片镜检白细胞计数 > 10 个/高倍镜）被认为是宫颈炎的敏感指标。

2. 生殖道病原体检查：进行沙眼衣原体、淋病奈瑟菌、滴虫性阴道炎相关检查，并建议性伴侣也进行检测。

【诊断要点】

1. 子宫颈管可见脓性或黏液脓性分泌物。

2. 用棉拭子擦拭子宫颈管时容易诱发子宫颈管内出血。

以上体征具备之一或同时具备，兼见阴道分泌物白细胞增多，可诊断为急性宫颈炎。

【鉴别诊断】

宫颈炎性疾病应与阴道、盆腔炎性疾病及宫颈癌等相鉴别，见表 11 - 1。

表 11 - 1　子宫颈性炎症鉴别诊断

疾病	鉴别诊断要点
阴道炎	通过阴道分泌物常规明确诊断，且宫颈管未见炎症表现
盆腔炎性疾病	常有宫腔操作史，妇检可有宫颈举痛、子宫压痛或附件压痛，而未见宫颈管炎症表现
宫颈癌	常表现为接触性出血，妇检可见宫颈赘生物呈乳头状、菜花状，通过宫颈癌筛查可明确诊断

【治疗】

（一）西医治疗

1. 经验性治疗

对于高危人群在未获得病原体检测结果之前，可采用经验性抗生素治疗方案：阿奇霉素 1g，单次顿服；或多西环素 100mg，口服，1 日 2 次，连服 7 日。确定病原体后，应依据病原体种类调整治疗方案。

2. 生殖道病原体治疗

（1）淋病：常规大剂量、单次给药，如使用头孢曲松钠 250mg 单次肌内注射，或头孢克肟 400mg 单次口服。

（2）沙眼衣原体：①多西环素：口服，1 次 100mg，1 日 2 次，连服 7 日。②阿奇霉素：1g，单次顿服。③红霉素：口服，1 次 500mg，1 日 4 次，连服 7 日。④氧氟沙星：口服，1 次 300mg，1 日 2 次，连服 7 日。⑤左氧氟沙星：口服，1 次 500mg，1 日 1 次，连服 7 日。⑥莫西沙星：1 次 400mg，1 日 1 次，连服 7 日。

（3）合并阴道炎性疾病，应同时进行针对性治疗，以免宫颈炎持续存在。

3. 局部用药

常用聚甲酚磺醛（浓缩液稀释成 10%～20% 溶液，先涂抹宫颈，后用棉块蘸药贴敷宫颈病灶面；栓剂阴道给药，1 次 1 枚，隔日 1 次）、聚维酮碘（1 次 10～20mL，温水稀释至 50mL 冲洗阴道，1 日 2 次）。

4. 性伴侣的管理

对于宫颈炎患者的治疗，其性伴侣的管理应按照具体的性传播疾病诊治，对于怀疑或确诊有衣原体、淋病奈瑟菌、滴虫感染的宫颈炎患者近 60 天内的性伴侣应进行评估、检测和经验性治疗。为了避免再次感染，性伴侣应禁止性生活，直到完全治愈。

（二）中医治疗

宫颈炎性疾病属中医学中"带下病"的范畴，临床辨证应分虚实。

1. 辨证论治

（1）脾气虚证

症状：带下量多，色淡质稀，绵绵不绝，无臭气，神疲倦怠，四肢不温，纳少便溏，面色㿠白，舌淡苔白腻，脉缓弱。

治法：健脾益气，升阳除湿。

方药：完带汤（《傅青主女科》）加减：炒白术 30g，炒山药 30g，党参 12g，炒白芍 15g，炒车前子 10g（包煎），苍术 10g，炙甘草 6g，陈皮 6g，荆芥 6g，柴胡 6g。

中成药：八珍颗粒。

（2）肾阳虚证

症状：带下量多，色白清冷，稀薄如水，淋漓不断，头晕耳鸣，腰痛如折，畏寒肢冷，小便频数，大便溏薄，面色晦暗，舌质淡润、苔薄白，脉沉迟。

治法：温肾助阳，涩精止带。

方药：内补丸（《女科切要》）加减：鹿茸 3g，制附子 9g（先煎），菟丝子 10g，沙苑子 10g，白蒺藜 10g，紫菀 10g，黄芪 10g，桑螵蛸 10g，肉苁蓉 6g，肉桂 6g。

中成药：妇宝颗粒。

（3）阴虚夹湿证

症状：带下略多，色黄或赤白相间，质稠或有臭气，阴部干涩，腰膝酸软，颧赤唇红，五心烦热，舌红、苔少或黄腻，脉细数。

治法：滋阴益肾，清热除湿。

方药：知柏地黄丸（《医宗金鉴》）加减：熟地黄 25g，山药 12g，山茱萸 12g，牡丹皮 10g，泽泻 10g，茯苓 10g，知母 6g，黄柏 10g，芡实 10g，金樱子 10g。

中成药：知柏地黄丸。

（4）湿热下注证

症状：带下量多，色黄质稠，有臭气，阴部瘙痒，胸闷心烦，口苦咽干，小腹作痛，小便短赤，舌红、苔黄腻，脉滑数。

治法：清热利湿止带。

方药：止带方（《世补斋医书》）加减：猪苓 10g，茯苓 10g，车前子 10g（包煎），泽泻 10g，茵陈 10g，赤芍 10g，牡丹皮 10g，黄柏 10g，栀子 10g，牛膝 6g。

中成药：二妙丸、保妇康栓（外用）、苦参凝胶（外用）。

（5）热毒蕴结证

症状：带下量多，黄绿如脓，或赤白相间，或五色杂下，状如米泔，臭秽难闻，小腹疼痛，腰骶酸痛，烦热头晕，口苦咽干，小便短赤，舌红、苔黄腻，脉滑数。

治法：清热解毒，除湿止带。

方药：五味消毒饮（《医宗金鉴》）加减：金银花 20g，野菊花 15g，蒲公英 15g，紫花地丁 15g，天葵子 15g，土茯苓 15g，薏苡仁 20g，黄柏 6g，茵陈 15g。

中成药：金刚藤胶囊、红核妇洁洗液（外用）。

2. 中医特色疗法

蛇床子散熏洗：蛇床子 15g，花椒 15g，明矾 15g，苦参 15g，百部 15g。水煎 500～1000mL 熏洗，1 日 1～2 次，7～10 日为 1 个疗程，用于带下多兼阴痒症状者。

【转诊建议】

1. 宫颈息肉的患者应行宫颈息肉摘除术，术后送组织学检查。

2. 慢性子宫颈炎急性发作，或出现接触性出血，在局部用药不见好转者，或其他宜行高热、冷冻、激光、微波等物理疗法或手术者，建议转诊治疗。

【预防】

注意个人卫生及性生活卫生，保持外阴清洁；饮食避免辛辣刺激；定期进行妇科检查。

第二节　盆腔炎性疾病

盆腔炎性疾病（pelvic inflammatory disease，PID）指女性上生殖道的一组感染性疾病，主要包括子宫内膜炎、输卵管炎、输卵管卵巢炎、盆腔腹膜炎、输卵管卵巢脓肿、盆腔脓肿、宫旁结缔组织炎。炎症可局限于一个部位，也可同时累及几个部位，以输卵管炎、输卵管卵巢炎最常见。盆腔炎性疾病多发生在性活跃期的育龄期女性。盆腔炎性疾病若未能得到及时正确的治疗，可由于盆腔粘连，输卵管阻塞，导致不孕、输卵管妊娠、慢性盆腔痛等。

【病因】

盆腔炎性疾病是由于微生物从阴道或宫颈上行感染至子宫内膜和输卵管所导致。分为外源性及内源性感染，两种病原体可单独存在，但通常为混合感染。混合感染的原因可能为外源性的衣原体或淋病奈瑟菌感染，造成子宫内膜、输卵管、卵巢等损伤后，继发内源性的需氧菌或厌氧菌感染。

1. 外源性病原体：主要为性传播疾病的病原体，如沙眼衣原体、淋病奈瑟菌。另有支原体，包括人型支原体、生殖支原体及解脲支原体，其中以生殖支原体为主。

2. 内源性病原体：来自原寄居于阴道内的微生物群，包括需氧菌及厌氧菌，可以仅为需氧菌或厌氧菌感染，但以混合感染多见。主要的需氧菌及兼性厌氧菌有金黄色葡萄球菌、溶血性链球菌、大肠埃希菌；厌氧菌有脆弱类杆菌、消化球菌、消化链球菌。

【临床表现】

1. 症状

可因炎症轻重及范围大小而有不同的临床表现。常见症状为阴道分泌物增多、下腹痛、不规则阴道流血、发热等；下腹痛为持续性，活动或性交后加重。若病情严重可有寒战、高热、头痛、食欲缺乏；若有腹膜炎则会出现消化系统症状；急性输卵管炎可见上腹疼痛，疼痛严重时有恶心、呕吐。

2. 查体

妇科检查可见宫颈举痛或宫体压痛、附件压痛；盆腔检查可见阴道脓性分泌物，有臭味；宫颈充血、水肿。单纯输卵管炎，可触及增粗的输卵管，压痛明显；输卵管脓肿，可触及包块且压痛明显，不活动；若有盆腔脓肿形成且位置较低时，可扣及后穹隆或侧穹隆有肿块且有波动感。

【辅助检查】

1. 病原体检测：宫颈管分泌物及后穹隆穿刺液涂片、培养及核酸扩增检测病原体，若找到淋病奈瑟菌可确诊。

2. 阴道分泌物检测：0.9%氯化钠涂片可见大量白细胞。

3. 腹腔镜诊断的标准包括：①输卵管表面明显充血；②输卵管壁水肿；③输卵管伞端或浆膜面有脓性渗出物。

4. 血常规：可见白细胞计数增高。

【诊断要点】

根据病史、症状、体征及实验室检查可做出初步诊断。2015年美国疾病与预防控制中心（CDC）制定的临床诊断标准如下。

1. 最低标准：子宫颈举痛或子宫压痛或附件区压痛。

2. 附加标准：体温超过38.3℃；子宫颈或阴道异常黏液脓性分泌物；阴道分泌物湿片镜检见大量白细胞；红细胞沉降率升高；血清C反应蛋白升高；实验室证实的宫颈淋病奈瑟菌或沙眼衣原体阳性。

3. 特异标准：子宫内膜活检证实子宫内膜炎，阴道超声或磁共振成像（MRI）检查显示充满液体的增粗输卵管，伴或不伴有盆腔积液，输卵管卵巢肿块，或腹腔镜检查发现盆腔炎征象。

【鉴别诊断】

盆腔炎性疾病应与急性阑尾炎、输卵管妊娠流产、卵巢囊肿蒂扭转或破裂等急症相鉴别，见表 11－2。

表 11－2　盆腔炎性疾病鉴别诊断

疾病	鉴别诊断要点
急性阑尾炎	典型表现为转移性右下腹疼痛，伴恶心、呕吐、白细胞计数增高。典型体征为麦氏点压痛、反跳痛明显
输卵管妊娠流产	有停经史，或阴道出血症状，hCG 及 B 超检查可明确诊断
卵巢囊肿蒂扭转或破裂	既往有附件区囊肿病史，因体位改变突发一侧下腹部剧烈疼痛。仔细询问病史及进行妇科检查，并借助 B 超和腹腔镜可明确诊断

【治疗】

（一）西医治疗

主要为抗生素药物治疗，必要时手术治疗。抗生素治疗原则：经验性、广谱、及时和个体化。

1. 肌内注射、口服药物治疗

（1）推荐方案：①头孢西丁钠 2g，单次肌内注射，同时口服丙磺舒 1g；加多西环素，口服，1 次 100mg，1 日 2 次，连用 14 日；若为覆盖厌氧菌，加用甲硝唑，口服，1 次 500mg，1 日 2 次，连用 14 日。②其他三代头孢类抗生素如头孢噻肟、头孢唑肟，加多西环素，口服，1 次 100mg，1 日 2 次，共用 14 日；同时用或不用甲硝唑，口服，1 次 500mg，1 日 2 次，连用 14 日。

（2）替代方案：阿奇霉素 500mg，静脉滴注，1 日 1～2 次，随后 250mg 口服，1 日 1 次，连用 12～14 日；同时用或不用甲硝唑，口服，1 次 500mg，1 日 2 次，连用 14 日。如果头孢菌素过敏，可考虑应用喹诺酮类药物左氧氟沙星，口服，1 次 500mg，1 日 1 次，或氧氟沙星，口服，1 次 400mg，1 日 2 次，加用甲硝唑，口服，1 次 500mg，1 日 2 次，共 14 日。

2. 静脉药物治疗

通常在临床症状改善 24～48 小时后，将静脉给药改为口服药物治疗。

（1）推荐方案：头孢替坦 2g，静脉滴注，每 12 小时 1 次；加多西环素 100mg，口服或静脉滴注，每 12 小时 1 次。对于输卵管脓肿者，通常在多西环素的基础上加用克林霉素，口服，1 次 450mg，1 日 4 次；或加甲硝唑，口服，1 次 500mg，1 日 2 次。

（2）替代方案：氨苄西林/舒巴坦 3g，静脉滴注，每 6 小时 1 次，加用多西环素 100mg，口服或静脉滴注，每 12 小时 1 次。

（二）中医治疗

本病属于中医学中"热入血室""带下病""妇人腹痛""癥瘕"等范畴。急性期可分为热毒炽盛证、湿毒壅盛证、湿热蕴结证，慢性期可分为湿热瘀结证、气滞血瘀证、寒湿瘀滞证、气虚血瘀证、肾虚血瘀证。

1. 辨证论治

（1）热毒炽盛证

症状：下腹胀痛或灼痛剧烈，高热，或壮热不退，恶寒或寒战，带下量多，色黄或赤白杂下，味臭秽，口苦烦渴，精神不振，或月经量多或崩中下血，大便秘结，小便短赤，舌红、苔黄厚或黄燥，脉滑数或洪数。

治法：清热解毒，凉血消痈。

方药：五味消毒饮（《医宗金鉴》）合大黄牡丹汤（《金匮要略》）加减：金银花 20g，野菊花 15g，蒲公英 30g，紫花地丁 30g，天葵子 15g，大黄 6g，芒硝 10g，桃仁 10g，牡丹皮 10g，冬瓜仁 15g。

中成药：康妇炎胶囊。

（2）湿毒壅盛证

症状：下腹胀痛拒按，或伴腰骶部胀痛难忍，发热恶寒，或高热不退，带下量多，色黄绿如脓，味臭秽，月经量多，淋漓不尽或经期延长，口苦口腻，大便溏泄，小便短少，舌红、苔黄腻，脉滑数。

治法：解毒利湿，活血止痛。

方药：银翘红酱解毒汤（《中医妇科临床手册》）加减：金银花 30g，连翘 15g，红藤 30g，败酱草 30g，牡丹皮 12g，炒栀子 10g，赤芍 15g，桃仁 15g，薏苡仁 30g，延胡索 12g，乳香 12g，没药 12g，川楝子 6g。

中成药：康妇消炎栓（外用）。

（3）湿热蕴结证

症状：下腹胀痛，或伴腰骶部胀痛，发热，热势起伏或寒热往来，带下量多，色黄味臭，或经期延长或淋漓不止，口腻纳呆，小便黄，大便溏或燥结，舌红、苔黄厚，脉滑数。

治法：清热利湿，活血止痛。

方药：仙方活命饮（《校注妇人良方》）加减：白芷 10g，浙贝母 10g，防风 10g，赤芍 10g，甘草 6g，天花粉 6g，乳香 10g，没药 10g，金银花 25g，陈皮 10g，蒲公英 10g，败酱草 15g，薏苡仁 20g，土茯苓 15g。

中成药：金刚藤胶囊。

（4）湿热瘀结证

症状：少腹胀痛，或痛连腰骶，经行或劳累时加重，或有小腹癥块，带下量多，色黄，纳呆口腻，大便溏或秘结，小便黄赤，舌暗红、苔黄腻，脉滑或弦滑。

治法：清热利湿，化瘀止痛。

方药：银甲丸（《王渭川妇科经验选》）加减：金银花30g，连翘15g，升麻9g，红藤20g，蒲公英30g，生鳖甲15g（先煎），紫花地丁15g，椿根皮20g，大青叶15g，茵陈15g，琥珀末3g（冲服），桔梗15g。

中成药：花红胶囊。

（5）气滞血瘀证

症状：下腹胀痛或刺痛，情志不畅则加重，经血夹有瘀块，排出则缓，胸胁乳胀，或伴带下量多，色黄质稠，或婚久不孕，舌紫暗或有瘀点、苔白或黄，脉弦涩。

治法：疏肝行气，化瘀止痛。

方药：膈下逐瘀汤（《医林改错》）加减：当归9g，川芎6g，赤芍6g，桃仁9g，枳壳6g，延胡索3g，五灵脂6g（包煎），乌药6g，香附6g，牡丹皮6g，甘草9g，红花9g。

中成药：坤复康胶囊。

（6）寒湿瘀滞证

症状：下腹冷痛或刺痛，腰骶冷痛，得温痛减，带下量多，色白质稀，月经量少或月经推迟，经色暗或夹血块，形寒肢冷，大便溏薄，舌质紫暗或有瘀点、苔白腻，脉沉迟或沉涩。

治法：祛寒除湿，化瘀止痛。

方药：少腹逐瘀汤（《医林改错》）合桂枝茯苓丸（《金匮要略》）加减：肉桂10g，小茴香10g，干姜9g，当归15g，川芎15g，赤芍15g，蒲黄10g（包煎），五灵脂6g（包煎），没药10g，延胡索10g，桂枝9g，茯苓15g，牡丹皮15g，桃仁9g。

中成药：桂枝茯苓胶囊。

（7）气虚血瘀证

症状：小腹隐痛或坠痛，缠绵日久，带下量多，色白质稀，经期延长，经血色淡，伴体倦乏力，纳呆，舌淡暗或有瘀点、苔白，脉弦细或沉涩。

治法：益气健脾，化瘀止痛。

方药：理冲汤（《医学衷中参西录》）合失笑散（《太平惠民和剂局方》）加减：生黄芪20g，党参15g，白术15g，生山药15g，三棱15g，莪术15g，生鸡内金15g，蒲黄6g（包煎），五灵脂6g（包煎）。

中成药：丹黄祛瘀片。

（8）肾虚血瘀证

症状：下腹绵绵作痛或刺痛，痛连腰骶，遇劳则重，头晕耳鸣，畏寒肢冷，或伴月经后期或量少，经血色暗夹块，夜尿频多，舌暗淡、苔白、脉沉涩。

治法：温肾益气，化瘀止痛。

方药：温胞饮（《傅青主女科》）合失笑散（《太平惠民和剂局方》）加减：炒白术15g，巴戟天15g，杜仲15g，党参15g，菟丝子30g，山药10g，芡实15g，肉桂10g，制附子9g（先煎），补骨脂10g，生蒲黄6g（包煎），五灵脂6g（包煎）。

中成药：妇宝颗粒。

2. 中医特色疗法

（1）中药保留灌肠：辨证选用中药，如蒲公英30g，金银花30g，大血藤30g，败酱草30g，鱼腥草30g，当归15g，桃仁15g，三棱15g，莪术15g，加水1000mL，浓煎至100mL，保留灌肠，每晚1次。

（2）中药外敷：可选用大黄30g，黄芩30g，黄柏30g，泽兰叶30g，黄连15g，冰片3g。诸药共研细末，以开水、蜂蜜调匀，外敷下腹部，1日1次。

（3）非药物治疗：

1）耳针：取子宫、卵巢、内分泌，穴位埋针或磁粒敷贴并按压。

2）物理治疗：常用的有短波、超短波、离子导入、红外线等。可促进盆腔局部血液循环，改善局部营养状态，加快新陈代谢，利于炎症消退和炎性物质的吸收。高热患者可推拿降温，或酒精浴，或下腹部超短波、红外线照射等。

【转诊建议】

1. 诊断不明确，不能排除外科急症，如阑尾炎等，建议转诊。

2. 妊娠试验阳性，应检测是否有异位妊娠，建议转诊。

3. 输卵管卵巢脓肿或盆腔脓肿，经药物治疗48～72小时，仍持续高热，患者中毒症状加重或包块增大者，应及时转诊治疗，以免脓肿破裂。若脓肿破裂，可突发寒战、高热、恶心、呕吐、腹胀、腹部拒按，或有中毒性休克表现，若未及时诊治，病死率高，应及时转诊。

【预防】

注意性生活卫生，减少性传播疾病；及时治疗下生殖道感染；加强公共卫生教育，提高公众对生殖道感染的认识，预防生殖道感染；及时治疗盆腔炎性疾病，防止后遗症的发生。

第三节　痛　经

痛经（dysmenorrhea）是妇科常见疾病，指妇女经期或行经前后出现周期性小腹疼痛，或伴腰骶酸痛，甚至剧痛晕厥，影响正常工作及生活的疾病。分为原发性痛经和继发性痛经两大类，前者指无盆腔器质性病变的痛经，占90%以上，多发生于初潮后1～2年；后者指因子宫内膜异位症、子宫腺肌病、盆腔炎性疾病等器质性疾病引起的痛经。本节主要讨论原发性痛经。

【病因】

目前认为原发性痛经由子宫收缩和缺血所致。分泌期子宫内膜产生前列腺素增加，引起子宫平滑肌过强收缩，血管挛缩，造成子宫缺血、缺氧状态而出现痛经。痛经还受精神、神经因素影响。

【临床表现】

1. 病史及发病特点

可有精神过度紧张、经期冒雨涉水、过食寒凉等情况。原发性痛经在青春期多见，常在初潮后1～2年内发病；疼痛在经期第1日最剧烈，持续2～3日后缓解。

2. 症状

腹痛多伴随经期发生，呈阵发性、痉挛性，或呈胀痛或伴下坠感，常可放射至腰骶部、肛门、阴道及大腿内侧。甚至伴有面色苍白、出冷汗、手足发凉、恶心呕吐、昏厥等。也有少数于经期结束前后开始出现腹痛或腰腹痛。

3. 妇科查体

妇科查体多无明显异常。

【辅助检查】

检查的目的是排除结构性或器质性妇科疾病。

1. 盆腔B超：有助于诊断子宫内膜异位症、子宫腺肌病、盆腔炎性疾病，排除妊娠、生殖器肿瘤等。

2. 血液检查：血清CA125检查有助于排除子宫内膜异位症和子宫腺肌病的诊断；血常规白细胞计数不增高，有助于排除盆腔炎性疾病的诊断。

3. 妊娠试验：血hCG检查有助于排除妊娠可能。

4. 子宫输卵管造影和超声子宫造影：可用于排除子宫内膜息肉、黏膜下子宫肌瘤或先天畸形。

【诊断要点】

符合痛经临床表现，并排除继发性痛经者，即可诊断为原发性痛经。

【鉴别诊断】

痛经应与异位妊娠、宫内妊娠流产、黄体破裂、卵巢囊肿蒂扭转、急性阑尾炎等相鉴别，这些疾病皆属于急症，误诊可能造成严重后果，因此需及时准确地进行鉴别，见表11－3。

表 11-3 痛经鉴别诊断

疾病	鉴别诊断要点
异位妊娠	有停经史，阴道少量出血，小腹疼痛，hCG 阳性，超声提示宫旁包块
宫内妊娠流产	有停经史，或伴阴道流血，hCG 阳性，超声提示宫内妊娠囊
黄体破裂	排卵后期，一侧下腹部突发疼痛，hCG 阴性，体格检查一侧下腹部压痛、反跳痛
卵巢囊肿蒂扭转	既往有附件区囊肿病史，因体位改变突发一侧下腹部剧烈疼痛，hCG 阴性，体格检查见一侧下腹部压痛、反跳痛，超声提示附件包块
急性阑尾炎	腹痛由上腹部转移至右下腹持续性疼痛，伴有恶心呕吐，体格检查可见麦氏点压痛、反跳痛，肌紧张

【治疗】

（一）西医治疗

1. 一般治疗

重视心理治疗，消除紧张和顾虑情绪可缓解疼痛。足够的休息、适度的锻炼、保暖御寒等措施均对缓解痛经有一定帮助。疼痛不可忍耐时再考虑药物治疗。

2. 药物治疗

（1）前列腺素合成酶抑制剂：减少前列腺素的合成，抑制子宫收缩和痉挛，从而减轻痛经。月经来潮即开始服用，连服 2～3 日。常用药物：布洛芬，口服，1 次 200～400mg，1 日 3～4 次；或酮洛芬，口服，1 次 50mg，1 日 3 次。常见恶心、呕吐、腹泻、眩晕、头痛等不良反应。

（2）口服避孕药：通过抑制排卵减少前列腺素的含量。常用药物有屈螺酮炔雌醇片（优思明）、去氧孕烯炔雌醇片（妈富隆）、炔雌醇环丙孕酮片（达英-35）等。常见乳房胀痛、少量阴道出血等不良反应。

（二）中医治疗

痛经亦称"经行腹痛"。具体治法分两步：经期重在调血止痛以治标，及时缓解、控制疼痛；平时辨证求因以治本。

1. 辨证论治

（1）寒凝血瘀证

症状：经前或经期，小腹冷痛拒按，得热痛减，或周期后延，经量少，经血色暗夹块，畏寒肢冷，面色青白，舌暗、苔白，脉沉紧。

治法：温经散寒，化瘀止痛。

方药：少腹逐瘀汤（《医林改错》）加减：肉桂 10g，小茴香 10g，干姜 9g，当归

15g，川芎 15g，赤芍 15g，蒲黄 10g（包煎），五灵脂 6g（包煎），没药 10g，延胡索 10g。

中成药：少腹逐瘀胶囊、艾附暖宫丸。

（2）气滞血瘀证

症状：经前或经期，小腹胀痛拒按，经量少，经行不畅，经血色暗夹块，块下痛减，胸胁、乳房胀痛，舌紫暗或有瘀点，脉弦涩。

治法：行气活血，化瘀止痛。

方药：膈下逐瘀汤（《医林改错》）加减：当归 10g，川芎 10g，五灵脂 6g（包煎），桃仁 10g，红花 10g，牡丹皮 10g，赤芍 10g，延胡索 9g，香附 10g，枳壳 9g，甘草 6g。

中成药：元胡止痛片、散结镇痛胶囊、益母颗粒。

（3）湿热蕴结证

症状：经前或经期，小腹疼痛或胀痛，有灼热感，或痛连腰骶，或平素小腹痛，经前加剧，月经量多或经期延长，色暗红，质稠或有血块，平素带下量多色黄，或伴低热，小便黄赤；舌红、苔黄腻，脉滑数或濡数。

治法：清热除湿，化瘀止痛。

方药：清热调血汤（《古今医鉴》）加减：黄连 10g，牡丹皮 15g，生地黄 15g，白芍 15g，当归 10g，川芎 10g，红花 10g，桃仁 10g，延胡索 15g，莪术 10g，香附 15g，车前子 15g（包煎），败酱草 30g，薏苡仁 20g。

中成药：金鸡胶囊、妇炎康片、红花颗粒。

（4）气血虚弱证

症状：经期或经后，小腹隐痛喜按，月经量少，色淡质稀，神疲乏力，头晕心悸，面色苍白，失眠多梦，舌淡、苔薄，脉细弱。

治法：益气养血，调经止痛。

方药：圣愈汤（《兰室秘藏》）加减：党参 10g，生黄芪 20g，熟地黄 10g，白芍 20g，当归 10g，川芎 10g。

中成药：八珍益母丸、乌鸡白凤丸、四物合剂。

（5）肝肾亏损证

症状：经期或经后，小腹隐痛喜按，伴腰骶酸痛，月经量少，色淡暗，质稀，头晕耳鸣，面色晦暗，或伴潮热，舌质淡红、苔薄白，脉沉细。

治法：补益肝肾，调经止痛。

方药：益肾调经汤（《中医妇科治疗学》）加减：巴戟天 15g，杜仲 10g，续断 10g，艾叶 10g，当归 10g，**熟地黄 15g**，白芍 15g，益母草 20g。

中成药：妇宝颗粒、定坤丹、培坤丸。

2. 中医特色疗法

（1）药物灌肠：三棱 15g，莪术 10g，丹参 20g，败酱草 20g，大血藤 30g，白花蛇舌草 15g，赤芍 15g，乳香 12g，没药 12g 等。浓煎至 100～150mL，加热至 38～40℃左右，临睡前排便后，保留灌肠，经期及妊娠期停用。

（2）艾灸：以艾条、艾绒为常用灸材。选取主穴三阴交、中极、足三里，寒凝加归来、地机；气滞加太冲；气虚加气海；肝肾不足加太溪、悬钟；腹胀者加天枢、气海；胁痛者加阳陵泉、光明；胸闷者加内关。

【转诊建议】

1. 重度痛经患者，全身症状明显，止痛药效果不佳，建议转诊。

2. 如需与继发性痛经鉴别诊断，建议转到有条件的医疗机构。

【拓展学习】

继发性痛经：常见病因包括子宫内膜异位症、子宫腺肌病、子宫肌瘤、先天性畸形（如双角子宫、不全纵隔子宫、阴道横隔）、卵巢囊肿和肿瘤、盆腔炎性疾病、盆腔充血、宫腔粘连、心理性疼痛和宫内节育环（特别是铜制或含左炔诺孕酮）等。西医诊疗应参照《子宫内膜异位症的诊治指南》《子宫腺肌病诊治的中国专家共识》《盆腔炎性疾病诊治规范》等指南共识，中医治疗可参照原发性痛经部分的治疗规范。

第四节　阴 道 炎

阴道炎是阴道黏膜的感染性或非感染性炎症，有时伴有外阴炎。各年龄组均可发病。临床上常见的阴道炎种类有滴虫性阴道炎、外阴阴道假丝酵母菌病（vulvo vaginal candidiasis，VVC）、细菌性阴道病、萎缩性阴道炎及婴幼儿外阴阴道炎。

一、滴虫性阴道炎

【病因】

滴虫性阴道炎由阴道毛滴虫感染所致，经性交直接传播，是最主要的传播方式。由于男性感染滴虫后常无症状，易成为感染源。常与细菌性阴道病、沙眼衣原体感染和淋病并存。

【临床表现】

女性可能无症状，也可能出现阴道分泌物增多，特点为稀薄脓性、黄绿色、泡沫状、有臭味。瘙痒部位主要有阴道口及外阴，间或有灼热、疼痛、性交痛等。妇科检查见阴道黏膜充血，严重者有散在出血斑点，甚至宫颈有出血点，形成"草莓样"宫颈；部分无症状感染者阴道黏膜无异常改变。若合并尿路感染，可有尿频、尿痛的症状，有时可有血尿。

【辅助检查】

阴道分泌物镜检，可见活动的阴道毛滴虫，特异性高，但敏感性仅有 50%～60%。采集阴道分泌物立即进行显微镜检查可获得最佳效果；寒冷环境需要保温，否则不活动的阴道毛滴虫与白细胞很难区分。另外，可进行核酸扩增试验（NAAT），诊断敏感性和特异性均超过 95%。阴道毛滴虫培养诊断敏感性为 75%～96%，特异性高达 100%，但临床应用较少。

【诊断要点】

根据典型临床表现容易诊断，阴道分泌物中找到滴虫即可确诊。

【鉴别诊断】

滴虫性阴道炎与需氧菌性阴道炎（aerobic vaginitis，AV）相鉴别：两者阴道分泌物性状相似，稀薄、泡沫状、有异味。主要通过实验室检查鉴别。滴虫性阴道炎湿片检查可见滴虫，而 AV 常见的病原菌为 B 族链球菌、葡萄球菌、大肠埃希菌及肠球菌等需氧菌，镜下可见大量中毒白细胞和杂菌，乳杆菌减少或消失，阴道分泌物中凝固酶和葡萄糖醛酸酶可呈阳性。

【治疗】

（一）西医治疗

药物治疗

主要药物为硝基咪唑类药物。可选择甲硝唑 2g，单次口服，或 400mg，1 日 2 次，连服 7 日；替硝唑 2g，单次口服。口服药物的治愈率达 90%～95%。服用甲硝唑者，服药后 12～24 小时内避免哺乳；使用替硝唑者，服药后 3 日内避免哺乳。该病应避免阴道冲洗。

（1）性伴侣治疗：滴虫性阴道炎主要由性行为传播，性伴侣应同时进行治疗，治愈前应避免无保护性行为。

（2）随访及治疗失败的处理：滴虫性阴道炎患者再感染率很高，最初感染 3 个月内需要追踪、复查。若治疗失败，甲硝唑 2g 单次口服者，重复应用甲硝唑 400mg，1 日 2 次，连服 7 日；或替硝唑 2g，单次口服。对再次治疗后失败者，给予甲硝唑 2g，1 日 1 次，连服 5 日或替硝唑 2g，1 日 1 次，连服 5 日。

（二）中医治疗

女性外阴及阴道瘙痒，甚至痒痛难忍，坐卧不宁，或伴带下增多者，称为"阴痒"，又称"阴门瘙痒"。治疗以止痒为主，实者宜清热利湿，杀虫止痒；虚者宜滋阴养血止痒。要着重调理肝、肾、脾的功能，遵循"治外必本诸内"的原则，将内服与外治、整体与局部相结合进行施治。

1. 辨证治疗

（1）肝肾阴虚证

症状：阴部干涩，奇痒难忍，或阴部皮肤变白、增厚或萎缩，皲裂破溃，五心烦热，头晕目眩，时有烘热汗出，腰酸膝软，舌红、苔少，脉弦细而数。

治法：调补肝肾，滋阴降火。

方药：知柏地黄丸（《医宗金鉴》）加减：知母6g，黄柏6g，牡丹皮9g，熟地黄24g，山茱萸12g，山药12g，泽泻9g，茯苓9g，何首乌6g，白鲜皮6g。

（2）湿热下注证

症状：阴部瘙痒灼痛，带下量多，色黄如脓，黏稠臭秽，头晕目眩，口苦咽干，心烦不宁，便秘溲赤，舌红、苔黄腻，脉弦滑而数。

治法：泻肝清热，除湿止痒。

方药：龙胆泻肝汤（《医宗金鉴》）加减：龙胆6g，黄芩9g，柴胡6g，栀子9g，车前子9g（包煎），木通6g，泽泻12g，生地黄9g，当归3g，生甘草6g，虎杖12g，苦参6g。

（3）湿虫滋生证

症状：阴部瘙痒，如虫行状，甚则奇痒难忍，灼热疼痛，带下量多，色黄，呈泡沫状，或色白如豆渣状，臭秽，心烦少寐，胸闷呃逆，口苦咽干，小便短赤，舌红、苔黄腻，脉滑数。

治法：清热利湿，解毒杀虫。

方药：萆薢渗湿汤（《疡科心得集》）加减：萆薢15g，薏苡仁20g，黄柏10g，赤茯苓10g，牡丹皮10g，泽泻10g，通草6g，滑石10g（包煎），白头翁9g，苦参6g，防风6g。

2. 中医特色疗法

选用蛇床子、苦参、花椒等煎水趁热先熏后坐浴，1日1次，1次20分钟，10次为1疗程。若阴痒破溃者，则去花椒。经期和妊娠后期禁坐浴。

【转诊建议】

阴道排出脓性、血性分泌物，应排除阴道癌、外阴癌或宫颈癌所致，建议转诊至上级医院，完善检查治疗。

【预防】

滴虫性阴道炎患者的再感染率很高，为避免重复感染，对于密切接触的用品如内裤、毛巾等建议高温消毒。

【拓展学习】

妊娠期滴虫性阴道炎的治疗：妊娠期滴虫性阴道炎可导致胎膜早破、早产以及低出生体重儿等不良妊娠结局。妊娠期治疗的目的主要是减轻患者症状。目前对甲硝唑治疗能否改善滴虫性阴道炎的不良妊娠结局尚无定论。甲硝唑 400mg，1 日 2 次，连用 7 日。甲硝唑虽可通过胎盘屏障，但未发现妊娠期应用甲硝唑会增加胎儿畸形或机体细胞突变风险。但替硝唑在妊娠期应用的安全性尚未确定，应避免应用。

二、外阴阴道假丝酵母菌病

【病因】

外阴阴道假丝酵母菌病（vulvo vaginal candidiasis，VVC）曾称为念珠菌性阴道炎，是由假丝酵母菌引起的常见外阴阴道炎症。以白假丝酵母菌感染为主，其他如光滑假丝酵母菌、热带假丝酵母菌、近平滑假丝酵母菌等占少数。主要为内源性传染，假丝酵母菌除可寄生阴道外，也可寄生于人的口腔、肠道，条件适宜时可引起感染；少数可通过性交传染，或通过接触感染的衣物间接传染。

【临床表现】

1. 主要症状

表现为外阴阴道瘙痒、阴道分泌物增多。外阴阴道瘙痒症状明显，持续时间长，严重者坐立不安，以夜晚更加明显。部分患者有外阴部灼热痛、性交痛及排尿痛，白带增多。

2. 妇科检查

外阴红斑、水肿，可伴有抓痕，严重者可见皮肤皲裂、表皮脱落。阴道黏膜红肿、小阴唇内侧及阴道黏膜附着白色块状物，擦除后露出红肿黏膜面，急性期可见糜烂及浅表溃疡。

【临床分型】

根据临床表现、微生物感染、宿主情况，外阴阴道假丝酵母菌病分为单纯性 VVC 和复杂性 VVC。单纯性 VVC 是指非孕期妇女发生的散发性、白假丝酵母菌所致的轻或中度 VVC。复杂性 VVC，占 10%～20%，包括非白假丝酵母菌所致的 VVC、复发性 VVC、重度 VVC、妊娠期 VVC 或其他特殊患者如未控制的糖尿病、免疫低下者所患 VVC。

VVC 的临床表现，依据评分标准划分，评分≤7 分为轻、中度 VVC；评分≥7 分为重度 VVC，见表 11-4。复发性 VVC 是指 1 年内有症状并经真菌学证实的 VVC 发作 4 次或 4 次以上。

表 11-4　VVC 临床评分标准

评分项目	0分	1分	2分	3分
瘙痒	无	偶有发作，可被忽略	能引起重视	持续发作，坐立不安
疼痛	无	轻	中	重

续 表

评分项目	0分	1分	2分	3分
充血、水肿	无	轻	中	重
抓痕、皲裂、糜烂	无	–	–	有
分泌物量	无	较正常稍多	量多，无溢出	量多，有溢出

【辅助检查】

可用10%氢氧化钾湿片法镜检。10%氢氧化钾可溶解其他细胞成分，提高假丝酵母菌检出率。有症状但多次湿片法检查阴性者或治疗效果不好的难治性VVC，可采用培养法同时进行药物敏感试验。

【诊断要点】

有阴道炎症状或体征的妇女，若在阴道分泌物检查发现假丝酵母菌的芽生孢子或假菌丝即可确诊。

【鉴别诊断】

外阴阴道假丝酵母菌病需与细胞溶解性阴道病（cytolytic vaginosis，CV）相鉴别：两者分泌物相似。CV为主要由乳杆菌过度繁殖，pH值过低，导致阴道鳞状上皮细胞溶解破裂而引起相应临床症状的疾病。常见临床症状为外阴瘙痒、阴道烧灼样不适，阴道分泌物性质为黏稠或稀薄的白色干酪样。两者主要通过实验室检查鉴别，VVC镜下可见到芽生孢子及假菌丝，而CV可见大量乳杆菌和上皮溶解后细胞裸核。

【治疗】

（一）西医治疗

根据患者情况选择局部或全身应用抗真菌药物。

1. 单纯性VVC

（1）局部用药：可选择下列药物塞入阴道深部：①克霉唑制剂：500mg，单次用药；或每晚150mg，连用7日。②咪康唑制剂：每晚200mg，连用7日；或每晚400mg，连用3日；或1200mg，单次用药。③制霉菌素制剂：每晚1粒（10万U），连用10～14日。

（2）全身用药：对于未婚或不宜采用局部用药者，可选用口服药物。常用药物：氟康唑，150mg，顿服。

2. 复杂性VVC

（1）重度VVC：在单纯性VVC治疗的基础上延长1个疗程治疗时间。若为口服或局部用药1日疗法的方案，则在72小时后加用1次；若为局部用药3～7日的方案，则延长为7～14日。

（2）复发性VVC：治疗原则包括强化治疗和巩固治疗。根据培养和药物敏感试验选择药物。在强化治疗达到真菌学治愈后，给予巩固治疗至半年。强化治疗：在单纯性 VVC 治疗方案基础上延长 1～2 疗程。巩固治疗：目前国内、外没有较为成熟的方案，可口服氟康唑 150mg，每周 1 次，连续 6 个月；也可根据复发规律，每月给予 1 个疗程局部用药，连续 6 个月。

治疗前建议作阴道分泌物真菌培养同时行药敏试验。治疗期间定期复查监测疗效，并注意药物副作用，一旦出现肝功能异常等副作用，立即停药，待副作用消失更换其他药物。

3. 性伴侣治疗

性伴侣无须常规治疗。有龟头炎者应进行假丝酵母菌检查及治疗，预防女性重复感染。男性伴侣包皮过长者需要每天清洗，建议择期手术。症状反复发作者，需考虑阴道混合性感染及非白假丝酵母菌的可能。

（二）中医治疗

参见本节"一、滴虫性阴道炎"中医治疗部分。

【转诊建议】

阴道排出脓性、血性分泌物，应排除阴道癌、外阴癌或宫颈癌所致，建议转诊至上级医院，完善检查治疗。

【预防】

消除诱因，及时停用广谱抗生素、雌激素等药物，积极治疗糖尿病。患者应勤换内裤，用过的毛巾等生活用品用开水烫洗。

三、细菌性阴道病

【病因】

细菌性阴道病是阴道正常菌群失调所致的一种混合感染。正常阴道内是以乳杆菌为主，当乳杆菌减少，导致厌氧菌过度生长发生阴道感染。常见的病原体包括兼性厌氧菌（阴道加德纳菌）、厌氧菌（普雷沃菌、动弯杆菌、拟杆菌、阴道阿托普菌）以及解脲脲原体、人型支原体等。

【临床表现】

10%～40% 的患者无临床症状。有症状者主要表现为阴道分泌物增多，有腥臭味，性交后加重，可伴有轻度外阴瘙痒或烧灼感。分泌物呈灰白色，均匀一致，稀薄，常黏附于阴道壁，但容易将分泌物从阴道壁拭去，阴道黏膜无充血的炎症表现。

【辅助检查】

阴道分泌物涂片，加 0.9% 氯化钠混合，高倍显微镜下寻找线索细胞；取阴道分泌物放在玻片上，加入10%氢氧化钾溶液1～2滴，产生鱼腥味即为胺试验阳性；检测阴道分泌物 pH 值，细菌性阴道病时，pH 值>4.5。

【诊断要点】

应注意排除其他常见阴道炎症的混合感染。细菌性阴道病的诊断目前主要根据 Amsel 标准。下列4项临床特征中至少3项阳性即可确诊：①线索细胞阳性（即线索细胞数量>20%阴道上皮细胞总量）。②胺试验阳性。③阴道分泌物 pH 值>4.5。④阴道分泌物呈均质、稀薄、灰白色。其中线索细胞阳性为必备条件。

【鉴别诊断】

细菌性阴道病应与滴虫性阴道炎、外阴阴道假丝酵母菌病相鉴别，鉴别要点如下，见表11－5。

表11－5　细菌性阴道病鉴别诊断

项目	细菌性阴道病	滴虫性阴道炎	外阴阴道假丝酵母菌病
症状	分泌物增多，无或轻度瘙痒	分泌物增多，轻度瘙痒	重度瘙痒，烧灼感
分泌物特点	稀薄脓性，泡沫状	白色、均质、腥臭味	白色、豆腐渣样
阴道黏膜	正常	散在出血点	水肿、红斑
阴道 pH 值	>4.5	>4.5	<4.5
胺试验	阳性	可为阳性	阴性
镜检	线索细胞，极少白细胞	阴道毛滴虫，大量白细胞	芽生孢子及假菌丝，少量白细胞

【治疗】

（一）西医治疗

细菌性阴道病治疗前应进行充分评估是否合并其他阴道炎症，并根据混合感染的具体类型选择合适的对应抗菌药物。对于单纯性细菌性阴道病，治疗指征：有症状的患者，妇科和产科手术前无论是否伴有症状者。

治疗原则：选用抗厌氧菌药物，主要有硝基咪唑类药物，如甲硝唑、替硝唑和克林霉素。甲硝唑可抑制厌氧菌生长而对乳杆菌影响小，是较理想的治疗药物。

1. 口服药物

首选甲硝唑，1次400mg，1日2次，连用7日；其次为替硝唑，1次2g，1日1次，连用3日；或替硝唑，1次1g，1日1次，连用5日；或克林霉素，1次300mg，1日2次，连用7日。不推荐甲硝唑2g顿服。局部用药：甲硝唑制剂，阴道填塞，1次200mg，每晚1次，连用7日；或2%克林霉素软膏阴道涂抹，1次5g，每晚1次，连用 7 日。哺乳期以局部用药为宜。

2. 性伴侣治疗

对性伴侣给予治疗，不能改善治疗效果或降低复发率，因此无须常规治疗。

（二）中医治疗

参见本节"一、滴虫性阴道炎"中医治疗部分。

【转诊建议】

阴道排出脓性、血性分泌物，应排除阴道癌、外阴癌或宫颈癌，建议转诊至上级医院，完善检查治疗。

第五节　异常子宫出血

异常子宫出血（abnormal uterine bleeding，AUB）是妇科临床常见症状，指与正常月经的周期频率、规律性、经期长度、经期出血量任何一项不符，源自子宫腔的异常出血。

国际妇产科联盟将 AUB 的常见病因分为 9 种，按照每种疾病的首字母简记为"PALM-COEIN"，即 P 表示子宫内膜息肉（polyp）所致的 AUB（简称 AUB-P）、A 表示子宫腺肌病（adenomyosis）所致的 AUB（AUB-A）、L 表示子宫肌瘤（leiomyoma）所致的 AUB（AUB-L）、M 表示子宫内膜恶性变和不典型增生（malignancy and hyperplasia）所致的 AUB（AUB-M）、C 表示凝血相关性疾病（coagulopathy）所致的 AUB（AUB-C）、O 表示排卵障碍（ovulatory dysfunction）所致的 AUB（AUB-O）、E 表示子宫内膜局部异常（edometrial）所致的 AUB（AUB-E），I 表示医源性（iatrogenic）所致的 AUB（AUB-I），N 表示未分类（not yet classifiec）的 AUB（AUB-N）。由排卵障碍所致的异常子宫出血是异常子宫出血最常见的病因，约占 50%。本节主要讨论排卵障碍性异常子宫出血（AUB-O）。

【病因】

排卵障碍包括无排卵、稀发排卵和黄体功能不足。无排卵主要是下丘脑－垂体－卵巢轴功能失调引起的，常见于青春期和围绝经期，育龄期可由多囊卵巢综合征、高泌乳素血症等引起。根据排卵障碍的类型，AUB-O 可大致分为无排卵型、有排卵型。各种原因导致的无排卵可导致子宫内膜受单一雌激素刺激而无孕酮对抗，引起雌激素突破性出血或撤退性出血。有排卵的异常子宫出血中，孕酮分泌延期，由于雌激素水平降低，接近出血的阈值（经期发生时阈值），子宫内膜发生不规则脱落。在肥胖的妇女中，如果雌激素水平很高，也会发生有排卵的异常子宫出血，导致闭经和不规则或长时间出血交替出现。

【临床表现】

1. 典型症状

排卵障碍性异常子宫出血主要症状是不规则子宫出血，常表现为月经周期紊乱，经期长短及出血量不一，可点滴出血，亦可大量出血。出血量多或出血时间长时可继发贫血，伴有乏力、头晕、心悸等症状，甚至出现失血性休克。

2. 查体

应排除阴道、宫颈及子宫结构异常和器质性病变，确定出血来源。出血量多或时间长时，可有不同程度的贫血貌。

【临床分型】

1. 无排卵性异常子宫出血：无排卵可以是持续的、间断或暂时的，主要是不规则子宫出血。

2. 排卵性异常子宫出血：

（1）黄体功能不足：月经周期缩短，有时周期虽在正常范围内，但卵泡期延长，黄体期缩短，常伴不孕或早期流产。

（2）子宫内膜不规则脱落：月经周期正常但经期延长，经量可多可少。

【辅助检查】

1. 诊断性刮宫：简称诊刮，其作用是止血和明确子宫内膜病理诊断。对年龄超过 35 岁，药物治疗无效或存在子宫内膜癌高危因素的异常子宫出血患者，应通过诊刮明确子宫内膜病变。未婚患者若激素治疗无效或怀疑有器质性病变应经患者或家属知情同意后考虑诊刮。为确定排卵和黄体功能，应在经前期或月经来潮 6 小时内诊刮；若怀疑子宫内膜不规则脱落，应在月经第 5 日诊刮；不规则阴道流血或大出血者可随时诊刮。

2. B 超检查：阴道 B 型超声检查可了解子宫大小、形态、宫腔内有无赘生物、子宫内膜厚度等。

3. 宫腔镜检查：可直视宫腔内情况，选择病变区域进行活检以诊断宫腔病变。

4. 基础体温测定：了解有无排卵及黄体功能。

5. 激素测定：黄体中期测血孕酮值可呈卵泡期水平，为无排卵；可检查血睾酮、催乳激素水平及甲状腺功能等以排除其他内分泌疾病。

6. 妊娠试验：有性生活史者应行妊娠试验，以排除妊娠及其相关疾病。

7. 宫颈细胞学检查：可排除子宫颈癌及癌前病变。

8. 血常规及凝血功能测定：检查血红蛋白、血小板计数、出凝血时间和凝血酶原时间、活化部分凝血酶原时间等，以了解贫血程度和排除血液系统病变。

【诊断要点】

1. 病史：详细了解患者出血史、出血类型及既往诊疗经过，排除妊娠、器质性疾病引起的异常子宫出血。

2. 主要临床表现：不规则子宫出血，常表现为月经周期、经期、经量异常或排卵期出血。

3. 基础体温测定：无排卵性基础体温呈单相型；黄体功能不足呈双相型，但高温相＜11 天；子宫内膜不规则脱落呈双相型，但下降缓慢。

4. 生殖内分泌激素测定：测定黄体中期血孕酮水平估计有无排卵，孕酮浓度＜3ng/mL 提示无排卵。测定早卵泡期血清六项生殖激素及甲状腺素了解无排卵的病因。

AUB-O 的诊断主要结合病史、查体、辅助检查，排除其他引起异常子宫出血的原因，可诊断为排卵障碍性异常子宫出血。

【鉴别诊断】

排卵障碍性异常子宫出血需与以下疾病相鉴别。

1. 血液病、甲状腺、肾上腺、肝肾功能异常等全身疾病：结合病史，通过检查血常规、甲状腺激素、肝肾功能等得以鉴别。

2. 异常妊娠或妊娠相关疾病：怀疑或不能排除流产、异位妊娠、葡萄胎、子宫复旧不良、胎盘残留等疾病时，建议查血或尿 hCG、B 超等。

3. PALM-COEIN：进行盆腔 B 超、MRI、凝血功能检查，必要时行宫腔镜、腹腔镜检查，进行子宫内膜活检及病理检查。

【治疗】

（一）西医治疗

1. 无排卵性异常子宫出血

青春期及生育年龄以止血、调整周期为治疗原则，有生育要求者需促排卵治疗；绝经过渡期以止血、调整周期、减少经量、防止子宫内膜病变为治疗原则。常用性激素止血和调整月经周期。

（1）药物止血：

1）孕激素：适用于血红蛋白大于 80g/L、生命体征稳定的患者。具体用法：①地屈孕酮片：口服，1 次 10mg，1 日 2 次，连用 10 日。②微粒化孕酮：口服，1 次 200～300mg，1 日 1 次，连用 10 日。③黄体酮：肌内注射，1 次 20～40mg，1 日 1 次，连用 3～5 日。④醋酸甲羟孕酮：口服，1 次 6～10mg，1 日 1 次，共 10 日。

2）雌激素：适用于血红蛋白低于 80g/L 的青春期患者。具体用法：①戊酸雌二醇：口服，1 次 2mg，每 6～8 小时 1 次。②结合雌激素：口服，1 次 1.25～2.50mg，每 6～8 小时 1 次。③不能耐受口服药物者可用苯甲酸雌二醇 3～4mg/d，分 2～3 次肌内注射，若出血量明显减少，维持剂量，若出血量未见减少则加量，1 日最大量不超过 12mg。

3）复方短效口服避孕药：适用于长期且严重的无排卵出血。具体用法：复方左炔诺孕酮（左炔诺孕酮炔雌醇）、炔雌醇环丙孕酮片、屈螺酮炔雌醇片、去氧孕烯炔雌醇片等。1 次 1 片，1 日 1～2 次，急性 AUB-O 1 日 2～3 次。止血后每 3 日逐渐减 1/3 量至 1 日 1 片，维持至血止后的 21 日停药。严重持续无规律出血建议连续用复方短效口服避孕药 3 个月等待贫血纠正。

4）孕激素内膜萎缩法：高效合成孕激素可使内膜萎缩，达到止血目的，此法不适用于青春期患者。具体用法：①炔诺酮：首剂量为 5mg，每 8 小时 1 次，血止后每隔 3 日递减 1/3 量，直至维持量为 2.5～5.0mg/d；持续用至血止后 21 日停药，停药后 3～7 日发生撤药性出血。②左炔诺孕酮：1.5～2.25mg/d，血止后按同样原则减量。

5）雄激素：雄激素有拮抗雌激素的作用，能增强子宫平滑肌及子宫血管张力，减轻盆腔充血而减少出血量。如丙酸睾酮，25～50mg/d，肌内注射，连用 1～3 日。但大出血时雄激素不能立即改变内膜脱落过程，也不能使其立即修复，单独应用止血效果不佳。

6）促性腺激素释放激素激动剂（GnRH-a）：应用此类药物也可达到止血的目的。但如应用 GnRH-a 治疗大于 3 个月，推荐应用雌激素反向添加治疗。

（2）调节月经周期：对于 AUB-O 患者，止血只是治疗的第一步，几乎所有患者都需要调整月经周期。调整月经周期的方法根据患者的年龄、激素水平、生育要求等而有所不同。

1）孕激素：可于撤退性出血第 15 日起，口服地屈孕酮 10～20mg/d，连用 10 日；或微粒化孕酮 200～300mg/d，连用 10 日；或甲羟孕酮 4～12mg/d，1 日 2～3 次口服，连用 10～14 日。酌情应用 3～6 个周期。

2）复方短效口服避孕药：可很好控制周期，尤其适用于有避孕需求的患者。一般在止血用药撤退性出血后，周期性使用复方短效口服避孕药 3 个周期，病情反复者酌情延至 6 个周期。

3）雌、孕激素序贯法：如孕激素治疗后不出现撤退性出血，考虑是否为内源性雌激素水平不足，可用雌孕激素序贯法，常用于青春期患者。

4）左炔诺孕酮宫内缓释系统：宫腔内局部释放左炔诺孕酮 20μg/d，抑制子宫内膜生长。适用于生育期或围绝经期、无生育需求的患者。

（3）促排卵：用于生育期、有生育需求者，尤其是不孕患者。

1）氯米芬：月经期第 5 日起，每晚服 50mg，连用 5 日。一般在停药 7～9 日排卵。若排卵失败，可重复用药，氯米芬剂量逐渐增至 100～150mg/d；若内源性雌激素不足，可配伍少量雌激素，一般连用 3 个月。

2）来曲唑：是一种非类固醇类高效选择的第三代芳香化酶抑制剂。月经周期第 3～5 天开始，口服，2.5～5mg/d，连用 5 日。

3）人绒毛膜促性腺素（hCG）：有类似黄体生成素（LH）作用而诱发排卵，适用于体内卵泡刺激素（FSH）有一定水平、雌激素中等水平者。一般与其他促排卵药联用。超声监测卵泡发育接近成熟时，可大剂量肌内注射 hCG 5000~10000U 以诱发排卵。

4）尿促性素（hMG）：每支含 FSH 及 LH 各75U。月经期第5日每日肌内注射 hMG 1~2支，直至卵泡成熟，停用 hMG，加用 hCG 5000~10000U，肌内注射，以提高排卵率，此法称 hMG-hCG 促排卵法。应警惕用 hMG 时并发卵巢过度刺激综合征，故仅适用于对氯米芬效果不佳，要求生育尤其是不孕患者。

2. 排卵性异常子宫出血

（1）黄体功能不足

1）促进卵泡发育：常用药物有：①卵泡期使用低剂量雌激素，月经第5日起每日口服妊马雌酮0.625mg 或戊酸雌二醇1mg，连用5~7日；②月经第3~5日每日开始口服氯米芬50mg，连用5日。

2）促进月经中期 LH 峰形成：在卵泡成熟后，给予绒促性素5000~10000U，1次或分2次肌内注射。

3）黄体功能刺激疗法：于基础体温上升后开始，隔日肌内注射绒促性素1000~2000U，连用5次。

4）黄体功能补充疗法：一般选用天然黄体酮制剂，自排卵后开始每日肌内注射黄体酮10mg，连用10~14日。

5）复方短效口服避孕药：尤其适用于有避孕需求的患者。一般周期性使用复方短效口服避孕药3个周期，病情反复者酌情延至6个周期。

（2）子宫内膜不规则脱落

1）孕激素：排卵后第1~2日或下次月经前10~14日开始，每日口服甲羟孕酮10mg，连用10日。有生育要求者肌内注射黄体酮注射液。无生育要求者也可口服单相避孕药，自月经周期第5日开始，1日1片，连用21日为1个周期。

2）绒促性素：用法同黄体功能不足，有促进黄体功能的作用。

3）复方短效口服避孕药：用法同黄体功能不足，控制周期。

（二）中医治疗

无排卵性异常子宫出血属于中医学中"崩漏"范畴；黄体功能不足导致的异常子宫出血，属于中医学中"月经先期""月经过多""经期延长""经间期出血"等。治疗应本着"急则治其标，缓则治其本"的原则，灵活运用"塞流、澄源、复旧"三法。"塞流"即是止血。暴崩之际，急当止血防脱。治崩宜固摄升提，不宜辛温行血；治漏宜养血行气，不可偏于固涩。"澄源"即是求因治本。血止或病缓时应针对病因施治，使崩漏得到根本上的治疗。"塞流""澄源"两法常同步进行。"复旧"即调理善后。"复旧"需兼顾"澄源"，并根据月经周期、胞宫、阴阳、气血的变化调整月经周期。

1. 辨证论治

（1）血热证

1）实热证

症状：经血非时暴下，或淋漓不净又时而增多，血色深红或鲜红，质稠，或有血块，唇红目赤，烦热口渴，或大便干结，小便黄，舌红、苔黄，脉滑数。

治法：清热凉血，止血调经。

方药：清热固经汤（《简明中医妇科学》）加减：黄芩10g，炒栀子10g，生地黄15g，地骨皮10g，地榆10g，阿胶15g（烊化），藕节15g，棕榈炭10g，龟甲15g（先煎），牡蛎15g（先煎），生甘草6g。

中成药：宫血宁胶囊。

2）虚热证

症状：经血非时而下，量少淋漓，血色鲜红而质稠；心烦潮热，小便黄少，或大便干燥；舌质红、苔薄黄，脉细数。

治法：养阴清热，止血调经。

方药：上下相资汤（《石室秘录》）加减：党参9g，沙参15g，玄参9g，麦冬30g，玉竹12g，五味子6g，熟地黄30g，山茱萸15g，车前子6g（包煎），牛膝15g。

中成药：葆宫止血颗粒。

（2）肾虚证

1）肾阴虚证

症状：月经紊乱无期，出血淋漓不净或量多，色鲜红，质稠，头晕耳鸣，腰膝酸软，或心烦，舌质偏红、苔少，脉细数。

治法：滋肾益阴，止血调经。

方药：左归丸（《景岳全书》）合二至丸（《医方集解》）加减：熟地黄20g，山药12g，枸杞子12g，山茱萸12g，菟丝子12g（包煎），鹿角胶12g（烊化），龟甲胶12g（烊化），女贞子12g，墨旱莲12g。

中成药：左归丸。

2）肾阳虚证

症状：月经紊乱，出血量多或淋漓不净，色淡质清，畏寒肢冷，面色晦暗，腰腿酸软，小便清长，舌质淡、苔薄白，脉沉细。

治法：温肾固冲，止血调经。

方药：右归丸（《景岳全书》）加减：附子6g（先煎），熟地黄20g，山药12g，山茱萸9g，枸杞子12g，菟丝子12g，鹿角胶12g（烊化），当归9g，杜仲12g，补骨脂12g，淫羊藿12g。

中成药：培坤丸、艾附暖宫丸。

（3）脾虚证

症状：经血非时而至，崩中暴下继而淋漓不净，血色淡而质薄，气短神疲，面色㿠白，或面浮肢肿，四肢不温，舌质淡、苔薄白，脉弱或沉细。

治法：补气升阳，止血调经。

方药：举元煎（《景岳全书》）合安冲汤（《医学衷中参西录》）加减：党参10g，黄芪20g，炙甘草6g，升麻4g，炒白术18g，生地黄18g，白芍9g，续断12g，海螵蛸12g，茜草9g，龙骨18g（先煎），牡蛎18g（先煎），炮姜炭6g。

中成药：八珍益母丸（胶囊）。

（4）血瘀证

症状：经血非时而下，时下时止，或淋漓不净，色紫黑有块，或有小腹不适，舌质紫暗、苔薄白，脉涩或细弦。

治法：活血化瘀，止血调经。

方药：四草汤（《实用中医妇科方剂》）加减：鹿衔草30g，马鞭草30g，茜草炭15g，益母草15g，三七粉（冲服）3g，蒲黄（包煎）6g。

中成药：益母草膏（颗粒）、调经丸。

2. 中医特色疗法

（1）艾灸：取百会、大敦（双）、隐白（双）等穴，每次取2～3穴，每穴灸5～7壮，7次为1个疗程。

（2）耳针：取内分泌、卵巢、子宫、皮质下等穴，可用耳穴埋针、埋豆，每次选用4～5穴，每周2～3次。

【转诊建议】

1. 大量出血且药物治疗无效需立即止血的患者，建议转诊，可行刮宫止血。

2. 对于绝经过渡期及病程长的生育期患者应首先考虑刮宫术。需要子宫内膜组织学检查的患者，刮宫可以止血，并可了解内膜病理，具有诊断价值。

3. 若刮宫诊断为癌前病变或癌变者，按相关疾病处理。包括子宫内膜去除术、子宫切除术等。

4. 除外恶性病变，对无性生活史青少年除非要除外子宫内膜癌，否则不建议行刮宫术。

第六节　异位妊娠

妊娠时，受精卵着床于子宫腔以外，称为异位妊娠（ectopic pregnancy），包括输卵管妊娠、腹腔妊娠、卵巢妊娠、宫颈妊娠和阔韧带妊娠等，以输卵管妊娠最常见，占90%以上。异位妊娠是妇产科常见急腹症，是妊娠早期孕妇死亡的最常见原因。本节主要讨论输卵管妊娠，输卵管妊娠多发生在壶腹部（约占60%），其次为峡部，伞部及间质部少见。

【病因】

输卵管妊娠的病因包括输卵管异常（慢性输卵管炎、盆腔炎症、子宫内膜异位症、盆腔肿瘤压迫或先天性输卵管发育异常）导致受精卵被阻止或延迟进入宫腔，受精卵内游走或外游走导致种植在对侧输卵管，使用宫内节育器避孕失败、低剂量纯孕激素避孕、含有大剂量雌激素的事后避孕失败而受孕者，以上均可以发生输卵管妊娠，其他病因还包括施行辅助生育技术、内分泌异常、精神紧张。

【临床表现】

1. 症状

典型症状为停经、腹痛与阴道流血，即异位妊娠三联征。

（1）停经：多有6~8周停经史，有25%患者无明显停经史。

（2）阴道流血：常为短暂停经后出现不规则流血，量少但淋漓不尽，少部分患者阴道流血较多似月经量。

（3）腹痛：95%以上的输卵管妊娠的患者以腹痛为主诉就诊。流产或破裂前无腹痛或表现为下腹一侧隐痛或胀痛，破裂时突感患侧下腹部撕裂样剧痛，持续性或阵发性，血液积聚于子宫直肠陷凹出现肛门坠胀感。出血多时全腹疼痛、恶心、呕吐。

（4）晕厥和休克：由于腹腔急性内出血及剧烈腹痛，轻者出现晕厥，严重者出现失血性休克。出血越多越快，症状出现也越迅速越严重，但与阴道流血量不成正比。

2. 体征

（1）腹部体征：出血量不多时患侧下腹明显压痛、反跳痛、轻度肌紧张。出血多时可出现腹部膨隆，全腹压痛及反跳痛，压痛以患侧输卵管处为甚；移动性浊音阳性；严重者贫血貌，出现休克表现，如面色苍白、四肢厥冷、脉速细弱、血压下降等。

（2）盆腔体征：妇科检查可见阴道少量血液，后穹隆饱满，触痛；宫颈举痛或者摇摆痛明显；子宫略增大变软，内出血多时子宫有漂浮感；子宫后方或患侧附件区增厚压痛或可扪及边界不清的压痛包块。

【临床分期】

异位妊娠分期为未破损期和已破损期。

1. 未破损期：患者输卵管妊娠未发生破裂、流产，患者多有停经史，无明显下腹疼痛，或伴有阴道不规则流血；妇科检查示子宫略大，一侧附件区域可触及包块；血hCG阳性，或曾经阳性现转为阴性；盆腔B超示宫内未见孕囊，宫旁出现轮廓不清的液性或混合性回声区，或该区查有胚芽或原始心管搏动。

2. 已破损期：患者输卵管妊娠已发生破裂，腹痛较剧烈，一般患者会表现侧面下腹有疼痛的情况，甚至还会有撕裂感；阴道不规则的出血或大量出血；患者还可能会出现头昏、眼花、出汗、心悸、晕厥甚至休克。

【辅助检查】

1. 血 hCG 测定：是目前早期诊断异位妊娠的重要方法。异位妊娠时一般较正常妊娠的同期血 hCG 低。

2. 超声检查：B 超检查在异位妊娠的诊断中尤为常用，阴道 B 超检查较腹部 B 超检查准确率更高。有时宫腔内出现假孕囊，易误诊为宫内孕；可结合血 hCG 测定情况综合判定。

3. 诊断性刮宫：在不能排除异位妊娠时，可行诊断性刮宫术。

4. 后穹隆穿刺或腹腔穿刺：后穹隆穿刺辅助诊断异位妊娠被广泛采用，适用于疑有腹腔内出血者；对于腹部明显膨隆，移动性浊音阳性者可直接行腹腔穿刺。

5. 腹腔镜检查：视为异位妊娠诊断的金标准，可见患侧输卵管局部肿胀增粗，表面紫蓝色；或患侧输卵管管壁见破裂口，破口处活动性出血；或患侧输卵管伞端血块附着，或活动性出血，腹腔内或可找到妊娠组织物。

【诊断要点】

输卵管妊娠未流产时或破裂时因缺乏典型的临床表现诊断不易，多依据停经史、阴道 B 超检查及动态血 β-hCG 变化诊断，必要时做腹腔镜检查。但当输卵管妊娠流产或破裂后，根据停经、阴道流血、腹痛、休克等表现，可以诊断。如临床表现不典型，则应密切监视病情变化，根据腹痛是否加剧、盆腔包块是否增大、血压及血红蛋白下降情况等作出诊断。

【鉴别诊断】

已破损期输卵管妊娠的临床表现易与一些早期妊娠合并疾病混淆。需与以下疾病相鉴别：早期妊娠流产、早孕合并黄体破裂、早孕合并卵巢囊肿破裂或扭转、早孕合并出血性输卵管炎、宫内外复合妊娠，以及急性阑尾炎等内、外科急腹症，见表 11 -6。

表 11 -6　输卵管妊娠鉴别诊断

疾病	鉴别诊断要点
流产	停经，下腹中央阵发性坠痛，阴道少量出血，后增多，鲜红色，可伴绒毛排出，出血量多时可有休克；后穹隆穿刺阴性，宫内可见妊娠囊，诊断性刮宫可见绒毛，术后静脉血与阴道血 hCG 比值 <1.0
早孕合并出血性输卵管炎	多有停经史，持续性下腹痛伴肛门坠胀感，腹痛始于腹部一侧，无阴道出血，体温升高，白细胞数升高，宫颈举痛，后穹隆触痛，附件区压痛，可触及肿块，B 超见一侧或双侧低回声区，腹腔血与静脉血 hCG 比值 <1.0

续 表

疾病	鉴别诊断要点
早孕合并黄体破裂	多有停经史，下腹一侧突发性疼痛，无阴道出血，一侧附件压痛，无肿块，B超见一侧附件低回声，腹腔血与静脉血hCG比值<1.0
早孕合并卵巢囊肿蒂扭转	多有停经史，下腹一侧突发性疼痛，无阴道出血，宫颈举痛，附件区肿块边界清晰，蒂部触痛明显，B超见一侧附件区低回声，边缘清晰，有条索状蒂
早孕合并急性阑尾炎	多有停经史，持续性疼痛，转移性右下腹痛，体温升高，白细胞计数升高，无肿块触及，麦氏点压痛、反跳痛，B超检查子宫附件区无异常回声

【治疗】

（一）西医治疗

1. 大量内出血时的紧急处理

输卵管妊娠破裂或流产致腹腔内急性出血，属危急重症，其典型症状表现为突发下腹剧痛，伴肛门坠胀感，面色苍白，四肢厥冷或冷汗淋漓，血压下降或不稳定，有时烦躁不安，甚或晕厥，脉微欲绝或细数无力，并有相应的腹部及妇科检查体征。须立即进行抢救，开放静脉补液通路，立即给予吸氧、输液。若出现失血性休克应开放两条静脉通路，迅速补充血容量。可用50%的葡萄糖注射液40mL加参附注射液10mL静脉注射，或用5%葡萄糖注射液500mL加参附注射液20mL静脉滴注。如血压下降、腹腔内出血较多者，应立即转诊至上级医院行手术治疗。

2. 无或少量内出血的治疗

对于早期输卵管妊娠、要求保存生育能力，无内出血或仅有少量内出血、无休克、病情稳定的患者可采取药物治疗。药物治疗适应证：①一般情况良好，输卵管妊娠未发生破裂，无活动性腹腔内出血；②盆腔包块<3cm；③血β-hCG<2000U/L；④肝肾功能及红细胞、白细胞、血小板计数正常。

氨甲蝶呤（MTX）是治疗输卵管妊娠最常用的药物。适用于输卵管妊娠诊断明确或者临床高度疑似，排除了正常宫内妊娠的病情稳定患者，并且无MTX治疗的绝对禁忌证。常用治疗方案：①单次给药：MTX按50mg/m²，肌内注射1次，于第4天和第7天监测血hCG，如果血hCG下降超过15%，每周随访血hCG直至正常水平，如果血hCG下降小于15%，重复剂量治疗，继续监测血hCG，直至血hCG下降至5U/mL，一般需3~4周；如果2次MTX肌内注射后血hCG不降，考虑手术治疗。②分次给药：肌肉注射，按0.4mg/kg给药，1日1次，连用5次。③局部用药：可在B超引导下穿刺，或在腹腔镜下将MTX直接注入输卵管的妊娠囊内。给药期间应用β-hCG及B超严密监护。如用药后2周，β-hCG下降，并3次阴性，症状缓解或消失，包块缩小为有效；若β-hCG未下降或反而升高，症状不缓解或反而加重，或有内出血，应考虑手术治疗。

（二）中医治疗

该病与中医学中"停经腹痛""少腹瘀血""经漏""经闭""癥瘕"等病证相类似。临床治疗分未破损期和已破损期，先分期再辨证，未破损期可辨为胎元阻络证、胎瘀阻滞证；已破损期可辨为气血亏脱证、正虚血瘀证、瘀结成癥证。

辨证论治

（1）未破损期

1）胎元阻络证

症状：停经，或有不规则阴道流血，或少腹隐痛，一侧附件或可扪及软性包块，轻压痛，血hCG阳性，或经B超证实为输卵管妊娠，但未破损，舌暗、苔薄，脉弦滑。

治法：活血化瘀杀胚。

方药：宫外孕Ⅰ号方（经验方）加减：丹参15g，赤芍15g，桃仁9g，天花粉15g，紫草9g，蜈蚣3g。

2）胎瘀阻滞证

症状：停经，可有小腹坠胀不适，B超检查或有一侧附件区局限性包块，血β-hCG曾经阳性现转为阴性，舌质暗、苔薄，脉弦细涩。

治法：化瘀消癥。

方药：宫外孕Ⅱ号方（经验方）加减：丹参15g，赤芍15g，桃仁9g，三棱3g，莪术3g。

（2）已破损期

1）气血亏脱证

症状：停经，不规则阴道流血，突发下腹剧痛，血hCG阳性，B超提示有盆腔、腹腔积液，后穹隆穿刺或腹腔穿刺抽出不凝血，面色苍白，冷汗淋漓，四肢厥冷，烦躁不安，甚或昏厥，血压明显下降，舌淡、苔白，脉细微。

治法：益气止血固脱。

方药：四物汤（《太平惠民和剂局方》）加减：熟地黄30g，白芍20g，当归20g，川芎20g，黄芪60g。

2）正虚血瘀证

症状：输卵管妊娠发生破损不久，腹痛拒按，不规则阴道流血，血hCG阳性，B超检查盆腔一侧有混合性包块，头晕神疲，但生命体征平稳，舌质暗、苔薄，脉细弦。

治法：益气养血，化瘀杀胚。

方药：宫外孕Ⅰ号方（经验方）加减：丹参15g，赤芍15g，桃仁9g，党参20g，黄芪 20g，何首乌 15g，熟地黄 15g，蜈蚣 3g（去头足），紫草 9g，天花粉 9g。

3）瘀结成癥证

症状：输卵管妊娠发生破损已久，腹痛减轻或消失，小腹坠胀不适，血 hCG 曾经阳性现转为阴性，检查盆腔一侧有局限的混合性包块，舌质暗、苔薄，脉弦细涩。

治法：活血化瘀消癥。

方药：宫外孕Ⅱ号方（经验方）加减：丹参 15g，赤芍 15g，桃仁 9g，三棱 3g，莪术 3g，乳香 9g，没药 9g。

中成药：血府逐瘀颗粒、散结镇痛胶囊、丹参注射液。

【转诊建议】

1. 有明显内出血的患者，立即开通静脉通道，给予快速输液的同时快速就近转到有手术条件的医院。

2. 对诊断明确，没有内出血征象的患者尽快转诊到上级医院住院治疗，并告知转诊过程中的注意事项，如避免剧烈活动、需家属陪同等。

3. 对症状轻微、可疑异位妊娠，又没条件明确诊断者应转诊到上级医院尽早明确诊断，以免贻误病情。

【拓展学习】

其他类型的异位妊娠。

1. 原发性卵巢妊娠

指受精卵在卵巢组织内着床和生长、发育。发病率占异位妊娠的 0.36%～2.74%，临床表现与输卵管妊娠极相似，往往被误诊为输卵管妊娠或卵巢黄体破裂。腹腔镜诊断极有价值，但确诊仍需病理检查。诊断标准：①双侧输卵管必须完整，并与卵巢分开；②囊胚应位于卵巢组织内；③卵巢与囊胚必须以卵巢固有韧带与子宫相连；④囊胚壁上有卵巢组织。治疗可行卵巢楔形切除。

2. 宫颈妊娠

指受精卵在宫颈管内着床和发育。临床表现为：停经、早孕反应、阴道流血或有血性分泌物，可突然阴道大量流血，不伴腹痛。妇科检查：宫颈紫蓝色、软、膨大，流血多时宫颈外口扩张，可见胚胎组织，但宫体大小及硬度正常。B 型超声检查见宫颈管内妊娠囊。治疗首选 MTX，肌内注射，1 日 20mg，连用 5 日，或经宫颈单次注射 50mg 于囊胚周围，上述治疗后胚胎死亡，如有必要时刮宫，可减少术中出血，刮宫时应备血、备填塞的纱条，并做好剖腹手术的准备。

3. 腹腔妊娠

指位于输卵管、卵巢及阔韧带以外的腹腔内的妊娠，分为原发性和继发性两种。原发性腹腔妊娠少见，继发性腹腔妊娠多见于输卵管妊娠流产或破裂后，或继发于卵巢妊娠时囊胚落入腹腔，继续种植发育。患者往往有停经、早孕反应，可有输卵管妊娠流产或破裂的症状，然后流血停止、腹痛缓解。以后腹部逐渐增大，胎动时孕妇腹痛不适。腹部可清楚扪及胎儿肢体，常出现肩先露、臀先露、胎头高浮，子宫轮廓不清。即使足月后也难以临产，宫颈口不开，胎先露不下降。腹腔妊娠时胎儿往往不能存活，可被大网膜及腹腔脏器包裹，日久后可干尸化或成石胎。B 超检查子宫内无胎儿，或胎儿位于子宫以外。确诊腹腔妊娠后，应立即剖腹取出胎儿。胎盘一般留置于腹腔内，术后逐渐吸收。

4. 宫内外同时妊娠

指宫腔内妊娠和异位妊娠同时存在，极罕见。诊断较困难，往往在人工流产确认宫内妊娠后，很快出现异位妊娠的临床表现；或异位妊娠经手术证实后，又发现宫内妊娠。B 超可协助诊断。

5. 持续性异位妊娠

多发生在输卵管妊娠行保守性手术治疗的患者，输卵管中残留的活滋养细胞继续生长，致术后 β-hCG 不降或反而上升，称为持续性异位妊娠。诊断靠术后 β-hCG 的严密随访，可行 B 超检查。一般采用 MTX 化疗，如有腹腔大量内出血，需行手术探查。

第七节 单胎分娩

分娩（delivery），是妊娠满 28 周及以上，胎儿及附属物自临产开始到由母体娩出的全过程。助产（aidstodelivery）指的是为使胎儿顺利娩出母体产道，于产前和产时采取的一系列措施。主要包括照顾好产妇、认真观察产程、指导其正确配合产程进展，以及接产。

【分娩的动因】

分娩的发动是子宫平滑肌在神经内分泌激素调节下，由非活跃状态向活跃状态的转化，最终触发宫缩及宫颈扩张，启动分娩。

1. 神经因素：子宫受自主神经支配，交感神经兴奋子宫肌层肾上腺素能 α 受体引起子宫收缩；乙酰胆碱通过增加子宫肌细胞膜对钠离子的通透性，加强子宫收缩。

2. 内分泌因素：分娩的发动受多种内分泌激素的调控。前列腺素和缩宫素合成增加是发动分娩的最直接的因素。内皮素是子宫平滑肌的强诱导剂，直接对平滑肌产生收缩作用，还可通过刺激子宫和胎儿产生前列腺素，间接诱发宫缩。另外，皮质醇、雌激素和孕激素也可能参与了发动分娩。

【分娩的临床经过】

（一）先兆临产

先兆临产是指分娩发动前，出现预示不久即将临产的症状。包括不规律宫缩、胎儿下降感、见红，是分娩即将开始的表现。

1. 不规律宫缩：特点为：①宫缩频率不一致，持续时间短且无规律，间歇时间长且无规律；②宫缩强度不增强；③常在夜间出现而于清晨消失；④不伴有宫颈管缩短、宫口扩张等宫颈形态学变化；⑤给予镇静剂能将其抑制。

2. 胎儿下降感：由于胎先露部下降入盆衔接，使宫底降低。孕妇自觉上腹部舒适，下降的先露部可能压迫膀胱引起尿频。

3. 见红：分娩发动前 24～48 小时内，阴道排出少量血性黏液，是分娩即将开始的比较可靠的征象。

（二）临产的诊断

临产开始的标志为：有规律且逐渐增强的子宫收缩，持续时间 30 秒或以上，间歇 5～6 分钟，同时伴随进行性宫颈管消失，宫口扩张和胎先露部下降。

（三）产程的分期

从规律宫缩开始至胎儿、胎盘娩出为止，称为总产程，分 3 个阶段。总产程不应超过 24 小时，否则为滞产。

1. 第一产程（宫颈扩张期）：从规律宫缩开始到子宫颈口开全，初产妇需 11～22 小时，经产妇需 6～16 小时。

2. 第二产程（胎儿娩出期）：从宫口开全到胎儿娩出，初产妇约需 1～2 小时，但不应超过 2 小时；经产妇不超过 1 小时。

3. 第三产程（胎盘娩出期）：从胎儿娩出后到胎盘娩出，约需 5～15 分钟，不应超过 30 分钟。

【分娩处理】

（一）第一产程

1. 临床表现

第一产程表现为宫缩规律、宫口扩张、胎先露下降及胎膜破裂。

（1）规律宫缩：临产初期，宫缩持续时间短，间歇时间较长，宫缩力较弱。随产程进展，宫缩持续时间渐长，间歇时间缩短，宫缩力增强。

（2）宫口扩张：潜伏期（从临产到宫口开大 3cm）宫口扩张较慢，活跃期（宫口开大 3cm 后到开全）宫口扩张速度较快。宫口扩张达 10cm 时宫口边缘消失，称宫口全开。

（3）胎头下降。

（4）胎膜破裂：破膜多发生在宫口近开全时。

2. 询问病史及检查

（1）病史：了解产妇的现病史和既往史，了解规律宫缩何时开始，有无见红和阴道流水，对某些产妇还要了解入院前有无经过阴道检查等。

（2）检查：测血压、脉搏、体温，做一般体格检查及产科检查，包括宫缩持续及间隔时间、强度、胎位、胎心音及胎头入盆情况，测量骨盆，肛查了解子宫颈口开大及胎先露下降程度等（有阴道流血者禁止肛门检查），以估计产程中可能发生的问题。

3. 一般处理

（1）清洁外阴及灌肠：剃阴毛，清洁外阴，用肥皂水灌肠。若已破膜，阴道出血，估计短时间内即将分娩者不宜灌肠。

（2）做好产妇的思想工作：讲解分娩是生理过程，使其消除顾虑，增强对分娩的信心，调动其积极性，使其主动参与分娩活动。

（3）活动：胎头衔接、宫缩不强者可在室内散步，若胎膜已破、胎头未衔接者宜卧床待产。

（4）饮食和休息：鼓励多吃高热量易消化的食物，注意摄入足够的水分，指导产妇宫缩时进行深呼吸、按摩腹部等动作。间歇时放松全身肌肉，争取休息，以保证充沛的精力与体力。

（5）小便：膀胱过于膨胀会影响宫缩及先露部下降，因此应鼓励产妇勤排小便。

4. 严密观察产程

医务人员必须认真负责、耐心细致地观察产程并记录，发现异常及时处理。在观察产程中注意下列情况。

（1）子宫收缩：医务人员手触产妇腹部，定期观察宫缩持续和间隔时间、强度及规律性，对精神紧张、烦躁不安的产妇，如果子宫颈口开张不大，宫缩时腹痛剧烈者，可针刺太冲或三阴交穴。

（2）听取胎心音：产程开始，每2～4小时听胎心音1次。应在宫缩后听取，随产程进展适当增加听诊次数。

（3）注意破膜时间：破膜时应立即听取胎心音，并观察羊水性状、颜色和流出量。如有胎心异常，应立即行阴道检查排除脐带脱落。已破膜的产妇要注意外阴清洁，胎头未入盆者需卧床休息，预防脐带脱垂。

（4）测量血压：临产后，血压容易发生变化，应定时测量，一般4～6小时测1次。

（5）阴道检查：严密消毒后进行，了解宫颈口扩张程度，骨盆、胎方位及胎盘附着情况，以决定分娩方式。

（6）肛门检查：应适时在宫缩时进行。检查内容与阴道检查相似，对骨盆后半部分的检查有一定优势。此检查目前较少采用。

（7）准备接生：初产妇子宫颈口开全，经产妇子宫颈口开至6cm且宫缩规律有力时，应做好接生准备工作。

（二）第二产程

1. 临床表现

宫口近开全或开全后，胎膜多会自然破裂。若仍未破裂，可影响胎头下降，应于宫缩间歇期行人工破膜。当胎头下降压迫盆底组织时，产妇有反射性排便感，并不由自主地产生向下用力屏气的动作，会阴膨隆、变薄，肛门括约肌松弛。胎头于宫缩时露出阴道口，在宫缩间歇期又缩回阴道内，称胎头拔露；当胎头双顶径越过骨盆出口，宫缩间歇期胎头不再回缩时称胎头着冠。产程继续进展，胎头娩出，接着胎头复位及外旋转，随后前肩和后肩相继娩出，胎体很快娩出，之后羊水随之涌出。经产妇第二产程短，有时仅需几次宫缩即可完成胎头娩出。

2. 产程观察及处理

（1）密切监测胎心：第二产程时宫缩频而强，因此要特别注意胎心变化，应每5～10分钟听1次胎心，注意胎心与宫缩的关系，如出现胎心变慢且宫缩后不恢复或恢复慢，应尽快结束分娩。

（2）观察产程进展：第二产程中应注意胎头下降情况。对第二产程已达1小时而胎头尚未拔露者，应及时做阴道检查，了解头盆关系，避免第二产程延长。

（3）指导产妇屏气：正确的屏气方法是产妇的双足蹬在产床上，两手握住产床上的把手，宫缩时先深吸一大口气，然后两手向上拉把手而身体向下，如解大便样向下屏气以增加腹压。宫缩间歇时，产妇全身肌肉放松，安静休息。宫缩再次出现时重复上述屏气动作。

（4）接产准备：初产妇宫口开全、经产妇宫口扩张6cm且宫缩规律有力时，应将产妇送至产室做好接产准备工作。让产妇仰卧于产床上（或坐于特制产椅上行坐位分娩），两腿屈曲分开，露出外阴部，在臀下放一便盆或塑料布，用消毒纱布球蘸肥皂水擦洗外阴部2～3次，顺序是大阴唇、小阴唇、阴阜、大腿内上1/3、会阴及肛门周围。然后用温开水冲掉肥皂水，为防止冲洗液流入阴道，用消毒干纱布球盖住阴道口，最后以0.1%新洁尔灭冲洗或涂碘伏进行消毒，随后取下阴道口的纱布球和臀下的便盆或塑料布，铺以无菌巾于臀下。接产者按无菌操作常规洗手、戴手套及穿手术衣后，打开产包，铺好无菌巾准备接产。

（5）接产：接产要领：保护会阴的同时，协助胎头俯屈，让胎头以最小径线（枕下前囟径）在宫缩间歇时缓慢通过阴道口，预防会阴撕裂，胎肩娩出时也要注意保护好会阴。接产步骤与方法：胎头娩出前如胎膜未破，则先人工破膜。当胎头拔露使会阴后联合张力较紧时，即开始注意保护会阴，在会阴部盖上无菌巾，接产者右肘支在产床上，右手拇指与其余四指分开，利用手掌大鱼际肌顶住会阴部。每当宫缩时应向上内方托压，同时以左手食指、中指及无名指协助胎头俯屈及缓慢下降，使胎头以枕下前囟径通过骨盆出口。宫缩间歇时，保护会阴的右手应放松，以免压迫过久，引起会阴水肿。当胎头枕部从耻骨弓下露出时，协助胎头仰伸，此时如果宫缩很强，除右手保护会阴外，可嘱产妇张口哈气，不用腹压，同时以手抵压枕部，让胎头缓缓仰伸，如此可减少会阴破裂的机会。胎头娩出后，右手仍然注意保护会阴，左手自鼻根部向下颏挤压，清除胎儿口鼻内的羊水和黏液。待胎头自然复位后，在胎儿下降过程中协助胎头外旋转，使胎儿双肩径与骨盆前后径相一致。左手将胎儿颈部向下按压，使前肩自耻骨弓下先娩出，继之托胎颈向上，使后肩从会阴缓慢娩出。双肩娩出后，右手方可松开，双手协助胎体娩出。胎儿娩出后应立即记录娩出的时间。

胎儿娩出后如发现脐带绕颈但较松时，可将脐带顺胎肩方向推下，或从胎头上滑下。如脐带绕颈很紧或绕颈两周以上，可先用两把止血钳将脐带夹住，在两钳之间将脐带剪断，然后娩出胎儿。注意不能伤及胎儿颈部。

胎儿娩出后断扎脐带。对母儿血型不合或新生儿需抢救者，应在胎儿娩出后立即断脐，并保留较长一段脐带以备抢救时输血、输液使用。胎儿娩出后即在产妇臀下放一集血盘，以测量出血量。

（6）限制性会阴切开：不应对初产妇常规会阴切开，当出现下列情况时才考虑会阴切开术：会阴过紧或胎儿过大、估计分娩时会阴撕裂不可避免者，或母儿有病理情况急需结束分娩者。产钳或胎头负压吸引器助产视母胎情况和手术者经验决定是否需要会阴切开。一般在胎头着冠时切开，可以减少出血，或决定手术助产时切开。

（三）第三产程

1. 临床表现

胎儿娩出后，宫腔容积明显缩小，胎盘与子宫壁发生错位剥离，胎盘剥离面出血形成积血。子宫继续收缩，使胎盘完全剥离而娩出。胎盘剥离的征象有：①宫体变硬呈球形，宫底升高达脐上。②剥离的胎盘降至子宫下段，阴道口外露的一段脐带自行延长。③有少量阴道出血。④手轻压耻骨联合上方时，宫体上升而外露的脐带不再缩回。

胎盘剥离及排出的方式有两种：①胎儿面娩出式：多见。胎盘胎儿面先排出。胎盘从中央开始剥离，而后向周围剥离，其特点是胎盘先排出，随后见少量阴道流血。②母体面娩出式：少见。胎盘母体面先排出。胎盘从边缘开始剥离，血液沿剥离面流出，其特点是先有较多阴道流血，胎盘后排出。

2. 新生儿处理

（1）一般处理：新生儿出生后置于辐射保暖台上擦干、保暖。

（2）保持呼吸道通畅：胎儿娩出后，如口鼻腔分泌物未清除干净，进一步用吸管清除，必须保持呼吸道的通畅，以免发生新生儿窒息或吸入性肺炎。

（3）新生儿阿普加评分：用以判断有无新生儿窒息及窒息严重程度，评价新生儿出生时的状况，并指导复苏救治措施。

（4）处理脐带：在新生儿出生1分钟后可以结扎脐带。剪断脐带后在距脐根上方0.5cm处用丝带双重结扎，残端消毒后用无菌纱布包扎。目前还有用脐带夹、血管钳等方法取代脐带结扎法，简便而效果良好。

（5）其他处理：新生儿体格检查，新生儿手腕带和包被注明性别、体重、出生时间、母亲姓名，让母亲将新生儿抱在怀中早吸吮。

3. 协助胎盘娩出

正确处理胎盘娩出可预防产后出血。在胎儿前肩娩出后将缩宫素10～20U稀释于250～500mL生理盐水中静脉快速滴注，并控制性牵拉脐带，确认胎盘已完全剥离，以左手握住宫底，拇指置于子宫前壁，其余4指放于子宫后壁并按压，同时右手轻拉脐带，当胎盘娩至阴道口时，接生者双手捧起胎盘，向一个方向旋转并缓慢向外牵拉，协助胎盘胎膜完整剥离排出。若胎膜排出过程中，发现胎膜部分断裂，可用血管钳夹住断裂上端的胎膜，再继续向原方向旋转，直至胎膜完全排出。

4. 检查胎盘胎膜

将胎盘铺平，先检查胎盘母体面胎盘小叶有无缺损，然后将胎盘提起，检查胎膜是否完整，再检查胎盘胎儿面边缘有无血管断裂，及时发现副胎盘。

5. 检查软产道

胎盘娩出后，应仔细检查会阴、小阴唇内侧、尿道口周围、阴道及宫颈有无裂伤。若有裂伤，应立即缝合。

6. 预防产后出血

为减少产后出血量，应用缩宫素等宫缩剂结合按摩子宫加强子宫收缩，注意观察并精确测量出血量。

7. 观察产后一般情况

胎盘娩出2小时内是产后出血的高危期，有时被称为第四产程。应在分娩室观察一般情况，产妇面色、结膜和甲床色泽，测量血压、脉搏和阴道流血量。注意子宫收缩、宫底高度、膀胱充盈与否、会阴及阴道有无血肿等，发现异常情况及时处理。产后2小时无异常，将产妇和新生儿送回病房。

【转诊建议】

若产妇出现产力、产道、胎位异常，导致分娩进程受到阻碍者，必须及时做出正确判断和处理，为保证分娩顺利和母胎安全，建议转诊到有条件的上级医院诊治。

第十二章 儿 科

第一节 上呼吸道感染（感冒）

感冒是感受外邪引起的一种常见的外感疾病，以发热、鼻塞流涕、喷嚏、咳嗽为主要临床特征。相当于西医学的"急性上呼吸道感染"。是小儿最常见的急性呼吸道感染性疾病。

【病因】

本病的病原体以病毒为主，细菌较少见。非典型病原体在呼吸道感染中所占比例也呈升高趋势，包括鼻病毒、柯萨奇病毒、埃可病毒、流感病毒、副流感病毒、呼吸道合胞病毒、腺病毒等。病毒感染后，上呼吸道抵抗力下降，在治疗不当、病情迁延时，会引起细菌感染，发生混合感染。上呼吸道感染的发生发展与患儿自身抵御能力及病原体的种类、毒性、数量密切相关。

【临床表现】

上呼吸道感染分为一般类型及两种特殊类型。

1. 一般类型

（1）病史：气候骤变，冷暖失调，或与感冒患者接触，有感受外邪病史。

（2）主要症状：临床以发热、恶寒、鼻塞流涕、喷嚏、微咳、头痛、全身酸痛为主症。感冒伴兼夹证者，夹痰可见咳嗽加剧，喉间痰鸣；夹滞可见脘腹胀满，不思饮食，呕吐酸腐，大便失调；夹惊可见睡卧不宁，惊惕抽搐，婴幼儿多有发热，体温可高达39～40℃，起病1～2日内可因发热引起惊厥。部分患儿可有腹痛，多为脐周阵发性疼痛，无压痛，可能为肠痉挛所致；如腹痛持续存在，多为并发急性肠系膜淋巴结炎。

（3）查体：可见咽部充血、扁桃体肿大；有时可见下颌和颈淋巴结肿大；肺部听诊一般正常；肠道病毒感染者可见不同形态的皮疹。

2. 特殊类型

（1）疱疹性咽峡炎：好发于夏秋季。起病急骤，临床表现为高热、咽痛、流涎、厌食、呕吐等。查体可见咽部充血，在咽腭弓、软腭、颚垂的黏膜上可见多个2～4mm大小灰白色的疱疹，周围有红晕，1～2日后破溃形成小溃疡。

（2）咽结膜热：好发于春夏季，散发或发生小流行。以发热、咽炎、结膜炎为特征，有时伴消化道症状。查体见咽部充血，可见白色点块状分泌物，周围无红晕，易于剥离；滤泡性眼结膜炎可伴球结膜出血；颈及耳后淋巴结增大。

【辅助检查】

1. 血常规：病毒感染者，白细胞总数正常或偏低；合并细菌感染者，白细胞总数及中性粒细胞增高。

2. 胸部X线：一般无须行X线检查，如需鉴别时可考虑。

3. 病原学检查：一般无须病原学检查。

【诊断要点】

1. 病史：气候骤变，冷暖失调，或与感冒患者接触，有感受外邪病史。

2. 主要症状：发热、恶寒、鼻塞流涕、喷嚏、咳嗽、头痛、全身酸痛。

3. 查体：咽部充血，扁桃体肿大。

4. 辅助检查：血常规检查示白细胞计数正常或偏低。

【鉴别诊断】

1. 急性传染病早期：多种急性传染病早期都有类似感冒的症状，如麻疹、水痘、手足口病、幼儿急疹、百日咳、流行性脑脊髓膜炎等，应根据流行病学史、临床表现、实验室检查等加以鉴别，注意鉴别诊断，必要时及时转诊至上级医院。

2. 急性感染性喉炎：本病初起仅表现发热、微咳、声音嘶哑，病情较重时可闻及犬吠样咳嗽及吸气性喉鸣，注意鉴别。该病可致呼吸困难、窒息等危重症，及时转诊至上级医院。

3. 变应性鼻炎：某些学龄前或学龄儿童出现"感冒"症状，如流涕、打喷嚏持续超过2周或反复发作，而全身症状较轻，则应考虑变应性鼻炎的可能，鼻拭子涂片嗜酸性粒细胞增多有助于诊断。

【治疗】

（一）西医治疗

本病主要为对症治疗，一般无须积极抗病毒治疗。

1. 一般治疗

注意休息，居室通风，多饮水，防止交叉感染及并发症。

2. 抗感染治疗

如有明确细菌感染指征者可使用抗菌药物。

（1）抗病毒药物：急性上呼吸道感染以病毒感染多见，单纯的病毒性上呼吸道感染属于自限性疾病。普通感冒目前尚无特异性抗病毒药物，若为流感病毒感染，可用磷酸奥司他韦口服，1 次 2mg/kg，1 日 2 次。

（2）抗菌药物：细菌性上呼吸道感染或病毒性上呼吸道感染继发细菌感染者可选用抗生素治疗，常选用青霉素类、头孢菌素类或大环内酯类抗生素。

3. 对症治疗

（1）高热可予对乙酰氨基酚或布洛芬，亦可采用物理降温，如温水浴。

（2）发生热性惊厥者可予镇静、止惊等处理。如果患儿出现持续惊厥不缓解或多次反复惊厥，及时转诊。

（3）鼻塞者可酌情给予减充血剂，咽痛可予咽喉含片。

（二）中医治疗

感冒的治疗，以疏风解表为基本原则。根据辨证又有辛温解表、辛凉解表、清暑解表及清瘟解毒等。根据小儿生理病理特点，需兼顾兼夹证的治疗，应在解表基础上，分别佐以化痰、消积、镇惊之法。本章中药方剂处方均为学龄期儿童用量，婴幼儿需酌减。

1. 辨证论治

（1）风寒感冒证

症状：发热，恶寒重，无汗，头痛，身痛，鼻流清涕，咳嗽，喷嚏，口不渴，咽无红肿及疼痛，舌淡红、苔薄白，脉浮紧，指纹浮红。

治法：辛温解表。

方药：荆防败毒散（《摄生众妙方》）加减：荆芥 10g，防风 10g，羌活 10g，紫苏叶 10g，桔梗 6g，前胡 10g，甘草 6g。（该剂量为学龄期儿童剂量，婴幼儿需酌减，下同。）

中成药：风寒感冒颗粒。

（2）风热感冒证

症状：发热重，恶风，有汗或少汗，头痛，鼻塞流浊涕，喷嚏，咳嗽，痰稠色白或黄，咽红肿痛，口干渴，舌质红、苔薄黄，脉浮数，指纹浮紫。

治法：辛凉解表。

方药：银翘散（《温病条辨》）加减：金银花 10g，连翘 10g，薄荷 10g，桔梗 6g，牛蒡子 10g，大青叶 6g，荆芥 10g，淡豆豉 10g，芦根 15g，竹叶 10g。

中成药：小儿感冒颗粒、双黄连颗粒。

（3）暑邪感冒证

症状：发热，无汗或汗出热不解，头晕，头痛，鼻塞，身重困倦，胸闷，呕恶，口渴心烦，食欲不振，或有呕吐，泄泻，小便短黄，舌质红、苔黄腻，脉滑数，指纹紫滞。

治法：清暑解表。

方药：新加香薷饮（《温病条辨》）加减：香薷 10g，金银花 10g，连翘 10g，厚朴

10g，白扁豆 10g。

中成药：藿香正气口服液。

（4）时疫感冒证

症状：起病急骤，高热，恶寒，无汗或汗出热不解，头痛，心烦，目赤咽红，肌肉酸痛，腹痛，或有恶心，呕吐，大便稀薄，舌质红、舌苔黄，脉数，指纹紫。

治法：清瘟解毒。

方药：银翘散（《温病条辨》）合普济消毒饮（《东垣试效方》）加减：金银花 10g，连翘 10g，荆芥 10g，羌活 10g，贯众 6g，栀子 5g，黄芩 10g，板蓝根 15g，桔梗 6g，牛蒡子 10g，薄荷 6g。

中成药：连花清瘟颗粒。

（5）兼证

因小儿肺脏娇嫩，脾常不足，神气怯弱，感邪之后，易出现夹痰、夹滞、夹惊的兼证。

1）夹痰

症状：感冒兼见咳嗽较剧，痰多，喉间痰鸣。

治法：辛温解表，宣肺化痰；辛凉解表，清肺化痰。

方药：在疏风解表的基础上，风寒夹痰证加用三拗汤（《太平惠民和剂局方》）、二陈汤（《太平惠民和剂局方》），常用炙麻黄 6g，杏仁 6g，半夏 6g，陈皮 10g；风热夹痰证加用桑菊饮（《温病条辨》）加减，常用桑叶 10g，菊花 10g，鱼腥草 15g，瓜蒌皮 10g，浙贝母 10g 等。

2）夹滞

症状：感冒兼见脘腹胀满，不思饮食，呕吐酸腐，口气臭秽，大便酸臭，或腹痛泄泻，或大便秘结，小便短黄，舌苔厚腻，脉滑，指纹紫滞。

治法：解表兼以消食导滞。

方药：在疏风解表的基础上，加用保和丸（《丹溪心法》）加减，常加用焦山楂 10g，焦六神曲 6g，鸡内金 10g，莱菔子 6g，枳壳 10g；若大便秘结，小便短黄者，加大黄 3g，枳实 10g。

中成药：午时茶、清热化滞颗粒。

3）夹惊

症状：感冒兼见惊惕，哭闹不安，睡卧不宁，甚至骤然抽搐，舌质红，脉浮弦，指纹青滞。

治法：解表兼以清热镇惊。

方药：在疏风解表的基础上，加用镇惊丸加减，常加用钩藤 10g，僵蚕 6g，蝉蜕 6g，珍珠母 15g（先煎）。

中成药：小儿金丹片、儿童回春颗粒、琥珀抱龙丸。

2. 中医特色疗法

（1）药浴疗法：煎水 3000mL，候温沐浴，1 日 1～2 次。

1）风寒感冒证：羌活 15g，独活 15g，细辛 15g，防风 15g，紫苏叶 15g，白芷 15g，桂枝 15g，葱白 15g，淡豆豉 15g。

2）风热感冒证：金银花 15g，连翘 15g，柴胡 15g，桑叶 15g，大青叶 15g，薄荷 15g，蝉蜕 15g，栀子 15g。

3）暑邪感冒证：香薷 15g，金银花 15g，连翘 15g，柴胡 15g，防风 15g，淡豆豉 15g，白扁豆花 15g，生石膏 15g，滑石 15g（包煎），甘草 15g，薄荷 15g，板蓝根 15g。

（2）拔罐疗法：在大椎、肺俞穴拔罐，1 日 1 次，用于风寒感冒。注意：婴儿不宜使用，幼儿多闪罐不留罐，儿童留罐时间不宜过长，防止皮肤烫伤。

【转诊建议】

1. 若经常规治疗 3 日仍高热、症状无缓解者，及时转诊。

2. 若出现高热惊厥需积极降温控制惊厥发作；若为既往有热性惊厥史的患儿，基层医疗机构无急救条件，建议尽早转诊。

3. 了解当地疾病的流行情况，若怀疑患儿为传染病，及时上报并转诊。

4. 若患儿在疾病发生发展中出现反复长叹气、皮疹等其他症状，考虑不除外心肌炎、紫癜、肾炎等疾病时，建议转诊，进行进一步诊断与治疗。

5. 平素身体较差，有先天性心脏病、肾病综合征等基础病患儿，建议转诊。

【预防】

"要使小儿安，三分饥与寒"，平素应根据气候变化及时增减衣物，养成良好的饮食习惯；规律作息，加强体育锻炼；注意个人卫生，如有平素易呼吸道感染者，可到正规中医院就诊，服中药进行调理，增强体质。

第二节　肺　炎

肺炎系由不同病原体或其他因素所致的肺部炎症。临床以发热、咳嗽、气促、呼吸困难及肺部固定湿啰音为主要临床表现。本病一年四季均可发生，但多见于冬春季；任何年龄均可患病，年龄越小，发病率越高，病情越重。本节重点论述基层儿科常见的支气管肺炎。

【病因】

支气管肺炎可由细菌、病毒等感染引起，常见病原体如呼吸道合胞病毒、腺病毒、流感病毒、肺炎链球菌等。此外支原体、衣原体感染也可引发本病。

【临床表现】

1. 典型症状

发病前多数有上呼吸道感染的表现,以发热、咳嗽、喘息为主要症状。

2. 查体

呼吸频率增快:月龄 <2 个月,呼吸 ≥60 次/分;月龄 2~12 个月,呼吸 ≥50 次/分;1~5 岁,呼吸 ≥40 次/分;5 岁以上,呼吸 ≥30 次/分。可出现呼吸困难的表现,如鼻翼翕动、点头呼吸、三凹征等。肺部体征早期可不明显或仅有呼吸音粗糙,以后可闻及固定的中、细湿啰音;若病灶融合,出现肺实变体征,则表现语颤增强、叩诊浊音、听诊呼吸音减弱或管状呼吸音。新生儿肺炎肺部听诊仅可闻及呼吸音粗糙或减低,病程中亦可出现细湿啰音或哮鸣音。

【辅助检查】

1. 血常规:细菌性肺炎白细胞总数和中性粒细胞多增高,甚至可见核左移;病毒性肺炎白细胞总数正常或降低,淋巴细胞增高,有时可见异型淋巴细胞。

2. 胸部 X 线:一般状况良好的门诊患儿可不进行 X 线检查。当病情严重或考虑有并发症或临床表现不典型者,需行 X 线检查。支气管肺炎可表现为点状或小斑片状肺实质浸润阴影,以两肺下野、心膈角区及中内带较多;也可见小斑片病灶部分融合在一起成为大片状浸润影,甚至可类似节段或大叶肺炎的形态。

【诊断要点】

1. 多见于冬春季。

2. 年龄越小,发病率越高。

3. 典型症状:有发热、咳嗽、喘息气促或呼吸困难。

4. 典型体征:肺部有较固定的细湿啰音。

5. 胸部 X 线显示点状、小斑片状肺实质浸润阴影或大片状浸润影。

【鉴别诊断】

支气管肺炎应与支气管哮喘急性发作、急性支气管炎、支气管异物和肺结核进行鉴别,见表 12-1。

表 12-1 支气管肺炎鉴别诊断

疾病	鉴别诊断要点
支气管哮喘急性加重	每日症状变化快,夜间和清晨症状明显,可有过敏史、鼻炎和(或)湿疹,有哮喘家族史,听诊双肺可闻及散在或弥漫性、以呼气相为主的哮鸣音
急性支气管炎	以咳嗽为主,一般无发热或仅有低热,肺部听诊呼吸音粗糙或有不固定的干、湿啰音

疾病	鉴别诊断要点
支气管异物	有异物吸入史，突然出现呛咳及胸部 X 线检查可予以鉴别
肺结核	症状可见咳嗽伴低热、食欲不振、消瘦、盗汗，胸部 X 线示肺浸润性病灶或结节状、空洞样改变，微生物检查可确诊

【治疗】

（一）西医治疗

本病采用综合治疗，以控制炎症，对症处理，防治并发症为主。

1. 一般治疗

应注意观察病情，预防脱水，向家长做好护理及相关知识的宣教。

2. 病因治疗

感染是儿童支气管肺炎最常见的病因。细菌、病毒、支原体是常见病原体。

（1）细菌感染：轻症细菌性肺炎者，予抗生素经验性治疗。可根据病情和胃肠道耐受等情况，口服或静脉应用阿莫西林或阿莫西林/克拉维酸，第一、二代头孢菌素，必要时应用第三代头孢菌素，但第三代头孢菌素需覆盖肺炎链球菌。

（2）支原体感染：学龄期儿童支原体肺炎常见，主要表现为发热、咳嗽，部分患儿有喘鸣，肺部可出现啰音，胸片呈肺间质浸润性、小叶性、大叶性肺实变和支气管肺门淋巴结肿大。怀疑支原体肺炎者根据病情，可口服或静脉应用大环内酯类抗菌药物治疗。首选阿奇霉素，10mg/（kg·d），1 日 1 次，轻症 3 日为 1 个疗程，重者可连用 5~7 日，2~3 日后可重复第 2 个疗程。婴儿使用阿奇霉素，尤其是静脉制剂要慎重。

（3）病毒感染：病毒性肺炎不常规使用抗生素，如混合细菌感染，可应用抗菌药物。如疑流感病毒肺炎，应尽可能在 48 小时内给予抗流感病毒治疗，不必等待流感检测结果阳性。可疑其他病毒性肺炎，无特效抗病毒药物，根据病情、病程及有无混合感染证据等，决定是否应用抗菌药物。

（二）中医治疗

支气管肺炎属中医学"肺炎喘嗽"的范畴，临床治疗分常证和变证。常证以清肺开闭，化痰平喘为基本法则。变证应中西医结合治疗。

1. 辨证论治

（1）风寒闭肺证

症状：恶寒发热，无汗，呛咳气急，痰白而稀，口不渴，咽不红，舌质不红、苔薄白或白腻，脉浮紧，指纹浮红。

治法：辛温开闭，宣肺止咳。

方药：华盖散（《太平惠民和剂局方》）加减：麻黄6g，炒杏仁6g，紫苏子6g，陈皮6g，茯苓10g，白前6g，甘草3g。

中成药：通宣理肺口服液。

（2）风热闭肺证

症状：发热恶风，微有汗出，咳嗽气急，痰多，痰黏稠或黄，口渴咽红，舌红、苔薄白或黄，脉浮数。

治法：辛凉开闭，清肺止咳。

方药：银翘散（《温病条辨》）合麻杏石甘汤（《伤寒论》）加减：金银花10g，连翘6g，炙麻黄6g，炒杏仁6g，生石膏20g，芦根15g，鱼腥草10g，甘草3g。

中成药：小儿咳喘灵泡腾片。

（3）痰热闭肺证

症状：发热，烦躁，咳嗽喘促，气急鼻翕，喉间痰鸣，口唇青紫，面赤口渴，胸闷胀满，泛吐痰涎，舌质红、苔黄腻，脉弦滑。

治法：清热涤痰，开肺定喘。

方药：五虎汤（《仁斋直指》）合葶苈大枣泻肺汤（《金匮要略》）加减：炙麻黄6g，炒杏仁6g，生石膏20g，细茶10g，葶苈子10g，莱菔子10g，瓜蒌10g，鱼腥草10g，甘草3g。

中成药：小儿清肺化痰颗粒。

（4）毒热闭肺证

症状：高热持续，咳嗽剧烈，气急鼻翕，喘憋，涕泪俱无，鼻孔干燥，面赤唇红，烦躁口渴，小便短黄，大便秘结，舌红而干、舌苔黄，脉滑数。

治法：清热解毒，泻肺开闭。

方药：黄连解毒汤（《外台秘要》）合麻杏石甘汤（《伤寒论》）加减：黄连6g，黄芩10g，炒栀子10g，炙麻黄6g，炒杏仁6g，生石膏20g，知母10g，芦根15g，甘草3g。

（5）阴虚肺热证

症状：病程较长，干咳少痰，低热盗汗，面色潮红，五心烦热，舌质红、乏津、苔花剥、少苔或无苔，脉细数。

治法：养阴清肺，润肺止咳。

方药：沙参麦冬汤（《温病条辨》）加减：沙参10g，麦冬10g，百合10g，百部10g，玉竹10g，枇杷叶10g，五味子6g。

中成药：养阴清肺口服液。

（6）肺脾气虚证

症状：咳嗽无力，喉中痰鸣，低热起伏不定，面白少华，动辄汗出，食欲不振，大便溏，舌质偏淡、苔薄白，脉细无力。

治法：补肺健脾，益气化痰。

方药：人参五味子汤（《幼幼集成》）加减：人参（太子参或党参）6g，白术10g，茯苓10g，五味子6g，麦冬10g，陈皮10g，法半夏6g，甘草3g。

中成药：玉屏风颗粒。

2. 中医特色疗法

（1）拔罐：取双侧肩胛下部，拔火罐。1次5～10分钟，1日1次，5日为1疗程。适用于肺炎湿啰音久不消退者。

（2）贴敷：用于肺炎后期迁延不愈或痰多、两肺湿啰音经久不消失者。

1）白芥子粉30g，面粉30g。加水调和，用纱布包后，敷贴背部，1日1次，1次约15分钟，出现皮肤发红为止，连敷3日。

2）大黄15～30g，芒硝15～30g，大蒜15～30g。调成膏状，纱布包，敷贴背部，如皮肤未出现刺激反应，可连用3～5日。

【转诊建议】

1. 儿童尤其是婴幼儿肺炎病情发展迅速，如出现发热不退、喘憋加重、精神不好等症状，及时转诊。病情危重，如重症肺炎及极重症肺炎，患儿表现为胸壁吸气性凹陷、鼻翼翕动、呻吟、中心性发绀、严重呼吸窘迫、拒食或脱水征、意识障碍（嗜睡、昏迷、惊厥）等。

2. 遇到不明原因肺炎，需及时进行转诊以明确诊断及进一步治疗。

【预防】

锻炼身体、增强体质；积极防治贫血、营养不良；勤洗手，避免交叉感染；积极接种疫苗。

第三节　支气管哮喘

支气管哮喘，简称哮喘，是儿童期最常见的慢性呼吸道疾病。以反复发作性喘息、气促、胸闷或咳嗽等症状为主要临床表现，常在夜间和（或）清晨发作或加剧，多数患儿可经治疗缓解或自行缓解。初发年龄以1～6岁多见。本病发作有明显的季节性，以秋季、春季气候多变时易于发病。

【病因】

哮喘的发病是与遗传和环境有关，哮喘急性发作主要是由于变应原和触发因素导致的。常见的诱发因素包括：①呼吸道感染；②室内变应原（尘螨、家养宠物、霉菌、蟑螂等）；③室外变应原（花粉、草籽等）；④职业性因素（面粉加工、动物饲养、大棚种植及塑料、纤维、橡胶制造等行业）；⑤食物（鱼、虾、蛋类、牛奶等）；⑥药物（阿司匹林、抗菌药物等）；⑦非变应原因素（寒冷、运动、精神紧张、焦虑、过劳、香烟、厨房油烟、空气污染、刺激性食物等）。

【临床表现】

1. 典型症状

咳嗽和喘息呈阵发性发作，以夜间和清晨为重。发作前可有流涕、打喷嚏和胸闷，发作时呼吸困难，呼气相延长伴有喘鸣音。严重病例呈端坐呼吸、恐惧不安、大汗淋漓、面色青灰。

2. 查体

桶状胸、三凹征、肺部满布呼气相哮鸣音，严重者气道广泛堵塞，哮鸣音反可消失，称"闭锁肺"，是哮喘最危险的体征。发作时两肺闻及哮鸣音，以呼气时显著，呼气延长。在发作间歇期可无任何症状和体征，有些病例在用力时可听到呼气相哮鸣音。此外在体格检查时还应注意有无变应性鼻炎、鼻窦炎和湿疹等。

【辅助检查】

基层若无条件进行肺通气功能检测及变应原检测，应嘱患者定期到上级医院进行检查及评估。

1. 肺通气功能检测：是诊断哮喘的重要手段，也是评估哮喘病情严重程度和控制水平的重要依据，多用于 5 岁以上患儿。主要表现为阻塞性通气功能障碍。多数患儿，尤其在哮喘发作期间或有临床症状或体征时，常出现第一秒用力呼气量/用力肺活量（FEV_1/FVC）（正常 ≥80%）降低。

2. 胸部 X 线：急性期胸部 X 线表现正常或呈间质性改变，可有肺气肿或肺不张。

【诊断要点】

1. 儿童哮喘诊断标准：

（1）反复喘息、咳嗽、气促、胸闷，多与接触变应原、冷空气、物理及化学性刺激、呼吸道感染、运动及过度通气（如大笑和哭闹）等有关，常在夜间和（或）凌晨发作或加剧。

（2）发作时双肺可闻及散在或弥漫性，以呼气相为主的哮鸣音，呼气相延长。

（3）上述症状和体征经抗哮喘治疗有效，或自行缓解。

（4）除外其他疾病所引起的喘息、咳嗽、气促和胸闷。

（5）临床表现不典型者（如无明显喘息或哮鸣音），应至少具备以下 1 项：

1）支气管激发试验或运动激发试验阳性。

2）证实存在可逆性气流受限：①支气管舒张试验阳性：吸入速效 β_2 受体激动剂（如沙丁胺醇压力定量气雾剂 200～400μg）后 15 分钟第一秒用力呼气量（FEV_1）增加 ≥12%。②抗哮喘治疗有效：使用支气管舒张剂和口服或（吸入）糖皮质激素治疗

1～2 周后，FEV_1 增加≥12%。

3）最大呼气峰流量（PEF）日间变异率（连续监测 1～2 周）≥20%。

符合第（1)~(4)条或第（4)（5)条者，可诊断为哮喘。

2. 咳嗽变异性哮喘（CVA）：咳嗽持续 4 周以上，常在夜间和（或）清晨发作或加剧，以干咳为主。抗哮喘药物治疗有效。

【鉴别诊断】

1. 毛细支气管炎：多见于 1 岁以内婴儿，冬春两季发病较多。也有呼吸困难和喘鸣音，血清病毒抗体检测或咽拭子病毒分离有助于诊断。

2. 喘息性支气管炎：多见于 3 岁以内，临床见发热、咳嗽伴喘息，抗感染治疗后喘息症状消失，但应密切注意或随访，警惕为支气管哮喘的早期。

3. 支气管淋巴结结核：临床表现为阵发性痉挛性咳嗽、喘息，伴疲乏、低热、盗汗等症状，结核菌素检查可协助诊断。

4. 肺炎：以气喘、咳嗽、痰壅、发热为主症，两肺听诊以湿啰音为主，胸部 X 线或胸部 CT 检查有助诊断。

【病情评估】

1. 哮喘的分期：根据临床表现，哮喘可分为急性发作期、慢性持续期和临床缓解期。

（1）急性发作期：突然发生喘息、咳嗽、气促、胸闷等症状，或原有症状急剧加重。

（2）慢性持续期：近 3 个月内不同频度和（或）不同程度地出现过喘息、咳嗽、气促、胸闷等症状。

（3）临床缓解期：经过治疗或未经治疗症状、体征消失，肺功能恢复到急性发作前水平并维持 3 个月以上。

2. 哮喘急性发作常表现为进行性加重的过程，常因接触变应原、刺激物或呼吸道感染诱发。其起病缓急和病情轻重不一，可在数小时或数天内出现，亦可在数分钟内危及生命，故应对病情作出正确评估，以便及时给予有效的紧急治疗，指导患者转诊至上级医院。根据哮喘急性发作时的症状、体征、肺功能及血氧饱和度等情况进行严重度分级，年龄≥6 岁分级见表 12－2，<6 岁分级见表 12－3。

表 12－2　≥6 岁儿童哮喘急性发作严重程度分级[①]

临床特点	轻度	中度	重度	危重度
气短	走路时	说话时	休息时	呼吸不整
体位	可平卧	喜坐位	前弓位	不定
讲话方式	能成句	成短句	数单字	难以说话

临床特点	轻度	中度	重度	危重度
精神意识	可有焦虑、烦躁	常焦虑、烦躁	常焦虑、烦躁	嗜睡、意识模糊
辅助呼吸肌活动及三凹征	常无	可有	通常有	胸腹反常运动
哮鸣音	散在、呼气末期	响亮、弥漫增加	响亮、弥漫、双相明显增加	减弱乃至消失
脉率	略增加	增加	明显增加	减慢或不规则
PEF[②]占正常预计值或本人最佳值的百分数（%）	SABA[③]治疗后：≥80	SABA 治疗前：>50～80 SABA 治疗后：>60～80	SABA 治疗前：≤50 SABA 治疗后：≤60	无法完成检查
血氧饱和度（吸空气,%）	90～94	90～94	90	<90

注：①：a. 判断急性发作严重程度时，只要存在某种严重程度的指标，即可归入该严重等级。b. 幼龄儿童较年长儿和成人更易发生高碳酸血症（低通气）。②：PEF 为最大呼气峰流量。③：SABA 为短效 β_2 受体激动剂。

表 12-3　　<6 岁儿童哮喘急性发作严重程度分级

临床特点	轻度	重度[③]
精神意识	无	焦虑、烦躁、嗜睡或意识不清
血氧饱和度[①]（治疗前,%）	≥92	<92
讲话方式[②]	能成句	说单字
脉率（次/分）	<100	>200（0～3 岁）>180（4～5 岁）
发绀	无	可能存在
哮鸣音	存在	减弱，甚至消失

注：①：血氧饱和度是指在吸氧和支气管舒张剂治疗前的测得值。②：需要考虑儿童的正常语言发育过程。③：判断重度发作时，只要存在一项就可归入该等级。

【治疗】

(一) 西医治疗

1. 哮喘急性发作期

治疗原则为去除诱因，使用支气管扩张剂、合理氧疗、适时足量全身使用糖皮质激素。

（1）低氧血症者，予鼻导管或面罩吸氧，以维持血氧饱和度 >94%。

（2）吸入速效 β_2 受体激动剂：如沙丁胺醇或特布他林：雾化吸入，体重 ≤20kg，1 次 2.5mg；体重 >20kg，1 次 5mg，第 1 小时每 20 分钟 1 次，根据治疗反应逐渐延长给药间隔，每 1～4 小时重复吸入治疗。不具备雾化吸入条件时，使用压力型定量气雾剂经储雾罐吸药，每次单剂喷药，连用 4～10 喷（<6 岁 3～6 喷），用药间隔与雾化吸入方法相同。

（3）糖皮质激素：早期使用可以减轻疾病的严重度，给药后 3～4 小时可有明显的疗效。①口服：泼尼松或泼尼松龙 1～2mg/（kg·d），疗程 3～5 天。对于依从性差、不能口服给药或危重患儿，采用静脉途径给药。②静脉：注射甲泼尼龙 1 次 1～2mg/kg 或琥珀酸氢化可的松 1 次 5～10mg/kg，根据病情间隔 4～8 小时重复使用，若疗程不超过 10 天，无须减量直接停药。③吸入：哮喘急性发作早期应用大剂量 ICS（吸入性糖皮质激素），如布地奈德悬液雾化吸入 1 次 1mg，每 6～8 小时 1 次。

（4）短效抗胆碱能药物（SAMA）：对 β_2 受体激动剂治疗反应不佳的中重度患儿尽早联合使用。如异丙托溴铵，体重 ≤20kg，1 次 250μg；体重 >20kg，1 次 500μg，间隔时间同吸入 β_2 受体激动剂。如果无雾化条件，给予 SAMA 气雾剂吸入治疗。

2. 慢性持续期哮喘

（1）初始治疗：大多数哮喘患者推荐吸入低剂量 ICS 作为初始治疗方案；若患者大多数时间有哮喘症状、夜醒每周 1 次及以上或存在任何危险因素，推荐中/高剂量 ICS 或低剂量 ICS/LABA 治疗；对于严重的未控制哮喘或有哮喘急性发作者，推荐短程口服激素，同时开始选择大剂量 ICS 或中剂量 ICS/LABA 作为维持治疗。也可按需应用 ICS/LABA 治疗轻度哮喘。

（2）长期治疗方案：整个哮喘的治疗过程需要对患者进行连续性的评估，观察疗效并适时调整治疗方案，直至达到哮喘控制为止，见表 12-4。

表 12-4 ≥6 岁儿童哮喘急性发作严重程度分级

治疗方案	第 1 级	第 2 级	第 3 级	第 4 级	第 5 级
首选药物	无须使用药物	低剂量 ICS	低剂量 ICS/LABA	中/高剂量 ICS/LABA	添加治疗，如噻托溴铵、口服激素、IgE 单克隆抗体、抗 IL-5
其他可选控制药物	低剂量 ICS	LTRA、低剂量茶碱	中/高剂量 ICS、低剂量 ICS/LTRA（或加茶碱）	加用噻托溴铵、中/高剂量 ICS/LABA（或加茶碱）	—

续 表

治疗方案	第1级	第2级	第3级	第4级	第5级
缓解药物	按需使用 SABA 或 ICS/福莫特罗复合剂	按需使用 SABA 或 ICS/福莫特罗复合剂	按需使用 SABA 或 ICS/福莫特罗复合剂	按需使用 SABA 或 ICS/福莫特罗复合剂	按需使用 SABA 或 ICS/福莫特罗复合剂

注：该推荐适用于青少年和≥6岁儿童；茶碱不推荐用于 <12 岁儿童；6~11 岁儿童第3级治疗首选中等剂量 ICS；噻托溴铵软雾吸入剂不适用于 <12 岁儿童；ICS 为吸入性糖皮质激素；LTRA 为白三烯调节剂；LABA 为长效 β_2 受体激动剂；SABA 为短效 β_2 受体激动剂。

（3）降级治疗原则：

1）哮喘症状控制且肺功能稳定至少3个月，治疗方案可考虑降级，若患者存在急性发作危险因素或固定性气流受限，需在严密监控下进行降级治疗。

2）避开呼吸道感染、旅游等时间段进行降级治疗。

3）每1次降级治疗需记录哮喘状态（症状控制、肺功能、危险因素），密切观察症状控制情况、PEF 变化、定期随访，确保患者有足够的药物恢复到原来的治疗方案。

4）每3个月减少 ICS 剂量 25%~50%。

若患者使用最低剂量控制药物达到哮喘控制1年，并且哮喘症状不再发作，可考虑停用哮喘药物治疗。

（4）哮喘常用控制类药物剂量：

1）ICS：吸入给药：ICS 局部抗炎作用强，如布地奈德，低剂量 200~400μg/d；中剂量 400~800μg/d；大剂量 >800μg/d。口服给药：应用大剂量 ICS/LABA 后仍不能控制的慢性持续性哮喘和激素依赖性哮喘，每天或隔天给药，如泼尼松的每日维持剂量最好≤10mg。

2）ICS/LABA：常用药物：①沙美特罗/丙酸氟替卡松，50/100μg 或 50/250μg，1 次 0.1~1.0 吸，1 日 2 次。②布地奈德福莫特罗粉吸入剂，160/4.5μg，1 次 1~2 吸，1 日 2 次。

3）白三烯受体调节剂：常用药物为孟鲁司特钠，睡前口服，10mg，1 日 1 次。

4）茶碱：常用药物为茶碱缓释片，口服，1 次 0.1~0.2g，1 日 2 次。

5）长效抗胆碱能药物：常用药物为噻托溴铵干粉吸入剂，18μg，1 次 1 吸，1 日 1 次。

（二）中医治疗

支气管哮喘属中医学中"哮喘"的范畴，临床治疗分发作期和缓解期。发作期中医治则为攻邪以治其标，分辨寒热虚实，随证施治。缓解期当扶正以治其本，以补肺固表，补脾益肾为主，调整脏腑功能，祛除生痰之因。

1. 辨证论治

（1）发作期

1）寒性哮喘

症状：气喘咳嗽，喉间哮鸣，痰稀色白，多泡沫，形寒肢冷，鼻塞，流清涕，面色淡白，唇青，恶寒无汗，舌质淡红、苔白滑或薄白，脉浮紧，指纹红。

治法：温肺散寒，涤痰定喘。

方药：小青龙汤（《伤寒论》）合三子养亲汤（《韩氏医通》）加减：麻黄3g，桂枝6g，细辛2g，干姜3g，半夏6g，白芍9g，五味子6g，白芥子3g，紫苏子6g，莱菔子6g。

中成药：三拗片。

2）热性哮喘

症状：咳嗽喘息，声高息涌，喉间哮鸣，痰稠黄难咳，胸膈满闷，身热，面赤，鼻塞流黄稠涕，口干，咽红，尿黄，便秘，舌质红、苔黄，脉滑数，指纹紫。

治法：清肺涤痰，止咳平喘。

方药：麻杏石甘汤（《伤寒论》）加减：炙麻黄3g，杏仁6g，前胡9g，石膏20g，黄芩9g，葶苈子3g，紫苏子6g，桑白皮6g，射干6g，瓜蒌皮9g，枳壳6g。

中成药：哮喘宁颗粒。

3）外寒内热证

症状：喘粗气急，咳嗽痰鸣，咳痰黏稠色黄，胸闷，鼻塞喷嚏，流清涕，或恶寒发热，面赤口渴，夜卧不安，大便干结，小便黄赤，舌质红、苔薄白或黄，脉滑数或浮紧，指纹浮红或沉紫。

治法：散寒清热，降气平喘。

方药：大青龙汤（《伤寒论》）加减：麻黄3g，桂枝6g，白芍9g，细辛2g，五味子6g，半夏6g，生姜10g，石膏20g，黄芩9g，生甘草3g，紫苏子6g，射干6g，紫菀9g。

中成药：小儿宣肺止咳颗粒。

4）虚实夹杂证

症状：病程较长，哮喘持续，喘促胸闷，咳嗽痰多，喉中痰鸣，动则喘甚，面色少华，畏寒肢冷，神疲纳呆，小便清长，舌质淡，脉细弱，指纹淡滞。

治法：泻肺平喘，补肾纳气。

方药：偏于上盛者用苏子降气汤（《太平圣惠和剂局方》）加减：紫苏子6g，半夏6g，当归9g，前胡6g，厚朴6g，肉桂3g，甘草6g，生姜6g，大枣3枚，紫苏叶6g。偏于下盛者用射干麻黄汤（《金匮要略》）合都气丸（《张氏医通》）加减：紫苏子6g，半夏6g，当归9g，枳实6g，射干6g，蜜麻黄3g，五味子6g，细辛2g，款冬花6g，熟地黄6g，山茱萸6g，山药9g，补骨脂3g。

（2）缓解期

1）肺脾气虚证

症状：咳嗽无力，反复感冒，气短自汗，神疲懒言，形瘦纳差，面白少华或萎黄，便溏，舌质淡胖、苔薄白，脉细软，指纹淡。

治法：健脾益气，补肺固表。

方药：人参五味子汤（《幼幼集成》）合玉屏风散（《丹溪心法》）加减：人参6g，五味子6g，茯苓9g，白术9g，甘草3g，黄芪10g，防风6g，半夏6g，橘红9g。

中成药：玉屏风颗粒。

2）脾肾阳虚证

症状：动则喘促，咳嗽无力，气短心悸，面色苍白，形寒肢冷，脚软无力，腹胀纳差，便溏，夜尿多，发育迟缓，舌质淡、苔薄白，脉细弱，指纹淡。

治法：健脾温肾，固摄纳气。

方药：肾气丸（《金匮要略》）加减：附子3g（先煎），肉桂3g，淫羊藿3g，熟地黄6g，山茱萸6g，杜仲6g，山药9g，茯苓9g，核桃仁6g，五味子6g，银杏2g。

3）肺肾阴虚证

症状：喘促乏力，咳嗽时作，干咳或咳痰不爽，面色潮红，形体消瘦，潮热盗汗，口咽干燥，手足心热，便秘，舌红少津、苔花剥，脉细数，指纹淡红。

治法：补肾敛肺，养阴纳气。

方药：麦味地黄丸（《医级》）加减：麦冬9g，百合9g，山茱萸6g，熟地黄6g，枸杞子6g，山药9g，五味子6g，茯苓9g。

2. 中医特色疗法

（1）拔罐：发作期选取膻中、肺俞、膈俞。

（2）贴敷：白芥子21g，延胡索21g，甘遂12g，细辛12g。共研细末，混合均匀后分成3份，每隔10天使用1份。用时取药末1份，加生姜汁调稠，做成如1分硬币大药饼7枚，分别贴在肺俞、心俞、膈俞、膻中穴，2～4小时揭去。若贴后皮肤发红，局部出现小疱疹，可提前揭去。贴敷时间为每年夏季的"三伏"及冬季"三九"，连用3年。

【转诊建议】

1. 哮喘急性发作期，中度及中度以上发作患者及治疗后喘息症状未能有效缓解或症状缓解维持时间短于4小时者，应立即转诊至上级医院。

2. 因确诊或随访需求需要做肺功能检查，或为明确过敏原需要做过敏原皮肤试验或血清学检查。

3. 哮喘慢性发作期，若患者经过规范治疗后，仍不能得到有效控制，需尽早转诊至上级医院。

第四节 小儿腹泻病

小儿腹泻病（Diarrhea）是一组由多病原、多因素引起的以大便次数增多和大便性状改变为特点的消化道综合征，是我国婴幼儿最常见的疾病之一。6 个月至 2 岁婴幼儿发病率最高，1 岁以内约占 50%，是造成儿童营养不良、生长发育障碍甚至死亡的主要原因之一。

【病因】

病因分为感染性和非感染性两类。感染性腹泻的主要病原体为病毒（如轮状病毒）、细菌（如致泻性大肠埃希菌、志贺菌、沙门菌、空肠弯曲菌）。非感染性腹泻多由喂养不当等饮食问题及消化功能紊乱引起。

【临床表现】

1. 消化道症状

大便性状改变，如稀糊便、水样便、黏液便、脓血便；大便次数增多，1 日 3 次以上，甚至 1 日 10～20 次，可有恶心、呕吐、腹痛、腹胀、食欲不振等。

2. 全身症状

如发热、烦躁、精神萎靡、嗜睡，甚至惊厥、昏迷、休克，可伴有心、脑、肝、肾等其他系统受累表现。

3. 水电解质及酸碱平衡紊乱

包括不同程度的脱水、代谢性酸中毒、低钾血症、低钠或高钠血症、低钙血症、低镁血症。

（1）脱水：依据液体丢失量、精神状态、皮肤弹性、黏膜、前囟、眼窝、肢端、尿量、脉搏及血压的情况进行脱水程度的评估，脱水程度分为轻度、中度、重度。

（2）代谢性酸中毒：表现为呼吸深快、频繁呕吐、精神萎靡、嗜睡，甚至昏迷等。

（3）低钠和高钠血症：可有恶心、呕吐、精神萎靡、乏力，严重者可出现意识障碍、惊厥发作。

（4）低钾血症：如精神不振、无力、腹胀、心律失常等。

（5）低钙血症和低镁血症：主要表现为手足抽搐和惊厥，营养不良患儿更容易发生；脱水、酸中毒纠正过程中或纠正后出现上述表现时应考虑低钙血症可能，补钙治疗无效时应考虑低镁血症。

【辅助检查】

1. 粪便常规：可有脂肪球或少量白细胞、红细胞。

2. 大便病原学检查：可有轮状病毒等病毒检测阳性，或致病性大肠杆菌等细菌培养阳性，发现特定的病原。

3. 必要时行血常规、血生化、心电图、血气分析及其他病原学检测。意识改变及惊厥患儿除检测血糖和电解质外，酌情完成头颅 CT、MRI 检查；有急腹症表现者，应行腹部 B 超或腹部立位片等检查。出现意识改变和急腹症征象者应及时转诊。

【诊断要点】

1. 病史：有乳食不节、饮食不洁或感受外邪病史。

2. 主要临床症状：

（1）必备条件：大便性状有改变，呈稀便、水样便、黏液便或脓血便。

（2）辅助条件：大便次数比平时增多，1 日 ≥3 次。

第（1）条必须具备，第（2）条为辅助条件，只要大便性质异常，大便次数 1 日 1 次也可诊断。

一般临床表现：大便次数增加，严重者达 1 日 10 次以上。大便呈淡黄色或清水样；或夹奶块、不消化物；或色褐而臭，夹少量黏液等，同时可伴恶心呕吐、纳减、腹痛、发热、口渴等症状。

重症：可见小便短少，精神烦躁或萎靡，皮肤干瘪，眼窝、囟门凹陷等重度脱水症状，以及呼吸深长、腹部胀满、四肢不温等中毒症状。

3. 查体：小儿腹泻病需时时关注患儿脱水的情况及精神状态，见表 12 - 5。

表 12 - 5 脱水程度的分度与评估

脱水程度	轻度	中度	重度
丢失液体（占体重%）	≤5%	5%~10%	>10%
精神状态	稍可	萎靡或烦躁	嗜睡~昏迷
皮肤弹性	尚可	差	极差*
黏膜	稍干燥	干燥	明显干燥
前囟、眼窝	稍有凹陷	凹陷	明显凹陷
肢端	尚温暖	稍凉	凉或发绀
尿量	稍少	明显减少	无尿
脉搏	正常	增快	明显增快且弱
血压	正常	正常或稍降	降低、休克

注：*捏起皮肤恢复≥2 秒。

4. 辅助检查：粪便常规可有脂肪球或少量白细胞、红细胞。大便病原学检查可发现特定的病原体。

【鉴别诊断】

1. 急性腹泻病：

（1）可根据腹泻病程、大便性状、大便的肉眼和镜检所见、发病季节、发病年龄及流行情况，估计最可能的诊断。

急性水样便腹泻，多为轮状病毒或产毒素细菌感染，小儿尤其是 2 岁以内婴幼儿，腹泻发生在秋冬季节，以轮状病毒肠炎可能性大；发生在夏季以产毒性大肠埃希菌肠炎可能性大；水样便或米汤样便，腹泻不止伴有呕吐，迅速出现严重脱水，结合疫情要考虑霍乱。

黏液脓便或脓血便要考虑细菌性痢疾；如血多脓少，呈果酱样，多为阿米巴痢疾。此外，还要考虑其他侵袭性细菌感染，如侵袭性大肠埃希菌肠炎、空肠弯曲菌肠炎或沙门菌肠炎等。

（2）在未明确病因之前，统称为感染性腹泻病（或肠炎），病原明确后应按病因学进行诊断，如细菌性痢疾、阿米巴痢疾等。

非感染性腹泻可根据病史、症状、体征及实验室检查分析加以鉴别，如食饵性腹泻、症状性腹泻、过敏性腹泻、非特异性溃疡性结肠炎、糖源性腹泻等。

2. 迁延与慢性腹泻：可根据病程进行诊断，多发生在营养不良的患儿，应到医院行相关检查明确病因，评估营养状况。

【治疗】

（一）西医治疗

治疗原则：预防和纠正脱水、电解质紊乱及酸碱失衡，继续饮食，合理用药。

1. 预防和纠正脱水、电解质紊乱及酸碱失衡

（1）口服补液：口服补液与静脉补液同样有效，是预防和治疗轻、中度脱水的首选方法。根据症状和体征判断患儿脱水的程度。目前推荐选择低渗口服补液盐（ORS）。

患儿自腹泻开始就应口服足够的液体以预防脱水，可予 ORS 或米汤水加盐溶液［每 500mL 加细盐 1.75g（约为 1/2 啤酒瓶盖）］每次稀便后补充一定量的液体（<6 月龄 50mL；6 月龄~2 岁 100mL；2~10 岁 150mL；10 岁以上儿童按需随意饮用），直至腹泻停止。

轻至中度脱水：口服补液用量（mL）＝体重（kg）×（50~75），4 小时内分次服完。4 小时后再次评估脱水情况。

以下情况提示口服补液可能失败，需要及时转诊至上级医院治疗：①频繁、大量腹泻［>10~20mL/（kg·h）］；②频繁、严重呕吐；③口服补液服用量不足，脱水未纠正；④严重腹胀。

（2）静脉补液：适用于重度脱水及不能耐受口服补液的中度脱水患儿、休克或意识改变、口服补液脱水无改善或程度加重、肠梗阻等患儿。采用静脉用的糖盐混合溶液（须在医院进行）：首先以2:1等张液20mL/kg，于30～60分钟内静脉推注或快速滴注以迅速增加血容量，改善循环和肾脏功能；在扩容后根据脱水性质（等渗性脱水选用2:3:1液，低渗性脱水选用4:3:2液）按80mL/kg继续静脉滴注，先补2/3量，婴幼儿5小时，较大儿童2.5小时；在补液过程中，每1～2小时评估1次患者脱水情况，如无改善，则加快补液速度；婴儿在补液后6小时，儿童在补液后3小时重新评估脱水情况，选择适当补液的方案继续治疗；一旦患儿可以口服（通常婴儿在静脉补液后3～4小时，儿童在静脉补液后1～2小时），即给予ORS。

（3）鼻饲管补液：推荐应用于无静脉输液条件的脱水患儿，液体选择ORS，初始速度20mL/（kg·h），如患儿反复呕吐或腹胀，应放慢管饲速度。每1～2小时评估脱水情况。

如治疗过程中出现电解质紊乱及酸碱失衡等表现，应急查血钙、血镁等电解质及血糖，及时转至上级医院。低钾血症鼓励患儿进食含钾丰富的饮食；或口服补钾者，不能口服者可静脉补钾。血钙低者可予10%葡萄糖酸钙0.5mL/kg，最大不超过10mL，10～20分钟静脉缓注，必要时重复使用。

2. 继续喂养

（1）调整饮食：母乳喂养儿继续母乳喂养，小于6个月的人工喂养患儿可继续喂配方乳，大于6个月的患儿可继续食用已经习惯的日常食物。鼓励患儿进食，如进食量少，可增加喂养餐次。

（2）营养治疗：

1）糖源性腹泻：以乳糖不耐受最多见。治疗宜采用去双糖饮食，可采用去（或低）乳糖配方奶或豆基蛋白配方奶。

2）过敏性腹泻：以牛奶过敏较常见。避免食入过敏食物，或采用口服脱敏喂养法，不限制已经耐受的食物。

3）要素饮食：适用于慢性腹泻、肠黏膜损伤、吸收不良综合征者。

4）静脉营养：用于少数重症病例，不能耐受口服营养物质、伴有重度营养不良及低蛋白血症者。

3. 药物治疗

（1）合理应用抗菌药物：急性水样便腹泻者多为病毒或非侵袭性细菌感染引起，一般不用抗菌药物，中医药治疗可发挥更大优势缩短病程。黏液脓血便者多为侵袭性细菌感染，应给予抗菌药物。病原菌尚未明确时应根据本地流行病学情况经验性选择抗菌药物，用药后48小时病情未见好转，考虑更换抗菌药物，用药第3天进行随访评估，强调抗菌药物足疗程应用，抗生素应用前首先行粪便标本的细菌培养和病原体检测，以便明确病原，根据药敏试验和病情给予针对性抗感染治疗。

（2）其他：

1）肠黏膜保护剂：蒙脱石散有助于缩短急性水样便患儿的病程，减少腹泻次数和量。用法和用量：餐前口服。<1岁，1次1g；1～2岁，1次1～2g；2岁以上，1次2～3g，1日3次。

2）补锌治疗：在锌缺乏高发地区和营养不良患儿中，补锌治疗可缩短6月～5岁患儿的腹泻持续时间。<6个月的患儿，每天补充元素锌10mg；>6个月的患儿，每天补充元素锌20mg，疗程10～14天。元素锌20mg相当于硫酸锌100mg或葡萄糖酸锌140mg。

3）微生态制剂：益生菌如双歧杆菌、乳酸杆菌等，有助于恢复肠道正常菌群的生态平衡，缩短腹泻病程及住院时间，可酌情选用。

4. 腹泻病的家庭治疗

无脱水征和轻度脱水的腹泻患儿可在家庭治疗，医生应向家长宣传家庭治疗4原则：

（1）给患儿口服足够的液体以预防脱水。

（2）急性腹泻患儿的锌补充。

（3）持续喂养患儿。

（4）对病情未好转或出现下列任何一种症状的患儿须及时送医院：①腹泻剧烈，大便次数多或腹泻量大；②不能正常饮食；③频繁呕吐、无法口服给药者；④发热（<3个月的婴儿体温>38℃；3～36个月幼儿体温>39℃）；⑤明显口渴，发现脱水体征，如眼窝凹陷、泪少、黏膜干燥或尿量减少等，神志改变，如易激惹、淡漠、嗜睡等；⑥粪便带血；⑦月龄<6个月、早产儿、有慢性病史或并发症。

（二）中医治疗

小儿腹泻病属中医学中"泄泻"范畴，临床治疗分为常证与变证。以运脾化湿为基本治法，针对不同病因辨证施治，实证以祛邪为主，虚证以扶正为主。同时配合小儿推拿、艾灸疗法等外治法。

1. 辨证论治

（1）常证

1）湿热泻

症状：起病急，腹泻频繁，大便稀，色黄而气味秽臭，或夹黏液，肛门灼热，发红，烦躁，口渴喜饮，恶心呕吐，食欲减退，小便黄少，舌红、苔黄腻，脉滑数，指纹紫。

治法：清热利湿止泻。

方药：葛根黄芩黄连汤（《伤寒论》）加减：葛根10g，黄芩9g，黄连9g，金银花

10g，茯苓 10g，车前子 9g（包煎），苍术 6g。

中成药：葛根芩连丸。

2）伤食泻

症状：大便稀带奶瓣或不消化食物，味酸臭，脘腹胀满、疼痛，痛则欲泻，泻后痛减，不欲饮食，恶心呕吐，舌质淡红、苔白厚腻或淡黄腻，脉滑数，指纹紫滞。

治法：消食导滞，理气止痛。

方药：保和丸（《丹溪心法》）加减：藿香 10g，陈皮 10g，焦三仙或鸡内金 10g，莱菔子 6g，茯苓 10g，苍术 6g，白术 10g。

中成药：保和丸。

3）风寒泻

症状：大便清稀，夹有泡沫，臭气不甚，肠鸣腹痛，或伴恶寒发热，鼻流清涕，咳嗽，舌质淡、苔薄白，脉浮紧，指纹淡红。

治法：疏风散寒，化湿和中。

方药：藿香正气散（《太平惠民和剂局方》）加减：藿香 6g，紫苏叶 6g，苍术 6g，陈皮 10g，厚朴 12g，白芷 6g，茯苓 10g，大腹皮 6g，半夏 6g，甘草 6g。

中成药：藿香正气水。

4）脾虚泻

症状：腹泻迁延，时轻时重，时发时止，大便稀溏，色淡不臭，不欲饮食，神情倦怠，形体消瘦或虚胖，舌质淡、苔薄白，脉缓弱，指纹淡。

治法：健脾益气，固涩止泻。

方药：参苓白术散（《太平惠民和剂局方》）加减：党参 12g，茯苓 10g，白术 10g，苍术 6g，山药 10g，陈皮 12g，鸡内金 10g，黄芪 10g。

中成药：参苓白术散。

5）脾肾阳虚泻

症状：腹泻日久，久治不愈，腹泻频繁，洞泄不止，大便色淡不臭，形体消瘦，面色苍白，四肢发凉，舌淡、少苔，脉微弱，指纹淡。

治法：温补脾肾，固涩止泻。

方药：附子理中汤（《太平惠民和剂局方》）合四神丸（《证治准绳》）加减：人参 10g，苍术 6g，甘草 6g，干姜 10g，茯苓 10g，山药 10g，煨肉豆蔻 10g，盐补骨脂 10g，醋五味子 10g，吴茱萸 6g，大枣 10g。

中成药：附子理中丸。

（2）变证

1）气阴两伤证

症状：泻下无度，神萎不振，四肢乏力，眼眶、囟门凹陷，皮肤干燥，心烦不安，啼哭无泪，口渴引饮，小便短少，甚则无尿，唇红而干，舌红少津、苔少或无苔，脉细数。

治法：健脾益肾，酸甘敛阴。

方药：人参乌梅汤（《温病条辨》）加减：人参12g，乌梅8g，木瓜8g，莲子8g，山药10g，葛根10g，白芍12g，甘草10g。

2）阴竭阳脱证

症状：泻下不止，便如稀水，次频量多，精神萎靡，表情淡漠，面色青灰或苍白，四肢厥冷，哭声微弱，气息低微，舌淡、苔薄白，脉细微欲绝。

治法：回阳固脱。

方药：参附龙牡救逆汤（《中医儿科学》）加减：红参15g，附子9g（先煎），龙骨15g（先煎），牡蛎15g（先煎），芍药15g，炙甘草10g，干姜6g，白术10g。

2. 中医特色疗法

（1）小儿推拿疗法：分阴阳、推脾经、摩腹、运土入水、揉龟尾。湿热泻加清大肠、清小肠、退六腑等；伤食泻加揉板门、清大肠、运内八卦等；脾虚泻加推三关、捏脊、推上七节骨等。

（2）贴敷：

1）丁香2g，吴茱萸30g，胡椒30粒。共研细末，1次1～3g，醋调成糊状，敷贴脐部，1日1次。用于脾虚泻。

2）艾绒30g，肉桂5g，小茴香5g，公丁香3g，桂丁香3g，广木香3g，草果6g，炒苍术6g，炒白术15g。共研粗末，纳入肚兜口袋内，围于脐部。用于脾虚泻及脾肾阳虚泻。

【转诊建议】

1. 经补液、抗感染治疗腹泻无缓解者，及时转诊。

2. 若患儿出现重度脱水、精神萎靡、水电解质及酸碱平衡紊乱等症状，及时转诊。

3. 根据临床症状考虑痢疾等传染病，或辅助检查可明确诊断传染病者，及时上报并转诊。

4. 慢性、迁延性腹泻患儿，建议转诊，明确诊断后积极治疗。

【预防】

1. 合理喂养，提倡母乳喂养，添加辅食时每次限1种，逐步增加；适当控制饮食，减轻脾胃负担。

2. 注意饮食卫生，注意乳品的保存和奶具、食具、玩具等的定期消毒。

3. 注意气候变化，避免腹部受凉。

4. 对感染性腹泻患儿进行隔离治疗，避免与正常儿童接触。

第五节　缺铁性贫血

缺铁性贫血（IDA）是体内铁缺乏导致血红蛋白合成减少，临床上以小细胞低色素性贫血、血清铁蛋白减少和铁剂治疗有效为特点的贫血症。本病以婴幼儿发病率最高，是我国重点防治的儿童常见病之一。

【病因】

1. 先天储铁不足：早产、双胎或多胎、胎儿失血和孕母严重缺铁等均可造成胎儿储铁不足。

2. 铁摄入量不足：是缺铁性贫血的主要原因。人乳、牛乳、谷物中含铁量均低，若不及时添加辅食，容易发生缺铁性贫血。

3. 生长发育因素：婴儿期生长发育较快，若不及时添加含铁丰富的食物，则易致缺铁。

4. 铁的吸收障碍：食物搭配不合理可影响铁的吸收。慢性腹泻不仅导致铁的吸收不良，而且铁的排泄也增加。

5. 铁的丢失过多：长期慢性失血可致缺铁。

【临床表现】

1. 一般表现

皮肤黏膜逐渐苍白，以唇、口腔黏膜及甲床较明显，易疲乏，不爱活动，年长儿可诉头晕、眼前发黑、耳鸣等。

2. 造血器官表现

由于髓外造血，肝、脾可轻度肿大；年龄越小，病程越久，贫血越重，肝脾大越明显。

3. 非造血系统症状

（1）消化系统症状：食欲减退，少数有异食癖（如嗜食泥土、墙皮、煤渣等）；可有呕吐、腹泻；可出现口腔炎、舌炎或舌乳头萎缩；重者可出现萎缩性胃炎和吸收不良综合征。

（2）神经系统症状：表现为烦躁不安或萎靡不振、精神不集中、记忆力减退，智力多数低于同龄儿。

（3）心血管系统症状：明显贫血时心率增快，严重者心脏扩大，甚至发生心力衰竭。

（4）其他：因细胞免疫功能降低，常合并感染；可因上皮组织异常而出现反甲。

【辅助检查】

基层医疗单位若无相应实验室检查条件可先参考外周血象中血常规的检查结果，下文所提到的其他辅助检查仅作提示。

1. 外周血常规：血红蛋白（Hb）降低比红细胞数减少明显，呈小细胞低色素性贫血。外周血涂片可见红细胞大小不等，以小细胞为多，中央淡染区扩大。平均红细胞容积（MCV）<80fl，平均红细胞血红蛋白量（MCH）<26pg，平均红细胞血红蛋白浓度（MCHC）<310g/L；网织红细胞数正常或轻度减少；白细胞、血小板一般无改变。

2. 骨髓象：呈增生活跃，以中、晚幼红细胞增生为主。各期红细胞均较小，胞质少，染色偏蓝，显示胞质成熟度落后于胞核。粒细胞和巨细胞系一般无明显异常。

3. 铁代谢：血清铁蛋白（SF）降低（<15μg/L）；血清铁（SI）<10.7μmol/L（60μg/dL）；总铁结合力（TIBC）>62.7μmol/L（350μ/dL）；转铁蛋白饱和度（TS）<15%；红细胞游离原卟啉（FEP）>0.9μmol/L（500μg/dL）；骨髓可染铁红细胞内铁粒细胞数<15%，提示贮存铁减少，这是一项反映体内贮存铁的敏感而可靠的指标。

【诊断要点】

1. 血红蛋白（Hb）降低，即6个月~6岁<110g/L；6~14岁<120g/L。呈小细胞低色素性贫血。

2. 有明确的缺铁病因和临床表现。

3. 确诊有赖于上述辅助检查。

4. 铁剂治疗有效：用铁剂治疗4周后，血红蛋白上升20g/L以上。诊断困难的可用铁剂试验治疗。基层单位如无相关实验室检查条件可直接开始诊断性治疗，铁剂治疗有效可诊断为缺铁性贫血。

【鉴别诊断】

缺铁性贫血应与地中海贫血、铁粒幼红细胞性贫血和铅中毒等表现为小细胞低色素性贫血的疾病相鉴别，同时也应注意与婴儿生理性贫血、营养性巨幼细胞性贫血及慢性感染性贫血等相鉴别，见表12-6。

表12-6 贫血常见类型鉴别诊断

疾病	鉴别诊断要点
地中海贫血	有家族史，地区性比较明显。特殊面容（颧骨突出、眼距增宽等），肝脾明显肿大，血涂片见靶形红细胞及有核红细胞
铁粒幼红细胞性贫血	骨髓涂片中细胞外铁明显增加，中、晚幼红细胞的核周围可见铁颗粒呈环状排列，血清铁增高，总铁结合力降低，铁剂治疗无效

疾病	鉴别诊断要点
铅中毒	红细胞中可见嗜碱性点彩，血清中铅含量增加，红细胞和尿中原卟啉明显增加
婴儿生理性贫血	胎儿出生后 2~3 个月红细胞数和血红蛋白量逐渐降低，出现轻度贫血，多为正细胞、正色素性贫血。一般无临床症状，3 个月后逐渐恢复正常
营养性巨幼细胞性贫血	为大细胞性贫血。伴有神经精神症状（嗜睡、智力动作发育落后等），红细胞的胞体变大，骨髓中出现巨幼红细胞，用维生素 B_{12} 和（或）叶酸治疗有效
慢性感染性贫血	多呈小细胞正色素性贫血，偶呈低色素性。血清铁和总铁结合力均降低，骨髓中铁粒幼红细胞增多。铁剂治疗无反应

【病情评估】

贫血病情分度，见表 12 – 7。

表 12 – 7　贫血病情分度表

程度	血红蛋白（g/L）	红细胞（10^{12}/L）
轻度	6 个月~6 岁：90~110； 6 岁以上：90~120	3~4
中度	60~90	2~3
重度	30~60	1~2
极重度	<30	<1

【治疗】

（一）西医治疗

主要原则为去除病因和补充铁剂。

1. 一般治疗

加强护理，保证充足睡眠；避免感染，如伴有感染者应积极控制感染；重度贫血者注意保护心脏功能。根据患者消化能力，适当增加含铁质丰富的食物，注意饮食的合理搭配，以增加铁的吸收。

2. 去除病因

对饮食不当者应纠正不合理的饮食习惯，有偏食习惯者应予纠正。如有慢性失血性疾病（如钩虫病、肠道畸形等），应及时治疗。

3. 铁剂治疗

口服铁剂：铁剂是治疗缺铁性贫血的特效药，若无特殊原因，应采用口服给药，临床均选用二价铁盐制剂。常用的口服铁剂有硫酸亚铁（含元素铁20%）（首选）、富马酸亚铁（含元素铁33%）等，口服铁剂的剂量为元素铁4～6mg/（kg·d），分3次口服，以两餐之间口服为宜；为减少胃肠副作用，可从小剂量开始，如无不良反应，可在1～2日内加至足量。可同时服用维生素C以促进铁剂的吸收。注意牛奶、茶、咖啡及抗酸药等与铁剂同服均可影响铁的吸收。应在血红蛋白正常后继续补铁2个月，恢复机体储存铁水平。必要时可同时补充其他维生素和微量元素，如叶酸和维生素 B_{12}。

如3周内血红蛋白上升不足20g/L，应注意寻找原因。如治疗反应满意，血红蛋白恢复正常后再继续服用铁剂6～8周，以增加铁贮存。

（二）中医治疗

本病属于中医学中"血虚""虚劳"范畴。治疗以健脾开胃，益气养血为基本治疗原则。

1. 辨证论治

（1）脾胃虚弱证

症状：面色萎黄或苍黄，唇甲淡白，神疲乏力，食欲不振，肌肉松弛，舌质淡、苔白，脉细无力，指纹淡滞。

治法：健运脾胃，益气养血。

方药：六君子汤（《校注妇人良方》）合当归补血汤（《内外伤辨惑论》）加减：党参10g，白术10g，茯苓10g，陈皮10g，黄芪10g，当归6g，大枣5g，砂仁5g，甘草6g。

中成药：健脾生血颗粒。

（2）心脾两虚证

症状：面色萎黄或苍白，发黄稀疏，心悸怔忡，夜寐不安，气短懒言，注意力涣散，舌质淡红，脉细弱，指纹淡红。

治法：补脾养心，益气生血。

方药：归脾汤（《济生方》）加减：白术10g，当归6g，茯苓10g，黄芪10g，龙眼肉6g，远志6g，酸枣仁15g，木香6g，甘草6g，人参6g。

中成药：健脾生血颗粒。

（3）肝肾阴虚证

症状：面色苍白，爪甲色白质脆，耳鸣目涩，盗汗，烦躁，腰膝酸软，发育迟缓，舌质红干、苔少或光剥，脉细数，指纹淡紫。

治法：滋养肝肾，调补精血。

方药：左归丸（《景岳全书》）加减：熟地黄10g，山药10g，枸杞子10g，山茱萸6g，牛膝10g，菟丝子10g，鹿角胶10g，龟甲胶10g。

中成药：小儿生血糖浆。

（4）脾肾阳虚证

症状：面色㿠白，精神萎靡，畏寒肢冷，纳呆便溏，发育迟缓，舌质淡、苔白、舌体胖嫩，脉沉细无力，指纹淡。

治法：温补脾肾，填精养血。

方药：右归丸（《景岳全书》）加减：熟地黄 10g，山茱萸 6g，山药 15g，枸杞子 10g，鹿角胶 10g，菟丝子 6g，杜仲 10g，当归 6g，肉桂 3g，附子 3g（先煎）。

中成药：小儿生血糖浆。

2. 中医特色疗法

推拿疗法：推补脾经，推三关，补心经，分手阴阳，运内八卦，揉足三里，摩腹，揉血海，捏脊。1 日 1 次，10 日为 1 个疗程，每疗程后休息 3～5 日继续治疗。

【转诊建议】

有以下情况者，应及时考虑转诊。

1. 重症贫血患儿出现心脏扩大，甚至发生心力衰竭等累及心血管系统的严重并发症。

2. 使用口服铁剂治疗 3 周内血红蛋白上升不足 20g/L 及过程中发现呼吸困难等严重不良反应或过敏反应者。

3. Hb < 60g/L 的急性或贫血症状严重影响到生理功能的 IDA 患者。

【预防】

做好卫生宣教工作，提倡母乳喂养，做好喂养指导，及时添加辅食，对早产儿，尤其是非常低体重的早产儿，宜自 2 个月左右给予铁剂预防。

第六节　急性肾小球肾炎

急性肾小球肾炎（acute glomerulo nephritis，AGN）是一种免疫反应性肾小球疾病，病因不一，多与 β-溶血性链球菌等病原体感染有关。临床表现为急性起病，多有前驱感染，以血尿为主，伴有不同程度蛋白尿，可有水肿、高血压或肾功能不全等特点。发病以儿童及青少年多见，男多于女。本节重点论述基层儿科常见的急性链球菌感染后肾小球肾炎。

【病因】

本病多数为 β-溶血性链球菌急性感染后引起的免疫复合物性肾小球肾炎，其他细菌，如甲型溶血性链球菌、肺炎链球菌、金黄色葡萄球菌；其他病毒，如柯萨奇病毒、ECHO 病毒、腮腺炎病毒感染后也可导致。

【临床表现】

1. 普通病例

多有以呼吸道或皮肤感染为主的前驱感染症状及 1～3 周无症状间歇期。急性起病，可见血尿、尿多泡沫、尿量减少、水肿（先累及眼睑和颜面部，继呈下行性累及躯干和双下肢，呈非凹陷性），可伴全身不适、乏力、头痛、头晕、咳嗽、气急、纳差、恶心、呕吐、腹痛、腹泻、排尿困难等表现。

2. 重症病例

可出现严重循环充血、高血压脑病、急性肾功能不全等并发症表现。

【辅助检查】

1. 血常规：红细胞计数和血红蛋白可稍降低；白细胞计数正常或增高，与原发感染灶是否存在有关。

2. 尿常规：红细胞（＋）～（＋＋＋）不等，尿蛋白阳性，尿浓缩功能受损时可见尿比重降低。

3. 血压：血压可轻、中度升高，少数患儿可见重度高血压。

4. 血沉：血沉增快。

5. 血清学检查：前驱期为咽炎病例者，抗链球菌溶血素 O（ASO）往往增加，10～14 日开始升高，3～5 周时达高峰，3～6 个月后恢复正常；皮肤感染后 ASO 升高不多；C_3 早期短暂降低，6～8 周后恢复正常。

6. 尿沉渣检查：尿红细胞计数 >1 万/mL 或 >5 个/高倍视野，呈多形性，还可见肾小管上皮细胞、白细胞、透明或颗粒管型。

7. 尿蛋白定量：尿蛋白定量一般 <1g/d，持续 3～4 周，恢复先于血尿的消失。

8. 血生化及肾功能检查：明显少尿时可见血尿素氮（BUN）、血肌酐（Scr）一过性升高，还可见血磷、血钾升高。

9. B 超：肾脏 B 超急性期可见肾皮质回声增强。

【诊断要点】

1. 急性起病。

2. 存在链球菌近期感染病史。

3. 临床表现：具备血尿、蛋白尿、水肿、高血压、急性期血清 C_3 降低、少尿等特点。

【鉴别诊断】

急性肾小球肾炎应与肾炎型肾病综合征、IgA 肾病、慢性肾炎急性发作、急性泌尿系感染进行鉴别，见表 12－8。

表 12 - 8　急性肾小球肾炎鉴别诊断

疾病	鉴别诊断要点
肾炎型肾病综合征	以大量蛋白尿及低蛋白血症为诊断必备条件，伴有高脂血症、凹陷性水肿，一般无链球菌感染证据
IgA 肾病	以血尿为主要症状，多在呼吸道感染后 1～2 日出现，通常不伴有水肿及高血压，血清 C_3 正常，确诊需依靠肾活检
慢性肾炎急性发作	患儿常有既往肾炎病史，多于感染后 1～2 日诱发并缺乏间歇期，常伴有贫血、肾功能不全、低比重尿或固定低比重尿、尿改变以蛋白增多为主等表现
急性泌尿系感染	除血尿表现外，多有发热，表现为患儿排尿时哭闹的尿路刺激症状，尿中以白细胞为主，尿细菌培养可为阳性

【治疗】

（一）西医治疗

本病无特异治疗，以抗感染，对症处理，治疗并发症为主。

1. 一般治疗

（1）休息：急性期需卧床 2～3 周，紧密观察病情，至肉眼血尿消失、水肿减退、血压正常后可下床轻微活动并逐渐增加运动量。血沉正常后可上学，但应避免重体力活动直至尿检完全正常。

（2）饮食：低盐饮食，摄入量 <60mg/（kg·d），严重水肿或高血压者需无盐饮食。水分以不显性失水加尿量计算供给。氮质血症者给予低蛋白饮食 0.5g/（kg·d）。

（3）抗感染：存在感染灶时，给予青霉素或其他敏感抗生素治疗。

2. 对症治疗

（1）利尿：水肿、少尿者给予氢氯噻嗪，1～2mg/（kg·d），分 2～3 次，口服。无效时给予呋塞米强力利尿，2～5mg/（kg·d），口服。

（2）降血压：利尿后血压仍高者给予硝苯地平，初始剂量为 0.25mg/(kg·d)，最大剂量为 1mg/(kg·d)，分 3 次口服；或卡托普利，初始剂量为 0.3～0.5mg/(kg·d)，最大剂量为 5～6mg/（kg·d），分 3 次口服。二者优先交替使用。

3. 并发症治疗

有并发症应早期识别，对于就诊时即出现严重并发症的患儿应及时转诊。

（二）中医治疗

急性肾小球肾炎可参照中医"水肿""尿血"等病症，临床分急性期与恢复期，急性期又分为常证与变证进行辨证论治。急性期常证以祛邪为主，宜宣肺利水、清热凉血、解毒利湿；变证应中西医结合治疗。恢复期则以扶正祛邪为要，宜清热化湿、益气养阴。

1. 辨证论治

（1）急性期

1）风水相搏证

症状：水肿自眼睑和面部开始迅速波及全身，以头面部肿势为著，皮色光亮，按之凹陷，随手而起，尿少色赤，微恶风寒或发热汗出，喉核红肿疼痛，口渴或不渴，鼻塞，咳嗽，气短，舌质淡、苔薄白或薄黄，脉浮紧或浮数。

治法：疏风宣肺，利水消肿。

方药：风寒偏重用麻黄汤（《伤寒论》）合五苓散（《伤寒论》）加减：麻黄6g，桂枝10g，杏仁10g，炙甘草10g，泽泻10g，白术10g，茯苓10g，猪苓10g。风热偏重用麻黄连翘赤小豆汤（《伤寒论》）合越婢加术汤（《金匮要略》）加减：麻黄6g，桂枝10g，连翘10g，苦杏仁6g，茯苓10g，白术10g，车前子10g（包煎），陈皮10g，生姜皮10g，甘草3g。

2）湿热内侵证

症状：小便短赤，甚则尿血，水肿或轻或重，烦热口渴，口苦口黏，头身困重，倦怠乏力，恶心呕吐，脘闷纳差，大便黏滞不爽或便秘，常有近期疮毒史，舌质红、苔黄腻，脉滑数。

治法：清热利湿，凉血止血。

方药：五味消毒饮（《医宗金鉴》）合小蓟饮子（《济生方》）加减：金银花10g，野菊花10g，蒲公英10g，紫花地丁6g，生地黄10g，大蓟10g，小蓟10g，滑石10g（包煎），淡竹叶10g，通草10g，蒲黄10g（包煎），甘草3g。

（2）恢复期

1）阴虚邪恋证

症状：神倦乏力，头晕，手足心热，腰酸盗汗，或有反复乳蛾红赤，镜下血尿持续不消，水肿消退，尿色赤，大便干结，舌红、苔少，脉细数。

治法：滋阴补肾，兼清余热。

方药：知柏地黄丸（《医宗金鉴》）合二至丸（《医便》）加减：知母10g，黄柏10g，熟地黄10g，山药10g，山茱萸10g，泽泻10g，牡丹皮10g，茯苓10g，墨旱莲10g，女贞子10g。

中成药：肾炎康复片。

2）气虚邪恋证

症状：身倦乏力，面色萎黄少华，纳少便溏，自汗，易感冒，或见血尿持续不消，水肿轻或无，舌淡红、苔白，脉缓弱。

治法：健脾益气，兼化湿浊。

方药：参苓白术散（《太平惠民和剂局方》）加减：党参 10g，黄芪 10g，茯苓 10g，白术 10g，白扁豆 10g，陈皮 10g，山药 10g，砂仁 6g，薏苡仁 10g，甘草 3g。

中成药：肾炎康复片。

2. 中医特色疗法

白茅根粥：白茅根 60g，水煎 1 小时后取白茅根水煮大米粥，分次口服。用于急性期水肿、血尿者。

【转诊建议】

有以下情况者，建议及时转诊。

1. 早期识别重症急性肾小球肾炎患者，疾病早期即出现严重循环充血、高血压脑病、急性肾功能不全等并发症，表现为呼吸困难、肺部湿啰音、心脏奔马律、颈静脉怒张、肝大、剧烈头痛、呕吐、复视或一过性失明、惊厥、昏迷、持续性尿少、尿闭、电解质紊乱及酸中毒等。

2. 若存在急进性肾炎，病情迁延者，必要时可予肾活检，需及时进行转诊以明确诊断及进一步治疗。

3. 一般情况差，有严重基础病如先天性心脏病、重度营养不良等。

【预防】

起居有常，饮食有节；增加体育锻炼，强健体魄，预防呼吸道与皮肤感染；对急性扁桃体炎、猩红热及脓疱疮患儿早期、足疗程应用青霉素及其他敏感抗生素治疗。

第七节　水　痘

水痘是由水痘-带状疱疹病毒引起的以发热、皮肤黏膜相继出现瘙痒性斑、丘、疱疹及结痂为主要表现的小儿急性出疹性传染病，上述各期皮疹可同时存在。本病一年四季均可发生，以冬春季多见，人群对水痘-带状疱疹病毒普遍易感。发病年龄以 6～9 岁多见，一般预后良好，感染后可获得持久免疫力，但以后可发生带状疱疹。

【病因】

水痘是感染水痘-带状疱疹病毒所致，本病传染性强，主要通过呼吸道飞沫或直接接触传染。人类是该病毒唯一宿主，患者为唯一传染源，传染期通常为皮疹出现前 1～2 天到疱疹完全结痂。儿童与带状疱疹患者接触亦可发生本病。

【临床表现】

1. 典型水痘

（1）出疹前可出现前驱症状，如发热、全身不适、乏力、纳差、咽痛等。

（2）前驱症状持续 24～48 小时出现皮疹，皮疹可见于全身，呈向心性分布，首发于头面、躯干，继而扩展到四肢，四肢末端较稀少。

（3）初期皮疹为红色斑疹、丘疹，继而变为透明饱满的水疱，数小时后水疱变浑浊并呈中央凹陷，约 2～3 天结痂，1 周痂皮脱落，愈后多不留瘢痕。

（4）在疾病高峰期，斑疹、丘疹、疱疹、结痂同时存在，形态呈椭圆形，大小不一，周围有红晕。

（5）部分患者口腔、眼结膜、生殖器等处黏膜可发疹，易破溃形成溃疡。

2. 重症水痘

多发生于体质虚弱或患有恶性疾病的患儿，持续高热和全身中毒症状明显，可见呕吐、烦躁、嗜睡、神昏、谵语、惊厥等表现。皮疹稠密，易融合成大疱型或呈出血性，可继发感染或伴血小板减少而发生暴发性紫癜。

3. 先天性水痘

孕母水痘史。母亲在妊娠早期感染水痘可致胎儿多发性畸形（如肢体萎缩、头小畸形、白内障等）；若母亲发生水痘数天后分娩可致新生儿水痘，病死率高。

【辅助检查】

1. 血常规：可见白细胞总数正常或稍低。

2. 疱疹刮片：刮取新鲜疱疹基底组织涂片，瑞氏染色可见多核巨细胞，苏木素 – 伊红染色可见细胞核内包涵体。亦可取疱疹液直接荧光抗体染色查病毒抗原，可供快速诊断。

3. 病毒分离：将疱疹液直接接种于人胚成纤维细胞，分离出病毒再作鉴定，仅用于非典型病例。

4. 血清学检测：水痘病毒特异性 IgM 抗体或双份血清特异性 IgG 抗体 4 倍以上升高可协助诊断。

【诊断要点】

1. 多见于冬春季。

2. 起病前 2～3 周有水痘或带状疱疹接触史。

3. 年龄以 6～9 岁多见，可有发热、全身不适、乏力、纳差、咽痛等前驱症状。

4. 瘙痒性斑、丘、疱疹及结痂分批出现，不同形态皮疹可同时存在，愈后不留瘢痕，多呈向心性分布。

5. 实验室检查可协助诊断。

【鉴别诊断】

水痘应与丘疹样荨麻疹、手足口病、脓疱疮等疾病相鉴别，见表 12 – 9。

表12-9　水痘鉴别诊断

疾病	鉴别诊断要点
丘疹样荨麻疹	本病多见于婴幼儿，为皮肤过敏性疾病，皮疹多见于四肢、腰背部，可分批出现，为红色丘疹，顶端有小水疱，壁较坚实，痒感显著，遇热加重，周围无红晕，不结痂，易反复发作
手足口病	发病1~2周前有手足口病接触史，疱疹出现的部位以口腔、臀部、手掌、足底为主，疱疹多呈离心性分布，皮疹较水痘的疱疹稍小。手足口为丙类传染病，应及时鉴别，责任疫情报告人（首诊医生）应在24小时内通过传染病疫情监测信息系统进行报告，如不具备网络报告条件的医疗机构应及时向所属地乡镇卫生院、城市社区卫生服务中心或县级疾病预防控制机构报告，并于24小时内寄出传染病报告卡至代报单位
脓疱疮	好发于炎热夏季，以头面、颈项、四肢等暴露部位多见，躯干少见。病初为红斑丘疹，继而为水疱，疱浆混浊呈脓性，根盘红晕显著，壁薄易破溃，脓液干涸后结成黄绿色厚痂，痂落后不留瘢痕，脓疱疮亦成批出现。外周血检查白细胞计数升高，以中性粒细胞为主，疱液可培养出细菌

【治疗】

（一）西医治疗

1. 一般处理

水痘是自限性疾病，无并发症时以对症治疗和抗病毒治疗为主。患者应隔离，加强护理（如勤换贴身衣服、剪短患儿指甲、戴手套以防抓伤和防止继发感染等），保持空气流通，供给足够水分和易消化食物。

2. 对症治疗

皮肤瘙痒可局部应用炉甘石洗剂，必要时可予少量镇静剂。

3. 抗病毒治疗

对重症或有并发症或免疫功能受损的患者应及早使用抗病毒药。首选阿昔洛韦，1次10mg/kg，静脉滴注，每8小时1次，疗程7~10天，一般应在皮疹出现后24小时内开始应用。此外，早期应用α-干扰素可促进疾病恢复；继发细菌感染可给予抗生素治疗。糖皮质激素对水痘病程有不利影响，可导致病毒播散，应禁用。

（二）中医治疗

水痘属于中医学中"水花""水疮""水疱""零落豆子"等范畴。临床治疗分常证和变证。常证以疏风清热、解毒利湿、清气凉营、解毒化湿为治疗原则，变证应佐以清热解毒、息风开窍、开肺化痰之法。治疗时慎勿透发，以防疱疹加重。

1. 辨证论治

（1）邪郁肺卫证

症状：发热恶寒，或无发热，鼻塞流涕，偶有轻咳，24小时左右皮肤出现小红疹，数小时到 1 天后，大多变成椭圆形疱疹，痘疹稀疏，色红壁薄，疱浆清亮，根盘微红晕，多见于躯干、颜面及头皮，舌质淡、苔薄白，脉浮数。

治法：疏风清热，解毒利湿。

方药：银翘散（《温病条辨》）加减：连翘 10g，金银花 6g，桔梗 6g，薄荷 6g，竹叶 4g，生甘草 6g，荆芥穗 6g，淡豆豉 6g，牛蒡子 6g。

中成药：桑菊感冒片。

（2）毒炽气营证

症状：壮热烦躁，口渴引饮，面赤唇红，口舌生疮，痘疹密布，疹色紫暗，疱浆混浊，甚至出现出血性皮疹，大便干结，小便黄赤，舌质红绛、苔黄糙而干，脉洪数。

治法：清气凉营，解毒化湿。

方药：清胃解毒汤（《痘疹传心录》）加减：当归 10g，黄连 3g，生地黄 6g，天花粉 10g，连翘 10g，升麻 10g，牡丹皮 6g，赤芍 6g。

中成药：清开灵口服液、黄栀花口服液。

2. 中药特色疗法

（1）外洗：苦参 30g，芒硝 30g，浮萍 15g。煎水外洗，1 日 2 次。用于皮疹稠密、瘙痒明显者。

（2）外敷：青黛散麻油调后外敷，1 日 1～2 次。用于疱疹破溃化脓者。

（3）吹口：锡类散、冰硼散、珠黄散任选 1 种，每次适量，1 日 2～3 次吹口。用于口腔黏膜水疱破溃成溃疡者。

【转诊建议】

有以下情况者，应及时考虑转诊。

1. 患儿出现呕吐、烦躁、嗜睡、神昏、谵语、惊厥、喘促等表现。

2. 患儿体质虚弱，免疫功能低下或正在接受免疫治疗，出现高热及全身中毒症状，皮疹多而密集，融合成大疱型或呈出血性，或伴有血小板减少而发生暴发性紫癜者。

3. 出现皮肤继发感染如脓疱疮、丹毒、蜂窝织炎，水痘肺炎，水痘脑炎，水痘肝炎，心肌炎等并发症。

【疾病管理】

水痘为重点监测传染病，责任疫情报告人（首诊医生）应在 24 小时内向上级医疗卫生机构进行汇报，以免出现小范围内暴发流行。

水痘患者应隔离治疗至疱疹全部结痂，并注意卧床休息，以及水分和营养的补充，不宜吃辛辣、肥腻的食物；要剪短小儿指甲，避免因抓伤而继发细菌感染，同时还要保持衣被的清洁；要消毒患者呼吸道分泌物和被污染的用品。

【预防】

1. 控制传染源：应避免与水痘患者及其呼吸道分泌物和被污染的用品接触；托幼

机构宜用紫外线消毒；孕妇及易感儿应避免与带状疱疹患者接触。

2. 主动免疫：进行水痘减毒活疫苗的接种有较好预防效果。

3. 被动免疫：在 72 小时之内用水痘 – 带状疱疹免疫球蛋白肌内注射，主要适用于有细胞免疫缺陷者、免疫抑制剂治疗者、患有严重疾病者（如白血病、淋巴瘤及其他恶性肿瘤等）或易感孕妇及体弱者，亦可用于控制、预防医院内水痘暴发流行。

第八节 猩红热

猩红热属于乙类传染病，是由 A 族乙型溶血性链球菌感染后引起的急性发疹性呼吸道传染病，临床以发热、咽峡炎、全身弥漫性猩红色皮疹和疹退后皮肤脱屑为特征。本病多见于 3～7 岁的儿童，少数患儿于病后 2～3 周可发生风湿热或急性肾小球肾炎。

【病因】

病原菌为 A 族乙型溶血性链球菌。链球菌能产生 A、B、C 3 种抗原性不同的红疹毒素，其抗体无交叉保护力，均能致发热和猩红热皮疹。此外，该细菌还能产生链激酶和透明质酸酶，前者可溶解血块并阻止血液凝固，后者可溶解组织的透明质酸，使细菌在组织内扩散。细菌的致热性外毒素可引起发热、头痛等全身中毒症状。

【临床表现】

潜伏期一般为 1～7 天。典型猩红热可分为 3 期：

1. 前驱期（疹前期）

从发病到出疹前，一般不超过 24 小时。急起发病，发热，体温一般在 38～40℃。咽痛、扁桃体肿大，表面有黄白色渗出物。颈、颌下淋巴结肿大，有压痛。

2. 出疹期

于发病后 1～2 天出疹。皮疹最早见于耳后、颈部及上胸部，1 天内迅速由上而下蔓延全身。皮疹特征：在全身皮肤弥漫性充血发红的基础上广泛分布有均匀、密集、针尖大小的猩红色丘疹，可融合成片，伴有痒感。以手按压皮肤时，红色可暂时消退数秒钟，出现苍白的手印，称为"贫血性皮肤划痕"。皮肤皱褶处出现深红色横纹线，称"帕氏线"。口鼻周围无充血而相对皮肤苍白，称"口周苍白圈"。舌部表现：病初舌部有白苔样覆盖物，舌乳头红肿，称为"草莓舌"；2～3 天后白苔消退，舌面光滑呈绛红色，舌乳头凸起，称为"杨梅舌"。

3. 恢复期

发热消退，中毒症状消失或减轻，皮疹隐没。1 周后开始脱皮，皮疹愈多脱皮愈重，呈糠屑样或呈片状，历时 1～4 周脱尽，不留色素沉着。

【辅助检查】

1. 血常规：白细胞计数可达（10～20）×10^9/L 或更高，中性粒细胞百分比大于80%，严重者可见到中毒颗粒；恢复期可见嗜酸性粒细胞增高。

2. 血清学检查：绝大多数患儿于感染后 1～3 周抗链球菌溶血素 O（ASO）>500U，并发风湿热的患儿血清滴度明显增高，而肾炎患者则高低不一。

3. 病原学检查：咽拭子或伤口细菌培养可有 A 族乙型溶血性链球菌生长。

【诊断要点】

1. 流行病学史：

(1) 学龄前儿童，未曾患过猩红热。

(2) 患儿有与猩红热患者密切接触史，或有与咽喉炎患者接触史。

2. 临床表现：

(1) 突然发热，咽峡炎，全身出现猩红样皮疹。

(2) 出现"帕氏线""口周苍白圈""贫血性皮肤划痕"，初为"草莓舌"后为"杨梅舌"，1 周后脱皮。

3. 实验室检查：

(1) 外周血白细胞总数和中性粒细胞比例明显增多。

(2) 咽拭子细菌培养乙型溶血性链球菌阳性。

【鉴别诊断】

猩红热应与麻疹、风疹、金黄色葡萄球菌感染、川崎病和药物疹相鉴别，见表12－10。

表 12－10　猩红热鉴别诊断

疾病	鉴别诊断要点
麻疹	病初有卡他症状及口腔麻疹黏膜斑，起病后 2～4 天出疹，为斑丘疹，疹间皮肤正常，无杨梅舌，疹退后有色素沉着
风疹	浅红色斑丘疹，常有耳后和枕后淋巴结肿大，咽部症状轻，皮疹消退后可有细小脱屑
金黄色葡萄球菌感染	发生与猩红热同样的皮疹，但皮疹持续时间短暂且常有局部和迁延性病灶，中毒症状更为明显，细菌培养结果不同
川崎病	发热持续时间较长，可有草莓舌，猩红热样皮疹，同时伴有眼结膜充血、口唇干裂，一过性颌下淋巴结肿大及指趾末端膜状或套状脱皮，可引起冠状动脉病变，病原学检查阴性，抗感染治疗无效
药物疹	皮疹可呈多样化，分布不均匀，感染中毒症状轻，无咽峡炎症状，有相关药物使用史，停药后症状减轻

猩红热可并发中耳炎、乳突炎、鼻旁窦炎、颈部软组织炎、蜂窝织炎、肺炎、中毒性心肌炎、心包炎、风湿性关节炎、心内膜炎及急性肾小球肾炎，故应注意鉴别和转诊。

【治疗】

（一）西医治疗

1. 一般治疗

急性出疹期应卧床休息，给予易消化的流质或半流质饮食，保持口腔清洁，较大儿童可用温盐水漱口。发热时，多饮温开水，予物理降温，一般采用头部冷敷或温水擦浴，避免用冷水及酒精擦浴，必要时药物降温。如出现中毒症状如高热不退、昏迷、惊厥及休克等情况时，及时转诊治疗。

2. 病因治疗

青霉素是治疗猩红热的首选药物。1 日 5 万 U/kg，分 2 次肌内注射。病情严重者可增加剂量到 10 万～20 万 U/kg，并予静脉注射；对青霉素过敏者可用红霉素等药物。

（二）中医治疗

本病在中医学中称为"丹痧"，也称"喉痧""疫痧""烂喉丹痧"，属于温病范畴。治疗上以清热解毒，清利咽喉为基本原则，结合邪之所在而辨证论治。病初时邪在表，贵在透表，宜辛凉宣透，清热利咽；出疹期毒在气营，贵在清气凉营，泻火解毒；恢复期疹后阴伤，贵在养阴，宜养阴生津。若发生痹症、水肿、心悸等变证，则按照有关病证辨证论治。

1. 辨证论治

（1）邪侵肺卫证

症状：发热骤起，头痛，恶寒，灼热无汗，咽部红肿疼痛，皮肤潮红，丹疹隐隐，舌红、苔薄白或薄黄，脉浮数有力。

治法：辛凉宣透，清热利咽。

方药：解肌透痧汤（《喉痧症治概要》）加减：荆芥穗 6g，蝉衣 6g，射干 6g，生甘草 3g，葛根 10g，牛蒡子 6g，马勃 6g，桔梗 3g，前胡 6g，连翘 6g，炙僵蚕 6g，淡豆豉 6g，鲜竹茹 6g，浮萍 6g。

中成药：银黄颗粒、小儿豉翘清热颗粒。

（2）毒炽气营证

症状：壮热不解，面赤，口渴欲饮，咽喉肿痛，伴糜烂白腐，皮疹密布，色红如丹，甚则色紫。疹由颈、胸开始，继则弥漫全身，压之退色，3～4 天后苔剥脱，舌光红起刺、状如杨梅，脉数有力。

治法：清气凉营，泻火解毒。

方药：凉营清气汤（《喉痧症治概要》）加减：水牛角15g，石斛6g，栀子6g，牡丹皮6g，生地黄10g，薄荷叶6g，川黄连3g，赤芍6g，玄参6g，生石膏20g，生甘草6g，连翘6g，鲜竹叶10g，茅根15g，芦根15g。

中成药：五福化毒丸。

（3）疹后阴伤证

症状：丹痧布齐后1～2天，身热渐退，或低热，痧疹隐退，皮肤脱屑，咽部糜烂疼痛减轻，口唇干燥，或伴有干咳，食欲不振，舌红少津、苔剥脱，脉细数。

治法：养阴生津，清热润喉。

方药：沙参麦冬汤（《温病条辨》）加减：沙参6g，玉竹6g，生甘草3g，冬桑叶6g，麦冬6g，生白扁豆6g，天花粉6g。

2. 中医特色疗法

中药外治法：咽喉肿痛腐烂者可选用锡类散、冰硼散、珠黄散吹喉，1日2～3次。

【转诊建议】

1. 严重的持续咽痛伴发热、张口困难，一般抗感染治疗后症状持续或复发。

2. 出现不同程度的嗜睡、烦躁和意识障碍。

3. 合并脓毒症状，并发败血症、肺炎、化脓性脑膜炎等，甚至出现中毒性休克。

第九节　流行性腮腺炎

流行性腮腺炎（mumps）是由流行性腮腺炎病毒引起的呼吸道传染病，以单侧或双侧耳下腮部漫肿、疼痛为特征。

【病因】

流行性腮腺炎的主要病原体是腮腺炎病毒，属于副黏病毒科，RNA病毒，只有1种血清型，很少变异，人是唯一的宿主，病程早期可从唾液、血液、脑脊液、尿或甲状腺等中分离出病毒。

【临床表现】

1. 病史

未接种流行性腮腺炎疫苗，发病前2～3周可有流行性腮腺炎患者接触史，好发于冬春季。

2. 典型症状

发病初期可有发热、头痛、咽痛、呕吐等症状。腮腺以耳垂为中心非化脓性肿大，向前、后、下发展，边缘不清，表皮不红，触之疼痛，有弹性感。常一侧先肿大，2～3天后对侧亦出现肿大。腮腺管口可见红肿，或同时有舌下腺、颌下腺肿大。腮腺局部胀痛和感觉过敏，张口或咀嚼时更明显。可并发脑膜脑炎、睾丸炎、卵巢炎、胰腺炎等。

【辅助检查】

1. 血常规：白细胞计数正常或偏低，淋巴细胞相对增高。继发细菌感染者，白细胞总数和中性粒细胞可增高。

2. 血清和尿淀粉酶测定：发病早期90%患儿血清和尿淀粉酶均增高，增高程度往往与腮腺肿胀程度相平行，2周左右恢复至正常。无腮腺肿大的脑膜炎患儿，血和尿中淀粉酶也可增高。血脂肪酶增高有助于腮腺炎并发胰腺炎患儿的诊断。

3. 病原学检查：从患儿唾液、脑脊液、尿或血中可分离出腮腺炎病毒。用 ELISA 法检测血清中腮腺炎病毒特异性 IgM 抗体，可以早期快速诊断，用于1月内未接种过流行性腮腺炎减毒活疫苗者。用 PCR 技术检测流行性腮腺炎病毒 RNA，具有高度敏感性和特异性，可明显提高可疑患儿的诊断率。疑有脑膜脑炎者可做脑脊液检测。

【诊断要点】

1. 多见于冬春季。

2. 有流行性腮腺炎患者接触史。

3. 典型症状：以耳垂为中心的腮腺肿大。

4. 血清和尿淀粉酶增高，同时结合病原学检查结果。

【鉴别诊断】

流行性腮腺炎应与化脓性腮腺炎、急性淋巴结炎、其他病毒性腮腺炎、其他原因所致腮腺肿大进行鉴别，见表12-11。

表 12-11　腮腺炎鉴别诊断

疾病	鉴别诊断要点
化脓性腮腺炎	腮腺肿大多为一侧，局部红肿灼热明显，疼痛剧烈，拒按；成脓时局部有波动感，按压腮部可见口腔内腮腺管口有脓液溢出；无传染性，常继发于猩红热、伤寒等细菌感染性疾病之后，不伴有睾丸等腺体炎；外周血白细胞计数及中性粒细胞增高
急性淋巴结炎	耳前、耳后、颌下、颈部淋巴结炎有时易与腮腺炎、颌下腺炎相混淆。淋巴结发炎时，局部疼痛较重，肿胀的淋巴结边缘清楚，质地较硬，不以耳垂为中心，局部红肿灼热明显；腮腺管口无红肿；多伴有局部或口腔、咽部炎症；外周血白细胞计数及中性粒细胞增高
其他病毒性腮腺炎	流感病毒、副流感病毒、巨细胞病毒、人类免疫缺陷病毒等均可引起腮腺肿大。对再次发生腮腺炎的病例，应行抗体测定，如为阴性，则应考虑其他病毒引起的腮腺炎，需行血清学及病毒学检测加以鉴别

疾病	鉴别诊断要点
其他原因所致腮腺肿大	慢性消耗性疾病、营养不良时，腮腺可肿大，多为双侧，轻度肿大，无压痛，皮肤无热感，存在时间久，无全身症状。当唾液管有结石阻塞时，腮腺可肿大，也可有压痛，但无急性感染症状，反复发作，腮腺突然肿大，迅速消退，且常为同一侧

【治疗】

（一）西医治疗

1. 一般治疗

卧床休息，隔离至腮腺肿胀消退；注意口腔卫生，予流质或半流质饮食，避免进食酸性食物；并发胰腺炎应禁食，给予静脉营养。

2. 病原治疗

干扰素，1 日 100 万~300 万 U，肌内注射，疗程 5~7 天；或利巴韦林 1 日 10~15m/kg，静脉滴注，疗程 5~7 天。早期应用可减轻症状、减少并发症。

3. 对症治疗

高热时给予物理降温，或口服退热剂；烦躁时可予苯巴比妥等镇静剂；头痛、腮腺肿痛明显可用镇痛剂。

（二）中医治疗

腮腺炎属中医学中"痄腮"的范畴，临床治疗分常证和变证。本病辨证当以经络辨证为主，辨其病变部位，同时需辨常证、变证之轻重。本病以清热解毒，消肿散结为基本治则，宜采用内外合治法，有助于腮部肿胀消退。变证应及早发现并处理，常采用中西医结合治疗。

1. 辨证论治

（1）常证

1）温毒外袭证

症状：轻微发热，恶寒，一侧或两侧耳下腮部漫肿疼痛，咀嚼不便，或有头痛，咽痛，纳少，舌质红、苔薄白或薄黄，脉浮数。

治法：疏风清热，消肿散结。

方药：柴胡葛根汤（《外科正宗》）加减：柴胡 6g，葛根 10g，黄芩 10g，牛蒡子 10g，桔梗 6g，升麻 6g，连翘 10g，板蓝根 10g，夏枯草 10g，赤芍 10g，僵蚕 6g。

中成药：腮腺炎片、蒲地蓝消炎口服液。

2）热毒蕴结证

症状：高热，一侧或两侧耳下腮部肿胀疼痛，范围大，坚硬拒按，张口咀嚼困难，或有烦躁不安，面赤唇红，口渴欲饮，头痛呕吐，咽喉肿痛，颌下肿块胀痛，纳少，大便秘结，尿少而黄，舌红、苔黄，脉滑数。

治法：清热解毒，散结软坚。

方药：普济消毒饮（《东垣试效方》）加减：柴胡 6g，黄芩 10g，黄连 3g，连翘 10g，板蓝根 10g，升麻 6g，牛蒡子 6g，马勃 6g，桔梗 6g，玄参 10g，薄荷 10g，虎杖 6g，陈皮 10g，僵蚕 6g。

中成药：连花清瘟颗粒。

（2）变证

1）邪陷心肝证

症状：高热不退，耳下腮部漫肿疼痛，坚硬拒按，烦躁不安，头痛项强，呕吐剧烈，嗜睡神昏，四肢抽搐，舌红、苔黄，脉弦数。

治法：清热解毒，息风开窍。

方药：清瘟败毒饮（《疫疹一得》）加减：栀子 10g，黄连 3g，连翘 10g，生甘草 3g，水牛角 10g，生石膏 20g，牡丹皮 10g，赤芍 10g，竹叶 10g，玄参 10g，钩藤 10g，僵蚕 6g。

中成药：安宫牛黄丸。

2）毒窜睾腹证

症状：腮部肿胀消退后，一侧或双侧睾丸肿胀疼痛，或脘腹、少腹疼痛，痛时拒按，或有恶心呕吐，腹胀泄泻，舌红、苔黄，脉数。

治法：清肝泻火，活血止痛。

方药：龙胆泻肝汤（《医方集解》）加减：龙胆 6g，栀子 10g，黄芩 10g，柴胡 6g，川楝子 10g，荔枝核 10g，延胡索 10g，桃仁 6g。

中成药：龙胆泻肝丸。

2. 中医特色疗法

（1）药物外治

1）如意金黄散、青黛散：任选 1 种，取适量，以醋或茶水调，外敷患处，1 日 1～2 次。用于腮部肿痛，已破溃者禁用。

2）玉枢丹：1 次 0.5～1.5g，以醋或水调匀，外敷患处，1 日 1～2 次。用于腮部肿痛，已破溃者禁用。

3）新鲜仙人掌：每次取 1 块，去刺，洗净后捣泥或切成薄片，贴敷患处，1 日 1～2 次。用于腮部肿痛。

4）鲜蒲公英、鲜木芙蓉花叶、鲜败酱草、鲜马齿苋：任选 1 种，也可 2 种合用，适量，捣烂外敷患处，1 日 1～2 次。用于腮部肿痛。

5）鲜木芙蓉叶、鲜败酱草各适量，捣烂；青黛 10g，大黄 10g，皂荚 10g，荔枝核 10g，研细末。以上药物混合，调匀，敷睾丸肿痛部位，并用布袋托起睾丸，药干则用清水湿润继续使用，1 日 1 次。用于睾丸肿痛。

（2）耳穴压丸

取穴：双侧腮腺、皮质下、面颊、肾上腺。

用王不留行籽按压在穴位上，胶布固定，按压每个穴位，以耳郭发热为度，1日按4～5次，一般3～4天为1个疗程。

【转诊建议】

有以下情况者，建议及时转诊。

1. 高热持续不退超过2天者。

2. 不能用其他原因解释的头痛、频繁呕吐、精神不振等。

3. 体温骤然升高，有频繁呕吐、持续腹痛、腹泻、腹胀等。

4. 阴囊肿胀、皮肤发红，或女童出现腰酸痛、月经失调等。

5. 听力减退。

6. 心肌炎、肾炎、肝炎等。

【预防】

按时接种麻腮风三联减毒活疫苗。流行期间，易感儿勿去公共场所，中、小学等要经常开展体格检查，有接触史的可疑患儿要及时隔离观察检疫3周。患儿确诊后应及时隔离治疗，直至腮腺肿胀完全消退后3天为止。患儿的衣被、用具等物品均应消毒。

第十节　新生儿黄疸

新生儿黄疸是新生儿胆红素在体内积聚增高引起的以皮肤、黏膜、巩膜黄染为特征的临床现象。引起新生儿黄疸的病因复杂，临床表现轻重不一，严重者可发生胆红素脑病（核黄疸），导致死亡或严重神经系统后遗症。新生儿黄疸分为生理性黄疸和病理性黄疸，本节重点论述病理性黄疸。

【病因】

1. 胆红素生成过多：因过多红细胞的破坏及肠肝循环增加，使血清非结合胆红素升高。

2. 胆红素代谢障碍：由于肝细胞摄取和结合胆红素的功能低下，使血清未结合胆红素升高。

3. 胆红素排泄障碍：肝细胞排泄结合胆红素障碍或胆管受阻，可致高结合胆红素血症，但如同时伴有肝细胞功能受损，也可有非结合胆红素的增高。

【临床表现】

1. 黄疸程度

除面部、躯干黄染外，黄疸还可累及四肢及手、足心。

2. 黄疸颜色

以未结合胆红素升高为主者，黄疸颜色呈浅黄或金黄色；结合胆红素升高为主者，颜色呈暗绿色或阴黄。

3. 伴随表现

溶血性黄疸多伴有贫血、肝脾大、出血点、水肿、心力衰竭；感染性黄疸多伴发热、感染中毒症状及体征；梗阻性黄疸多伴肝大，大便色发白，尿色黄。

4. 全身症状

重症黄疸时可出现全身症状，表现为反应差、精神萎靡、厌食、肌张力降低，继而出现易激惹、高声尖叫、呼吸困难、惊厥或角弓反张、肌张力增高等。

【辅助检查】

1. 血生化：病理性黄疸血清胆红素（TSB）数值为：足月儿 $>221\mu mol/L$；早产儿 $>257\mu mol/L$，结合胆红素 $>34\mu mol/L$（2mg/dL）。肝功能可正常。

2. 尿胆红素阳性，尿胆原试验阳性或阴性。

3. 母子血型测定：可检测因 ABO 或 Rh 血型不合引起的溶血性黄疸。

4. 肝炎综合征应做肝炎相关抗原抗体系统检查。

【诊断要点】

1. 出现过早：生后 24 小时内出现黄疸。

2. 程度过重：血清胆红素足月儿 $>221\mu mol/L$（12.9mg/dL）；早产儿 $>257\mu mol/L$（15mg/dL）。

3. 进展速度过快：每日上升超过 $85\mu mol/L$（5mg/dL）。

4. 黄疸持续时间过长：足月儿 >2 周；早产儿 >4 周。

5. 黄疸退而复现。

6. 血清结合胆红素 $>34\mu mol/L$（2mg/dL）。

具备其中任何一项者即可诊断为病理性黄疸。

【鉴别诊断】

生理性黄疸与病理性黄疸鉴别，见表 12 - 12。

表 12 - 12　新生儿黄疸鉴别诊断

	生理性黄疸	病理性黄疸
发病时间	出生后第 2～3 天发病，于 4～6 天最重，足月儿在生后 10～14 天消退，早产儿可延迟至第 3 周才消退	出生后 24 小时内即出现，3 周后仍不消退，甚或持续加深，或消退后复现
分布特点	呈浅黄色，局限于面颈部，或波及躯干，巩膜亦黄染	除面颈部及巩膜黄染，呈深黄色，可遍及全身

	生理性黄疸	病理性黄疸
临床症状	食欲良好，睡眠正常，一般无其他症状	伴有精神萎靡、嗜睡或者睡眠不宁、食欲不振等表现
每日血清胆红素	升高 <85μmol/L（5mg/dL）	升高 >85μmol/L（5mg/dL）
血清胆红素	足月儿 <205μmol/L（12mg/dL）；早产儿 <257μmol/L（15mg/dL）	足月儿 >221μmol/L；早产儿 >257μmol/L，结合胆红 >34μmol/L（2mg/dL）

【治疗】

（一）西医治疗

黄疸治疗的核心原则为预防、识别、评估患儿发展为高胆红素血症的风险，对有风险的胆红素水平进行干预，如光疗、换血治疗，从而避免胆红素脑病（核黄疸）发生。诊疗高胆红素血症的依据包括：患儿胎龄、小时龄、出生体重，参照小时胆红素列线图评估血总胆红素/经皮胆红素水平。

1. 光疗

指征：对胎龄≥35 周的新生儿可参照美国儿科学会推荐的光疗参考标准或将 TSB 超过新生儿小时胆红素列线图（Bhutani 曲线）第 95 百分位数作为光疗标准。高危因素包括：同族免疫性溶血（ABO，Rh 血型不合）、出生后窒息、体温不稳定、新生儿感染等。出生体重 <2500g 者可放宽标准；极低出生体重儿或皮肤挤压后出现瘀斑、血肿者可给予预防性光疗。

2. 换血

是治疗高胆红素血症最迅速的方法，多涉及大部分 Rh 溶血病和个别严重的 ABO 溶血病患儿的治疗。符合下列条件之一即需要换血治疗，需及时识别转诊至上级医院。

（1）各种原因所致的高胆红素血症达到换血标准时均应进行换血。

（2）严重溶血，出生时脐血胆红素 >4.5mg/dL，血红蛋白 <110g/L，伴水肿、肝脾大和心力衰竭。

（3）已有胆红素脑病临床表现者，无论胆红素水平是否达到换血标准或 TSB 在准备换血期间已明显下降，都应换血。

3. 药物治疗

（1）静脉注射免疫球蛋白（IVIG）：确诊新生儿溶血病者可采用 IVIG 0.5～1.0g/kg，2～4 小时内静脉滴入，必要时 12 小时后可重复 1 剂。

（2）白蛋白：当 TSB 接近换血值且白蛋白水平＜25g/L 者，可补充白蛋白 1g/kg 以增加胆红素和白蛋白的联结，减少胆红素脑病发生。

（3）苯巴比妥：5～10mg/（kg·d），分 2～3 次口服，连服 4～5 天，或肌内注射 10mg/kg，1 日 1 次，使用天数根据黄疸情况决定。但应注意其副作用：有时嗜睡，反应略差，可能影响观察病情。

（二）中医治疗

本病相当于中医学中的"胎黄"。其病机为脾胃湿热或寒湿内蕴，肝失疏泄，胆汁外溢而致发黄，日久则气滞血瘀。临床应先辨别阴阳，识明轻重，以利湿退黄为基本治则，根据证型选用不同治法辨证施治。需注意新生儿脏腑娇嫩，治疗过程中应顾护后天脾胃之气，不可过用苦寒之剂，以防苦寒败胃，克伐正气。

1. 辨证论治

（1）湿热郁蒸证

症状：面目皮肤发黄，色泽鲜明如橘，哭声响亮，不欲吮乳，口渴唇干，或有发热，大便秘结，小便深黄，舌质红、苔腻，指纹滞。

治法：清热利湿退黄。

方药：茵陈蒿汤（《伤寒论》）加减：茵陈 6g，栀子 3g，大黄 1g，泽泻 3g，车前子 3g，黄芩 3g，金钱草 3g。

中成药：茵栀黄口服液、小儿肝炎颗粒。

（2）寒湿阻滞证

症状：面目皮肤发黄，色泽晦暗，持久不退，精神萎靡，四肢欠温，纳呆，大便溏薄，便色灰白，小便短少，舌质淡、舌苔白腻，指纹淡红。

治法：温中化湿退黄。

方药：茵陈理中汤（《伤寒全生集》）加减：茵陈 6g，干姜 2g，白术 6g，党参 6g，甘草 3g，薏苡仁 6g，茯苓 6g。

（3）气滞血瘀证

症状：面目皮肤发黄，颜色逐渐加深，晦暗无华，右胁下痞块质硬，肚腹膨胀，青筋显露，或见瘀斑、衄血，唇色暗红，舌见瘀点、苔黄，指纹紫滞。

治法：行气化瘀消积。

方药：血府逐瘀汤（《医林改错》）加减：柴胡 6g，郁金 3g，枳壳 3g，桃仁 3g，当归 3g，赤芍 3g，丹参 3g。

2. 中医特色疗法

推拿疗法：胆红素脑病后遗症见肢体瘫痪，肌肉萎缩者，可用推拿疗法，每日或隔日 1 次。方法：在瘫痪肢体上以㨰法来回㨰 5～10 分钟，按揉松弛关节 3～5 分钟，局部可用搓法搓热，并在相应的脊柱部位搓擦 5～10 分钟。

【转诊建议】

所有新生儿都应评估黄疸的危险因素，早期监测黄疸。在出生后 72 小时内，每 8～12 小时监测 1 次黄疸情况。若进一步加重，应及时转到有条件的上级医疗机构进一步治疗，评估内容如下。

1. 黄疸程度：新生儿皮肤黄染从头面部开始显现至全身，并按黄染出现的倒序消退。若出现黄染颜色持续加深，或消退后复现则需积极处理。

2. 有无胆红素脑病：一旦患儿出现精神反应差、黄疸加重，需及时进行临床评估，必要时及时转诊。嗜睡、拒奶、尖叫、肌张力异常、角弓反张、惊厥等表现是发生胆红素脑病的危险信号。

3. 体重：新生儿出生后 1 周体重下降应在 10% 以内，在出生后第 7～10 日恢复至出生体重。

4. 大小便：尿色加深及陶土样便提示高结合胆红素血症。一旦出现高结合胆红素血症相关表现，需监测肝功能、凝血功能及血糖。

5. 胆红素水平：总胆红素范围根据新生儿生后小时龄而有所不同，可测经皮胆红素和（或）血清总胆红素加以评估。

6. 生后 24 小时内黄疸的临床评估：生后 24 小时内出现黄疸，需要紧急临床评估并治疗（尤其需除外新生儿溶血病）。核实患儿母亲 ABO 及 Rh 血型，是否存在血型抗体。

7. 黄疸消退延迟：当足月儿出生后 10～14 天、早产儿出生后 3 周黄疸仍持续时，需完善相关检查。

第十三章　普外科

第一节　急性阑尾炎

急性阑尾炎是一种常见的外科疾病，也是临床常见的急腹症，其特征在于有明显的转移性右下腹疼痛及右下腹麦氏点有固定压痛。

【病因】

1. 阑尾管腔阻塞：是急性阑尾炎最常见的病因，如淋巴组织增生、粪石等可使阑尾腔阻塞。

2. 细菌入侵：由于阑尾管腔阻塞，细菌繁殖分泌毒素，细菌通过损伤的黏膜进入肌层，加剧感染。

3. 其他：急性肠炎、炎症性肠病、血吸虫病等肠道疾病蔓延；急性上呼吸道感染和扁桃体炎等疾病引起淋巴组织增大；进食富含脂肪、糖、蛋白质和缺乏纤维的食物，使肠蠕动变慢，形成粪石，容易导致阑尾腔阻塞。

【临床表现】

1. 症状

（1）腹痛：典型的腹痛发作于上腹，6～8小时后转移并固定于右下腹，呈持续性加剧，也有开始就出现并持续右下腹疼痛。

（2）胃肠道症状：发病早期可有厌食、恶心、呕吐，少数病例有便秘、腹泻。盆腔位阑尾炎炎症刺激直肠和膀胱会引起大便里急后重和尿痛。弥漫性腹膜炎时可引起麻痹性肠梗阻，出现腹胀、排便排气减少等。

（3）全身症状：早期仅有发热、乏力等症状；炎症加剧后出现脓毒血症，可有寒战、高热、脉速等全身症状；出现腹膜炎时可有中毒症状。

2. 查体

（1）右下腹压痛：脐与右髂前上棘连线的中外1/3交界处（即麦氏点），是诊断急性阑尾炎的重要依据。病变早期腹痛尚未转移至右下腹时，压痛可能已经固定于右下腹，但有时需要深压才痛；炎症扩散后压痛范围扩大，但最痛的压痛点仍在右下腹，见图 13 - 1。

（2）腹膜刺激征象：有反跳痛、腹肌紧张、肠鸣音减弱或消失等。反跳痛常提示阑尾已化脓、坏疽或穿孔。但小儿、老人、孕妇、肥胖、虚弱的病例，腹膜刺激征象可不明显。

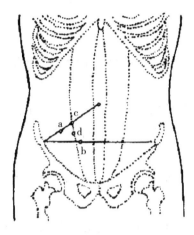

图 13 - 1　阑尾压痛点

【辅助检查】

1. 实验室检查：大多数白细胞计数升高，并有中性粒细胞升高和核左移；血清 C 反应蛋白升高；部分患者尿中出现少量红细胞和白细胞。

2. 阑尾超声检查：可发现粗大阑尾。

3. 必要时可安排腹部 CT 平扫检查。

【诊断要点】

1. 右下腹疼痛，或先上腹、脐周疼痛，几小时后转移并固定于右下腹，或全腹疼痛，最痛的压痛点位于右下腹。

2. 在右下腹麦氏点附近有固定性压痛，可有反跳痛、肌紧张；白细胞计数、中性粒细胞、C 反应蛋白升高。

3. 有条件可安排彩超等影像学检查明确诊断。

【鉴别诊断】

1. 胃十二指肠溃疡：穿孔溢液可沿升结肠旁沟流至右下腹部，很像急性阑尾炎的转移性腹痛，但常有溃疡病史，疼痛多位于上腹部，伴有压痛、腹壁板状强直和肠鸣音消失等。

2. 右侧输尿管结石：腹痛多在右下腹，但多呈绞痛，并向右后腰部及会阴部放射，检查时腹软，压痛不明显，有时仅有轻度深压痛，尿中可查到多量红细胞。X 线检查在输尿管走形部位呈现结石阴影，B 超可见输尿管结石影或扩张。

3. 妇科疾病：如宫外孕，在育龄期妇女中要特别注意，有停经和阴道不规则流血史，有急性失血症状和腹腔内出血体征，检查有宫颈抬举痛、附件肿块，阴道后穹隆穿刺有血。

4. 急性肠系膜淋巴结炎：常见于儿童，有上呼吸道感染史，腹部压痛可随体位变更，范围较广且不固定，一般无腹膜刺激征象。

【治疗】

（一）西医治疗

原则上急性阑尾炎一经确诊，应尽早手术治疗，没有手术条件的应尽早转诊。

1. 非手术治疗

仅适用急性单纯性阑尾炎或阑尾炎的诊断尚未确定，以及有手术禁忌证者。主要措施包括选择有效的抗生素、补液、营养支持等治疗。

2. 手术治疗

（1）急性单纯性阑尾炎宜采用麦氏切口行阑尾切除术，医院条件允许可行腹腔镜阑尾切除术。

（2）急性化脓性或坏疽性阑尾炎宜采用麦氏切口或经腹直肌旁探查切口，脓液不多不宜冲洗，用湿纱布蘸净脓液后关腹。如果腹腔内脓液较多，放置引流。

（3）穿孔性阑尾炎宜采用右下腹经腹直肌探查切口，切除阑尾，冲洗腹腔，放置腹腔引流。

（4）阑尾周围脓肿可在超声或 CT 定位下穿刺引流，必要时手术切开引流。

（二）中医治疗

本病属于中医学中"肠痈"范畴，临床辨证应分寒热虚实。

辨证论治

（1）瘀滞证

症状：转移性右下腹疼痛，呈持续性、进行性加剧，右下腹局限性压痛或拒按，伴恶心，纳差，可有轻度发热，苔白腻，脉弦滑或弦紧。

治法：行气活血，通腑泄热。

方药：大黄牡丹汤（《金匮要略》）加减：大黄 10g（后下），牡丹皮 10g，桃仁 9g，冬瓜仁 9g，薏苡仁 15g，赤芍 10g，芒硝 3g，甘草 6g，败酱草 15g，延胡索 15g，姜半夏 9g。水煎服，1 日 1 剂，早晚各服 1 次，共服 1 周。

（2）湿热证

症状：腹痛加剧，右下腹或全腹压痛、反跳痛，腹皮挛急，右下腹可触及包块，壮热，恶心，纳差，便秘或腹泻，舌红、苔黄腻，脉弦数或滑数。

治法：通腑泄热，利湿解毒。

方药：大黄牡丹汤（《金匮要略》）加减：大黄 10g（后下），牡丹皮 15g，桃仁

15g，冬瓜仁 12g，芒硝 5g（冲服），金银花 30g，当归 15g，黄芩 15g，蒲公英 30g，败酱草 20g，生地黄 12g，薏苡仁 30g，甘草 6g。若口渴并大便秘结者将大黄加量；痛甚者加白芍 10g，川楝子 6g，乳香 3g，没药 3g；高热烦渴者加石膏 15g，知母 15g，天花粉 10g。

（3）热毒证

症状：腹痛剧烈，全腹压痛、反跳痛，腹皮挛急，高热不退或恶寒发热，恶心纳差，便秘或腹泻，舌红绛、苔黄厚，脉洪数或细数。

治法：通腑排毒，养阴清热。

方药：大黄牡丹汤（《金匮要略》）合透脓散（《外科正宗》）加减：大黄 15g（后下），牡丹皮 15g，黄芪 15g，党参 15g，皂角刺 12g，桃仁 12g，甘草 9g，芒硝 6g，冬瓜仁 30g，白花蛇舌草 30g，蒲公英 30g。

【转诊建议】

当急性阑尾炎经过抗感染治疗后，患者腹痛未见明显好转，需要住院治疗，进一步检查，应考虑紧急转院，以防并发症的发生。如：①经保守治疗后症状明显加重，右下腹压痛、反跳痛明显；②经抗感染治疗后，患者腹痛出现短暂减轻，但腹膜炎症状明显加重，出现腹肌紧张，提示有穿孔的可能；③老年患者经治疗后腹部发现肿块，提示出现阑尾周围脓肿；④出现新的体征，如黄疸、肝大、寒战、高热；⑤高龄患者；⑥诊断不明确，如育龄期女性患者，应排除宫外孕；⑦院外治疗无效或医疗条件差。

第二节　腹股沟疝

腹外疝是由于腹腔内的脏器或者组织连同腹膜壁层，经过腹壁薄弱点，向体表突出而形成，其特征在于腹股沟皮肤下有明显的肿物突出，有轻度坠胀感，站立时或在腹部施压时明显，平卧或手推可消失。可分为腹股沟直疝和腹股沟斜疝。

【病因】

1. 某些组织穿过腹壁位置较其他部位薄弱、腹白线发育不全、手术切口愈合不良、肥胖、年老、久病是造成腹壁强度降低的常见原因。

2. 慢性咳嗽、慢性便秘、搬运重物、举重、腹水、婴儿经常啼哭是引起腹内压增高的常见原因。

3. 强力劳动、排便是嵌顿疝的主要原因。

【临床表现】

1. 腹股沟部出现可复性肿块，站立、活动后或腹压升高时明显，较大的斜疝肿块可进入阴囊或阴唇。

2. 平卧位后在已回纳的肿块处可触及缺损区。斜疝缺损位于腹股沟韧带中点上方，直疝位于耻骨结节上方略外侧。压迫缺损区可阻止肿块出现。

3. 肿块在平卧后不能回纳，伴压痛、变硬。如并发腹痛、恶心、呕吐等肠梗阻症状，常提示嵌顿疝。如果肿块已有较长时间不能回纳，但局部和全身症状不明显，则为难复性疝，常为大网膜粘连在疝囊内而不可回纳。

4. 若嵌顿疝不能及时解除，由于血运障碍引起肠壁坏死，成为绞窄疝。可致肠穿孔、腹膜炎。

【辅助检查】

B 超、CT 检查可见疝内容物自内环经腹股沟管突出。

【诊断要点】

1. 腹股沟区可复性肿物病史，站立、活动后或腹压升高时明显，平卧或推揉后可回纳。

2. 平卧位后在已回纳的肿块处可触及缺损区，压迫缺损区可阻止肿块出现。

3. B 超、CT 检查可辅助诊断。

【鉴别诊断】

1. 直疝与斜疝的鉴别，见表 13 - 1。

表 13 - 1　直疝与斜疝鉴别诊断

疾病	鉴别诊断要点
腹股沟直疝	多见于老年人，不进入阴囊，疝块为半球形，压住内环口疝块仍可突出，精索在疝囊前方，疝囊颈在腹壁下动脉内侧，极少有嵌顿
腹股沟斜疝	多见于儿童、青壮年，可进入阴囊，疝块为椭圆或梨形，压住内环口后疝块不再突出，精索在疝囊后方，疝囊颈在腹壁下动脉外侧，大多数有嵌顿

2. 与其他疾病鉴别：腹股沟疝应该与睾丸鞘膜积液、交通性鞘膜积液、急性肠梗阻、隐睾等相鉴别，尤其注意与急性肠梗阻进行鉴别，见表 13 - 2。

表 13 - 2　腹股沟疝与其他疾病鉴别诊断

疾病	鉴别诊断要点
睾丸鞘膜积液	积液局限于睾丸鞘膜腔，阴囊透光试验阳性
交通性鞘膜积液	晨起肿物不明显，久站、晚间肿物增大，阴囊透光试验阳性
急性肠梗阻	阵发性绞痛，呕吐，腹胀，停止排便排气
隐睾	压迫后睾丸有特殊胀痛，阴囊内不能触及睾丸

【治疗】

（一）西医治疗

腹股沟疝如不及时处理，疝块可逐渐增大，加重腹壁的损伤，若嵌顿疝发展为绞窄可威胁患者生命，除一些特殊情况，对于腹股沟疝一般都应尽快手术治疗。

1. 非手术治疗

1 岁以下婴幼儿有自愈可能，年老体弱伴有其他严重疾病不耐受手术者可以不手术。可以在回纳疝内容物后将疝带对着压迫疝环口防止再次突出，暂时缓解症状，但此方法容易增加嵌顿疝的发病率，造成疝囊与内容物发生粘连。

2. 手术治疗

一旦确诊应该及时手术，对于嵌顿疝和绞窄疝，更应紧急手术。

（二）中医治疗

1. 辨证论治

（1）肝郁气滞证

症状：阴囊偏坠胀痛，连及少腹痛处不定，每因恼怒过度而加剧，胸闷，食少，舌苔白，脉弦。

治法：疏肝行气，消肿止痛。

方药：柴胡疏肝散（《景岳全书》）加减：柴胡 9g，芍药 9g，枳壳 10g，川芎 10g，延胡索 15g，荔枝核 10g，川楝子 10g，炙甘草 10g。

中成药：柴胡舒肝丸。

（2）寒滞肝脉证

症状：阴囊肿痛、昼出夜缩，或时大时小，遇寒加剧，畏寒喜暖，四肢不温，舌淡、苔白，脉弦紧。

治法：温经散寒，消肿止痛。

方药：暖肝煎（《景岳全书》）加减：肉桂 10g，小茴香 10g，乌药 10g，吴茱萸 10g，茯苓 9g，当归 9g，枸杞子 15g，黄芪 15g，党参 15g，荔枝核 16g，橘核 16g，生姜 15g。

中成药：济生橘核丸。

（3）中气下陷证

症状：阴囊偏坠、肿胀疼痛，时上时下，劳累加重，伴头昏乏力，食少倦怠，舌苔白，脉虚无力。

治法：补益中气，理气止痛。

方药：补中益气汤（《内外伤辨惑论》）加减：党参 15g，黄芪 15g，升麻 10g，柴胡 10g，白术 10g，当归 10g，川楝子 10g，延胡索 10g，陈皮 10g，甘草 5g。

中成药：补中益气丸。

2. 中医特色疗法

穴位贴敷：肉桂 6g，小茴香 3g，乌药 3g。三者作为外用药物贴敷关元穴。

【转诊建议】

当疝块突然变大出现明显疼痛，不可回纳，同时疝块变硬且触痛明显时应该考虑嵌顿疝，常会出现疝内容物缺血坏死，须及时转入上级医疗机构处理。

【疾病管理】

无论患者是否做手术，在今后的生活中都要去除腹内压力增高的因素，如慢性咳嗽、便秘、排尿困难。避免重体力活动，发力时宜平稳地发力而非猛烈发力。

第三节　肠　梗　阻

任何原因引起的肠内容物运行障碍统称为肠梗阻，肠梗阻是常见的外科急腹症之一，发病率仅次于急性阑尾炎和胆道疾病而位居第三。可引起肠管形态和功能上的改变，还可导致一系列全身病理生理改变，严重时危及患者生命。

【病因】

肠梗阻的病因可归纳为机械性和非机械性两大类。机械性肠梗阻的病因有肠管本身病变、肠管外病变和肠腔内异物阻塞，如肠闭锁、肠套叠、肿瘤压迫、粪石等。非机械性肠梗阻又可分为动力性肠梗阻和血运性肠梗阻：动力性肠梗阻由各种原因引起的神经肌肉功能紊乱所致，常见的有急性弥漫性腹膜炎、腹部大手术、腹膜后血肿或感染引起的麻痹性肠梗阻，肠道功能紊乱、慢性铅中毒引起的肠痉挛等；血运性肠梗阻由肠管血运障碍导致，常见病因有肠系膜血管栓塞或血栓形成。

【临床表现】

1. 症状

（1）腹痛：常为首发症状，多为阵发性绞痛。结肠梗阻时除阵发性绞痛外可有持续性钝痛。绞窄性肠梗阻疼痛呈持续性伴阵发性加剧，若肠壁已发生缺血坏死则呈持续性剧烈腹痛。

（2）呕吐：高位梗阻的呕吐出现较早，呕吐较频繁，吐出物主要为胃内容物。低位肠梗阻可呕吐积蓄在肠内并经发酵、腐败呈粪样的肠内容物。绞窄性肠梗阻时呕吐物呈棕褐色或血性。

（3）腹胀：高位肠梗阻腹胀不明显，有时可见胃型。低位肠梗阻及麻痹性肠梗阻腹胀显著，常可见肠管膨胀，出现肠型。

（4）排便排气停止：完全性肠梗阻表现为停止排气排便。但在梗阻的初期，尤其是高位梗阻其下段积存的气体和粪便仍可排出。

（5）全身症状：呕吐频繁和腹胀严重者可存在脱水、低血钾、甚至休克状态。伴有腹腔感染者，同时有畏寒、发热等感染和毒血症表现。

2. 体征

（1）急性痛苦面容，神志清楚，有脱水情况时，患者可表现为唇干舌燥，眼窝及两颊内陷，皮肤弹性消失。若出现休克症状，可出现神志淡漠、昏迷、面色苍白、出冷汗、血压下降等表现。

（2）腹膨胀，机械性肠梗阻常可见肠型及蠕动波，触诊有轻度压痛，无腹膜刺激征；绞窄性肠梗阻常能叩出移动性浊音。听诊肠鸣音亢进、有气过水声和金属音是机械性肠梗阻的表现，而麻痹性肠梗阻时肠鸣音减弱或消失。

【辅助检查】

1. 实验室检查：早期变化不明显，随着病情发展出现白细胞计数、血红蛋白和血细胞比容增高，尿比重增高及电解质紊乱。

2. 腹部立位 X 线检查：可见气胀肠袢和液平面。空肠扩张时可显示"鱼肋骨刺"状。回肠可见阶梯状液平面，结肠梗阻位于腹部周边，常显示结肠袋。怀疑有肠套叠、肠扭转或结肠肿瘤时，可作钡剂灌肠造影或 CT 以助诊断。

【诊断要点】

1. 根据腹痛、呕吐、腹胀、停止自肛门排气排便四大症状和腹部可见肠型或蠕动波，肠鸣音亢进等，可作出初步诊断。

2. 腹部立位 X 线检查显示肠管扩张、气液平面，一般可作出肠梗阻的诊断。

3. 腹部手术史等既往病史有助于此病的诊断。

【鉴别诊断】

肠梗阻属急腹症之一，应注意与消化性溃疡穿孔、急性阑尾炎、急性胰腺炎、胆囊炎等疾病相鉴别。一般而言，根据上述每种疾病的临床表现、实验室检查、X 线或 CT、MRI 等检查可明确诊断。

【治疗】

肠梗阻治疗方法的选择要根据肠梗阻的原因、性质、部位，以及全身情况和病情严重程度而定。

（一）西医治疗

1. 禁食水、持续胃肠减压

是治疗肠梗阻的主要措施之一，目的是减少胃肠道积留的气体、液体，减轻肠腔膨胀，有利于肠壁血液循环的恢复，减少肠壁水肿。

2. 纠正水、电解质紊乱和酸碱失衡

这是肠梗阻最突出的生理紊乱，应及早给予纠正。

3. 防治感染

肠梗阻后，肠壁血液循环有障碍，肠黏膜屏障功能受损而有肠道细菌移位，或是肠腔内细菌直接穿透肠壁至腹腔内产生感染。同时，膈肌升高影响肺部气体交换与分泌物排出，易发生肺部感染。一般采用广谱抗生素治疗，现多使用第三代头孢菌素，如头孢他啶等。必要时作血液、痰液及腹腔液细菌培养和药敏，以选择用药。

4. 其他治疗

腹胀可影响肺的功能，患者宜吸氧。为减轻胃肠道的膨胀可给予生长抑素及其类似物，如奥曲肽 0.1～0.3mg，皮下注射，1 日 2～3 次，以减少胃肠液的分泌量。止痛剂的应用应遵循急腹症治疗的原则。

（二）中医治疗

治疗应遵循"急则治其标"原则，常用通里攻下、活血化瘀、理气开郁等中药。但对有腹膜炎或怀疑有肠绞窄、完全性肠梗阻、闭袢性肠梗阻者，中药、泻药与灌肠等均应忌用。

1. 辨证论治

（1）气滞腑实证

症状：腹痛阵作，痛无定处，叩之如鼓，腹痛时腹部可有条状物聚起，伴恶心呕吐，大便秘结，或间有矢气，舌淡红、苔薄白，脉弦。

治法：下气通便。

方药：六磨饮子（《丹溪心法》）加减：木香 15g，沉香 2g，乌药 12g，槟榔 15g，枳实 15g，厚朴 15g，大黄 9g（后下）。

中成药：四磨汤口服液。

（2）热结肠腑证

症状：腹痛拒按，腹胀痞满，发热，口干，唇燥，尿短赤，舌红苔黄，脉数。

治法：清热利湿，解毒导滞。

方药：大承气汤（《伤寒论》）加减：大黄 10g（后下），芒硝 10g（冲服），枳实 15g，厚朴 15g，鲜芦荟 20g，黄芩 12g。

中成药：大黄通便片。

（3）寒结肠腑证

症状：腹中突然绞痛，脘腹怕冷，腹胀便秘，面色青晦，舌淡，苔薄白，脉弦紧。

治法：温经散寒，通腑止痛。

方药：温脾汤（《千金备急方》）加减：大黄 10g（后下），附子 10g（先煎），党参 15g，干姜 15g，当归 15g，甘草 10g，芒硝 8g（冲服）。

中成药：温胃舒颗粒。

（4）肠腑血瘀证

症状：腹刺痛重于腹胀，痛有定处，胀无休止，局部拒按，或可触及痛处包块；舌暗红或瘀斑，脉涩。

治法：活血祛瘀，泻下通里。

方药：桃核承气汤（《伤寒论》）加减：桃仁 15g，酒大黄 15g（后下），芒硝 10g（冲服），桂枝 12g，赤芍 12g，炒莱菔子 20g。以上中药可煎成 200mL，分次口服或经胃肠减压管注入，闭管 2 小时后开放减压，或作保留灌肠。

2. 中医特色疗法

（1）芒硝、大黄各 30g 以沸水 100mL 冲匀，降温后保留灌肠，以促进肠管蠕动、保护胃肠道黏膜屏障。

（2）粗盐、吴茱萸各 250g 炒热放入布袋中，由脐部开始以顺时针方向向外旋转，热熨腹部，1 次 30 分钟，1 日 2～3 次，注意避免烫伤皮肤。

【转诊建议】

1. 患者肠梗阻症状较轻可保守治疗，基层医院具备上述治疗条件可予对症处理，并密切观察病情变化，动态监测立位腹平片，一旦病情加重，及时向上级医院转诊进一步治疗。

2. 肠梗阻症状较重，出现严重脱水，甚至休克者，应立刻补液对症处理并转诊上级医院。

3. 存在肠绞窄、肠穿孔或已有肠坏死应急诊手术探查的梗阻患者，以及非手术治疗 24～48 小时症状未见明显缓解的患者，基层医院应向患者及家属说明并转诊至上级医院进一步诊疗。

【预防】

1. 一些特殊的群体肠梗阻的发病率高于常人，包括有腹部手术史的患者，身体消瘦、长期贫血的患者，在剧烈活动后出现腹痛、呕吐的患者，要严格重视，加强预防。

2. 注意饮食卫生，不吃不洁食品，少食油腻刺激性食品，在出现胃炎等症状后立即就医，尽快治疗。

3. 有过肠梗阻病史的患者必须及时治疗便秘，否则很有可能再次复发。可以通过合理地调节饮食，多饮水，多运动，改善便秘问题。

4. 多吃易消化食品。在空腹的情况下，尽量少食山楂、杨梅等易形成胃石引发肠梗阻的食物。

5. 肠息肉、肿瘤、腹壁疝可引起肠梗阻，应及时治疗。

第四节　急性乳腺炎

急性乳腺炎是发生在乳腺的急性化脓性感染，以乳房局部红、肿、热、痛伴发热为主要特征，最常见于哺乳期妇女，尤以初产妇多见，常发生于产后3～4周。

【病因】

本病通常是在乳汁淤积的基础上，细菌侵入乳腺而形成。

1. 乳汁淤积：①乳头内陷或乳头过小：婴儿吸乳困难，不能排空乳房，导致乳汁淤积。②乳管不通：外伤或先天输乳管畸形，导致乳管阻塞，乳汁排出不畅。③喂养失当：婴儿吸乳过少或乳汁过多，多余乳汁又未能及时排出。

2. 细菌入侵：最常见的致病菌为金黄色葡萄球菌，少数为链球菌感染。感染的途径：①输乳管逆行感染：因乳儿含乳头而睡，损伤乳头或婴儿患口腔炎导致。②淋巴管感染：细菌也可直接由乳头表面的破损、皲裂侵入，沿淋巴管蔓延引起蜂窝织炎。

【临床表现】

1. 本病初起症状为乳房局部肿胀、疼痛，皮肤焮红，皮温高，压痛明显，可有局部肿块，伴有发热，体温常在38℃以上。部分患者以寒战、发热为首发症状，继而出现乳房的肿痛，局部肿块增大，红肿热痛加重，疼痛拒按，腋窝淋巴结可肿大、压痛。

2. 一般初起呈蜂窝织炎样表现，数天后可形成单房或多房脓肿。成脓时出现搏动性疼痛，肿块从中部开始变软，可及波动感。浅表脓肿可向外破溃，深部脓肿可向后间隙穿透，形成乳房后脓肿。严重者可并发脓毒症。

【辅助检查】

1. 血常规检查：白细胞与中性粒细胞计数、百分比明显增高。

2. C反应蛋白：通常C反应蛋白明显增高且随症状和炎症的加重逐步升高，感染控制后逐步回落。

3. 彩超：乳腺炎时，如尚未化脓，显示乳腺局部增厚，边界不清，回声增强，血流较丰富。当脓肿形成时，内部呈不均质的无回声区。

【诊断要点】

1. 产后哺乳妇女，初产妇多见，多发生在产后3～4周。

2. 患者感觉乳房疼痛，局部红肿、发热，脓肿形成可有波动感，可伴有寒战、高热、脉搏加快等中毒症状。

3. 患侧腋窝淋巴结可肿大、压痛。

4. 血常规检查白细胞计数增高，局部穿刺和超声检查有助于诊断是否已成脓。

【鉴别诊断】

1. 炎性乳癌：多发生在年轻妇女，尤其是在妊娠期或哺乳期。患乳迅速肿胀变硬，常累及整个乳房的 1/3 以上。病变局部乳房皮肤呈暗红或紫红色，毛孔深陷呈橘皮样，皮温增高，常局部不痛或轻度压痛。同侧腋窝淋巴结明显肿大，质硬固定。病变可迅速波及对侧乳房，全身炎症反应较轻；血液白细胞总数及中性粒细胞比值无明显升高，抗感染治疗无效。本病进展较快，预后不良。

2. 乳腺导管扩张症：多有先天性乳头凹陷畸形，乳头孔有粉刺样或油脂样物溢出。在急性期，其表现类似急性乳腺炎，主要表现为乳房红肿疼痛、乳头溢液（浆液或脓液）、乳头内陷、乳房肿块与皮肤粘连，溃后疮口经久不敛或愈合又复发，形成多个通向乳头孔的瘘管。

【治疗】

（一）西医治疗

治疗原则是消除感染、排空乳汁。

1. 早期呈蜂窝织炎表现，而未形成脓肿之前应用抗生素可获得良好的效果。因主要病原菌为金黄色葡萄球菌，可不必等待细菌培养的结果，应用青霉素治疗，或用耐青霉素酶的苯唑西林钠（新青霉素Ⅰ），或头孢一代抗生素如头孢拉啶；对青霉素过敏者，则应用红霉素。抗生素通过乳汁而影响婴儿的健康，因此应避免使用如四环素、氨基糖苷类、喹诺酮类、磺胺类和甲硝唑等药物。

2. 脓肿形成后宜及时切开排脓，切开引流时应注意以下各点：

（1）为避免手术损伤乳管而形成乳瘘，切口应以乳头为中心循乳管方向做放射状切口，至乳晕处为止；深部或乳房后脓肿可沿乳房下缘做弧形切口，经乳房后间隙引流，既有利于引流排脓，又可避免损伤乳管；乳晕下脓肿应沿乳晕边缘做弧形切口。

（2）若炎症明显而波动感不明显者，应在压痛最明显处进行穿刺，及早发现深部脓肿。

（3）切开后应以手指探入脓腔，轻轻分离多房脓肿的房间隔膜，以利引流。

（4）为有利于引流通畅，可在探查脓腔时找到脓腔的最低部位，另做切口做对口引流。

3. 一般不停止哺乳，但患侧乳房应停止哺乳，并以吸乳器吸尽乳汁，促使乳汁顺畅排出。感染非常严重或脓肿切开引流损伤乳管者，应停止哺乳终止乳汁分泌，可选用溴隐亭 1.25mg，1 日 2 次，共 7～14 日；或己烯雌酚 1～2mg，1 日 3 次，共 2～3 日；或肌内注射苯甲酸雌二醇，1 次 2mg，1 日 1 次，至乳汁停止分泌为止。

（二）中医治疗

急性乳腺炎可分为急性炎症期、脓肿形成期和溃烂后期三个阶段，宜分别采用相应的方法治疗。急性炎症期应积极疏通乳络，排空乳房，解除乳汁淤积，选用青霉素等抗生素控制炎症的发展，外用中药清热消肿；脓肿形成后主要的措施是及时切开排脓，同时内服清热解毒、托里透脓的中药；溃烂后期除积极换药、清创外，还可应用九一丹、五五丹等提脓祛腐中药，内服清热解毒、托里透脓的汤剂。

1. 辨证论治

（1）肝胃郁热证

症状：乳房肿胀疼痛，结块或有或无，皮色不变或微红，排乳不畅；伴有恶寒发热、头痛骨楚、胸闷泛恶、食欲不振、大便秘结等；舌质正常或红、苔薄白或薄黄，脉浮数或弦数。

治法：疏肝清胃，通乳消肿。

方药：瓜蒌牛蒡汤（经验方）加减：瓜蒌仁 12g，牛蒡子 10g，天花粉 9g，黄芩 12g，栀子 9g，金银花 12g，连翘 12g，皂角刺 9g，青皮 6g，陈皮 6g，柴胡 10g，生甘草 10g。若乳汁壅滞太甚，加路路通 9g，漏芦 12g，鹿角霜 9g；若炎性肿块较大者，加夏枯草 10g，浙贝母 6g；若为断乳时乳汁壅滞或产妇不哺乳，加炒山楂 20g，生麦芽 15g。

中成药：乳癖消颗粒。

（2）**热毒炽盛证**

症状：乳房肿痛加重，结块增大，皮肤焮红灼热，继之结块中软应指。或切开排脓后引流不畅，红肿热痛不消，有"传囊"现象；伴壮热不退，口渴喜饮；舌质红、苔黄腻，脉洪数。

治法：清热解毒，托里透脓。

方药：瓜蒌牛蒡汤（经验方）或五味消毒饮（《医宗金鉴》）合透脓散（《外科正宗》）加减：牛蒡子 15g，野菊花 10g，紫花地丁 15g，柴胡 15g，黄芩 10g，黄连 3g，栀子 9g，金银花 12g，黄芪 20g，当归 10g，皂角刺 9g，川芎 10g，陈皮 6g，生甘草 10g。若高热不退，加石膏 20g，知母 15g；大便秘结者加生大黄 10g（后下），枳实 10g。

中成药：蒲地蓝消炎片。

（3）正虚毒恋证

症状：溃脓后乳房肿痛虽轻，但疮口流脓清稀，淋沥不净，日久不愈，或乳汁从疮口溢出，形成乳漏；伴面色少华，神疲乏力，或低热不退，食欲不振；舌质淡、苔薄，脉弱无力。

治法：益气和营，托毒生肌。

方药：托里消毒散（《校注妇人良方》）加减：党参 15g，川芎 10g，白芍 10g，黄芪 10g，当归 15g，白术 15g，金银花 15g，茯苓 20g，白芷 10g，甘草 15g，皂角刺 15g，桔梗 15g。若脓腐难脱者，加路路通 15g，王不留行 10g，薏苡仁 15g；若口渴，便秘者，加沙参 10g，肉苁蓉 10g。

（4）气血凝滞证

症状：大量使用抗生素或过用寒凉中药后，乳房结块，质硬不消，微痛不热，皮色不变或暗红，日久不消；无明显全身症状；舌质正常或瘀紫、苔薄白，脉弦涩。

治法：疏肝活血，温阳散结。

方药：四逆散（《伤寒论》）加减：柴胡 12g，芍药 12g，枳实 12g，甘草 12g，鹿角片 3g，桃仁 10g，白芷 10g，丹参 12g，当归 15g，熟地黄 12g。

中成药：小金丸、乳块消胶囊。

2. 中医特色疗法

（1）外治疗法：

1）初起：急性炎症期外敷金黄散、金黄膏或玉露膏，每日一换；或用芒硝 60g 溶解于 100mL 开水中，以厚纱布或药棉蘸药液热敷患处；或将仙人掌（去皮刺）适量捣烂如泥，调成糊，直接涂于患处，并保持湿润。

2）成脓：急性乳腺炎形成脓肿后，于皮薄、波动感及压痛点最明显处及时切开排脓或火针洞式烙口引流排脓。若脓肿小而浅者，可用针吸穿刺抽脓，并外敷金黄膏。

3）溃后：脓肿切开或刺烙排脓后，可用八二丹或九一丹提脓祛腐，并用药线引流，脓净后改用生肌散收口，均可以红油膏纱布盖贴。如有袋脓现象，可在脓腔下方用垫棉法加压，使脓液不致潴留。如有乳汁从疮口流出，可在患侧用垫棉法束紧，促使收口。

（2）推拿：此法适用于早期乳汁淤滞阶段。患者取坐位，先在患乳部搽以少量润滑剂，以一手托起乳房，另一手五指从乳房周边向乳头方向进行揉、推、挤、抓，再用手轻轻挤压乳头数次，以扩张乳头部的输乳管，直至宿乳呈喷射状排出，结块消失、乳房松软、淤乳排净、疼痛明显减轻为度。治疗前如先行热敷或涂冬青油膏，效果更佳。

【转诊建议】

出现以下情况者，应及时考虑转诊。

1. 持续高热，体温 >39℃且经常规抗感染治疗 3 天无效者。

2. 出现意识障碍、血压下降、脉率升高等感染性休克或脓毒症表现者。

3. 无切开引流条件或乳房后脓肿形成者。

4. 一般情况较差者。

【预防】

1. 妊娠后期常用温水清洗乳头，或用 75% 酒精擦洗乳头，并及早纠正乳头内陷。

2. 培养良好的哺乳习惯，注意乳头清洁，每次哺乳后排空乳汁，防止淤积。

3. 及时治疗乳头破碎及身体其他部位的化脓性疾病，并保持乳儿口腔清洁，积极防治口腔炎，注意不要让小儿含着乳头睡觉。

4. 患乳用三角巾或乳罩托起，减少疼痛，防止袋脓。

5. 若体温过高（≥38.0℃），或乳汁色黄，应停止哺乳，但必须用吸奶器吸净乳汁。

6. 断奶时应先逐渐减少哺乳次数，然后再行断乳。

第五节　破伤风

由破伤风杆菌经伤口感染，产生外毒素引起的以局部和全身性肌强直、痉挛和抽搐为特征的一种毒血症。除了可能发生于各种创伤后，还可能发生于不洁条件下分娩的产妇和新生儿。

【病因】

致病菌：破伤风梭状芽孢杆菌，广泛存在于土壤中，为专性厌氧菌，革兰染色阳性。

【临床表现】

1. 破伤风的潜伏期一般为 7~8 天，可短至 24 小时，长至数年，多数在受伤后 2 周内发病，新生儿一般在断脐带后 7 天左右发病。

2. 可有乏力、头痛、头晕、咀嚼无力、局部肌肉发紧、烦躁、反射亢进等前驱症状，持续 12~24 小时。

3. 接着出现典型的肌肉强烈收缩，表现为肌肉强直、发硬，阵发性强烈痉挛。最先影响咀嚼肌，随后影响面部表情肌，出现牙关紧闭、皱眉、口角下缩、"苦笑" 面容；顺序影响颈、背腹、四肢肌，出现角弓反张或侧弓反张，最后为膈肌，导致呼吸困难。每次发作持续数秒至数分钟，发作时神志清楚，噪声或其他感觉刺激（如身体接触、光照、饮水）可触发破伤风性痉挛。

4. 持续性呼吸肌群和膈肌痉挛，可造成呼吸停止，乃至死亡。

【辅助检查】

脓液培养可见有破伤风杆菌生长，血常规检查初期白细胞计数一般正常或偏高，发作期白细胞总数及中性粒细胞比例增加。合并肺部感染时，白细胞总数常在 15×10^9/L 以上，中性粒细胞达 80% 以上。

【诊断要点】

1. 患者有创伤病史。

2. 伤后出现肌紧张、张口困难、颈部发硬、反射亢进等表现。

【鉴别诊断】

1. 化脓性脑膜炎：有角弓反张症状，但无阵发性痉挛，同时伴有剧烈头痛、高热、喷射性呕吐、神志不清。

2. 狂犬病：被疯狗、猫咬伤病史，以吞咽肌抽搐为主，喝水不能下咽，流口水，恐水。

【治疗】

（一）西医治疗

1. 住院治疗：单人暗室隔离，避免光、声音刺激，适当给予镇静、解痉药物。

2. 尽早使用破伤风抗毒素或破伤风人体免疫球蛋白。

3. 彻底清创：在麻醉下清除伤口内存留坏死组织、充分引流。

4. 抗生素治疗：首选青霉素，肌内注射，每4~6小时1次，1次80万~100万U。

5. 保证呼吸道通畅，防治并发症。

6. 加强支持疗法。

（二）中医治疗

辨证论治

（1）风毒在表证

症状：轻度吞咽困难和牙关紧闭，周身拘急，抽搐较轻，痉挛期短，间歇期较长。

治法：祛风解毒。

方药：羌活防风汤（《素问病机气宜保命集》）加减：羌活20g，苍术15g，防风15g，细辛9g，白芷10g，川芎15g，黄芩10g，藁本20g，当归15g，芍药10g，甘草15g。

（2）风毒入里证

症状：角弓反张，频繁而间歇期短的全身肌肉痉挛，高热，面色青紫，呼吸急促，痰涎壅盛，胸腹满闷，腹壁板硬，时时汗出，大便秘结，小便不通；舌质红绛、苔黄糙，脉弦数。

治法：祛风化痰，通络解痉。

方药：玉真散（《外科正宗》）加减：附子15g（先煎），全蝎20g，天南星6g，天麻20g，白芷15g，羌活15g，防风10g。

【转诊建议】

该病病死率高，临床工作中一旦遇到疑似病例和确诊病例均应向上级医疗机构转诊。

【预防】

1. 早期彻底清创，改善局部循环，是预防破伤风发生的关键。

2. 主动免疫：注射破伤风类毒素作为抗原，使人体产生抗体以达到免疫目的。采用类毒素基础免疫通常需注射 3 次。以后每隔 5～7 年皮下注射类毒素 0.5mL，作为强化注射。免疫力在首次注射后 10 日内产生，30 日后能达到有效保护的抗体浓度。

3. 被动免疫：破伤风抗毒血清是最常用的被动免疫制剂，有抗原性，可致敏。该方法适用于未接受或未完成全程主动免疫注射，伤口污染、清创不当，以及严重的开放性损伤患者。

第十四章　皮肤科

第一节　病毒性皮肤病

一、带状疱疹

带状疱疹是由水痘－带状疱疹病毒感染引起的一种急性疱疹性皮肤病。以沿单侧周围神经分布的簇集性小水疱为特征，常伴明显的神经痛。

【病因】

带状疱疹的病原体为水痘－带状疱疹病毒。

【临床表现】

1. 好发于春秋季节，以成年患者居多。

2. 发病初期，其皮损为带状的红色斑丘疹，继而出现粟米至黄豆大小簇集成群的水疱，累累如串珠，聚集一处或数处，排列成带状，疱群之间间隔正常皮肤，疱液初澄明，数日后混浊化脓，或部分破裂，重者有出血点、血疱或坏死。轻者无皮损，仅有刺痛感，或稍潮红，无典型的水疱。

3. 皮损好发于腰肋部、胸部或头面部，多发于身体一侧，常单侧性沿皮神经分布，一般不超过正中线。发于头面部者，可引起角膜结膜炎，也可引起面瘫、耳痛、外耳道疱疹三联征。少数免疫功能明显低下的个体，可发生泛发性带状疱疹，表现为典型带状疱疹的皮损，同时全身皮肤有散在的水痘样皮疹，常伴有高热、肺炎、脑炎等。

4. 发病前患部皮肤常有感觉过敏，皮肤灼热刺痛，伴全身不适、疲乏无力、轻度发热等前驱症状，有的疼痛伴随皮疹出现，有的疼痛发生 1～3 天后或更长时间才出现皮疹。皮肤刺痛轻重不等，儿童疼痛轻微，年老体弱者疼痛剧烈，常扩大到皮损范围之外，部分中、老年患者皮损消退后可遗留顽固性神经痛，常持续数月，甚至更长时间。

5. 病程在 2 周左右，老年人为 3～4 周。

【辅助检查】

1. 在皮损处刮取疱疹基底细胞涂片检查，可见多核巨细胞与核内包涵体。

2. 原发性带状疱疹的患者，血清中发现 IgM 型抗体有诊断价值。

【诊断要点】

1. 发疹前可有疲倦、低热、全身不适、食欲不振等前驱症状。

2. 患处有神经痛，皮肤感觉过敏。

3. 好发于肋间神经、三叉神经、臂丛神经及坐骨神经支配区域的皮肤。

4. 皮疹为红斑上簇集性粟粒至绿豆大水疱，疱液常澄清。

5. 皮疹常呈单侧分布，一般不超过躯体中线。

6. 病程有自限性，为 2～3 周，痊愈后可留色素改变，发生坏死溃疡者可留瘢痕。

7. 头面部带状疱疹可累及眼耳部，引起疱疹性角膜结膜炎或面瘫等。

【鉴别诊断】

1. 单纯疱疹：可见红斑、水疱，多发生于皮肤、黏膜交界处，不呈带状分布，自觉灼热刺痒或刺痛，多见于发热性疾病的后期，且常有反复发作史。

2. 接触性皮炎：可见红斑，严重时出现水疱，起疹前有接触史，自觉瘙痒，皮疹分布于接触区域。

3. 丘疹性荨麻疹：可见丘疹、丘疱疹，自觉瘙痒，散在分布，不呈带状。

【治疗】

（一）西医治疗

1. 治疗原则

止痛、抗病毒、防止继发感染。

2. 局部治疗

1%～5% 阿昔洛韦软膏、1% 喷昔洛韦软膏等外用；伴感染时用抗生素软膏；眼部损害时用 0.1% 阿昔洛韦滴眼液等，必要时请眼科医师协助治疗。

3. 系统治疗

（1）抗病毒：阿昔洛韦，500mg，口服，1 日 5 次，或 5～10mg/（kg·d）静脉滴注，疗程为 7～10 日；或者泛昔洛韦 500mg，口服，1 日 3 次，疗程为 7 日。对于肾功能不全患者或者年龄较大者，需要调整剂量。对于肾功能衰竭者，口服阿昔洛韦更安全。

（2）止痛：可用镇痛药物、加巴喷丁等。严重者可做局部神经根封闭治疗。

（3）皮质类固醇：早期合理应用能抑制炎症过程，减轻后根神经节的炎症及其后的纤维化。如无禁忌证，可用泼尼松每日 20～30mg，分 2～3 次口服，疗程为 7 天。

应与有效的抗病毒药物合用。

（4）病情严重或免疫功能低下者，干扰素可作为辅助治疗。

（5）口服或注射维生素 B_1、维生素 B_{12}、甲钴胺等可营养、保护神经，减轻神经损伤及疼痛。

4. 理疗

可用紫外线、红外线、红光、半导体激光等。

（二）中医治疗

本病在中医学中称为"蛇串疮"，又名"缠腰火丹"，亦称为"火带疮""蛇丹""蜘蛛疮"等。

1. 辨证论治

（1）肝经郁热证

症状：皮损鲜红，疱壁紧张，疱液清亮或淡黄或血性，灼热刺痛，自觉口苦咽干，口渴，烦躁易怒，或发热，小便黄，大便干燥或不爽；舌质红、苔薄黄或黄厚，脉弦滑略数。

治法：清利湿热，解毒止痛。

方药：龙胆泻肝汤（《医方集解》）加减：龙胆 10g，栀子 10g，黄芩 10g，大青叶 15g，连翘 10g，生甘草 10g，泽泻 10g，延胡索 10g，车前子 10g（包煎）。

中成药：龙胆泻肝丸、新癀片。

（2）脾虚湿蕴证

症状：皮损颜色较淡，疱壁松弛，疼痛略轻，自觉口不渴或渴不欲饮，食少腹胀，大便时溏；舌质淡、舌体胖、苔白或白腻，脉沉缓或滑。

治法：健脾利湿，佐以解毒。

方药：除湿胃苓汤（《外科正宗》）加减：白术 10g，厚朴 10g，陈皮 10g，茯苓 10g，板蓝根 15g，延索胡 10g，车前子 10g（包煎），泽泻 10g，生甘草 10g。

中成药：四妙丸、参苓白术丸。

（3）气滞血瘀证

症状：皮疹消退后局部疼痛不止，自觉乏力；舌质暗、苔白，脉弦细。

治法：活血化瘀，解毒止痛。

方药：活血散瘀汤（《外科正宗》）加减：鸡血藤 15g，鬼箭羽 15g，红花 10g，桃仁 10g，延胡索 10g，川楝子 9g，木香 10g，陈皮 10g，全丝瓜 10g，忍冬藤 15g。

中成药：血府逐瘀胶囊、大黄䗪虫胶囊。

2. 中医特色疗法

外治疗法：

1）红斑水疱皮损，外用如意金黄散用清茶或植物油调敷；重楼解毒酊涂抹患处，

1 日 3～4 次。

2）皮损结痂，局部疼痛，可用京万红、七厘散涂敷患处。

【转诊建议】

1. 皮损出现大面积不易愈合的溃疡面，及时转诊。

2. 头面部带状疱疹引发颅内感染等严重病情，及时转诊至上级医院。

二、疣

疣是由人类乳头瘤病毒感染皮肤或黏膜引起的良性赘生物。常见临床类型有寻常疣、扁平疣、跖疣及尖锐湿疣。

【病因】

疣的病原体为人乳头瘤病毒。

【临床表现】

1. 寻常疣

多发于儿童及青年。最初为一个针头至绿豆大的疣状赘生物，呈半球形或多角形，突出表面，色灰白或污黄，表面蓬松枯槁，状如花蕊，粗糙而坚硬。以后体积渐次增大，发展成乳头状赘生物，此为原发性损害，称母瘊。此后由于自身接种，数目增多，一般为两三个，多则十余个至数十个不等，有时可呈群集状。好发于手背、手指，也可见于头面部。病程慢，有自然消退者。一般无自觉症状，可因搔抓、碰撞、摩擦等出血。

2. 扁平疣

多发于青年男女，故又称青年扁平疣。皮损为表面光滑的扁平丘疹，针头、米粒到黄豆大小，呈淡红色、褐色或正常皮肤颜色。数目很多，散在分布，或簇集成群，有的互相融合，常因搔抓沿表皮剥蚀处发生而形成一串新的损害。好发于颜面部和手背。一般无自觉症状，偶有瘙痒感，有时可自行消退，但也可复发。

3. 跖疣

发生在手掌、足底或指（趾）间。皮损为角化性丘疹，中央稍凹，外周有稍带黄色高起的角质环，除去表面角质后，或见疏松的白色乳头状角质物，挑破后易出血，数目多时可融合成片。有明显的压痛，挤压则疼痛加剧。常在外伤部位发生，足部多汗者易生本病。

4. 丝状疣

中年妇女较多见；多生于颈项或眼睑部位；皮损为单个细软的丝状突起，呈褐色或淡红色，可自行脱落，不久又可长出新的皮损；一般无自觉症状。

【辅助检查】

必要时可行皮肤镜、组织病理学检查。

【诊断要点】

1. 根据临床表现特征基本可作出诊断。

2. 必要时可做组织病理检查。

【鉴别诊断】

1. 扁平苔藓：须与扁平疣相鉴别。扁平苔藓多发于四肢伸侧、背部、臀部，皮疹为多角形扁平丘疹，表面有蜡样光泽，多数丘疹可融合成斑片，色呈暗红色，一般瘙痒较重。

2. 鸡眼：须与跖疣相鉴别。鸡眼多生于足底和趾间，损害为圆锥形的角质增生，表面为黄褐色鸡眼样的硬结嵌入皮肉，压痛明显，步履疼痛。

3. 胼胝：须与跖疣相鉴别。胼胝也发于跖部受压迫处，为不整形角化斑片，中厚边薄，范围较大，表面光滑，皮纹清晰，疼痛不甚。

【治疗】

（一）西医治疗

1. 治疗原则

病损数目少者以局部治疗为主，病损数目多者以系统用药配合局部治疗。

2. 局部治疗

少数散在的疣体可以刮除；较大的疣体可以做液氮冷冻治疗、激光烧灼治疗，局部外用具有角质剥脱或细胞毒性药物如 0.025%～0.050% 维 A 酸制剂、5-氟尿嘧啶、复方柳酸火棉胶等。其他包括电灼、高频电刀、微波等治疗均可应用。

3. 系统用药

目前尚无确切有效的治疗方法。泛发病例可选用免疫调节剂。

（二）中医治疗

本病以外治法为主，对于反复不愈、泛发者可内服外用联合。

1. 辨证论治

（1）风热蕴结证

症状：疣体突发，散在或密集分布，偶有微痒；舌红、苔白，脉弦数。

治法：清热解毒，祛风散结。

方药：化疣汤（经验方）加减：板蓝根 15g，马齿苋 15g，大青叶 15g，薏苡仁 15g，磁石 10g（先煎），金银花 10g，木贼 9g，甘草 10g。

（2）气滞血瘀证

症状：皮疹日久，疣体较大，数目较多，表面粗糙灰暗，质硬坚固；舌暗红、有瘀点或瘀斑，脉弦或涩。

治法：活血化瘀，软坚散结。

方药：桃红四物汤（《医宗金鉴》）加减：桃仁 10g，红花 10g，莪术 9g，三棱

10g，赤芍 12g，板蓝根 15g，香附 10g，薏苡仁 30g，鸡血藤 15g，玄参 15g，甘草 5g。

2. 中医特色疗法

（1）外治疗法：

1）外洗法：大青叶 30g，板蓝根 30g，紫草 30g，香附 30g，郁金 20g，赤芍 20g，枯矾 20g。煎水微温，擦洗疣体 15 分钟，1 日 1～2 次。

2）外搽法：大黄 30g，红花 10g，莪术 30g，板蓝根 20g，紫草 15g。75% 酒精 500mL 浸泡 1 周后取药液，外搽疣体，1 日 2～3 次。

3）点涂法：用鸦胆子、生石灰、乌梅各等份，研成细末，用时调成糊状点涂疣体，保护好周围健康皮肤。每 2～3 日外点 1 次，直至疣体完全脱落。

（2）艾灸法：用于寻常疣。疣体局部先用 75% 酒精消毒，然后将艾炷放在疣体上，点燃后任其烧灼，一炷烧完未平者可烧第二炷，直至疣体消失为止。创面外搽紫药水。因该法比较疼痛，故最好在局部麻醉下施灸以减轻疼痛；或是取艾条或线香点燃一端，对准疣体顶端灸之，若患者不能耐受，可稍移动之，如此反复施灸，直至疣体呈焦枯状，通常在 5～10 天后脱痂而愈。

（3）普通针刺法：用于寻常疣，采用直刺法。常规消毒后，采用 0.5～1.0 寸不锈钢针，术者左手捏紧母疣体（最先出现或体积最大的疣体）基底部，使之变苍白，以减轻针刺的疼痛，在疣体的中央区垂直进针，快速捻转 30 次，并在迅速提插后出针，放血 1～2 滴以达到泻法的目的。以后分别在第 4、20、35 天各复刺 1 次，观察 3 个月见效。

（4）火针法：用于寻常疣、跖疣。局部消毒麻醉后，用直径 1.5mm、针体长 70mm、针柄长 30mm 的钢质针，在酒精灯上加热至针红时对准跖疣中心烧灼，深度以可见白色乳状物溢出即可。

（5）结扎法：用于丝状疣。可用细丝线或头发结扎疣的根底部，数日后即可自行脱落。

（6）刮疣法：局部皮肤用 75% 酒精消毒后，在疣体的根部用刮匙将疣体刮落，适用于一些中小疣体，最好在局部麻醉下进行以减轻疼痛。

【转诊建议】

若出现难以应用常规治疗清除的巨大疣体或治疗不当引发皮肤严重感染等情况，及时转诊上级医院。

【预防】

1. 避免搔抓，以防病毒自身接种而致皮疹扩散。

2. 注意卫生，勤换衣物，避免共用毛巾、洗盆等。

第二节 细菌性皮肤病

一、脓疱疮

脓疱疮是一种常见的化脓性传染性皮肤病，其特点为好发于头面、四肢等暴露部位，主要皮损为红斑、水疱、脓疱。本病多发于夏秋季节，常在托儿所、幼儿园、小学或家庭传播流行，多见于 2~6 岁的幼儿与儿童。根据临床表现不同，其可分为大疱性和非大疱性脓疱疮两种类型。

【病因】

脓疱疮的主要病原体为金黄色葡萄球菌或链球菌。

【临床表现】

1. 大疱性脓疱疮

好发于面部、四肢等暴露部位。初起为散在的水疱，1~2 天后水疱迅速增大，疱液由清亮变浑浊，脓液沉积于疱底部，呈半月形积脓现象。疱壁薄而松弛，破溃后显露糜烂面，干燥后结黄色脓痂。有时在痂的四周发生新的水疱，排列呈环状，称为环状脓疱疮。患者自觉瘙痒，一般无全身症状。

2. 非大疱性脓疱疮

好发于颜面、口周、鼻孔周围、耳郭及四肢暴露部位。表现为在红斑基础上发生薄壁水疱，迅速转变为脓疱，周围有明显红晕。脓疱破后，脓液干燥结成蜜黄色厚痂，痂不断向四周扩张，可相互融合。自觉瘙痒，常因搔抓将细菌接种到其他部位，发生新的皮疹。结痂 1 周左右自行脱落痊愈，不留瘢痕。

【辅助检查】

1. 血白细胞总数、中性粒细胞分类可增高，泛发者伴血沉升高。

2. 由链球菌引起者，抗链球菌溶血素 "O" 可明显升高。

3. 创面分泌物或脓液细菌培养为金黄色葡萄球菌或链球菌。

4. 皮损组织病理检查提示角质层与颗粒层之间有脓疱形成，疱内含大量中性粒细胞、纤维蛋白和球菌。

【诊断要点】

1. 基本损害：成群分布的黄豆大小脓疱，疱壁薄而易破，破后显露红色糜烂面，脓疱干后结成蜜黄色痂，脓疱周围有炎性红晕，可互相融合。

2. 好发于颜面、口周、鼻孔周围，亦可发于四肢。

3. 自觉有不同程度瘙痒。严重者可伴有淋巴结肿大、发热、畏寒等全身症状。

4. 多见于夏秋，好发于儿童。多继发于痱子、湿疹之后。

5. 实验室检查：血白细胞计数、中性粒细胞分类可增高；泛发者，血沉升高；由链球菌引起者，抗链球菌溶血素"O"可明显升高；创面分泌物或脓液细菌培养为金黄色葡萄球菌或链球菌。

【鉴别诊断】

1. 丘疹性荨麻疹：常见于1～7岁的儿童。典型的皮疹呈纺锤形，黄豆至花生大小，质硬的水肿性红色丘疹，如花生米大小，中心可见有小水疱。自觉奇痒，常因搔抓而感染。皮疹常分批出现，可反复发作。分布于四肢或躯干，不累及头部或口腔，不结痂。

2. 水痘：多发生于婴幼儿。临床以发热及成批出现红色斑丘疹、疱疹、痂疹为特征。具有较强的传染性，以冬春季为多见，常呈流行性。

【治疗】

（一）西医治疗

1. 系统治疗

皮损广泛或伴有发热、淋巴结炎者，系统应用敏感抗生素，根据药敏结果来选择。如培养无条件，或受时间限制，在培养及药敏结果未出之前，应选用青霉素G、头孢唑林钠静脉滴注，根据患儿的年龄或体重来计算药物的剂量。临床效果非常理想，一般2～3天即可控制病情，1周内基本治愈，防止并发症发生。

2. 局部治疗

水疱或脓疱局部消毒后抽吸疱液，外涂新霉素软膏、莫匹罗星软膏或夫西地酸软膏等。

（二）中医治疗

辨证论治

（1）暑湿热蕴证

症状：发病多在夏末秋初，皮疹以水疱、脓疱为主，部分疱破糜烂；舌红、苔黄微腻，脉弦滑。

治法：清暑利湿解毒。

方药：清暑汤（经验方）加减：青蒿10g，佩兰10g，金银花10g，连翘12g，天花粉12g，滑石20g（包煎），甘草6g，泽泻10g，赤芍10g，淡竹叶10g。若脓多者，加冬瓜仁10g；便秘者，加大黄6g。

（2）湿蕴染毒证

症状：发病多在盛秋、酷暑，皮损以脓疱、糜烂为主，可伴有发热恶寒，口渴，小便短黄；舌红、苔黄腻，脉弦滑数。

治法：清热解毒，清暑化湿。

方药：升麻消毒饮（《医宗金鉴》）加减：当归尾、赤芍、金银花、连翘（去心）、牛蒡子（炒）、栀子（生）、羌活、白芷、红花、防风、生甘草、升麻、桔梗（小剂各 3g，中剂各 5g，大剂各 6g）。若疮生头面，减去当归尾、红花。

中成药：新癀片、清热解毒口服液。

（3）脾虚湿蕴证

症状：脓疱稀疏，色淡白或淡黄，疱周红晕明显，脓疱破后糜烂面淡红不鲜，常伴有面色㿠白或萎黄，胃纳欠佳，大便溏；舌质淡、苔薄白，脉濡缓。

治法：健脾渗湿。

方药：参苓白术散（《太平惠民和剂局方》）加减：党参 10g，茯苓 10g，白术 6g，山药 10g，炙甘草 6g，白扁豆 15g，莲子肉 12g，薏苡仁 20g，桔梗 6g，砂仁 6g，黄芩 12g。热偏重者加野菊花 6g，蒲公英 6g；湿偏重者加滑石 10g（包煎），淡竹叶 10g。

中成药：参苓白术丸。

【转诊建议】

重症脓疱疮患者可并发淋巴结炎、持续发热等，此时应及时转诊上级医院。

二、丹毒

丹毒是由 A 族 B 型溶血性链球菌引起的皮肤、皮下组织内淋巴管及其周围组织的急性炎症。中医学中根据其发病部位而有不同的名称，如发于头面部者称为"抱头火丹"，发于躯干部者称为"丹毒"，发于两腿者称为"腿游风"，发于胫踝者称为"流火"。

【病因】

丹毒的病原体是 A 族 B 型溶血性链球菌。

【临床表现】

1. 症状

可有发热、局部肿胀、疼痛感。

2. 体征

典型皮损为水肿性红斑，界限清楚，表面紧张发亮，迅速向四周扩大。可有不同程度全身中毒症状和附近淋巴结肿大。好发于足背、小腿、面部等处，多为单侧性。起病急剧，病情多在 4～5 天达高峰，消退后局部可留有轻度色素沉着及脱屑。

3. 分型

在红斑基础上发生水疱、大疱或脓疱者，分别称为水疱型、大疱型和脓疱型丹毒；炎症深达皮下组织并引起皮肤坏疽者，称为坏疽型丹毒；皮损一面消退，一面发展扩大，呈岛屿状蔓延者，称为游走型丹毒；若于某处多次反复发作者，称复发型丹毒。下肢丹毒反复发作可致皮肤淋巴管受阻,淋巴液回流不畅,致受累组织肥厚,日久形成象皮肿。

【辅助检查】

血常规示白细胞计数升高,以中性粒细胞升高为主,可出现核左移和中毒颗粒。

【诊断要点】

1. 基本损害:水肿性红斑,界限清楚,表面紧张发亮,迅速向四周扩大。

2. 好发于足背、小腿、面部等处,多为单侧性。

3. 可有不同程度全身中毒症状和附近淋巴结肿大。

4. 起病急剧,病情多在 4～5 天达高峰,消退后可留有轻度色素沉着及脱屑。

5. 实验室检查:血常规示白细胞总数升高,以中性粒细胞升高为主,可出现核左移和中毒颗粒。

【鉴别诊断】

1. 接触性皮炎:可出现皮肤红斑,边界清楚,可有水疱,有明显的接触外界刺激物及过敏性物质病史,皮损瘙痒,无全身中毒症状,白细胞计数不升高。

2. 蜂窝织炎:可表现为红肿热痛,但炎症浸润较深,可有深部化脓。红肿边界不清,炎症中央红肿最著,愈向边缘炎症愈轻。

3. 类丹毒:可表现为边界清楚的红斑肿胀,甚或水疱,自觉灼热痒痛。常发生于手部,与职业有关,多见于肉类加工工人、渔业工人,以及菜市场的鱼、肉售货员等。病症范围小,来势慢,无明显全身症状。

【治疗】

（一）西医治疗

1. 早期、足量、高效的抗生素治疗可减缓全身症状、控制炎症蔓延并防止复发。丹毒治疗首选青霉素,1 日 480 万～640 万 U 静脉滴注,一般于 2～3 天后体温恢复正常,但应持续用药 2 周左右以防止复发;青霉素过敏者可选用红霉素或喹诺酮类药物;局部溃烂,合并感染者,应取局部分泌物培养,必要时依据药敏试验选择抗生素。

2. 局部可用 25%～50% 硫酸镁或 0.5% 呋喃西林液湿敷,并外用抗生素软膏如莫匹罗星软膏、诺氟沙星软膏等;已化脓者应行手术切开排脓。

（二）中医治疗

1. 辨证论治

（1）热毒炽盛证

症状:局部红赤肿痛,伴恶寒发热,头疼身痛,口渴咽干,小便短赤,大便燥结;舌红、苔黄,脉滑数或洪数。

治法:清热解毒,凉血疏风。

方药:普济消毒饮（《东垣试效方》）或五味消毒饮（《医宗金鉴》）加减:野菊

花30g，紫花地丁10g，金银花10g，连翘15g，赤芍15g，生甘草6g，生石膏30g（先煎），黄芩12g，黄连6g，板蓝根30g，牡丹皮15g，生地黄20g。头痛、身痛可加葛根15g；口渴、咽干可加天花粉15g；小便短赤可加茅根15g；大便燥结可加大黄10g（后下）。

中成药：连翘败毒丸、栀子金花丸、梅花点舌丸。

（2）毒热入营证

症状：局部肿甚，或坏疽，伴高热神昏，恶心呕吐；舌绛、苔黄燥，脉浮数。

治法：凉血解毒，清心开窍。

方药：清瘟败毒饮（《疫疹一得》）加减：生石膏30g（先煎），知母10g，玄参20g，水牛角30g（先煎），紫花地丁10g，金银花10g，连翘15g，赤芍15g，生甘草6g，黄芩12g，黄连6g，牡丹皮12g，生地黄20g，竹叶15g。恶心呕吐可加厚朴6g，法半夏9g，砂仁6g（后下）。

中成药：安宫牛黄丸、牛黄清心丸。

（3）湿滞血瘀型

症状：反复发作，或小腿出现象皮样肿胀；舌暗或有瘀斑，脉涩。

治法：清热利湿，化瘀通络。

方药：防己黄芪汤（《金匮要略》）加减：苍术6g，黄柏6g，防己10g，黄芪20g，白术6g，甘草3g，萆薢10g，泽泻10g，紫草10g，紫花地丁10g，丹参30g，牛膝15g。痰阻可加全瓜蒌15g；纳差加陈皮6g。

中成药：二妙丸、四妙丸、大黄䗪虫丸、活血消炎丸。

2. 中医特色疗法

选用双柏散、四黄散或金黄散，以水、蜜调敷局部；或用新鲜马齿苋、仙人掌（去刺）、芙蓉叶捣烂外敷；下肢丹毒也可将患处常规消毒后，用三棱针针刺皮肤，挤压出血为度，以泄热解毒。

【转诊建议】

感染扩散，出现严重的蜂窝织炎或感染入血，出现菌血症等严重病情时，及时转诊上级医院。

第三节　真菌性皮肤病

一、头癣

头癣是皮肤癣菌感染头皮和毛发而引起的浅部真菌病。主要发生于儿童，可通过直接或间接接触（理发工具等）而传染。

【病因】

头癣的病原体为皮肤癣菌。

【临床表现】

根据致病菌种和临床表现可分为黄癣、白癣、黑点癣和脓癣四种类型，目前黄癣已明显减少，但随着饲养宠物现象的增多，白癣、脓癣发病率有所增加。

1. 黄癣

黄癣俗称"癞痢头""秃疮"。皮损初起为针尖大小的淡黄色斑点，覆薄片状鳞屑，以后形成黄豆大小的淡黄色痂皮，周边翘起，中央紧附着头皮形如碟状（黄癣痂），除去痂皮其下为潮红糜烂面，扩大后可融合并形成大片，严重者可覆盖整个头皮。真菌在发内生长造成病发干燥无光泽，变脆易折断，毛囊破坏，毛发脱落并形成大片永久性秃发，痊愈后遗留萎缩性瘢痕。患者一般无明显自觉症状或伴轻度瘙痒，皮损处散发出特殊的鼠臭味。有些患者仅表现为炎性丘疹和脱屑而无典型黄癣痂，易误诊。

2. 白癣

皮损初起为群集的红色小丘疹，很快向四周扩大成灰白色鳞屑斑，圆形或椭圆形，而后附近出现数片较小的相同皮损。病发于高出头皮 2～4mm 处折断，残根部包绕灰白色套状鳞屑（菌鞘），后者由真菌寄生于发干而形成。患者有程度不同的瘙痒。白癣一般无炎症反应，至青春期可自愈，这与青春期皮脂腺分泌活跃，皮脂中不饱和脂肪酸对真菌生长有抑制作用相关。本型不破坏毛囊，故不造成永久性秃发，痊愈后不留瘢痕。

3. 黑点癣

较少见，儿童及成人均可发病。皮损初起为散在的鳞屑性灰白色斑，以后逐渐扩大成片。病发刚出头皮即折断，断发残根留在毛囊内，毛囊口处断发呈黑点状，故称黑点癣。皮损炎症轻，稍痒。病程发展缓慢，可久病不愈。痊愈后可留有局灶性脱发和点状瘢痕。

4. 脓癣

近年来有增多趋势，是亲动物性皮肤癣菌引发的头皮强烈感染性变态反应，也可是白癣或黑点癣炎症加重所致。皮损初起为成群的炎性毛囊丘疹，渐融合成隆起的炎性肿块，质地软，表面有蜂窝状排脓小孔，可挤出脓液。皮损处毛发松动，易拔出。常伴耳后、颈、枕部淋巴结肿大，轻度疼痛和压痛；继发细菌感染后可形成脓肿，亦可引起癣菌疹。由于本型可破坏毛囊，痊愈后常引起永久性秃发和瘢痕。

【辅助检查】

1. 真菌直接镜检：黄癣病发可见发内与毛发长轴平行的菌丝和关节孢子，黄癣痂内充满厚壁孢子和鹿角状菌丝；白癣病发可见围绕毛发排列的圆形小孢子；黑点癣病发可见发内呈链状排列的圆形大孢子。

2. 伍得灯检查：黄癣为暗绿色荧光，白癣为亮绿色荧光，黑点癣没有荧光。

【诊断要点】

常自觉瘙痒，皮肤表现为红斑、脱屑、痂皮、脱发等，实验室检查结果可以帮助诊断。

【鉴别诊断】

1. 脂溢性皮炎：为油脂性鳞屑性斑片，无断发，可伴有脱发，面部皮脂溢出部位有红斑鳞屑性损害，多在青春期及成年后发病。

2. 头部银屑病：皮疹为银白色鳞屑性斑块，边界清，头发呈束状，无脱发断发，其他部位可找到典型银屑病皮损。

【治疗】

（一）西医治疗

应采取综合治疗方案。服药、搽药、洗头、剪发、消毒 5 条措施联合，急性炎症期可短期联用小剂量糖皮质激素，继发细菌感染时可加用抗生素。

1. 服药

灰黄霉素：儿童 10～20mg/（kg·d），成人 1 日 600～800mg，分 2～3 次口服，疗程 2～3 周。伊曲康唑：口服，儿童 3～6mg/（kg·d），成人 1 日 200mg，疗程 4～6 周。特比萘芬：口服，儿童 1 日 62.5～125mg，成人 1 日 250mg，疗程 4～6 周。

2. 搽药

可用 2% 碘酊、1% 联苯苄唑溶液或霜剂、5%～10% 硫磺软膏、1% 特比萘芬霜等外用于头皮，1 日 2 次，连用 60 天。

3. 洗头

用硫磺皂或 2% 酮康唑洗剂洗头，1 日 1 次，连用 60 天。

4. 剪发

尽可能将病发剪除，每周 1 次，连续 8 周。

5. 消毒

患者使用过的毛巾、帽子、枕巾、梳子等生活用品及理发工具要煮沸消毒。

（二）中医治疗

1. 辨证论治

本病一般不需内服汤剂。

2. 中医特色治疗

可以先用豆腐水（即制成豆腐后压挤出的水）洗头部，然后油调粉色干燥药粉外用；或剪发后以蛇床子水洗头，以硫黄 20g、豚脂 80g 混匀后制成膏外用。

【转诊建议】

若皮损继发感染难以愈合，及时转诊上级医院。

【预防】

1. 对患者应做到及早发现、积极治疗，并做好消毒隔离工作。

2. 对患癣家畜和宠物应给予相应处理。

3. 对托儿所、学校、理发店等应加强卫生宣传和管理。

二、手足癣

手足癣是指皮肤癣菌侵犯指趾、趾间、掌跖部所引起的感染。在游泳池及公共浴室中穿公用拖鞋易感染足癣，手癣常由足癣感染而来。

【病因】

手足癣的病原体主要为红色毛癣菌、须癣毛癣菌及表皮癣菌等，近年来白念珠菌也不少见。

【临床表现】

根据临床表现一般分为 3 型。手癣和足癣表现基本相似，只是手癣中浸渍糜烂型罕见，足癣多对称，手癣多局限于一侧。手足癣，特别是足癣，是最常见的浅部真菌病。夏秋季发病率高，常表现为夏重冬轻或夏发冬愈。

1. 水疱型

为成群或疏散分布的米粒大小水疱，疱壁较厚，不易破裂，多发生于指趾、掌跖及其侧缘，疱液干涸后脱屑，自觉瘙痒。

2. 浸渍糜烂型（间擦型）

主要发生于趾间，特别是 3、4 及 4、5 趾间及趾腹侧面。由于局部潮湿多汗加上真菌寄生，使得表皮浸软发白，因瘙痒摩擦，表皮脱落留下红色剥裸面，常易继发细菌感染有异臭。本型在炎热夏季多发。足癣（尤其浸渍糜烂型）易继发细菌感染，出现脓疱、溃疡，并继发急性淋巴管炎、淋巴结炎、蜂窝织炎或丹毒，炎症反应明显时还可引发癣菌疹。

3. 鳞屑角化型

常发生于掌跖及其侧缘或足跟部。表现为皮肤角化过度、粗糙、脱屑、干裂，常在寒冷冬季易发。

本病常以 1 种类型为主或几种类型同时存在，亦可从一型转向另一型，如夏季表现为水疱鳞屑型，冬季则表现为角化过度型。治疗不彻底是导致其迁延不愈的主要原因之一。

【辅助检查】

真菌直接镜检：取水疱的疱壁或鳞屑直接镜检可查出真菌，手癣的阳性率比足癣的阳性率低。

【诊断要点】

患者自觉瘙痒，皮肤表现为红斑、脱屑、渗出、糜烂等，实验室检查结果可以帮助诊断。

【鉴别诊断】

1. 湿疹：特别是手癣要与手部湿疹鉴别，后者多对称且皮疹多发于指头、指背，冬季加重，真菌检查结果阴性。

2. 掌跖脓疱病：皮损为成批发生的水疱或脓疱，多对称发于掌跖，尤其是手掌鱼际和足弓部位，一般不发于趾间。

【治疗】

（一）西医治疗

本病以外用药物治疗为主，治疗成功的关键在于坚持用药，疗程一般需要 1～2 个月；角化过度型手足癣或外用药疗效不佳者可考虑内服药物治疗。

1. 外用药物治疗

应根据不同临床类型选择不同的处理方法。水疱鳞屑型应选择刺激性小的霜剂和水剂如联苯苄唑霜或溶液等；浸渍糜烂型给予醋酸铅溶液、硼酸溶液等湿敷，待渗出不多时再给予粉剂如枯矾粉、咪康唑粉等，皮损干燥后再外用霜剂、水剂等，不宜用刺激性大、剥脱性强的药物；角化过度型无皲裂时可用剥脱作用较强的制剂如复方苯甲酸软膏或酊剂等，有皲裂时应选用较温和的制剂如特比萘芬软膏等，必要时可采用封包疗法。

2. 内服药物治疗

可口服伊曲康唑，1 日 100mg，顿服，疗程为 15 天；特比萘芬，1 日 250mg，顿服，疗程为 4 周。足癣继发细菌感染时应联用抗生素，同时局部用 0.1% 利凡诺尔或1∶5000 高锰酸钾溶液湿敷；引发癣菌疹时，应在积极治疗活动性病灶的同时给予抗过敏药物。

（二）中医治疗

1. 辨证论治

一般不必内服药。若有继发感染，可服清热利湿解毒之剂，如解毒清热汤。

2. 中医特色治疗

（1）汗疱型：苍肤水剂浸泡后，外用止痒药膏。

（2）擦烂型：马齿苋水剂湿敷后，外用祛毒油膏。

（3）鳞屑角化型：苍肤水剂浸泡后，外用稀释新拔膏。

【转诊建议】

若手足癣继发严重感染，如丹毒、蜂窝织炎等，及时转诊上级医院。

【预防】

消灭传染源；穿透气性好的鞋袜，保持足部干燥；日常生活中还应避免酸碱物质对手部皮肤的损伤；不共用鞋袜、浴盆、脚盆等生活用品；伴甲真菌病者应同时治疗甲癣，以免互相感染。

三、体股癣

体癣是指发生在平滑皮肤部位的浅部真菌感染。而股癣是特指发生在腹股沟、会阴部及臀间部位的感染。

【病因】

体股癣的主要病原体为红色毛癣菌，也可由须癣毛癣菌、表皮癣菌及小孢子菌引起。

【临床表现】

体癣好发于颜面、躯干的裤腰带区，亦可发生于身体的任何部位。股癣主要发生于腹股沟及臀间沟两侧。原发损害为淡红色丘疹、丘疱疹，常融合成片，皮疹逐渐向外扩展，中央退行性变，形成圆形或不规则的环形损害，表面出现鳞屑，在腹股沟及臀间沟区可形成半环形损害。常自觉瘙痒，亲动物性皮肤癣菌引起的皮损炎症反应明显，可因长期搔抓刺激引起局部湿疹样改变或浸润肥厚呈苔藓样变。皮疹好发于春夏季，股癣常在冬季减轻或自行消退，来年夏季又发，好发于腹股沟部位，单侧或双侧发生，亦常发生于臀部。基本皮损与体癣相同，由于患处透气性差、潮湿、易摩擦，常使皮损炎症明显，瘙痒显著。

【辅助检查】

真菌直接镜检：刮取皮疹边缘处，真菌活跃，检出阳性率高。

【诊断要点】

常自觉瘙痒，皮肤表现为红斑、脱屑等，实验室检查结果可帮助诊断。

【鉴别诊断】

有时需与钱币状湿疹及神经性皮炎等鉴别。钱币状湿疹和神经性皮炎均无中央退行性变和环行损害，真菌学检查可鉴别。

【治疗】

（一）西医治疗

1. 体股癣的治疗一般以外用药为主，可选用各种抗真菌类霜剂及醑剂。如2%咪康唑霜、1%益康唑霜、1%联苯苄唑霜、环吡酮胺乳膏等。

2. 对少数皮疹较广泛而顽固的病例可考虑系统应用抗真菌药，如伊曲康唑，100mg，1日2次，饭后服，连用7天；特比萘芬，250mg，1日1次，连用7天。

（二）中医治疗

1. 辨证论治

本病一般不需内服药。

2. 中医特色治疗

（1）土槿皮 30g，百部 30g，蛇床子 15g，50% 酒精 240mL。浸泡 3 昼夜，过滤取液外搽，1 日 1～2 次。

（2）羊蹄根 60g，50% 酒精 240mL。浸泡 3 昼夜，过滤取液外搽，1 日 1～2 次。

【转诊建议】

1. 若皮损治疗后持续进展，需转诊上级医院进一步明确诊断。

2. 皮损继发严重感染，及时转诊上级医院。

【预防】

注意卫生消毒，勤洗浴、洗烫或蒸煮内衣内裤，保持阴股部清洁、干燥。不与他人共用用具及衣物。明确诊断，不滥用糖皮质激素外用制剂，避免使用洗衣粉等强碱性物质搓洗患处。

四、花斑癣

花斑癣俗称汗斑，是马拉色菌侵犯皮肤角质层所致的表浅真菌感染。马拉色菌又称糠秕孢子菌，是常见的人体寄居菌，仅在某些特殊情况下由孢子相转为菌丝相并引起花斑癣。

【病因】

发病与高温潮湿、多脂多汗、营养不良、慢性疾病及应用糖皮质激素等因素有关，可能具有遗传易感性。花斑癣的病原体为糠秕孢子菌。

【临床表现】

本病好发于青壮年男性的颈、前胸、肩背、上臂、腋窝等皮脂腺丰富的部位。皮损初起为以毛孔为中心、边界清楚的点状斑疹，可为褐色、淡褐色、淡红色、淡黄色或白色，渐增大至甲盖大小，圆形或类圆形，邻近皮损可相互融合成不规则大片状，表面覆以糠秕状鳞屑，一般无自觉症状，偶有轻痒。病程进展慢，一般冬轻夏重，如不治疗常持续多年，传染性较弱。

【辅助检查】

1. 真菌直接镜检：可见呈葡萄状簇集分布的圆形或卵圆形孢子和短粗、两头钝圆的腊肠形菌丝。标本在含植物油的培养基上 37℃ 培养 3 天，有奶油色酵母菌落生成。

2. 伍得灯检查：灯下皮损呈棕黄色荧光。

【诊断要点】

自觉瘙痒，皮肤表现为红斑、脱屑等，实验室检查结果可帮助诊断。

【鉴别诊断】

1. 白癜风：成片色素脱失斑，周边色素加深，无脱屑，无瘙痒感，无季节性。

2. 单纯糠疹：多发于儿童或青年人的面部，也可发生于上臂、颈肩等部位，皮疹为淡白色或淡红色斑片，上覆少量鳞屑，真菌检查结果为阴性。

3. 玫瑰糠疹：好发于躯干及四肢近端，皮疹为椭圆形鳞屑性斑片，其长轴与皮纹走向一致，无反复发作史。

【治疗】

（一）西医治疗

1. 局部治疗

本病以外用药治疗为主，可用联苯苄唑溶液或霜、咪康唑霜、克霉唑霜、复方雷锁辛搽剂等，20%～40%硫代硫酸钠溶液、2.5%硫化硒、2%酮康唑洗剂洗澡时外用也有效。

2. 全身治疗

皮损面积大、单纯外用疗效不佳者可口服抗真菌药（如伊曲康唑每日200mg，疗程为1～3周）。

（二）中医治疗

1. 本病一般不需要使用内服药。

2. 中医特色治疗：

（1）密陀僧散醋调外用。

（2）雄黄解毒散30g，百部酒120mL，摇匀后外用。

（3）土槿皮10g，丁香10g，浸入50%～75%酒精100mL。

【转诊建议】

不能明确诊断时转诊上级医院。

【预防】

勤洗澡、勤换衣物，内衣煮沸消毒。

第四节　动物性皮肤病

一、疥疮

疥疮，是由疥螨在人体皮肤表皮层内引起的接触性传染性皮肤病。人型疥螨通过直接接触（包括性接触）而传染，如握手等。疥螨除了在人身上活动外，还可在衣服、被褥、床单、毛巾上生存，疥螨离开人体后仍可生活2～3天，因此亦可通过患者使用过的衣物而间接传染。疥疮可在家庭或集体单位、宿舍中相互传染，临床中应注意排查。

【病因】

疥疮的病原体为人型疥螨。

【临床表现】

1. 皮损表现

为针尖大小的红色丘疱疹和疱疹，疏散分布，疱疹早期与皮肤色接近，内含浆液，无明显红晕。皮损多分布在手指缝及其两侧、手腕屈侧、肘窝部、腋窝、脐周、双侧腰部、下腹部、生殖器、腹股沟及股上部内侧等，其中以手指缝最为重要，如该处有皮损应高度怀疑为疥疮。严重者可累及其他部位，但头面部通常不累及，在婴儿中可侵犯头面部，掌跖及足趾缝也常见皮损。有时可见疥虫在表皮内穿凿的数毫米长的线状隧道，疥虫就埋藏在隧道的盲端。皮损经久不愈可见继发性变化，如抓痕、血痂、点状色素沉着、脓疱等。儿童或成年男性在阴囊、阴茎处可见淡红或红褐色、绿豆至黄豆大小的半球形硬结节，称为疥疮结节。

2. 症状

奇痒，以夜间为剧。疥疮结节瘙痒剧烈。

【辅助检查】

疥虫镜检：用针挑破水疱或用刀刮下丘疹、丘疱疹，移至载玻片上，在显微镜下检查可发现疥虫、虫卵或虫体碎片。

【诊断要点】

1. 有传染病接触史，或家庭、集体中多人同时发病。

2. 好发部位的皮损表现，尤其是手指缝间的丘疹、丘疱疹和隧道。

3. 症状：瘙痒剧烈，尤其是夜间。

4. 疥虫镜检阳性。

【鉴别诊断】

1. 湿疹：对称性、多形性皮疹，无特殊好发部位，无传染接触史，易复发。

2. 虱病：主要发生于躯干、头皮或阴部，指缝无皮疹，常能发现虫体或虫卵。

【治疗】

（一）西医治疗

10% 硫软膏外用，涂于颈部以下的全身皮肤，尤其是皮肤褶皱处，每晚 1 次，连用 3 天为 1 个疗程，1 个疗程结束后洗澡、换洗衣物。必要时停用 3 天后重复第 2 个疗程。同居者一同应用上述方法治疗。

（二）中医治疗

一般不需内服汤剂治疗。

【转诊建议】

皮损面积大、外用药难以控制病情或皮损继发较严重感染时，及时转诊上级医院。

【预防】

1. 注意个人卫生，勤洗澡、勤换衣、勤晒被褥，不与患者同居、握手。

2. 患者衣物单独、及时清洗、煮沸及杀虫。

3. 家庭或集体单位的患者要同时规范治疗，对集体居住环境进行清洁与杀虫。

二、虱病

虱叮刺皮肤所引起的皮肤病为虱病，又称虱咬症。虱叮咬皮肤不仅引起皮肤损害，也可能引起斑疹伤寒、回归热、战壕热等传染病。

【病因】

虱病的病原体为虱。

【临床表现】

1. 头虱

寄生于头发部位，多见于耳后发际及头后部；可于发中或头发上见到针尖大小的白色虱卵，个别的可寄生在睫毛、胡须上。头皮可见丘疹、皮下出血，常因搔抓引起头皮上的抓痕、血痂或继发感染后形成疖、脓肿，严重者头屑、血痂和渗出与头发粘在一起，可闻及腥臭味，日久头发失去光泽、毛发脱落或形成瘢痕。

2. 体虱

通常隐蔽在贴身的内衣上，多见于皱褶、被褥缝处。体虱以喙器刺入皮肤吸取血液，常在肩胛、腰部、臀部可见体虱叮咬引起的红斑、丘疹或风团，中央可见细小的出血点。搔抓后可见线状抓痕、血痂或继发感染，病程日久者皮肤肥厚呈苔藓化或留有色素沉着斑，常因瘙痒剧烈影响睡眠。

3. 阴虱

通常寄生在阴部或肛周的体毛上，其活动范围很小，常紧伏于皮肤上或阴毛上。叮咬皮肤后可出现剧烈瘙痒，出现红斑、丘疹，搔抓后可出现表皮剥蚀、抓痕、血痂或毛囊炎等继发损害。有时可于股内侧、腹部见到青灰色的青斑，不痒、指压不退色。主要通过性接触传播。

【辅助检查】

虱虫镜检。

【诊断要点】

1. 局限性、特殊部位的瘙痒，可见抓痕、血痂。

2. 头发、内衣、被褥、阴毛等部位可发现虱或虫卵。

【鉴别诊断】

1. 疥疮：多在皮肤皱褶处，尤其手指缝，可见红色丘疹、丘疱疹、隧道等皮损表现，传染源接触史，疥虫镜检可确诊。

2. 丘疹性荨麻疹：纺锤形、水肿性红斑或丘疹、丘疱疹，常有虫咬的病史。

【治疗】

（一）西医治疗

1. 基础治疗

内衣裤沸水烫煮灭虱；阴虱应剃掉阴毛并烧毁；头虱可用50%百部酊局部涂搽灭虱；同居者应一同应用上述方法灭虱。

2. 皮疹治疗

外用清凉止痒剂或糖皮质激素；合并感染者外用抗生素制剂。

（二）中医治疗

一般不需内服汤剂治疗。

【转诊建议】

不能明确诊断者转诊上级医院。

【预防】

1. 养成良好的卫生习惯，勤洗头、洗澡，勤换衣服。

2. 家庭居住环境及时清洁，被褥勤换洗、日光暴晒。

第五节　物理性皮肤病

一、日光性皮炎

日光性皮炎是由于强烈的日光照射，在面、颈、手背等光暴露部位皮肤发生红斑、水肿或水疱等损害的一种光敏感性皮肤疾病。部分病例与进食光敏植物或蔬菜有关。

【病因】

皮肤受光线（主要是紫外线）照射后引起的急慢性损伤。

【临床表现】

1. 皮损表现

日光暴露部位，如面、颈、耳、手臂、胸前V型区等处皮肤出现弥漫性红斑、浮肿，继而发生水疱或大疱。轻者1～2日消退，出现脱屑或遗留不同程度的色素沉着斑；重者可出现皮下出血及坏死等损害。

2. 症状

局部灼热、干燥、微痒或刺痛，知觉敏感，衣物摩擦则灼痛难忍，有时伴有发热、头昏、乏力及食欲减退等全身症状。

【辅助检查】

必要时可行光斑试验和紫外线红斑反应试验等检查。

【诊断要点】

1. 明确的光暴露史，或于日光照射前曾进食光敏性食物。

2. 好发部位的皮损表现：光暴露部位的浮肿性红斑或见水疱、大疱。

3. 症状：局部灼热、干燥及刺痒感，伴有知觉敏感。

【鉴别诊断】

1. 接触性皮炎：有接触刺激物史，皮损发于接触刺激部位，与日晒无关，可发生于任何季节。

2. 盘状红斑狼疮：为浸润性红斑，边界清楚，边缘稍隆起，表面鳞屑固着，有角栓，持续不退。

3. 湿疹：皮损呈多形态，发生的部位与光线照射和季节的关系不大。

【治疗】

（一）西医治疗

局部外用糖皮质激素制剂。系统治疗可应用：羟氯喹，口服，1次200mg，1日2次，1月后改为1日1次；烟酰胺，口服，1次300mg，1日3次。

（二）中医治疗

1. 辨证论治

中医内治以凉血解毒、清热除湿为法，方选清热除湿汤（经验方）加减：白茅根30g，生石膏15g，生地黄15g，牡丹皮10g，龙胆10g，连翘15g，大青叶15g，车前子15g（包煎），薏苡仁30g，六一散15g，天花粉10g，甘草10g，金银花15g。热盛伤阴者，可加玄参10g，石斛10g，南沙参10g，北沙参10g。

2. 中医特色治疗

可外用清凉膏或如意金黄散，加鲜马齿苋捣烂，调成糊状外敷患处；局部糜烂、渗出者，用马齿苋煎水湿敷。

【转诊建议】

病情严重难以控制者及时转诊上级医院。

【预防】

1. 注意紫外线防护，包括：①避免在日光照射最强时间户外活动；②避免日光暴晒，注意物理防护，打伞、戴帽子等；③户外应用遮光剂、防晒霜等。

2. 增强皮肤对日晒的耐受能力，适当增加户外运动。

二、冻疮

冻疮是由于气候寒冷导致局部皮肤红斑、肿胀性损害的皮肤疾病，病程缓慢，常发生于冬季，天气转暖后可自愈。

【病因】

寒冷（包括低温、潮湿、冷风等）对皮肤造成的刺激与损伤。

【临床表现】

1. 皮损表现

为局限性、紫红色、隆起性、水肿性红斑，边界不清，边缘鲜红，表面紧张。触之较为柔软，压之可退色。好发于四肢末端、面部和耳郭，呈两侧分布。若受冻时间较长，局部组织可出现水疱、破溃、糜烂及溃疡，愈合后可见色素沉着或脱失及萎缩性瘢痕。

2. 症状

皮损处瘙痒，遇热加重；肢体末端皮肤发凉、肢端发绀、多汗等。

【辅助检查】

1. 皮肤活检：如观察皮疹无法明确是否为冻疮皮疹，取皮损处组织进行病理检查，冻疮可见袖口状密集分布的淋巴浸润，该浸润累及血管壁，并伴血管壁的特征性"松软性"水肿。通过皮肤活检可进一步明确是否为本病。

2. X 线检查：当怀疑损伤深达骨骼时，可行 X 线检查，通过提示及时发现病情，早诊断、早治疗，避免对身体造成进一步严重伤害。

【诊断要点】

1. 寒冷暴露史。

2. 典型的皮损表现：肢体末端的局限性水肿性红斑，可出现水疱、破溃及糜烂、溃疡等。

3. 症状：皮损处瘙痒，遇热加重；肢体末端皮肤发凉、发绀等。

【鉴别诊断】

1. 雷诺病（肢体动脉痉挛症）：常因寒冷和精神刺激而双手出现发凉、苍白，继而发绀、潮红，最后恢复正常。多与免疫功能缺陷有关，多见于青年女性，好发于双手。诱发因素解除后，症状可即时改善。

2. 类丹毒：多发生于接触鱼类或猪肉的手部，手指和手背出现边界清楚的紫红色斑状肿块，边缘部分稍高起，不化脓，也不破溃，可有水疱，自觉瘙痒或刺痛。一般

2 周内自愈，不会溃烂。

【治疗】

（一）西医治疗

遇冷时注意保暖防冻；受冻后不宜立即热水浸泡或火烤。口服烟酰胺 50～100mg，1 日 3 次。外用维生素 E 软膏、多磺酸黏多糖乳膏；破溃处皮损可用 5% 硼酸软膏。

（二）中医治疗

1. 辨证论治

中医内治以温经散寒、活血通络为法，方选当归四逆汤（《伤寒论》）加减：黄芪 10g，当归 10g，川芎 5g，赤芍 10g，白芍 10g，鸡血藤 15g，透骨草 15g，吴茱萸 6g，桂枝 10g，生姜皮 6g。

2. 中医特色疗法

中医外治分期用药：早期红肿者，可选用紫草煎水，或冬瓜皮、川椒、艾叶、桂皮等量煎水温洗或浸泡，1 次 30 分钟，1 日 1～2 次；皮损未破溃者，外用紫色消肿膏；皮损已破溃者，外用紫色疽疮膏。

【转诊建议】

病情严重难以控制或继发严重感染者，及时转诊上级医院。

【预防】

1. 寒冷季节注意保暖防冻，防止潮湿，避免穿着过紧鞋袜。

2. 加强运动锻炼，促进血液循环，增强机体对寒冷的适应能力。

3. 伴有其他相关系统性疾病者，应积极治疗原发病。

4. 冻疮反复发作者，可预防性采用紫/红外线照射，促进局部皮肤血液循环。

第六节　过敏性皮肤病

一、接触性皮炎

接触性皮炎是皮肤或黏膜单次或多次接触外源性物质后，在接触部位甚至以外的部位发生的炎症性反应。根据发病机制，可分为原发刺激性接触性皮炎和变态反应性接触性皮炎。

【病因】

强刺激性的皮肤接触物或皮肤接触特定物质致敏。

【临床表现】

1. 原发刺激性接触性皮炎：临床多见，急性期表现为红斑、水疱、渗出；亚急性、慢性期可表现为红斑、粗糙、脱屑、皲裂。

2. 变态反应性接触性皮炎：轻症时局部呈淡红或鲜红色斑片，伴轻度水肿，或有针尖大小密集丘疹，重症时红斑肿胀明显，并有较多丘疹、水疱甚或大疱，水疱破裂后有糜烂、渗液和结痂。当发生部位为眼睑、口唇、阴囊等疏松部位时，肿胀明显。

3. 自觉症状大多为瘙痒、烧灼感、胀痛感，严重时可伴发热、畏寒、头痛、恶心等全身症状。

4. 本病病程有自限性，一般在去除病因后，处理得当1～2周可痊愈。再次接触过敏原时会再发，反复发作可转为亚急性或慢性皮炎。

【辅助检查】

1. 斑贴试验：此方法是寻找病因和诊断接触性皮炎最常用的方法。

2. 组织病理学检查：急性皮炎时，细胞间及细胞内水肿，棘层内及角层下水疱，真皮上部血管扩张，结缔组织水肿，血管周围轻度细胞浸润，主要为淋巴细胞；亚急性皮炎时，表皮细胞内水肿、海绵形成、出现少数水疱，轻度表皮肥厚和程度不等的角化不全，真皮内血管周围有较多的淋巴细胞浸润；慢性皮炎时，棘层增厚，表皮突延长，并有角化过度及角化不全，真皮上部轻度淋巴细胞浸润。

【诊断要点】

1. 发病前有接触史。

2. 在接触部位或身体暴露部位突发边界清晰的急性皮炎，皮疹形态单一。

3. 病程有自限性，去除病因后，经适当处理皮损可于数日至2周内消退。

【鉴别诊断】

主要根据发病前有无接触史和典型临床表现进行诊断和鉴别诊断。

【治疗】

首先应寻找病因，予以祛除后，再给予相应处理，以促进痊愈；其次应尽量避免接触已知致敏原。

（一）西医治疗

1. 内服药

以抗过敏、止痒为主，口服抗组胺药、维生素C等，或静脉注射10%葡萄糖酸钙溶液。对于病情较重或伴有继发感染者，必要时加用糖皮质激素、抗生素等以迅速控制病情。

2. 外用药

轻度红肿、水疱无渗出时，可外用炉甘石洗剂；渗出明显时，可外用3%硼酸溶液或1：（5000～10000）高锰酸钾溶液冷湿敷；有感染存在时，加用抗菌药膏；无明显渗出的皮炎，可应用糖皮质激素药膏。

（二）中医治疗

接触性皮炎属中医学"漆疮"范畴，以清热祛湿止痒为主要治法。急性者以清热祛湿为主，慢性者以养血润燥为主。

1. 辨证论治

（1）风热蕴肤证

症状：起病急，好发于头面部，皮损色红，肿胀轻，其上为红斑或丘疹，自觉瘙痒，灼热；心烦，口干，小便微黄；舌红、苔薄白或薄黄，脉浮数。

治法：疏风清热止痒。

方药：消风散（《外科正宗》）加减：荆芥 10g，防风 10g，生地黄 15g，知母 10g，生石膏 30g，牛蒡子 10g，苦参 9g，金银花 10g，连翘 10g，蝉蜕 6g，黄芩 10g，生甘草 6g。

中成药：百癣夏塔热片。

（2）湿热毒蕴证

症状：起病急骤，皮损泛发，色鲜红、肿胀，上有水疱大疱，水疱破后有糜烂、渗液，自觉瘙痒，灼热；伴发热，口渴，大便干；舌红、苔黄，脉弦滑数。

治法：清热祛湿，凉血解毒。

方药：龙胆泻肝汤（《医方集解》）合化斑解毒汤（《麻疹阐注》）加减：龙胆 10g，柴胡 10g，生地黄 10g，车前草 10g，石膏 20g，知母 10g，黄芩 10g，淡竹叶 10g，玄参 10g，泽泻 10g，赤芍 10g，牡丹皮 10g，连翘 10g，生甘草 6g。

中成药：龙胆泻肝丸、四妙丸。

（3）血虚风燥证

症状：病情反复发作，皮损肥厚干燥，或呈苔藓样变，瘙痒剧烈，有抓痕或血痂；舌淡红、苔薄，脉弦细。

治法：养血润燥，祛风止痒。

方药：当归饮子（《重订严氏济生方》）合消风散（《外科正宗》）加减：当归 10g，白芍 10g，川芎 10g，生地黄 12g，荆芥 10g，防风 10g，白蒺藜 10g，首乌藤 15g，秦艽 10g，生甘草 6g，全蝎 6g，白鲜皮 10g。

中成药：湿毒清胶囊、润燥止痒胶囊。

2. 中医特色疗法

轻度红斑、丘疹、水疱者，可外用伤科灵喷雾剂；肿胀、糜烂、渗出者，蒲公英、马齿苋、野菊花、黄柏、苦参等煎水湿敷，或用 3% 硼酸溶液、复方黄柏液涂剂湿敷；糜烂、结痂者，可选用康复新液湿敷，龙珠软膏外搽；皮损肥厚粗糙，呈苔藓样变者，可用青鹏软膏外涂或封包。

【转诊建议】

病情严重难以控制或继发严重感染时，及时转诊上级医院。

【预防】

1. 忌食辛辣及腥味动风之品，清淡饮食，多饮水。

2. 不宜用热水或肥皂水洗澡，避免搔抓、摩擦，禁用刺激性强的外用药物。

3. 明确病因，避免继续接触致敏物质。

4. 与职业有关者应加强防护措施。

二、湿疹

湿疹是由多种内外因素相互作用而引起的一种过敏性、炎症性皮肤病。皮疹呈多形性，对称分布，有明显渗出倾向，瘙痒剧烈，反复发作，易演变为慢性。

【病因】

内在因素有慢性消化系统疾病、神经精神因素、感染、内分泌及代谢障碍、个体易感等；外在因素有吸入物、食物、动物皮毛、生活环境及气候条件等。

【临床表现】

根据病程和皮损表现，一般分为急性湿疹、亚急性湿疹、慢性湿疹。

1. 急性湿疹

可发于身体的任何部位，以面、耳、手、足、阴囊、外阴、肛门等处多发，多呈对称分布。皮损常为原发性、多形性（红斑、潮红、丘疹、丘疱疹、水疱、脓疱、渗出、抓痕、血痂等并存）。皮损为多数密集的粟粒大小的丘疹、丘疱疹，基底潮红，由于搔抓，可导致糜烂、渗出、结痂，甚至继发感染。皮损中心较重，逐渐向四周蔓延，边界不清。自觉瘙痒剧烈，搔抓、热水烫洗、饮酒、食用辛辣发物后可导致皮损瘙痒加重。

2. 亚急性湿疹

常由急性湿疹未及时治疗或处理失当，病程迁延所致。皮损较急性湿疹轻，以小丘疹、鳞屑、结痂为主，仅有少量水疱及轻度糜烂、浸润，自觉瘙痒剧烈，夜间尤甚。

3. 慢性湿疹

多由急性、亚急性湿疹反复发作、迁延不愈转化而来，亦有部分患者起病即为慢性湿疹。可发生于身体任何部位，常见于小腿、手足、外阴、肛门等部位，多对称分布。表现为皮肤肥厚粗糙，或呈苔藓样变，色棕红或暗褐，皮损表面常覆有糠秕状鳞屑，伴抓痕、血痂、色素沉着或减退。部分皮损可出现新的丘疹、水疱、渗出。自觉明显瘙痒，呈阵发性。病程较长，反复发作，时轻时重。

【辅助检查】

1. 血液检查：血常规可有嗜酸性粒细胞增多，还可有血清嗜酸性阳离子蛋白增高，部分患者血清 IgE 增高。

2. 变应原检查：有助于寻找可能的致敏原，常见的有皮内试验、斑贴试验。

3. 必要时行皮肤组织病理学检查，组织病理学检查同接触性皮炎。

【诊断要点】

1. 皮疹呈多形性、对称性，以红斑、丘疹、丘疱疹为主，中央密集，逐渐向四周蔓延，边界不清。有渗出倾向，慢性者则浸润肥厚，有苔藓样变。

2. 瘙痒剧烈。

3. 病程不规则，常反复发作。

【鉴别诊断】

急性湿疹应与急性接触性皮炎鉴别；慢性湿疹应与神经性皮炎鉴别；手足湿疹应与手足癣鉴别。

【治疗】

主要目的是控制症状、防治结合、减少复发、提高患者生活质量。

（一）西医治疗

1. 内服药

以抗炎止痒为目的，选用 1～2 种抗组胺药，如氯雷他定、依巴斯汀、西替利嗪、盐酸非索非那定等，早晚配合应用。①急性期或瘙痒明显者可选用维生素 C、10% 葡萄糖酸钙等静脉注射；②对于伴有广泛感染者，建议系统应用抗生素 7～10 天；③一般不主张常规使用糖皮质激素，但可用于病因明确、短期可祛除病因的患者，如接触因素、药物因素引起者或自身敏感性皮炎等，慎重使用，以免引发不良反应及病情反复。

2. 外用药

根据皮损分期选用合适的药物剂型。①急性期无水疱、糜烂、渗液者选用炉甘石洗剂、氧化锌油；大量渗出时选择冷湿敷，如 3% 硼酸溶液、0.1% 乳酸依沙吖定溶液等；当渗出减少时，可用糖皮质激素霜剂。②亚急性期皮损建议用氧化锌糊剂、糖皮质激素乳膏。③慢性期选用糖皮质激素软膏、乳膏、硬膏或酊剂，可合用保湿剂及角质松解剂，如 20%～40% 尿素软膏、5%～10% 水杨酸软膏。

（二）中医治疗

湿疹属于中医学"湿疮"范畴，以清热利湿止痒为主要治法，急性期以清热利湿为主，慢性期以养血润肤为主，外治宜用温和的药物，以免加重病情。

1. 辨证论治

（1）湿热蕴肤证

症状：起病急，病程短，皮损潮红，轻度肿胀，继而有丘疱疹，水疱密集，灼热瘙痒，抓破后渗液流水；伴心烦口渴，身热不扬，大便秘结，小便短赤；舌质红、苔薄白或黄，脉滑或数。

治法：清热利湿止痒。

方药：龙胆泻肝汤（《医方集解》）加减：龙胆 10g，黄芩 10g，白茅根 15g，生地黄 15g，大青叶 15g，车前草 15g，生石膏 15g（先煎），泽泻 10g，牡丹皮 15g，赤芍 15g，滑石 18g（包煎），生甘草 3g。

中成药：龙胆泻肝丸、四妙丸。

（2）脾虚湿蕴证

症状：发病较缓，皮肤轻度潮红，皮疹为丘疹、丘疱疹及小水疱，抓后糜烂、渗出，可伴鳞屑、结痂；纳少，腹胀便溏；舌淡胖、苔白腻，脉濡缓。

治法：健脾利湿止痒。

方药：除湿胃苓汤（《外科正宗》）加减：苍术 10g，厚朴 10g，茯苓 10g，陈皮 10g，炒白术 12g，黄柏 12g，枳壳 12g，泽泻 10g，滑石 15g，猪苓 10g，冬瓜皮 15g。

中成药：参苓白术丸。

（3）血虚风燥证

症状：病程迁延，反复发作，皮损粗糙肥厚，脱屑，表面有抓痕，血痂，色暗红或色素沉着，剧痒难忍，遇热或肥皂水洗后加重；伴口干不欲饮，纳差，腹胀；舌质淡、苔白，脉弦细。

治法：养血润肤，祛风止痒。

方药：当归饮子（《重订严氏济生方》）加减：当归 10g，白芍 10g，生地黄 15g，川芎 10g，生黄芪 15g，白蒺藜 10g，荆芥 10g，防风 10g，白鲜皮 12g，鸡血藤 15g，丹参 12g。

中成药：湿毒清胶囊。

2. 中医特色疗法

（1）急性湿疹：红斑丘疹无渗出时，外扑六一散、松花粉，或用伤科灵喷雾剂外用，或用具有清热止痒功效的苦参、黄柏、地肤子、荆芥等煎汤湿敷；糜烂渗出明显时，选用具有清热解毒功效的黄柏、生地榆、马齿苋、野菊花等煎汤冷湿敷，或用复方黄柏液冷湿敷。

（2）亚急性湿疹：可选用龙珠软膏、丹皮酚软膏等外搽。

（3）慢性湿疹：皮损肥厚，角化粗糙，可选青鹏软膏外用或封包。

【转诊建议】

急性泛发性湿疹病情难以控制时，或继发严重感染，或出现湿疹性红皮病（剥脱性皮炎）等情况时，应及时转诊上级医院。

【预防】

1. 避免各种外界刺激，如热水烫洗、搔抓、肥皂等刺激物。

2. 生活规律，劳逸结合，衣着宽松，减少衣物摩擦等刺激。

3. 急性湿疹或慢性湿疹急性发作时，禁用刺激性强的药物，以免加重病情。

4. 注意日常营养和饮食，尽量避免易致敏及辛辣、腥发刺激性食物。

三、荨麻疹

荨麻疹是一种常见的过敏性皮肤病，是由于皮肤、黏膜小血管扩张及渗透性增加而出现的一种局限性水肿反应，多在数分钟至 24 小时内消退，痊愈后不留任何痕迹，常反复发生新的皮疹，可迁延数天至数月，极少数患者发展为慢性荨麻疹。本病较为常见，15%～25% 的人一生中至少发生过 1 次。

【病因】

荨麻疹的病因包括食物及食品添加剂、吸入物、感染、药物、物理因素、昆虫叮咬、精神因素及内分泌改变、内科疾病、遗传因素等。

【临床表现】

1. 发病突然，通常先出现瘙痒，随后出现风团，形态不一，大小不等，呈鲜红色、苍白色或皮肤色，少数病例仅有水肿性红斑。风团逐渐蔓延，可融合成片。境界清楚，一般迅速消退，持续数分钟至数小时，少数长达数天后消退，不留痕迹，以后不断成批出现，时隐时现。自觉灼热、瘙痒剧烈，影响睡眠，极少患者可不痒。部分患者用钝器在皮肤上划后，局部可出现与划痕一致的风团，即皮肤划痕试验阳性。

2. 如侵犯消化道黏膜，可伴有恶心、呕吐、腹痛、腹泻等消化道症状；喉头和支气管受累时可导致喉头水肿和呼吸困难，可有胸闷、憋气，甚或晕厥；少数可伴有面色苍白、心率加快、脉搏细弱、血压下降、呼吸短促等全身症状。因急性感染等因素引起的荨麻疹可伴高热、怕冷等症状，白细胞可增高。

3. 根据病程长短，可分为急性和慢性两种，急性荨麻疹发作数天至数周痊愈，皮损反复发作超过 6 周以上者称为慢性荨麻疹，迁延不愈。

【辅助检查】

1. 血液检查：血常规检查可有嗜酸性粒细胞增多，伴感染时白细胞可增高；血清 IgE 水平增高。

2. 组织病理学检查：真皮水肿，皮肤毛细血管及小血管扩张充血，淋巴管扩张及血管周围轻度炎细胞浸润。水肿在真皮上部最明显，不仅表现在胶原束间，甚至在胶原纤维间也见水肿而使纤维分离，胶原纤维染色变淡，胶原束间隙增宽。

【诊断要点】

1. 突然发病，皮损为大小不等、形态不一的水肿性风团。

2. 皮损剧烈瘙痒，发无定处，时起时消，退后不留痕迹。

3. 部分病例可伴有恶心、呕吐、腹痛、腹泻等症，严重者可有喉头水肿、呼吸困难甚或窒息。

【鉴别诊断】

本病应与丘疹性荨麻疹、荨麻疹性血管炎等进行鉴别；伴腹痛或腹泻者，应与急腹症及胃肠炎等进行鉴别；伴高热和中毒症状者，应考虑合并严重感染。

【治疗】

首先应寻找病因并予以祛除，如不能祛除，则应减少各种导致发病的因素，同时应避免加重皮肤血管扩张的因素。对于难以发现病因的，大多数情况予以对症治疗，亦可得到控制或治愈。

（一）西医治疗

1. 急性荨麻疹

可选用第一代或第二代抗组胺药；维生素 C 及钙剂可降低血管通透性，与抗组胺药有协同作用；伴腹痛可给予解痉药物（如溴丙胺太林、654-2、阿托品等）；由感染因素引起者应选用适当抗生素控制感染，并处理感染病灶。病情严重，皮疹广泛，或伴喉头水肿、呼吸困难者，可皮下注射或肌内注射肾上腺素，或静脉滴注地塞米松或氢化可的松；喉头水肿呼吸受阻时可行气管切开；心搏呼吸骤停时，应进行心肺复苏术。

2. 慢性荨麻疹

以抗组胺药为主，给药时间应根据风团发生的时间进行调整，如晨起较多则应晚上睡前给予稍大剂量，如临睡时多则晚饭后给予稍大剂量，风团控制后宜逐渐减量以至停药。为防止抗组胺药长期应用发生耐药性，在应用某种药物无效时可更换不同种类的药物，亦可 2~3 种联用或交替使用。联合应用 H_1 受体拮抗剂和 H_2 受体拮抗剂，可取得较好的疗效，如盐酸西替利嗪和雷尼替丁联合应用。

（二）中医治疗

荨麻疹属中医学"瘾疹"范畴，以疏风解表止痒为主要治法。

1. 辨证论治

（1）风寒束表证

症状：风团色白，遇寒加重，得暖则减，恶寒怕冷，无汗身痛，口不渴；舌淡红、苔薄白，脉浮紧。

治法：疏风散寒止痒。

方药：桂枝麻黄各半汤（《伤寒论》）加减：麻黄 6g，桂枝 10g，白芍 10g，杏仁

10g，生姜 10g，荆芥 10g，防风 10g，当归 10g，白鲜皮 10g，白僵蚕 10g。

中成药：九味羌活颗粒。

（2）风热犯表证

症状：发病急骤，风团鲜红，灼热剧痒，遇热加重，得冷则减，伴有发热恶寒，咽喉肿痛，舌质红、苔薄白或薄黄，脉浮数。

治法：疏风清热止痒。

方药：消风散（《外科正宗》）加减：荆芥 10g，防风 10g，生地黄 10g，蝉蜕 10g，苦参 10g，苍术 10g，金银花 12g，牛蒡子 10g，浮萍 6g，生甘草 6g。

中成药：肤痒颗粒。

（3）胃肠湿热证

症状：风团呈大片状，色红，瘙痒剧烈，发疹的同时伴脘腹疼痛，恶心呕吐，神疲纳呆，便秘或泄泻，舌质红、苔黄腻，脉弦滑数。

治法：疏风解表，通腑泄热。

方药：防风通圣散（《黄帝素问宣明论方》）加减：荆芥 10g，防风 10g，薄荷 6g，大黄 6g，茯苓 10g，白术 10g，黄芩 10g，连翘 10g，桔梗 10g，石膏 10g，滑石 18g（包煎），生甘草 3g。

中成药：防风通圣丸。

（4）血虚风燥证

症状：皮疹反复发作，迁延日久，午后或夜间加剧，伴心烦易怒，口干，手足心热，舌红少津或舌质淡，脉沉细。

治法：养血祛风，润燥止痒。

方药：当归饮子（《重订严氏济生方》）加减：当归 15g，川芎 10g，熟地黄 15g，白芍 15g，何首乌 10g，生黄芪 15g，白蒺藜 10g，荆芥 10g，防风 10g，生甘草 10g。

中成药：湿毒清胶囊。

2. 中医特色疗法

（1）外洗：香樟木或晚蚕砂 30～60g，煎汤熏洗；或苦参、苍耳子、荆芥、威灵仙、浮萍等煎汤外洗。

（2）拔罐：神阙穴拔罐，1 日 1 次，1 次 10～15 分钟。

【转诊建议】

病情严重不能控制、合并严重感染者应及时转诊上级医院。

【预防】

1. 尽量找出发病诱因及致敏原，避免食用或接触。

2. 随气温变化增减衣物，避免冷热刺激，增强体质，提高机体抗病能力。

3. 调畅情志，保持身心愉悦。

四、药疹

药疹，亦称药物性皮炎，是药物通过注射、内服、吸入或皮肤黏膜直接用药等途径，进入人体后引起的皮肤、黏膜或其附属器的药物异常反应。本病的特点是发病前有用药史，并有一定的潜伏期，常突然发病，皮损形态多样，颜色鲜艳，可泛发或仅限于局部，病情轻重不一，严重者可累及多个系统，甚至危及生命。

【病因】

药疹的病因为不同的致敏药物。

【临床表现】

药疹的临床表现复杂，不同药物可引起同种类型药疹，而同一种药物对不同患者或同一患者在不同时期也可出现不同的临床类型。常见以下类型。

1. 发疹型药疹

该型是药疹中最常见的一型，约占所有药疹的95%。皮损表现为弥漫性鲜红色斑或针头至米粒大小的丘疹或斑丘疹，呈密集对称分布。皮疹数目多，分布广泛，形态如猩红热样或麻疹样。有自上而下的发疹顺序，以躯干为主，也可泛发全身。一般病程较短，如未及时停药，可发展为剥脱性皮炎。

2. 荨麻疹及血管性水肿型药疹

其皮损特点为大小不等的风团，颜色比荨麻疹的风团更红，持续时间较长，剧痒刺痛，重者出现口唇、包皮等皮肤黏膜疏松部位的血管神经性水肿。

3. 固定性药疹

其皮疹为局限性圆形或椭圆形水肿性红斑，颜色鲜红或紫红。炎症剧烈者中央可形成水疱，痊愈后留有色素沉着，发作愈频则色素愈深。每次服用同种药物后则在同一部位发生，也可同时增加新的损害，数目可单个或多个，皮疹可发生于全身任何部位，但以口唇及口周、龟头、肛门等处的皮肤黏膜交界处，指（趾）间皮肤、手足背、躯干等处多见。

4. 剥脱性皮炎或红皮病型

其表现为全身皮肤鲜红肿胀，伴以渗液、结痂，继而大片叶状鳞屑剥脱，渗液有臭味。黏膜亦可有充血、水肿、糜烂等。

5. 多形红斑样药疹

其特点为豌豆至蚕豆大小，圆形或椭圆形水肿性红斑或丘疹，中央常有水疱，边缘呈紫色，对称发生于四肢。常伴发热、关节痛、腹痛等，严重者口腔、外阴黏膜也出现水疱、糜烂，疼痛剧烈。

6. 史蒂文斯 - 约翰逊综合征与中毒性表皮坏死松解症

本型发病急，皮疹初见于面、颈、胸部，发生深红色、暗红色及略带铁灰色斑，有的呈靶形，如多形红斑或固定性药疹状，很快融合成片，发展至全身。斑上发生大小不等的松弛性水疱、大疱及表皮松解，形似烫伤，尼氏征阳性，大疱易擦破。黏膜也有大片坏死剥脱。全身中毒症状严重，伴有高热及内脏病变。

7. 湿疹样型

本型常由外用药物引起，局部接触敏感，发生湿疹样皮炎后，再次服用或注射同一或类似药物后，所引发的泛发性或对称性湿疹样损害的皮疹，自觉剧烈瘙痒，或有发热不适等全身症状。

除上述类型外，本病还可出现紫癜型、血管炎型、苔藓样疹型、光敏皮炎型、痤疮样药疹等。

【辅助检查】

1. 血常规检查见白细胞计数增多，常伴有嗜酸性粒细胞增高。

2. 多脏器受损者可见肝功能异常，转氨酶增高；肾功能异常，出现血尿、蛋白尿，血尿素氮、血肌酐增高；心脏受累可见心电图异常。

【诊断要点】

1. 发病前有用药史。

2. 有一定的潜伏期，第 1 次发病多在用药后 5～20 天内，重复用药常在 24 小时内发生，短者甚至在用药后瞬间或数分钟内发生。

3. 发病突然，自觉瘙痒，重者伴有发热、倦怠、纳差、大便干燥等全身症状。

4. 皮损形态多样，颜色鲜艳，分布为全身性、对称性，可泛发或仅限于局部。

【鉴别诊断】

本病由于表现复杂，因此鉴别诊断也比较复杂，应与各种亚型药疹相似的疾病鉴别。

【治疗】

（一）西医治疗

首先应停用一切可疑药物，再根据不同类型进行处理。

1. 轻型药疹

停用致敏药物后，皮损多迅速消退。可给予抗组胺药物、维生素 C、钙剂等。局部若以红斑、丘疹为主可外用炉甘石洗剂或糖皮质激素霜剂，以糜烂渗出为主可用 3% 硼酸溶液等湿敷。

2. 重型药疹

（1）及早足量使用糖皮质激素：大量糖皮质激素静脉滴注，一般使用甲泼尼龙，相当于泼尼松 1 日 1.5～2.0mg/kg，待病情稳定，如皮损颜色转淡、无新发皮损、体温下降后可逐渐减量，改为口服泼尼松。

（2）预防继发感染：降低病死率的关键。因表皮大片剥脱，加之大量糖皮质激素的应用，易引起全身性感染，因此应采取严格的消毒隔离措施，无菌操作，预防感染。如已并发感染，则应及时选用适当的抗生素进行治疗。

（3）加强支持疗法：根据病情，注意补液及维持水电解质平衡，尤其密切注意有无低钾的情况；必要时可输血或血浆以维持胶体渗透压，可有效减少渗出；静脉注射免疫球蛋白，一般 1 日 5～20g，连用 3 天。

（4）加强护理：对皮损面积广、糜烂渗出重者应注意保暖，可每天更换无菌被单，局部可用 3% 硼酸溶液或生理盐水湿敷，同时注意护理防止褥疮的发生。累及眼部的，应及早进行护理，需每天用 3% 硼酸溶液进行冲洗以减少感染及防止球睑结膜粘连，闭眼困难者可用油纱布覆盖以防角膜长久暴露而损伤。口腔损害要注意保持口腔清洁，用 2% 碳酸氢钠溶液或金银花水漱口。

（二）中医治疗

药疹属于中医学中"药毒"范畴，治疗以清热解毒为主，重症宜中西医结合治疗。

1. 辨证论治

（1）湿毒蕴肤证

症状：皮疹为红斑、丘疹、风团、水疱，甚则糜烂渗液，表皮剥脱，伴灼热剧痒，口干，大便秘结，小便黄赤，舌红、苔薄白或黄，脉滑或数。

治法：清热利湿，解毒止痒。

方药：萆薢渗湿汤（《疡科心得集》）加减：萆薢 10g，薏苡仁 30g，黄柏 10g，黄芩 10g，茯苓 10g，牡丹皮 12g，泽泻 10g，滑石 15g（包煎），通草 10g，车前子 10g（包煎），赤芍 12g。

中成药：防风通圣丸。

（2）热毒入营证

症状：皮疹鲜红或紫红，甚则为紫斑、血疱，灼热痒痛，伴高热，神志不清，口唇焦燥，口渴不欲饮，大便干结，小便短赤，舌红绛、苔少或镜面舌，脉洪数。

治法：清热凉血，解毒护阴。

方药：清营汤（《温病条辨》）加减：水牛角 30g（先煎），生地黄 15g，生石膏 30g（先煎），知母 10g，金银花 15g，连翘 15g，黄连 5g，玄参 10g，淡竹叶 10g，天花粉 15g。

中成药：清开灵口服液。

（3）气阴两虚证

症状：严重药疹后期大片脱屑，伴低热，神疲乏力，气短，口干欲饮，舌红、少苔，脉细数。

治法：益气养阴清热。

方药：增液汤（《温病条辨》）合益胃汤（《温病条辨》）加减：麦冬 10g，生地黄 15g，玉竹 10g，淡竹叶 10g，金银花 15g，玄参 15g，沙参 15g，石斛 15g。

中成药：生脉饮口服液。

2. 中医特色疗法

皮损潮红无渗出者，用马齿苋或大青叶煎汤外洗，或伤科灵喷雾剂外用；皮损潮红肿胀、糜烂渗出者，用马齿苋或黄柏煎汤冷湿敷；皮损脱屑干燥者，用麻油外搽；皮损结痂者，用棉签蘸麻油揩痂皮。

【转诊建议】

当患者出现合并感染、重症药疹或合并系统损害时应及时转诊上级医院。

【预防】

1. 预防本病发生的关键在于合理用药。用药前应详细询问患者有无药物过敏史；青霉素等抗生素用药前应进行皮试。

2. 用药中注意观察患者反应，如出现局部红斑或瘙痒，应考虑药疹的可能，立即停用可疑药物。

第十五章 眼 科

第一节 睑 腺 炎

睑腺炎是一种眼睑腺体的急性、痛性、化脓性、结节性炎症病变，又称麦粒肿，亦俗称"针眼"（图15-1）。睑板腺受累时形成较大的肿胀区，称之为内睑腺炎，眼睑皮脂腺或汗腺感染则为外睑腺炎，其肿胀范围小而表浅。

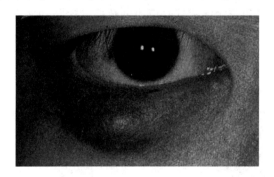

图15-1 睑腺炎

【病因】

大多数睑腺炎由葡萄球菌感染引起，其中金黄色葡萄球菌引起的感染最为常见。

【临床表现】

眼睑有红、肿、热、痛的急性炎症表现。

1. 初期

外睑腺炎炎症反应集中在睫毛根部附近的睑缘处，红肿范围弥散，疼痛明显，触诊可发现压痛性硬结，同侧耳前淋巴结可有肿大及压痛；内睑腺炎受睑板限制，肿胀范围较局限，同样有硬结、疼痛和压痛等症状。

2. 中期

睑腺炎发生2~3天后，病灶中心形成黄白色脓点。外睑腺炎向皮肤面发展，硬结软化，自行破溃排出脓液，内睑腺炎多数向睑结膜面发展，向结膜囊内破溃，少数患者向皮肤面破溃。

3. 后期

睑腺炎破溃后炎症反应明显减轻，1～2 天内逐渐消退。若致病菌毒性强烈，或发生在儿童、老年人及患有糖尿病等慢性消耗性疾病而抵抗力低下的患者时，睑腺炎症反应剧烈，可发生眼睑蜂窝织炎。此时，整个眼睑红肿波及同侧颜面部，眼睑睁开困难，触之坚硬，压痛明显，球结膜反应性水肿剧烈者脱出于睑裂外，多伴有发热、寒战、头痛等全身中毒症状，处理不及时可能引起脓毒血症或形成海绵窦血栓从而危及生命。

【辅助检查】

1. 外眼检查：触诊眼睑有无结节。

2. 裂隙灯检查：了解睑板腺分泌物浓缩情况，并翻转眼睑，检查睫毛是否缺失，有无溃疡，以排除其他眼病。

【诊断要点】

眼睑皮肤局限性红、肿、热、痛，触之有硬结。睫毛根部、近睑缘皮肤或睑结膜面出现脓点。细菌培养和药物敏感试验可协助致病菌诊断和选择敏感药物进行治疗。

【鉴别诊断】

睑腺炎应与以下几种疾病鉴别：睑板腺囊肿（图 15 - 2）、睑板腺癌、面部蜂窝织炎、急性泪囊炎、眼睑血肿等。

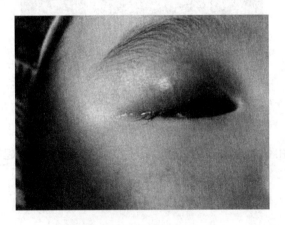

图 15 - 2　睑板腺囊肿

【治疗】

（一）西医治疗

1. 初发期

（1）药物治疗：结膜囊内滴抗生素滴眼液、涂抗生素眼膏有助于感染的控制，常用药物有：左氧氟沙星滴眼液、妥布霉素滴眼液等，1次1～2滴，1日4～6次；氧氟沙星眼膏、妥布霉素眼膏等，取适量，涂入患眼，1日2～3次。症状较重者或发展为眼睑蜂窝织炎者需口服或肌内注射抗生素。

（2）非药物治疗：

1）外敷：初期冷敷，硬结未软化时可湿热敷，1日3～4次，1次15分钟。

2）超短波理疗：超短波电疗法属于高频电疗的一种，临床上因其具有热效应而被广泛应用于急性、亚急性炎症、损伤性疾病的治疗。

2. 成脓期

脓肿形成，如脓肿尚未破溃或虽破溃却难以排除脓液时，应将脓肿切开排脓，并放置引流条进行引流。外睑腺炎切口在皮肤面，与睑缘平行，从而减少瘢痕形成。内睑腺炎切口在结膜面，与睑缘垂直，避免损伤过多的睑板腺导管（图15－3）。脓肿尚未形成时切忌用手挤压。因眼睑及面部静脉无静脉瓣，挤压致细菌进入血管可引起海绵窦血栓或脓毒血症，导致生命危险。

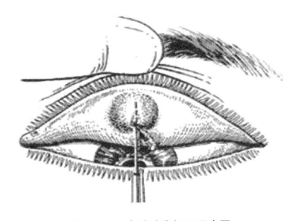

图15－3 内睑腺炎切口示意图

（二）中医治疗

主要原则：未酿脓者，退赤消肿，促其消散；已酿脓者，促其溃脓；脓已酿成，决以刀针，切口排脓，促其早愈。对于反复发作的患者，扶正祛邪并注意调理脾胃功能。

1. 辨证论治

（1）风热外袭证

症状：初起胞睑微痒不适，患部皮肤微红、微肿、微痛、微痒，可扪及硬结，舌苔薄黄，脉浮数。

治法：疏风清热，消肿散结。

方药：银翘散（《温病条辨》）加减：金银花9g，连翘9g，桔梗6g，薄荷6g，竹叶 4g，生甘草 5g，荆芥穗 5g，淡豆豉 5g，牛蒡子 9g，芦根 9g。若眼红甚，去淡豆豉，加赤芍 9g，牡丹皮 9g，当归 9g；若痒甚者，加桑叶 9g，菊花 9g。

中成药：黄连上清丸。

（2）热毒炽盛证

症状：眼睑红肿，硬结较大，疼痛拒按，或硬结变软，或顶端出现脓点，甚则球结膜水肿，可伴有口渴，便秘溲赤，舌红、苔黄，脉数。

治法：清热泻火，消肿散结。

方药：仙方活命饮（《校注妇人良方》）加减：白芷 6g，贝母 6g，防风 10g，赤芍 6g，当归尾 6g，甘草 6g，炒皂角刺 6g，天花粉 6g，乳香 6g，没药 6g，金银花 10g，陈皮 6g。红肿热痛甚者，可与五味消毒饮合用；大便秘结者，可加大黄 6g。

中成药：清火栀麦片、牛黄解毒片、三黄片、黄连上清丸。

（3）余邪未尽证

症状：针眼反复发作，可伴面色无华，神倦乏力，舌淡、苔薄白，脉细数。

治法：健脾益气，托里排脓。

方药：托里消毒散（《校注妇人良方》）加减：人参 6g，生黄芪 15g，川芎 3g，当归 10g，白芍 10g，白术 10g，金银花 10g，茯苓 15g，白芷 10g，皂角刺 10g，甘草 5g，桔梗 10g。若纳呆便秘，加麦芽 10g，生山楂 15g，莱菔子 10g。

2. 中医特色治疗

（1）滴眼液法：局部滴用清热解毒滴眼液，如鱼腥草滴眼液、熊胆滴眼液等，每 2 小时 1 次，1 次 2～3 滴。

（2）外敷法：局部可用湿热敷助其消散，或用如意金黄散调水或者调醋外敷以清热消肿、散结止痛。湿热敷，1 日 2～3 次，1 次 5～10 分钟。

（3）其他：临床上有耳尖穴位及曲池穴点刺放血、艾条外灸、耳穴压丸法、通泪小管法等。

【转诊建议】

当脓肿形成，如脓肿尚未破溃或虽破溃却难以排除脓液时，应将脓肿切开排脓，进行引流。无条件手术者应及时转诊上级医院。睑腺炎患者经治疗后症状未见好转，或炎症剧烈，发生眼睑蜂窝织炎，甚至出现全身中毒症状，应考虑及时转诊至上级医院。

【预防】

1. 本病应注意改变饮食习惯，多食用蔬菜水果，避免油腻辛辣刺激性食物和甜食。

2. 平时注意卫生，勿用脏手、脏手帕、脏毛巾擦眼部，避免风、沙、尘及强烈光线刺激。

3. 积极治疗眼部慢性疾病，如结膜炎、角膜炎等。

4. 注意对患者的心理疏导，避免急躁易怒情绪。

第二节 结 膜 炎

由细菌、病毒感染或致敏原所致的结膜组织炎症，统称为结膜炎（图 15 - 4）。

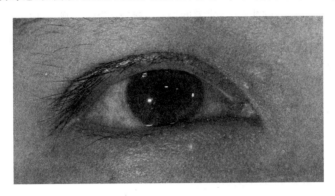

图 15 - 4　结膜炎

【病因】

病因可分为外因、内因和邻近组织炎症蔓延。

1. 外因最常见，主要为细菌、病毒等感染所引起。另外，一些物理性刺激及化学性损伤，也可引起结膜炎。

2. 内因常见于某些全身病，如免疫性病变等。

3. 邻近组织，如角膜、巩膜、眼睑、眼眶、泪器、鼻腔等炎症蔓延亦可引起结膜的炎症病变。

【临床表现】

1. 主要症状

眼红、异物感、灼热感及痒涩，如累及角膜，可伴畏光、流泪及疼痛感。

2. 体征

结膜充血、结膜分泌物增多、结膜水肿等。

（1）结膜充血：表层血管充血，靠近穹隆部明显，呈鲜红色，靠近角膜缘充血轻，推动结膜，充血的血管可随之移动。

（2）结膜分泌物：可分为脓性、黏脓性或浆液性。细菌性结膜炎多见黏液脓性或卡他性分泌物，可紧紧粘住睫毛，患者晨起睁眼困难；病毒性结膜炎分泌物多呈水样或浆液性；过敏性结膜炎或眼干燥症的分泌物常呈黏稠丝状。

（3）结膜水肿：急性过敏性结膜炎有明显的结膜水肿。

【诊断要点】

1. 细菌性结膜炎：

（1）急性细菌性结膜炎：主要症状有眼红，大量脓性、黏液性或黏液脓性分泌物。分泌物黏附在睫毛根部，尤其晨起明显，常影响睁眼。单眼或双眼先后发病，可见明显的结膜充血。

（2）慢性细菌性结膜炎：主要表现为眼痒、异物感、干涩感及视疲劳等。局部体征见结膜轻度充血，乳头增生，睑结膜增厚，或睑缘溃疡、眦角皮肤结痂等慢性增生性表现。多由急性结膜炎发展而来，进展缓慢，病程长，可单侧或双侧发病。

2. 病毒性结膜炎：临床表现有眼红、眼痛、流泪、畏光、伴有水样分泌物，体征有点片状结膜下出血、滤泡等，多数有耳前淋巴结肿大。多具有自限性，但也有极强的传染性，以急性者多见。

3. 变态反应性结膜炎：最常见的症状为眼痒，其他常见症状有流泪、灼热感、异物感、分泌物增多，分泌物多为丝状黏液性。最常见体征为结膜充血，其次为结膜乳头增生。多于春秋季节交替时发病。

【鉴别诊断】

结膜炎应与睑腺炎、泪囊炎、角膜炎、急性闭角型青光眼鉴别（表15-1）。

表15-1　结膜炎鉴别诊断

疾病	鉴别诊断要点
结膜炎	多突然起病，病程短，主要症状为眼红、分泌物增多等，重要体征为结膜充血，细菌性及病毒性，大多具有接触传染性
睑腺炎（麦粒肿）	病变部位在眼睑，眼睑有红肿热痛的急性炎症表现，可有明显的压痛结节
泪囊炎	病变部位在泪囊，常波及眼睑及颜面部，泪囊区有明显的红肿热痛等炎症表现
角膜炎	畏光、眼痛、流泪等刺激症状明显
急性闭角型青光眼	有明显的眼胀痛、头痛，甚至恶心呕吐等症状，无结膜分泌物增多

【治疗】

（一）西医治疗

1. 细菌性结膜炎

（1）药物治疗：以局部抗炎为主，防治结合。局部用左氧氟沙星滴眼液、氧氟沙星滴眼液或妥布霉素滴眼液等，1日4~6次；氧氟沙星眼膏、妥布霉素眼膏或红霉素眼膏，睡前1次，治疗时间1~2周。

（2）非药物治疗：

1）冲洗结膜囊：结膜囊有分泌物时，应进行冲洗，以起到清洁作用，常用生理盐水或3%硼酸溶液。冲洗时翻转眼睑，冲洗结膜面，同时用手指推动上下睑，冲出穹隆的分泌物，头转向同侧，避免冲洗液流入对侧眼。

2）手卫生：勤洗手，患病后避免接触眼睑和泪液，尽可能避免人群之间接触。

2. 病毒性结膜炎

（1）药物治疗：眼局部点用抗病毒滴眼液，如阿昔洛韦滴眼液或更昔洛韦滴眼液，1日6～8次；合并细菌感染时加用抗生素治疗。

（2）非药物治疗：冷敷，缓解眼红症状。

3. 变态反应性结膜炎

（1）药物治疗：

1）双效抗过敏药联合人工泪液：奥洛他定滴眼液，1日2次；或氮卓斯汀滴眼液，1日2～4次；玻璃酸钠滴眼液、聚乙烯醇滴眼液或羧甲基纤维素钠滴眼液，1日4～6次。

2）抗组胺药、肥大细胞稳定剂联合人工泪液：富马酸依美斯汀滴眼液，1日2～4次；吡嘧司特钾滴眼液，1日2次；色甘酸钠滴眼液，1日4～6次；玻璃酸钠滴眼液等人工泪液，1日4～6次。

3）非甾体抗炎药：普拉洛芬滴眼液或双氯芬酸钠滴眼液，1日4次。

4）对于以上药物仍不能控制的过敏反应，加用低浓度激素类药物，如氟米龙滴眼液、氯替泼诺滴眼液等，1日2～3次，一般用药时间2周。

（2）非药物治疗：

1）脱离过敏原：避免与过敏原接触是最为理想的治疗手段。

2）冷敷：可暂时缓解眼痒及结膜水肿。

（二）中医治疗

应遵从"急则治其标、缓则治其本"原则。急性期以实证多见，多用疏风散邪、清热解毒、泻火通腑、除湿止痒等法；慢性者以虚证多见，多用滋阴润燥、益气生津等法。

1. 辨证论治

（1）风热外袭证

症状：痒涩刺痛，羞明多泪，生眵且稀，胞睑肿胀，白睛红赤，或黑睛星翳稀疏，或眼痒难忍，灼热微痛，白睛污红，睑内遍生颗粒，头痛，恶风，发热，舌苔薄白或微黄，脉浮数。

治法：疏风散热。

方药：银翘散（《温病条辨》）加减：金银花15g，连翘15g，薄荷10g，淡竹叶

10g, 黄芩 10g, 荆芥穗 10g, 牛蒡子 10g, 芦根 15g, 木贼草 10g, 蝉蜕 6g, 蒺藜 10g, 甘草 3g。若肝火偏盛, 加龙胆 10g; 若眼痒难忍, 可予消风散（《外科正宗》）加减: 羌活 6g, 防风 10g, 荆芥 6g, 茯苓 10g, 党参 10g, 僵蚕 10g, 蝉蜕 6g, 蛇床子 9g, 藿香 10g, 甘草 3g; 体弱者加黄芪 15g, 当归 10g。

（2）热毒炽盛证

症状: 眵多而黏, 白睛赤肿, 胞睑红肿, 白睛溢血, 黑睛星翳, 羞明刺痛, 热泪如汤, 口渴, 尿黄, 便秘, 舌红、苔黄, 脉数。

治法: 清热泻火解毒。

方药: 泻肺饮（《圣济总录》）加减: 石膏 20g, 黄芩 15g, 桑白皮 10g, 栀子 10g, 连翘 10g, 大黄 10g, 木通 10g, 防风 10g, 荆芥 10g, 白芷 10g, 赤芍 20g, 甘草 3g。若黑睛生翳, 加龙胆 10g。

（3）肝火偏盛证

症状: 黑睛星翳较多, 抱轮红赤, 羞明流泪, 刺痛明显, 心烦溲赤, 舌红、苔黄, 脉弦而数。

治法: 清肝泻火。

方药: 龙胆泻肝汤（《医方集解》）加减: 龙胆 10g, 柴胡 10g, 栀子 10g, 黄芩 10g, 木通 10g, 车前子 10g（包煎）, 泽泻 3g, 当归 10g, 生地黄 15g, 甘草 5g。若兼有肺火, 加桑白皮 10g。

（4）湿热上犯证

症状: 奇痒难忍, 泪多眵稠, 睑肿沉重, 白睛微黄, 色污浊, 黑白睛交界处呈胶样结节隆起, 舌红、苔黄腻, 脉数。

治法: 清热化湿。

方药: 凉膈清脾饮（经验方）加减: 苦参 6g, 黄芩 10g, 黄连 10g, 大黄 10g, 石膏 20g, 柴胡 10g, 前胡 10g, 荆芥 10g, 防风 10g, 甘草 3g。

（5）余邪未尽证

症状: 白睛红赤渐退, 黑睛星翳不消, 眼内干涩不适, 舌红、少津, 脉缓或细。

治法: 滋阴祛邪, 退翳明目。

方药: 滋阴退翳汤（《张皆春眼科证治》）加减: 玄参 10g, 麦冬 10g, 生地黄 10g, 天花粉 10g, 荆芥穗 10g, 防风 10g, 木贼草 3g, 蝉蜕 10g, 密蒙花 10g, 白蒺藜 10g, 薄荷 6g, 甘草 3g。若有余热, 加黄芩 6g。

2. 中医特色疗法

（1）点刺放血法: 眉弓、眉尖、耳尖、太阳放血。用于实证。

（2）中药外洗法: 选用蒲公英 10g, 紫花地丁 10g, 野菊花 10g, 防风 10g, 黄连 6g, 黄芩 6g 等清热解毒药物熏洗, 1 日 2～3 次。

【转诊建议】

患者经过药物及非药物治疗后症状无明显缓解，视力下降或病情加重时，应考虑转诊。

第三节 老年性白内障

任何原因引起的晶状体透明性下降称之为白内障。老年性白内障又称年龄相关性白内障，是最常见的白内障类型。

【病因】

本病与年龄有关，其发生与环境、营养、代谢和遗传等多种因素有关。

【临床表现】

1. 视力下降

早期白内障患者表现为轻度视物模糊，眼前白雾遮挡，严重者视力明显下降。

2. 屈光改变

部分白内障患者晶状体屈光力增强，产生近视。如果晶状体内部混浊程度不一，还可能产生晶状体性散光。

3. 畏光

晶状体混浊使进入眼内光线发生散射，干扰视网膜成像，患者会出现畏光症状。

4. 色觉异常

晶状体核颜色改变可产生色觉改变，患眼对这些光的色觉敏感度下降。

【辅助检查】

1. 视力、眼压检查：视力包括裸眼视力检查和矫正视力检查，有条件行非接触眼压测量及电脑验光。

2. 瞳孔检查：借助普通手电筒进行检查，包括瞳孔对光反射、瞳孔形状等情况。

3. 眼底彩色照相检查：常规进行眼底彩色照相，没有散瞳禁忌证情况下要散瞳检查眼底。

4. 条件允许还应进行眼科超声检查、视野检查及泪道检查，尤其对于需要手术治疗的患者。

【诊断要点】

患者自觉视物模糊呈雾状或眼前有固定不动的黑影遮挡，呈渐进性、无痛性视力减退。根据晶状体混浊的形态、严重程度可诊断。

【鉴别诊断】

1. 诊断老年性白内障需要排除年龄相关性黄斑变性、原发性开角型青光眼、糖尿病性视网膜病变、屈光不正等引起视力下降的常见眼病。

2. 老年性白内障还应与糖尿病性白内障、半乳糖性白内障、低血钙性白内障、并发性白内障等其他类型白内障鉴别。

【治疗】

（一）西医治疗

1. 药物治疗

目前临床使用的西医药物主要有卡他灵滴眼液、卡林优滴眼液等，1次1滴，1日4次。

2. 手术治疗

手术治疗是目前治疗白内障的主要手段。白内障超声乳化吸除联合折叠型人工晶状体植入手术已经成为成熟的白内障治疗方法，在我国现阶段是治疗白内障的适宜技术。

（二）中医治疗

辨证论治

（1）肝肾不足证

症状：视物昏花，视力缓降，晶珠混浊，头昏耳鸣，少寐健忘，腰酸腿软，口干，潮热盗汗，小便短黄，大便秘结，舌红、少津、苔薄黄，脉细弦数。

治法：补益肝肾，清热明目。

方药：杞菊地黄丸（《医级》）加减：枸杞子12g，菊花9g，熟地黄24g，酒山茱萸12g，牡丹皮9g，山药12g，茯苓9g，泽泻9g。肝血不滋，阴精不荣于上，少寐口干者，加女贞子12g，墨旱莲10g；阴亏虚火上炎，潮热虚烦，口咽干燥者，可用知柏地黄丸（《医宗金鉴》）加地骨皮10g，石斛10g。

中成药：复明片、杞菊地黄丸、知柏地黄丸。

（2）脾气虚弱证

症状：视物模糊，视力缓降，或视近尚明而视远模糊，晶珠混浊，伴面色萎黄，少气懒言，肢体倦怠，舌淡、苔白，脉缓弱。

治法：益气健脾，利水渗湿。

方药：四君子汤（《太平惠民和剂局方》）加减：人参9g，白术9g，茯苓9g，甘草6g。大便稀溏者，加薏苡仁15g，白扁豆9g，车前子9g（包煎）；纳差食少者，加山药10g，神曲10g，鸡内金10g，薏苡仁10g。

中成药：补中益气丸。

（3）肝热上扰证

症状：视物不清，视力缓降，晶珠混浊，或有眵泪，目涩胀，时有头昏痛，口苦咽干，便结，舌红、苔薄黄，脉弦或弦数。

治法：清热平肝，明目退障。

方药：石决明散（《医宗金鉴》）加减：醋煅石决明6g，防风10g，人参6g，茺蔚子6g，车前子6g（包煎），细辛3g，知母6g，白茯苓6g，五味子6g，玄参6g，黄芩6g。肝热夹风而头昏痛者，可酌加桑叶10g，菊花10g，蔓荆子6g，钩藤6g，白蒺藜10g；若口苦咽干甚者，加生地黄15g，玄参10g。

中成药：石斛夜光丸。

【转诊建议】

当出现以下情况，应考虑及时转诊：①不能明确诊断为老年性白内障；②不能明确排除青光眼、视网膜疾病、视神经疾病等；③视力下降影响患者生活及工作，需要手术的患者。

【预防】

1. 三级预防：戒烟，及时佩戴防护眼镜，减少紫外线接触等危险因素；早发现、早诊断、早治疗；定期检查、规范治疗。

2. 健康教育：患有糖尿病、高血压等全身疾病者，应积极治疗疾病。

3. 心理护理：让患者认识到白内障是可复明性眼病，目前具有成熟的治疗方式，避免盲目相信药物治疗而贻误病情。

第十六章　骨伤科

第一节　关节脱位

一、概述

组成关节各骨的关节面失去正常的对合关系称为关节脱位（或称脱臼、脱环）。青壮年多见，儿童常合并骨骺分离。

【病因】

外伤为主要的病因，陈旧损伤也可以导致自发性脱位、习惯性脱位。

【临床表现】

1. 肿胀、疼痛、关节功能障碍。

2. 关节畸形、肢体短缩或延长。

3. 弹性固定、可触及移位的骨端。

4. 特殊的体征：如方肩畸形、肘靴样畸形。

【辅助检查】

X 线检查，可以较好地显示脱位的影像。

【诊断要点】

根据外伤史、一般症状、体征、X 线检查可诊断。

【治疗】

1. 手法复位

根据脱位的方向、位置和程度，运用适当手法，利用肢体的杠杆作用，将脱位的骨端按原路返回，并结合理筋手法，理顺筋脉。必要时可配合肌肉松弛剂，或可全麻。

2. 手术

复位困难、并发骨折或血管神经损伤时考虑手术复位。

3. 固定

整复后，于功能位或稳定的位置固定，防止习惯性脱位发生。

4. 功能锻炼

遵循"动静结合""循序渐进"的原则，逐步地锻炼受伤的关节，可配合按摩，避免粗暴的被动活动。促进血液循环、组织修复、关节功能恢复，防止关节粘连、肌肉萎缩、关节僵硬、骨质疏松等并发症。

5. 药物治疗

（1）初期：伤后 1～2 周。

症状：筋伤脉损，气血瘀阻，肿痛剧烈。

治法：活血化瘀，行气止痛。

方药：①舒筋活血汤（《伤科补要》）加减：羌活 6g，防风 9g，荆芥 6g，独活 9g，当归 12g，续断 12g，青皮 5g，牛膝 9g，五加皮 9g，杜仲 9g，红花 6g，枳壳 6g。②活血止痛汤（《伤科大成》）加减：当归 6g，苏木末 6g，积雪草 6g，川芎 2g，红花 1.5g，乳香 3g，没药 3g，三七 3g，炒赤芍 3g，陈皮 3g，紫荆藤 9g，土鳖虫 9g。

中成药：云南白药胶囊。

外用药：双柏散（《中医伤科学讲义》）：主治跌打扭伤，筋肉肿痛。大黄、侧柏、薄荷、黄柏、泽兰，按 2:2:1:1:1 比例调配外敷。

（2）中期：伤后 2～3 周。

症状：疼痛瘀肿消而未尽，筋骨尚未完全愈合。

治法：和营生新，续筋接骨。

方药：①壮筋养血汤（《伤科补要》）：白芍 9g，当归 9g，川芎 6g，续断 12g，红花 5g，生地黄 12g，牛膝 9g，牡丹皮 9g，杜仲 6g。②跌打养营汤（《林如高正骨经验》）：西洋参 3g（或党参 15g），黄芪 9g，当归 6g，川芎 4.5g，熟地黄 15g，白芍 9g，枸杞子 15g，山药 15g，续断 9g，砂仁 3g，三七 4.5g，补骨脂 9g，骨碎补 9g，木瓜 9g，甘草 3g。

外用药：①活血散（《世医得效方》）：主治跌仆损伤手足。②绿豆粉用酒或醋调成膏状适量外敷。③接骨续筋药膏（《中医伤科学讲义》）：自然铜 90g，荆芥 90g，防风 90g，血竭 90g，白及 90g，硼砂 90g，螃蟹末 90g，五加皮 90g，皂角 90g，茜草 90g，续断 90g，羌活 90g，独活 90g，乳香 60g，没药 60g，桂枝 60g，接骨木 60g，红花 60g，赤芍 60g，骨碎补 60g，土鳖虫 60g。将上药研细末，饴糖或蜂蜜调敷外用。

（3）后期：受伤 3 周，即解除外固定后。

症状：筋续骨连，肿消痛减，肝肾气血亏损。

治法：益气养血，补肝肾，壮筋骨。

方药：补肾壮筋汤（《伤科补要》）：熟地黄 15g，山茱萸 15g，青皮 6g，白芍

10g，续断 10g，杜仲 10g，当归 10g，茯苓 10g，五加皮 10g，牛膝 10g。

中成药：健步虎潜丸。

外用药：①五加皮汤（《医宗金鉴》）：酒当归 10g，没药 10g，五加皮 10g，芒硝 10g，青皮 10g，花椒 10g，香附 10g，丁香 3g，白芷 3g，老葱 3 根，地骨皮 3g，牡丹皮 6g。②海桐皮汤（《医宗金鉴》）：海桐皮，透骨草，乳香 12g，没药 12g，酒当归 9g，花椒 20g，川芎 6g，红花 6g，威灵仙 5g，白芷 5g，甘草 5g，防风 5g，上药共碾为粗末，装白布袋内，扎口煎水熏洗患处，1 日 1～2 次。

【转诊建议】

陈旧性外伤性脱位（脱位 3 周以上），出现关节周围粘连、挛缩，整复困难；或并发骨折、神经血管损伤、感染、关节僵硬、骨缺血性坏死、骨化性肌炎、创伤性关节炎等情况应及时转上级医院诊疗，以免导致严重的肢体坏死和功能丧失。

二、肩关节脱位

肩关节脱位分为前脱位和后脱位，前脱位较常见，多发于男性青壮年。

【病因】

多因外伤所致，摔倒时肩关节受到杠杆作用，或直接外力打击。

【临床表现】

1. 典型症状

患肩疼痛、肿胀，合并骨折者肿胀明显且有瘀斑。以健手扶患臂，头倾患侧以减轻疼痛，"方肩"畸形；肩关节活动受限。

2. 查体

于喙突下、锁骨下、肩后可触及异常骨突；弹性固定；搭肩试验阳性。

【辅助检查】

X 线正位、穿胸位或腋位检查可明确诊断脱位的类型，见图 16－1。

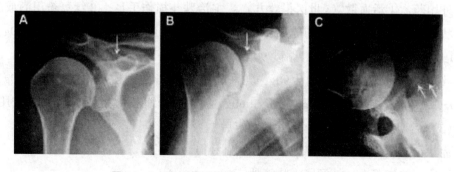

图 16－1　肩关节正侧位、穿胸位、腋位 X 线

【诊断要点】

根据外伤史、典型临床表现、X线检查所见即可诊断，应注意有无神经、血管损伤、肩袖损伤及合并骨折等。

【鉴别诊断】

肩关节脱位应与肱骨外科颈骨折、肩锁关节脱位鉴别。

【治疗】

1. 手法复位

（1）手牵足蹬法：以左侧为例，患者仰卧位，术者立于左侧，右足抵于患者左腋窝，双手握住患者左腕部，先顺势牵引，并将伤肩外旋，再逐渐内收、内旋，听到入臼声，即提示复位，见图16－2。

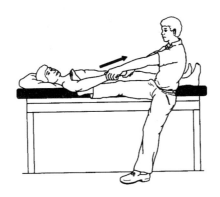

图16－2　手牵足蹬法整复肩关节脱位

（2）牵引回旋法：患者坐位或卧位，伤肢屈肘90°，术者一手握腕，一手握肘，顺势牵引，同时轻柔外旋上臂至极限，再内收上臂，使肘关节贴近胸壁，横过胸前中线，再内旋上臂，使患掌搭于健侧肩上，即可复位，见图16－3。老年骨质疏松患者注意避免骨折。后脱位回旋方向相反。

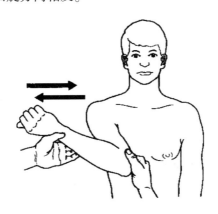

图16－3　牵引回旋法整复肩关节脱位

（3）拔伸托入法：患者坐位或卧位，助手用布带套住患侧腋下，另一助手握伤肢腕肘部。轻柔顺势拔伸牵引。术者立于伤肩外侧，用两拇指压住肩峰，余指置腋下，将移位的肱骨头向外上方托。同时，伤肢在牵引下慢慢内收、内旋，至肱骨头弹响，复位成功，见图16－4。

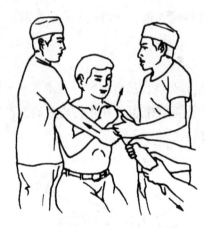

图16－4　拔伸托入法整复肩关节脱位

2. 手术疗法

合并神经血管损伤、复位困难或合并外科颈骨折者，可行手术。

3. 固定

复位后屈肘，上臂内旋紧贴胸壁，腋衬软垫。用绷带将上臂固定于胸部，三角巾悬吊前臂于胸前2～3周。

4. 功能锻炼

固定后开始手指、腕的功能锻炼。1周后练习肩关节屈伸活动，限制外展、外旋活动。解除外固定后开始肩关节各方向主动运动。禁止强力被动牵拉。

【转诊建议】

如合并神经、血管损伤、肩袖肌腱损伤且无处理条件者，应及时转诊上级医院治疗。

三、肘关节脱位

【病因】

多因外伤跌仆所致，少数为外力直接打击造成。

【临床表现】

1. 典型症状

伤后肘部疼痛、肿胀、功能障碍，用健手托住伤侧前臂，出现弹性固定、靴状畸形。

2. 查体

肘窝饱满，前后径增宽，前臂短缩。肘窝可触及肱骨下端，鹰嘴后凸，肘后上方空虚，肘后三角改变。

【辅助检查】

X线检查：可明确脱位类型及排除骨折。

【诊断要点】

1. 外伤史。

2. 临床表现、体征。

3. X线表现。

【治疗】

1. 手法复位

新鲜脱位手法复位。如合并骨折，应先整复脱位，再整复骨折。若存在侧方移位，先用横挤手法予以整复。

牵拉屈肘法：患者仰卧或坐位。一助手握上臂，另一助手握腕部对抗牵引；术者双手拇指推顶肘后鹰嘴，余指扣住肱骨下端，用端提手法，同时助手屈曲肘关节，关节弹响时即提示复位成功，见图16-5。肘后三角关系恢复正常。

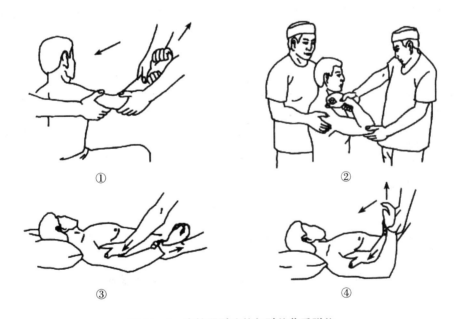

①　　　　　　　　　　　②

③　　　　　　　　　　　④

图16-5　牵拉屈肘法整复肘关节后脱位

2. 固定

屈肘90°，用三角巾悬吊或石膏固定1～2周。合并骨折时，夹板或石膏托固定

3～4周。

【转诊建议】

合并骨折、复位失败者，或陈旧性脱位者，建议转诊上级医院手术治疗。

四、月骨脱位

指月骨相对于周围的腕骨和桡骨远端的移位，完全脱位易发生缺血性坏死。

【病因】

一般由外伤所致，摔倒时手背伸、尺偏、旋前位着地。

【临床表现】

1. 典型症状

有外伤史，腕部肿胀、疼痛、活动受限及握力下降。可伴有正中神经卡压症状。陈旧性脱位可致屈指肌腱断裂。

2. 查体

压痛、手指呈半屈曲状，被动伸指及主动屈曲指均剧痛。腕掌侧饱满，可触及隆起。

【辅助检查】

X线正位片可见月骨轮廓由梯形变为三角形。侧位片可见月骨向掌侧脱位，甚至翻转脱入腕管（图16－6）。

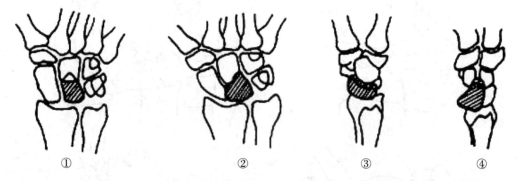

① ② ③ ④

注：①正常月骨正位X线征象；②月骨脱位的正位X线征象；③正常月骨侧位X线征象；④月骨脱位的侧位X线征象。

图16－6 正常月骨X线影像与月骨脱位的X线表现

【诊断要点】

根据受伤史、临床症状、体征及X线检查可做出诊断。

【鉴别诊断】

月骨脱位当与月骨周围脱位、经舟骨月骨周围脱位鉴别（图16－7）。

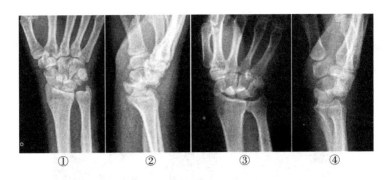

注：①月骨周围脱位的正位 X 线征象；②月骨周围脱位的侧位 X 线征象；③经舟骨月骨周围脱位的正位 X 线征象；④经舟骨月骨周围脱位的侧位 X 线征象。

图 16 - 7　月骨周围脱位和经舟骨月骨周围脱位

【治疗】

1. 手法复位

新鲜脱位手法复位。复位困难者，则可在 X 线辅助下针拨复位。

2. 固定

石膏托将腕关节固定于旋前、掌屈 30°~ 40°位。1 周后改为中立位，再固定 3 ~ 5 周。应避免做过度腕背伸动作，以防月骨重新脱出。

【转诊建议】

闭合复位不满意、陈旧性脱位或正中神经嵌压、肌腱断裂者，可转上级医院行手术治疗。

五、髋关节脱位

髋关节脱位多见于青壮年男性，有 10% 发生股骨头缺血性坏死，中心性脱位后期创伤性关节炎的可能性大。

【病因】

多为强大暴力外伤所致。

【临床表现】

1. 典型症状

伤后患髋疼痛，中心性脱位可出现下腹痛，髋关节功能障碍。

2. 体征

后脱位屈髋屈膝、内收内旋，粘膝征阳性；前脱位患髋屈曲，外展外旋；中心性脱位下肢短缩，大粗隆内移。髋前或后侧可扪及股骨头；大粗隆移位，下肢长度改变。

【辅助检查】

髋关节正侧位 X 线检查，可明确诊断脱位及伴随骨折，见图 16 - 8。CT 可以充分显示脱位类型、股骨头移位及髋臼骨折情况。

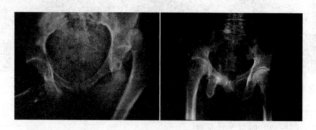

图 16 - 8　髋关节脱位 X 线检查

【诊断】

1. 有明确的外伤史。

2. 髋部疼痛、畸形、弹性固定，下肢长度改变、大粗隆移位，可触及移位的股骨头，且出现功能丧失等。

3. X 线检查、CT 检查可帮助明确诊断。

【鉴别诊断】

本病当与股骨颈骨折、粗隆间骨折鉴别。

【治疗】

1. 手法复位

（1）髋关节后脱位

1）屈髋拔伸法：患者仰卧，助手固定骨盆；术者屈髋、膝关节 90°；一手套腘窝，一手握踝部，沿股骨干纵轴拔伸，然后维持牵引力，慢慢内外旋转患肢，可闻及弹响声；最后慢慢将患肢外展伸直（图 16 - 9），即可复位。

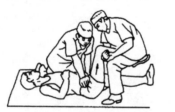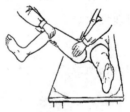

图 16 - 9　屈髋拔伸法整复髋关节后脱位

2）回旋法（问号法）：患者仰卧，术者立于患者伤侧，用肘部提托患肢腘窝；一手握患肢踝上，使患肢屈髋屈膝各 90°，然后沿股骨纵轴牵引并慢慢内收内旋髋关节，进一步使髋关节屈曲，使患肢膝部接近对侧髂前上棘和腹壁；在维持牵引下，使髋关节外展外旋；最后伸直下肢（图 16 - 10）。

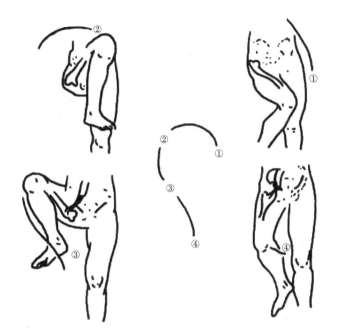

注：①内收内旋位牵引；②逐步加大屈膝屈髋角度；③牵引下慢慢外展外旋髋关节；④逐渐伸直髋、膝关节。

图 16 - 10 回旋法整复髋关节后脱位

（2）髋关节前脱位

回旋法：步骤与髋关节后脱位相反（图 16 - 11）。

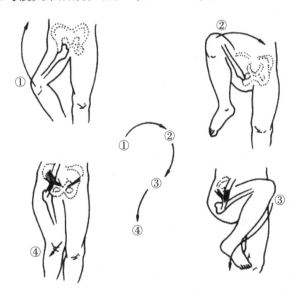

注：①外展外旋位牵引；②逐步加大屈膝屈髋角度；③牵引下慢慢内收内旋髋关节；④逐渐伸直髋、膝关节。

图 16 - 11 回旋法整复髋关节前脱位

2. 固定

单纯性脱位复位后可采用皮牵引、支架、沙袋等制动于外展中立位 3～4 周。

【转诊建议】

手法复位失败者，或合并髋臼骨折、骨折块较大复位不良者，应尽早进行手术。中心性脱位用骨牵引使其逐步复位，未开展相关医疗技术的应转诊上级单位治疗。

六、膝关节脱位

【病因】

因强大暴力导致，常合并关节内骨折、韧带损伤、神经及血管损伤。

【临床表现】

1. 典型症状

膝关节剧痛、严重肿胀、畸形、异常活动、弹性固定，功能丧失。

2. 查体

膝关节压痛明显，可触及异常骨突，血管神经损伤可出现胫前、胫后、足背动脉搏动消失；足下垂和足背外侧痛觉消失。

【辅助检查】

X 线检查、CT 检查可明确脱位及骨折的情况，MRI 检查则可明确韧带损伤的情况，血管彩超可判断血管损伤的情况。

【诊断要点】

根据受伤史、临床表现及 X 线检查等，可做出诊断。但应注意防止漏诊血管、神经损伤及并发的骨折、韧带和半月板损伤。

【治疗】

1. 手法复位

患者取仰卧位，助手双手握住患侧大腿下方，远端助手握住踝部进行对抗牵引。膝关节轻度屈曲位，沿肢体纵轴做对抗牵引。术者一手托股骨下端向前，另一手推按胫骨上端向后（后脱位方向相反；侧方脱位向侧方推，同时内外翻；旋转脱位推挤并扭转小腿），如闻及弹响声则提示已复位（图 16-12）。

2. 固定

以长腿石膏托或前后石膏夹或长夹板于患膝屈曲 20°～30° 位固定 4～8 周。腘窝部应加软垫，并严密观察患肢远端的血液循环。

【转诊建议】

闭合复位失败、合并神经血管损伤、韧带损伤者应及时转诊上级医院手术治疗。

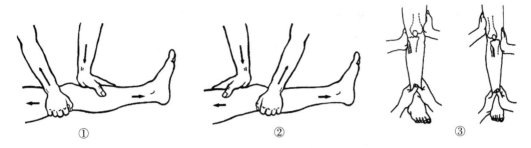

注：①前脱位整复法；②后脱位整复法；③侧方脱位整复法。

图 16 - 12 膝关节脱位整复方法

七、下颌关节脱位

又称颞下颌关节脱位，中医学称为"失欠颊车""落下颌""脱颌"，俗称"掉下巴"。可单侧脱位、双侧脱位，急性脱位、复发性脱位和陈旧性脱位，脱位方向有前、后、上、侧方脱位。

【病因】

多与下颌关节发育异常、年老关节松弛及外力作用有关。

【临床表现】

临床常表现为下颌半张、口不能闭、口角歪斜、流涎等症状。

【辅助检查】

X线检查可明确脱位的情况及有无发育异常。

【诊断要点】

一般年老患者常见，由张口大笑、咬硬物或下颌受到外力打击等所致，表现为口不能闭、口角流涎等症状，X线检查可排除骨折。

【治疗】

1. 手法复位

（1）口内复位法：术者位于患者的前方，拇指缠上纱布，深入患者的口内，放在下颌磨牙颌面上，尽可能向后，用拇指压下颌骨向下，持续缓慢用力再缓慢地上推，这时有的能够听到弹响声，可以复位到原来的位置（图 16 - 13）。

（2）口外法：将拇指放到两侧，突出于颧弓下方的髁突支前缘，再向后滑入关节窝而得到复位。如复位困难可在下颌关节周围及咬肌处进行按摩放松肌肉痉挛，再行复位。

（3）软木复位法：适用于陈旧性脱位，在口内磨牙间塞一软木，利用杠杆原理复位。

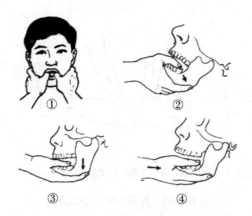

图 16 - 13 　下颌关节脱位口内复位法

2. 固定

复位后维持闭口位，用绷带固定 1～2 周，习惯性脱位固定 4～8 周，固定应允许张口超过 1cm，以便进食。每日进行叩齿动作，固定期间，避免用力张口大声说话，宜吃软食，避免咬嚼硬物。

【转诊建议】

顽固性、习惯性脱位转诊专科医院手术治疗。

第二节　骨　折

一、概述

骨的完整性或连续性遭到破坏者，称为骨折。按部位分上肢骨折、下肢骨折及脊柱骨折。

【病因】

1. 外因：

（1）直接暴力：骨折发生在外来暴力直接作用的部位，如打伤、压伤、枪伤、炸伤及撞击伤等。

（2）间接暴力：骨折发生在远离于外来暴力作用的部位。间接暴力包括传达暴力、扭转暴力。

（3）筋肉牵拉力：由于筋肉牵拉急骤的收缩和牵拉引起的骨折。

（4）累积性力：又称疲劳骨折，是骨骼长期反复地震动或形变，由于外力的积累，可造成骨折。以第 2、3 跖骨及腓骨干下 1/3 骨折为多见。

2. 内因：

（1）年龄和健康情况：年老体弱，平时缺少运动锻炼。

（2）骨的解剖位置和结构状况：幼儿骨膜较厚，胶质较多易发生青枝骨折；18岁以下青少年容易发生骨骺分离；老年人骨质疏松，容易发生脆性骨折。

（3）骨骼病变：如先天性脆骨病、营养不良、佝偻病、甲状腺功能亢进、骨感染和骨肿瘤等常为导致骨折的内在因素。

【临床表现】

临床常表现为疼痛、压痛、肿胀、瘀斑和活动功能障碍，查体可见畸形、骨擦音和异常活动。

【辅助检查】

X 线检查可明确骨折类型、移位方向、骨折端形状等情况，必要时行 CT 或 MRI 检查明确诊断。

【诊断要点】

1. 外伤史：详细询问受伤情况，充分估计伤情。

2. 临床表现：疼痛、压痛、肿胀和瘀斑，活动功能障碍。

3. 骨折特征：畸形、骨擦音和异常活动。

【治疗】

（一）西医治疗

1. 手法复位

手法复位要求及时、稳妥、准确、轻巧而不增加损伤，力争一次成功。掌握"以子求母"，即远端对近端。常用手法有：拔伸、旋转、屈伸、提按、端挤、摇摆、触碰、分骨、折顶、回旋等。复位后与健肢对比，并借助 X 线检查，明确复位效果。

2. 固定

骨折复位后，固定在良好的位置直至骨折愈合。外固定包括夹板、石膏绷带、持续牵引和外固定架等。

3. 练功活动

骨折固定后，必须尽早进行练功活动。

（1）骨折早期：伤后 1～2 周内，患肢肌肉做舒缩活动，但骨折部上下关节则不活动或轻微活动。练功时以健肢带动患肢，次数由少到多，时间由短到长，幅度由小到大，以患处不痛为原则，切忌任何粗暴的被动活动。

（2）骨折中期：2 周以后，除继续前面的练功外，要求逐步活动骨折部上下关节。动作应缓慢柔和，范围由小到大，至接近临床愈合时应增加活动次数，加大运动幅度和力量。

（3）骨折后期：骨折已临床愈合，以加强伤肢各关节的活动为重点。

4. 药物治疗

（1）初期：伤后 1~2 周。

症状：伤处肿胀疼痛剧烈，活动受限，舌暗、苔薄白，脉弦紧。

治法：活血化瘀，消肿止痛。

方药：①复元活血汤（《医学发明》）加减：柴胡 15g，天花粉 9g，当归 9g，红花 6g，甘草 6g，酒大黄 12g，桃仁 15g。②桃红四物汤（《医宗金鉴》）加减：当归 15g，熟地黄 15g，川芎 15g，白芍 15g，桃仁 15g，红花 15g。

外用药：①消瘀止痛药膏：木瓜 60g，栀子 30g，大黄 150g，蒲公英 60g，土鳖虫 30g，乳香 30g，没药 30g，共为细末，饴糖或凡士林调敷。②双柏散：大黄、侧柏、黄柏、薄荷、泽兰，以 2∶2∶1∶1∶1 比例用开水、蜂蜜调敷。③红肿热痛时可外敷清营退肿膏：生大黄 60g，生黄柏 30g，黄芩 30g，黄丹 30g，天花粉 30g，滑石 30g（包煎），芙蓉叶 60g 为细末，用凡士林调敷外用。

（2）中期：伤后 2~3 周。

症状：伤处疼痛明显缓解，筋骨尚未完全愈合，舌暗、苔薄白，脉弦缓。

治法：活血和营，接骨续筋。

方药：新伤续断汤（《中医伤科学》）加减：当归尾 12g，土鳖虫 6g，乳香 3g，没药 3g，丹参 6g，自然铜 12g（醋煅），骨碎补 12g，泽兰叶 6g，延胡索 6g，苏木 10g，续断 10g，桑枝 12g，桃仁 6g。亦可选用和营止痛汤、续骨活血汤等。

外用药：以接骨续筋类药膏为主，如接骨续筋药膏、外敷接骨散、驳骨散、碎骨丹等成药。

（3）后期：伤后 3 周以上。

症状：伤处疼痛减轻，筋骨不利，关节活动艰涩，腰酸腿软，腰部活动后隐痛。

治法：壮筋骨，养气血，补肝肾。

方药：六味地黄丸（《小儿药证直诀》）加减：熟地黄 24g，山茱萸 12g，山药 12g，茯苓 9g，牡丹皮 9g，泽泻 9g。亦可选用壮筋养血汤（《伤科补要》）、八珍汤（《正体类要》）等。同时应注意补益脾胃，可用健脾养胃汤、补中益气汤、归脾汤等加减。

外用药：①可用舒筋活络类膏药外贴，如活血止痛膏、千山活血膏等成药。②关节附近的骨折，可外用熏洗、熨药及伤药水揉擦，配合练功活动。常用的有海桐皮汤、舒筋活血洗方（伸筋草 9g，海桐皮 9g，秦艽 9g，独活 9g，当归 9g，钩藤 9g，乳香 6g，没药 6g，红花 6g）；上肢损伤洗方（伸筋草 15g，透骨草 15g，荆芥 9g，防风 9g，红花 9g，千年健 12g，刘寄奴 9g，桂枝 12g，苏木 9g，川芎 9g，威灵仙 9g）；下肢损伤洗方（伸筋草 15g，透骨草 15g，五加皮 12g，三棱 12g，莪术 12g，秦艽 12g，海桐皮 12g，牛膝 9g，生木瓜 9g，红花 9g，苏木 9g）。上方水煎外洗，1 日 2 次。

【转诊建议】

对于保守治疗效果不理想、开放性骨折、合并有多发伤、血管损伤、神经损伤、病理骨折及短缩大于2cm等情况，建议转诊治疗。

二、病理性骨折

病理性骨折是指由于骨骼本身存在影响其结构完整性或坚固性的病理因素，在并不足以引起正常骨骼发生骨折的轻微外力作用下所发生的骨折。

【病因】

可由原发性骨肿瘤及肿瘤样病变、骨转移瘤、骨发育障碍性疾病、骨代谢障碍性疾病、骨感染性疾病、血液病及原因不明性疾病等所致。

【临床表现】

主要表现为疼痛、肿胀、畸形和功能障碍，但由于其原发病的不同可以出现各自具有特征性的临床体征

【辅助检查】

1. X线检查是病理性骨折最基本、最重要的诊断手段。

2. CT检查、MRI检查、全身核素骨扫描等在诊断、明确病情时依具体情况选择应用。

3. 实验室检查应酌情查血清碱性磷酸酶，血清钙、磷定量，肿瘤标志物等。

【诊断要点】

1. 病史：

（1）引起骨折的外力十分轻微。

（2）在有骨疾患的部位发生疼痛或病情突然加重。

（3）有长期卧床或肢体废用病史，或长期服用肾上腺皮质激素史。

（4）家族中有类似易于发生骨折的患者。

2. 病理性骨折多见于老年人，或患恶性肿瘤的中青年。如骨质疏松患者常觉周身疼痛、易抽筋；恶性肿瘤患者多呈贫血、低热、消瘦、乏力等；结核病患者多有消瘦、咳嗽、潮热盗汗等。

3. 临床查体：虽然病理性骨折局部症状和体征是基本一致的，表现为疼痛、肿胀、畸形和功能障碍，但由于其原发病的不同可以出现各自具有特征性的临床体征。应进行认真的全身和局部查体。

（1）发育和营养状况，佝偻病、肾性骨病、原发骨恶性肿瘤或骨转移瘤的患者营养状况较差。

（2）头颅畸形及四肢弯曲畸形，可见于畸形性骨炎、佝偻病、甲状旁腺功能亢进

症等疾病。

（3）膝关节、肩关节附近出现肿胀、包块，皮温升高，浅静脉怒张时，应注意恶性骨肿瘤的发生。

【鉴别诊断】

病理性骨折应与创伤性骨折、疲劳性骨折相鉴别，见表16-1。

表16-1　病理性骨折鉴别诊断

疾病	鉴别诊断要点
创伤性骨折	由于暴力导致骨的连续性遭到破坏，而出现肿痛、畸形和功能障碍
疲劳性骨折	是长时间积累性应力使骨骼不能负荷，而导致其内部结构破坏的结果

【治疗】

病理性骨折的治疗取决于病因的诊断和对预后的评估。应根据病因、骨折部位、病变累及的范围和对病理性骨折愈合趋势及能力的判断，结合对患者生存期限的估计等，制定出不同的原则和方法。

【转诊建议】

疑为病理性骨折的患者，基层医疗机构如条件有限，应积极往上级医院转诊，以免延误病情。

三、肱骨髁上骨折

肱骨髁上骨折指发生在肱骨内外髁上2~3cm处的骨折。儿童多见，易合并肘内翻畸形。

【病因】

常因跌倒所致。

【临床表现】

肘部肿胀、疼痛、瘀斑、肘关节活动受限，伸展型肘后三角正常，屈曲型肘后三角消失。

【辅助检查】

肘关节X线可见：①伸展型：正位见骨折线横行，侧位骨折线自前下至后上呈斜行。②屈曲型：正位见骨折线呈横行，侧位骨折线自前上至后下呈斜行，远折端位于肱骨前方。

【诊断要点】

1. 有外伤史。

2. 临床表现：肘部肿胀、疼痛、瘀斑、肘关节活动受限，伸展型肘后三角正常，屈曲型肘后三角消失。应注意是否有肱动脉急性损伤和前臂掌侧骨筋膜室综合征，是否出现"4P"征，即：①疼痛；②桡动脉搏动消失；③苍白；④麻痹。

3. 分为伸展型和屈曲型，伸展型多见，见图16-14。

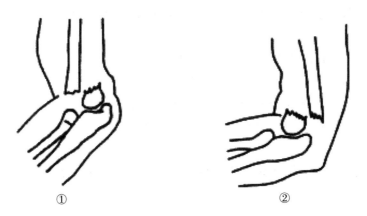

注：①伸展型；②屈曲型。

图 16-14　肱骨髁上骨折

4. 辅助检查可帮助诊断。

【治疗】

1. 伸展型

无移位或轻度移位可用夹板或石膏后托制动1～2周，然后开始轻柔的功能活动。6周后去除石膏或夹板固定。

（1）复位：在麻醉后进行复位。于伸肘位进行牵引，前臂旋后并稍外翻，术者拇指于远折端后侧将其向前推起，同时用其余手指将近折端向后压下，以矫正前后移位，然后再矫正侧方移位和旋转畸形，最后屈肘使骨折复位得到维持。

（2）固定：石膏后托或小夹板固定。一般远折端向内侧移位，固定在旋前位；若远折端向外侧移位，固定在旋后位。复位后再次行X线检查，并在第2、7、14天复查。

2. 屈曲型

屈肘位牵引前臂，维持牵引，用拇指向后推压远折端，并对抗牵引近折端。或术者一手抓住肱骨髁，另一手维持前臂在屈肘旋后位，牵引肱骨髁以矫正骑跨和成角畸形，助手将衬垫铺好，术者再用手掌向后推压远折端使骨折复位，然后用长臂石膏管形固定6周。

【转诊建议】

骨折不稳定，闭合复位后不能维持，或合并血管损伤、合并同侧肱骨干或前臂骨折等，建议转入上级医院进一步治疗。

四、尺桡骨干骨折

尺桡骨干骨折是指尺骨干、桡骨干的连续性和完整性中断称为尺桡骨干骨折。

【病因】

由直接暴力、传达暴力、扭转暴力所致。

【临床表现】

常表现为疼痛、畸形、前臂和手部的功能丧失，查体可有异常活动、骨擦音、纵向叩击痛，需仔细检查前臂的血运情况及肿胀程度。

【辅助检查】

尺桡骨 X 线检查：低能量损伤的骨折线通常为横断或短斜行，而高能量损伤的骨折线常为严重粉碎或呈多段骨折。

【诊断要点】

1. 有外伤史。

2. 临床表现：疼痛、畸形、前臂和手部的功能丧失。查体可有异常活动、骨擦音、纵向叩击痛，需仔细检查前臂的血运情况及肿胀程度。开放骨折易合并神经及大血管的损伤，须仔细检查。

【治疗】

1. 无移位骨折

用长臂石膏制动于屈肘 90°前臂中立位。石膏应从腋窝至掌指关节，保证手指充分活动，颈腕吊带悬吊。同时每周复查 X 线，观察 4 周，一旦发生移位，应切开复位内固定。

2. 移位骨折

麻醉、X 线透视下整复。屈肘 90°，对牵引部位进行保护，牵引拇、示、环指及上臂下段，直接触摸下对尺骨进行复位。将前臂置于适度的旋后位置对桡骨进行整复。当骨折对位对线满意后，用包括肘关节的石膏固定。

【转诊建议】

骨折移位太大或合并关节脱位、开放骨折、合并骨筋膜间室综合征者应尽早手术，建议转入上级医院进一步治疗。

五、手腕部骨折

桡骨远端骨折

桡骨远端骨折是指位于桡腕关节面 2～3cm 内的松质骨骨折。

【病因】

多为间接暴力所致，跌倒时，躯干向下的重力与地面向上的反作用力交集于桡骨远端而发生骨折。

【临床表现】

1. 克雷氏骨折

最常见，桡骨远端向背侧移位、桡偏、桡骨短缩。常涉及桡腕关节和下尺桡关节，也合并尺骨茎突骨折。可见腕部疼痛、肿胀、瘀血，可见"餐叉状"畸形；桡骨远端压痛，可触及移位的骨折端及骨擦音（感）；尺骨茎突可有压痛或向背侧突起；手指的屈伸、旋转活动受限；伴有神经损伤，手指感觉减弱。

2. 史密斯骨折

称反克雷氏骨折。桡骨远端向掌侧移位，短缩，呈"工兵铲"样畸形。

3. 巴通骨折

是桡骨远端掌侧缘或背侧缘的通关节骨折，常伴有脱位或半脱位，骨折端有时可触及移位的骨折块。

【辅助检查】

腕关节正侧位 X 线检查可明确骨折类型。

【诊断要点】

1. 有外伤史。

2. 临床表现：参见上述临床表现。

3. 辅助检查：腕关节正侧位 X 线检查可明确骨折类型。

【治疗】

1. 无移位骨折

采用桡背侧石膏托或夹板固定 4 周，固定范围自肘至掌指关节，患肢固定于中立位或轻度屈曲尺偏位。

2. 移位骨折

麻醉下闭合复位，石膏或夹板外固定。

（1）克雷氏骨折：沿前臂纵轴方向对抗牵引。双手拇指置于骨折远端背侧，采用端提、折顶等手法，将向桡背侧移位之远折端复位，固定于轻度掌屈尺偏位。

（2）史密斯骨折：取坐位或卧位，患肢前臂旋前，手掌向下。术者一手握前臂下段，另一手握住腕部，对抗牵引 3～5 分钟，重叠移位矫正后，握前臂的拇指置于骨折远端桡侧向尺侧按捺，同时将腕关节尺偏，以矫正其向桡侧移位。然后拇指置于近端背侧用力向下按压，食指置于骨折远端掌侧用力向上端提，同时将患腕背伸，使之复位。

【转诊建议】

累及关节面的桡骨远端骨折，建议转入上级医院手术治疗。

掌骨骨折

发生在掌骨的骨折称掌骨骨折，可以为单一或多个掌骨骨折，多发生在第 1 掌骨。可分为第 1 掌骨基底部骨折、第 1 掌骨基底部骨折脱位、掌骨颈骨折、掌骨干骨折。

【病因】

直接暴力和间接暴力都会导致骨折。

【临床表现】

局部肿胀疼痛，功能障碍，有明显压痛，纵轴挤压或叩击掌骨头则疼痛加剧，如有重叠移位，则该掌骨短缩畸形，可见掌骨头凹陷畸形。第 1 掌骨基底部骨折或骨折脱位时，拇指不能做收展活动，握力减弱。掌骨颈和掌骨干骨折可有骨擦音。

【辅助检查】

手部正、斜位 X 线检查可明确骨折部位和移位情况。

【诊断要点】

外伤史、临床表现、手部 X 线检查可明确诊断。

【治疗】

1. 第 1 掌骨基底部骨折脱位

拇指向远侧与桡侧牵引，后将第 1 掌骨头向桡侧与背侧推扳，同时以拇指用力向掌侧与尺侧按顶骨折处，以矫正向桡侧与背侧突起成角。手法整复后应用外展夹板固定，4 周后解除外固定，进行功能锻炼。

2. 第 1 掌骨基底部骨折

治疗方法同上，若复位后不稳定，用细钢针经皮闭合穿针内固定或皮肤牵引，指骨牵引 3～4 周。陈旧性骨折脱位宜行切开复位内固定。

3. 掌骨颈骨折

屈曲 90°位，用食指压顶近节指骨头，使指骨基底部位于掌骨头之掌侧，将骨断片向背侧顶，同时用拇指将掌骨干向掌侧压整复，见图 16-15。

4. 掌骨干骨折

稳定骨折，宜采用手法整复、夹板固定。牵引下先矫正向背侧成角，以后用食指与拇指在骨折的两旁行分骨挤压，并放置两个分骨垫以胶布固定，在成角侧放一小毡垫以胶布固定，最后在掌侧与背侧各放一块夹板，以胶布固定，外加绷带包扎。斜形、粉碎、短缩较多的不稳定骨折，宜加用指骨末节骨牵引。

【转诊建议】

骨折复位固定失败、陈旧骨折畸形愈合者转上级医院治疗。

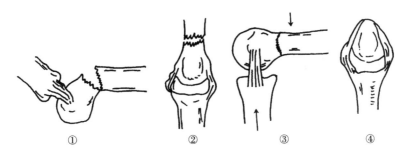

①   ②   ③   ④

注：①②为不正确的整复；③④为正确的整复。

图 16 – 15 掌骨颈骨折整复

指骨骨折

包括近节指骨骨折、指骨颈骨折、末节指骨基底背侧撕脱骨折。

【病因】

多为直接暴力所致，易引起开放性骨折。

【临床表现】

手指肿胀、疼痛、伸屈受限，骨擦感。末节指骨基底部背侧撕脱骨折，有锤状指畸形。

【辅助检查】

手指正侧位 X 线检查可明确骨折部位和移位情况。

【诊断要点】

1. 有外伤史。

2. 临床表现：手指肿胀、疼痛、伸屈受限，骨擦感。末节指骨基底部背侧撕脱骨折，有锤状指畸形。

【治疗】

1. 指骨干骨折

麻醉后用拇指与食指侧方挤压矫正侧方移位，然后将远端逐渐掌屈，同时以另一手拇指将近端自掌侧向背侧顶住以矫正向掌侧成角。复位后根据成角情况放置小固定垫，用夹板局部固定患指，再令患指握一裹有 3 ～ 4 层纱布的小圆柱状固定物（小木棒或玻璃瓶），使手指屈向舟状骨结节，胶布固定，绷带包扎。

2. 指骨颈骨折

用反折手法，将骨折远端呈 90°向背侧牵引，然后迅速屈曲手指，屈曲时应将近端的掌侧屈向背侧。固定方法与指骨干骨折相同。

3. 末节指骨基底背侧撕脱骨折

将近侧指间关节屈曲、远侧指间关节过伸，使指骨基底向被撕脱的骨片靠近，然后用夹板或石膏固定。

【转诊建议】

骨折复位固定失败者转上级医院治疗。

六、骨盆骨折

是指骨盆的环状结构，髂骨、耻骨、坐骨、骶尾骨等在受到外力的作用下，引起骨的连续性或者是完整性发生中断，从而引起患者出现局部的肿胀，疼痛，畸形，移位比较大的骨盆骨折会出现髂血管、骶神经、尿道、肠管等脏器的损伤，严重的可能会引起患者出现失血性休克，更为严重的有可能会危及患者生命。

【病因】

多由强大外力直接作用所致，如高处坠落伤、重物土石砸压伤和交通事故伤等。

【临床表现】

1. 全身情况

有可能出现意识障碍、呼吸困难、发绀、腹痛、腹膜刺激症状等，有可能出现失血性休克的表现。

2. 症状和体征

骨盆疼痛肿胀、皮下瘀血和皮肤挫擦伤痕，骨盆压痛明显，可触及移位的骨折块，下肢活动受限，被动活动伤侧肢体疼痛加重，两下肢不等长或有旋转畸形。

【辅助检查】

1. 骨盆前后位、出口位、入口位 X 线检查，必要时行 CT 检查并进行三维重建。

2. 特殊检查：骨盆分离挤压试验阳性；"4"字试验阳性；直腿抬高试验引发骨盆疼痛为阳性；脐与两侧髂前上棘的距离不等长；肛门指诊，指套上有血迹，或可触及骨折端；导尿管无法插入及肛门指诊发现前列腺移位者，为尿道完全断裂；阴道检查可发现阴道撕裂的部位和程度。

【诊断要点】

1. 外伤史。

2. 临床表现：参见上述描述。

【治疗】

1. 急救

出现失血性休克时应当在检查床（车）上就地抢救，禁止搬动患者。

2. 迅速控制出血

外出血用敷料压迫止血，内出血用抗休克裤压迫止血。

3. 快速补充血容量

迅速建立 2～3 个静脉通道，大量补液及输血。

4. 临时固定

骨盆兜固定。

【转诊建议】

骨盆骨折后可致大量出血，极易发生休克。盆腔脏器破裂可致严重感染，危及生命。骨盆骨折病死率高，建议骨盆骨折伴有大量出血患者应在生命体征稳定后立即转院。骨折端明显移位，保守治疗效果不理想、髂前上棘撕脱骨折移位明显建议转入上一级医院治疗。

七、髋部骨折

股骨颈骨折

股骨颈骨折是指股骨头下至股骨颈基底部的骨折。

【病因】

老年患者骨质疏松，多因轻微的直接外力或间接外力引起骨折。年轻患者多为高能量创伤所致。

【临床表现】

1. 症状

髋部疼痛，局部可轻度肿胀或不肿胀，伤肢外旋、缩短，髋、膝轻度屈曲，大粗隆上移，患髋活动受限，不能站立行走，部分嵌入骨折仍可短时站立或跛行。

2. 查体

腹股沟附近有压痛，下肢轴向叩击痛阳性。

【辅助检查】

髋关节正侧位 X 线检查可明确骨折情况，必要时行 CT 检查。

【诊断要点】

1. 有外伤史。

2. 临床表现：髋部疼痛，局部可轻度肿胀或不肿胀，伤肢外旋、缩短，髋、膝轻度屈曲，大粗隆上移，患髋活动受限，不能站立行走，部分嵌入骨折仍可短时站立或跛行，腹股沟附近有压痛，下肢轴向叩击痛阳性。

【治疗】

1. 少数无移位和外展嵌插的稳定型骨折，有手术禁忌证患者，可行卧床 8～12 周的保守治疗，将患肢处于轻度外展，膝关节轻度屈曲、足中立位。

2. 可在患足穿一丁字鞋，或皮牵引固定。

3. 固定期间嘱咐患者不盘腿、不侧卧、不下地活动。

4. 有移位的新鲜股骨颈骨折存在手术禁忌证者也可采用股骨髁上或胫骨结节牵引。

【转诊建议】

移位的股骨颈骨折患者建议尽早转入上级医院手术治疗。

股骨粗隆间骨折

股骨粗隆间骨折是指股骨近端的大粗隆和小粗隆之间发生的骨折，多位于股骨颈基底部下方 2~3cm 范围内。

【病因】

同股骨颈骨折。

【诊断要点】

1. 外伤史。

2. 临床表现：髋部疼痛，短缩外旋畸形，可有瘀斑，髋关节活动受限，无移位骨折的患者可行走，但伴随轻微疼痛。大转子和轴向叩击痛阳性。

【辅助检查】

双髋正位和患髋侧位 X 线检查可明确骨折类型，必要时行 CT 检查。

【治疗】

1. 骨折稳定者采用丁字鞋固定，鼓励患者早期在床上功能锻炼，做踝关节背伸跖屈及股四头肌功能锻炼，并做扩胸运动，减少卧床并发症。

2. 不稳定骨折行骨牵引，下肢于轻度外展位牵引 8~12 周，之后患髋活动，患肢部分负重，骨折愈合后完全负重。

【转诊建议】

无明显手术禁忌证患者尽早手术治疗，建议生命体征平稳后转入上级医院手术治疗。

八、髌骨骨折

髌骨骨折是髌骨连续性和完整性中断。

【病因】

可为直接或间接暴力所致。直接暴力常见于直接跪倒在地、交通事故伤，间接暴力常见于跌伤或绊倒伤。

【临床表现】

膝关节疼痛、肿胀、力弱，膝部出现凹陷，查体发现膝关节压痛阳性，浮髌试验阳性。

【辅助检查】

膝关节正侧位、斜位和轴位可明确骨折线，必要时行 CT 检查。

【诊断要点】

1. 有外伤史。

2. 临床表现：膝关节疼痛、肿胀、力弱。膝部出现凹陷。

3. 查体：膝关节压痛阳性，浮髌试验阳性。

【治疗】

无移位骨折，早期用弹性绷带及冰袋加压包扎；关节内抽积血；前后长腿石膏托，固定于轻度屈曲位，制动 3～6 周，后改弹性绷带加压包扎。

纵行或无移位的边缘骨折，采取加压包扎，3～6 周内减少体力活动。

【转诊建议】

髌骨关节内骨折、开放髌骨骨折采取手术治疗，若无手术条件者建议转入上级医院进一步治疗。

九、小腿骨折

小腿骨折即胫腓骨骨干骨折，是指胫骨结节、腓骨小头以下至内、外踝以上的骨折，是长管状骨中最常发生骨折的部位，尤以 10 岁以下儿童和青壮年为多。儿童多为青枝骨折或无移位骨折。

【病因】

直接暴力、间接暴力均可导致小腿骨折。直接暴力多为重力打击、挫压、撞击、砸伤、车轮碾轧等，骨折线多呈横断、短斜、蝶形或粉碎性，骨折局部软组织损伤较严重；间接暴力多为自高处跌下、强力扭转或滑倒等，骨折线多呈斜形或螺旋形，局部软组织损伤相对较轻。

【临床表现】

1. 典型症状

伤后小腿疼痛、肿胀和功能障碍。

2. 查体

局部压痛、纵向叩击痛阳性，可有骨擦音及异常活动。严重者可有肢体短缩、成角及外旋畸形。小儿青枝骨折或裂纹骨折，临床症状可能很轻，但患儿拒绝站立和行走，局部有轻微肿胀及压痛。胫骨上 1/3 骨折者，应注意有无腘动脉损伤；腓骨上端骨折时应注意有无腓总神经损伤。胫骨骨折可造成小腿筋膜间隔区内肿胀，压迫血管，而引起筋膜间隔区综合征，应注意评估。

【辅助检查】

小腿正侧位包括胫腓骨的全长 X 线检查可以明确骨折类型、部位及移位方向。

【诊断要点】

1. 有外伤史。

2. 临床表现，参见上述描述。

【治疗】

以恢复小腿的长度和负重功能为主，重点处理胫骨骨折。应充分纠正骨折端的成角和旋转移位。胫骨中下 1/3 交界处为骨折的好发部位，且往往因局部血液供应不良，而发生迟缓愈合或不愈合。

1. 手法复位

患者平卧，膝关节屈曲，一助手用肘关节套住患者腘窝部，另一助手握住足部，沿胫骨长轴作对抗牵引 3～5 分钟，矫正重叠及成角畸形。若近端向前内移位，则术者两手环抱小腿远端并向前端提，一助手将近端向后按压，使之对位。如仍有左右侧移位，可同时推挤近端向外、端提远端向内，一般即可复位。螺旋形、斜形骨折时，远端易向外移位：术者可用拇指置于胫、腓骨间隙，将远端向内侧推挤，其余四指置于近端的内侧，向外用力提拉，并嘱助手将远端稍稍内旋，可使完全对位，见图 16－16。

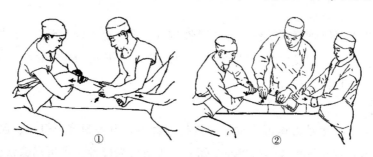

注：①矫正前后移位；②矫正侧方移位。

图 16－16　小腿骨折整复方法

2. 固定

采用小夹板或石膏固定。不稳定骨折（如粉碎性骨折、斜形骨折），应用手法整复固定，配合跟骨牵引。8～10 周后若达到临床愈合标准即可去除固定。

3. 手术治疗

患者临时固定后建议转入上级医院进一步治疗。

4. 药物治疗

具体参见本节概述部分。

5. 练功活动

整复固定后，指导进行股四头肌的收缩锻炼和踝关节的屈伸活动。2 周后鼓励患者进行直腿抬举和屈膝活动。4~8周后可逐渐负重下地。

【转诊建议】

开放骨折、骨筋膜间室综合征，有血管神经损伤，予以伤口有效止血、加压包扎、临时固定后，应积极往上级医院转诊。

十、跟骨骨折

跟骨骨折较常见，多发生于成年人，多由传达暴力造成，骨折后常有足纵弓塌陷，跟骨结节关节角变小，甚至变成负角。

【病因】

造成跟骨骨折的暴力主要有垂直压缩力、翻转剪切力和跟腱牵拉力等形式的暴力，所形成的跟骨骨折类型复杂，70%～75%的病例波及跟距关节，后期往往影响跟距关节功能。

【临床表现】

1. 典型症状

伤后跟部肿胀疼痛、皮下瘀血、功能障碍，足跟不敢触地。

2. 查体

局部肿胀，压痛、叩痛阳性。足跟部宽而扁畸形，严重者足弓变平。

【辅助检查】

跟骨侧轴位 X 线片：可明确骨折类型、程度、移位方向，轴位片还可显示距下关节和载距突的情况，必要时与健侧对比。根据跟骨骨折线在 X 线检查的表现，可分为不波及跟距关节面骨折（图 16－17）和波及跟距关节面骨折（图 16－18）。前者预后较好，后者预后较差。

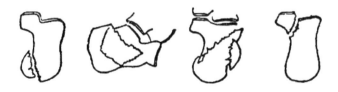

图 16－17　不波及跟距关节面骨折

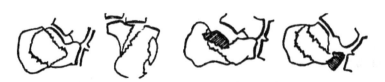

图 16－18　波及跟距关节面骨折

【诊断要点】

1. 有外伤史。

2. 骨折典型症状。

3. 局部压痛、叩痛阳性，足跟部宽扁畸形，外踝骨性标志变小，或足弓塌陷变平及外翻畸形。

4. 跟骨侧轴位 X 线检查可帮助诊断。

【治疗】

治疗以尽量恢复跟骨结节角、跟距关节面的平整及跟骨正常宽度为主。治疗包括两部分，即抗骨质疏松治疗和脊柱骨折的治疗，可参考本节"概述"。方案包括非手术治疗和手术治疗两部分。

1. 手法复位

（1）不波及跟距关节的骨折：跟骨结节纵行骨折的骨折块一般移位不大，予以挤按对位即可。跟骨结节横形骨折是一种撕脱性骨折，若骨折块大且向上移位者，患者取俯卧位，屈膝，助手尽量使足跖屈，术者以两手拇指在跟腱两侧用力推挤骨折块，使其复位。

（2）骨折线不通过关节面的跟骨骨折，若跟骨体后部同跟骨结节向后向上移位，应予充分矫正。患者仰卧，屈膝 90°，助手固定其小腿，术者两手指相交叉于足底，手掌紧扣跟骨两侧，用力矫正骨折的侧方移位和跟骨体的增宽，同时尽量向下牵引以恢复正常的结节关节角。

（3）波及跟距关节的骨折：对有关节面塌陷、粉碎而移位较多者，可用手掌扣挤足跟，尽量矫正跟骨体增宽，在摇晃足跟时，同时向下用力，以尽可能纠正结节关节角。

（4）跟骨压缩性骨折，跟距关节面塌陷尚完整者，可使用钢针撬拨复位。

2. 固定

若撬拨复位后，可采用长腿石膏靴屈膝、足跖屈位固定 4 周后，去钢针，改用短腿石膏靴再固定 4 周。若为普通手法整复或切开复位内固定术后，短腿石膏中立位固定 4 周。

3. 药物治疗

参见本节"概述"部分。

4. 练功活动

同前。

【转诊建议】

开放骨折、伴有关节脱位，或合并有其他部位骨折（如脊柱骨折等），予以伤口有效止血、加压包扎，临时固定后，应积极往上级医院转诊。

第三节　骨　病

一、颈椎病

颈椎病是颈椎椎间盘退行性改变及其继发病理改变累及周围组织（神经根、脊髓、椎动脉、交感神经等），出现相应临床表现的综合病症。可分为颈型、神经根型、脊髓型、交感神经型、椎动脉型、混合型。

【病因】

长期低头伏案、颈部外伤、颈部不良姿势。

【临床表现】

颈椎病早期多表现为颈型，以神经根型、脊髓型最常见，各型常混合存在。典型症状如下。

1. 颈型

颈肩部疼痛，肌肉僵硬，活动受限。查体可见：头夹肌、头半棘肌、斜方肌、胸锁乳突肌等肌肉紧张，有明显压痛。臂丛神经牵拉试验及椎间孔挤压试验阴性。

2. 神经根型

颈肩部疼痛伴上肢放射痛或麻木，或面部麻木，严重者可致肌无力或萎缩。查体可见：臂丛神经牵拉试验及椎间孔挤压试验阳性。

3. 脊髓型

步态不稳，甚至自觉有踩棉花感，胸腹部束带感。上肢笨拙，精细动作完成欠佳，如扣纽扣等。查体可见：肌张力增高，病理反射阳性（霍夫曼征、踝阵挛、髌阵挛、巴宾斯基征、查多克征）。

4. 交感神经型

头痛或偏头痛，有时伴恶心、呕吐。可出现心悸、胸闷、心率变化、心律失常、血压变化等。查体多无阳性体征。

5. 椎动脉型

头痛、头晕多见，可伴有恶心、呕吐、耳鸣、耳聋、猝然昏倒，转头时症状加重。多无阳性体征。

【辅助检查】

X 线、超声、MRI 可辅助检查。

【诊断要点】

1. 常有久伏案、颈部外伤等病史。

2. 有与颈部肌肉、神经根、脊髓、椎动脉、交感神经等组织受到激惹所引起的相应症状等。

【鉴别诊断】

交感神经型及椎动脉型多较为困难，需要做好鉴别诊断。

【治疗】

（一）西医治疗

1. 药物治疗

颈型颈椎病多予抗炎镇痛药和肌肉松弛剂，神经根型颈椎病和脊髓型颈椎病可在此基础上应用脱水药、糖皮质激素和神经营养药。

（1）镇痛药：如芬必得、氯唑沙宗片等，有消化道溃疡者慎用。

（2）肌松剂：如盐酸乙哌立松、盐酸替扎尼定。

（3）脱水药：如甘露醇，多用于急性期，应用时间 3～5 天，有心脏疾病、肾功能异常者慎用。

（4）糖皮质激素：如地塞米松、甲泼尼龙等，多用于急性期，疗程 3～5 天。

（5）神经营养药：维生素 B_{12}、维生素 B_1，1 个疗程 2～3 周。

（6）血管扩张剂：如天麻素、川芎嗪等。

2. 固定

颈椎病急性期或存在颈椎不稳定，需要戴颈托固定 1～3 周。

3. 牵引

适合神经根型颈椎病。以枕颌带牵引为例，患者坐位，头微前倾，行直线牵引。牵引重量先轻后重，初牵时可 1.5kg，逐渐可增大至 4～5kg，1 日 1 次，2～4 周为 1 个疗程。牵引过程或者牵引后症状加重应立即中止。

4. 手术治疗

对于保守治疗无效，特别是脊髓型和神经根型，症状反复发作者，建议手术治疗。

（二）中医治疗

1. 辨证论治

（1）气滞血瘀证

症状：颈部筋肉劳损，颈肩部及上肢刺痛，痛处固定，伴上肢麻木，舌暗或有瘀斑、苔薄白，脉弦。

治法：活血化瘀，行气止痛。

方药：和营止痛汤（《伤科补要》）加减：赤芍 9g，当归尾 9g，乌药 9g，川芎

6g，苏木 6g，陈皮 6g，桃仁 6g，乳香 6g，没药 6g，木通 6g，甘草 6g，续断 12g。

（2）风寒湿阻证

症状：颈肩部僵硬、疼痛，上肢麻木，放射痛，以疼痛为主，畏寒，头沉，舌淡、苔薄白，脉弦。

治法：祛风除湿，温经散寒。

方药：羌活胜湿汤（《内外伤辨惑论》）加减：羌活 10g，独活 10g，川芎 10g，炙甘草 3g，蔓荆子 10g，藁本 6g，防风 10g。

（3）痰浊阻络证

症状：头痛，眩晕，头重如裹，恶心或脘闷不舒，肢倦乏力，食少纳呆，舌暗红、苔厚腻，脉弦滑。

治法：化痰除湿，通络止痛。

方药：天麻钩藤饮（《中医内科杂病证治新义》）加减：天麻 9g，川牛膝 12g，钩藤 12g，石决明 18g，栀子 9g，杜仲 9g，黄芩 9g，益母草 9g，桑寄生 9g，首乌藤 9g，茯神 9g。

（4）气血亏虚证

症状：头晕，面色不华，肩臂麻木不仁，舌淡、苔少，脉沉细无力。

治法：益气养血。

方药：黄芪桂枝五物汤（《金匮要略》）加减：黄芪 9g，桂枝 9g，白芍 9g，生姜 18g，大枣 12 枚。

（5）肝肾亏虚证

症状：眩晕头痛，耳鸣，失眠多梦，四肢倦怠，筋肉僵凝疼痛，舌红、少津，脉弦细。

治法：补益肝肾。

方药：六味地黄丸（《小儿药证直诀》）加减：熟地黄 24g，山茱萸 12g，山药 12g，茯苓 9g，牡丹皮 9g，泽泻 9g。

2. 中医特色疗法

（1）中医手法治疗：放松手法可采用㨰法、一指禅、拿法、揉法等，正骨治疗前应行 X 线检查，脊髓型行正骨治疗时应慎重。正骨手法可采用颈椎不定点旋转复位法。患者坐位，头微低，术者立于患者侧身后，以一手或肘窝放在患者颌下，另一手拖住枕部，轻提并且旋转颈部活动 2 至 3 次以放松颈部肌肉，然后上提、旋转、牵引颈部至有固定感时，稍加用力旋转颈部，常可听到弹响声。

（2）物理治疗：常用的有中药热敷、膏摩、超声中药离子导入等。

（3）练功疗法：颈椎病在缓解期应积极地进行功能活动，如与项争力、回头望月等活动各做 3～5 次。此外，中医传统功法如八段锦、太极拳等运动均有很好的疗效。

【转诊建议】

1. 行手法等治疗后出现四肢麻木、活动不利者应转诊。

2. 如保守治疗无效且出现肌肉萎缩、步态不稳等应转诊。

二、胸椎小关节紊乱

胸椎小关节紊乱是指相邻胸椎的关节突关节发生错位，从而引起胸椎关节炎或关节滑膜嵌顿，导致胸背部疼痛或者功能障碍等。多发于胸椎第3~7节，中青年多见。

【病因】

背部闪挫、低头伏案、不良坐姿。

【临床表现】

1. 典型症状

背部疼痛，僵硬，劳累后加重，痛引前胸或两肋，久坐后加重，后伸或变换体位后减轻。

2. 查体

可触及棘突偏斜，胸椎棘突上、棘突旁压痛，患椎处可触及筋结、条索样软组织。

【辅助检查】

影像学排除其他病变。

【诊断要点】

1. 长期伏案、脊柱外伤、胸背部负重扭转等病史。

2. 棘突上及棘突旁压痛，肌肉紧张隆起。

3. 患椎处可触及筋结、条索样软组织。

【治疗】

（一）西医治疗

1. 药物治疗

治疗方案同颈椎病，如使用消炎止痛药和肌肉松弛药。

2. 封闭治疗

寻找患椎及痛点，以醋酸泼尼松龙12.5mg、1%盐酸利多卡因2mL，患处注射，每周1次，可连续使用2周。

（二）中医治疗

1. 辨证论治

（1）气滞血瘀证

症状：背部疼痛，痛有定处，多为刺痛、灼痛，压痛明显，舌质暗淡，脉弦涩。

治法：行气活血，通络止痛。

方药：桃红四物汤（《医宗金鉴》）加减：当归 15g，熟地 15g，川芎 15g，白芍 15g，桃仁 15g，红花 15g。

（2）气血亏虚证

症状：面色不华，疼痛反复，头昏目眩，神疲乏力，少气懒言，舌质淡、苔白薄，脉虚细无力。

治法：补益气血，强筋壮骨。

方药：黄芪桂枝五物汤（《金匮要略》）加减：黄芪 9g，桂枝 9g，白芍 9g，生姜 18g，大枣 12 枚。

2. 中医特色疗法

（1）手法复位：

1）俯卧掌推法：患者俯卧位，双上肢放于身体两侧。术者立于一侧，查体寻找背部棘突偏斜点、压痛点。先以一指禅或者㨰法放松椎旁肌。沿着脊柱纵轴，掌心向下，手指向外，将双手交叉放置在棘突两侧，双手向相反方向瞬间推按，可闻及关节复位声。

2）坐位旋转法：患者坐位。寻找背部棘突偏斜点、压痛点，先以一指禅或者㨰法放松椎旁肌。以棘突向右偏斜为例，助手面对患者站立，维持患者坐位，术者立于患者侧身后，以右手从患者身前伸向患者左肩部上方，右肘部卡住患者右肩部，左手拇指顶住患处棘突，然后将患者上胸部做前屈、右侧弯、旋转，当脊柱旋转力传到术者左侧拇指时，拇指向左上方用力推顶，此时可感椎体轻度松动及弹响。

（2）外治法：可辨证使用中药膏摩、熏洗、湿敷、热熨、超声中药离子导入等外治法，促进瘀血消散和炎症消退。

【转诊建议】

对于伴随有心前区不适、大汗等症状者，应转诊。

三、腰椎间盘突出症

腰椎间盘突出症是指椎间盘突出压迫硬膜囊、神经根或马尾神经产生的以腰痛、下肢放射痛、麻木甚至下肢肌力减退、二便异常为主要症状的病症。

【病因】

久坐、腰部外伤、负重、劳损、不良坐姿等。

【临床表现】

1. 典型症状

可见腰痛、下肢放射痛或麻木、肌力下降、二便异常等。

2. 查体

椎旁压痛，深按时偶可诱发下肢放射痛。直腿抬高试验阳性多提示 L5、S1 神经根受到激惹，突出的节段常在 L4/5、L5/S1。股神经牵拉试验阳性多提示 L2、L3、L4 神经根受到激惹，突出节段在 L2/3、L3/4。可出现下肢相应支配区的感觉减退、肌力下降。

【辅助检查】

影像学检查，特别是 MRI 提示腰椎间盘突出，神经根管狭窄或者直接受到挤压。

【诊断要点】

1. 常有久坐、腰部外伤、负重扭转等病史。

2. 腰部疼痛，伴下肢麻木和（或）放射痛；或有鞍区麻木、二便异常、性功能障碍等。

3. 直腿抬高试验＜70°，特别是＜35°具有特异性；或股神经牵拉试验阳性。

4. 影像学检查，特别是 MRI 提示腰椎间盘突出，神经根管狭窄或者直接受到挤压。

5. 腰椎间盘突出症的诊断需要症状、体征及影像学检查相一致，仅有影像学检查但没有症状者不能诊断；影像学突出节段与神经定位突出节段不吻合时，诊断时需慎重；仅有腰痛，没有下肢根性症状诊断时需慎重。

【治疗】

（一）西医治疗

1. 一般治疗

包括休息、卧床、支具固定、牵引等。急性期应严格卧床，时间不宜超过 2 周，否则易发生腰部肌肉萎缩，在非急性期鼓励患者尽早恢复适度活动，酌情使用腰部支具，同时需注意日常活动姿势，避免久坐、扭转、屈曲及过量负重。

2. 药物治疗

急性期腰腿疼明显，可静脉给予地塞米松、甘露醇，连续 3 ~ 5 天，但需注意肾功能及血糖情况；非急性期可应用非甾体类镇痛药、肌肉松弛药及神经营养药物，如维生素 B_1、B_{12} 等。

3. 封闭疗法

常用硬膜外封闭或神经根封闭，尤适用于急性腰腿痛患者。硬膜外封闭药物：2% 利多卡因 5mL、地塞米松 5mg、维生素 B_1 100mg、维生素 B_{12} 1mg；神经根封闭：在神经根周围直接注射药物混合液 3mL（复方倍他米松 1mL、2% 利多卡因 1mL、生理盐水 1mL）。

4. 物理疗法

具有缓解肌肉痉挛，改善局部组织的血液循环，促进神经根炎症性水肿吸收的作用。具体方案同颈椎病。

（二）中医治疗

1. 辨证论治

（1）风寒痹阻证

症状：腰腿痛，遇寒加重，畏风恶寒，肢体发凉，舌淡、苔白，脉沉。

治法：祛风除湿，散寒通络。

方药：独活寄生汤（《备急千金要方》）加减：独活9g，桑寄生6g，杜仲6g，牛膝6g，细辛3g，秦艽6g，茯苓6g，肉桂6g，防风6g，川芎6g，人参6g，甘草6g，当归6g，白芍6g，熟地黄6g。

（2）气滞血瘀证

症状：疼痛如刺，痛有定处，舌紫暗或有瘀斑，脉弦紧。

治法：行气活血，散瘀止痛。

方药：血府逐瘀汤（《医林改错》）加减：桃仁12g，红花9g，当归9g，生地黄9g，牛膝9g，川芎4.5g，桔梗4.5g，赤芍6g，枳壳6g，甘草6g，柴胡3g。

（3）湿热痹阻证

症状：腰腿疼痛，腿软无力，恶热口渴，小便短赤，舌红、苔黄腻，脉濡数。

治法：清热化湿。

方药：四妙丸（《成方便读》）加减：苍术10g，牛膝10g，黄柏10g，薏苡仁10g。

（4）肝肾亏虚证

症状：腰痛，下肢痿软无力，劳累更甚，偏阳虚者面色㿠白，四肢不温，少气懒言，腰腿发凉，舌质淡，脉沉细。

治法：温补肾阳。

方药：右归饮（《景岳全书》）加减：熟地黄9g，山药6g，山茱萸3g，枸杞子6g，炙甘草6g，杜仲6g，肉桂6g，制附子3g（先煎）。当偏阴虚时，见咽干口渴，面色潮红，倦怠乏力，心烦失眠，舌红、少苔，脉弦细数。治以滋补肾阴，可用左归饮（《景岳全书》）加减：熟地黄9g，山药6g，枸杞子6g，炙甘草3g，茯苓4.5g，山茱萸6g。

2. 中医特色疗法

手法复位：手法治疗并不是回纳突出的椎间盘，主要目的是解除肌肉痉挛，松解小关节，促进血液循环而减轻炎症，并可改变突出物和神经根的关系，减轻神经压迫。可选软组织松解手法和正骨手法等。

【转诊建议】

经严格非手术治疗6周后症状无缓解，特别是出现马尾神经综合征，肌力下降等症状时可建议患者转上级医院治疗。

【预防】

患者腰痛减轻，翻身无明显受限，可考虑循序渐进功能锻炼，可改善肌肉顺应性，增强腰肌力量，改善脊柱生理曲线，增加脊柱稳定性。主要是腰背肌功能锻炼，常见方法有五点支撑和小燕飞等，缓解期可单腿站立锻炼腰部旋转肌。

四、腰肌劳损

长期不良姿势，或急性腰扭伤未获得适当治疗致腰部软组织（肌肉、韧带等）劳损，易出现腰部酸软无力、疼痛等症状，称之为腰肌劳损。

【病因】

不良姿势、腰部扭伤等。

【临床表现】

1. 症状

（1）腰痛，多为酸痛或者胀痛，偶伴臀部牵涉痛。

（2）劳累后加重，休息后减轻，弯腰困难，持久弯腰时疼痛加剧，适当活动或变换体位后可减轻。阴雨天或受风寒可加重。

（3）病程长，易复发。

2. 体征

（1）外观正常，或见生理曲度异常、侧弯等。

（2）腰肌紧张，僵硬。

（3）腰肌压痛，压痛点常位于肌腹或者肌肉附着点，如腰方肌投影、骶棘肌及附着点处、棘突上、棘突间等。

（4）神经系统检查无异常，直腿抬高试验阴性。

【辅助检查】

影像学检查排除其他疾病。

【诊断要点】

1. 病史收集：急性外伤史，或腰部劳累史、长期不良姿势史，包括久坐、久站、长期腰部负重等。

2. 腰痛，反复发作。

3. 直腿抬高试验阴性。

【鉴别诊断】

腰肌劳损应与腰椎间盘突出症、腰椎骨关节病、腰椎骨折等疾病相鉴别，见表16-2。

表 16 - 2　腰肌劳损鉴别诊断

疾病	鉴别诊断要点
腰椎间盘突出症	在腰疼时，多数伴有下肢腿部症状，如麻木、疼痛等
腰椎骨关节病	常见于中老年人发病，腰痛呈慢性间断发作，腰腿酸痛、劳累或阴雨天加重，腰部压痛点不集中，直腿抬高试验阴性、腱反射无变化；X 线检查显示椎间隙变窄，椎体前、后缘有骨赘形成
腰椎骨折	多有明显外伤史或骨质疏松病史，X 线检查可见腰椎相应部位的骨连续性中断或椎体变形等；CT 检查可清楚地显示骨折及移位的情况，MRI 检查可见骨水肿等

【治疗】

（一）西医治疗

1. 一般治疗

纠正不良习惯、必要时佩戴支具及功能锻炼。建议 30 分钟变换体位，避免久坐、久站、长期腰部负重等，如腰痛持续不缓解可佩戴硬支具。疼痛缓解期行适当腰肌功能锻炼，以五点支撑法为例，仰卧位，以双足、双肘、头作为支点，挺起腰腹部至最高点，坚持 3 秒后缓慢放下，20 次为 1 组，1 日 3～4 组。

2. 药物治疗

可使用镇痛药和肌肉松弛剂，方案同颈椎病。

3. 封闭治疗

可解除肌肉痉挛、缓解疼痛。先寻及痛点，然后注射药物混合液 4mL（复方倍他米松 1mL、2% 利多卡因 1mL、生理盐水 2mL），一周 1 次，酌情应用 1～2 周。

4. 物理治疗

可缓解肌肉痉挛，改善局部组织的血液循环，促进神经根炎症性水肿吸收的作用。常用方案同颈椎病。

（二）中医治疗

1. 辨证论治

（1）肝肾亏虚证

症状：腰部酸痛，时轻时重，痛无定处，下肢痿软无力，劳累更甚，舌质淡，脉沉细。

治法：温补肾阳。

方药：右归饮（《景岳全书》）加减：熟地黄 9g，山药 6g，山茱萸 3g，枸杞子 6g，炙甘草 6g，杜仲 6g，肉桂 6g，制附子 3g（先煎）。当偏阴虚时，见咽干口渴，面色潮红，倦怠乏力，心烦失眠，舌红、少苔，脉弦细数，治以滋补肾阴，可用左归饮（《景岳全书》）加减：熟地黄 9g，山药 6g，枸杞子 6g，炙甘草 3g，茯苓 4.5g，山茱萸 6g。

中成药：健步虎潜丸。

（2）气滞血瘀证

症状：腰痛，痛有定处，多为刺痛、灼痛，局部压痛明显，可伴有腹部胀满，大便秘结，舌质暗有瘀点，脉弦紧。

治法：行气活血，散瘀止痛。

方药：复元活血汤（《医学发明》）加减。柴胡15g，天花粉9g，当归9g，红花6g，甘草6g，酒大黄30g，桃仁15g。

中成药：七厘胶囊、云南白药胶囊。

（3）湿热痹阻证

症状：腰痛，恶热口渴，小便短赤，舌红、苔黄腻，脉濡数。

治法：清热化湿。

方药：四妙丸（《成方便读》）加减：苍术10g，牛膝10g，黄柏10g，薏苡仁10g。

（4）风寒痹阻证

症状：腰痛，遇寒加重，畏风恶寒，肢体发凉，舌淡、苔白，脉沉。

治法：祛风除湿，散寒通络。

方药：独活寄生汤（《备急千金要方》）加减：独活9g，桑寄生6g，杜仲6g，牛膝6g，细辛3g，秦艽6g，茯苓6g，肉桂6g，防风6g，川芎6g，人参6g，甘草6g，当归6g，芍药6g，熟地黄6g。

2. 中医特色疗法

理筋手法治疗：以擦法、揉法、点穴法疏通气血，解除痉挛，再以正骨手法顺筋复位。在施手法时，患者俯卧位，术者以揉法或者擦法，顺骶棘肌自上而下，反复滚动2～3遍，并寻及腰部阿是穴、腰阳关、肾俞、环跳等穴并行拇指点穴法。

【转诊建议】

对于疼痛剧烈，持续不缓解，不能进一步明确诊断时转诊。

五、肩关节周围炎

肩关节周围炎，又称"五十肩""肩凝症""冻结肩"，是以肩痛和肩关节运动障碍为主要临床表现的症状群。发病年龄多为40～60岁，女性多于男性。可自愈自限，病程数月至2年。

【病因】

肩关节退行性病变、外伤、劳损、受寒、内分泌疾病等因素。

【临床表现】

1. 疼痛：劳累及受寒诱发，肩部钝痛、刀割样痛，运动和夜间加重，可放射至前臂或手部、颈部、背部。

2. 活动障碍：肩关节各方向活动受限，外展、外旋、后伸障碍最显著，后期关节粘连活动障碍。

3. 肌肉萎缩：久病肩部肌肉可萎缩，以三角肌为著。

4. 肱二头肌长头肌腱、肩峰下滑囊、喙突、冈上肌附着点压痛。搭肩试验、梳头试验阳性。

【辅助检查】

1. X 线检查一般正常，后期可有骨质疏松，关节间隙改变。

2. MRI 检查出现关节囊增厚并水肿、喙肱韧带处纤维增生。

【诊断要点】

1. 40～60 岁人群，有肩部外伤、劳损或受凉史。

2. 肩痛，活动加剧，向上臂及肘部放射。

3. 肩部广泛压痛和活动受限，可伴肌肉萎缩。

【治疗】

（一）西医治疗

1. 急性期

控制疼痛，预防粘连。

（1）抗炎镇痛药物：双氯芬酸钠缓释胶囊：口服，1 次 50mg，1 日 2 次。双氯芬酸二乙胺乳胶剂：适量局部外用，1 日 3～4 次。

（2）封闭疗法：选用倍他米松或曲安奈德、利多卡因行痛点封闭。1 周 1 次，3 次为 1 个疗程。

2. 粘连期

手法松解、关节镜下松解，并注入玻璃酸钠注射液。

3. 缓解期

肩关节内收、上举、外展等锻炼。

4. 康复治疗

日常使用超短波、低频、中频、红外线、激光等方法治疗。做肌力训练、稳定性训练、功能活动训练，配合钟摆运动、自我牵伸训练等自我锻炼。

（二）中医治疗

本病属中医学中"肩痹"范畴，与体虚、劳损、风寒等有关。

1. 辨证论治

（1）风寒湿痹证

症状：窜痛，遇寒痛增，得温痛缓，舌淡、苔薄白或腻，脉弦滑或弦紧。

治法：祛风散寒，利湿通络。

方药：蠲痹汤（《医学心悟》）加减：当归9g，羌活9g，姜黄9g，白芍9g，炙黄芪9g，防风9g，炙甘草3g。

中成药：大活络丸。

（2）瘀血阻滞证

症状：疼痛拒按，以夜间为甚，舌暗或有瘀斑、苔白或薄黄，脉弦或细涩。

治法：活血祛瘀，舒筋通络。

方药：舒筋活血汤（《伤科补要》）加减：羌活6g，防风9g，荆芥6g，独活9g，当归12g，续断12g，青皮5g，牛膝9g，五加皮9g，杜仲9g，红花6g，枳壳6g，桂枝6g。

中成药：七厘胶囊。

（3）气血虚弱证

症状：酸痛，劳累加重，伴头晕目眩，懒言乏力等，舌淡、少苔或苔白，脉细弱或沉。

治法：补气养血，通络止痛。

方药：黄芪桂枝五物汤（《金匮要略》）加减：黄芪9g，白芍9g，桂枝9g，生姜18g，大枣4枚。

中成药：补中益气丸。

2. 中医特色疗法

（1）推拿治疗：㨰法、揉法、拿捏法作用于肩前、后和外侧以放松肌肉，在三角肌、冈上肌、胸肌用拨法；然后做牵拉、抖动和旋转活动；辅助患肩做外展、内收、前屈、后伸运动，松解粘连。粘连严重者可在臂丛麻醉下松解。切忌手法粗暴。有肩关节脱位或骨质疏松症者慎用。

（2）针刀治疗：局麻下，于痛点行针刀点刺及剥离松解。

（3）刺络放血拔罐：用皮肤针叩刺或三棱针点刺压痛点出血，再拔火罐1～2只，留罐15分钟。

【转诊建议】

保守治疗无效者，可转诊上级医院行手术治疗。

六、肱骨内、外上髁炎

肱骨内、外上髁炎是因长期劳损、过度牵拉造成前臂屈肌、伸肌总腱在内、外上髁附着点处软组织的慢性炎症，引起疼痛并影响前臂功能。青壮年体力劳动者多见，肱骨内上髁炎又称"高尔夫肘"；肱骨外上髁炎又称为"网球肘"。

【病因】

多为肘关节的急性损伤和慢性劳损等因素。

【临床表现】

1. 肱骨内上髁炎

肘内侧疼痛，肘活动受限，用力握拳、提物时疼痛加重，可向上臂及前臂尺侧扩散；肘关节屈伸受限，患肢酸软、屈腕无力；小指、无名指可出现间歇性麻木感；查体见前臂抗阻力旋前试验、高尔夫球肘试验阳性。

2. 肱骨外上髁炎

肘外侧疼痛，用力握拳、伸腕时疼痛加重。肱骨外上髁、桡骨头及二者之间局限性压痛。劳累后加重，休息后减轻；查体见前臂伸肌腱牵拉试验阳性。

【治疗】

（一）西医治疗

1. 药物治疗

抗炎镇痛药物，如双氯芬酸钠缓释胶囊，口服，1 次 50mg，1 日 2 次；双氯芬酸二乙胺乳胶剂，适量外用，1 日 3～4 次。

2. 封闭

取醋酸泼尼松龙、利多卡因在痛点处注射，每周 1 次。

（二）中医治疗

1. 辨证论治

治法：养血荣筋，舒筋活络。

方药：舒筋汤（《外科理例》）加减：羌活 10g，当归 15g，片姜黄 15g，炙甘草 6g，海风藤 12g，赤芍 15g，伸筋草 15g，续断 15g。

中成药：舒筋活血丸。

2. 中医特色疗法

（1）推拿治疗：先用㨰、揉、点、按、弹拨等手法，放松肘关节周围肌肉、韧带。再用肘关节摇法，滑利关节，缓解疼痛，最后再以㨰、揉、点、按手法结束。1 日 1 次。

（2）针刀治疗：常规消毒，小针刀于压痛点进针，按前臂肌腱纵向作松解，出针后外敷无菌纱布，每 7 天治疗 1 次。

（3）中药外敷：选用延胡索、白芥子、独活、伸筋草、千年健、川芎等药物研粉或制成膏剂敷于局部。隔日 1 次。

【转诊建议】

保守治疗无效者，可转诊上级医院行手术治疗。

七、腕管综合征

因腕部外伤劳损等，使管腔狭窄，压迫腕管中的正中神经，出现以桡侧三个半手指麻木、疼痛和腕关节屈伸受限为主要特征的病症。

【病因】

病因多为腕部外伤、慢性劳损或炎症刺激、腕部占位性病变、慢性劳损或退行性病变等。

【临床表现】

1. 症状

主要表现为正中神经受压后引起腕以下正中神经支配区域内的感觉、运动功能障碍。患者桡侧 3 个半手指麻木、刺痛或烧灼样痛、肿胀感；患手握力减弱，拇指外展、对掌无力，握物、端物时偶有突然失手的情况；夜间、晨起或劳累后症状加重，活动或甩手后症状可减轻；寒冷季节患指可有发冷、发绀等改变；病程长者大鱼际萎缩，患指感觉减退，出汗减少，皮肤干燥脱屑。

2. 查体

屈腕压迫试验，即掌屈腕关节的同时压迫正中神经 1 分钟，患指症状明显加重者为阳性。叩击试验，即叩击腕横韧带之正中神经处，患指症状明显加重者为阳性。

【辅助检查】

X 线检查可见腕部骨质增生、腕骨陈旧骨折、脱位等。

【诊断要点】

1. 腕部有外伤史或劳损史。

2. 正中神经受压症状。

3. 手掌叩击试验、屈腕试验及止血带试验阳性。

【治疗】

（一）西医治疗

1. 药物治疗

甲钴胺胶囊，口服，1 次 0.5mg，1 日 3 次；双氯芬酸二乙胺乳膏，适量外用，1 日 3～4 次。

2. 物理治疗

用红外线照射，1 次 10 分钟。

3. 局部注射治疗

腕管内注射醋酸泼尼松龙，肿瘤和化脓性炎症者禁用。

（二）中医治疗

1. 辨证论治

治法：祛风通络止痛。

方药：桂枝汤（《伤寒论》）加减：桂枝9g，芍药9g，当归10g，威灵仙10g，甘草6g，生姜9g，大枣3枚。

中成药：大活络丹、宝珍膏。

2. 中医特色疗法

（1）中药熏洗：

治法：舒筋活络，行气止痛。

方药：海桐皮汤（《医宗金鉴》）加减（方药详见"第一节 关节脱位"）。

（2）推拿治疗：在外关、阳溪、鱼际、合谷、劳宫及痛点处施以按压、揉摩手法；轻度拔伸并旋转、屈腕关节数次；拔伸患手拇、食、中、无名指远节，以发生弹响为佳。1日1次，局部施用手法不宜过重过多。

【转诊建议】

保守治疗无效者转诊上级医院手术治疗。

八、狭窄性腱鞘炎

狭窄性腱鞘炎系指腱鞘因机械性摩擦而引起的慢性无菌性炎症改变。包括肱二头肌长头腱鞘炎、拇长伸肌和指总伸肌腱鞘炎、指屈肌腱腱鞘炎、拇长屈肌腱鞘炎等。临床以手与腕部狭窄性腱鞘炎最常见。在手指常称为弹响拇、弹响指或扳机指，在腕部称桡骨茎突狭窄性腱鞘炎。现以桡骨茎突狭窄性腱鞘炎为例进行介绍。

【病因】

慢性劳损和慢性寒冷刺激是主要原因。

【临床表现】

发病缓慢，常表现为腕部桡侧疼痛，可放射至手部，提物乏力，不能做提壶倒水等动作，桡骨茎突处有隆起或结节，在桡骨茎突及第1掌骨基底部之间有压痛；握拳尺偏试验阳性。

【诊断要点】

1. 多见于中年妇女，有慢性劳损病史。

2. 发病缓慢，腕部桡侧疼痛，可放射至手部，提物乏力，不能做提壶倒水等动作。

3. 桡骨茎突处有隆起或结节，在桡骨茎突及第1掌骨基底部之间有压痛。

4. 握拳尺偏试验阳性。

【治疗】

（一）西医治疗

1. 一般疗法

避免手腕部过度活动及冷凉刺激。急性期用夹板将腕关节固定于桡偏、拇指伸展位 3～4 周。

2. 封闭治疗

取利多卡因、泼尼松龙配制混悬液，在桡骨茎突处进针，沿着肌腱鞘方向注入。

3. 物理治疗

红外线等局部照射 30 分钟。

（二）中医治疗

本病多为慢性积累性损伤所引起，属于中医学中"筋伤"范畴。

1. 辨证论治

治法：祛风通络止痛。

方药：桂枝汤（《伤寒论》）加减：桂枝 9g，芍药 9g，当归 10g，威灵仙 10g，甘草 6g，生姜 9g，大枣 3 枚。

2. 中医特色疗法

（1）中药熏洗：

治法：舒筋活络，行气止痛。

方药：海桐皮汤（《医宗金鉴》）：海桐皮 12g，透骨草 12g，乳香 12g，没药 12g，酒当归 9g，川椒 20g，川芎 6g，红花 6g，威灵仙 5g，白芷 5g，甘草 5g，防风 5g，上药共碾为粗末，装白布袋内，扎口煎水熏洗患处，1 日 1～2 次。

（2）推拿治疗：以理筋手法，在腕部桡侧疼痛处及其周围行按摩、揉捏；按压手三里、阳溪、合谷等穴，并弹拨肌腱；用左手固定前臂，右手握住患手，拔伸时配合旋转及伸屈腕关节，最后按揉患处结束。每日或隔日 1 次。

（3）针刀疗法：用针刀在鞘内纵行疏剥；或以针刀将腱鞘从骨面上剥离，出针，按压止血。注意避开桡动脉和神经支。

【转诊建议】

保守治疗无效者，可转诊上级医院行手术治疗。

九、跟痛症

跟痛症是足跟部周围疼痛性疾病的总称，包括跟腱滑膜囊炎、跟腱止点撕裂伤、跖腱膜炎、跟骨下脂肪垫炎、跟骨骨骺炎、跟骨骨髓炎、骨结核、肿瘤等疾病。

【病因】

跟痛症多于中年后发病，男性多见。因肥胖、扁平足、久行或久站等造成足底部皮肤、皮下脂肪、跖腱膜负担过重；亦有久病或外伤后长期卧床，足跟部皮肤及脂肪垫萎缩，感觉过敏而致本病者。

【临床表现】

1. 症状

多为一侧发病，足跟部疼痛，行走加重。典型者晨起后站立或久坐起身时足跟疼痛剧烈，行走片刻后疼痛减轻，但行走或站立过久后疼痛又加重。

2. 查体

患部无明显肿胀或轻度红肿，跟骨的跖面或侧面压痛。若跟骨骨质增生较大时，可触及骨性隆起。

【辅助检查】

X 线检查：常见有骨质增生，但临床表现常与 X 线征象不符。有骨质增生者可无症状，有症状者可无骨质增生。

【诊断要点】

1. 近期可有劳累病史。

2. 临床表现：晨起后站立或久坐起身时足跟疼痛剧烈，行走片刻后疼痛减轻，但行走或站立过久后疼痛又加重。跟骨的跖面或侧面有压痛。

【鉴别诊断】

跟痛症应与跟腱炎、跟腱周围炎、强直性脊柱炎等疾病鉴别，见表 16 – 3。

表 16 – 3　跟痛症鉴别诊断

疾病	鉴别诊断要点
跟腱炎	可分为止点性跟腱炎和非止点性跟腱炎，止点性跟腱炎的病变部位位于距离跟腱止点 2cm 以内，非止点性跟腱炎的病变部位位于距离跟腱止点 2～6cm 范围内。临床多表现为足跟部刺痛或烧灼痛，跟腱病变处有触痛，部分患者表现为软组织肿胀或皮肤潮红，局部有捻发音
跟腱周围炎	常见于参加体育活动过多者，急性期跟腱呈香肠样，伴梭形肿胀，主要表现为跟腱周围疼痛不适
强直性脊柱炎	多为对称性双足跟痛，疼痛部位较广泛，肿胀较明显，疼痛呈持续性，辅助检查常见 ESR 增高，HLA-B27 阳性

【治疗】

1. 药物治疗

治法：养血舒筋、温经止痛。

方药：当归鸡血藤汤（《中医伤科学》）加减：当归15g，熟地黄15g，龙眼肉6g，白芍9g，丹参9g，鸡血藤15g。

中成药：六味地黄丸、金匮肾气丸。

2. 中医特色疗法

（1）外治法：治以活血祛瘀，消肿止痛。方药用八仙逍遥汤（《医宗金鉴》）加减：防风3g，荆芥3g，川芎3g，甘草3g，当归6g，苍术10g，牡丹皮10g，川椒10g，苦参15g，黄柏6g。上药加水2000mL浸泡20分钟，煎煮30分钟后，先以热气熏蒸患部，待温度合适时浸泡患部，1日1次，1次20分钟。

（2）封闭疗法：可用得保松1mL或曲安奈德20mg加1%利多卡因2mL做痛点注射，每周1次，共治疗2～3次。

（3）针刀法：常规消毒，在局部压痛点进针，快速穿过皮下、皮下组织到达深筋膜，根据病情进行松解。

（4）手法治疗：一般以局部手法治疗为主，配合药物。

理筋手法：在跖腱膜的跟骨结节附着处做按压、推揉手法，以点、按、揉为主，可温运气血，缓解疼痛。

【转诊建议】

经保守治疗无效，可转诊上级医院行手术治疗。

【预防】

嘱患者足部保暖，避免感受风寒湿邪；注意患足休息，宜少立少行，避免过度劳损；宜穿宽松硬底鞋，但鞋垫应柔软舒适。

第四节　软组织损伤

一、急性软组织损伤概述

急性软组织损伤指突然暴力所致的皮肤、筋膜、肌腱、韧带、肌肉等软组织损伤，一般指伤后不超过2周的新鲜损伤。本病属于中医学中"急性筋伤"范畴。

【病因】

1. 外因：外力伤害、直接暴力、肌肉强烈收缩、慢性劳损及外感六淫。

2. 内因：指人体内部因素而致软组织损伤，常与年龄、体质、局部解剖结构、病理因素密切相关。

【临床表现】

1. 症状

发生突然，大都有较明显的外伤史，临床症状也较典型，常表现为疼痛、肿胀、畸形、功能障碍等，肌腱断裂可导致关节不稳。

2. 查体

压痛，可有弹响、摩擦音。

【诊断要点】

诊断比较容易，但应注意是否并发骨折、脱位。肌腱断裂引起的功能障碍，其特点是主动活动障碍，被动活动正常。若关节主动活动和被动活动都受限，一般为损伤后肌肉、肌腱、关节囊粘连或挛缩而引起的关节活动障碍。

【治疗】

（一）西医治疗

1. 药物治疗

使用口服非甾体抗炎药、阿片类镇痛药，如双氯芬酸钠肠溶片，1 日剂量为100～150mg，口服。

2. 封闭疗法

0.5%～2% 的盐酸利多卡因或者盐酸普鲁卡因 2～10mL，加曲安奈德注射液 20～40mg 或者醋酸泼尼松龙 12.5～25.0mg，每周 1 次，3 次为 1 个疗程。要严格无菌操作，防止感染，注意遵守类固醇激素类药物禁忌证。

3. 固定

严重的筋伤，如肌腱、韧带的断裂，应给予必要的固定，解除局部软组织痉挛，减轻疼痛，防止损伤加重。

4. 手术治疗

损伤较重、肌腱完全撕裂，或保守治疗 3～6 个月效果不好，符合手术适应证者应进行手术治疗。

（二）中医治疗

1. 辨证论治

（1）气滞血瘀证

症状：关节刺痛、胀痛，休息疼痛不减，关节屈伸不利，面色晦暗，舌紫暗、有瘀斑，脉沉涩。

治法：散瘀消肿，生新止痛。

方药：舒筋活血汤（《伤科补要》）加减：羌活 6g，防风 9g，荆芥 6g，独活 9g，当归 12g，续断 12g，青皮 5g，牛膝 9g，五加皮 9g，杜仲 9g，红花 6g，枳壳 6g，桂枝 6g。疼痛甚者，加乳香 6g，没药 6g；湿甚者，加薏苡仁 15g，防己 10g，白术 15g；气虚者，加黄芪 20g，党参 10g。服法：1 日 1 剂，水煎服，早晚分服，2 周为 1 个疗程。

中成药：云南白药胶囊。

（2）寒瘀痹阻证

症状：筋骨疼痛，活动不利，得热痛减，遇风寒加剧，舌质偏暗红、苔薄或薄白，脉迟或涩。

治法：温经散寒，祛瘀通络。

方药：上肢用麻桂温经汤（《伤科补要》）加减：麻黄6g，甘草6g，红花6g，桂枝9g，赤芍9g，桃仁9g，白芷9g，细辛3g。下肢用壮筋养血汤（《伤科补要》）加减：当归9g，川芎6g，白芷6g，续断12g，红花5g，生地黄12g，牛膝9g，牡丹皮9g，杜仲6g。若兼湿邪者，加羌活15g，独活15g，防己10g，木瓜10g。1日1剂，水煎服，早晚分服，2周为1个疗程。

中成药：大活络丹。

2. 中医特色疗法

（1）外治法：

1）选用海桐皮汤，水煎外洗或熏洗患处，活血散瘀，通络止痛。1次20分钟，1日2次。

2）选用消痛贴膏、复方南星止痛膏、骨友灵搽剂、云南白药气雾剂等喷剂搽剂外用。注意：如出现皮肤发红、瘙痒等反应，适当减少贴敷时间；对药物过敏者禁用，过敏体质者慎用。

（2）手法治疗：应根据病情选择适当手法，若伤后局部肿痛较甚或不愿接受手法，可先用药物治疗，待肿痛减轻后再做理筋手法。以痛点点按，搓揉按摩，推拿弹拨，拔伸牵引，关节旋转等手法进行。

（3）针刀：适于各种急慢性损伤所致的关节疼痛与粘连。运用时应严格注意适应证、禁忌证及无菌操作。

【转诊建议】

肌腱、韧带的断裂伤，关节软骨盘的损伤，神经、血管的严重损伤，经保守治疗后无效的慢性软组织损伤疾病，应转诊上级医院治疗。

二、肩部软组织损伤

肩袖损伤

肩袖由冈上肌、冈下肌、肩胛下肌及小圆肌组成，起到稳定关节，协助肩外展和旋转功能。年轻人多为运动伤，中老年人肌腱退变，轻微外力即可造成损伤甚至断裂。伤后肩部疼痛，出现功能障碍。

【病因】

多因骤然的间接暴力引起肩关节过度牵拉、扭转，或重物直接打击、碰撞肩部，造成肩部肌肉、关节囊、筋膜等不同程度的损伤或撕裂。

【临床表现】

1. 症状

伤后肩部疼痛，可向三角肌放射，夜间疼痛。

2. 查体

大结节与肩峰间压痛明显。肩关节主动外展受限，外展疼痛弧试验阳性、Jobe 试验阳性、落臂试验阳性，肩袖完全断裂时，不能主动外展患肩，肩关节被动活动不受限。

【辅助检查】

X 线检查帮助判断肩峰形态及骨性结构的改变，磁共振（MRI）检查可显示肩袖肌腱损伤范围和程度。

【诊断要点】

1. 患肩外伤或劳损史，疼痛，大结节与肩峰间压痛明显。

2. 疼痛弧试验阳性、Jobe 试验阳性、落臂试验阳性，肩袖完全断裂时，肩关节不能主动外展，被动活动不受限。

【鉴别诊断】

肩袖损伤应与肩关节周围炎、冈上肌腱炎、肩峰下滑囊炎、肩锁韧带损伤相鉴别，见表 16 - 4。

表 16 - 4 肩袖损伤鉴别诊断要点

疾病	鉴别诊断要点
肩关节周围炎	起病缓慢，肩周钝痛或刀割样痛，夜间加重，甚至痛醒，可放射至上臂；肩部广泛压痛，肩关节各方向主动、被动活动均受限；MRI 有助于鉴别
冈上肌腱炎	临床表现与肩袖损伤极为相似，可痛点封闭，如疼痛消失，冈上肌腱功能恢复，即表示为炎症；若功能仍不能恢复，则可能为断裂
肩峰下滑囊炎	肩峰下疼痛、压痛，并可放射至三角肌；病程久时可引起局部肌肉萎缩
肩锁韧带损伤	肩关节活动正常，肩锁关节局部疼痛、肿胀、压痛。X 线、MRI 协助确诊

【治疗】

1. 保守治疗

肩袖不全撕裂可行保守治疗，缓解疼痛恢复功能。

（1）内服中药：参考"急性软组织损伤概述"中的治疗。

（2）局部封闭治疗：迁延不愈、疼痛剧烈的患者，可在肩峰下间隙进行封闭治疗，以缓解疼痛。

（3）恢复期可进行手法辅助功能锻炼。

2. 手术治疗

完全撕裂者在关节镜下修补，术后进行功能锻炼。巨大撕裂进行补片修复或肩关节置换，以恢复肩关节功能。

【转诊建议】

肩袖肌腱完全断裂伴影响日常生活功能者，可转诊上级医院治疗。

肱二头肌长头肌腱损伤

肱二头肌长头肌腱损伤在重体力劳动者中发病率较高。肩关节运动中，肌腱与肱骨结节间沟反复摩擦，增加了肌腱磨损，而致腱鞘充血、水肿、增厚，导致粘连和肌腱退变，在此基础上肩部的过度牵拉等轻微外伤对其造成损伤。

【病因】

长时间或者骤然抗阻力屈肘致肱二头肌强烈收缩。

【临床表现】

1. 症状

肩关节前侧疼痛，可向上臂放射，夜间加剧，肩部活动后加重，休息后好转。外展、后伸及旋转时疼痛；症状逐渐加重；肩关节活动受限。

2. 查体

肱骨结节间沟处压痛明显，肱二头肌抗阻力试验阳性。

【辅助检查】

肱骨结节间沟切线位 X 线片，部分患者可见结节间沟变窄、变浅，沟底或沟边有骨刺形成。

【诊断要点】

1. 肩前侧疼痛。

2. 肱骨结节间沟处压痛明显，肱二头肌抗阻力试验阳性。

3. X 线片可协助诊断。

【鉴别诊断】

参见"肩袖损伤"部分。

【治疗】

参考"急性软组织损伤"概述治疗

【转诊建议】

保守治疗效果不佳及肱二头肌肌腱断裂者，应转诊上级医院治疗。

肩锁关节韧带损伤（喙锁韧带损伤）

【病因】

参见"肩袖损伤"部分。

【临床表现】

1. 症状

急性损伤时患者肩锁关节局部疼痛、肿胀，患肢内收，并用健侧肢体托住患侧肘部以减轻肩部疼痛。

2. 查体

压痛，韧带撕裂严重者可以触及脱位的锁骨远端。肩关节主动外展产生疼痛弧。

【辅助检查】

X 线及 MRI 检查可协助诊断。

【诊断要点】

1. 外伤后肩锁关节疼痛，外展时疼痛。

2. 查体：压痛，可触及锁骨端。

3. 如伴有肩锁关节脱位或半脱位，则喙锁韧带同时损伤。

【治疗】

对于轻度损伤稳定型患者，建议用三角巾固定 2～3 周。

【转诊建议】

韧带断裂，脱位影响功能者，可转诊上级医院行手术治疗。

三、腕关节软组织扭伤

腕关节软组织扭伤包括桡侧副韧带损伤、尺侧副韧带损伤、腕背侧韧带损伤、腕掌侧韧带损伤、下尺桡关节损伤。

【临床表现】

典型症状为急性损伤疼痛明显，局部肿胀、皮下瘀斑，活动受限，慢性者夜间痛。

【治疗】

参考"急性软组织损伤"概述。

四、膝关节韧带损伤

膝关节活动大，关节浅，创伤、摩擦劳损机会多，容易造成内、外侧韧带及前、后交叉韧带损伤。

【病因】

当膝关节内侧或者外侧受到暴力打击或重物压迫，迫使膝关节过度内翻、内旋或者外翻、外旋，使内侧或者外侧关节间隙拉宽，致使侧副韧带及前交叉韧带拉伤、撕裂或者断裂。

膝关节侧副韧带损伤

外伤引起侧方韧带损伤、关节不稳定及疼痛者称为膝侧副韧带损伤。滑雪等运动中摔倒或重物砸压而造成的损伤多见。以青少年多见，男性多于女性，运动员最为多见。

【临床表现】

1. 症状

膝内或外侧可突然有一响声，受伤后膝关节内（外）侧疼痛、肿胀及皮下瘀血。膝呈轻度屈曲位，活动受限，跛行。

2. 体征

膝内侧副韧带（外侧副韧带则为腓骨小头）处压痛、肿胀，膝外（内）翻应力试验阳性，被动伸直则有抵抗感和疼痛。

【辅助检查】

X 线可见关节内（外）侧间隙增宽。若有骨折撕脱，可见小片状游离骨折块。MRI 检查可见侧副韧带局部信号不连续或中断。

【诊断要点】

1. 膝部有明确的侧方暴力打击或重物压迫史。

2. 疼痛位于膝关节侧方、侧方应力试验阳性。

3. 影像学检查可帮助诊断。

【鉴别诊断】

膝关节侧副韧带损伤应与膝半月板损伤、膝部骨折相鉴别，见表 16 - 5。

表 16 - 5　膝关节侧副韧带损伤鉴别诊断

疾病	鉴别诊断要点
膝半月板损伤	膝关节疼痛和交锁感，麦氏征、半月板研磨试验阳性，CT 或 MRI 可协助诊断
膝部骨折	暴力或者创伤引起，X 线或 CT 或 MRI 可协助诊断

【治疗】

1. 手法治疗

参见"急性软组织损伤概论"。

2. 固定

石膏或超膝夹板固定于屈膝 10°～15°，固定 4～6 周。

3. 中药治疗

急性期内服桃红四物汤（《医宗金鉴》）：桃仁 6g，红花 4g，熟地黄 15g，当归 12g，白芍 10g，川芎 8g。1 日 1 剂，水煎早晚分服，2 周为 1 个疗程，或参见"急性软组织损伤概述"治疗。

4. 练功

固定后积极进行股四头肌锻炼。

交叉韧带损伤

交叉韧带是膝关节的重要结构，具有稳定膝关节、引导膝关节运动轨迹等重要作用。

【病因】

多为胫骨受到前后方向暴力的结果。

【临床表现】

1. 症状

膝关节血肿、肿胀疼痛，活动受限，膝关节有"错动""打软腿"等不稳感，不能行走。后交叉韧带断裂出现台阶征。

2. 查体

膝内、外侧压痛；膝关节侧方应力试验阳性；抽屉试验、拉赫曼试验、轴移试验阳性。

【辅助检查】

X 线、CT 检查能明确患者是否伴有韧带止点的撕脱骨折。MRI 检查能发现韧带的不连续、异常走向、信号异常、韧带的缺失、撕脱骨折等，有时可看到胫骨骨髓水肿。

【诊断要点】

1. 膝关节肿胀、疼痛、关节不稳。

2. 抽屉试验等阳性。

3. X 线、MRI 检查明确诊断。

【治疗】

1. 急性期控制出血及水肿。

2. 固定用石膏或支具临时固定，固定期间积极进行功能锻炼。早期行等长肌力训练，肌力恢复可行等张肌力训练、抗阻练习等。

3. 中药治疗：参照"急性软组织损伤概论"骨折三期辨证用药的原则。

【转诊建议】

如有撕脱骨折、韧带断裂或半月板撕裂应转上级医院进行关节镜下手术。

五、踝关节扭伤

踝关节扭伤是指踝关节在内翻位或外翻位受伤，并不伴有踝部骨折、脱位的单纯踝部韧带等软组织损伤的总称。

【病因】

多因踝关节突然受到过度的内翻或外翻暴力引起，如行走或跑步时踏在不平的地面上，上下楼梯、走坡路时不慎失足踩空等使踝关节突然过度内翻或外翻而产生踝部扭伤。

【临床表现】

急性损伤者受伤后踝关节骤然出现肿胀、疼痛，不能走路或尚可勉强行走，但疼痛加剧，伤后2~3天局部可出现瘀斑；陈旧性损伤者踝关节酸痛、肿胀、无力，不能久行，或有行走时踝关节不稳感，影响正常行走和运动。

【辅助检查】

严重扭伤疑有韧带断裂或合并骨折脱位者，应做应力位X线片检查，一侧韧带断裂往往显示患侧关节间隙增宽，下胫腓韧带断裂可显示内外踝间距增宽。

【诊断要点】

1. 有明显的踝关节外伤史。

2. 急性损伤后踝关节局部即出现疼痛，局部肿胀、皮下青紫瘀斑并伴跛行，局部压痛阳性；陈旧性损伤者踝关节酸痛、肿胀、无力，不能久行，或有踝关节不稳感，影响正常行走和运动。

3. 若将足置于内、外翻应力位时，外、内踝前下方剧痛。

4. X线检查示未见骨折、脱位。

【鉴别诊断】

踝关节扭伤应与踝关节骨折、腓骨肌腱脱位等疾病鉴别，见表16-6。

表16-6 踝关节扭伤鉴别诊断

疾病	鉴别诊断要点
踝关节骨折	伤后局部肿胀、疼痛，关节活动受限明显，纵轴叩击痛阳性，一般行踝关节X线检查即可鉴别
腓骨肌腱脱位	多为足背伸位踝内翻或外翻受伤，可作踝足的外翻抗阻试验，出现疼痛或伴肌腱脱位，则该诊断明确

【治疗】

1. 急性踝关节扭伤的治疗

（1）固定方法：根据其损伤程度可选用弹力绷带、功能支具或石膏外固定，保持踝关节于受伤韧带松弛的位置。内翻扭伤采用外翻固定，外翻扭伤采用内翻固定。一般固定3周左右，若韧带完全断裂者，则固定4~6周。

（2）药物治疗：具体参见本节"概述"部分。

（3）练功活动：固定期间做足趾伸屈活动，解除固定后开始锻炼踝关节的屈伸功能，并逐步练习行走。

2. 陈旧性踝关节扭伤的治疗

以手法治疗为主，严重者采取外固定配合药物、练功等治疗。

（1）理筋手法：患者平卧，术者一手托住足跟，一手握住足尖，缓缓作踝关节的背伸、跖屈及内翻、外翻动作，然后用两掌心对握内外踝，轻轻用力按压，有散肿止痛作用。并由下而上理顺筋络，反复进行数遍，再按摩商丘、解溪、丘墟、昆仑、太溪、足三里等穴。

（2）药物治疗：具体参见本节概述部分。

（3）固定方法：可选用弹力绷带、功能支具外固定，以保护踝关节，维持关节的稳定性。根据其损伤程度、临床症状决定固定时间，一般需固定4~6周。

（4）练功活动：同"急性踝关节扭伤"。

【转诊建议】

急性踝关节扭伤踝关节韧带损伤严重，完全断裂或陈旧性踝关节扭伤经保守治疗无效，严重影响功能活动，需采取手术治疗者，应及时转诊治疗。

六、跟腱断裂

跟腱断裂是指外力作用导致跟腱组织的部分断裂或完全断裂。

【病因】

跟腱断裂可因直接暴力或间接暴力所致，以直接暴力多见。直接暴力损伤常发生于锐器割裂伤，因此多为开放性损伤，其断面较整齐；间接暴力损伤常发生于活动量较大的青壮年、运动员、演员或搬运工人等，在剧烈运动或劳动时，由于小腿三头肌的突然收缩，使跟腱受到强力牵拉，而引起跟腱部分撕裂或完全断裂，此种撕裂伤的断面参差不齐。

【临床表现】

1. 症状

伤后跟腱部肿痛，有压痛、皮下瘀斑，足跖屈无力，活动受限，跛行。

2. 查体

完全断裂损伤，在断裂处可摸到凹陷空虚感；捏小腿三头肌试验阳性（患者俯卧位，足垂于床端，用手挤压小腿三头肌时，若足无跖屈动作为阳性）。

【辅助检查】

超声、MRI 检查显示跟腱局部肿胀增厚、跟腱纤维不连续。

【诊断要点】

1. 有外伤史。

2. 闭合性跟腱断裂时，可有断裂声，伤后跟腱部疼痛、肿胀，有压痛、皮下瘀斑，足跖屈无力，活动受限，跛行；若为开放性断裂，跟腱走形区有伤口存在，伤口检查可发现跟腱断端。

3. 在断裂处可摸到凹陷空虚感，足背伸时更明显，捏小腿三头肌试验阳性。陈旧性跟腱断裂多表现为平足行走，跛行，不能提踵，触及跟腱有凹陷，小腿肌肉有萎缩；捏小腿三头肌试验多为阴性。

4. 超声、MRI 检查可帮助诊断。

【治疗】

对于跟腱部分断裂，以手法、固定治疗为主，配合药物、练功等治疗。若跟腱完全断裂或开放性跟腱断裂，则应尽早手术治疗。

1. 理筋手法

适用于跟腱部分断裂。患者俯卧，患足跖屈，在肿痛部位做较轻的按压、顺推，并在小腿三头肌肌腹处做按压揉拿，使肌肉松弛以减轻跟腱近端回缩。

2. 固定方法

急性、闭合性跟腱部分断裂，可采用前后石膏托固定于膝关节屈曲、踝关节跖屈位，使跟腱处于放松状态，3 周后更换石膏，改为踝关节中立位继续固定 2～3 周。

3. 练功活动

固定期间积极进行股四头肌的收缩锻炼及足趾屈伸活动锻炼。外固定解除后应逐步进行踝关节的屈伸活动及下地行走锻炼。

4. 药物治疗

参见本节"概述"部分。

【转诊建议】

跟腱完全断裂或开放性跟腱断裂，甚至跟腱外露，需行手术者，应及时转诊治疗。

第十七章　耳鼻喉科

第一节　变应性鼻炎

变应性鼻炎（allergic rhinitis，AR），又称过敏性鼻炎，是特应性个体接触致敏原后由 IgE 介导的鼻黏膜慢性炎症反应性疾病。本病以儿童、青壮年居多，男女发病比例无明显差异。

【病因】

其可能与大气污染、空气中 SO_2 浓度增高、饮食结构改变，以及"过度清洁"的生活方式等有关。

【临床表现】

1. 典型症状

以鼻痒、多次阵发性喷嚏、大量清水样鼻涕和鼻塞为典型临床特征。

2. 体征

季节性鼻炎者常可见眼睑肿胀、结膜充血，鼻黏膜水肿、苍白，鼻腔有水样或黏液样分泌物，鼻甲肿大，有时可发现中鼻道小息肉。常年性鼻炎者在间歇期鼻黏膜通常呈暗红色，若伴有胸闷，肺部听诊可闻及喘鸣音。发作期的鼻腔分泌物涂片可见较多嗜酸性粒细胞及活化的嗜酸性粒细胞。

【辅助检查】

1. 鼻分泌物涂片细胞学检查：可见较多嗜酸性粒细胞、嗜碱性粒细胞和杯状细胞。嗜酸性粒细胞的多少与患者近期是否接触变应原有关。

2. IgE 抗体检测：血清或鼻分泌物总 IgE 水平可以升高，特异性 IgE 多为阳性。

3. 变应原半定量快速体外检测法：可以检测 60 种以上吸入性与食入性变应原。

4. 皮肤点刺试验（skin prick test，SPT）：以常见变应原标准化浸液做皮肤点刺试验，经与组胺阳性对照液结果比对，阳性反应说明患者对该种变应原过敏。

5. 鼻黏膜激发试验：将某种变应原在标准的、有控制的条件下直接作用于鼻腔黏膜进行激发试验，此项试验结果阳性即可确诊。

【诊断要点】

1. 具有鼻痒、阵发性喷嚏、清水样涕和鼻塞 4 大症状中 2 项或以上，症状持续或累计 1 小时以上，可伴有流泪、眼痒和眼红等症状。季节性鼻炎或花粉症，每年发病季节基本一致，且与致敏花粉传粉期相符合（至少 2 年在同一季节发病）。常年性鼻炎则在一年中多数时间发病。

2. 鼻黏膜形态特征性炎性改变。

3. 变应原皮肤试验呈阳性反应，至少 1 种为（＋）或（＋＋）以上；或变应原特异性 IgE 阳性；或鼻激发试验阳性。

4. 症状发作期鼻分泌物涂片嗜酸性粒细胞检查阳性。

主要根据前 3 项即可诊断，其中病史和特异性检查是主要诊断根据。

【鉴别诊断】

变应性鼻炎应与血管运动性鼻炎、非变应性鼻炎伴嗜酸粒细胞增多综合征、反射亢进性鼻炎、顽固性发作性喷嚏和急性鼻炎等相鉴别，见表 17 – 1。

表 17 – 1　变应性鼻炎鉴别诊断

疾病	鉴别诊断要点
血管运动性鼻炎	与自主神经系统功能失调有关，环境温度变化、情绪波动、精神紧张、疲劳、内分泌失调可诱发本病，变应原皮肤试验和特异性 IgE 测定为阴性，鼻分泌涂片无典型改变
非变应性鼻炎伴嗜酸粒细胞增多综合征	症状与变应性鼻炎相似，鼻分泌物中有大量嗜酸性粒细胞，但皮肤试验和 IgE 测定均为阴性，也无明显的诱因使症状发作
反射亢进性鼻炎	本病以突发性喷嚏发作为主，发作突然，消失亦快，鼻黏膜高度敏感，稍有不适或感受某种气味，甚至前鼻镜检查时皆可诱发喷嚏发作，继之清涕流出，临床检查均无典型发现
顽固性发作性喷嚏	多由焦虑、压抑等精神障碍引起，此类喷嚏多无明显或无吸气相，因此与"正常"喷嚏相比，多表现为"无力"，可见于年轻患者，且以女性居多
急性鼻炎	发病早期有喷嚏、清涕，但病程短，一般为 7～10 天，常伴有四肢酸痛、周身不适、发热等症状，早期鼻分泌物可见淋巴细胞，后期变为黏脓性，有大量中性粒细胞

【临床分型】

（一）按症状发作时间分型

1. 间歇性变应性鼻炎：症状发生的天数 <4 天/周或病程 <4 周。

2. 持续性变应性鼻炎：症状发生的天数 >4 天/周和病程 >4 周。

（二）按过敏原种类分型

1. 季节性变应性鼻炎：症状发作呈季节性，常见过敏原为花粉、真菌等季节性吸入过敏原。

2. 常年性变应性鼻炎：症状发作呈常年性，常见过敏原为尘螨、蟑螂、动物皮屑等室内常年性吸入过敏原，以及某些职业性过敏原。

（三）按疾病严重程度分型

1. 轻度变应性鼻炎：症状轻微，对生活质量（包括睡眠、日常生活、工作和学习，下同）未产生明显影响。

2. 中－重度变应性鼻炎：症状较重或严重，对生活质量产生明显影响。

【治疗】

（一）西医治疗

治疗原则是尽量避免过敏原，正确使用抗组胺药和糖皮质激素，如有条件可行特异性免疫疗法。对变应性鼻炎积极有效的治疗可预防和减轻哮喘的发作。

1. 避免接触过敏原

对已经明确的过敏原，应尽量避免与之接触。花粉症患者在花粉播散季节尽量减少外出。对真菌、室尘过敏者应室内通风，保持干爽等。对动物皮屑、羽毛过敏者应避免接触动物、禽鸟等。

2. 药物治疗

由于服用简便，效果明确，是治疗本病的首选措施。

（1）抗组胺药：能与炎性介质组胺竞争 H_1 受体而阻断组胺的生物效应，部分抗组胺药还兼具抗炎作用，对治疗鼻痒、喷嚏和鼻分泌物增多有效，但对缓解鼻塞作用较弱。对有明显嗜睡作用的第一代抗组胺药如氯苯那敏（扑尔敏）、赛庚啶、溴苯那敏等，从事驾驶、机械操作、精密设备使用等人员不应服用，而改用无嗜睡作用的第二代抗组胺药如西替利嗪、氯雷他定等，但此类药物中的特非那定和阿斯咪唑偶可引起心电图 Q-T 间期延长，尖端扭转型室性心动过速，应注意不能过量用药，不能与酮康唑、伊曲康唑和红霉素合用。

（2）减充血剂：多采用鼻内局部应用治疗鼻塞。造成鼻黏膜肿胀的容量血管有两种受体，及肾上腺能受体 α-1 和 α-2，前者对儿茶酚胺类敏感，常用药为 1% 麻黄素，儿童为 0.5%；后者对异吡唑啉类的衍生物敏感，如羟甲唑啉。口服减充血剂如伪麻黄碱，药效时间长，但婴幼儿、60 岁以上、青光眼、糖尿病、孕妇、高血压及心血管疾病者应慎用。严格按照推荐剂量服用，不能超过 7 天。

（3）抗胆碱药：常用药物包括苯环喹溴铵和异丙托溴铵等，用于治疗鼻溢严重者，可明显减少鼻水样分泌物。

（4）肥大细胞稳定剂：肥大细胞稳定剂为变应性鼻炎的二线治疗用药，包括色苷酸钠、尼多酸钠、吡嘧思特钾等。此类药物可稳定肥大细胞膜，防止脱颗粒释放介质。临床上可口服或鼻内给药。

（5）糖皮质激素：疗程一般不超过2周，应注意用药禁忌证。多采用口服泼尼松，1日30mg，连服7日后，每日减少5mg，然后改为鼻内局部应用。临床上多用鼻内糖皮质激素制剂，这类激素的特点是对鼻黏膜局部作用强，但全身生物利用度低，按推荐剂量使用可将全身副作用降至最低。但应注意地塞米松配制的滴鼻剂易吸收，不可久用。

上述各类药物在应用时应根据患者的临床表现选择使用。由于花粉症发作时间明确，故应在每年患者发病前1~2周开始鼻内应用糖皮质激素，至发病期加用抗组胺药，一般可使患者症状明显减轻。

3. 非药物治疗

（1）特异性免疫疗法：根据变应原皮肤试验结果，用皮试阳性的变应原浸液制备的标准化变应原疫苗从极低浓度开始皮下注射，每周2~3次，逐渐增加剂量和浓度，数周或数月注射至一定浓度改为维持量。已证明这种治疗对花粉、尘螨过敏者有良好疗效，主要适用于持续性鼻炎和（或）伴有哮喘者，但在哮喘急性发作时不应使用。

（2）手术治疗：鼻内选择性神经切断术如翼管神经或筛前神经切断或更为精准的相关神经分支切断，可使鼻内副交感神经兴奋性降低，改善靶器官黏膜神经－免疫病理机制，减轻神经源性炎症病变，获得一定治疗效应。

（3）其他疗法：对鼻甲黏膜激光照射、射频及化学烧灼如三氯醋酸、硝酸银等可降低鼻黏膜敏感性；对增生肥大的下鼻甲做部分切除可改善通气，但应严格选择适应证。

（二）中医治疗

变应性鼻炎属中医学中"鼻鼽"的范畴。本病的发生，只要由于肺、脾、肾三脏虚损，又感受风寒异气，鼻窍受邪所致，治当补气固表、祛风通窍。

1. 辨证论治

（1）肺虚不固，鼻窍感寒证

症状：该型常为鼻鼽之轻证，或为初发阶段。鼻痒难忍，喷嚏频作，流大量清水鼻涕，鼻黏膜苍白水肿，可伴鼻塞，嗅觉减退，遇风冷发作。素体常有恶风怕冷，易感冒，倦怠乏力，气短自汗，舌质淡、苔薄白，脉虚弱。

治法：温肺散寒，益气固表。

方药：温肺止流丹（《辨证录》）加减：诃子6g，甘草6g，桔梗9g，石首鱼脑骨15g，荆芥6g，细辛3g，人参9g。或用玉屏风散合苍耳子散加减：防风9g，黄芪15g，白术9g，苍耳子9g，辛夷9g，白芷6g，薄荷6g。风寒盛、营卫不和者，合桂枝汤加减：桂枝9g，芍药9g，生姜9g，炙甘草6g，大枣3枚。

中成药：玉屏风散、辛芩颗粒。

（2）肺脾气虚，鼻窍失养证

症状：多为病情发展而渐加重，持续日久之故。鼻塞重，鼻涕清稀或黏白，淋漓而下，嗅觉迟钝，双下鼻甲黏膜肿胀甚，色苍白或灰暗，或呈息肉样变。全身伴见头昏头重，神疲气短，四肢困倦，纳差便溏，舌质淡或淡胖、边有齿痕、苔白，脉濡缓。

治法：健脾补肺，升阳固表。

方药：补中益气汤（《脾胃论》）加减：黄芪 15g，人参 15g，白术 9g，炙甘草 9g，当归 9g，陈皮 6g，升麻 6g，柴胡 6g。发作时加细辛 3g，五味子 3g，辛夷 9g，白芷 6g；清涕不止，加乌梅 6g，诃子 6g；鼻黏膜肿胀甚，加车前子 9g（包煎），泽泻 9g，浙贝母 9g，半夏 9g。

中成药：补中益气丸。

（3）肾阳亏虚，鼻窍失温证

症状：此为病之重者，症状明显，经久不愈。常年性发作鼻痒，喷嚏，流清涕，早晚较重，鼻黏膜苍白水肿或紫暗，兼见腰膝酸软，四肢不温，背冷怕寒，小便清长，舌质淡，脉沉细弱。

治法：补肾益气，温阳固表。

方药：肾气丸（《金匮要略》）加减：熟地黄 12g，山茱萸 12g，山药 12g，泽泻 9g，茯苓 12g，牡丹皮 9g，桂枝 6g，附子 6g（先煎）。或右归丸加减：熟地黄 24g，山药 12g，山茱萸 9g，枸杞子 12g，菟丝子 9g，鹿角胶 12g，当归 9g，杜仲 9g，附子 6g（先煎），肉桂 6g。肾阴不足者，可联用左归丸加减：熟地黄 24g，山药 12g，山茱萸 12g，枸杞子 12g，川牛膝 9g，菟丝子 12g，鹿角胶 12g，龟甲胶 12g。

中成药：金匮肾气丸、右归丸。

（4）肺经伏热，热郁鼻窍证

症状：阵发鼻痒，喷嚏频作，常流清涕，间有稠涕，鼻腔黏膜红赤或暗红肿胀。伴口微苦且干，常觉体乏心烦，小便黄，大便或干结，舌质偏红、苔微黄，脉兼细数且弱。

治法：清热祛风，通窍止嚏。

方药：辛夷清肺饮（《外科正宗》）加减：辛夷 9g，黄芩 9g，栀子 9g，麦冬 9g，百合 9g，石膏 12g，知母 9g，甘草 6g，枇杷叶 9g，升麻 6g。

中成药：辛夷鼻炎丸。

2. 中医特色疗法

（1）耳穴压丸：取过敏点、肺、脾、肾、肾上腺、内分泌、内鼻、皮质下等穴，以王不留行籽胶粘固定，随时按压。双耳交替使用，3 天轮换 1 次。

（2）灸法：取迎香、百会、上星、足三里、三阴交等穴，悬灸或隔姜灸。

（3）穴位贴敷：取迎香、大椎、肺俞、脾俞等穴，将单方或者正确配伍的药物制作成不同形式的膏、丸、散剂敷贴并固定，通过穴位的刺激和药物的吸收而发挥明显的治疗作用，可有温通经络、行气化痰、散寒除湿的作用。亦可行三伏贴贴敷疗法预防。

【转诊建议】

1. 经规范治疗不能缓解者建议转诊治疗。

2. 明确过敏原后需进行特异性免疫治疗者建议转诊治疗。

3. 伴有鼻窦炎、鼻息肉、鼻中隔偏曲或下鼻甲肥大等需要进行手术治疗者建议转诊治疗。

第二节　急性咽炎

急性咽炎是咽黏膜、黏膜下组织及其淋巴组织的急性炎症，常为上呼吸道感染的一部分。可单独发生，亦可继发于急性鼻炎，多发生于秋冬及冬春之交。

【病因】

本病常由病毒、细菌感染和（或）外部环境刺激所引起。常见的致病病毒包括流感病毒、副流感病毒、鼻病毒、腺病毒；常见的致病细菌包括溶血性链球菌、肺炎链球菌、卡他球菌等；烟酒刺激、受凉、疲劳致机体抵抗力降低时，也易诱发本病。

【临床表现】

1. 典型症状

起病较急，初起时咽部干燥、灼热，继有咽痛，空咽时咽痛往往比进食时更加明显，疼痛可放射到耳部。全身情况一般较轻，但因年龄、免疫力，以及病毒、细菌毒力之不同而程度不一，严重者表现为发热、头痛、食欲不振和四肢酸痛等。病程一般在1周左右。

2. 体征

口咽及鼻咽黏膜呈急性弥漫性充血，腭弓、悬雍垂水肿，咽后壁淋巴滤泡和咽侧索红肿。细菌感染者，咽后壁淋巴滤泡中央可出现黄白色点状渗出物。颌下淋巴结肿大且有压痛。

【辅助检查】

可行咽拭子培养和相关抗体测定，以明确病原体。

【诊断要点】

根据病史、症状及局部检查所见，诊断不难。为明确致病因素，可进行咽部细菌培养。应注意是否为急性传染病如麻疹、猩红热、流感和百日咳等的前驱症状或伴发症状，在儿童期尤为重要。此外，如在口腔、咽部、扁桃体出现假膜坏死，应行血液检查，以排除血液病。

【鉴别诊断】

急性咽炎应与麻疹、猩红热、流行性感冒等急性传染病的前驱症状相鉴别，见表17-2。

表17-2 急性咽炎鉴别诊断

疾病	鉴别诊断要点
麻疹	咽痛，发热，同时出现流泪畏光、喷嚏、流涕及干咳，两颊黏膜可见灰白色斑点（麻疹黏膜斑），发病3～4天后出现典型皮疹
猩红热	咽痛，高热，咽部黏膜弥漫性充血，扁桃体红肿，有脓性物，舌乳头红肿突起似杨梅，发病24小时后出现典型皮疹
流行性感冒	咽痛，高热，头痛，同时有鼻塞，流涕，喷嚏，干咳等上呼吸道症状，尤以该病的流行季节及流行状况为重要参考依据

【治疗】

（一）西医治疗

药物治疗

感染严重或有并发症者，常伴有高热，可根据血常规检查白细胞分类情况，选用抗生素或抗病毒类药。

（二）中医治疗

1. 辨证论治

（1）外邪侵袭证

症状：咽部疼痛，吞咽不利。偏于风寒者，见于本病初起，咽痛较轻，检查见咽部黏膜淡红，周身不适，咳嗽痰稀，鼻塞，舌淡红、苔薄白，脉浮紧。偏于风热者，咽痛较重，吞咽时痛甚，检查见咽部黏膜充血、肿胀，伴有发热恶风，头痛，咳嗽痰黄，舌苔薄黄，脉浮数。

治法：疏风散邪，宣肺利咽。

方药：风寒外袭者，宜疏风散寒，宣肺利咽，用六味汤（《喉科指掌》）加减：荆芥9g，防风6g，桔梗6g，僵蚕6g，薄荷6g，甘草6g。风热外袭者，宜疏风清热，消肿利咽，用疏风清热汤（《中医喉科学讲义》）加减：荆芥6g，防风6g，牛蒡子9g，甘草6g，金银花12g，连翘9g，桑白皮9g，赤芍9g，桔梗9g，黄芩9g，天花粉9g，玄参9g，浙贝母9g。咳嗽痰多，加紫菀9g，杏仁9g；鼻塞流涕，加苍耳子6g，辛夷

9g；头痛甚者，加蔓荆子9g，藁本9g；咽痛甚者，加射干9g。

中成药：银翘散、百蕊颗粒。

（2）肺胃热盛证

症状：咽喉疼痛较重，吞咽困难，痰多而黏稠，咽喉梗塞感；检查见咽部黏膜充血、肿胀，咽后壁淋巴滤泡红肿隆起，表面可见黄白色分泌物，颌下淋巴结肿大压痛；并见发热，口渴喜饮，大便秘结，小便黄，舌红、苔黄，脉洪数。

治法：泄热解毒，消肿利咽。

方药：清咽利膈汤（《证治准绳》）加减：连翘12g，炒栀子12g，黄芩12g，薄荷6g，牛蒡子9g，防风9g，荆芥9g，玄明粉6g（冲服），金银花9g，玄参9g，大黄6g。咳嗽痰黄、颌下淋巴结肿大压痛，加瓜蒌仁15g，射干9g；高热者，加水牛角6g，生石膏15g。

中成药：蓝芩口服液、六神丸。

2. 中医特色疗法

（1）含漱：采用复方硼砂溶液，或选用金银花、连翘、荆芥、薄荷等药物煎汤含漱，具有清洁患部的作用。

（2）吹药：将中药制成粉剂，直接吹于咽部患处，以清热解毒、消肿止痛。可选用冰硼散、冰珠散、珠黄散、西瓜霜、双料喉风散等，1日6～7次。

（3）含药：将药物制成丸或片剂，含于口内，慢慢融化，使药液较长时间润于咽部患处，起消肿止痛、清咽利喉作用。可选用华素片、溶酶菌含片、喉炎丸、六神丸、草珊瑚含片、新癀片等药物。

（4）蒸汽吸入或雾化吸入：可用地塞米松5mg，庆大霉素8万U，加入生理盐水20mL，雾化吸入。或用银黄注射液、鱼腥草注射液、双黄连注射液等雾化吸入，1日1～2次，3～5日为1个疗程。

【转诊建议】

经规范治疗不能缓解或全身症状较重者建议转诊治疗。

第三节　分泌性中耳炎

分泌性中耳炎亦称非化脓性中耳炎或渗出性中耳炎，是以耳内闷胀堵塞感，鼓室积液及传导性听力下降为主要特征的中耳非化脓性炎症。本病可见于任何年龄，发病率以小儿为高，是引起小儿听力下降的重要原因之一。

【病因】

咽鼓管阻塞、感染、过敏反应易诱发分泌性中耳炎。当咽鼓管的清洁与防御功能障碍，不能及时将分泌物及病原体清除时易诱发感染，引起本病发生。此外，居住环境不良、家族中有中耳炎患者也是诱发分泌性中耳炎的病因。

【临床表现】

1. 典型症状

（1）听力下降：急性分泌性中耳炎病前大多有感冒史，以后听力逐渐下降，伴自听增强。当头位变动，如前倾或偏向患侧，此时因积液离开蜗窗，听力可暂时改善。慢性者起病隐匿，患者常说不清发病时间。小儿大多表现为对别人的呼唤声不予理睬，看电视时要调大音量，学习时精神不集中，学习成绩下降等。如小儿的另一耳正常，也可长期不被家长察觉。

（2）耳痛：起病时可有耳痛，慢性者耳痛不明显。

（3）耳内闭塞感：耳内闭塞感或闷胀感是常见的主诉之一，按捺耳屏后该症状可暂时减轻。

（4）耳鸣：部分患者有耳鸣，多为间歇性，如"劈啪"声，或低音调"轰轰"声。当头部运动，打呵欠或擤鼻时，耳内可出现气过水声，但若液体很黏稠，或液体已完全充满鼓室，此症状缺如。

2. 体征

急性期，鼓膜松弛部充血，或全鼓膜轻度弥漫性充血。鼓膜内陷，表现为光锥缩短、变形或消失，锤骨柄向后上移位，锤骨短突明显向外突起。鼓室积液时，鼓膜失去正常光泽，呈淡黄、橙红或琥珀色，慢性者可呈灰蓝或乳白色，鼓膜紧张部有扩张的微血管。若液体不黏稠且未充满鼓室，可透过鼓膜见到液平面。此液面形如弧形的发丝，凹面向上，请患者头前俯、后仰时，此平面与地面平行的关系不变。有时尚可透过鼓膜见到气泡影，作咽鼓管吹张后气泡可增多、移位。积液较多时，鼓膜向外隆凸，鼓膜活动受限。

【辅助检查】

1. 听力检查：

（1）音叉试验：任内试验（－），韦伯试验偏向患侧。

（2）纯音听阈测试：示传导性听力损失。听力下降的程度不一，重者可达40分贝，轻者15~20分贝。听阈可随积液量的改变而波动。听力损失一般以低频为主，但由于中耳传音结构及两窗阻抗的变化，高频气导及骨导听力亦可下降。少数患者可合并感音神经性听力损失。

（3）声导抗测试：声导抗图对诊断有重要价值。平坦型（B型）是分泌性中耳炎的典型曲线，负压型（C型）示鼓室负压，咽鼓管功能不良，其中部分中耳有积液。

2. 诊断性鼓膜穿刺：可明确有无鼓室积液及积液的性质，同时也起治疗作用。

3. 颞骨CT：显示鼓室内有低密度影，部分或全部乳突气房内积液，有些气房内可见液气平面。

4. 小儿可行 X 线头部侧位片检查：了解腺样体是否增生。

5. 成人行详细的鼻咽部检查：了解鼻咽部病变，特别注意排除鼻咽癌。

【诊断要点】

根据病史和临床表现，结合听力学检查结果，诊断一般不难。必要时可在无菌操作下作鼓膜穿刺术而确诊。但如积液较为黏稠时，也可能抽不出液体，此时应加以鉴别。

【鉴别诊断】

分泌性中耳炎应与鼻咽癌、脑脊液耳漏、外淋巴瘘、胆固醇肉芽肿、粘连性中耳炎等相鉴别，见表 17 – 3。

表 17 – 3　分泌性中耳炎鉴别诊断

疾病	鉴别诊断要点
鼻咽癌	一侧分泌性中耳炎应警惕有鼻咽癌的可能，后鼻孔镜或纤维鼻咽镜检查，血清中 EBV-VCA-IgA 的测定等应列为常规检查项目之一，必要时做鼻咽部 CT 或 MRI
脑脊液耳漏	颞骨骨折并脑脊液漏而鼓膜完整者，脑脊液聚集于鼓室内，可产生类似分泌性中耳炎的临床表现，根据头部外伤史，鼓室液体的实验室检查结果及颞骨 CT 或 X 线予以鉴别
外淋巴瘘	多继发于镫骨手术后，或有气压损伤史，瘘孔好发于蜗窗及前庭窗，耳聋为感音神经性或混合性
胆固醇肉芽肿	中耳内有棕褐色液体，鼓室及乳突腔内有暗红色或棕褐色肉芽，内有含铁血黄素与胆固醇结晶溶解后形成的裂隙，伴有异物巨细胞反应，鼓膜呈蓝色或蓝黑色，颞骨 CT 片示鼓室及乳突内有软组织影，少数有骨质破坏
粘连性中耳炎	粘连性中耳炎是慢性分泌性中耳炎的后遗症或终末期，两病症状相似，但粘连性中耳炎的病程一般较长，咽鼓管吹张治疗无效，鼓膜紧张部与鼓室内壁和（或）听骨链粘连，听力损失较重，声导抗图为"B"型、"C"型或"As"型

【临床分期】

1. 急性分泌性中耳炎：分泌性中耳炎病程长达 8 周以内。

2. 慢性分泌性中耳炎：分泌性中耳炎病程长达 8 周以上。

【治疗】

（一）西医治疗

1. 非手术疗法

（1）局部药物治疗：鼻腔应用黏膜血管收缩剂，在急性期应用，可以改善咽鼓管通气功能，常用药物如盐酸赛洛唑啉、麻黄碱等。耳痛明显者，可用酚甘油滴耳，或口服解热镇痛剂减轻耳痛。

（2）改善咽鼓管通气引流功能：

1）咽鼓管吹张：可行捏鼻鼓气吹张法或导管吹张法，小儿用波氏球法。

2）黏液促排剂：可促进纤毛运动，稀化黏液，利于分泌物经咽鼓管排出。

3）鼓膜按摩：食指尖插入外耳道口，轻轻摇动数次后突然拔出，重复动作 10 次以上；或两手掌心稍用力加压于外耳道口，然后突然松开，反复 20 次。

（3）控制炎症：急性期患者耳痛明显时，可以考虑短时期应用敏感抗菌药物，或加用糖皮质激素如地塞米松、泼尼松等。

（4）抗变态反应药物的应用：可选用抗组胺药如西替利嗪、氯雷他定、地氯雷他定等，以抑制变态反应炎性介质的病理效应。

2. 手术疗法

（1）鼓膜穿刺术：鼓膜穿刺，抽出积液。必要时可重复穿刺。

（2）鼓膜切开术：液体较黏稠，鼓膜穿刺时不能将其吸尽者，或经反复穿刺，积液在抽吸后又迅速生成、积聚时，宜作鼓膜切开术。

（3）鼓膜切开加置管术：凡病情迁延长期不愈，或反复发作之慢性分泌性中耳炎及胶耳等，可于鼓膜切开并将积液充分吸尽后，在切口处放置一通气管，以改善中耳的通气，有利液体的引流，促进咽鼓管功能的修复。

3. 病因治疗

积极治疗鼻咽、鼻窦疾病，如鼻窦炎、变应性鼻炎、腺样体肥大、鼻息肉、鼻中隔偏曲等疾病。

（二）中医治疗

辨证论治

（1）风邪外袭证

症状：常于伤风感冒后出现耳内胀闷堵塞感，甚则耳胀微痛；耳鸣多为间歇性，按压耳屏则缓解；听力下降，鼓膜略淡红或内陷，鼓室积液初起，多为浆液性；可伴鼻塞流涕、头痛发热等外感症状，舌淡红、苔白或薄黄，脉浮或数。

治法：疏风宣肺，散寒通窍。

方药：杏苏散（《温病条辨》）加减：杏仁 9g，紫苏叶 9g，前胡 9g，桔梗 9g，枳壳 9g，桑白皮 9g，黄芩 9g，甘草 6g，麦冬 9g，浙贝母 9g，橘红 6g，生姜 6g。耳堵塞感重者，加柴胡 9g，石菖蒲 9g；鼻塞流涕者，加苍耳子散；热重者，加金银花 9g，连翘 9g，蒲公英 9g；偏风寒者，加麻黄 6g，桂枝 6g，细辛 3g。

中成药：鼻渊通窍颗粒。

（2）气滞湿困证

症状：起病急骤，耳胀堵感重，耳鸣多呈气过水声，听力下降明显；鼓膜多为橙红或琥珀色，鼓室积液迅速，多为浆液性；可伴情志不畅，或烦躁易怒，胸胁胀闷，口苦，舌暗红，脉弦或数。

治法：理气行滞，化湿通窍。

方药：四逆散（《伤寒论》）合排气饮（《景岳全书》）加减：柴胡9g，芍药9g，甘草6g，枳实9g，陈皮6g，木香3g，藿香9g，香附9g，枳壳9g，泽泻9g，乌药9g，厚朴6g。见肝胆湿热者，改用龙胆泻肝汤加减：龙胆6g，黄芩12g，炒栀子12g，泽泻9g，木通9g，车前子9g（包煎），当归9g，生地黄9g，柴胡9g，甘草6g。耳堵塞感重者，加石菖蒲9g，藿香9g；鼓室积液多者，加桑白皮9g，车前子9g（包煎）。

中成药：五苓散。

（3）脾虚痰湿证

症状：起病日久，或反复发作，耳鸣持续，耳闭塞感加重，听力下降明显；鼓膜混浊内陷，鼓室积液可多可少，多为黏液性；可伴胸闷纳呆，肢倦乏力，面色不华，平素易感冒，或常鼻塞、喷嚏、流清涕，舌淡胖、苔白腻，脉滑缓。

治法：健脾益气，利湿通窍。

方药：参苓白术散（《太平惠民和剂局方》）加减：党参10g，茯苓10g，白术10g，莲子5g，白扁豆8g，山药10g，炒苦杏仁10g，陈皮10g，枳壳10g，白豆蔻5g，炙甘草6g。鼓室积液较多者，加四苓散：白术12g，猪苓12g，茯苓12g，泽泻15g；耳闭塞感重者，加石菖蒲9g，藿香9g，丝瓜络9g。

中成药：参苓白术丸。

（4）痰瘀互结证

症状：耳内闭塞感明显，持续性耳鸣，经年不愈；听力减退较重，鼓膜增厚或菲薄，混浊内陷明显，鼓室积液如胶，舌暗或有瘀点、苔白腻，脉滑或涩。

治法：化痰祛瘀，行气通窍。

方药：通气散（《外科精义》）加减：柴胡12g，香附12g，川芎6g。耳闭失聪重者，加路路通9g，桃仁6g，红花6g；脾气虚者，加黄芪15g，白术9g，茯苓15g；肝郁气滞者，加柴胡9g，郁金9g，枳壳9g。

中成药：越鞠二陈丸。

【转诊建议】

经规范治疗不能缓解或反复发作者建议转诊治疗。

第十八章　中医适宜技术

第一节　概　述

一、基本概念

中医适宜技术是指在中医基础理论指导下，具有安全有效、操作简便、成本低廉的特点，适合于常见病、多发病防治的中医药技术。又称"中医药适宜技术""中医传统疗法""中医特色疗法"等，其历史悠久，形式多样，种类丰富，是中医学的重要组成部分。

二、主要内容

中医适宜技术可分为外治技术和内治技术两大类。本章主要介绍"简、便、廉、验"，符合基层实际需求且易于乡村医师学习掌握的外治技术。

1. 针法类技术

本类技术是指运用各种针具刺激穴位或特定部位以治疗疾病的方法。常用技术有毫针技术、头针技术、耳针技术、三棱针技术、皮肤针（梅花针）技术、穴位注射技术、火针技术、小针刀技术等。

2. 灸法类技术

本类技术是指运用艾绒或其他药物点燃后直接或间接地在体表穴位或特定部位温熨、熏烤，借灸火的热力及药物作用防治疾病的方法。常用"艾"作为施灸材料，因此也叫"艾灸"。

3. 手法类技术

本类技术是指运用一定的手法，借助或者不借助器械、介质，主动或被动地作用于人体以治疗疾病的方法。常用技术包括推拿、小儿推拿、正骨疗法、足底按摩、整脊疗法等。

4. 其他中医适宜技术

其他适宜技术主要包括拔罐法、刮痧法、穴位贴敷、中药熏洗、中药药浴、中药灌肠等技术。

三、治疗作用

1. 疏通经络

经络是人体气血的通路，如果经络气血运行不畅，必然会导致疾病的发生，出现肢体疼痛、麻木、痿软、拘挛，或脏腑功能失衡。中医适宜技术则通过调理经络气血，使瘀阻的经络通畅，促使机体发挥正常的生理功能。

2. 调和阴阳

疾病的发生是由于机体的阴阳相对平衡遭到破坏，导致"阳胜则阴病，阴胜则阳病"。中医适宜技术可根据阴阳的偏盛偏衰施以补泻，使机体从阴阳的失衡状态向平衡状态转化。

3. 扶正祛邪

疾病的发生、发展及其转归的过程，即是正气与邪气相互斗争的过程，正所谓"正气存内，邪不可干""邪之所凑，其气必虚"。中医适宜技术可帮助机体扶助正气，祛除邪气，从而提高机体抗病能力，消除致病因素的影响。

四、治疗原则

1. 标本缓急

一般情况下，应遵循"治病求本"的根本原则，但在紧急情况下，应按"急则治其标，缓则治其本，标本同治"的原则，全面把握病程中的主次矛盾，才不至于延误治病时机。如肾阳虚引起的五更泻，泄泻为标，肾阳虚为本，治宜温灸肾俞、命门、关元、气海以补肾阳；哮喘病急性期，应先平喘，再治疗引发哮喘的具体病因，缓解期时，则应培补肺肾之气，增强抗病能力，以减少哮喘发作。

2. 补虚泻实

补虚即扶助正气，泻实即祛除邪气。补虚泻实指应根据疾病正邪交争情况，补其不足，泻其有余。补泻可通过不同中医适宜技术来实现，如针偏泻，灸偏补，也可通过调整适宜技术的操作手法达到补泻目的，如针刺出针后迅速按压针孔为补，出针后摇大针孔而不立即按压为泻。

3. 三因制宜

三因制宜指因人、因时、因地制宜。因人制宜指根据患者的体质、性别、年龄等个体特点选用适宜的治疗技术，如寒性体质的人，感受外邪，易从寒化，治疗时应深刺且久留针，多用灸法。因时制宜指根据四季气候变化和时辰特点，选用适宜的治疗技术，如"春夏者，阳气在上，人气亦在上，故当浅取之；秋冬者，阳气在下，人气亦在下，故当深取之"，说明春夏宜浅刺，秋冬宜深刺；因地制宜指根据不同的地理环境特点选用适宜的治疗技术，如在寒冷地区，治疗多用温灸且施灸壮数宜多，灸量较重，温热地区则相反。

第二节　常用方法技术

一、手法类技术

推　拿　法

推拿是以中医理论为指导，运用推拿手法或借助于一定的推拿工具作用于患者体表特定部位或穴位，从而达到疏通经络、行气活血、理筋整复、滑利关节、调整脏腑功能、增强抗病能力等作用的外治方法。

【临床运用】

1. 适应证

（1）内科病证：头痛、不寐、胃痛、便秘、泄泻、面瘫等。

（2）骨伤科病证：痹病、落枕、颈椎病、肩周炎、腰痛等。

（3）儿科病证：肌性斜颈、脑性瘫痪、小儿脊柱侧弯、小儿遗尿、小儿食积等。

（4）妇产科病证：乳痈、月经不调、痛经等。

（5）五官科病证：近视、耳鸣、耳聋等。

2. 禁忌证

（1）各种传染性、结核性及感染性疾病禁用。

（2）操作部位皮肤有烧烫伤、疔疮、疖肿、脓肿、不明肿块、瘢痕或皮肤病患者禁用。

（3）骨关节疾病、急性软组织损伤且局部肿胀严重者禁用。

（4）经期、孕妇的腹部、腰骶部及三阴交、至阴、合谷、昆仑等对胎孕反应敏感的穴位禁用。

（5）严重心、脑、肾疾病及精神类疾病无法配合者禁用。

（6）饥饿、饱食、醉酒、大怒、大惊、过度疲劳、精神紧张者，不宜立即使用。

【操作规范】

1. 操作前准备

（1）推拿介质：手法操作时，在推拿局部皮肤上配合使用的膏剂、油剂、水剂或粉剂等，统称为推拿介质，可用于摩擦力较大的手法。

（2）介质的作用：利用介质的润滑作用保护皮肤，减少手法对皮肤摩擦的损伤；利用介质药理作用，通过透皮吸收，发挥药物的治疗作用；通过手法加介质产生的温热效应，发挥手法、穴位和介质中所含药物的协同作用，增强疗效。

（3）介质的选择：表证多选具有解表作用的介质，如葱姜汁、薄荷汁等；寒证宜选用温热介质，如葱姜水、冬青膏等；热证宜选用清凉介质，如凉水、酒精等；虚证可选用滋补作用的药酒等；血瘀证宜选用活血化瘀类药剂，如红花油、云南白药酊等；无特殊要求的可选用一些中性介质，如滑石粉、爽身粉等。

（4）体位的选择：术者的体位需根据患者体位及拟推拿的部位灵活选择；一般情况下，患者取坐位、俯卧位时，术者应双脚开立或丁字步站立位；患者取仰卧位时，术者可取高坐位；按法、擦法和运动关节类手法时术者多取站位；一指禅推法、揉法、拿法时术者多取坐位。

2. 操作方法

（1）按法

1）操作方法：以掌根、拇根或肘尖着力于施术部位，垂直向下按压。常与揉法配合，称"按揉"，见图 18 - 1。

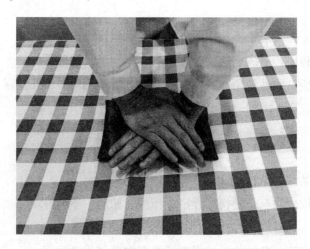

图 18 - 1 按法

2）操作要领：用力由轻渐重，稳而持续，使刺激充分达到深层组织；在治疗部位上垂直下压，操作应缓慢且有节律性；着力部位要紧贴体表，不可移动。

（2）揉法

1）操作方法：

指揉法：以指端着力于穴位做环旋揉动，可用于全身各部位，见图18-2、图18-3。

掌揉法：以掌着力于穴位做环旋揉动，多用于腰背、腹部。

鱼际揉法：以大鱼际着力于穴位做环旋揉动，多用于面部。

掌根揉法：用掌根着力于治疗部位，做轻柔和缓的环旋活动。

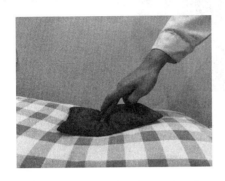 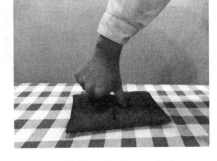

图18-2　中指揉法　　　　　　图18-3　拇指揉法

2）操作要领：以肢体近端带动远端做小幅度的环旋揉动，如前臂带动腕、掌做掌揉法；着力部位要吸定穴位，带动深层组织；压力均匀，动作协调有节律。

（3）推法

1）操作方法：

掌推法：用掌着力于施术部位，进行单方向直线推动，多用于背、胸腹、下肢部。

指推法：用指着力于施术部位，进行单方向直线推动，多用于肌腱部，见图18-4。

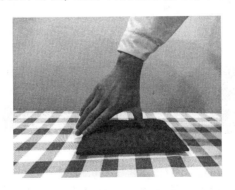

图18-4　拇指推法

拇指分推法：以两手拇指的桡侧置于前额，自前额正中线向两旁分推。

2）操作要领：着力部位紧贴皮肤，力度适中，做到轻而不浮，重而不滞，速度均匀适中。

（4）摩法

1）操作方法：以掌面或食、中、环、小指指面附着于施术部位，以腕关节连同前臂，做顺时针或逆时针环形移动摩擦，见图18-5。

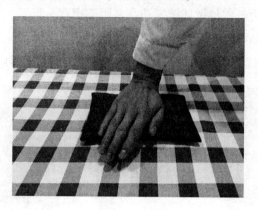

图18-5　摩法

2）操作要领：上肢和腕掌放松，轻放于穴位上；动作缓和协调，用力宜轻不宜重，速度宜缓不宜急。

（5）擦法

1）操作方法：

掌擦法：用掌着力于施术部位，做往返直线快速擦动，多用于腰骶、四肢、肩部，见图18-6。

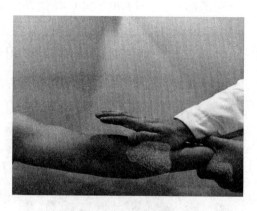

图18-6　掌擦法

鱼际擦法：用大鱼际着力于施术部位，做往返直线快速擦动，多用于上肢、颈肩部。

2）操作要领：擦动时应直线操作，不可歪斜；着力部位紧贴皮肤，压力适中；动作要连续，速度均匀且快，往返距离尽量拉长。

（6）拿法

1）操作方法：拇指和其余四指相对用力，作用于施术部位，进行有节律地提捏，常配合其他手法，多用于颈、肩、四肢部。

2）操作要领：前臂放松，手掌空虚；捏拿时，方向与肌腹垂直，以掌指关节运动为主，指间关节不动；动作连贯，用力由轻到重。

（7）捏法

1）操作方法：

三指捏法：两手腕关节略背伸，拇指横抵于皮肤，食、中两指置于拇指前方的皮肤处，以三指捏拿皮肤，两手边捏边交替前进，见图18－7。

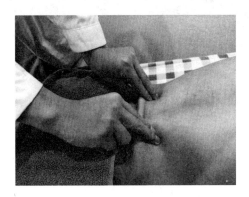

图18－7 三指捏法

二指捏法：两手腕关节略尺偏，食指中节桡侧横抵于皮肤，拇指置于食指前方的皮肤处，以拇指、食指捏拿皮肤，边捏边交替前进。

2）操作要领：沿直线捏，避免歪斜，捏拿肌肤松紧要适宜。

（8）击法

1）操作方法：用手指指尖连续、有节律地击打体表，多用于头部，见图18－8。

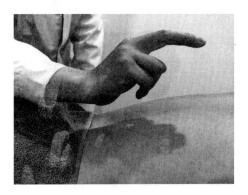

图18－8 击法

2）操作要领：腕关节放松，以肘关节的屈伸带动腕关节自由摆动；击打时要有弹性、有节律。

（9）点法

1）操作方法：以指端着力，持续按压穴位，也可瞬间用力，大部分穴位均可运用，见图18-9。

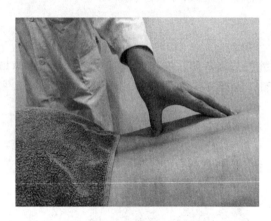

图18-9　点法

2）操作要领：手指用力时保持一定的姿势，避免操作时出现手指过伸或过屈，造成损伤。

（10）搓法

1）操作方法：两手夹住肢体相对用力，做相反方向的快速搓动，同时上下往返移动，多用于上肢部，见图18-10。

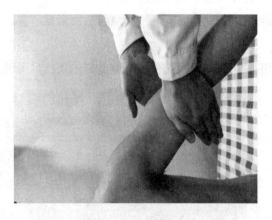

图18-10　搓法

2）操作要领：用力对称，搓动要快，移动要慢。

（11）捻法

1）操作方法：用拇指螺纹面与食指桡侧缘夹住施术部位，做上下快速揉捻，常用于手指部和耳部，见图18-11。

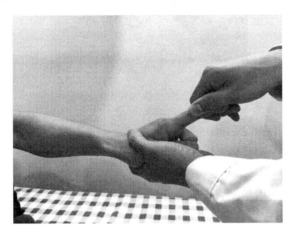

图18-11 捻法

2）操作要领：捻动要快，移动要慢；捻动时以食指运动为主，拇指运动为辅；动作要有连贯性。

（12）拍法

1）操作方法：五指并拢且微屈，以前臂带动腕关节自由屈伸，指先落，腕后落；腕先抬，指后抬，虚掌拍打体表，常用于胸背部，见图18-12。

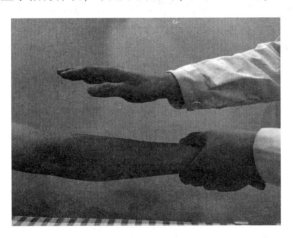

图18-12 拍法

2）操作要领：虚掌拍打，腕关节自由摆动，肘关节自由屈伸；可双手配合。

（13）振法

1）操作方法：

掌振法：以掌置于一定部位，做连续、快速、上下颤动，常用于腹、腰部，见图18-13。

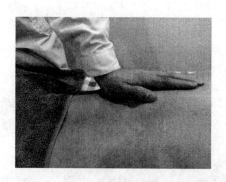

图 18 – 13　振法

指振法：以食、中指指端置于穴位上，做连续、快速、上下颤动，大部分穴位均可运用。

2）操作要领：着力部位要紧贴皮肤；频率要快，每分钟 200～300 次。

【注意事项】

1. 推拿操作前：明确疾病诊断，掌握适应证，排除禁忌证，并与患者充分沟通，注意环境和个人卫生，选择安静温馨的治疗环境。

2. 推拿操作中：密切观察患者反应，适时调整手法刺激度，谨防不良反应及不良事件。术者应根据患者病情合理选择推拿手法、推拿姿势和步态，动作变换要自然、协调，并确保手法的安全性、准确性和有效性。手法强度应遵循先轻后重、由重转轻的原则，并根据病情适当调整。若发生不良反应或不良事件，应立即停止施术，并及时对症治疗。

3. 推拿操作后：嘱患者适当休息，无任何不适后方可离开。

小儿推拿法

小儿推拿法是以中医基础理论和临床知识为基础，根据小儿生理病理特点，运用推拿手法作用于小儿体表穴位以预防和治疗儿科常见疾病，促进小儿健康及生长发育的外治方法。

【临床应用】

1. 适应证

（1）内科病证：伤风、便秘、泄泻、痿病、小儿食积、小儿遗尿、小儿惊风、小儿脑瘫、抽动障碍、注意力缺陷多动障碍等。

（2）骨伤科病证：桡骨小头半脱位、肌性斜颈、小儿脊柱侧弯等。

（3）预防保健方面：调理脾胃、增强体质等。

2. 禁忌证

（1）各种传染性、结核性及感染性疾病禁用。

（2）操作部位皮肤有烧烫伤、疔疮、疖肿、脓肿、不明肿块、瘢痕或皮肤病患者禁用。

（3）出血性疾病如血小板减少性紫癜、白血病、血友病等，正在出血和存在内出血的部位禁用。

（4）骨关节疾病、急性软组织损伤且局部肿胀严重者禁用。

（5）严重心、脑、肾疾病及精神类疾病无法配合者禁用。

（6）饥饿、饱食、大惊、过度疲劳、精神紧张者，不宜立即使用。

【操作规范】

1. 操作前准备

（1）推拿介质

1）汁剂：

生姜汁：取鲜生姜适量切碎、捣烂，取汁应用。可用于风寒感冒或胃寒呕吐、腹痛、腹泻等。

葱白汁：取葱白适量切碎、捣烂，取汁应用。可用于风寒感冒。

大蒜汁：取大蒜剥皮洗净、捣烂，取汁加少量清水应用。可用于治疗小儿感冒咳嗽，也可起到解毒、止痒、消肿的作用。

藿香汁：取鲜藿香叶、茎洗净、捣烂，取汁加少量清水应用。具有解暑化湿、理气和中的作用，可用于小儿伤暑、头痛、恶心等。

2）水剂：取鲜药或干药（鲜者最好）开水浸泡，去渣取液应用。

薄荷水：可用于风热感冒或风热上犯所致的头痛、目赤、咽痛，或痘疹初期隐隐不透，或麻疹将出之际。

麻黄浸液：有发汗解表、宣肺平喘的作用，可治疗小儿风寒感冒。

金银花浸液：蘸液清大肠、清小肠、清肺经、揉板门、运八卦、退六腑，可治疗小儿风热感冒、小儿湿热泄泻等。

菊花浸液：蘸液开天门、推坎宫、运太阳、揉耳后高骨、推揉涌泉，可用于治疗小儿感冒、头痛、发热、目赤等。

3）粉剂：

滑石粉：医用滑石粉，可润滑皮肤，减少皮肤摩擦，保护小儿皮肤，是小儿推拿临床最常用的一种介质。

爽身粉：即市售爽身粉，有润滑皮肤和吸水性强的特点，质量较好的爽身粉可代滑石粉。

4）油剂：常用食用麻油，可用于小儿身体各部位推拿，具有润滑除燥作用。

5）膏剂：常用冬青膏，由水杨酸甲酯、凡士林、薄荷脑以及少量麝香配制，具有温经散寒的作用，常用于小儿虚寒性腹泻推拿治疗。

6）其他：

白酒或药酒：用于麻木不仁、手足拘挛、局部瘀血等病症。

鸡蛋清：用于消化不良、热性病、久病后期烦躁失眠、手足心热等病症。

（2）辨证论治

推拿前，要依据小儿发病特点，结合望、闻、问、切、八纲辨证、脏腑辨证、气血津液辨证进行辨证论治，选取不同的推拿方式及穴位。

（3）体位选择

根据不同的操作方法及操作部位选择不同的体位，常用体位为前坐位、平卧位、俯卧位等。按摩胸腹部时通常采取平卧位，按摩后背时通常采用俯卧位，按摩四肢时通常由父母环抱采取正卧位。

（4）推拿顺序

1）一般为先上肢，次头面，再胸腹、腰背，后下肢。

2）先推主穴，后推配穴。

3）遵循辨证论治的原则，辨证施用手法。

（5）手法基本要求

均匀、柔和、平稳从而达到渗透。

2. 操作方法

（1）按法

用拇指、中指的指端或指面或用手掌着力附着在一定的穴位或部位上，逐渐用力向下按压，按而留之，称为按法。根据着力部位不同分为指按法和掌按法，见图18 - 14、18 - 15。

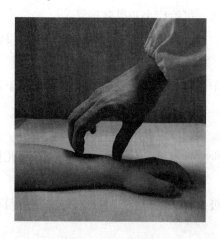

图18 - 14　指按法

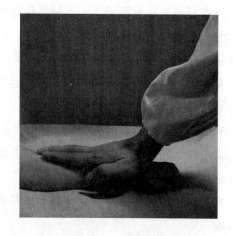

图18 - 15　掌按法

1）动作要领：按压的方向要垂直体表；力量要由轻到重，平稳而持续；按压时着力部分紧贴患儿体表。

2）临床运用：指按法常用于点状穴位，掌按法常用于面积大而又较为平坦的部位，如胸腹部、腰背部等。

（2）摩法

用食指、中指、无名指和小指四指的指面或掌面着力，附着在患儿体表一定的穴位或部位上，以腕关节连同前臂做环形而有节律的摩动，称为摩法。根据着力部位不同分为指摩法和掌摩法，见图 18－16、18－17。

1）动作要领：肩、肘、腕均要放松，自然着力；前臂及腕关节带动手指、手掌完成摩动；动作要柔和、协调，用力均匀，频率为 100 次/分。

2）临床运用：主要适用于胸腹部。

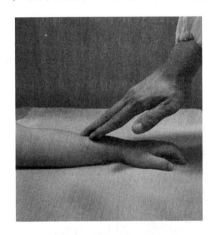

图 18－16　指摩法

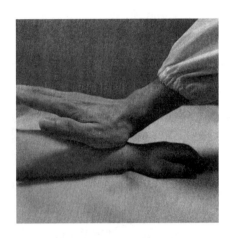

图 18－17　掌摩法

（3）掐法

掐法是强刺激手法之一，是指以拇指指甲刺激患儿某处穴位，见图 18－18。

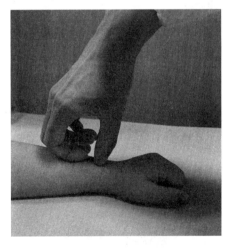

图 18－18　掐法

1）动作要领：快进快出，垂直施力。

2）临床运用：本法适用于头面部、手足部点状穴位，以救治小儿急性惊症，如掐人中、掐十王穴等。此法具有定惊醒神、通关开窍的作用，常用于急症。

（4）揉法

中指或拇指指端，或掌根、鱼际，吸定于一定的部位或穴位上，作顺时针或逆时针方向旋转揉动，称揉法。根据着力部位的不同，亦可分别称之为指揉法、掌根揉法和鱼际揉法，见图18-19、18-20、18-21。

1）动作要领：沉肩、垂肘、腕部放松；操作时压力轻柔而均匀，着力部位不离开皮肤，使该处的皮下组织随接触部位的揉动而滑动，不要在皮肤上摩擦；动作具有节律性，120～160次/分。

2）临床运用：本法具有调和气血、缓急止痛、健脾消积等作用。指揉法常用于点状穴，根据病情需要，可用食指、中指二指并揉或三指同揉；鱼际揉法及掌跟揉法常用于大面积部位，如胸腹部、腰背部、四肢部。

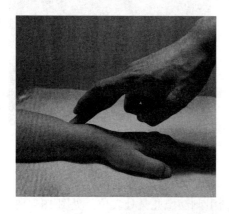
图18-19　指揉法

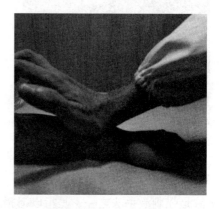
图18-20　掌根揉法

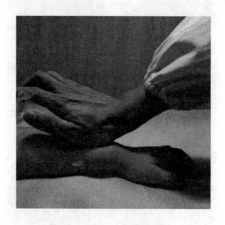
图18-21　鱼际揉法

（5）推法

用手指螺纹面吸附于患儿体表一定部位做单方向的推动。根据操作方向的不同，可分为直推法、旋推法、分推法、合推法。

1）直推法：以拇指螺纹面或桡侧缘着力，或食指、中指螺纹面着力，用腕部发力，在体表作单方向的直线推动，称直推法，见图18-22。

动作要领：操作时为单方向直线进行，不可歪斜；拇指直推时，以腕部发力，带动拇指活动，食指、中指直推时以肘部发力。

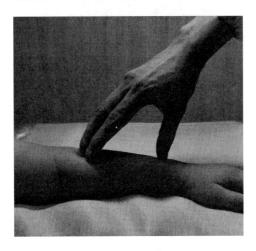

图18-22 直推法

临床运用：多用于头面部、四肢部、脊柱部。

2）旋推法：以拇指螺纹面着力于一定的穴位或部位上，做顺时针方向的环旋移动，称旋推法，见图18-23。

动作要领：肩、肘、腕自然放松，以拇指作小幅度的旋转推动，动作轻柔，不带动皮下组织。

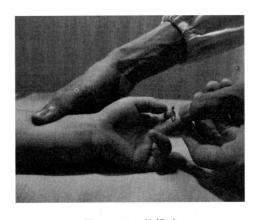

图18-23 旋推法

临床运用：主要用于手部。

3）分推法：以双手拇指螺纹面或桡侧缘，或用食指、中指螺纹面作用于体表治疗部位，自穴位中间向两旁做分向推动，称分推法，见图18－24。

动作要领：操作时为分向直线或弧线推动；以肘关节屈伸发力作直线分推；以腕部发力作弧线分推。

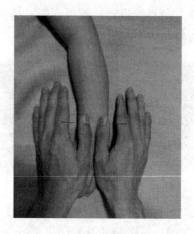

图18－24　分推法

临床运用：适用于头面部、胸腹部、腕掌部及肩胛部等。

4）合推法：以双手拇指螺纹面或桡侧缘，或用食指、中指螺纹面作用于体表治疗部位，自穴位的两旁向中间作相向推动，称合推法，见图18－25。

动作要领：操作时为相向直线或弧线推动；以肘关节屈伸发力作直线分推；以腕部发力作弧线分推。动作协调，用力轻柔，操作幅度小。

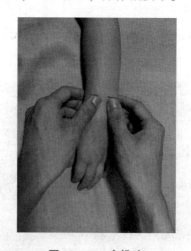

图18－25　合推法

临床运用：适用于头面部、胸腹部、腕掌部。

（6）运法

以拇指或中指螺纹面在患儿体表做由此及彼的环形或弧形推动，称为运法，见图 18 - 26。

1）动作要领：操作部位紧贴体表，操作时不带动皮下；宜轻不宜重，宜缓不宜急，频率为 80～120 次/分。

2）临床运用：运法是小儿推拿手法中最轻的一种，具有理气和血、舒筋活络的作用，多用于手掌特定穴，如运内八卦等。

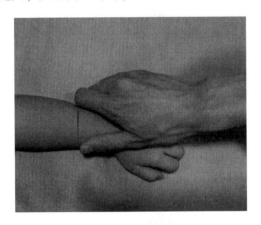

图 18 - 26 运法

（7）搓法

用双手的掌面对称性夹住患儿一定部位，交替或同时相对用力做快速揉搓，或同时上下往返移动，称搓法，见图 18 - 27。

1）动作要领：肩、肘、腕自然放松；动作轻柔，用力对称。

2）临床运用：搓法是轻快柔和的手法，多用于胁肋部位，具有调和气血、疏通经络、放松肌肉的作用。

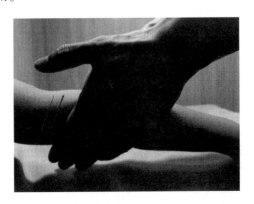

图 18 - 27 搓法

（8）捣法

以中指指端，或食、中指屈曲的指间关节，有节奏地叩击穴位的方法，称捣法，见图 18 - 28。

1）动作要领：肩、肘、腕、指间关节自然放松，以前臂为动力，腕关节屈伸为主；穴位精确，腕部富有弹性。

2）临床运用：本法常用于点状穴，如捣小天心等。具有镇惊安神、宁志明目及利尿清热等作用。对小儿夜啼、惊风、斜视、癃闭等病症具有一定疗效。

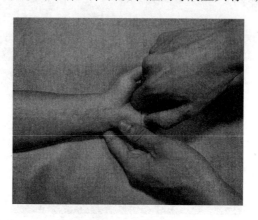

图 18 - 28　捣法

（9）拿法

以拇指和食指、中指，或拇指与其余四指相对用力，一紧一松拿捏体表穴位或部位，称拿法，见图 18 - 29。

1）动作要领：沉肩、垂肘、腕关节自然放松，着力部位紧贴皮肤，朝后上方拿起；同时或交替快速拿起，快拿快放。

2）临床应用：拿法是刺激性较强的手法，常用于颈项、肩部和四肢穴位，具有舒筋通络、解表发汗、止惊定搐、止痛的作用。

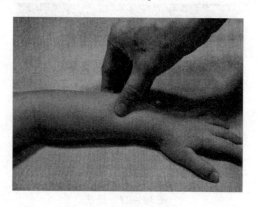

图 18 - 29　拿法

（10）捏法

以单手或双手拇指、食指、中指三指对称置于穴位四周，相对用力挤压提捏皮肤，交替向前；或食指中节抵住皮肤，拇指前按，两指同时用力，交替向前，称为捏法，见图18－30。

1）动作要领：肩、肘关节自然放松，腕、指关节灵活施力；手指在皮肤表面并无摩擦，施力作用于推挤皮下组织；操作连贯，用力均匀。

2）临床运用：本法常用于脊柱部位，具有理气通络、固本培元、调和脏腑等作用，常用于小儿发热、神昏、感冒等，也作为消导之法，用于食积、痰浊、流涎、肥胖等症，临床操作一般以"捏三提一"进行。

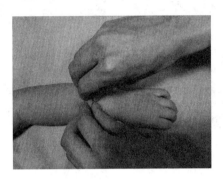

图18－30　捏法

（11）捻法

以拇指、食指螺纹面捏住患儿体表一定部位，做夹持搓揉动作，称为捻法，见图18－31。

1）动作要领：两指施力对称，快速搓揉，缓慢移动；用力均匀，动作自然连贯。

2）临床运用：本法适用于手指、足趾小关节处，具有舒筋活络、调畅气血等作用。捻耳与捻手指、脚趾，是重要的调节心神、健脑益智之法，临床上常用于治疗小儿脑瘫、语言障碍、耳鸣耳聋、多动症等疾病。

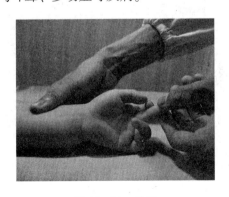

图18－31　捻法

（12）擦法

以手指、手掌作用于患儿体表做直线往返摩擦运动，称为擦法，根据施力部位分为指擦法和掌擦法，见图18-32、18-33。

1）动作要领：上臂或前臂发力，带动作接触部位；操作为直线往返运动；操作以局部透热为度，可辅以推拿介质。

2）临床运用：指擦法多用于头面穴位，掌擦法多用于肩部、胸胁部，大小鱼际擦法多用于四肢部。本法具有温经通络、活血止痛作用，临床上常用于治疗软组织损伤或腹泻等疾病。

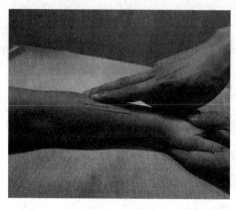
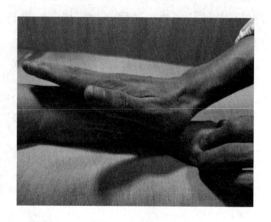

图18-32 指擦法　　　　　　　　　图18-33 掌擦法

（13）摇法

以双手托住关节两端，做一定幅度的环形旋转运动，称为摇法，见图18-34。

1）动作要领：操作前放松关节；施力要稳，动作宜轻，速度宜慢。

2）临床运用：本法常用于肩、肘、膝、腕等关节处，具有活经络、和气血等功效，临床上常用于各关节处的痹症治疗。

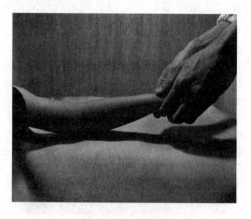

图18-34 摇法

（14）黄蜂入洞

1）动作要领：施术者一手固定患儿头部，另一手食、中两指指端紧贴患儿两鼻孔下缘，或放于两侧迎香穴，以腕关节施力，带动着力处做反复揉动。手法应均匀、持续，用力轻柔和缓，次数为50～100次。

2）临床运用：常用于风寒感冒、鼻塞流涕、恶寒无汗等。本法具有发汗、宣肺、通鼻窍的作用。

（15）运水入土与运土入水

1）动作要领：施术者一手握患儿四指使掌面向上，另一手拇指施运法，自患儿小指根，沿手掌边缘，经大小鱼际交接处，运至拇指根，称运水入土，见图18-35。反之为运土入水，见图18-36。操作时应轻贴体表，手法应轻巧和缓，呈单方向反复运动。时间1～2分钟，次数为100～300次。

2）临床运用：运土入水用于土盛水枯之证，如尿频、尿痛、尿赤、热秘、吐泻等，具有清泻中焦，补益肾水的作用；运水入土用于水盛土枯之证，如泄泻、虚秘、腹胀等，具有健脾利水的作用。

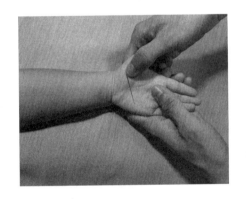

图18-35　运水入土

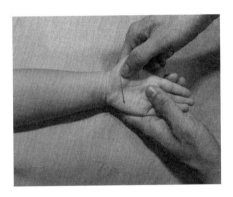

图18-36　运土入水

（16）水底捞月

1）动作要领：施术者一手握患儿四指使掌面向上，另一手食、中二指固定患儿拇指，然后用拇指运法自患儿小指根沿小鱼际尺侧缘运至小天心，转入内劳宫，见图18-37。操作时应轻贴体表，手法应轻巧和缓，呈单方向反复运100～300次。

2）临床运用：用于小儿心烦、发热、高热等实证。

（17）打马过天河

1）动作要领：施术者一手握患儿四指使掌面向上，另一手先用中指运内劳宫，再以食、中二指螺纹面自总筋、内关、间使，循天河水向上一起一落地弹打至洪池穴。见图18-38。操作时手法宜轻柔和缓，弹打应连续、轻快、富有弹性。次数50～100次。

2）临床运用：用于高热、烦渴、手臂痛、关节不利等。

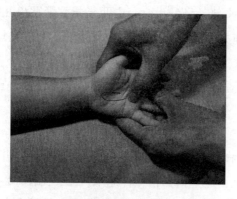
图 18-37 水底捞月

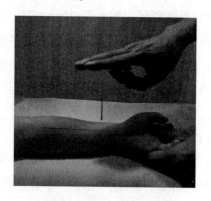
图 18-38 打马过天河

（18）龟尾七节，摩腹揉脐

1）动作要领：取仰卧位，分别揉脐与摩腹各 1～3 分钟；取俯卧位，一手拇指或中指点揉龟尾，另一手掌置于七节骨，推、揉、振、擦。两手协调，同时操作 1～3 分钟。手法宜轻柔，不可过重。点揉龟尾穴时注意拇指指面朝上，避免引起肛门不适。次数 100～300 次。

2）临床运用：用于泄泻、便秘等，具有止泻痢、通大便作用。

【注意事项】

1. 推拿室应避风、避强光、安静、干净整洁，温度适宜，保持空气流通。

2. 操作前对手部进行清洗或消毒，不能佩戴戒指、手镯等影响推拿的饰物，术者注意指甲的修剪，避免划伤小儿皮肤。天气寒冷时，保持双手温暖，避免小儿因此着凉而加重病情。

3. 术者应态度和蔼，随时观察小儿反应，及时调整手法，切勿暴力、勉强操作。

4. 推拿的时间、频次应根据小儿年龄大小、病情轻重、体质强弱及手法的特性而定，一般不超过 20 分钟，亦可根据病情灵活掌握，通常 1 日治疗 1 次，高热等急性病可 1 日治疗 2 次。

5. 小儿过饥过饱时，均不宜进行推拿治疗，于用餐 1 小时后进行手法操作为宜。

6. 推拿时应注意小儿体位，以小儿舒适、便于临床操作为宜。小儿肌肤娇嫩，推拿应配合介质进行。

二、其他中医适宜技术

拔 罐 法

拔罐法是以罐为工具，利用燃烧、抽吸、蒸汽等方法造成罐内负压，使罐吸附于腧穴或体表一定部位，以产生良性刺激，达到通经活络、祛风散寒、行气活血、消肿止痛、祛腐拔脓、扶正固本等作用的外治法。

【临床运用】

1. 适应证

（1）内科病证：中风、面瘫、咳嗽、胃痛、腹痛、泄泻等。

（2）妇儿科病证：月经不调、痛经、小儿食积、小儿遗尿等。

（3）骨伤科病证：痹病、落枕、肩周炎、腰痛、扭伤等。

（4）皮外科病证：蛇串疮、痤疮、乳痈等。

（5）其他病证：慢性疲劳综合征、肥胖症等。

2. 禁忌证

（1）急性严重疾病、接触性传染病禁用。

（2）严重心脏病、心力衰竭、心尖区、体表大动脉搏动处、静脉曲张处禁用。

（3）血小板减少性紫癜、白血病及血友病等出血性疾病禁用。

（4）传染性皮肤病、皮肤肿瘤（肿块）、皮肤溃烂部位禁用。

（5）瘰疬、疝气处及活动性肺结核禁用。

（6）水肿部位禁用。

（7）婴幼儿，妊娠妇女的腹部、腰骶部，乳房、前后阴部禁用。

（8）眼、耳、口、鼻等五官孔窍部禁用。

（9）精神紧张、过饥、过饱、过劳、饮酒后、高热、抽搐者不宜立即使用。

【操作规范】

1. 操作前准备

（1）罐具的选择

1）玻璃罐：目前最常用的罐具，由玻璃制成，见图 18 - 39。优点：质地透明，便于观察罐内皮肤充血、瘀血程度，吸附力大，易于清洁。缺点：易碎。

2）竹罐：由竹节制成，见图 18 - 39。优点：适宜煎煮，取材容易，制作简便，不易摔碎。缺点：容易燥裂、漏气，吸附力稍弱，不透明，不便于观察。

3）陶罐：由陶土烧制而成，见图 18 - 39。优点：吸附力大。缺点：质地较重，易破碎、损坏，不透明，不便于观察。

4）抽气罐：由透明塑料及活塞制成，见图 18 - 39。优点：操作简便，安全，适用于家庭自我保健治疗。缺点：无温热刺激，只能留罐。

（2）拔罐部位及体位

1）部位：于肩、背、腰、臀、腹部及四肢近端等肌肉丰厚部位拔罐为宜，但应根据病症灵活选取适当的拔罐部位。

2）体位：以患者舒适持久、术者便于操作为体位选择原则。

（3）消毒

1）罐具：玻璃罐用2000mg/L的84消毒液浸泡消毒（消毒液每周更换2次）或75%乙醇棉球反复擦拭消毒；被血液、脓液污染或用于刺络拔罐的玻璃罐应一罐一用，用后按医疗废物进行处理。塑料罐具可用75%乙醇棉球反复擦拭消毒。竹制罐具可通过煮沸消毒。

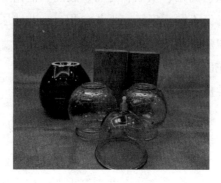

图18-39　常用罐具

2）拔罐部位：拔罐部位一般不需要消毒，若配合其他方法使用，按相应技术的操作规范进行消毒。

3）术者双手：用肥皂水清洗干净后即可拔罐操作。

2. 操作方法

（1）吸拔方法

1）火罐法：利用燃烧物产生的热力排出罐内空气，形成负压，使罐吸附在皮肤上的方法，操作方式有以下三种。

闪火法：用止血钳或镊子夹住95%乙醇棉球，一手握住罐体，罐口朝下，将棉球点燃后立即伸入罐口与罐底的外1/3与内2/3处摇晃数圈随即退出，迅速将罐扣于应拔部位，见图18-40。此法临床最常用，注意乙醇棉球的湿润度，不可有酒精滴出，操作中切勿将罐口烧烫，以免烫伤皮肤。

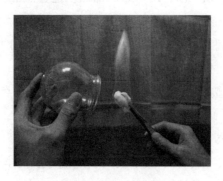

图18-40　闪火法

投火法：将易燃软质纸片或95%乙醇棉球点燃后投入罐内，迅速将罐扣于应拔部位，见图18－41。此法由于罐内有燃烧物，容易落下烫伤皮肤，适用于身体侧面部位横向拔罐。

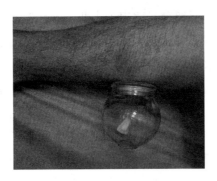

图18－41　投火法

贴棉法：视玻璃罐规格，取大小适宜的95%乙醇棉片贴于罐内壁，点燃后迅速将罐扣于应拔部位，见图18－42。此法应注意乙醇棉片的湿润度，不可有酒精渗出，以免烫伤皮肤。

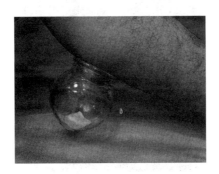

图18－42　贴棉法

2）水（药）罐法：将竹罐放入药液或水中煮沸2～3分钟，然后用镊子将罐倒置（罐口朝下）夹起，迅速用多层干毛巾捂住罐口片刻，以吸去罐内的药液或水液，趁热将罐扣于应拔部位，然后轻按罐具30秒左右，令其吸牢。此法吸附力稍弱，操作宜快，可根据病证调整药液配方。

3）抽气罐法：将抽气罐紧扣在应拔部位，用抽气筒抽出罐内空气，使其吸拔于皮肤上。

（2）应用方法

1）留罐：又称坐罐。拔罐后留置一定时间，使局部皮肤潮红，甚或皮下瘀血呈紫黑色后再将罐取下。留罐时间根据年龄、病情、体质等情况而定，一般为5～20分钟。适用于缓解疲劳、健康保健、风寒湿痹等。如风寒腰痛，可于肾俞、命门、夹脊等穴位处拔罐后进行留罐治疗。

2）闪罐：用闪火法将罐吸拔于应拔部位，随即取下，再吸拔，再取下，反复吸拔至局部皮肤潮红为度。应注意及时更换罐具，以防罐口太热烫伤皮肤，动作要迅速而准确，必要时也可在闪罐后留罐。适用于小儿、女性面部、皮薄肉少、吸拔不紧的部位。多用于局部皮肤麻木、疼痛或功能减退等疾患。如风寒型面瘫可于地仓、颊车、下关、阳白等穴位处进行闪罐治疗。

3）走罐：又称推罐、拉罐或行罐。先在拔罐部位涂上凡士林、甘油、药液、菜籽油、液体石蜡或润肤霜等以作润滑，将罐吸拔后，一手握住罐体，略用力将罐沿经脉循行路线或治疗所需路线反复推拉，至走罐部位皮肤紫红为度，见图18-43。推罐时应用力均匀，以防止火罐漏气脱落。适用于腰背、臀、大腿等面积较大、肌肉丰厚处。多用于风寒湿痹、瘫痪麻木、肌肉萎缩等疾患。

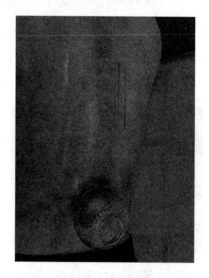

图18-43　走罐

4）刺络拔罐：又称刺血拔罐。用皮肤针、三棱针或粗毫针点刺出血，或三棱针挑治后，再行拔罐、留罐。刺血后一般留罐10～15分钟。起罐后用消毒干棉球擦净血迹，挑刺部位用消毒敷料或创可贴贴护。多用于扭伤、蛇串疮、漏肩风、腰痛、乳痈等疾患。如急性踝关节扭伤，可使用三棱针或粗毫针在瘀肿最明显部位点刺出血后进行拔罐治疗。

5）留针拔罐：又称针罐。留针时，以针为中心拔罐，留置后起罐、起针，见图18-44。留罐时间一般10分钟左右，为避免罐具碰触针柄而导致弯针、滞针等，应选用较大罐具、针柄较短者。多用于既需针刺、又需拔罐者，如风湿痹证。

（3）异常情况处理

1）晕罐：拔罐过程中出现头晕、胸闷、心慌，四肢发软，冷汗淋漓，甚者瞬间意识丧失等晕罐现象，应立即起罐，使患者呈头低脚高平卧位休息，必要时可饮用温开水或温糖水，或掐水沟穴等，密切注意血压、心率变化，严重时按晕厥处理。

2）水疱：若留罐时间太长导致皮肤起水疱，较小者无须处理，可敷以消毒纱布，防止擦破，待其自行吸收；水疱较大时，可用消毒针具刺破，或用注射器抽出水液，涂以烫伤膏、消炎药膏等，并敷上消毒纱布，防止感染。

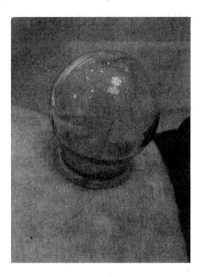

图 18 - 44　留针拔罐

（4）起罐方法

1）一般罐：一手拇指或食指按压罐口边缘的皮肤使之下陷，另一手握住罐体使之稍倾斜，共同作用，使罐口与皮肤之间产生空隙，空气进入罐内，即可将罐取下。

2）抽气罐：提起抽气罐上方的塞帽使空气注入罐内，罐具即可脱落。也可用一般罐的起罐方法起罐。

3）水（药）罐：为防止罐内有残留水（药）液漏出，若吸拔部位呈水平面，应先将拔罐部位调整为侧面后再起罐。

（5）疗程

同一部位拔罐一般隔日1次，急性病至痊愈为止，慢性病一般以7～10次为1疗程。两个疗程之间应间隔3～5天（或罐斑痕迹消失）。

【注意事项】

1. 拔罐操作要求动作轻、快、稳、准。

2. 根据拔罐部位的面积选择大小适宜的罐；宜在肌肉丰满，富有弹性，毛发较少，无骨骼凹凸的部位拔罐；同时拔多个罐时，罐间距离不宜太近。

3. 老年、儿童、体质虚弱及初次接受拔罐者，拔罐数量宜少，留罐时间宜短。

4. 起罐时不可硬拉或旋转罐具，避免引起疼痛，甚至损伤皮肤。

5. 用于燃火的乙醇棉球，注意控制湿润度，不可吸含过多乙醇，以免拔罐时滴落到患者皮肤上造成烧烫伤，若不慎出现烧烫伤，按外科烧烫伤常规处理。

刮 痧 法

刮痧法是用特制的器具，依据中医经络腧穴理论，在体表进行相应的手法刮拭，使局部皮肤充血出痧，以改善局部微循环，从而达到解表祛邪、清热解毒、疏经活络、活血化瘀等作用的外治法。

【临床运用】

1. 适应证

（1）内科病证：如头痛、面瘫、胃痛、便秘等。

（2）骨伤科病证：痹病、落枕、肩周炎、腰痛等。

（3）妇科病证：痛经、月经不调、闭经、乳腺增生等。

（4）皮肤科病证：黄褐斑、痤疮等。

（5）其他病证：慢性疲劳综合征、肥胖症等。

2. 禁忌证

（1）严重疾病导致浮肿或其他病因导致皮肤肿胀破溃者禁用。

（2）血小板减少性紫癜、白血病、血友病等有出血倾向者禁用。

（3）急性骨髓炎、传染性皮肤病等感染性疾病或皮肤有疖肿、破溃、疮痈、瘢痕、包块者禁用。

（4）经期禁用，孕妇的腹部、腰骶部及三阴交、至阴、合谷、昆仑等对胎孕反应敏感的穴位处禁用。

（5）大血管处、心尖搏动处、前后二阴、眼部、肚脐、乳房等特殊部位禁用。

（6）大病初愈、过度疲劳、极度虚弱、病理性消瘦、醉酒、过饥、过饱、过渴、抽搐者不宜立即使用。

【操作规范】

1. 操作前准备

（1）刮痧器具的选择

水牛角制作的刮痧板（图18-45），临床最为常用；砭石、陶瓷、玉石等坚硬材质制成的刮痧板也较常见。要求板面洁净，棱角光滑。

1）按材质：水牛角刮痧板具有清热、解毒、化瘀、消肿的作用；砭石刮痧板具有镇惊、安神、祛寒的作用；陶瓷刮痧板耐高温、防静电；玉石刮痧板具有清热、润肤、美容的作用。

2）按形状：椭圆形刮痧板适用于人体脊柱双侧、腹部和四肢肌肉较丰满部位；方形刮痧板适用于人体躯干、四肢部位；缺口形刮痧板适用于手指、足趾、脊柱部位；三角形刮痧板适用于胸背部肋间隙、四肢末端部位；梳形刮痧板适用于头部。

（2）刮痧介质的选择

临床多采用红花油、跌打损伤油、风湿油等油剂进行刮痧，也可用菜籽油、润肤油等进行刮痧。

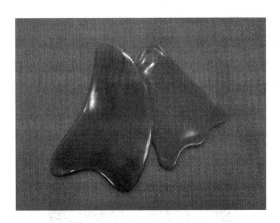

图 18 - 45　水牛角刮痧板

（3）刮痧部位及体位

1）部位：以经脉循行和病变部位为主，常刮部位有头、颈、肩、背、腰及四肢等。

2）体位：以患者舒适持久、术者便于操作为体位选择原则。

（4）消毒

1）刮痧板：水牛角刮痧板用75%乙醇棉球或0.5%碘伏棉球进行擦拭消毒；砭石、陶瓷、玉石刮痧板除可按上述方法消毒外，还可高温、高压或煮沸消毒。

2）刮痧部位：可用热毛巾、75%乙醇棉球、生理盐水棉球等进行清洁或消毒。

3）术者双手：先用肥皂水把手刷洗干净，再用75%乙醇棉球或0.5%碘伏棉球擦拭消毒，或直接使用灭菌洗手液进行消毒。

2. 操作方法

（1）刮痧板握持方法

一般为单手握板，拇指和食指、中指夹住刮痧板两侧，无名指和小指紧贴刮痧板底部边角，三个角度合力固定刮痧板。

（2）刮痧介质涂抹

取适量刮痧介质，均匀涂抹于清洁或消毒后的拟刮拭部位。

（3）刮痧手法

刮痧板与皮肤之间夹角呈45°左右，以肘关节为轴心，前臂有规律地带动刮痧板在皮肤上刮拭，用力均匀适中，由轻到重，顺着一个方向进行刮拭，刮痧部位应尽量拉长，一个部位刮完再换另一个部位（图 18 - 46）。穴位处、骨骼关节凹陷处可用刮痧板边缘辅以点压按揉，人体肌腱、经筋附着处可点压按揉后辅以弹拨。

（4）刮痧的次序

先头面后手足，先背腰后胸腹，先上肢后下肢，逐步按头、颈、肩、背腰、上肢、胸腹、下肢顺序进行刮痧。

（5）刮痧的方向

由上向下、由内向外，单方向刮拭，尽可能拉长距离。头部一般采用梳头法，由前向后，或采用散射法，由头顶中心向四周；面部一般由正中向两侧，下颌向外上；颈肩背腰部正中、两侧由上往下，肩上由内向外，肩前、肩外、肩后由上向下；胸部正中应由上向下，肋间则应由内向外；腹部则应由上向下，逐步由内向外扩展；四肢一般向末梢方向刮拭。

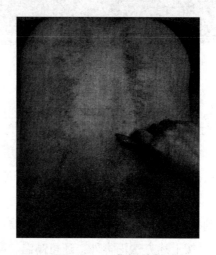

图 18 - 46　背部刮痧

（6）刮痧的部位、时间、间隔、疗程

1）部位：1 次刮拭 3 ~ 5 个部位，每个部位刮拭 20 ~ 30 次。

2）时间：局部刮痧 10 ~ 20 分钟，全身刮痧宜 20 ~ 30 分钟。

3）间隔：两次刮痧之间一般间隔 3 ~ 6 天，或以痧退、手压皮肤无痛感为间隔期，若痧斑未退，不宜在原部位进行刮拭。

4）疗程：慢性病以 7 ~ 10 次为 1 个疗程，急性病至痊愈为止。

（7）刮痧的程度

1）刮痧力度：刮痧时用力要均匀，初刮之时由轻到重，后期逐渐减轻力度，经过穴位部位，以患者能够耐受为度。

2）出痧程度：一般刮至皮肤潮红、紫红色，或出现粟粒状、丘疹样斑点，或出现片状、条索状斑块，同时伴局部热感或轻微疼痛为度。

（8）刮痧的补泻手法

1）补法：刮拭力度小、速度慢、时间相对较长。适用于体弱多病、久病虚弱的虚证患者，或对疼痛敏感者。

2）泻法：刮拭力度大、速度快、时间相对较短。适用于身体强壮、疾病初期的实证患者。

3）平补平泻法：介于补法与泻法之间。刮拭力度、速度适中，时间因人而异。适用于虚实夹杂的患者，尤其适宜于亚健康人群或健康人群的保健。

（9）异常情况处理

刮痧时若出现头晕、心慌、四肢发软、出冷汗、面色苍白、恶心欲吐，甚至神昏仆倒等晕刮现象，应立即停止刮痧，使患者呈头低脚高平卧位，饮用温开水或温糖水，并注意保暖，或用刮痧板点按患者百会、人中、内关、足三里等开窍醒神穴。

（10）刮痧后处理

刮痧后用干净纸巾、毛巾或消毒干棉球将刮拭部位余留的刮痧介质擦拭干净。刮痧结束后，饮一杯温开水，休息 15～20 分钟即可离开。

【注意事项】

1. 刮痧时应避风、注意保暖，室温较低时尽量减少暴露部位，室温较高时不可在电扇、空调或有对流风处刮痧。

2. 刮痧后不宜即刻食用生冷食物，出痧后 30 分钟以内不宜洗澡。

3. 年迈体弱、儿童、对疼痛较敏感的患者刮痧手法宜轻。

4. 不可来回刮拭或大面积出痧治疗，对于不出痧或出痧较少者，不可强行出痧。

穴位贴敷法

穴位贴敷是在中医理论指导下，在选定穴位上贴敷相应药物，通过药物与穴位的共同作用以防治疾病的外治法。因某些带有刺激性的药物贴敷后，可引起局部皮肤发泡化脓如灸疮，又称此法为"发泡灸"。

【临床运用】

1. 适应证

（1）内科病证：哮喘、慢性支气管炎、头痛、高血压、失眠、胃痛等。

（2）骨伤科病证：颈肩综合征、肱骨外上髁炎、膝关节退行性变、腰椎间盘突出症等。

（3）妇科病证：痛经、乳腺增生、慢性盆腔炎等。

（4）儿科病证：小儿食积、小儿泄泻、小儿咳嗽等。

（5）五官科病证：鼻炎、耳鸣、耳聋等。

2. 禁忌证

（1）穴位或局部皮肤损伤、感染、溃疡或有严重皮肤病者禁用。

（2）颜面部、关节、心脏及大血管附近慎用敷贴，如果使用则不宜用刺激性太强的药物进行发泡，避免留下瘢痕。

（3）孕妇的下腹、腰骶部及可能导致子宫收缩的穴位或相关药物禁用。

（4）对药物或敷料过敏者禁用。

（5）糖尿病、血液病、严重心肝肾功能不全者慎用。

（6）传染病者慎用。

【操作规范】

1. 操作前准备

（1）剂型选择

1）散剂：又称粉剂，是将所用药物粉碎为末，以水调和，涂于 5cm × 5cm 左右的医用胶布上，贴于穴位处。

2）糊剂：将药末用白酒、生姜汁、米醋、鸡蛋清等调匀，涂于穴位处，然后外盖纱布，用胶布固定。

3）膏剂：用醋或白酒将药末调和，加热熬制成膏状，或混合葱、姜、蜂蜜等拌成膏状。

4）饼剂：将药末与适量面粉混合，压成小饼状，蒸热后趁热敷贴，冷后更换。如所选药物具有黏性，也可直接压成饼使用。

5）酊剂：又称酒剂，将药末以 75% 医用酒精或白酒或 3% 碘酒浸泡 5～7 天，过滤去渣，入瓶密封备用，使用时可用干棉球蘸取后涂敷穴位。

6）鲜药剂：以新鲜生药捣烂，或切成片状，直接贴敷于穴位。

7）锭剂：将药末加水调和成半个枣核大的锭剂，晾干保存，用时加水磨成糊状敷贴穴位。

8）丸剂：药末或药物提取物加适宜的黏合剂或辅料制成丸状，使用时将药丸以膏药或胶布贴敷在穴位上。

（2）穴位选择

1）三焦辨证取穴：上焦病变取膻中、肺俞、内关、劳宫等穴，中焦病变取神阙、中脘、章门等穴，下焦病变取关元、命门、肾俞等穴。

2）脏腑辨证取穴：脏腑病证取相应脏腑的背俞穴，或用俞募配穴法选穴。

3）循经辨证取穴：以本经和表里经为主，左病取右，右病取左，上病取下，下病取上。

4）按病因病机取穴：取临床常用穴，如外感风寒多取太阳、风池、风门、风府、大椎等穴，脏腑气血筋骨髓诸病多取八脉交会穴，回阳救逆多选取关元、气海等穴。

5）经验取穴：以临床经验为指导，选取病变疼痛点或临床经验效穴贴敷。如阿是穴贴敷可止痛；肺俞、风门、天突、定喘、膈俞等穴贴敷可治疗咳嗽、哮喘；神阙、足三里等穴贴敷可治疗肠炎、腹胀、腹痛等。

（3）体位选择

根据贴敷穴位或部位选择适当体位，以患者舒适、术者便于操作为原则。

2. 操作方法

（1）敷贴操作

将敷贴直接贴于穴位或部位上（图18-47）；或将已制好的药物直接贴压于穴位，然后用医用胶布固定；或先将药物置于胶布黏面正中，再对穴位进行敷贴。

（2）贴敷时间

一般情况下，体质虚弱者贴敷时间宜短，如出现皮肤瘙痒、肿痛等症状应立即取下。刺激性小的药物1次贴敷4~7小时，每隔1~3天使用1次。刺激性大的药物如蒜泥、白芥子等，应视患者反应和发泡程度确定贴敷时间，可贴敷数分钟至数小时不等，如需再贴敷，应待局部皮肤基本恢复正常后再贴敷，或改用其他有效腧穴交替贴敷。冬病夏治贴敷（三伏贴）从每年夏季的初伏到末伏使用，一般每7~10天贴敷1次，1次贴3~6小时，3年为1个疗程。如慢性支气管炎，可选取肺俞、脾俞、肾俞、足三里、定喘、膻中、列缺等穴进行冬病夏治贴敷治疗。

（3）换药

缓慢揭下敷料，用消毒干棉球蘸温水擦去黏在皮肤上的药物，再贴敷新药。

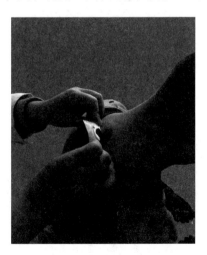

图18-47　颈部穴位贴敷

【注意事项】

1. 敷贴药物如需加热使用，应注意控制温度，以免烫伤。

2. 使用刺激性强、毒性大的药物时，注意控制剂量及时间，以免发泡过大或发生呕吐、眩晕甚至药物中毒等不良反应。

3. 应注意膏剂的软硬度并及时更换，以防药膏过于干燥而引起疼痛、损伤皮肤。

4. 贴药后注意固定，夏季用胶布固定时，需防止因汗液浸润而致滑脱；对胶布过敏者，可用绷带固定。

5. 色素沉着、潮红、微痒、烧灼感、疼痛、轻微红肿、轻度出水疱属于穴位贴敷的正常皮肤反应；贴敷后若出现范围较大、程度较重的皮肤红斑、水疱、瘙痒等现象，应立即停止贴敷，并进行对症处理；出现全身性皮肤过敏症状者，应及时到医院就诊。

第十九章　中医药常识及养生保健

第一节　中医药常识

一、中医诊治疾病的基本特点

1. 以独特的中医理论体系为指导

古代医家总结前人医学成就，用朴素唯物论阴阳五行学说阐释人与自然以及人体内部脏腑、经络、气血的相互关系，在整体观念的原则下，说明有关疾病预防、诊断、治疗的问题，从而形成了独特的中医学理论体系。

2. 中医诊治疾病的特殊方式——"辨证论治"

"证"是中医对机体疾病某阶段的病理概括。它包含了病变的部位、原因、性质，以及邪正关系。"辨证"就是把四诊（望、闻、问、切）所获得的有关资料、症状、体征等分析、归纳，找出病因，分辨性质，确定病型及邪正盛衰情况，判断为某种证候。"论治"则是依据辨证的结果，确定相应的治疗原则和具体方法。辨证是决定治疗的前提和依据，论治是治疗疾病的手段和方法。

中医治病主要着眼于证，同一疾病证候不同治疗方法就不同；不同的疾病，若证候相同，便可用同一方法治疗，这种针对疾病发展过程中不同的矛盾采取"同病异治，异病同治"的方法，是辨证论治的精髓，也更切合临床实际。

二、中药基本知识、煎煮及服用方法

1. 中药的性能

中药的性能是依据中医药基础理论，阴阳五行学说做指导而形成。其四气、五味、升降浮沉和归经的用药规律就是在这个基础上发展起来的。

（1）四气：指寒、热、温、凉四种不同的药性，它是依据药物的作用和疗效所作

出的归纳。还有一类药物，寒热温凉之性不甚明显，称之为平性。但平性药其实仍略有偏性，故虽有平性之名而不能独成一气，所以一般仍以四气来概括药性。

（2）五味：指酸、苦、甘、辛、咸五种味道。《黄帝内经》中"辛散、酸收、甘缓、苦坚、咸软"就是归纳五味作用的大纲。对应五味归入五脏，如"酸入肝、辛入肺、苦入心、咸入肾、甘入脾"，说明了五味与五脏之间的相互关系。除五味外，还有一种淡味，具渗泄、利尿的作用，中药将其归于甘味，往往以甘淡并称，而不另立一味，故仍以五味来概括。

（3）升降浮沉：指药物作用的趋向而言。升指升提，降指降逆，浮指上行发散，沉指下行泄利。升降浮沉是临床用药规律之一，人体病变有上下表里之不同，病势也有上下之异。在上在表，宜用升浮；在下在里，则宜沉降。反之则可导致不良后果。由于药物的气味错综复杂，有使其气，有重其味，有的既能升浮又能沉降，而且中药多以复方形式组合起作用，再者通过不同配伍和炮制而使其功效有所转化。临床运用时应根据患者体质、病情和药物作用等综合考量，不可拘于某一方面而影响疗效。

2. 中药的一般运用

（1）药物的归经：归经是将药物的作用与五脏、六腑、十二经脉之间联系起来，说明某药对某些脏腑经络的病变所起的作用。它是以脏腑经络理论为基础，以所治病证为依据而确定的。掌握归经，有助于提高用药的准确性。

（2）中药的配伍：配伍是指按病情需要和药性特点，将两味以上的药物配合使用。古人观察到药物配合后会产生复杂的变化，有的可加强药效，有的可使毒性减弱，也有的甚至产生剧烈有害作用。这些配伍关系称为"七情合和"。

（3）用药禁忌：用药禁忌包括配伍、妊娠和服药等几个方面：

1）配伍禁忌：以"十八反"和"十九畏"最常见。

2）妊娠用药禁忌：某些药物具有堕胎的作用，不慎使用可中止妊娠，造成流产，列入用药禁忌。

3）服药禁忌：服药期间，对某些食物的禁忌，简称"食忌"，即通常所说忌口。一般应忌食生冷、辛热、油腻、腥膻、不易消化及有刺激性的食物，以免影响疗效或产生副作用。

3. 中药的煎煮及服用方法

中医临床内服药物多以汤剂为主。因其吸收快、作用强、操作方便，深受患者欢迎。但煎煮方法正确与否对保证临床疗效起着关键的作用。

（1）一般煎煮方法：

1）选择煎药器具：最好用砂锅、砂罐，其次可用白色搪瓷器皿或不锈钢锅，忌用铜、铁、铝等金属器皿。

2）煎药用水：应使用澄澈清净、无异味、含矿物及杂质少的饮用水。如取自来水，则须静置后再用。

3）估好水量：每次煎药的水量一般为将饮片置罐中加压后，液面淹过饮片约2cm为宜。果、枝、根、茎入药需久煎者，可适当增加水量；花、叶、草入药煎煮时间较短者，则液面淹没药物即可。

4）煎前浸泡：浸泡有利于有效成分充分溶出，还可缩短煎煮时间。一般以冷水浸泡20～30分钟为宜，种子、果实等质坚者，可浸泡1小时，待其浸透。夏天炎热，浸泡时间不宜过长。

5）煎煮火候及时间：一般药宜先武火（大火），沸后改文火（小火）保持微沸状态，避免药汁溢出或熬干。解表药及芳香性药物，武火煮沸后改文火维持10～15分钟左右即可。矿物、骨角、贝壳、甲壳类及补益类药则宜文火久煎，使有效成分充分溶出。

6）榨渣取汁：汤剂煎后应榨渣取汁，避免许多有效成分丢失。

7）煎煮次数：1剂药一般可煎煮3次，最少应2次。1次煎煮，有效成分不能完全溶出，重新煎煮才能重新溶出。

（2）特殊煎煮方法：一般药物可以同时入煎，但有的药物因其性质、性能及临床目的不一，煎煮时间、方法也不相同，常见有以下几种。

1）先煎：如磁石、牡蛎等矿物有效成分不易煎出，川乌、草乌、附子等毒性剧烈者，皆应先煎半小时再放入其他药物同煎，以保证药物效果和用药安全。

2）后下：对煎煮时有效成分易于挥发或破坏的药物，如薄荷、大黄等则宜后下。

3）包煎：对药材质地轻，易浮于药液面上，如蒲黄、海金沙；或含淀粉黏液较多，煎煮时易粘锅或糊化、焦化的，如车前子、葶苈子；或有毛，煎煮时易脱落药液中，刺激咽喉者，如辛夷、旋覆花等，皆宜用纱布包裹入煎。

4）另煎：如人参类药物宜另煎，以免有效成分被其他药渣吸附。

5）烊化：如胶类药物，煎煮易附着其他药渣，又易熬焦，故应另行烊化，兑其他药汁服。

6）冲服：如芒硝、竹沥入水即化者，宜用煎好的其他药汁或开水冲兑服用。

（3）服用方法：

1）服药时间：具体服药时间应根据病情需要、胃肠状况及药物的特性来确定。清晨空腹宜予峻下逐水药之类，不仅药物能充分吸收发挥作用，也可避免晚间频起影响睡眠。饭前宜予驱虫药、攻下药及其他治疗胃肠疾病的药物。饭前服用，有利药物的消化吸收，发挥作用。多数药皆选择饭前服。消导药及对胃肠道有刺激的药物选择饭后服。一般药物无论饭前或饭后，服药与进食均应间隔1小时左右，以免影响药、食的消化吸收和药效。

2）服药量：一般疾病，多数1日1剂，每剂分2次服或3次服。病情急重者，可每 4 小时左右服 1 次，昼夜不间断，直至病解。发汗药及泻下药，得汗得泻，中病乃止，不必尽剂。呕吐患者则取小量频服，减少刺激，以免呕吐导致药物无效。

3）凉服热服：一般汤药多宜温服，治寒证用热药，宜于热服；治热证用寒药，喜冷饮者可凉服，一般仍以温服为宜。热药凉服、凉药热服者，皆由医师依病情决定。丸、散等固体药物，一般宜用温开水送服。

第二节　中医养生保健的理念和方法

一、中医养生保健的基本理念

中医学重视通过养生保健而"防患于未然"，构建形成了相对完善、内容宏丰的养生保健理论体系。其基本理念体现在以下两个方面。

1. 顺应自然

顺应自然包含以下两个方面的内容。一是生命的自然过程不能为人的意志所改变，尽量不要违背自然规律，要用平常心态面对生理、心理的自然变化。二是人的生老病死，不仅取决于基因等先天因素，还与后天环境的变化及自身进行积极调养的方式息息相关，应当主动采取适当措施来改善生活、养护身体、调理心智，用正面积极的方式应对外部变化，从而达到延年益寿的目的。

2. 阴阳平衡

阴阳平衡包括以下四个方面的内容。

一是身体与心理平衡：又叫"形神合一"。身体和心理形成了一对"阴阳"关系，身体健康、精力充沛则心态积极、信心十足，能使身体强健、疾病不生。因此养生过程中不仅要注重身体锻炼以促进心理健康，同时也要注意调整心理状态来改善身体状态。

二是动静平衡：生命在于运动，也在于静缓。积极运动、努力劳作可以激发身体潜能，锻炼强健体魄、增强意识能力，同时要注意休逸，在静缓的活动中调节心绪、思想，张弛有度才能维系健康。

三是药食平和：在没有疾病的正常生活状态下，可以适当地服食药物进行养生，但要注重药物的性质，不能过服性质偏热或偏寒的药物，以免破坏身体"阴阳平衡"造成疾病。

四是脏腑调和：维系脏腑调和能够保证身体基本的阴阳平衡状态，而在没有疾病的状态下不能通过药物饮食等方式随意对某一脏腑器官进行滋补或清泻，否则会破坏脏腑调和的状态，打破"阴阳平衡"而致病。

二、中医养生保健的基本原则

在顺应自然、阴阳平衡的基本养生理念指导下，中医养生的基本原则包括以下四个方面。

1. 起居有常

成人一般要保证 6～8 小时睡眠，通常以清晨 6 点左右起床为宜，晚上 11 点以前入睡，午睡 1 小时内较好，尽量不要"晨昏颠倒"，可依据四时变化适当调整作息时间，如春夏可晚睡早起，秋季可早睡早起，冬季可早睡晚起，保证每日按时休息可使人精力充沛、免疫力强而少患疾病。

2. 饮食有节

饮食应当有规律、有节制，包括以下三个方面。

一是饮食结构合理：在保证人体营养需求的前提下，选择天然新鲜食物，以五谷杂粮为基础，多吃蔬菜水果，适当搭配鱼肉禽蛋等，注意保证糖类、蛋白质、脂肪、矿物质、维生素、膳食纤维等营养的充足，且食物结构主次分明，讲究荤素搭配、以素为主且配合主食的原则。

二是按时定量进食：每日三餐，按时用餐，遵守"早上吃好、中午吃饱、晚上吃少"的原则。特殊体质如老人或消化系统较弱的人要注意饮食宜清淡可口，且可适当减少每餐食量而增加进餐次数，如每日五餐制，切忌过饥或过饱，避免五味偏嗜，会损伤脾胃而导致疾病。

三是及时补充水分：以饮用干净、新鲜经过煮沸的自来水或经过清洁的山泉水和井水为宜，每日最好定时饮用 5～6 次水，1 次约 250mL，成人保证每日总饮水量在 2L 左右，饮水温度要适宜，而对于老人或肾功能较弱的人，下午 5 点以后尽量减少饮水，以免夜间尿频而影响休息。喝粥及饮茶等亦是健康的补水方法，饮茶不宜过浓，有消化性溃疡或失眠者忌饮茶。

3. 适度运动

适时适量的体育运动，需保证两个基本原则。一是持之以恒，每个人可以根据自身需求、个人爱好和环境条件选择适宜而简便易行的运动锻炼方式。二是适宜适度，选择可行的运动方式，每天的运动时间和运动量也应当适度，同时应保证运动的规律性。对于一般人，难度系数大、耗费时间多、强度高的运动不仅很难坚持，甚至有损健康，因"生病起于过用"。

4. 心态平和

要做到心态平和应注意四点。一是思考问题全面周到，学会透过现象看本质，不为表面所迷惑。二是看待事情学会回顾自省，通过不断反思来缓解焦虑。三是学会处变不惊，泰然自若，适当地和解与妥协。四是对功名、利禄、生死等问题秉持顺其自然的态度。此外，对于产生心理问题的人，鼓励其通过多交流、多运动及寻求专业医生指导和向亲朋好友倾诉来宣泄不良情绪。通常，人们可以通过适度锻炼、阅读学习等方式转移注意力以排解郁闷、开阔心胸。

三、中医养生保健的常用方法

（一）时令养生

时令养生又称为因时养生，指按照时令节气的阴阳变化规律，运用相应的养生手段保证健康长寿的方法，即"天人相应，顺应自然"。春夏秋冬是自然界正常的气候变化，人们生活在自然界中，一切生命活动与四时气候息息相关，因此在不同季节，当运用不同的养生保健方法调整机体来适应自然环境的变化。

1. 春季养生

春为四时之首，万象更新之始。《素问·四气调神大论》指出"春三月（从立春到立夏前，包括立春、雨水、惊蛰、春分、清明、谷雨六个节气），此谓发陈。天地俱生，万物以荣"。故在精神、饮食、起居诸方面，需顺应春天阳气升发，万物始生的特点，注意保护阳气，着眼于"生"。

（1）精神调养：春属木，与肝相应，肝主疏泄，在志为怒，恶抑郁而喜调达。故春季养生，既要力戒暴怒，更忌情志忧郁，应做到心胸开阔，乐观愉悦，对自然万物要"生而勿杀，予而勿夺，赏而勿罚"（《四气调神大论》），使精神情志与春季的大自然相适应，以利春阳生发之机。

（2）衣食起居：尽管气候转暖，但春季乍暖还寒，常有寒流侵袭，因此应注意防风御寒。在饮食方面，以清淡可口为宜，宜食用甘、辛、温性食物，忌食油腻、生冷、黏硬。推荐食用豆芽、柑橘、葱、蒜、香菜、蜂蜜之类，可适当多食新鲜时蔬如春笋、菠菜、白菜、莴苣等。春季可适当晚睡早起，适宜外出散步、春游，沐浴阳光。同时因气温升高，各种细菌、致病微生物开始生长、繁衍，因此要格外注意室内卫生、保持室内空气清新，阳光充足。

（3）养肝护肝：春季是肝气最足、肝火最旺的时令，人易生气发火，肝火需借助胆经方得疏通。春季养肝可以通过以下几种刺激肝胆经脉及穴位的方法来养肝护肝。①敲打肝胆经：腿上内外裤缝分别对应肝经和胆经，内侧从下向上敲，外侧从上向下敲。②运目调肝法：身体平坐，轻轻闭目，均匀呼吸（鼻吸口呼），双手劳宫穴搓至温热，双手掌轻轻按在眼睛上，手心对准眼球保持不动，依次平衡移动眼球上下3次、左右3次，然后转动眼球顺时针3圈、逆时针3圈，双手离开，眼睛不睁开，保持原状，再重复以上动作1次为1轮。18轮后，闭目1分钟左右慢慢睁开眼睛。③按揉脚背上的太冲穴。

（4）防病保健：首先要讲卫生，除害虫，消灭传染源；其次要多通风，使室内空气流通；最后加强保健锻炼，提高机体防御能力。根据民间经验，在饮水中浸泡贯众（取未经加工的贯众500g，洗净，放置于水缸或水桶之中，每周换药1次）或在住室内放置一些薄荷油，任其挥发，可净化空气；板蓝根15g，贯众12g，甘草9g，水煎服1周，可用于预防外感热病；足三里、风池、迎香等穴每日做保健按摩2次，能增强机体免疫功能。此外，注意口鼻保健，阻断"温邪上受首先犯肺"之路。

2. 夏季养生

夏季烈日炎炎，雨水充沛，万物竞长，日新月异。阳极阴生，万物成实。正如《素问·四气调神大论》所说："夏三月，此谓蕃秀；天地气交，万物华实。"故需顺应夏季阳盛于外的特点，注意养护阳气，着眼于"长"。

（1）精神调养：夏属火，与心相应，所以在夏季，要重视自身的调养。《素问·四气调神大论》指出："使志无怒，使华英成秀，使气得泄，若所爱在外，此夏气之应，养长之道也。"即夏季要神清气和，胸怀宽阔，精神饱满，对外界事物充满兴趣，有利于气机通泄。嵇康《养生论》云："夏季炎热，更宜调息静心，常如冰雪在心，炎热亦于吾心少减，不可以热为热，更生热矣。"指出了"心静自然凉"的夏季养生法。

（2）饮食起居：夏令炎热，体内热量不易散发，胃肠内温度高，骤然受到冷刺激，易导致胃肠痉挛，出现腹痛，因此不宜贪凉饮冷，当适可而止，以免损伤脾胃。可适当多食杂粮补充身体的过量消耗，不可过食热性食物，味厚肥腻亦当减少，避免上火而生痘长疮。炎热的气候，易耗伤津液，可适当服用以菊花、金银花、山楂、乌梅、藿香等为主要成分配制的涤暑清凉饮料，六一散、绿豆汤也宜常饮，亦可熬煮荷叶粥、莲子粥、冬瓜汤等解暑利湿。根据节气变化，当晚睡早起。中午1时到3时在夏季一天中气温最高，人易出汗，稍活动则大量汗出消耗体力，极易疲劳。故夏季中午常精神不振，昏昏欲睡，加之夜间晚睡，因此要适当增加午休时间，以消除疲劳，保持精力充沛，使大脑和全身各系统得到休息，以防"夏打盹"。午睡时间要因人而异，一般以半小时到1小时为宜。

（3）防病保健：夏季酷热多雨，暑湿之气易乘虚而入，致中暑诸病。若出现全身明显乏力、头昏、胸闷、心悸、注意力不能集中、大量出汗、四肢麻木、口渴、恶心等症状，是中暑先兆。应立即将患者移至通风阴凉处休息，适当饮用淡盐开水或绿豆汤，若用西瓜汁、芦根水、酸梅汤效果更佳。合理安排工作，注意劳逸结合，避免室外暴晒，注意室内降温，保证睡眠充足、讲究饮食卫生。而对于冬季易发作的慢性病，如慢性支气管炎、慢性阻塞性肺疾病、支气管哮喘、腹泻、痹证等阳虚证，伏夏是最佳的防治时机，称为"冬病夏治"。其中，以老年慢性支气管炎的治疗效果最为显著。内服药以温肾壮阳为主，如金匮肾气丸、右归丸等；外敷药可以用白芥子20g，延胡索15g，细辛12g，甘遂10g，研细末后，用鲜姜60g捣汁调糊，分别摊在6块直径约5cm的油纸或塑料薄膜上（药饼直径约3cm，如果有麝香更好，可取0.3g置药饼中央），贴敷双侧肺俞、心俞、膈俞，或双侧肺俞、百劳、膏肓等穴位，以胶布固定。一般贴4~6小时，如感灼痛，可提前取下，局部微痒或有温热舒适感，适当延长时间。每伏贴1次，共3次，连续3年，可增强机体非特异性免疫力，减少机体过敏。通过治疗，部分病证可缓解甚至根除。对于无脾肾阳虚症状表现，但属免疫功能低下者，于夏季选服八味丸、固本丸等药剂，亦可获得较好的保健效果。

3. 秋季养生

秋季气候由热转寒，是阳气渐收，阴气渐长，由阳盛转变为阴盛的关键时期，人体阴阳的代谢也开始向阳消阴长过渡。《素问·四气调神大论》指出"使志安宁，以缓秋刑，收敛神气，使秋气平；无外其志，使肺气清，此秋气之应，养收之道也"。因此，在精神情志、饮食起居、运动锻炼等方面，应以"养收"为原则。

（1）精神调养：秋内应于肺，肺在志为忧，悲忧易伤肺。肺气虚，则机体对不良刺激耐受性下降，易生悲忧情绪。秋天气候渐转干燥，日照减少，气温渐降，草枯叶落，花木凋零，易出现忧郁、烦躁等情绪变化。因此，应保持神志安宁，以避肃杀之气；收敛神气，以适应秋天容平之气。

（2）衣食起居：秋高气爽，天气渐寒，早晚温差较大，衣着要随气候变化及时增减，但不宜骤增骤减。饮食方面应注重养护肺及脾胃，预防干燥致病。秋令瓜果大量应市，但食用太多易损伤脾胃，出现食欲减弱，胃部胀满，饭后消化困难等症状。老人及慢性病患者应根据自己的体质状况，有选择地食用。除龙眼、椰汁、石榴等，多数水果性偏寒凉，故老人及素体脾胃虚弱之人不宜过多食用。平素多饮开水、淡茶、果汁、豆浆等及时补充水分，还可食用蜂蜜、百合、莲子、芝麻、木耳、银耳、冰糖等滋阴养津，亦可经常食用米粥、扁豆粥、芝麻粥等来增强食欲，调理脾胃。秋令气候比较干燥，空气中湿度较小，此时易出现皮肤干燥，居室内应注意保持一定的湿度。根据节气变化，当早睡早起。

（3）耐寒锻炼：常见方式是冷水浴和游泳。冷水浴有四种：一是头面浴，以冷水洗头洗脸；二是脚浴，双足浸泡水中，可循序渐进将水温由20℃逐渐降低到5℃；三是擦浴，用毛巾浸冷水擦身，不宜用力过猛、时间过长；四是淋浴，可先用双手摩擦全身至感觉发热，继而用冷水先擦在面部、手臂及大腿等处，待适应后用冷水冲洗，要边洗边擦，持续10分钟左右。游泳适宜在室内恒温处进行，需提前淋浴并热身以防不适应水温。冷水浴和游泳后要注意及时擦干，穿上较为宽松的衣物，并搓热关节附近部位以预防关节炎。患有严重高血压、冠心病、风湿病、空洞型肺结核、坐骨神经痛及高热的患者不宜进行冷水浴或在水温较低的泳池中游泳。

（4）防病保健：秋季是肠炎、痢疾、疟疾、乙脑等病的多发季节，要注意环境卫生，消灭蚊蝇；注意饮食卫生，不喝生水，不吃腐败变质和被污染的食物；群体使用中药预防，如板蓝根、马齿苋等煎剂；按时接种乙脑疫苗防治乙脑。秋季气候特点为干燥，常称之"秋燥"。预防秋燥除适当补充维生素外，亦可选择宣肺化痰，益气养阴的中药，如人参、沙参、西洋参、百合、杏仁、川贝母等。

4. 冬季养生

冬季人体的阴阳消长也处于相对缓慢的水平，成形胜于化气。因此，冬季养生之道，应着眼于"藏"。

（1）精神调养：为了保证冬令阳气伏藏的正常生理不受干扰，要求精神安静。"无扰乎阳"，更是指出冬季应养精蓄锐，有利于来春的阳气萌生。

（2）饮食起居：冬令是进补的时节。天寒地冻，人体消耗较大，可适当补充高热量、高营养、味浓色重、补益力强的药食；少量饮酒亦可补充热量、振奋精神，但切忌醉酒。根据节气变化，可早睡晚起，待太阳升起后进行日常活动。注意去寒就温，逐渐增加衣物，以免受寒。

（3）运动调养：冬日虽寒，仍要持之以恒进行自身锻炼，主动地、有目的地进行室内或室外活动，选择运动量较小、时间稍长、舒展缓慢的运动，如传统保健运动、步行、舞蹈、气功等，避免出汗太多，损害健康。坚持冬季锻炼，可提高机体的御寒能力，达到延缓衰老的目的。

（4）防病保健：冬季是麻疹、白喉、流感、腮腺炎等疾病的多发季节，除了注意精神调护、饮食调养、运动锻炼外，还可用中药预防，如大青叶、板蓝根等可预防流感、麻疹、腮腺炎；黄芩可预防猩红热；兰花草、鱼腥草可预防百日咳；生牛膝可预防白喉。冬寒也常诱发痼疾，如支气管哮喘、慢性支气管炎、心肌梗死等疾病，多因触冒寒凉而诱发加重，因此防寒护阳至关重要。

（二）情志养生

情志养生指人们通过主动调节个人情感，有效排解不良情绪，达到避免不良情绪损害身体健康的目的。应正确对待七情六欲的产生，一旦情绪波动超越了身体耐受范围，就很容易导致疾病。如突如其来的大悲或大喜、过分惊恐，或长时间的思虑忧愁、悲伤不止，很容易损及脏腑而引起身体功能紊乱。

除平素保持良好心态之外，排解、疏导情绪有一定方法。

1. 运动怡情

积极参加户外活动，使气血流畅、筋络舒展而精神焕发、心旷神怡，有利于从不良情绪中解脱，亦可安眠、静神。可采取的方式如外出旅游、散步、打球、爬山、传统保健运动等，以有交流、有组织的集体运动为宜。

2. 音乐调神

音乐的旋律、节奏、音量、音调等能与人体生理活动产生共振，刺激相应器官发生兴奋或抑制，使人产生愉悦感，消除不良情绪。精神紧张、焦躁难安时可听轻音乐；孤独寂寞时可以听节奏明快的音乐；失落沮丧则可以听激昂、雄壮的音乐。

3. 爱好移情

培养一个能够长期坚持的兴趣爱好是排解情绪、疏导压力的最好途径。长期坚持读书吟诗、种花垂钓，可修身养性、移情易性。

（三）饮食养生

饮食养生又称"食养""食补"，泛指利用饮食来营养机体、保持或增进健康的方法。中医食疗方法众多，需符合 6 个原则方能达到养生保健之效。

1. 杂食有益健康

日常饮食宜"杂"，饮食过程应注意 3 种搭配：粗细搭配，以粗为主；荤素搭配，以素为主；酸碱搭配，以碱为主。

一是粗细搭配：想要营养全面，就需要摄入各种粗细粮食。除大米外，可适当配合小米、玉米、高粱米以及各种豆类；食用蔬菜时，也可适当食用植物的根茎叶皮，从而补充精细粮食所不具备的多种营养。

二是荤素搭配，并且当以素食为主：素食能够为人体提供多种多样的维生素和微量元素，大量摄入蔬菜、水果等素食才能够满足身体所需。但肉类是蛋白质和 B 族维生素的重要来源，全部以素食作为食物，易导致营养失衡，因此应同时搭配适量肉食。

三是酸碱搭配：人的体质呈弱碱性，维持弱碱性对于维护免疫力十分必要，一般而言大多数的蔬菜、水果、菌类、茶类、乳制品等代谢后呈碱性，肉蛋鱼等食物、甜品类、精加工的零食类、油炸食品等代谢后呈酸性，长期大量偏食往往引起疾病，因此日常饮食过程中维持酸碱平衡需要多摄入碱性食品而适当摄入酸性食品，从而维持酸碱平衡。

2. 少吃保养身体

暴饮暴食是对肠胃最大的损害，定时定量的合理饮食才能固护肠胃使身体健康。首先要三餐定时，过饥或过渴的情况下饮食，易加重胃肠负担，餐后应稍事休息，可缓步慢走利于消化，不能立即投入工作或睡眠。其次是三餐定量，适度限制饮食有益于机体功能的调节从而增强免疫力，定量饮食并非越少越好，建议成人每日摄取热量在 1200～1500 千卡，并相对减少糖类和脂肪的摄入，且在 50 岁以后每增加 10 岁进食热量减少 10%。

3. 五味偏淡为宜

五味过重易刺激肠胃，日久会导致脏腑功能损害，如长期的高盐饮食导致高血压，长期的高热、高糖饮食导致糖尿病等。总体来说清淡的饮食才能养护脾胃从而维系健康。饮食清淡主要包括三个方面：少油、少盐、少糖。即平时不能吃得过咸，同时少吃油炸、烟熏、腌制食品或辛辣刺激性较大的食品，也不能嗜食甜食而无节制。中国营养学会建议油脂每日摄入 25～30g，盐为 6g，糖类 20g 以内。

4. 饮食合时宜温

在饮食过程中，不仅应当注意时令变化，也应注意温度适宜。饮食合时，如春季宜食麦、枣、花生、葱、香菜及绿色时蔬等食物顺应春季生发特性而提高人体代谢；夏季可以适当食用性质寒凉的食物如苦瓜、丝瓜、黄瓜、西瓜等清热祛火；秋季较干燥，宜食用雪梨、枇杷、百合等食物清肺润燥；冬季可偶尔火锅涮羊肉或熬煮"当归生姜羊肉汤"来补充热量、体能。总之，不论何时何季，应注意以温和为主，既不能因为天气过热而肆食寒凉，也不能因为天寒地冻而进食烫物。

5. 食疗助阵养生

中医食疗的方法有许多：如阴虚体质，可予养肝明目汤补养肝阴，秋梨膏养阴生津；阳虚体质可食用杜仲腰花汤、生姜羊肉汤等温养阳气；气虚体质可食用黄芪蒸鸡和人参莲肉汤益气；血虚体质可食用归参炖母鸡、菠菜猪肝汤等补血；常头晕头痛、肢体麻木、手足震颤可适当食用天麻鱼头、芹菜肉丝等菜品；脾胃虚弱可食用山药炖鸡、银鱼煮粥等补益脾胃。

6. 谨守饮食宜忌

饮食养人，亦能伤人，因此需要了解饮食宜忌。首先，有些食物不宜在一起食用，如海鲜搭配啤酒可能诱发痛风；菠菜搭配豆腐易诱发结石；鸡蛋豆浆同食会降低蛋白质吸收；柿子与螃蟹同食会导致呕吐腹泻等。此外，生病期间要遵守宁少勿多、宁简勿繁的原则，忌食生冷、辛辣、油腻之品，高热患者宜素食，多吃含水较多且易吸收的食物，如绿豆汤、稀米汤、果汁等；中风患者可多吃海带、多喝绿茶、淡菜汤等，宜少食多餐；胃肠病患者忌食酸醋、生冷及不易消化的食物，如萝卜、橄榄、红薯、芋头、南瓜、韭菜等；易失眠者戒烟酒，忌食葱、韭菜、大蒜，可食用莲子汤、百合汤等清心养神。

（四）经穴养生

适当有效地刺激经穴，可以达到养生保健、延年益寿的作用。下面就介绍几种常用穴位的部位、疗效及保健方法。

1. 足三里

位于外膝眼下方 3 寸，胫骨前嵴一横指处。可以治疗与腹部相关的疾病。通过拍打或按摩刺激，能有效防治胃痛、呕吐、噎嗝、腹胀、腹泻、痢疾、便秘等消化系统疾病。

2. 合谷

位于手背第 1、2 掌骨间，第二掌骨桡侧的中点处。能防治牙齿疼痛、牙龈肿痛、青春痘、赘疣、三叉神经痛、眼睛疲劳、喉咙疼痛、耳鸣、面部神经麻痹、口眼㖞斜、打嗝等。可以有节奏地点按 7～10 次。

3. 三阴交

位于内踝尖上 3 寸，胫骨内侧面后缘。能够有效防治腹胀、腹泻、月经不调、带下、不孕、滞产、遗精、阳痿等消化及生殖泌尿系统疾病。可用手指立在穴位表面按压，揉 1 分钟左右，稍作间隔，重复 5～6 次。

4. 神阙

位于肚脐正中。艾灸神阙穴，有温补元气，健运脾胃，固脱复苏，预防疾病之效，多用于身体虚弱者。神阙穴多采用隔盐灸，还有一种叫作神阙灸脐法的保健灸法，先以生五灵脂 24g，生青盐 15g，乳香 3g，没药 3g，夜明砂 6g（微炒），木通 9g，干葱头 6g，麝香少许，研成细末备用。施灸时取面粉适量，用水调和作圈置于脐周，再取药末 6g，另用槐树皮剪成圆币形，将脐上药末盖好，1 次 1 壮，灸治 1 次换 1 次药末，每月可灸 1 次，午时为宜，灸 5～10 分钟。

5. 涌泉

位于足底部，蜷足时足前部凹陷处。常摩涌泉穴，具有调肝、健脾、安眠、强肾的作用。按摩时，可反复摩搓 30～50 次，以足心感觉发热为度。此法适宜在临睡前或醒后进行。能在操作前以温水泡脚 30 分钟，两足擦干后再实施，效果更佳。

6. 中脘

位于肚脐与剑突下连线中点。具有和胃健脾、降逆利水之功用。常按摩此穴，具有改善消化系统、调整胃肠功能的作用。用双手搓热，重叠放在中脘穴处，顺时针方向摩 30 次，然后再以同样的手法逆时针方向摩 30 次。

7. 太阳

位于眉梢与目外眦之间，向后约一横指的凹陷处。按摩太阳穴能够解除疲劳、振奋精神、止痛醒脑，并且能继续保持注意力的集中。坐或站好后将手掌搓热，贴于太阳穴，稍稍用力，顺时针转揉 10～20 次，逆时针再转相同的次数。也可以将手掌贴在头上，以拇指指腹分别按在两边的太阳穴上，稍用力使太阳穴微感疼痛，然后，顺逆各转相同的次数。按摩的次数可按照大脑疲劳的程度调整。

（五）起居养生

1. 睡眠调摄

春季宜晚睡早起：春天气温回升，易出现"春困"，晚睡早起，保证睡眠时间。清晨起床，松解衣扣，散披头发，放松形体，在庭院中漫步，呼吸新鲜空气，使思想意识、灵气生发不息。

夏季宜晚睡早起：早起可顺应阳气充盛，晚睡可顺应阴气不足。由于晚睡早起，睡眠时长减少，易出现疲劳之感，因此夏日午睡尤为重要，午睡时间一般以 1 小时内为宜。午睡虽然短暂，但有利于补足必需的睡眠时间，使机体得到充分休息，消除疲劳，增强机体的防护功能，以便有效地工作和劳动。

秋季宜早睡早起：秋季自然界的阴气由疏泄转向收敛、闭藏。秋天气候转凉，要早睡以顺应阴精的收藏，又宜早起以顺应阳气的舒展。适当晨练，既可以呼吸清新空气，促进新陈代谢，又益于增强体质，有助于身体健康。

冬季宜早睡晚起：冬季的夜晚时间较长，要保证足够的睡眠，做到早睡晚起。"晚"是以太阳升起的时间为度，即所谓"必待日光"，并非赖床不起。睡眠时，房间内可适当留有小气窗通风换气，但要避免当风吹头。睡前宜用热水泡脚，按摩涌泉穴，保持心境平和。午间可小睡半小时，常晒被褥，保持干燥。

2. 环境调摄

人是自然的一部分，人自身的规律是与自然的规律协调一致的。养生要"顺应天时"，顺应自然规律，使得人与环境协调发展，同时必须有充足、干净的水源，充沛的阳光，新鲜的空气作为保障。

居处：居住环境的质量与养生密切相关，如果养生环境良好，则事半功倍。理想的居住环境应依山傍水、坐北朝南。依山傍水的环境，会产生大量的负离子，对人体的健康十分有益。坐北朝南的居室有利于阳光的照射，也有利于空气的流通及保持一定的温度和湿度。若很难做到依山傍水，可居住在绿化率高，周围有流动水源的地方。

居室：适宜养生的室内环境不但可以为人们创造一个干净舒适的生活环境，还能提高人体各个系统的生理功能，增强免疫力，从而起到防治疾病、延年益寿的作用。适宜的室内环境包括以下三个方面。

一是空气流通：应经常开窗、开门，使外面的新鲜空气顺利进入室内，排出室内浊气，同时去除室内异味。不在室内吸烟，保持室内干净整洁，不放置有异味的东西；还可适量种植一些适宜室内养殖的植物，以净化空气，养心怡神。

二是光照适宜：《遵生八笺》有云："吾所居座，前帘后屏，太明即下帘，以和其内映，太暗即卷帘以通其外耀。内以安心，外以安目。心目皆安，则身安矣。"说明过强或过弱的光照都不利于人体的健康。阳光中的紫外线具有杀菌作用，可提高人体的免疫力，预防佝偻病等疾病。而且，充沛的阳光有利于调节心理状态。当居住的室内没有充足的阳光时，可通过人工光照补充，当居住的室内光照太强时，可以通过窗帘减弱光照。

三是结构合理：合理的居室结构应是有良好私密性的卧室，宽敞明亮的起居室，干净、便捷的厨房和卫生设施，以及可与外界环境相融的阳台等。室内光照要充足而柔和，卧室的整体色泽宜宁静柔和，起居室则宜色泽明快。合理的居室结构能使人保持心境平和安宁，让人得到充分的休息。

第三节　重点人群的中医养生保健

一、老年人生理特点及中医养生保健

1. 老年人的主要生理特点

老年人身体状态各有不同，但最大的生理共性是肾气不足，激素水平降低。肾为先天之本，肾气盈亏是衡量身体健康的重要指标之一。首先是饮食口味改变，喜欢吃味道重的，比如吃菜喜咸。此时除注意减少盐的摄入外，还可适当增加补益肾气的食物。其次是春天手足不温，如果入春后手脚仍发凉，说明气血供养不足，阳气生发受限。除了上述饮食措施外，还可以采用艾叶、红花泡水浴足，同时按摩后腰。另外，经常晚饭时间低热，或睡眠不足、疲乏时手心发热，都提示肾气不足。下午 5 点至 7 点是肾经活跃时间，低热及手心发热，是肾阴虚的表现，需滋补肾阴。可服用六味地黄丸，或适合老年人特点的补肾药膳，如枸杞白米粥。有人认为老年人小便时头部猛然抖动也是肾气不足的表现，但凡出现这种现象，注意小便时轻轻咬合牙齿，屏住气息，长期坚持，有助于留驻肾气。

注意事项：老年人肾气不足不能单纯依靠补肾，还应注重脾胃功能，增进营养供给，才能保证肾气运行的需要。

2. 老年人中医养生保健

人体是一个具有一定调适能力的生命整体，各脏腑相互关联、彼此影响。中医阴阳五行学说认为脏腑之间既相互促进，也相互制约。如心情不好，肝气郁结，脾胃系统即受到制约，表现为食欲不振，或消化吸收不佳，积食郁火而口苦、口臭。又如经常熬夜，肾水不足，心火上炎，易口舌生疮。中医五行学说发现这种影响和传变具有一定的规律性，利用这些规律来调养身体、防治疾病，将更加有利于身体健康。如健脾养胃，既能缓解脾虚症状，还能增加心血、肝血供养，有助于治疗眩晕、眼花、心悸、失眠等疾病。"肺为娇脏"，因肺从自然环境吸收清气，外界邪淫之气及污秽之气亦然，因此老年人需尽量远离空间狭小、空气流通不好的场所，经常到有山水的地方做一些舒缓的运动锻炼。

二、女性生理特点及中医养生保健

1. 女性的主要生理特点

女性有胞宫，在生理上有月经、胎孕、产育、哺乳等，其脏腑经络气血活动等方面与男子稍有不同。女性又具有情感丰富细腻的心理特点，精血神气颇多耗损。为了预防并减少妇女疾病的发生，保证妇女的健康长寿，除了注意一般的卫生保健外，尚须注重经期、孕期、产褥期、哺乳期、青春期及围绝经期的卫生保健及各期常见疾病的预防与调护。

2. 女性中医养生保健

由于妇女有经、孕、产、乳等阶段，更需重视养生保健，达无病养生、有病早治的目的，以减少妇科疾病的发生，保障妇女的身体健康。

（1）经期保健：月经期由于盆腔充血，胞宫经血下行，血室开放，人体抵抗力减弱，加之情绪波动，若不注意调摄养生易导致妇科疾病。

1）劳逸适度：经期以溢泻经血为主，需要气血调畅。因经期失血可导致气血损耗，机体易感疲劳。适当活动，有利于经行畅利，减少腹痛，但不宜过劳，或做剧烈运动，或过度紧张等，若劳倦过度则耗气动血，可致月经过多，经期延长、崩漏等证。

2）寒温适宜：经期胞宫气血空虚，应注意保暖，避免受寒、冒雨涉水、坐卧湿地、下水田劳动或冷水淋洗、游泳等，忌在烈日高温下劳动，以防止月经失调、痛经、带下及妇科杂病。

3）调摄饮食：经期不宜过食辛辣香燥伤津食物，以免耗伤阴血或迫血妄行，也不宜过食生冷之品，以防寒滞血脉，经行不畅，更不宜过量饮酒，以免刺激胞宫，扰动气血。

4）心情舒畅：经期因经血下注，阴血不足，肝气易郁，情绪易失控，或忧思恼怒，致气血逆乱，导致月经失调等症，故应保持心情舒畅，维持气血正常运行。

5）严禁房事：经期血室开放，故应严禁房事及盆浴、坐浴，防止病邪入侵。应保持外阴和阴道清洁，勤换内衣内裤，并置于日光下晒干。

（2）孕期保健：怀孕后，人体生理上会发生各种变化，以生殖系统变化最显著，应定期做产前检查，早期发现异常情况并采取下列预防措施。

1）预防调护：怀孕早期出现纳少泛恶、乏力等现象，如果不影响工作和生活，则是正常的妊娠反应，一般不需治疗。孕期饮食宜清淡，宜进食富含维生素、蛋白质且易消化的食物，忌食辛辣刺激食物。孕期不能随意服用药物，应在医师指导下正确服药。

2）劳逸结合：怀孕后应避免剧烈体力劳动或运动，更不宜提拿重物或攀高涉险，应保证足够的睡眠，养成有规律的生活习惯。

3）保暖避寒：妊娠早期，人体卫外之气较虚弱，易感冒，故衣着要保暖，服装及鞋要宽松、舒适柔软，切勿紧胸束腰，阻碍气血运行，以免影响胎儿生长发育。

4）注意清洁：孕期应保持外阴及皮肤清洁，常洗澡，勤换内衣裤，并用温水清洗乳头，常用手指牵拉或用手掌按摩乳头，以防乳头内陷。

5）注意胎教：孕妇的生活、思想情操、言行及情绪变化等，均可影响胎儿，故在孕期应保持精神愉快，多听悦耳优美的乐曲，有利于胎儿发育和性格训导。

6）严慎房事：孕期房事过频可损伤肾气，造成流产，特别是在妊娠前3个月内。妊娠后3个月如不避房事，可引起早产或诱发产褥感染。

7）产前检查：妊娠3个月时应测基础血压和做盆腔检查，了解子宫大小与妊娠月份的关系及盆腔情况。妊娠5个月后应定期作产前检查，孕期如发现水肿、高血压、蛋白尿等异常情况应及时治疗。在靠近预产期时如发现阴道少量流血、流水、腹部阵痛等先兆临产现象，应立即去医院检查。

8）牢记"六字"：产妇临产时不必恐惧紧张，医务人员应予关心照顾，向患者宣传"睡、忍痛、慢临盆"六字精神，避免过早屏气，鼓励产妇进食和休息，必要时可进服参汤、桂圆汤等，以扶助正气，增强体力，加速产程进展。如出现难产或紧急情况，医务人员也要镇静，并迅速果断地做出处理。

（3）产褥期保健：产后6～8周时间内属产褥期。由于分娩时耗气失血，机体处于虚弱多瘀的状态，因此多气血虚弱，体力疲乏，故产后调养护理尤为重要。

1）谨避风寒：新产之后，产妇身体虚弱，容易出汗，稍受风寒即易感冒，应注意保暖，以免邪风乘虚侵袭。在夏季，居室应通风透气，保持凉爽，以防中暑。

2）饮食护养：产妇新产不久，体力未恢复，脾运虚弱，不宜进食油腻之品和生冷瓜果，以防损伤脾胃导致恶露不下；不宜吃辛热伤津之食，以防大便困难和恶露过多。饮食应清淡可口，易于消化，营养丰富，可适当增加维生素摄入。

3）讲究卫生：产褥期应保持皮肤及外阴清洁，清洗会阴，勤换内裤及卫生巾，严禁房事，保持乳房清洁，防止乳头破裂和乳腺炎，破除"月子里"不梳头、不刷牙的陋习。产后4周不能盆浴，以防邪毒入侵引发其他疾病，不利于胞宫恢复。

4）产后锻炼：一般顺产的产妇，在产后2～3日可起床适当活动，产后2周即可逐渐开始产后保健运动，以增强体质和保持身材，但不宜过早进行下蹲或增高腹压的活动，也不宜操劳负重，以防发生产后血崩、子宫脱垂等病。

5）产后检查：产后45天应作产后健康检查，以便及时发现异常情况，及时治疗。

6）计划生育措施：产后要注意采取计划生育措施，如男方用避孕套、女方放置节育环等。

（4）哺乳期保健：

1）定时喂奶：养成定时喂奶的习惯，这样可预防婴儿消化不良，有利于母亲休息。一般每3～4小时喂1次，哺乳时间为15～20分钟。乳母适当增加营养和保证休息。

2）清洁乳头：注意乳房卫生，常用温水洗乳头，哺乳前后都要清洁乳头，不能让婴儿含乳头入睡。喂奶时双侧乳房轮换吸空，发现乳头破裂立即治疗，防止乳腺炎发生。

3）饮食营养：产后乳汁充足与否、质量如何，与脾胃盛衰及饮食营养密切相关。乳母应加强饮食营养，多喝汤水，以保证乳汁的质量和分泌量，忌食刺激性食品，勿滥用补品。如乳汁不足，可多喝鱼汤、鸡汤、猪蹄汤等。若乳汁自出或过少，需求医诊治。

4）起居保健：疲劳过度，情志郁结，均可影响乳汁的正常分泌。乳母需保持心情舒畅，起居有时，劳逸适度，并注意避孕，用延长哺乳期作为避孕的措施是不可靠的，最好用避孕工具，勿服避孕药，以免抑制乳汁分泌。

5）慎用药物：有些药物通过血液循环进入乳汁，如青霉素、镇静剂等，直接影响婴儿，甚至使婴儿发生过敏反应。

（5）青春期保健：

1）月经生理的宣教：少女 14 岁左右，天癸成熟，月经初潮，这是正常的生理现象。部分女孩对月经来潮感到羞涩、恐惧，甚至厌恶月经，因此宣教月经生理是十分重要的。

2）性知识的宣教：月经来潮，说明已具有生育能力，青春期少女对女性的性生理缺乏了解，又有一种好奇心，出现性紊乱现象，故对少女要进行性知识的宣教，帮助她们正确认识和对待性知识。

3）饮食多样化：青春期是长身体的时期，体内需要各种蛋白质、维生素等，应增加饮食种类，包括含有微量元素的食物（如锌、钙等），保证卵巢及体内各脏器需要，促进天癸发育，冲任气血旺盛，保证月经正常来潮，切忌偏食和不恰当地减肥节食，导致月经失调、厌食等症。

（6）围绝经期保健：妇女在 45～50 岁进入围绝经期。围绝经期是女性生理功能从成熟到衰退的转变时期，亦是从生育功能旺盛转为衰退乃至丧失的过渡时期，是妇女天癸渐衰，卵巢及性腺功能衰弱的时期，也是肿瘤好发时期，要特别注意以下方面的保健。

1）劳逸适度：围绝经期妇女肾气渐衰，易疲乏，故应劳逸结合，不宜过度操劳，预防脏腑气血功能紊乱所致的月经失调和肿瘤的发生。提倡适当的体育活动，锻炼身体，增强体质，调节生活规律，保证充足的睡眠与休息。

2）情志舒畅：围绝经期妇女应当正确认识自己的生理变化，解除不必要的思想负担，排除紧张恐惧、消极或焦虑的心理。避免不良的精神刺激，遇事不怒。心中若有不快，可与亲朋倾诉宣泄。可根据自己的性格爱好选择适当的方式怡情养性，要保持乐观情绪，胸怀开阔，树立信心，做到清心寡欲，心情舒畅，才能达到养生益寿的目的。

3）饮食调养：围绝经期妇女的饮食营养和调节重点是顾护脾肾、充养肾气，调节恰当可以从根本上预防或调治其生理功能的紊乱。围绝经期妇女其肾气衰，天癸将竭，月经频繁，经血量多，经期延长，往往出现贫血，可选食鸡蛋、动物内脏、瘦肉、牛奶等高蛋白食物及菠菜、油菜、西红柿、桃、橘等绿叶蔬菜和水果纠正贫血。阴虚阳亢型的高血压患者，可摄食粗粮、菌类、芹菜、苹果、山楂、酸枣、桑椹、绿茶等以降压安神，应当少吃盐，不吃刺激性食品，如酒、咖啡、浓茶、胡椒等，平时可选食黑木耳、黑芝麻、胡桃等补肾食品。

4）劳逸结合：围绝经期妇女应注重劳逸结合，保证睡眠和休息，但过分贪睡反致懒散萎靡。只要身体状况好，就应从事正常的工作，还应参加散步、太极拳、气功等运动量不大的体育活动及力所能及的劳动，以调节生活，改善睡眠和休息，避免体重过度增加。

5）定期体检：围绝经期是肿瘤好发时期，应定期进行妇科普查，排除妇科肿瘤或早期发现肿瘤，特别对某些不明原因的症状更不可忽视，须进一步检查。最好每隔半年至1年做1次体检，包括防癌刮片，以便及早发现疾病，早期治疗。

6）适当治疗：围绝经期可始于40岁，历时10余年至20年。在围绝经期卵巢功能渐渐衰退，雌激素水平偏低，已有缺钙倾向，故应开始补充适量的雌激素和钙片，防止骨质疏松和心脑血管疾病。中药方面可适当服用活血化瘀类药物和补肾壮骨类药物。

三、儿童生理特点及中医保健

1. 儿童的年龄及分期

现代《中医儿科学》根据小儿生长发育特点，将年龄分为以下六个不同时期：

（1）胎儿期：从受孕到分娩的40周为胎儿期。这一时期，胎儿的发育完全依赖母体，孕妇自身的健康状况、生活方式、精神心理状态等，都会对胎儿发育有所影响。

（2）新生儿期：从出生到第28天为新生儿期。从母体供养到独立的生命，这是一个重大转折。对于刚脱离母体的婴儿来说，他们稚嫩而脆弱，抗病能力不强，新生儿喂养需要更多的相关知识。

（3）婴儿期：从出生后28天到满1周岁，为婴儿期。这一时期孩子适应了脱离母体后的生活模式，生长发育迅速，1周岁时，体重为出生时的3倍，身高为1.5倍。该时期大力提倡母乳喂养，及时添加辅食，并按时接受免疫计划。

（4）幼儿期：从1周岁到3周岁为幼儿期。这一时期体格增长较婴儿期缓慢，但各种生理功能日趋完善，乳牙开始出齐，语言、行为能力明显增强，但危险意识还很淡薄，需要格外留意，防止意外伤害。

（5）幼童期：从3周岁到6或7周岁为幼童期，也称为学龄前期。根据社会经济水平和儿童发育情况，教育部规定的小学入学年龄可为6周岁或7周岁，幼童期的上限年龄也可以是6周岁。这个时期由体格的迅速发育转向神经、精神的快速发育，理解和模仿能力增强，活动范围增大，是心理行为习惯塑形期。

（6）儿童期：从6或7周岁到12周岁为儿童。儿童一般从6、7岁进入小学学习，也称为学龄期。这一时期，小儿体格发育稳步增长，大脑思维、情志活动日益丰富，能够适应学校、社会环境，身体抗病能力有所增强，疾病的种类和表现形式与成年人比较接近。

2. 儿童中医保健

（1）食积：食积指吃下的食物停滞在胃里不能及时消化。婴儿不会言语，是否发生食积，似乎难以预防，但乳儿脾胃失调多与母亲有关。清代医家陈复正指出："人以脾胃为主，故乳哺须节，节则调养脾胃，过则损伤脾胃。夏天忌热乳，冬月忌寒乳，皆宜捏去之，而后与之。凡食后不可与乳，乳后不可与食，小儿脾胃怯弱，乳食并进，难于消化，初得成积，久则成癖成疳，皆乳母不慎之过。"

小儿脏腑娇嫩，消化能力偏弱，因此小儿节制饮食非常重要。《中国公民中医养生保健素养》中明确指出：小儿喂养不要过饱。由此可见小儿控制饮食的重要性。人有口腹之欲，美味的食物难免多食，如果不理性控制进食量，等到感觉饱胀难以下咽再停下来，其实已经超过了脾胃的正常负荷。

小儿食积可分为伤乳和伤食。伤乳多为哺乳没节制，频繁喂食，啼哭即乳，或者喂养代乳品过频、过量。母亲身体异常导致乳汁寒热偏性，也会造成小儿食乳不化。添加辅食的孩子，如果饱食无度，随意添加各种食物，或生冷不节制，可造成消化不良，称为伤食。清代医家陈复正主张"食后不可与乳，乳后不可与食"，他认为"小儿脾胃怯弱，乳食并进，难于消化，初得成积，久则成癖成疳"。

（2）流行性腮腺炎：流行性腮腺炎是常见的小儿呼吸道急性传染病。常可并发脑膜脑炎、睾丸炎、胰腺炎、乳腺炎、卵巢炎等。中医病名为"痄腮"，认为是感受风温邪毒，壅阻少阳经脉引起的时行疾病。以发热、耳下腮部浸肿疼痛为特征。流行性腮腺炎为病毒性感染，发现孩子接触过患儿，可口服板蓝根予以预防性治疗。亦可使用如意金黄散、青黛散等以醋或茶水调，外敷患处，或可使用王不留行籽按压在穴位上。

（3）预防近视：预防近视应从小儿做起，尤其要注意以下方面：合理喂养，提高身体健康水平。保持心神愉快。合理光照，包括亮度合理，近距离的照明不宜超过40瓦；时间合理，顺应昼夜节律，夜晚深睡眠无须直接照明；避免闪烁光源，如霓虹灯，快速变化色彩、角度的光线；光源方位，应位于左前上方，不遮挡视线，不对眼睛造成强刺激。合理运动。

(4) 小儿咳嗽：咳嗽病因复杂，有些是外感病邪，有些是身体失调内伤。所以小孩咳嗽需细心甄别病因和病理，不能一概都用抗炎的方法治疗，更不应轻易使用抗生素静脉输液方法。滥用抗生素会抑制正常菌群，肠道正常菌群失调，影响消化吸收能力，不利于健康发育。寒湿咳嗽，经常输液反而更容易增加复发的可能，加之滥用抗生素将导致病菌产生耐药性使抗生素无效。小儿咳嗽因为反复发作，用药频次较高，辨证选用中成药相对安全。最安全的办法是合理喂养，适当运动，适时户外活动，增强肺功能，预防或减少患病。

第二十章 拓展病种

第一节 特发性肺纤维化

特发性肺纤维化（idiopathic pulmonary fibrosis，IPF）是一种原因不明的慢性间质性肺疾病，属于弥漫性肺间质疾病中特发性间质性肺炎的一种。本病老年易患，男性患病率略高于女性。

【病因】

除年龄因素外，吸烟、环境暴露和胃食道反流是特发性肺纤维化公认的诱发因素，吸烟者发生特发性肺纤维化的危险是不吸烟者的 1.6～9.4 倍。

【临床表现】

1. 典型症状

进行性呼吸困难，伴有刺激性干咳。

2. 体征

听诊双肺中下野可闻及瓦尔科（Velcro）啰音，可见杵状指（趾）。

【辅助检查】

1. X 线：表现多为双侧弥漫分布、相对称的网状或网状结节影，多位于基底部、周边部或胸膜下区，多伴随肺容积缩小与蜂窝样改变。

2. CT：高分辨 CT（HRCT）是诊断特发性肺纤维化的重要手段，病变主要位于胸膜下和肺基底部，异常的网格状阴影，蜂窝样改变，伴或不伴牵张性支气管扩张。

3. 肺功能：表现为限制性通气功能障碍，肺活量、肺总量减少，弥散功能降低。

4. 实验室检查：缺乏特异性，部分患者可见血沉增快，可出现某些抗体阳性或滴度增高，如抗核抗体（ANA）等。

5. 支气管肺泡灌洗检查：目的是排除其他间质性疾病，如结节病等。

【诊断要点】

1. 有危险因素暴露史，如吸烟、环境暴露等。

2. 年龄≥50 岁，多隐匿起病。

3. 典型症状：进行性呼吸困难、咳嗽，大部分为干咳。

4. 查体可于吸气时双肺中下野闻及 Velcro 啰音，杵状指（趾）等。

5. CT 影像：符合间质性肺病表现，HRCT 表现为普通型间质性肺炎（UIP）型，但须排除其他原因如药物和结缔组织疾病等。

6. 肺功能检查：限制性通气功能障碍或气体交换障碍。

【临床分期】

特发性肺纤维化临床分期分为急性加重期和缓慢进展期。

1. 急性加重期（AE-IPF）：患者出现新的弥漫性肺泡损伤致急性、不明原因的呼吸困难恶化。诊断标准：①既往或当前诊断 IPF；②通常在 1 个月内发生的呼吸困难急性恶化或进展；③胸部 HRCT 表现为在原来 UIP 型基础上新出现双肺弥漫性磨玻璃样影和（或）实变影；④排除心力衰竭或液体负荷过重。

2. 缓慢进展期（稳定期）：患者症状无明显变化，肺功能未见明显下降、影像学检查亦无明显进展。

【鉴别诊断】

特发性肺纤维化应与尘肺、结缔组织疾病相关性间质性肺疾病及其他原因引起的肺间质疾病相鉴别。详细询问病史和查体是鉴别诊断的基础，尤其需关注基础疾病、用药情况、环境暴露、家族史等情况。

特发性肺纤维化急性加重期需与肺栓塞、心力衰竭、肺炎等进行鉴别。

【治疗】

（一）西医治疗

1. 急性加重期治疗

（1）寻查有无诱发因素，评估病情的严重程度，实验室检查、胸部 X 线片或 CT 除外其他疾病。

（2）监测动脉血气或血氧饱和度。

（3）糖皮质激素：建议根据急性加重期是否存在已知原因、并发症、疾病严重程度等因素综合考虑，制定激素治疗方案。激素的起始剂量范围可从口服泼尼松 1mg/（kg·d），根据患者病情和治疗反应，在 4~8 周逐步减至维持量。对激素治疗有临床疗效的患者，在数周到数月内缓慢减量，并且要密切随访，防止复发。不良反应可见恶心、呕吐、腹痛、腹泻、骨质疏松、过敏等。

（4）抗感染治疗：有肺部感染指征者可使用抗生素，原则上应广覆盖，兼顾非典型病原体，如果培养或检测鉴定出某种特殊病原体，则应缩小抗生素的范围，针对性使用抗生素。

2. 缓慢进展期治疗

目前，特发性肺纤维化治疗除肺移植外尚无特效治疗手段，治疗目的是延缓疾病进展，改善生活质量，延长生存期。可依据患者病情评估、药物的适应证和禁忌证等酌情选择适宜的治疗药物。包括吡非尼酮、尼达尼布、N-乙酰半胱氨酸等。①吡非尼酮：初始剂量200mg，1日3次，按剂量递增原则，维持剂量600mg，1日3次。②尼达尼布：150mg，1日2次，不良反应包括光过敏、乏力、皮疹、胃部不适和厌食、腹泻等。③N-乙酰半胱氨酸：600mg，1日3次，不良反应包括偶发的恶心和呕吐等。

（二）中医治疗

特发性肺纤维化属于中医"肺痿""肺痹"等范畴，因虚致病、因虚致瘀、气虚血瘀、痰瘀阻络是该病的主要病机，益气活血、破瘀散结是该病的基本治则，早期以活血散瘀为主，辅以益气；中期则益气养阴，化瘀散结；晚期则补肾纳气，辅以化瘀通络。

1. 辨证论治

（1）肺气亏虚，络脉瘀阻证

症状：咳嗽，干咳无痰或少痰，气短，神疲，畏风，自汗，舌淡暗或有瘀斑，脉弦细或涩。

治法：益气活血，化瘀散结。

方药：芪术合剂（经验方）加减：黄芪30g，桃仁10g，丹参15g，莪术10g，黄芩15g，浙贝母10g，紫菀10g，虎杖10g，甘草6g。

（2）肺阴亏虚，痰瘀阻络证

症状：久咳不愈，气短乏力，干咳少痰，面色晦暗，唇舌紫绀，口干咽燥，舌红少津或舌嫩、苔少或舌暗，脉细数。

治法：益气养阴，祛瘀通络。

方药：芪参合剂（经验方）加减：黄芪30g，黄精20g，当归20g，熟地黄20g，山茱萸20g，三棱10g，莪术10g，浙贝母6g，紫菀10g，款冬花10g，桃仁10g，牛膝10g，甘草6g。

（3）阴阳两虚，血脉瘀阻证

症状：咳喘胸闷，动则尤甚，面色晦暗，唇舌四肢紫绀，甚或周身水肿，嗜睡，舌质暗紫、苔少，脉弦细弱或脉微欲绝。

治法：补肾纳气，温阳通络。

方药：芪桂合剂（经验方）加减：黄芪30g，肉桂6g，熟地黄15g，山茱萸20g，山药20g，牡丹皮12g，茯苓12g，牛膝15g，三棱10g，莪术10g，甘草6g。

2. 中医特色疗法

中医传统功法训练如八段锦、五禽戏、太极拳等。

（三）康复治疗

（1）呼吸肌训练：常见的呼吸肌训练方式包括缩唇 - 腹式呼吸法、深慢呼吸控制法、阻力呼吸训练法等。

（2）间歇训练：采用中 - 高强度训练，但高强度训练需专业治疗师指导。家庭肺康复患者采用低 - 中强度训练。

【转诊建议】

诊断不明确及急性加重患者，转上级医院明确诊断及确定治疗方案。

【预防】

特发性肺纤维化缺乏相应有效的治疗措施，因此预防就尤为重要。针对可能的病因和诱发因素，第一，预防呼吸道感染，勤洗手和避免与病患接触是非常有效的预防手段；第二，采用药物和非药物的方法减少胃食管反流被认为可以预防特发性肺纤维化的发生；第三，由于空气污染是特发性肺纤维化发生的危险因素，避免环境刺激和空气污染也是预防的重要手段。

第二节　血脂异常

血脂异常俗称高脂血症，通常指血清总胆固醇（TC）和（或）甘油三酯（TG）水平升高，也泛指包括低高密度脂蛋白胆固醇（HDL-C）血症在内的各种血脂异常。

【病因】

1. 遗传因素：由基因缺陷所致的血脂异常多具有家族聚集性，通常称为家族性高脂血症。

2. 疾病因素：甲状腺功能减退症、库欣综合征、肾病综合征等。

3. 饮食药物因素：长期高脂饮食，或某些药物如利尿剂、糖皮质激素等所引起的血脂异常。

【临床表现】

高脂血症的临床表现少见。体格检查可存在黄色瘤、角膜环和脂血症眼底改变等。临床上将血脂异常分为高胆固醇血症、高 TG 血症、混合型高脂血症、低 HDL-C 血症（表20 - 1）。

表20 - 1　血脂异常的临床分类

类型	TC	TG	HDL-C
高胆固醇血症	增高	不增高	—
高 TG 血症	—	增高	—

类型	TC	TG	HDL-C
混合型高脂血症	增高	增高	—
低 HDL-C 血症	—	—	降低

【辅助检查】

应对以下重点人群进行血脂检测以筛查是否存在血脂异常：①有动脉粥样硬化性心血管疾病（atherosclerotic cardiovascular disease，ASCVD）病史；②存在多项 ASCVD 危险因素（如高血压、糖尿病、肥胖、吸烟史）；③有早发性心血管病家族史者（指男性一级直系亲属在 55 岁前或女性一级直系亲属在 65 岁前患缺血性心血管病）；④有皮肤或肌腱黄色瘤及跟腱增厚。

【诊断要点】

应询问病史，包括饮食和生活习惯、引发继发性血脂异常的相关病史、引起血脂异常的用药史及家族史。血脂异常的诊断及分层标准，见表 20 - 2。

表 20 - 2　血脂异常的诊断及分层标准（mmol/L）

分层	TC	LDL-C*	HDL-C	非 HDL-C	TG
理想水平	–	< 2.60	–	< 3.40	–
合适水平	< 5.20	< 3.40	–	< 4.10	< 1.70
边缘升高	5.2 ~ 6.19	3.4 ~ 4.09	–	4.10 ~ 4.89	1.70 ~ 2.29
升高	≥ 6.20	≥ 4.10	–	≥ 4.90	≥ 2.30
降低	–	–	< 1.00	–	–

注：*：低密度脂蛋白胆固醇（LDL-C）。

【治疗】

（一）西医治疗

治疗目标：干预血脂异常是为了预防 ASCVD，建议根据个体 ASCVD 危险分层确定血脂异常干预的目标水平。

1. 生活方式改变

无论任何年龄阶段、无论是否进行药物治疗，都必须坚持控制饮食和健康的生活方式。健康的生活方式包括：抗动脉粥样硬化饮食，控制体重，规律锻炼，戒烟。

2. 药物治疗

（1）他汀类药物：阿托伐他汀每日 10 ~ 20mg、瑞舒伐他汀每日 5 ~ 10mg、氟伐他汀每日 80mg、匹伐他汀每日 2 ~ 4mg、普伐他汀每日 40mg 或血脂康每日 1.2g，1 日

1次，在晚上服用可稍增加血清 LDL-C 的降低幅度。禁用于活动性肝病、不明原因转氨酶持续升高和任何原因肝酶升高超过3倍正常上限、失代偿性肝硬化及急性肝功能衰竭者等。对于他汀不耐受或 LDL-C 水平不达标者，应考虑与非他汀类降脂药物联用。

（2）胆固醇吸收抑制剂：与他汀联用可增加血清 LDL-C 的降低幅度，且不增加他汀的不良反应，常用药物为依折麦布每日 10mg，禁用于妊娠期和哺乳期。

（3）贝特类药物：可降低血清 TG 水平和升高 HDL-C 水平，常用药物为非诺贝特1次 0.1g，1日3次。

3. 特殊人群血脂异常的管理

（1）糖尿病：首选他汀治疗，如合并高 TG 伴或不伴低 HDL-C 者，可采用他汀与贝特类药物联合应用。根据糖尿病患者心血管疾病的危险程度确定 LDL-C 目标水平。治疗目标：40 岁及以上糖尿病患者，LDL-C ＜2.6mmol/L，HDL-C ＞1.0mmol/L。

（2）慢性肾脏疾病（CKD）：在可耐受的前提下，推荐 CKD 患者应接受他汀治疗。中等强度他汀治疗 LDL-C 不能达标时，推荐联合应用依折麦布。治疗目标：轻、中度 CKD 者，LDL-C ＜2.6mmol/L，非 HDL-C ＜3.4mmol/L；重度 CKD、CKD 合并高血压或糖尿病者，LDL-C ＜1.8mmol/L，非 HDL-C ＜2.6mmol/L。

（3）脑卒中：对于非心源性缺血性脑卒中或短暂性脑缺血发作患者，无论是否伴有其他动脉粥样硬化证据，均推荐给予他汀长期治疗。目标值为 LDL-C ＜1.8mmol/L（70mg/dL）。

（4）代谢综合征：治疗目标是 LDL-C ＜2.6mmol/L、TG ＜1.7mmol/L、HDL-C ≥1.0mmol/L。

4. 血脂异常治疗后复查

药物治疗开始后 4～8 周复查血脂、肝功能、肌酸激酶，若无特殊情况且血脂达标可改为每 6～12 个月复查1次；长期达标者可每年复查1次。如血脂未达标则需调整降脂药剂量或种类，或联合应用不同作用机制的降脂药进行治疗。每当调整降脂药种类或剂量时，都应在治疗6周内复查。

（二）中医治疗

血脂异常属于中医学中"痰浊""血瘀""眩晕"等范畴。血脂异常的发生主要由饮食失节、好静少动、七情内伤及年老体衰所致。该病属本虚标实之证，其病位在心肝脾肾，痰浊证、血瘀证、脾肾亏虚证是临床主要证型。实证治以活血化痰，通络降脂为主，虚证则治以滋补肝肾，阴虚兼以补脾和胃为主。

辨证论治

（1）痰浊阻遏证

症状：形体肥胖，头重如裹，胸闷，呕恶痰涎，肢麻沉重，舌胖、苔滑腻，脉弦滑。

治法：燥湿祛痰。

方药：二陈汤（《太平惠民和剂局方》）合胃苓汤（《丹溪心法》）加减：陈皮10g，半夏9g，茯苓10g，薏苡仁20g，苍术9g，白术10g，猪苓10g，莱菔子10g，厚朴10g，泽泻10g。

中成药：血脂康胶囊。

（2）气滞血瘀证

症状：胸胁胀闷，走窜疼痛，心前区刺痛，舌尖边有瘀点或瘀斑，脉沉涩。

治法：行气活血。

方药：血府逐瘀汤（《医林改错》）加减：桃仁10g，红花10g，当归12g，川芎10g，赤芍10g，生地黄10g，牛膝12g，柴胡10g，枳壳10g，郁金10g，桔梗6g。

中成药：荷丹片。

（3）脾肾阳虚证

症状：畏寒肢冷，眩晕，倦怠乏力，便溏，舌淡质嫩、苔白，脉沉细。

治法：健脾益肾。

方药：附子理中汤（《太平惠民和剂局方》）合苓桂术甘汤（《伤寒论》）加减：制附子10g（先煎），人参9g（另煎兑服），白术12g，炮姜9g，炙甘草10g，茯苓10g，桂枝9g。

（4）肝肾阴虚证

症状：眩晕耳鸣，腰酸膝软，五心烦热，舌质红、少苔，脉细数。

治法：滋补肝肾。

方药：杞菊地黄丸（《医级》）加减：生地黄10g，山药15g，茯苓10g，山茱萸10g，牡丹皮10g，泽泻10g，枸杞子12g，制何首乌10g。

【转诊建议】

反复调整降脂治疗方案，效果仍不佳者，建议转诊至上级医疗机构进一步诊治。

【预防】

血脂异常的预防措施主要包括普及健康教育，提倡均衡饮食，增加体力活动及体育运动，预防肥胖，避免不良生活习惯，并与肥胖症、糖尿病、心血管疾病等慢性病防治工作的宣教相结合。

第三节　心　肌　炎

心肌炎（myocarditis）指由各种原因引起的心肌炎性损伤所导致的心脏功能受损，

包括收缩、舒张功能减低和心律失常。起病急缓不定，少数呈暴发性导致急性泵衰竭或猝死。病程多有自限性，但也可进展为扩张型心肌病。本节重点叙述病毒性心肌炎。

【病因】

最常见的病因为病毒感染，其中以引起肠道和上呼吸道感染的病毒最多见。细菌真菌、螺旋体、立克次体、原虫、蠕虫等感染也可引起心肌炎，但相对少见。非感染性心肌炎的病因包括药物、毒物、放射、结缔组织病、血管炎、巨细胞心肌炎、结节病等。

【临床表现】

1. 症状

多数患者发病前1~3周有发热、全身酸痛、咽痛、腹泻等症状，也有部分患者原发病症状轻而不显著。患者常诉胸闷、心前区隐痛、心悸、乏力、恶心、头晕等症状。临床上心肌炎以心律失常为最常见主诉或首见症状。

2. 体征

可见心脏扩大、心率增快或异常缓慢、胎心样心音、心尖区可能闻及收缩期吹风样杂音或舒张期杂音（杂音强度都不超过三级，心肌炎好转后消失）、各种类型的心律失常等，严重者可见急性心力衰竭甚至发生心源性休克。

【辅助检查】

1. 心电图：具有多样性和多变性特点，急性期常见 ST-T 改变、异位心律和传导阻滞。

2. 心肌损伤指标：血清肌钙蛋白 I 或肌钙蛋白 T、CK-MB、BNP 或 NT-proBNP 水平明显增高。

3. 超声心动图：个体差异大，可无异常或出现弥漫性室壁运动减低、心肌收缩功能异常、心腔扩大及室壁节段性运动异常等症状，可辅助判断心肌损伤的程度。

4. 其他：可转诊至上级医院完善病毒血清学检查辅助早期诊断，心脏磁共振成像、心内膜下心肌活检（金标准）有助于确诊心肌炎及疾病严重程度，冠状动脉造影可除外冠心病。

【诊断要点】

1. 病史：本病冬春季发病较多，全年龄段均可发生但以无基础疾病的青壮年多见，在上呼吸道感染、腹泻等病毒感染后3周内出现心脏表现。

2. 若出现发病突然，有明显病毒感染前驱症状尤其是全身乏力、不思饮食继而出现严重的血流动力学障碍、实验室检测显示心肌严重受损、超声心动图可见弥漫性室壁运动减弱时，即可临床诊断暴发性心肌炎。

3. 心电图及心肌损伤标志物发生改变。

【鉴别诊断】

1. 冠心病：①临床表现：冠心病病程长，发病年龄较晚，胸痛位置、持续时间、放射部位较规律；病毒性心肌炎大多有上呼吸道或肠道感染的病史，年轻人多见，病程短，疼痛时间、部位往往不固定。②心电图：冠心病存在 ST-T 改变，变化符合缺血性心脏病的变化趋势；病毒性心肌炎的 ST-T 非特异性改变。若仍难以鉴别，可转诊至上级医院行冠状动脉造影以确诊。

2. 病毒性肺炎：重症肺炎合并脓毒血症休克时也可出现心肌标志物轻度一过性升高，但随休克及血氧饱和度的纠正而显著改善。

3. 脓毒血症性心肌炎：严重细菌感染休克时毒性损害也可致心肌损伤，并可出现明显心脏抑制性表现。早期出现的感染灶、血白细胞早期即显著升高，以及其他全身表现有助于鉴别。

【治疗】

（一）西医治疗

病毒性心肌炎尚无特异性治疗，应该以针对左心功能不全的支持治疗为主。患者应避免劳累，适当休息，及时转诊。

1. 心力衰竭治疗：一般可使用 ACEI 或 ARB、盐皮质激素受体拮抗剂、利尿剂或血管紧张素受体脑啡肽酶抑制剂（ARNI）进行心力衰竭治疗。

2. 心律失常治疗：可使用胺碘酮等以转复心律失常，β 受体阻滞剂及 CCB 类药物慎用。

3. 其他支持治疗并嘱患者避免摄入酒精、避免高强度运动。

（二）中医治疗

病毒性心肌炎属于中医学中"心瘅""心悸"范畴，病位在心，涉及脾、肺、肾，病机为外感风热、湿热邪毒，正气受损，是本虚标实之证。发病初期主要表现为邪毒侵心、正邪交争的病理变化，疾病后期由于病情迁延，机体阴阳气血亏虚，产生瘀血、痰湿等病理产物，形成虚实错杂之证。

1. 辨证论治

（1）急性期

1）热毒侵心证

症状：发热身痛，鼻塞流涕，咽痒喉痛，咳嗽咳痰或腹痛泄泻，肌痛肢楚，继之心悸，胸闷气短，或伴胸痛，舌质红、苔薄黄或腻，脉细数或结代。

治法：清心解毒，宣肺宁心。

方药：银翘败毒散（《古今医鉴》）加减：金银花 10g，连翘 10g，柴胡 10g，前胡 10g，羌活 10g，独活 10g，茯苓 15g，桔梗 10g，枳壳 9g，川芎 9g，薄荷 9g，生姜 9g，炙甘草 5g。

中成药：清开灵注射液、喜炎平注射液。

2）阳虚气脱证

症状：感寒后起病急骤，胸闷心悸，喘息不得卧，口唇青紫，烦躁不安，自汗不止，四肢厥冷，舌质淡、苔白，脉微欲绝。

治法：回阳救逆，益气固脱。

方药：参附龙牡汤（经验方）加减：党参10g，附子10g（先煎），龙骨10g（先煎），牡蛎10g（先煎），白芍5g，炙甘草5g。可加干姜9g，黄芪30g，山茱萸12g。

中成药：参附注射液。

（2）迁延期或慢性期

1）心肺气虚证

症状：气短乏力，胸闷隐痛，自汗恶风，咳嗽，反复感冒，舌淡红、苔薄白，脉细无力。

治法：补益心肺，固护卫气。

方药：参苏饮（《太平惠民和剂局方》）加减：党参10g，紫苏叶10g，法半夏9g，葛根15g，木香10g，陈皮10g，茯苓10g，枳壳10g，前胡10g，桔梗10g，甘草10g。

中成药：玉屏风颗粒、补心气口服液。

2）痰湿内阻证

症状：胸闷憋气，头重目眩，脘痞纳呆，口黏恶心，咳吐痰涎，舌苔白腻或白滑，脉滑。

治法：祛湿化痰，温通心阳。

方药：栝楼薤白半夏汤（《金匮要略》）合温胆汤（《三因极一病证方论》）加减：瓜蒌10g，薤白10g，法半夏9g，竹茹10g，陈皮10g，枳实10g，茯苓10g，甘草10g。

中成药：心速宁胶囊。

3）气滞血瘀证

症状：心前区刺痛，痛有定处，胸闷胁胀，心烦易怒，唇色紫暗，舌质暗红或有瘀斑、瘀点，脉弦涩。

治法：疏肝理气，活血化瘀。

方药：血府逐瘀汤（《医林改错》）加减：桃仁10g，红花10g，当归10g，地黄15g，牛膝10g，川芎10g，桔梗10g，赤芍10g，枳壳10g，柴胡10g，甘草6g。

中成药：血府逐瘀胶囊。

4）气阴两虚证

症状：心悸，胸闷，疲乏，气短，失眠，易惊恐，手足心热，舌淡红、苔薄白，脉弱或细弱或沉弱。

治法：益气养阴，安神镇静。

方药：生脉散（《医学启源》）合桂枝加龙骨牡蛎汤（《金匮要略》）加减：党参15g，麦冬10g，五味子8g，桂枝10g，白芍10g，大枣10g，生姜10g，龙骨10g（先煎），牡蛎10g（先煎），当归10g，炙甘草10g。

中成药：芪冬颐心口服液、生脉饮口服液。

5）阴虚火旺证

症状：心悸不宁，五心烦热，潮热盗汗，失眠多梦，颧红，口干，舌红、少苔，脉细数。

治法：滋阴降火，养心安神。

方药：天王补心丹（《校注妇人良方》）加减：生地黄10g，当归10g，丹参10g，玄参10g，酸枣仁15g，柏子仁10g，麦冬10g，北沙参10g，桔梗10g，茯苓10g，五味子6g，远志10g。

中成药：天王补心丸。

6）心脾两虚证

症状：心悸怔忡，肢体倦怠，自汗短气，面色无华，舌淡、苔薄，脉细数。

治法：健脾益气，安神定悸。

方药：归脾汤（《济生方》）加减：党参15g，白术10g，黄芪15g，茯苓10g，酸枣仁10g，龙眼肉6g，远志10g，桂枝9g，白芍15g，木香10g，甘草10g。

中成药：人参归脾丸。

7）阴阳两虚证

症状：心悸，气短，胸闷，畏寒，乏力，腰酸，多梦，舌淡或胖，脉细无力或结代。

治法：温阳益气，滋阴通脉。

方药：炙甘草汤（《伤寒论》）加减：炙甘草12g，生姜10g，桂枝10g，赤芍10g，党参15g，生地黄15g，阿胶9g（烊化），麦冬10g，火麻仁10g，大枣10g。

中成药：金匮肾气丸。

2. 中医特色疗法

推拿：先按揉内关、神门、心俞、膈俞、脾俞、胃俞，反复数次，再推拿内关、神门穴，对心悸、怔忡有效。

【转诊建议】

有以下情况者，应及时转诊上级医院。

1. 医疗条件有限，需前往上级医院进一步检查明确诊断者。

2. 症状明显，生命体征不平稳或进展为心力衰竭、严重心律失常、心源性休克、急性肾功能衰竭、持续性室性心动过速伴低血压发作或心肌心包炎者。

3. 患者合并其他疾病需前往上级医院诊疗者。

【预防】

心肌炎可能部分或者完全康复，慢性亚临床炎症可能会导致扩张型心肌病。因此，患者应根据个体风险因素，在 1 年内至少每 6 个月进行 1 次定期随访检查。随访的时间间隔应根据临床症状和表现的严重程度来确定。随访应基于临床评估、心电图和超声心动图等进行。

第四节 原发性帕金森病

原发性帕金森病，简称为帕金森病（parkinson's disease，PD）是发生于中老年人群的神经系统变性疾病，隐袭起病，进展缓慢。特征性病理改变为黑质多巴胺能神经元变性缺失和路易小体形成，导致纹状体区多巴胺递质减少，从而临床上出现运动迟缓、静止性震颤、肌强直和姿势平衡障碍等特征性症状，同时伴各种非运动症状，如嗅觉障碍、便秘、睡眠障碍等，尚无确诊的特异检查。

【病因】

与遗传、衰老及环境因素有关。

【临床表现】

1. 特征性运动症状

运动迟缓，静止性震颤，肌强直，姿势平衡障碍。

2. 非运动症状

自主神经功能障碍包括顽固性便秘、尿频、排尿不畅、直立性低血压等，精神障碍、睡眠障碍、感觉障碍。

【辅助检查】

1. 常规检查：应检测血、尿、便常规，血生化（肝肾功能、血脂、血糖），甲状腺功能等。

2. 头颅 CT、MRI：排除血管性帕金森病及其他颅内结构异常。

3. 嗅觉测试：嗅棒测试可发现早期患者的嗅觉减退。

【诊断要点】

1. 帕金森病的诊断：

（1）运动减少：随意运动的速度缓慢。疾病进展后，重复性动作的运动速度及幅度均降低。

（2）至少存在下列 1 项特征：①肌肉僵直；②静止性震颤 4～6Hz；③姿势不稳。

2. 支持诊断帕金森病必须具备下列 3 项或 3 项以上的特征：①单侧起病；②静止性震颤；③逐渐进展；④发病后多为持续性的不对称性受累；⑤对左旋多巴的治疗反

应良好（70%～100%）；⑥左旋多巴导致的严重的异动症；⑦左旋多巴的治疗效果持续 5 年或 5 年以上；⑧临床病程 10 年或 10 年以上。

3. 排除非帕金森病：

（1）反复的脑卒中发作史，伴帕金森病特征的阶梯状进展。

（2）反复的脑损伤史。

（3）明确的脑炎史和（或）非药物所致动眼危象。

（4）在症状出现时，应用抗精神病药物和（或）多巴胺耗竭药。

（5）1 个以上的亲属患病。

（6）CT 扫描可见颅内肿瘤或交通性脑积水。

（7）接触已知的神经毒类。

（8）病情持续缓解或发展迅速。

（9）用大剂量左旋多巴治疗无效（除外吸收障碍）。

（10）发病 2 年后，仍是严格的单侧受累。

（11）出现其他神经系统症状和体征，如垂直凝视麻痹、共济失调，早期即有严重的自主神经受累，早期即有严重的痴呆，伴有记忆力、言语和执行功能障碍，锥体束征阳性等。

【临床分期】

目前临床上帕金森病病情评估以修订的 Hoehn-Yahr 分级和 UPDRS 最常用。

修订的 Hoehn-Yahr 分级，见表 20 - 3。

表 20 - 3　修订的 Hoehn-Yahr 分级

分级	症　　状
0 级	无症状
1.0 级	单侧患病
1.5 级	单侧患病，并影响到躯干中轴肌肉，或另一侧躯体可疑受累
2.0 级	双侧患病，未损害平衡
2.5 级	轻度双侧患病，姿势反射稍差，但是能自己纠正
3.0 级	双侧患病，有姿势平衡障碍，后拉试验阳性
4.0 级	严重残疾，仍可独自站立或行走
5.0 级	不能起床，或生活在轮椅上

注：1.0～2.5 级定义为早期；3.0 级定义为中期；4.0～5.0 级定义为晚期。有些患者处于相邻两个级别之间，很难确切划分。

UPDRS 是一个较为全面评估帕金森病病情严重程度的工具，是目前国际上公认的临床评价帕金森病的标准工具，量表分值越高，表示症状越严重。

【鉴别诊断】

帕金森病应与继发性帕金森综合征、伴发于其他神经变性疾病的帕金森综合征，以及特发性震颤等相鉴别，尤其要注意与继发性帕金森综合征进行鉴别。

1. 继发性帕金森综合征：由明确的病因（如感染、药物、中毒、脑动脉硬化、外伤等）引起的帕金森症状，病史结合不同疾病的临床特征是鉴别诊断的关键。

（1）血管性帕金森综合征患者有高血压、动脉硬化及卒中史，症状对称，以下肢步态障碍较突出，震颤少见，常伴锥体束征。

（2）药物诱导的帕金森综合征患者常正在服用丁苯那嗪、利血平、甲基多巴、氟桂利嗪和桂利嗪等药物。

（3）正常压力脑积水可出现步态障碍，常伴认知障碍和尿失禁。影像学常显示脑室扩大，腰穿放液后症状减轻有助鉴别。

2. 帕金森叠加综合征：除出现帕金森症状外，还有其他征象，如不自主运动、垂直性眼球凝视障碍、直立性低血压、小脑性共济失调、早期出现痴呆和视幻觉、皮质复合感觉缺失和锥体束征。这些疾病所伴发的帕金森症状，以强直、少动为主，静止性震颤很少见，双侧起病（除皮质基底节变性外），对左旋多巴治疗不敏感。

3. 其他疾病：帕金森病早期需与下列疾病鉴别。

（1）原发性震颤：大多有家族史，各年龄段均可发病，姿势性或动作性震颤为唯一表现，无肌强直和运动迟缓，饮酒或服用普萘洛尔后震颤可显著减轻。

（2）肝豆状核变性：常有角膜色素环，血铜蓝蛋白水平降低。

【治疗】

（一）西医治疗

1. 药物治疗

常用药物及注意事项，见表20-4。

表20-4 常用药物及注意事项

药物	药理作用	适用患者	剂量范围	不良反应	禁忌证
复方左旋多巴	脱羧生成多巴胺	①非老年起病患者症状较重；②老年期起病；③伴认知功能减退患者	初始剂量62.5～125mg，1日2～3次，建议早期患者使用复方左旋多巴单药治疗时剂量不超过400mg/d（以左旋多巴含量计）	胃肠道反应	活动性消化道溃疡者慎用，闭角型青光眼、精神病患者禁用
吡贝地尔缓释剂	与多巴胺受体结合，兴奋多巴胺受体	非老年起病帕金森病患者的病程初期	初始剂量50mg，1日1次；有效剂量为150mg/d，分3次口服，最大剂量不超过250mg/d	直立性低血压、脚踝水肿和精神异常	禁与地西泮类精神药物合用

药物	药理作用	适用患者	剂量范围	不良反应	禁忌证
普拉克索	同上	同上	初始剂量 0.125mg，1 日 3 次；有效剂量为 0.5～0.75mg，1 日 3 次，最大剂量不超过 4.5mg/d	同上	无
罗匹尼罗	同上	同上	初始剂量 0.25mg，1 日 3 次，每服用 1 周后每日增加 0.75mg 至每日 3mg；有效剂量 3～9mg/d，分 3 次服用，最大剂量 24mg/d	同上	无
罗替高汀	同上	同上	初始剂量 2mg，1 日 1 次，每使用 1 周后每日增加 2mg；有效剂量早期患者为 4～8mg/d，中晚期患者为 8～16mg/d	同上	无
司来吉兰	抑制多巴胺的重摄取及突触前受体	症状较轻，对生活、工作无明显影响的患者	2.5～5mg，1 日 2 次，早晨、中午服用	失眠	胃溃疡者慎用，与抗抑郁药物联合应用时应谨慎
雷沙吉兰	同上	同上	1mg，1 日 1 次，早晨服用	同上	同上
苯海索	选择性阻断纹状体的胆碱能神经通路	伴有震颤的、无认知障碍的非老年患者	1～2mg，1 日 3 次	排尿困难、青光眼、记忆力下降	闭角型青光眼及前列腺肥大患者禁用；非老年患者慎用
金刚烷胺	促进纹状体多巴胺的合成和释放，减少神经细胞对多巴胺再摄取	对少动、强直、震颤均有改善作用，对改善异动症有帮助	50～100mg，1 日 3 次	网状青斑、体重增加、认知障碍	肾功能不全、癫痫、严重胃溃疡、肝病患者慎用，哺乳期妇女禁用
恩托卡朋	抑制 COMT，减少左旋多巴代谢	应用于复方左旋多巴疗效减退、出现剂末现象的患者	1 次 100～200mg，1 日数次，与复方左旋多巴同服	恶心、尿色异常	肝功能不全者禁用
托卡朋	同上	同上	1 次 100mg，1 日 3 次，第一剂与复方左旋多巴同服，此后间隔 6h 服用，可单用，最大 600mg/d	肝功能损害	肝脏疾病及严重肾功能不全患者禁用

2. 康复与运动疗法

根据不同的行动障碍进行相应的康复或运动训练。如健身操、太极拳、慢跑等运动。进行语言障碍训练、步态训练、姿势平衡训练等。特别是姿势平衡障碍，让患者主动调整身体重心、踏步走、大步走、听口令行走或跨越物体等。必要时使用助行器甚至轮椅，做好防护。同时应注意加强营养，预防摔倒、骨折。

（二）中医治疗

在中医临床实践中，治疗主要针对帕金森病"风、痰（瘀）、虚"的病机，调整疾病本身脏腑功能及气血阴阳平衡。帕金森病患者随着机体年龄增长，后期易发生进行性肌肉萎缩等，将严重影响预后水平，此时可参考中医"痿病"论治，重视调理脾胃、滋补肝肾、育阴清热等。

1. 辨证论治

（1）肝血亏虚，风阳内动证

症状：肢体震颤，项背僵直，活动减少，面色少华，步态不稳，头晕眼花，四肢乏力，舌质淡、苔薄白或白腻，脉弦细。

治法：养血柔肝，舒筋止颤。

方药：补肝汤（《医宗金鉴》）合天麻钩藤饮（《中医内科杂病证治新义》）加减：当归 12g，白芍 12g，川芎 9g，熟地黄 15g，酸枣仁 15g，木瓜 15g，天麻 9g，钩藤 12g（后下），石决明 18g（先煎），川牛膝 12g，益母草 9g，桑寄生 9g，首乌藤 9g，茯神 9g。

中成药：六味地黄丸。

（2）气血两虚证

症状：震颤较剧、强直、动作迟缓，或有低血压、直立性低血压，面色无华，神疲乏力，动后气促，心悸健忘，头晕，纳呆，便秘，失眠多梦，舌体胖大质淡红、苔薄白，脉弦细弱。

治法：益气扶正，养血息风。

方药：人参养荣汤（《太平惠民和剂局方》）加减：人参 9g，白术 9g，茯苓 6g，黄芪 15g，当归 15g，白芍 15g，熟地黄 6g，五味子 6g，肉桂 5g，钩藤 6g，制首乌 6g。

中成药：补中益气丸、人参养荣丸。

（3）痰热交阻，风木内动证

症状：头摇肢颤，神呆懒动，形体稍胖，头胸前倾，活动缓慢，胸脘痞闷，烦热口干，咳吐黄痰，头晕目眩，小便短赤，大便秘结，舌质红、苔黄或黄腻，脉弦滑数。

治法：清热化痰，息风定颤。

方药：摧肝丸（《赤水玄珠》）加减：胆南星 6g，钩藤 9g，黄连 9g，滑石 9g（包煎），青黛 3g，僵蚕 6g，天麻 12g，甘草 3g，当归 9g，川牛膝 6g。

中成药：牛黄清心丸。

（4）血脉瘀滞，筋急风动证

症状：头摇或肢体震颤日久，面色晦暗，肢体拘痉，活动受限，项背前倾，言语不利，步态慌张，皮脂外溢，发甲焦枯，舌质紫暗或夹瘀斑、舌苔薄白或白腻，脉弦涩。

治法：活血化瘀，柔肝通络。

方药：血府逐瘀汤（《医林改错》）加减：当归 9g，生地黄 9g，桃仁 12g，红花 9g，枳壳 6g，赤芍 6g，柴胡 3g，甘草 3g，桔梗 5g，川芎 5g，牛膝 10g，木瓜 12g，鸡血藤 9g，全蝎 3g。

中成药：血府逐瘀胶囊。

2. 中医特色疗法

刮痧疗法：适用于帕金森病有运动功能障碍或身体疼痛者。辨病、辨证、辨经选择经络、腧穴，3～5 天为 1 个疗程，可连续治疗 2～3 个疗程。

【转诊建议】

（1）普通转诊建议

1）诊断不清且怀疑是帕金森病的患者建议转诊。

2）每 3 个月进行抑郁量表测评，可采用包括 2 个问题的简单量表筛查（①过去 1 个月内，你是否经常受到情绪低落、压抑或无望的困扰？②过去 1 个月内，你是否经常受到做事缺乏兴趣和乐趣的困扰？）并询问患者是否有幻觉等精神症状出现。若存在，建议转诊。

3）建议患者每 6～12 个月到上级医院复诊，重新评估有无非典型的临床症状出现，并考虑诊断是否恰当。

（2）紧急转诊建议

1）出现严重的内科合并疾病如肺炎等。

2）严重的嗜睡。

3）症状控制差及见运动并发症，如"开－关"现象、冻结步态、异动症等。

4）严重的精神症状。

5）服用抗帕金森病药物的患者在突然停药后，出现发热、大汗、肌强直及震颤加重等撤药综合征表现。

【预防】

1. 三级预防：①一级预防：无病防病。②二级预防：早发现、早诊断、早治疗。③三级预防：延缓病情发展、防止病残、改善生活质量。

2. 预防：预防高危人群的转化（即发病），降低发病风险。①尽量地避免农药暴露；②远离毒品；③不酗酒；④控制奶制品的摄入；⑤尽量保护大脑少受创伤；⑥积极地控制血糖等危险因素；⑦多参加体育锻炼；⑧适度地饮用咖啡或茶；⑨健康饮食等。

第五节　重症肌无力

重症肌无力（myasthenia gravis，MG）是一种由神经肌肉接头传递功能障碍引起的获得性自身免疫性疾病，病变部位在神经–肌肉接头的突触后膜，该膜上的乙酰胆碱受体受到损害后，受体数目减少。

【病因】

重症肌无力的发病原因分两大类，一类是先天遗传性，极少见，与自身免疫无关；另一类是自身免疫性疾病，最常见，发病原因尚不明确，普遍认为与感染、药物、环境因素有关。同时，重症肌无力患者中有 65%～80% 有胸腺增生，10%～20% 伴发胸腺瘤。

【临床表现】

临床特征为波动性肌无力和易疲劳性，呈"晨轻暮重"现象，活动后加重，休息后减轻，眼外肌麻痹是最常见的首发症状。

【辅助检查】

1. 药理学检查：甲硫酸新斯的明试验，成人肌内注射 1.0～1.5mg，同时予阿托品 0.5mg 肌内注射，以消除其 M 胆碱样不良反应。儿童最大用药剂量不超过 1.0mg。

2. 电生理检查：常用的确诊检查方法，应在停新斯的明 17 小时后进行。

3. 血清抗体检测：乙酰胆碱受体抗体滴度检测对诊断有特征性意义。

4. 胸腺影像学检查：约 80% 患者伴胸腺增生、胸腺瘤。

5. 疲劳试验：嘱患者持续上视出现上睑下垂，或两臂持续平举后出现上臂下垂，休息后症状恢复则为阳性，有助于诊断。

【诊断要点】

典型临床特征波动性肌无力基础上，满足以下 3 点中任意 1 点即可做出诊断，包括药理学检查、电生理学特征及血清抗体检测。

【治疗】

（一）西医治疗

1. 急性加重期治疗

多见于肌无力危象（指肌无力症状突然加重，出现呼吸肌麻痹、吞咽无力而危及生命）、肌无力患者胸腺切除术前和围手术期。临床中出现病情加重，甚或肌无力危象时，尽快送往上级医院积极救治。

2. 药物治疗

（1）胆碱酯酶抑制剂：溴吡斯的明，成人1次口服60～120mg，1日3～4次，饭前30～40分钟口服，2小时达高峰，作用时间6～8小时。

不良反应：恶心、流涎、腹痛、腹泻、心动过缓及出汗增多等。

（2）肾上腺皮质激素：①冲击疗法：适用于住院危重病例。常用甲泼尼龙或地塞米松静脉滴注，症状稳定后，改为泼尼松口服，逐渐减量至5～15mg，长期维持。大剂量激素治疗初期可使病情加重，甚至出现肌无力危象，应予注意。②小剂量递增法：从小剂量开始，隔日每晨顿服泼尼松20mg，每周递增10mg，直至隔日每晨顿服60～80mg，待症状稳定改善4～5日后，逐渐减量至隔日5～15mg，维持数年。

不良反应：电解质紊乱，血糖、血压、血脂异常，上消化道出血，骨质疏松，股骨头坏死等。

（3）免疫抑制剂：常用药物有环磷酰胺、硫唑嘌呤、环孢素A等。

（二）中医治疗

本病属于中医学中"痿病"范畴，为慢性虚损性病证，主要责之于脾、肝、肾功能失调，一般病在脾者轻，病在肝肾者重，治疗重在调补脾肝肾。

（1）脾气虚弱证

症状：胞睑下垂，食欲不振，大便溏软，四肢乏力，舌质淡、苔白，脉濡软或沉弱。

治法：健脾益气，补中升阳。

方药：补中益气汤（《内外伤辨惑论》）加减：黄芪15g，党参10g，柴胡6g，升麻6g，人参10g，白术10g，炙甘草6g，当归10g，陈皮6g。

中成药：补中益气丸。

（2）脾肾两虚证

症状：肢体软弱无力，视歧，视物不清，大便溏稀，腰膝酸软，舌质淡、苔白，脉沉而无力。

治法：健脾补肾益气。

方药：补中益气汤（《内外伤辨惑论》）合右归丸（《景岳全书》）加减：黄芪15g，党参10g，杜仲12g，补骨脂15g，熟地黄12g，山茱萸10g，人参10g，女贞子10g。

中成药：右归丸。

（3）肝肾亏虚证

症状：四肢肌肉乏力，不耐劳作，活动后肢体乏力更加明显，头晕目眩，咽干，肌肉消瘦，腰膝酸软，耳鸣，舌质红、苔白，脉沉迟。

治法：补益肝肾，滋阴生精。

方药：虎潜丸（《丹溪心法》）加减：熟地黄 15g，龟甲 10g，白芍 10g，女贞子 10g，山茱萸 10g，杜仲 12g，党参 10g，怀牛膝 12g，当归 10g，陈皮 6g。

中成药：六味地黄丸、知柏地黄丸。

2. 中医特色疗法

穴位贴敷：用生黄芪、人参、马钱子粉（成人 1 日用量不超过 0.6g），研成细末，制成药膏，贴敷于足三里、三阴交、脾俞、肾俞、肝俞，每个穴位敷药直径约 1cm，隔 2～3 日换药 1 次，10 日为 1 个疗程。外敷穴位处皮肤需完好无损，如有敷药处皮肤破损应禁用。

【预防】

1. 饮食有节，起居有常，情志舒畅，戒烟限酒，避免居处潮湿环境。

2. 早期干预、早期治疗，早期在专业医师指导下进行功能康复训练。

3. 加强护理，预防并发症，预防摔倒，注意按摩肢体，防止肌肉萎缩；患肢注意保暖，若肌肤麻木、感觉迟钝者，应避免烫伤、冻伤。

第六节　多发性硬化

多发性硬化（multiple sclerosis，MS）是以中枢神经系统白质炎性脱髓鞘病变为主要特点的自身免疫病。本病最常累及的部位为脑室周围白质、视神经、脊髓、脑干和小脑。

【病因】

主要与环境因素、感染因素、遗传等因素有关。

【临床表现】

首发症状多为一个或多个肢体无力麻木、走路不稳、刺痛感。

【辅助检查】

1. 脑脊液（CSF）检查：约 95% 以上患者 CSF-IgG 寡克隆区带阳性。

2. 诱发电位：包括视觉、脑干听觉和体感诱发电位，50%～90% 的患者有一项或多项异常。

3. MRI 检查：MRI 影像可见大小不一类圆形高信号脱髓鞘病灶，常见于侧脑室前角与后角、半卵圆中心及胼胝体。

【诊断要点】

1. 病史和神经系统检查，表明中枢神经系统白质内同时存在两处以上病灶。

2. 起病年龄 10～50 岁间。

3. 有缓解与复发交替病史。

4. 排除其他病因。

成人典型发作多发性硬化的诊断推荐使用 2017 年 McDonald MS 诊断标准。

【治疗】

（一）西医治疗

1. 急性期治疗

大剂量甲泼尼龙冲击治疗是急性发作期首选治疗方案。病情较轻者，甲泼尼龙 1 日 1g 加入生理盐水 500mL，静脉滴注 3～4 小时，共 3～5 天后停药。病情较严重者，从 1 日 1g 开始，共冲击 3～5 天，后剂量阶梯依次减半，每个剂量使用 2～3 天，直至停药。原则总疗程不超过 3 周。

2. 缓解期治疗

常用药物有特立氟胺、注射用重组人 β-1b 干扰素、阿伦珠单抗、米托蒽醌等。

（二）中医治疗

多发性硬化尚无确切中医病名与之相应，因其以肢瘫为主症，可参照中医学中"痿病"论治。临证应注意区别虚实，初起可清热化痰、利湿活络，后期应补肾填精、养血柔肝，顾护正气。

1. 辨证论治

（1）痰热阻络证

症状：病起发热，或热后突然出现肢体痿软不用或肢体麻木偏瘫，咽干呛咳，口渴，痰黄黏稠，大便干燥，小便黄少，舌质红、苔黄腻，脉滑数。

治法：清化痰热，通经活络。

方药：温胆汤（《三因极一病证方论》）加减：法半夏 9g，竹茹 6g，枳实 10g，陈皮 6g，甘草 6g，茯苓 10g。

（2）湿热浸淫证

症状：肢体痿软无力，尤以下肢为重，肢体困重，或伴发热，胸脘痞闷，肢体麻木，小便黄赤，舌质红、苔黄，脉濡数。

治法：清热利湿，通利筋脉。

方药：①加味二妙散（《丹溪心法》）加减：苍术 10g，黄柏 10g，牛膝 10g，当归 10g，茯苓 15g，泽泻 10g，萆薢 10g。②三仁汤（《温病条辨》）加减：杏仁 10g，滑石 15g（包煎），通草 3g，白豆蔻仁 6g，竹叶 6g，厚朴 6g，生薏苡仁 15g，清半夏 9g。③达原饮（《温疫论》）加减：槟榔 9g，厚朴 6g，草果 6g，知母 6g，黄芩 9g，甘草 6g。

中成药：二妙丸。

（3）脾胃气虚证

症状：肢体痿软无力，食少，便溏，或伴腹胀，面色不华，气短，神疲乏力，舌质淡、苔薄，脉细弱。

治法：补脾益气，健运升清。

方药：①参苓白术散（《太平惠民和剂局方》）加减：党参10g，白术10g，山药15g，莲子肉10g，甘草6g，茯苓15g，薏苡仁15g，陈皮6g，砂仁5g，桔梗6g。②补中益气汤（《内外伤辨惑论》）加减：黄芪15g，党参10g，柴胡6g，升麻6g，人参10g，白术10g，炙甘草6g，当归10g，陈皮6g。

中成药：参苓白术丸、补中益气丸。

（4）肝肾亏虚证

症状：下肢痿软无力，腰膝酸软，不能久立，甚则步履全废，腿胫大肉渐脱，头昏目眩，视力减退，耳鸣咽干，舌质红、少苔，脉沉细数。

治法：滋阴清热，补益肝肾。

方药：虎潜丸（《丹溪心法》）加减：熟地黄15g，龟甲10g，当归10g，知母10g，白芍10g，黄柏10g，怀牛膝12g，陈皮6g。

中成药：杞菊地黄丸、知柏地黄丸。

2. 中医特色疗法

推拿治疗：上肢拿肩井部肌筋，揉臂臑、手三里、合谷，点肩髃、曲池；下肢拿阴廉、承山、昆仑部肌筋，揉伏兔、承扶、殷门，点腰阳关、环跳、足三里、委中、解溪、内庭等穴。推拿时应注意根据患者肌肉承受能力，力度适中。

第七节　肌萎缩侧索硬化

肌萎缩侧索硬化（amyotrophic lateral sclerosis，ALS）是累及上运动神经元和下运动神经元及其支配的躯干、四肢和头面部肌肉的，一种慢性、进行性变性疾病。

【病因】

少部分病例为遗传所致，大多数病例病因尚不明确。遗传因素、生活方式、毒物接触、过度劳累等可能是肌萎缩侧索硬化发病的危险因素。

【临床表现】

首发症状常为手指运动不灵和力弱、手部小肌肉萎缩、肉跳、下肢痉挛性瘫痪等。

【辅助检查】

1. 临床检查：需详细询问病史和神经系统体格检查，在脑干、颈段、胸段、腰骶段4个区域中存在上、下运动神经元同时受累的证据。

2. 神经电生理检查：肌电图呈典型神经源性损害。

3. 神经影像学检查：不能提供确诊 ALS 的依据，但有助于鉴别诊断。

【诊断要点】

中年后隐袭起病，慢性进行性病程，表现为肌无力、肌萎缩和肌束颤动，伴腱反射亢进、病理征等上、下运动神经元受累征象，无感觉障碍，典型神经源性肌电图改变。

【治疗】

（一）西医治疗

该病目前仍无法治愈，通过药物、营养管理、呼吸支持、综合治疗，可改善预后，提高生存质量，延缓生存期。若病情进展，无创通气不能维持血氧饱和度 >90% 时，需有创呼吸机辅助呼吸。

利鲁唑是目前唯一有循证依据、延缓病情发展的药物。用法：成人 1 次口服 50mg，1 日 2 次。不良反应可见疲乏、恶心、轻度转氨酶增高等，需定期复查血常规和肝功能。

（二）中医治疗

本病主要表现为肌无力、肌萎缩及肌束颤动，可参照中医学中"痿病"论治，病变主要涉及肝、脾、肾三脏，临床单独证型较少，多兼夹互参，治疗以健脾益肾、滋阴柔筋，配合清热利湿、活血通络为法。

1. 辨证论治

（1）燥热伤津证

症状：手掌肉削，肌肤干枯，握之无力，或见肌颤，伴有心烦口渴，咽干不利，舌质红、苔薄黄、少津，脉细数。

治法：清热润肺，濡养筋脉。

方药：清燥救肺汤（《医门法律》）加减：桑叶 9g，石膏 8g，甘草 3g，胡麻仁 3g，阿胶 3g，枇杷叶 3g，麦冬 4g，党参 2g，杏仁 2g。

中成药：养阴清肺丸。

（2）湿热浸淫证

症状：肢体逐渐出现痿软无力，手足麻木，扪之微热，身重面黄，胸脘痞闷，小便黄赤，舌质红、苔黄腻，脉濡数。

治法：清热利湿，通利筋脉。

方药：①加味二妙散（《丹溪心法》）加减：苍术 10g，黄柏 10g，牛膝 10g，当归 10g，茯苓 15g，泽泻 10g，萆薢 10g。②三仁汤（《温病条辨》）加减：杏仁 10g，滑石 15g（包煎），通草 3g，白豆蔻仁 6g，竹叶 6g，厚朴 6g，生薏苡仁 18g，清半夏 9g。

中成药：二妙丸、葛根芩连丸。

（3）脾胃虚弱证

症状：肢体痿弱，活动乏力，肌肉瘦削，精神疲惫，面浮气短，食少，面色不华，气短，神疲乏力，舌体淡胖、苔薄白，脉沉细。

治法：补中益气，健运升清。

方药：①补中益气汤（《内外伤辨惑论》）加减：黄芪15g，党参10g，白术10g，炙甘草6g，当归10g，陈皮6g，升麻6g，柴胡6g。②参苓白术散（《太平惠民和剂局方》）加减：党参10g，白术10g，山药15g，莲子肉10g，甘草6g，茯苓15g，薏苡仁15g，陈皮6g，砂仁5g，桔梗6g。

中成药：补中益气丸、参苓白术丸。

（4）肝肾亏虚证

症状：肢体肌肉萎缩，手部远端为主，握固无力，时有肌束震颤，形体瘦削，夜眠多梦，大便干结，舌质红、少苔，脉弦细。

治法：补益肝肾，滋阴柔筋。

方药：虎潜丸（《丹溪心法》）合地黄饮子（《黄帝素问宣明论方》）加减：熟地黄15g，山茱萸10g，枸杞子10g，麦冬10g，鸡血藤15g，泽泻10g，杜仲12g，白芍10g，当归10g，黄柏10g，牛膝12g，木瓜15g。

中成药：知柏地黄丸、强力天麻杜仲丸。

2. 中医特色疗法

推拿治疗：由肢体远心端推向近心端，由轻而重，一般先用摩法，逐渐用拿、揉、点按法，在肌肉萎缩之处主要用揉法，肌肉萎缩的近端肩、臂，可用拿、揉、搓法，力度要轻而平稳。

第八节　糖尿病周围神经病变

糖尿病神经病变是糖尿病最常见的慢性并发症之一。根据神经受累的部位不同，主要分为糖尿病性周围神经病变（diabetic peripheralneuropathy，DPN）包括糖尿病性远端对称性多发性神经病变（diabetes distal symmetrical polyneuropathy，DSPN）、单神经病或多发单神经病、神经根神经丛病及自主神经病变，其中以DSPN及自主神经病变最为常见。

【病因】

2型糖尿病患者神经病变的发生发展与糖尿病病程、血糖控制状况、肥胖、胰岛素抵抗和慢性低度炎症等因素相关，病程10年以上者易出现明显的神经病变临床表现。

【临床表现】

1. 症状

通常为对称性麻木、疼痛、感觉异常等，下肢较上肢严重。早期首先出现肢端感觉异常，分布如袜子或手套状，伴麻木、针刺、灼热、蚁走感、发凉或如踏棉垫感，有时伴有痛觉过敏。随后有肢痛，呈隐痛、刺痛或烧灼样痛。晚期则出现运动神经障碍，表现为肌力减弱以至肌萎缩、瘫痪。肌萎缩多见于手、足小肌肉和大腿肌肉。

2. 查体

踝反射、针刺痛觉、振动觉、压力觉、温度觉 5 项检查，往往存在一种以上异常结果，见表 20 − 5、图 20 − 1，我国学者证实踝反射、振动觉及温度觉 3 项组合也可以有效检查。

表 20 − 5　DSPN 五项筛查表

针刺痛觉	用大头针的针尖以均匀的力量轻刺患者皮肤，让患者立即陈述有无疼痛以及疼痛程度
温度觉	将凉 − 温感觉检查器两端接触患者足背皮肤任意一点 1～2 秒进行检测，询问其凉、温觉感受
振动觉	将振动的音叉（128Hz）柄置于患者骨隆起处（如足第一跖趾关节），询问有无振动的感觉
压力觉	将 10g 单丝（尼龙丝）接触患者足底趾腹，压至弯曲状态，询问患者是否能感受到触压
踝反射	嘱被检查者取仰卧位，一侧膝关节屈曲成 90 度后自然下垂外展。检查者用左手扶住被检查者足前掌，使足背屈成 90 度，右手使用叩诊锤叩击跟腱，观察是否出现足背屈
为了避免主观或暗示作用，除踝反射外以上检查患者应闭目接受测试	

踝反射　　　　　振动觉　　　　　　压力觉　　　　　针刺痛觉　　　　温度觉

 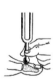

图 20 − 1　DSPN 五项筛查示意图

【辅助检查】

神经电生理检查：能够确诊周围神经病，并辅助判断其损伤类型及严重程度；在临床症状出现前，神经电生理检查可发现 F 波异常、感觉神经传导速度（sensory nerve conduction velocity，SCV）和运动神经传导速度（motor nerve conduction velocity，

MCV）减慢、动作电位波幅下降、远端潜伏期延长。

【诊断要点】

1. 诊断糖尿病时或之后出现的神经病变。

2. 临床症状和体征与 DSPN 的表现相符。

3. 有临床症状（疼痛、麻木、感觉异常等）者，5 项检查中任 1 项异常；无临床症状者，5 项检查中任 2 项异常，临床诊断为 DPN。

4. 排除其他病因引起的神经病变。

【鉴别诊断】

1. 颈椎、腰椎病：神经根型颈椎、腰椎病具有较典型的神经根症状（手臂、下肢的麻木、疼痛），其范围与脊神经所支配的区域一致，臂丛牵拉试验或直腿抬高试验阳性，MRI 检查所见与临床表现相符。

2. 吉兰 - 巴雷综合征：常呈急性起病，病前多有呼吸道或胃肠道感染史，表现为对称性肢体、面部肌肉无力，运动障碍重、感觉障碍轻，严重者出现呼吸肌无力，危及生命。实验室检查常有脑脊液蛋白定量增高，细胞数正常或轻度增高。

3. 中毒性末梢神经炎：一般有药物中毒或农药接触史，且其疼痛症状较糖尿病神经病变突出。

4. 脑梗死：多表现为一侧肢体麻木、乏力，头部 CT 或者磁共振检查可明确诊断。

5. 其他原因所致：包括营养缺乏、化疗药物引起的神经毒性作用，以及肾功能不全引起的代谢毒物对神经的损伤。

【治疗】

（一）西医治疗

1. 基础治疗：包括饮食、运动、糖尿病教育等。

2. 血糖控制。

3. 针对发病机制的治疗：

（1）神经修复：①甲钴胺片：口服，1 次 0.5mg，1 日 3 次。②甲钴胺注射液：肌内注射，1 次 0.5mg，1 日 1 次。③维生素 B_1 片：口服，1 次 10mg，1 日 2 次。

（2）抗氧化应激：①α-硫辛酸注射液：静脉滴注，0.3～0.6g 加入 250mL 生理盐水中，1 日 1 次。②α-硫辛酸胶囊：口服，1 次 0.2g，1 日 3 次或 1 次 0.6g，1 日 1 次。

（3）改善微循环：①贝前列腺素片：口服，1 次 40mg，1 日 2 次。②前列地尔注射液：静脉滴注，5～10μg 加入 100mL 生理盐水中，1 日 1 次或 1 日 2 次。

（4）改善代谢紊乱：依帕司他片：口服，1 次 50mg，1 日 3 次。

4. 对症治疗（痛性神经病变）：

（1）抗抑郁药：①度洛西汀：口服，1次20mg，1日1次起始，至60mg，1日1次。②文拉法辛：口服，1次25mg，1日2次，或1日3次起始，逐渐增至每日75～225mg，分次服用，最高量每日350mg。③阿米替林：口服，1次25mg，每晚1次起始，维持每日50～100mg，对于合并睡眠障碍者效果更好，为减少不良反应可从小剂量开始。

（2）抗惊厥药：①普瑞巴林：口服，1次50～100mg，1日3次。②加巴喷丁：口服，1次300mg，1日1次起始，增至每日300～600mg。③卡马西平：1次100mg，1日2次起始，增至100mg，1日3次。注意药物不良反应。

（3）其他：①阿片类药物：曲马多，口服，1次50mg，1日1次起始，可多次给药，最高量1日100～200mg。②辣椒碱乳膏：均匀涂抹于疼痛部位，1次1～2个黄豆粒大小用量。

（二）中医治疗

1. 辨证论治

糖尿病周围神经病变临床表现与中医"不仁""厥证""痹证""痿证"相关，属于消渴病继发病症，临床根据主症可诊断为"消渴病麻木""消渴病痿证""消渴病痹证"，也有称之为"消渴病痹痿"，因其普遍存在血脉痹阻病机，认为当属"血痹"，治疗上注重活血化瘀。

（1）气虚血瘀证

症状：肢体无力麻木，如有蚁行，肢末刺痛，下肢为主，入夜痛甚，神疲倦怠，气短懒言，动则汗出，舌质淡暗或有瘀点、苔薄白，脉细涩。

治法：补气活血，化瘀通痹。

方药：补阳还五汤（《医林改错》）加减：生黄芪30g，当归12g，桃仁12g，红花9g，赤芍25g，白芍25g，川牛膝15g，怀牛膝15g，木瓜15g，丹参15g，桂枝6g，地龙15g。

中成药：木丹颗粒、通心络胶囊。

（2）阴虚血瘀证

症状：肢体麻木，腿足挛急，酸胀疼痛，或肢体灼热疼痛，夜间为甚，五心烦热，失眠多梦，皮肤干燥，口干咽燥，腰膝酸软，头晕耳鸣，便秘，舌质嫩红或暗红、苔薄少津或花剥，脉细涩或细数。

治法：滋阴活血，柔筋缓急。

方药：芍药甘草汤（《伤寒论》）合桃红四物汤（《医宗金鉴》）加减：赤芍25g，白芍25g，炙甘草9g，生地黄15g，当归12g，川芎12g，怀牛膝15g，木瓜15g，炒枳壳12g，地龙15g。

中成药：糖脉康颗粒、木丹颗粒。

（3）肝肾亏虚证

症状：肢体痿软无力，肌肉萎缩，甚者痿废不用，腰膝酸软，阳痿不举，骨松齿摇，头晕耳鸣，舌质淡、少苔或无苔，脉沉细无力。

治法：滋补肝肾，填髓充肉。

方药：大补阴丸（《丹溪心法》）合六味地黄丸（《小儿药证直诀》）合虎潜丸（《丹溪心法》）加减：龟甲30g，知母12g，黄柏12g，熟地黄25g，山茱萸12g，白芍12g，锁阳10g，怀牛膝15g，当归12g，炒枳壳12g。

中成药：六味地黄丸、木丹颗粒。

（4）寒凝血瘀证

症状：肢体麻木不仁，四末冷痛，得温痛减，遇寒痛增，下肢为著，入夜更甚；神疲乏力，畏寒怕冷，尿清便溏，或尿少浮肿，舌质暗淡或有瘀点、苔白滑，脉沉细涩。

治法：温经散寒，通络止痛。

方药：当归四逆汤（《伤寒论》）合阳和汤（《外科证治全生集》）加减：当归12g，赤芍15g，白芍15g，桂枝9g，细辛3g，制乳香9g，制没药9g，通草6g，熟地黄25g，鹿角胶10g，干姜6g，炙甘草6g，炙麻黄5g。

中成药：同仁大活络丸、木丹颗粒。

（5）痰瘀阻络证

症状：肢体麻木不止，常有定处，足如踩棉，肢体困倦，头重如裹，昏蒙不清，体多肥胖，口黏乏味，胸闷纳呆，腹胀不适，大便黏滞，舌质紫暗、舌体胖大有齿痕、苔白厚腻，脉沉滑或沉涩。

治法：化痰活血，宣痹通络。

方药：指迷茯苓丸（《证治准绳》）合活络效灵丹（《医学衷中参西录》）合双合汤（《万病回春》）加减：茯苓25g，姜半夏9g，炒枳壳12g，生薏苡仁15g，当归12g，丹参20g，制乳香9g，制没药9g，苍术12g，川芎12g，陈皮9g，生甘草9g。

中成药：二陈丸、木丹颗粒。

2. 中医特色疗法

（1）熏洗法：适用于各种证型，对阳虚寒凝尤为适宜，过敏体质、皮肤破损禁用。制川乌12g，制草乌12g，细辛9g，白芷9g，追地风30g，透骨草30g，苏木30g，红花15g，水煎取500～1200mL，放置至温度40～42℃，熏洗、浸泡治疗，注意水温，防止烫伤。

（2）经验方：生黄芪30g，南沙参15g，玄参15g，赤芍25g，白芍25g，当归20g，丹参15g，葛根25g，狗脊15g，木瓜15g，淫羊藿15g，忍冬藤15g，桃仁12g，红花9g，鬼箭羽15g，地龙12g，水煎服，1日1剂，分2次服。适用于口干、乏力，肢体麻木、疼痛、冷凉，夜间痛甚，大便偏干的糖尿病周围神经病变。

【转诊建议】

若患者表现为非对称性四肢疼痛，伴有发热，乏力或步态不稳，尤其是出现进行性加重等，或与典型的糖尿病周围神经病变表现不相符等特点，建议转诊。

【疾病管理】

戒烟及血糖、血压、血脂、体重等良好的代谢管理是预防糖尿病神经病变发生的重要措施，尤其是血糖控制至关重要。重视足部护理，可以降低足部溃疡的发生风险。定期检查足部，泡脚时防止烫伤，洗后用软毛巾擦干，尤其是趾缝处，及时剪趾甲，剪平、不要太短。冬天注意保暖，袜子宜用棉袜，鞋袜宽松，不要用热水袋及电热毯，以防烫伤。秋冬季注意保湿，预防足部干裂。

第九节　糖尿病肾脏疾病

糖尿病肾脏疾病（diabetic kidney disease，DKD）是由糖尿病引起的肾脏损伤，临床主要表现为持续性白蛋白尿和（或）肾小球滤过率（glomerular filtration rate，GFR）下降，国际上既往称为糖尿病肾病（diabetic nephropathy，DN）。

【病因】

糖尿病肾病的发病机制是多因素性的。现已知的发病机制有遗传因素致家族聚集现象、高血糖状态下肾脏糖代谢增加、糖基化产物致肾损害、慢性高灌注致肾脏血流动力学异常、氧化应激因素等。

【临床表现】

DKD 的临床表现根据疾病所处的不同阶段有所差异，主要表现为不同程度蛋白尿和肾功能的进行性减退，可伴有水肿、高血压等症状。

【临床分期】

DKD 可参考 2012 年慢性肾脏病（chronic kidney disease，CKD）分期——基于肌酐的慢性肾脏病流行病（chronic kidney disease epidemiology collaboration，CKD-EPI）公式进行分期，见表 20 - 6。

表 20 - 6　糖尿病患者慢性肾脏疾病分期（CKD 分期）

分期	肾脏损害*	eGFRmL/（min·1.73m²）
1 期	有	≥90
2 期	有	60~89
3a 期	有或无	45~59

分期	肾脏损害*	eGFRmL/（min·1.73m²）
3b 期	有或无	30～44
4 期	有或无	15～29
5 期	有或无	<15 或透析

注：*：肾脏损害主要指白蛋白尿（尿白蛋白肌酐比≥30mg/g），也包括血尿、其他尿沉渣异常、影像学或病理异常等。

【辅助检查】

1. 白蛋白尿：随机尿微量白蛋白/肌酐（urinary albumin creatinine ratio，UACR）≥30mg/g 为尿白蛋白增加；且在 3～6 个月内重复检查 UACR，3 次中有 2 次增加；排除感染等其他干扰因素。

2. 肾小球滤过率估计值（estimated glomerular filtration rate，eGFR）下降：eGFR < 60mL/（min·1.73m²）。

3. 肾穿刺病理检查：是诊断 DKD 的金标准。

【诊断要点】

1. 1 型糖尿病发病 5 年以上或 2 型糖尿病。

2. 尿蛋白水平升高（UACR≥30mg/g）和（或）eGFR < 60mL/（min·1.73m²）并持续超过 3 个月，同时排除其他病因的慢性肾脏病而做出的临床诊断。

3. 合并视网膜病变有助于 DKD 的诊断，病因难以鉴别时可行肾穿刺病理检查，确诊 DKD 后，应根据 eGFR 进一步判断肾功能受损的严重程度。

【鉴别诊断】

DKD 需要与轻链沉积病、膜增生性肾炎、淀粉样变肾病等鉴别，还需与非糖尿病肾病鉴别，见表 20 - 7。

表 20 - 7 DKD 鉴别诊断

疾病	鉴别诊断要点
轻链沉积肾病	血清免疫固定电泳呈现轻链单克隆条带
膜增生性肾炎	临床常出现肾炎综合征和肾病综合征，50%～75% 患者血清补体 C3 水平持续降低
肾脏淀粉样变	临床呈现肾病综合征，肾功能进行性减退。常伴有心脏和其他器官病变
非糖尿病肾病	①1 型糖尿病病程短（<10 年）或未合并糖尿病视网膜病变；②eGFR 迅速下降；③尿蛋白迅速增加或出现肾病综合征；④顽固性高血压；⑤出现活动性尿沉渣（红细胞、白细胞或细胞管型等）；⑥合并其他系统性疾病的症状或体征；⑦给予血管紧张素转化酶抑制剂（ACEI）或血管紧张素受体拮抗剂（ARB）治疗后 2～3 个月内 eGFR 下降大于 30%；⑧肾脏超声发现异常

【治疗】

（一）西医治疗

1. 一般治疗

改善生活方式，包括饮食治疗，合理控制蛋白摄入量 [0.8g/（kg·d）]、运动、戒烟、限酒、限制盐的摄入（<5g/d）、控制体重等，有利于减缓 DKD 进展，保护肾功能。

2. 控制血糖

有效的降糖治疗可缓解 DKD 的发生和进展，推荐所有 DKD 患者进行合理的降糖治疗，如二甲双胍、磺酰脲类药物（格列喹酮）、α-糖苷酶抑制剂等。此外，某些新型降糖药（钠－葡萄糖共转运蛋白 2 抑制剂、胰升糖素样肽-1 受体激动剂、二肽基肽酶 4 抑制剂等），例如达格列净、恩格列净、利拉鲁肽注射液、利格列汀等具有较好的肾脏保护作用。推荐使用上述部分药物需要根据肾功能调整剂量，早中期 DKD 患者优先选择格列喹酮、利格列汀、利拉鲁肽、达格列净等，严重肾功能不全患者宜采用胰岛素治疗。

3. 控制血压

对糖尿病伴高血压且 UACR>300mg/g 或 eGFR<60mL/（min·1.73m^2）患者，推荐血管紧张素转化酶抑制剂（ACEI）或血管紧张素Ⅱ受体阻滞剂（ARB）类药物治疗，对伴高血压且 UACR 为 30～300mg/g 的糖尿病患者，推荐首选 ACEI 或 ARB 类药物治疗，如厄贝沙坦 0.15g，1 日 1 次，口服治疗；贝那普利 10mg，1 日 1 次，口服治疗。

盐皮质激素受体拮抗剂（MRA）亦可与 ACEI 或 ARB 联用可有效控制难治性高血压，降低尿蛋白，如螺内酯，1 次 20mg，1 日 1～2 次；依普利酮，1 次 25mg，1 日 1 次，需注意联合 MRA 治疗需关注患者血钾水平，预防高血钾。

钙通道阻滞剂是一类无绝对肾脏禁忌证的降压药物，如硝苯地平缓释片，1 次 10～20mg，1 日 2 次。β 受体阻滞剂亦可用于 DKD 患者，如美托洛尔缓释片，1 次 47.5～95mg，1 日 2 次。

4. 纠正脂质代谢紊乱

参见"第二十章 第二节 血脂异常"。

5. 透析治疗和移植

当 eGFR<60mL/（min·1.73m^2）时，应评估并治疗潜在的 DKD 并发症；当 eGFR<30mL/（min·1.73m^2）时，应积极咨询肾脏专科医师，评估是否应接受肾脏替代治疗，包括腹膜透析和血液透析，有条件的患者可行肾移植。

（二）中医治疗

1. 辨证论治

糖尿病肾脏疾病属于中医学"消渴病"继发的"水肿""肾劳""关格"等，目前统称为"消渴病肾病"。糖尿病肾脏疾病是糖尿病病程日久，热伤气阴，在气虚、阴虚、气阴两虚甚至阴阳俱虚基础上，久病入络，络脉瘀结所致，由于不同分期中医证候特点不同，故应该在明确分期的基础上辨证治疗。消渴病肾病临床上可划分为早中晚三期，由于糖尿病肾病的早期和中期，在临床表现、中医治疗方法等方面具有相似性，可采取同样方法进行辨证论治。

（1）糖尿病肾脏疾病早期、中期

1）气阴虚血瘀证

症状：神疲乏力，少气懒言，自汗易感，怕热汗出，或有盗汗，咽干口渴，刺痛有定处，夜间加重，肢体麻痛，或有偏瘫，肌肤甲错，大便干，舌胖质淡、或舌瘦红而裂、或口唇舌紫、或紫暗、瘀斑、舌下络脉色紫怒张，脉细弱。

治法：益气养阴，补肾化瘀。

方药：参芪地黄汤（《杂病源流犀烛》）合生脉散（《内外伤辨惑论》）加减：生黄芪30g，南沙参25g，麦冬25g，生地黄30g，山茱萸15g，莲子肉15g，地骨皮15g，桑白皮15g，鬼箭羽15g，丹参20g，葛根25g，土茯苓30g。

中成药：渴洛欣胶囊。

2）阳气虚血瘀证

症状：畏寒肢冷，腰膝怕冷，面足浮肿，神疲乏力，少气懒言，自汗易感，刺痛有定处，夜间加重，肢体麻痛，或有偏瘫，肌肤甲错，夜尿频多，便溏，舌胖苔白、或舌胖质淡、或口唇舌紫、或紫暗、瘀斑、舌下络脉色紫怒张，脉沉细缓。

治法：益气温阳，补肾化瘀。

方药：参苓白术散（《太平惠民和剂局方》）合胃苓汤（《丹溪心法》）加减：炙黄芪30g，苍术15g，白术20g，山药25g，芡实20g，金樱子15g，砂仁12g，肉桂9g，姜黄12g，川芎12g，炒薏苡仁25g，茯苓30g。

中成药：五子衍宗丸、肾炎康复片。

3）阴阳俱虚血瘀证

症状：怕热汗出，或有盗汗，咽干口渴，并见畏寒肢冷，腰膝怕冷，面足浮肿，神疲乏力，少气懒言，自汗易感，刺痛有定处，夜间加重，肢体麻痛，或偏瘫，肌肤甲错，夜尿频多，大便干，舌胖质淡、或舌瘦红有裂纹、或口唇舌紫、或紫暗、瘀斑、舌下络脉色紫怒张，脉细弱或脉沉细缓。

治法：滋阴补阳，补肾化瘀。

方药：肾气丸（《金匮要略》）加减：生黄芪30g，太子参20g，山茱萸30g，山药25g，枸杞子15g，菟丝子12g，肉桂9g，姜黄12g，当归10g，川芎12g，生薏苡仁25g，土茯苓30g。

中成药：金匮肾气丸、萆薢分清丸。

4）兼夹证

①兼气滞证

症状：情志抑郁，胸胁脘腹胀满，嗳气，善太息，得矢气则舒，舌暗、苔起沫，脉弦。

治法：理气解郁。

方药：可酌用香附 15g，枳壳 12g，陈皮 12g，荔枝核 9g 等。

中成药：逍遥丸。

②兼痰阻证

症状：形体肥胖，胸脘满闷，或呕吐痰涎，或咳嗽有痰，肢体困重，舌苔白腻，脉滑。

治法：化痰除湿。

方药：可酌用陈皮 12g，制半夏 9g，荷叶 9g 等。

中成药：二陈丸。

③兼热结证

症状：口渴多饮，多食，大便干结，小便频多，喜凉，舌红、苔黄干，脉滑数而实。

治法：清泄结热。

方药：可酌用大黄 6g，黄连 9g，黄芩 9g，知母 12g，桑白皮 12g，夏枯草 9g。

中成药：黄连解毒丸。

④兼郁热证

症状：口苦，咽干，头晕目眩，心烦眠差，恶心欲呕，食欲不振，胸胁苦满，嗳气，舌略红、苔略黄，脉弦或数。

治法：清解郁热。

方药：可酌用柴胡 15g，黄芩 12g，赤芍 12g，白芍 9g，牡丹皮 12g，栀子 12g，夏枯草 9g 等。

中成药：丹栀逍遥丸。

⑤兼湿热证

症状：头晕沉重，脘腹痞闷，四肢沉重，口中黏腻，大便不爽，小便黄赤，舌偏红、苔黄腻，脉滑数或濡数滑、弦滑。

治法：清化湿热。

方药：可酌用苍术 15g，薏苡仁 12g，制半夏 9g，地肤子 12g，石韦 9g，萆薢 12g。

中成药：黄葵胶囊。

⑥兼水湿证

症状：面目及肢体浮肿，或小便量少，四肢沉重，舌体胖大或有齿痕、苔水滑，脉弦滑，或沉。

治法：利水渗湿。

方药：可酌用猪苓 15g，茯苓 15g，陈皮 12g，大腹皮 9g，桑白皮 12g，冬瓜皮 12g，石韦 9g，土茯苓 12g。

中成药：参苓白术丸。

⑦兼饮停证

症状：背部恶寒，咳逆倚息不得卧，或胸膺部饱满，咳嗽隐痛，或心下痞坚，腹胀叩之有水声，舌苔水滑，脉沉弦或滑。

治法：通阳化饮。

方药：可酌用猪苓 15g，茯苓 15g，桂枝 12g，白术 15g，车前子 10g（包煎），炒葶苈子 12g，桑白皮 12g。

中成药：五苓胶囊。

（2）消渴病肾病晚期

1）气阴虚血瘀湿浊证

症状：神疲乏力，面色苍黄，口燥咽干，双目干涩，乏力体倦，头晕心悸，腰膝酸软，五心烦热，多饮尿频，或尿少浮肿，皮肤瘙痒，灼热干燥，或小腿抽筋，爪甲色淡，或视物模糊，或有胸痛，或有肢体麻木疼痛，或有半身不遂，肌肤甲错，爪甲色淡，舌暗红或暗淡、舌体瘦、苔薄黄腻，脉沉细或数。

治法：益气养血，滋肾护元，祛瘀化湿，泄浊解毒。

方药：当归补血汤（《内外伤辨惑论》）合黄连温胆汤（《六因条辨》）加减：生黄芪 30g，当归 10g，沙参 15g，麦冬 15g，生地黄 30g，鬼箭羽 15g，丹参 15g，葛根 25g，土茯苓 30g，黄连 6g，陈皮 12g，竹茹 12g，姜半夏 9g，枳壳 12g，生大黄 9g。

中成药：渴络欣胶囊、尿毒清颗粒。

2）阳气虚血瘀湿浊证

症状：神疲乏力，面色苍白无华，体倦懒言，畏寒肢冷，头晕心悸，视物模糊，腰膝冷痛，腹胀喜暖，恶心呕吐清水，大便稀溏，嗜卧，夜尿频多，小便清长，或尿少浮肿，皮肤湿痒，或有肢体麻木疼痛，或有半身不遂，肌肤甲错，爪甲色淡，舌胖大、舌质淡暗、苔白腻或灰腻，脉沉细无力。

治法：益气养血，温肾护元，祛瘀化湿，泄浊解毒。

方药：当归补血汤（《内外伤辨惑论》）合香砂六君子汤（《医方集解》）合大黄附子汤（《金匮要略》）加减：炙黄芪 30g，当归 12g，太子参 15g，苍术 15g，白术 15g，山药 15g，莲子 15g，芡实 15g，金樱子 12g，木香 9g，砂仁 9g（后下），陈皮 12g，姜半夏 9g，姜黄 15g，川芎 15g，炒薏苡仁 30g，茯苓 15g，土茯苓 30g，熟大黄 9g。

中成药：金水宝片、尿毒清颗粒。

3）气血阴阳俱虚血瘀湿浊证

症状：神疲乏力，表情淡漠，面色黧黑，头晕耳鸣，视物模糊，心悸气短，咽干口燥，口中尿味，嗜睡，或心烦失眠，腰膝酸冷，手足心热而手足背寒，自汗盗汗，夜尿频多，或尿少水肿，或有胸痛，或有肢体麻木疼痛，或有半身不遂，肌肤甲错，皮肤瘙痒爪甲色淡，舌体胖大、暗淡有齿痕、舌苔黄腻、或白腻、或灰腻，脉沉细或沉细而数。

治法：益气养血，补肾培元，祛瘀化湿，泄浊解毒。

方药：当归补血汤（《内外伤辨惑论》）合右归丸（《景岳全书》）合温胆汤（《六因条辨》）加减：生黄芪 30g，太子参 15g，山茱萸 15g，陈皮 12g，姜半夏 9g，枳壳 12g，茯苓 15g，当归 12g，川芎 15g，姜黄 15g，生薏苡仁 30g，土茯苓 15g，熟大黄 12g。

中成药：金匮肾气丸、尿毒清颗粒。

4）兼夹证

①兼动风证

症状：肢体抽搐，甚则角弓反张，或手足震颤，小腿抽筋，全身骨骼酸痛、乏力，舌淡，脉细弱或弦细。

治法：柔肝缓急，平肝息风。

方药：芍药甘草汤（《伤寒论》）加减：赤芍 10g，白芍 12g，薏苡仁 15g，木瓜 6g，生牡蛎 12g（先煎），生龙骨 10g（先煎）。

②兼动血证

症状：牙龈出血，皮下紫癜，呕血，咳血，吐血，便血。

治法：凉血和血止血。

方药：犀角地黄汤（《备急千金要方》）合茜根散（《济生方》）加减：水牛角 30g（先煎），生地黄 24g，白芍 12g，牡丹皮 9g，茜草 30g，黄芩 30g，阿胶 10g，侧柏叶 10g，甘草 10g。

③兼伤神证

症状：表情淡漠，或躁扰不宁，嗜睡，甚则意识朦胧，昏不知人，神昏谵语。

治法：化浊醒神开窍。

方药：菖蒲郁金汤（《温病全书》）：石菖蒲 12g，郁金 12g，荷叶 9g，或酌情选用玉枢丹等。

2. 中医特色疗法

根据病情可选择有明确疗效的治疗方法，如针灸、推拿，应用经络导平治疗仪、腿浴治疗器，或采用中药穴位注射、红光照射法、中药离子导入法、中药药浴疗法等。

根据病情，选用大黄、牡蛎、蒲公英等药物，水煎取液，适宜温度，保留灌肠。亦可以采用大肠水疗仪、中药结肠透析机等设备进行治疗。晚期肾衰灌肠方，一般可选用清热泄下、活血解毒、收敛固涩之剂。可用生大黄30g，丹参30g，蒲公英30g，煅牡蛎30g等。腹满畏寒者，可酌加温中散寒之剂，可用大黄附子汤加味，可在生大黄30g，丹参30g，蒲公英30g，煅牡蛎30g基础上加制附子12g（先煎），肉桂12g。

【转诊建议】

根据2018年《国家基层糖尿病防治管理指南》和《2型糖尿病基层诊疗指南（实践版2019）》，建议符合以下标准的糖尿病肾病患者进行转诊。

（1）儿童和青少年（年龄<18岁）DKD患者。

（2）原因不明或经基层医师处理后仍治疗困难的DKD患者。

（3）血糖、血压、血脂长期治疗不达标的DKD患者。

（4）出现严重降糖药、保肾药不良反应难以处理者。

（5）出现其他严重并发症，如合并糖尿病急性并发症，伴或不伴有意识障碍，或对其他糖尿病慢性并发症的筛查、治疗方案的制定和疗效评估在基层处理有困难者，或DKD病情加重，导致严重靶器官损害需要紧急救治者等。

（6）若考虑患者合并非糖尿病肾病，如慢性肾小球肾炎、肾血管疾病等。

（7）若患者eGFR下降到3b期及以下时。

（8）若患者合并有糖尿病肾病并发症时，如肾性贫血、代谢性酸中毒、高钾血症、电解质紊乱、钙磷紊乱等。

（9）若患者合并慢性肾衰且病因不明时。

【预防】

1. 糖尿病肾病患者首先应关注血糖的动态变化，严格饮食控制，限制碳水化合物、糖分的摄入，并严格执行降糖方案、监控血糖。

2. 糖尿病肾病患者对蛋白摄入量有严格的要求。在肾功能正常时0.8g/（kg·d），GFR下降时0.6~0.8g/（kg·d），以优质动物蛋白为主，如牛奶等。

3. 糖尿病肾病合并高血压患者，应严格限制盐分、脂肪和热量的摄入，建议每天摄入钠盐<2.4g，胆固醇<200mg，脂肪<总热量的30%，碳水化合物占总热量的50%~60%。

4. 建议糖尿病肾病患者宜坚持每日30分钟的中等强度锻炼，维持BMI<25kg/m²。

第十节 糖尿病自主神经病变

糖尿病自主神经病变是由自主神经功能和（或）结构受损累及全身多系统的一类疾病，是糖尿病神经病变的最常见类型之一。临床常隐袭起病，逐渐进展，明显降低患者生活质量、增加病死率。

【临床表现】

1. 症状

累及心血管系统可表现为直立性头晕、静息时心动过速、无痛性心肌梗死、猝死；累及消化系统表现为胃轻瘫、便秘、腹泻，或者便秘、腹泻交替出现；累及泌尿生殖系统可以出现糖尿病性膀胱病变，导致尿潴留、尿不尽、有时尿失禁，在男性可出现勃起功能障碍；累及泌汗功能，可表现为四肢末端少汗、干燥皲裂，躯干部位的多汗；另外，交感神经病变可出现对低血糖（血浆葡萄糖 <3.9mmol/L）感知减退或无反应，发生低血糖昏迷及诱发急性脑血管病或猝死的风险极大增加。

2. 查体

一般检查：糖尿病性周围神经病变（diabetic peripheralneuropathy，DPN）患者常表现为皮肤色泽暗淡、弹性差、干燥、汗毛稀少、皮温较低等，可有皮肤溃疡、皲裂、真菌感染、皮损等。

累及心血管自主神经，可出现静息性心动过速（静息心率多 >100 次/分）、直立性低血压（由卧位、蹲位到直立位时收缩压下降 >20mmHg 或舒张压下降 >10mmHg），同时可能出现无痛性心肌缺血、无痛性心肌梗死、猝死，临床查体不易发现；累及胃肠系统可出现胃部振水音、肠鸣音亢进或减弱，累及泌尿生殖系统发生尿潴留后查体可发现耻骨上触诊饱满或充盈有包块，叩诊呈浊音等。

【辅助检查】

1. 定量感觉测定（QST）：可为肌电图检查正常的感觉障碍 DPN 患者提供一些神经病变的依据。

2. 明确具体所累及自主神经病变，建议至二级以上医院行相关检查：心血管反射试验（金标准）、心率变异性（HRV）、胃排空试验、残余尿超声、尿动力学检查、发汗试验、SUDOSCAN、角膜共聚焦显微镜检查等。

【诊断要点】

糖尿病自主神经病变诊断需除外本身即存在相关内科疾病。根据累及心脏、胃肠、膀胱、生殖、泌尿系统不同，自主神经病变可出现不同临床表现，目前诊断金标准往往基于临床研究确立，不便临床推广，因此一般参照临床表现、查体及相关辅助检查确立。

【鉴别诊断】

1. 累及心血管系统：因症状不具有特异性，同时患者存在周围神经病变及其他系统自主神经病变表现时有助于诊断，但仍需要注意询问是否存在明确冠心病史、心律失常病史，必要时至二级以上医院完善心血管反射试验、冠脉 CTA、动态心电图等鉴别。

2. 累及消化系统：表现为胃轻瘫、反复恶心、呕吐及不明原因顽固性腹泻等消化系统表现，排除以往消化系统疾病后可考虑，必要时行胃镜、肠镜检查明确。

3. 累及泌尿系统：表现为尿频、尿失禁、排尿困难或尿潴留等糖尿病性膀胱病变时，应注意前列腺增生、各种原发性尿失禁鉴别，直肠肛门指诊和 B 超、尿动力学检查有助于排除诊断。

4. 累及生殖系统：糖尿病勃起功能障碍与精神性因素勃起功能障碍及性腺功能减退所致相鉴别，精神性因素受心理因素影响较大，症状发生有选择性，存在正常性欲，而性腺功能减退存在性腺激素低下可区别。

5. 累及内分泌功能：糖尿病出汗功能异常应与甲状腺功能亢进、更年期综合征汗出异常鉴别，甲状腺功能亢进可表现高代谢及交感神经兴奋的表现，甲状腺肿大、腹泻、突眼、震颤等，完善甲状腺功能检测可明确，妇女更年期综合征多为烘热、汗出，可伴情绪波动，月经失调，雌激素检验异常。

【治疗】

（一）西医治疗

1. 基础治疗：包括饮食、运动、糖尿病教育等。

2. 血糖控制。

3. 针对发病机制的治疗。

4. 不同自主神经病变的治疗。

（1）直立性低血压：①米多君：口服，1 次 2.5～5mg，1 日 2～3 次。②屈昔多巴：口服，初始剂量 1 次 100mg，1 日 1 次，标准维持剂量 1 次 200mg，1 日 3 次。③对于存在明显直立性低血压者，可使用弹力袜。患者仰卧位血压较高时，可考虑在就寝时使用短效降压药（如卡托普利、可乐定等）。

（2）胃轻瘫：①甲氧氯普胺（胃复安）：口服（因其有严重副作用风险－锥体外系症状，只有在其他药物无效的严重胃轻瘫时，才推荐短期使用），1 次 5mg，1 日 3 次。②多潘立酮（吗丁啉）：餐前 30 分钟口服，1 次 10mg，1 日 3 次。

（3）勃起功能障碍：①西地那非，1 次 50mg，口服，性生活前 1 小时按需服用，或性生活前 0.5～4 小时内服用均可。②经尿道前列腺素海绵体内注射、真空装置和阴茎假体可以改善患者的生活质量。

（二）中医治疗

1. 辨证论治

糖尿病自主神经病变累及不同系统，分属于"消渴病心病""消渴病胃痞""消渴病淋证""消渴病阳痿""消渴病汗证"等范畴，可参照中医内科心悸、胸痹、痞满、胃痛、便秘、泄泻、淋证、癃闭、阳痿、汗证等疾病进行辨证论治，具有一定优势。

2. 中医特色疗法

（1）经验方一：太子参15g，南沙参20g，玄参15g，苦参15g，丹参15g，水煎400mL，1日1剂，早晚分服。适用于糖尿病累及心血管系统表现为心率快，心慌，气短乏力，胸闷胸痛，头晕多汗，口干，舌质暗红、苔薄白或薄黄，脉沉细或结代。

（2）经验方二：生黄芪18g，知母12g，升麻6g，柴胡9g，桔梗6g，茯苓15g，枳壳12g，丹参15g，水煎400mL，1日1剂，早晚分服。适用于糖尿病累及心血管系统表现为胸闷气短、乏力明显，活动后加重，纳差、口唇紫暗，舌暗红，脉沉细、无力。

（3）经验方三：百合25g，乌药9g，丹参25g，蒲公英15g，白芍20g，炒白术12g，茯苓12g，枳壳9g，香橼6g，佛手6g，鸡内金12g，炙甘草6g，水煎400mL，1日1剂，早晚分服。适用于糖尿病胃轻瘫、腹泻表现为胃脘胀痛，拒按或喜按，纳呆食少，大便干稀不调，小便可，舌质暗红、苔白或少苔，脉沉或脉细。

（4）经验方四：枸杞子15g，菟丝子15g，五味子12g，蛇床子15g，车前子12g（包煎），淫羊藿12g，仙茅9g，巴戟天12g，山茱萸15g，鹿角片6g（单煎），九香虫9g，蜂房9g，蜈蚣1条，丹参20g，水煎400mL，1日1剂，早晚分服。适用于糖尿病勃起功能障碍表现为阳痿不举，精神不振，腰膝酸软，头晕耳鸣，面色无华，畏寒怕冷，短气乏力，舌质淡胖、苔润，脉细弱。

【转诊建议】

若患者出现胸闷、心悸症状明显，尤其是出现严重的心律失常或血压明显异常等影响血流动力学稳定等情况，建议转诊。

第十一节 糖尿病心血管病变

糖尿病心血管病变是指糖尿病患者在糖脂代谢紊乱的基础上发生的心脏病。冠状动脉粥样硬化性心脏病是指冠状动脉硬化使血管管腔狭窄或阻塞和冠状动脉痉挛导致心肌缺血或坏死，简称冠心病。动脉粥样硬化病变是由于脂质代谢不正常，血液中的脂质沉着在原本光滑的动脉内膜上，堆积而成白色斑块。本章节主要介绍糖尿病心血管病变。

【病因】

糖尿病由于血糖、血脂增高，并因高血压及心脏冠状动脉有较多的脂质和钙盐沉着，除使冠状动脉狭窄易发生冠心病外，尚有心肌壁内小动脉硬化，心肌微血管病变造成微血管狭窄、迂曲及囊状或成梭状微血管，心肌广泛灶性坏死，以及心血管自主神经病变等。

【临床表现】

与非糖尿病患者群相比较，糖尿病患者群中除了冠心病患病率更高外，还具有：①发病年龄较早，病情进展较快。②病变广泛，多累及两支以上大冠状动脉。③常以无痛性心肌缺血及无痛性心肌梗死出现，且心肌梗死并发症多。

1. 典型症状

（1）临床症状不典型：疼痛的性质和部位不典型，表现为烧灼样钝痛、上腹痛、背痛、颈部或下颌痛等。心绞痛不典型者以无痛性心肌缺血常见。非 Q 波性心肌梗死在糖尿病患者中较非糖尿病者为多，一部分表现为无痛性心肌梗死。

（2）预后差：糖尿病并发心肌梗死出现心力衰竭、急性肺水肿、心源性休克、感染等并发症较无糖尿病患者多见且严重。因为，糖尿病患者罹患冠心病，多表现为多系多支病变，且病变广泛。心律失常，尤其是恶性心律失常发生率升高。

（3）常伴有心脏自主神经病变表现：静息时心动过速（休息状态下心率增快，多在 90 次/分以上）；直立性低血压（患者由卧位 5 秒内起立时，收缩压下降 > 30mmHg，舒张压下降 >20mmHg）；Q-T 间期延长等。

2. 查体

早期心尖区可闻及第四心音或第三心音奔马律。较重者可有心界向左下扩大，第一心音低钝，合并心力衰竭时有双肺底湿啰音，可有各种心律失常。

【辅助检查】

1. 心电图：典型缺血型 ST-T 改变，尤其是发作时或发作后心电图短时间内出现动态改变。

2. 冠状动脉造影：多支冠状动脉狭窄病变是糖尿病合并冠心病的特点，管腔狭窄，直径缩小 70%～75% 以上会严重影响供血，直径缩小 50%～70% 也有一定的临床意义。

3. 超声心动图：评价左心室舒张功能。心脏普遍扩大，以左室为主，并有舒张末期和收缩末期内径增大，室壁运动呈阶段性减弱、消失或僵硬，对心肌病变具有诊断价值。

4. 心功能检查：收缩前期延长，左室射血时间（LVET）及射血前期与左室射血时间（PET/LVET）比值增加。

【诊断要点】

1. 易感因素：糖尿病合并冠心病的发病年龄一般较无糖尿病者提前 10 年以上；存在其他冠心病危险因素，如高血压、血脂紊乱、吸烟、肥胖等。

2. 缺血的证据：

（1）症状：不典型，无痛性缺血。

（2）心电图：典型缺血型 ST-T 改变，尤其是发作时或发作后心电图短时间内出现动态改变。

（3）动态心电图：记录 24 小时心电活动，发现缺血型 ST-T 改变和各种心律失常，对无痛性心肌缺血诊断意义较大。

（4）运动试验：包括分级运动平板和踏车运动试验等多种，全程进行心电、血压监护。运动中出现心绞痛、心电图改变注意以 ST 段水平型或下斜型压低≥0.1mV（J 点后 60～80 毫秒）持续 2 分钟为运动试验阳性标准。运动中出现心绞痛、步态不稳，出现室性心动过速（连续 3 个以上室性期前收缩）或血压下降时，应立即停止运动。心肌梗死急性期，有不稳定心绞痛，明显心力衰竭，严重心律失常，或急性疾病者禁做运动试验。

（5）放射性核素检查：^{201}T-心肌显像。

3. 心肌梗死可检测到心脏损伤标记物（肌钙蛋白 T 或 I，血清心肌酶改变）。

【鉴别诊断】

需与其他原因导致的急性冠脉综合征，在疾病急性期引起的反应性高血糖相鉴别。反应性高血糖在急性期过后血糖多可恢复正常，检测糖化血红蛋白有助于鉴别。

1. 急性心肌梗死应激状态下的高血糖：急性应激状态，通过大脑－垂体－肾上腺系统，促使肾上腺皮质激素大量分泌及肾上腺髓质激素分泌增加，抵抗胰岛素作用，使血糖升高，随着病情好转，3～6 个月可恢复正常。

2. 非糖尿病性冠心病：可通过病史、血糖、糖化血红蛋白检查相鉴别。

【治疗】

参见"第四章　第二节　冠状动脉粥样硬化性心脏病"。

【转诊建议】

若患者出现严重的呼吸困难，不能平卧，或无法缓解的胸痛，严重的心律失常等情况，应立即转诊。

第十二节　糖尿病脑血管病变

糖尿病患者脑血管病变的发生率高于普通非糖尿病患者。其中，脑出血的发生率与非糖尿病患者接近，而脑梗死的发生率则为非糖尿病患者群的 4 倍，脑梗死的病死率也是非糖尿病患者群的 4 倍。

【病因】

糖尿病脑血管病变的主要病因包含多种因素，高血压是引起糖尿病脑血管病变最主要和最常见的危险因素，其他如高脂血症、血流动力学中糖尿病患者的高凝倾向、动脉硬化等都是引起糖尿病脑血管病变的危险因素。

【临床表现】

1. 多数在静态下急性起病，动态起病者以心源性脑梗死多见，部分病例在发病前可有短暂性脑缺血发作。

2. 病情多在几小时或几天内达到高峰，部分患者的症状可进行性加重或波动。

3. 临床表现决定于梗死灶的大小和部位，主要为局灶性神经功能损伤的症状和体征，如偏瘫、失语、偏身感觉障碍、共济失调等，部分可有头痛、呕吐、昏迷等全脑状态。

【辅助检查】

1. 血液检查：血小板、血糖、凝血功能、糖化血红蛋白等。

2. 影像学检查。

（1）头颅电子计算机断层扫描：即头颅 CT 平扫是最常用的检查。

（2）头颅磁共振（MRI）：标准的 MRI 序列对发病几个小时内的脑梗死不敏感。弥散加权成像（DWI）可以早期显示缺血组织的大小、部位，甚至可显示皮质下、小脑和脑干的小梗死灶；早期梗死的诊断敏感性达到 88%～100%，特异性达到 95%～100%。

（3）经颅多普勒超声：对判断颅内外血管狭窄或闭塞、血管痉挛、侧支循环建立程度有帮助。

（4）血管造影：在开展血管内介入治疗、动脉内溶栓、判断治疗效果等方面数字减影血管造影很有帮助，但仍有一定的风险。

磁共振血管成像、CT 血管成像等是无创的检查，对判断受累血管、治疗效果有一定帮助。

【诊断要点】

结合患者的临床表现和辅助检查，糖尿病合并脑梗死的诊断并不困难。

1. 脑血栓形成诊断依据：①有糖尿病史；②常于安静状态下发病；③大多数无明显头痛和呕吐；④发病可较缓慢，多逐渐进展，或呈阶段性进行；⑤一般发病后 1～2 天意识清楚或轻度障碍；⑥有颈内动脉系统和椎 - 基底动脉系统症状与体征；⑦腰穿脑脊液不含血；⑧头颅 CT、MRI 有助于确诊。

2. 短暂性脑缺血发作诊断依据：①短暂的、可逆的、局部的脑血液循环障碍，可反复发作，少则 1～2 次，多至数十次；②可表现为颈内动脉系统和椎 - 基底动脉系统的症状和体征；③每次发作持续时间通常在数分钟至 1 小时左右，症状和体征应该在 24 小时内完全消失。

3. 腔隙性脑梗死诊断依据：①发病呈急性或亚急性；②多无意识障碍；③腰穿脑脊液无红细胞；④临床表现不严重，较常见的为纯感觉性中风，纯运动型轻偏瘫，共济失调性轻偏瘫，构音不良 – 手笨拙综合征或感觉运动性中风等。

4. 脑出血诊断依据：①常于体力活动或情绪激动时发病；②发作时常有反复呕吐、头痛症状；③病情进展迅速，常出现意识障碍，偏瘫和其他神经系统局灶性病变；④腰穿脑脊液多含血和压力增高（其中 20% 左右不含血）；⑤脑 CT 检查可见血肿部位呈现高密度区及占位征象，中线结构及脑室可有移位。

【鉴别诊断】

需与其他原因导致的脑血管意外在疾病急性期引起的反应性高血糖相鉴别。反应性高血糖在急性期过后血糖多可恢复正常，检测糖化血红蛋白有助于鉴别。

1. 应激性糖尿病：急性应激状态，通过大脑 – 垂体 – 肾上腺系统，促使肾上腺皮质激素大量分泌及肾上腺髓质激素分泌增加，抵抗胰岛素作用，使血糖升高，产生糖尿。

2. 糖尿病高渗性昏迷：多见于老年患者大量脱水时，故对老年人不论有无糖尿病史，当出现意识障碍、神经系统症状和体征时，应常规做血糖、尿糖检查以除外糖尿病。非酮症性高渗性昏迷时，除发生昏迷外，可有四肢瘫痪、局限性癫痫、瞳孔不等大、腱反射不对称等。

【治疗】

参见"第五章 第二节 脑卒中"。

【转诊建议】

若患者出现严重的头晕，步态不稳或言语不利，肢体活动不利，甚至昏迷等情况应立即转诊。

第十三节 急性肾小管间质性肾炎

肾小管间质性肾炎（tubulointerstitial nephritis，TIN）是由多种病因引起、发病机制各异、以肾小管间质病变为主的一组疾病。本病可分为以肾间质水肿、炎性细胞浸润为主的急性肾小管间质性肾炎（acute tubulointerstitial nephritis，ATIN）及以肾间质纤维化、肾小管萎缩为主的慢性肾小管间质性肾炎（chronic tubulointerstitial nephritis，CTIN）。本章将着重讨论 ATIN。

【病因】

引起本病的常见病因可大致分为药物、感染微生物与肾小管间质性肾炎 – 眼色素膜炎综合征（tubulointerstitial nephritis and uveitis syndrome，TINU）三类。

【临床表现】

1. 药物过敏性 ATIN

本症伴见药物热、药疹等药物过敏表现；出现尿检异常和肾小管功能损伤等肾损害表现，部分患者可能出现急性肾损伤。

2. 感染相关性 ATIN

本症常先出现与感染相关的全身性症状后，才出现尿检异常和肾小管功能损伤等肾损害表现。

3. TINU 综合征

发病前常见发热、乏力、食欲减退等非特异性症状；出现尿检异常和肾小管功能损伤等肾损害表现的同时伴见眼色素膜炎。

【辅助检查】

1. 实验室检查：

（1）尿常规：常表现为轻度蛋白尿、血尿、无菌性白细胞尿、管型尿。尿 pH 值升高或接近正常值上限（提示肾小管酸中毒），部分患者可见肾性糖尿（血糖正常、尿糖阳性，提示近端肾小管功能损害）。

（2）血常规：部分患者可出现轻度贫血。部分药物过敏性 AIN 患者可见嗜酸性粒细胞升高。

（3）肾小管功能：尿 N-乙酰-β-氨基葡萄糖苷酶（NAG）、γ-谷氨酰转肽酶（γ-GT）、亮氨酸氨基肽酶（LAP）增多，提示肾小管上皮细胞损伤；尿 β_2 微球蛋白、α_1 微球蛋白、视黄醇结合蛋白增多，血清肌酐升高但血尿酸正常或减少，均提示近端肾小管重吸收功能障碍；尿比重及尿渗透压减低，提示远端肾小管浓缩功能减退。患者甚至可出现肾小管酸中毒表现。

2. 肾脏超声：双侧肾脏体积正常或增大，需除外淀粉样变肾病及糖尿病肾病。

3. 肾脏病理：光镜下可见肾间质水肿，弥漫性淋巴细胞及单核细胞浸润，伴数量不等的嗜酸性粒细胞及中性粒细胞浸润，有时可见上皮样细胞肉芽肿及肾小管炎。肾小管上皮细胞呈退行性变，重者出现灶状坏死。肾小球及肾血管正常。

【诊断要点】

1. 药物过敏性 ATIN：有明确的用药史，出现尿检异常及肾小管损伤表现。

2. 感染相关性 ATIN：有明确感染史，而后出现尿检异常及肾小管损伤表现。

3. TINU 综合征：同时或先后 ATIN 肾损伤表现及眼色素膜炎表现。

【鉴别诊断】

本病主要应与以下两种疾病进行鉴别。

1. 药物中毒性急性肾小管坏死：本病虽然也具有明确用药史，伴尿检异常，部分患者可出现少尿性或非少尿性急性肾损伤。但本病发病与药物剂量相关，无药物过敏表现；尿中无或仅有少量白细胞；不常见肾性糖尿等近端肾小管功能损害表现。

2. IgG4 相关 TIN：本病虽有肾小管功能损伤等肾损害表现，但患者血清 IgG4 水平上升、补体 C3 水平下降，大部分患者可出现自身免疫性胰腺炎、硬化性胆管炎、泪腺炎、涎腺炎等其他单个或多个脏器损害。

【治疗】

（一）西医治疗

1. 去除病因

对于药物过敏性 ATIN 患者应及时停药；对于感染相关性 ATIN 患者应有效控制感染。

2. 糖皮质激素治疗

对于药物过敏性 ATIN 患者，可予泼尼松 1 日 30～40mg 口服，3～4 周后逐渐减量，再 3～4 周后可停药。若患者正规服药 4 周后无效，也应减撤激素；对于感染相关性 ATIN 患者，应有效控制感染。若感染控制后 ATIN 恢复缓慢，可考虑激素治疗；对于 TINU 综合征患者，必须使用激素治疗，起始剂量为 1～1.5mg/（kg·d）。

（二）中医治疗

本病无固定中医病名，病名范畴随其病因而异。药物过敏性 ATIN 属中医学中"药毒"范畴；感染相关性 ATIN 属中医学中"虚损""虚人外感"范畴；TINU 综合征属中医学中"目痛""云雾移睛"范畴。本病治疗当尽快应用糖皮质激素控制自身免疫反应或控制感染，不宜应用中药治疗，以免贻误治疗时机。

【转诊建议】

患者出现肾小管损伤时建议尽快转往上级医院进行诊疗，及时控制自身免疫反应或感染，避免贻误治疗时机。

第十四节 马兜铃酸肾病

马兜铃酸肾病（ari-stolochic acid nephropathy，AAN）指由于应用含马兜铃酸（AA）的植物药而引起的肾脏损害。

【病因】

应用马兜铃属植物药主要包括关木通、马兜铃、天仙藤、青木香、广防己、朱砂莲和寻骨风等。细辛、山慈菇等非马兜铃属植物药也含有 AA 成分。

【临床表现】

可表现为急性肾损伤、慢性肾衰竭和以肾小管损害为主的三种类型。

1. 急性 AAN

急性 AAN 可表现为恶心、呕吐、上腹不适、听力减退、双手震颤等表现。

2. 慢性 AAN

慢性 AAN 早期出现夜尿增多、低渗尿、肾性糖尿、范可尼综合征。

3. 肾小管功能障碍型 AAN

肾小管功能障碍型 AAN 表现为乏力、口渴、多饮、多尿和夜尿增多等。

【辅助检查】

1. 实验室检查：

（1）尿常规检查：尿量增多、尿渗透压降低提示肾小管功能异常，在 AAN 的三种分型中均可能出现。肾性糖尿提示近端肾小管上皮细胞损伤重，具有区别于缺血或肾毒性西药导致的急性肾小管坏死的特点。少尿提示肾小球出现损伤，可出现在急性 AAN。

（2）血常规检查：急慢性 AAN 可出现贫血象，肾小管功能障碍型 AAN 无贫血。

（3）肾功能检查：血清肌酐增高出现在急性 AAN 以及慢性 AAN 后期。肾小管功能障碍型 AAN 血清肌酐正常。

2. 肾脏超声检查：急性 AAN 双肾增大，慢性 AAN 双肾缩小，肾小管功能障碍型 AAN 双肾大小正常。

3. 病理检查：光镜下可见多灶状或片状寡细胞性肾间质纤维化，伴肾小管萎缩。肾小球正常或呈缺血性皱缩及硬化。

【诊断要点】

1. 急性 AAN：①近期服用大量含有 AA 的中草药；②少尿性或非少尿性急性肾损伤，伴肾性尿糖；③可出现其他系统表现，最常见恶心、呕吐、肝损害及贫血。

2. 慢性 AAN：①较长期或长期间断小量服用含 AA 中草药；②尿蛋白不多，有或无少量变形红细胞及管型，逐渐出现肾小管功能损害及肾小球功能损害；③贫血出现较早。

3. 肾小管功能障碍型 AAN：①间断小量服用含 AA 中草药数月；②近或远端肾小管酸中毒，或（和）范可尼综合征；③常伴肾小管浓缩功能障碍，尿液改变轻微，仅轻度蛋白尿；④血清肌酐正常；⑤无贫血。

【鉴别诊断】

1. 急性 AAN 应与肾毒性西药导致的急性肾小管坏死相鉴别。

2. 慢性 AAN 应与慢性肾炎（尿蛋白与尿中红细胞较多）、高血压肾硬化症（不出现肾性尿糖、范可尼综合征或肾小管酸中毒）、老年性缺血性肾病（常伴全身多部位动脉粥样硬化表现）相鉴别。

3. 肾小管功能障碍型 AAN 应与其他肾小管酸中毒或（和）范可尼综合征的肾脏病（具有后天非 AA 致病因素，如药物、重金属、化学物质、某些风湿免疫病后继发）相鉴别。

【治疗】

（一）西医治疗

本病目前并无良好治疗方法，仅能对症治疗。因此当前治疗方案应以预防为主，加强管理及规范应用含 AA 的药物。

1. 及时停用含有 AA 的药物是最好的治疗措施。若服用大量含有 AA 的药物后的 4 小时内前来就诊，可予催吐、洗胃、导泻，以减少 AA 在消化道的吸收。

2. 肾小管酸中毒的患者应予纠正酸中毒及补钾治疗，如口服枸橼酸钾溶液。范可尼综合征的患者出现严重低磷血症时，可予中性磷酸盐及骨化三醇治疗。慢性肾功能不全的患者治疗方案参考"第八章　第二节　慢性肾衰竭"。

（二）中医治疗

马兜铃酸肾病在中医历史上无固定病名，根据其临床表现可以归为中医学中"药毒""肾衰"等范畴，其病机以毒邪入肾，肾气虚损为本，瘀血等病理产物为标，治法以扶助肾阳，活血益气为主。急性 AAN 不宜应用中药治疗，以免病情迁延贻误治疗时机；慢性 AAN 中医治疗方案参考本书慢性肾衰竭部分。

第十五节　高尿酸血症肾病

高尿酸血症肾病（hyperuricemic nephropathy）是指原发性或继发性高尿酸血症伴有尿酸（或尿酸盐）沉积于肾脏，引起肾结石、梗阻、间质性肾炎、急性或慢性肾衰竭为表现的肾脏疾病，主要可分为急性尿酸性肾病、慢性尿酸性肾病和尿酸性肾结石，三者可互有重叠。

【病因】

原发性或继发性高尿酸血症。

【临床表现】

1. 急性尿酸性肾病

急性尿酸性肾病尿液突然减少，还可表现为肺水肿、心律失常和癫痫发作等。

2. 慢性尿酸性肾病

慢性尿酸性肾病起病隐匿，多伴有痛风性关节炎和痛风石，夜尿增多。

3. 尿酸性肾结石

尿酸性肾结石可无任何症状，也可有血尿、肾绞痛。

【辅助检查】

1. 急性尿酸性肾病：尿沉渣检查有大量尿酸结晶、尿 pH 显著降低、尿酸/尿肌

酐 > 1.0。血生化可见高钾、低钙和高磷血症。病理可见大量尿酸及其盐结晶广泛阻塞肾小管而发病。

2. 慢性尿酸性肾病：20%～40% 的患者间歇出现少量蛋白尿，可有镜下血尿。出现肾功能不全时血尿酸升高的比例大于血清肌酐升高的程度：血清肌酐在 132μmol/L（1.5mg/dL）以下时血尿酸 > 535μmol/L（9mg/dL）；血清肌酐在 132～176μmol/L（1.5～2mg/dL）时血尿酸 > 595μmol/L（10mg/dL）；血清肌酐更高时血尿酸 > 714μmol/L（12mg/dL）。病理可见慢性间质性肾炎改变。

3. 尿酸性肾结石：尿液 pH 多低于 5.5，尿沉渣检查可见尿酸结晶。部分可见血尿酸升高，肾功能受损严重者可有血清肌酐和尿素氮升高。纯尿酸结石在 X 线片上不显影，可结合 B 超或 CT 检查明确诊断。

【诊断要点】

1. 急性尿酸性肾病：①常见于淋巴瘤、骨髓增殖性疾病或自体疾病放疗、化疗后；②出现恶心呕吐、昏睡、惊厥等症状；③尿沉渣可见大量尿酸结晶、血生化可见高钾、低钙和高磷血症。

2. 慢性尿酸性肾病：①中年以上男性患有肾脏病表现（肾小管性蛋白尿、镜下血尿及肉眼血尿、尿浓缩功能受损），伴发痛风及尿路结石；②血尿酸升高 > 390μmol/L；③肾活检提示肾小管间质病变，酒精预处理的肾活检标本发现尿酸盐结晶。

3. 尿酸性肾结石：①有高尿酸血症、肾绞痛和血尿病史，亦可有尿结石排出病史，半数既往有家族性尿酸结石史；②持续性、无法解释的酸性尿及新鲜尿中存在尿酸结晶，尿路造影发现充盈缺损、B 超或 CT 证实该充盈缺损为结石所致，确诊依赖于结石成分分析。

【鉴别诊断】

1. 慢性尿酸性肾病：原发性高尿酸血症引起的慢性尿酸性肾病通常要与继发于肾功能不全的高尿酸血症鉴别，前者痛风先于肾病，后者肾病先于痛风。

2. 尿酸性肾结石：尿酸性肾结石应与肾盂癌或者输尿管癌进行鉴别，可结合患者临床表现、肿瘤标记物及影像学表现等进行鉴别诊断。此外，还应注意排除其他透 X 线的结石，如胱氨酸结石、黄嘌呤醇结石和 2,8-二羟腺嘌呤结石。

【治疗】

（一）西医治疗

1. 饮食治疗

避免高嘌呤类和长期高果糖饮食，蛋白总量限制在 1.0g/kg 体重之内；限制饮酒量或戒酒；适当补液或饮水，维持 24 小时尿量 2000mL 以上，以利于尿酸排泄。

2. 碱化尿液

碳酸氢钠（1 日 3～4 次，1 日 3～6g）或枸橼酸钠合剂，使尿 pH 维持在 6.2～

6.8，但补碱可加重低钙血症，导致抽搐和惊厥，尿液 pH 过高能降低磷酸钙的溶解性，诱发磷酸盐肾病。

3. 降低血尿酸

①抑制尿酸生成：可选用别嘌醇或非布司他，两者均可减少尿酸生成。别嘌醇在肾小球滤过率（GFR）小于 50mL/min 时需要减量，非布司他在大于 30mL/min 时无须减量。②促进尿酸排泄：可选用苯溴马隆、丙磺舒、磺吡酮，服用此类药物时需要碱化尿液并保持足够尿量。当 GFR 小于 30mL/min 或已形成尿酸结石的患者不宜使用。

（二）中医治疗

高尿酸血症肾病在中医学中无固定病名，多根据发病时的临床表现将其归为"痛风""痹证""淋证"范畴。正气不足及脏腑虚损是高尿酸血症肾病发病的基本原因，肾虚邪实，肾虚为本，痰瘀湿浊为标，虚实夹杂，贯穿整个病程。发作期以邪盛为主，稳定期以肾虚为主，故临床辨证论治多围绕湿热、血瘀、脾肾亏虚进行，处方选药多为泄浊化瘀配合补肾益气之药。

辨证论治

（1）石淋

症状：尿中夹沙石，排尿涩痛，或排尿时突然中断，尿道窘迫疼痛，少腹拘急，往往突发，一侧腰腹绞痛难忍，甚则牵及外阴，尿中带血，舌红、苔薄黄，脉弦或弦数。

治法：清热利湿，排石通淋。

方药：三金汤（经验方）加减：金钱草 36g，海金沙 9g，鸡内金 6g，石韦 9g，冬葵子 9g，瞿麦 12g。

（2）风湿热痹证

症状：肢体关节疼痛，活动不利，局部灼热红肿，得冷则舒，可有皮下结节或红斑，多兼有发热、恶风、汗出、口渴、烦闷不安等，小便黄，大便干，舌质红、苔黄腻或黄燥。

治法：清热通络，祛风除湿。

方药：白虎加桂枝汤（《金匮要略》）加减：知母 18g，炙甘草 6g，石膏 50g，粳米 3g，桂枝 9g。

【转诊建议】

1. 急性尿酸性肾病，应在患者生命体征相对平稳的状态下及时转往上级医院进行诊断治疗。

2. 痛风患者痛风发作频次增多、病情控制不佳时建议转往上级医院调整治疗方案。

3. 痛风患者出现泡沫尿、夜尿增多等症状时建议转往上级医院完善诊疗。

4. 痛风患者突发肾绞痛伴排尿不畅、血尿等症状时，在对症治疗症状缓解后应建议患者进一步前往上级医院完善检查除外泌尿系感染及其他可引起肾绞痛、尿路阻塞的器质性疾病。

5. 当患者出现急性肾损伤或慢性肾衰竭终末期需要肾脏替代治疗时建议尽快转往上级医院。

6. 出现其他不能缓解的急性症状也应及时转往上级医院进行诊疗。

第十六节　肾动脉狭窄

肾动脉狭窄（renal artery stenosis，RAS），指肾动脉主干及其分支的狭窄，当管腔狭窄超过60%～70%后即可诱发肾血管性高血压或缺血性肾脏病。其以肾动脉血流减少为特征，从而引起高血压和肾功能不全。下文主要介绍动脉粥样硬化性肾动脉狭窄。

【病因】

本病多与动脉粥样硬化、纤维肌性发育不良、大动脉炎等有关。

【临床表现】

以高血压最为常见，常规降压治疗疗效不佳，恶性高血压发生概率高；肾脏表现为慢性肾功能不全，部分患者可有蛋白尿，多数为少量蛋白尿（尿蛋白 < 1g/24h），双侧肾动脉狭窄的患者多发充血性心力衰竭或反复发作性肺水肿。

【辅助检查】

1. 尿常规、肾功能等：可见少量蛋白尿，肾功能进展常缓慢，但若合并恶性高血压等因素，肾功能可快速进展，甚至出现尿量减少等表现。

2. 肾动脉狭窄确诊依赖于影像学检查：

（1）彩色多普勒超声检查：主要通过观察肾动脉主干及肾内血流变化，可为诊断肾动脉狭窄提供可靠临床依据。

（2）螺旋CT或磁共振血管造影，肾功能不全较重者需谨慎。

（3）血管造影：有创性检查，为诊断肾动脉狭窄的"金标准"，可以准确判断狭窄部位及程度。碘过敏者不能做此检查，肾功能不全者需尽量减少碘对比剂使用量。

【诊断要点】

1. 病史：动脉粥样硬化、大动脉炎、纤维肌性发育不良等病史。

2. 临床表现：多表现为新发高血压或原发高血压的加重，恶性高血压或难治性高血压发生概率高，常规两联降压疗法疗效欠佳。

3. 缺血性肾病临床表现：蛋白尿，肾功能受损（进展缓慢），远端肾小管浓缩功能常损伤在先（夜尿增多、尿比重及渗透压下降），后期肾脏体积缩小，两肾体积常不对称。

4. 辅助检查：肾动脉狭窄≥50%提示肾动脉血流减少，肾动脉狭窄50%～75%为中度狭窄，狭窄>75%为重度狭窄。

【治疗】

（一）西医治疗

1. 介入治疗

经皮腔内肾动脉成形术及放置支架，相对于外科手术治疗创伤小，并发症少。对于纤维肌性发育不良者，由于多数病变远离肾动脉开口，可采用球囊扩张治疗，术后复发率低，高血压控制率高，同时建议纤维肌性发育不良的患者早期行经皮腔内肾动脉成形术，可减少术后降压的需求，但对于肾功能的保护存在争议。

2. 手术治疗

适用于伴有血管闭塞或动脉瘤的患者。可迅速解除肾动脉狭窄。手术方式主要包括肾动脉搭桥术、肾动脉内膜切除术和自体肾移植术等。

3. 药物治疗

（1）高血压：控制血压的原则是保证肾脏灌注，降压不能过度，要将血压控制在同龄正常人血压稍高水平。肾动脉狭窄越重，血压控制的标准越要放宽。常应用钙通道阻滞剂（CCB）类药物，目前有研究证实ACEI和ARB药物对于本病副作用明显，当慎用肾素－血管紧张素－醛固酮系统（RAAS）抑制剂。降压目标<130/80mmHg。

（2）炎症：大动脉炎活动期应用糖皮质激素治疗炎症很有必要。

（3）血小板聚集：防治动脉粥样硬化性的重要措施为抗血小板聚集治疗，主要分为环氧化酶抑制剂（阿司匹林）、二磷酸腺苷－受体拮抗剂（氯吡格雷）及糖蛋白（GP）Ⅱb/Ⅲa受体拮抗剂（替罗非班）三大类药物。目前最常用的药物是阿司匹林和氯吡格雷。肾脏病患者因凝血系统异常导致血栓和出血风险较一般人群明显升高，应根据肾功能不同程度选择合适的药物种类及剂量。

（4）高脂血症：高血脂可促进肾动脉粥样硬化斑块形成及加速肾脏损伤。他汀类是降低血清总胆固醇和低密度脂蛋白最有效的药物。

（5）高同型半胱氨酸血症：叶酸可有效降低同型半胱氨酸水平，联合应用维生素B_6可加强疗效。

（6）高血糖：糖尿病患者发生动脉粥样硬化性肾动脉狭窄（ARAS）更早，进展更快，应积极控制血糖。

（7）其他：稳定期可应用扩张血管、改善微循环及抗血小板药物治疗。

（二）中医治疗

肾血管性疾病中医辨治常可归属于"眩晕"范畴，病性分虚实，主要病机分风、痰、虚、瘀诸端，以内伤为主。治疗原则为补虚泄实，虚者补益气血、滋养肝肾，实者平肝息风、祛瘀化痰。

辨证论治

（1）肝阳上亢证

症状：眩晕，耳鸣，头目胀痛，急躁易怒，口苦，失眠多梦，遇烦劳郁怒而加重，颜面潮红，肢麻震颤，舌红、苔黄，脉弦或数。

治法：平肝潜阳，清火息风。

方药：天麻钩藤饮（《中医内科杂病证治新义》）加减：天麻9g，钩藤12g，石决明18g，川牛膝12g，桑寄生9g，杜仲9g，栀子9g，黄芩9g，益母草9g，朱茯神9g，首乌藤9g。

（2）痰湿中阻证

症状：眩晕，头重如蒙，或伴视物旋转，胸闷恶心，呕吐痰涎，食少多寐，舌苔白腻，脉濡滑。

治法：化痰祛湿，健脾和胃。

方药：半夏白术天麻汤（《医学心悟》）加减：半夏9g，白术18g，天麻6g，橘红6g，茯苓6g，甘草3g，生姜3片，大枣3枚。若呕吐频作者，加胆南星9g，天竺黄9g，竹茹9g，旋覆花12g；若脘闷纳呆，加砂仁6g，白豆蔻6g，佩兰9g；若耳鸣重听，加郁金9g，石菖蒲12g，磁石12g（先煎）；若头痛头胀，心烦口苦，渴不欲饮者，宜用黄连温胆汤（《六因条辨》）加减：半夏9g，陈皮12g，茯苓12g，甘草6g，枳实9g，竹茹9g，黄连6g，大枣3枚，生姜3片。

（3）瘀血阻窍证

症状：眩晕，头痛且痛有定处，兼见健忘，失眠，心悸，精神不振，耳鸣耳聋，面唇紫暗，舌暗有瘀斑、多伴见舌下脉络迂曲增粗，脉涩或细涩。

治法：祛瘀生新，活血通窍。

方药：通窍活血汤（《医林改错》）加减：赤芍15g，川芎12g，桃仁12g，红花9g，麝香3g，老葱3根，鲜姜9g，大枣3枚。

（4）气血亏虚证

症状：眩晕动则加剧，劳累即发，面色㿠白，神疲自汗，倦怠懒言，唇甲不华，发色不泽，心悸少寐，纳少腹胀，舌淡、苔薄白，脉细弱。

治法：补益气血，调养心脾。

方药：归脾汤（《济生方》）加减：党参9g，黄芪18g，白术18g，茯神18g，酸枣仁18g，龙眼肉18g，木香9g，甘草6g，当归3g，远志3g，生姜5片，大枣3枚。

（5）肾精不足证

症状：眩晕日久不愈，精神萎靡，腰酸膝软，少寐多梦，健忘，两目干涩，视力减退；或遗精滑泄，耳鸣齿摇；或颧红咽干，五心烦热，舌红、少苔，脉细数。

治法：滋养肝肾，填精益髓。

方药：左归丸（《景岳全书》）加减：熟地黄24g，山药24g，山茱萸12g，枸杞子12g，菟丝子12g，川牛膝9g，龟甲胶12g，鹿角胶12g。若出现面色㿠白，形寒肢冷，舌淡嫩，苔白，脉沉细无力，尺脉尤甚等症，则用右归饮（《景岳全书》）加减：熟地黄24g，山药24g，山茱萸12g，枸杞子12g，炙甘草6g，杜仲15g，肉桂6g，制附子10g（先煎）。

【转诊建议】

出现以下情况时应及时转诊：

1. 合并急性肺水肿风险或恶性高血压等严重并发症。

2. 肾功能进展迅速。

3. 一般情况差，高血压多年且控制效果不佳，血管条件差。

4. 术后并发症支架内再狭窄。

第十七节　高血压肾损害

高血压性肾损害通常是指原发性高血压长期控制不佳所导致的慢性肾损害。

【病因】

其病变主要由于长期的高血压，导致肾脏小动脉管壁增厚、管腔狭窄，从而继发缺血性肾实质改变，通常称为良性肾硬化。

【临床表现】

主要表现为蛋白尿及肾功能受损。未能有效控制血压的患者，病程5～10年及以上，40%可出现蛋白尿。大部分表现为微量蛋白尿，少数表现为非肾病范围蛋白尿，罕见肾病范围蛋白尿。

【辅助检查】

1. 尿液检查：轻至中度蛋白尿，血压升高时蛋白尿可能增加。

2. 肾功能检查：肾小管浓缩功能障碍，之后肾小球功能逐渐减退，最终进入终末期肾衰竭。

3. 肾脏影像学检查：早期双肾大小正常，晚期双肾对称性缩小。

4. 其他检查：如高血压眼底血管病变、左心室肥厚等。

【诊断要点】

1. 原发性高血压、有高血压家族史。

2. 当高血压患者收缩压＞140mmHg和（或）舒张压＞90mmHg并在疾病过程中

出现持续性微量白蛋白尿或轻到中度蛋白尿，或出现肾小球功能损害等临床特征时，应考虑高血压肾损害诊断。

3. 长期处于严重高血压，血压一般 >150/100mmHg。

4. 有轻中度的蛋白尿，24 小时尿蛋白定量≤2.0g，高血压出现在蛋白尿之前，尿沉渣无明显细胞成分。

5. 伴有高血压眼底病变。

6. 除外各种原发性肾脏病和其他继发性肾脏疾病。

7. 确诊仍需肾穿刺活检病理检查：以小动脉硬化为主要表现，包括入球小动脉玻璃样变、小叶间动脉及弓状动脉内膜肥厚、血管腔变窄，并常伴有不同程度的肾小球缺血性硬化、肾小管萎缩及肾间质纤维化。

【鉴别诊断】

当先区分原发还是继发性高血压。主要注意鉴别以下几点：

1. 肾血管性高血压：主要表现为动脉粥样硬化性肾动脉狭窄或者胆固醇结晶栓塞。而当高血压患者出现肾功能进展加快，且近期有血管介入病史、高度怀疑胆固醇结晶栓塞，查体时外周皮肤网状青斑、坏疽、溃疡，眼底出现 Hollenhorst 斑等常提示本病。

2. 肾实质性高血压：年轻患者出现高血压均应除外本病，可行尿常规鉴别。肾实质继发的高血压常有尿检异常，肾实质损伤继发的高血压和高血压肾损害常难以鉴别，高血压合并中到大量的蛋白尿时需要高度警惕高血压合并其他肾脏疾病，如 IgA 肾病。肾穿刺活检可予以鉴别。

【治疗】

（一）西医治疗

积极有效地控制高血压是避免和减轻其对靶器官造成损害的根本措施。降压药的选择应在把血压降至目标值的前提下，尽可能选用对肾脏有保护作用的降压药。需要强调的是无论单种用药还是联合治疗方案，血压控制达标都是第一位的。高血压患者未合并糖尿病且无心脑肾并发症时，血压至少应该降达 140/90mmHg，高血压患者合并糖尿病，或出现心、肾并发症时，血压需降得更低，至少达 130/80mmHg。但是，老年人或合并慢性脑卒中患者的收缩压常只宜降至 140mmHg 左右。

1. 降压治疗

（1）ACEI/ARB：血管紧张素转换酶抑制剂（ACEI）、血管紧张素 Ⅱ 受体拮抗剂（ARB）是高血压肾损害的首选治疗药物。应用 ACEI 治疗高血压肾损害必须监测血钾及血清肌酐变化，如果血清肌酐增幅超过基础值30%～50%，为药物异常反应，应及时停药。

（2）钙通道阻滞剂：钙通道阻滞剂治疗高血压对肾脏的损伤，关键要看能否把系统血压降到目标值。

（3）利尿剂和β受体阻滞剂：如果血压不能达标，则可联合应用利尿剂和β受体阻滞剂。

2. 基础治疗

控制体重、加强运动、低盐饮食、戒烟戒酒和劳逸结合等。

（二）中医治疗

因首要的症状表现为眩晕，可参考本章"第十六节　肾动脉狭窄"中医治疗部分。

【转诊建议】

对于年龄偏小或常规降压药物疗效较差或血压突然升高等存在临床疑点的患者均应转诊上级医院完善检查，明确高血压原因。

附　恶性高血压肾硬化症

恶性高血压是一组以血压急剧升高，舒张压≥130mmHg，眼底出血渗出、视盘水肿等为表现的重症高血压。病变属于血栓性微血管病范畴。常累及心、脑、肾等多个脏器，累及肾脏者，可致严重的肾脏小动脉及肾实质病变，称为恶性高血压肾硬化症。

【病因】

高血压患者因各种原因血压控制不佳，比如饮食与用药不当、肥胖、精神因素等，1%~5%的原发性高血压可发展为急进性（恶性）高血压。继发性高血压易出现恶性高血压的病因有肾动脉狭窄、急性肾小球肾炎、嗜铬细胞瘤、库欣综合征、妊娠毒血症等。

【临床表现】

1. 首发症状

多表现为头痛和视力模糊，常于就诊时发现严重的高血压。其中舒张压≥130mmHg。而眼底改变常出现出血和渗出或视盘水肿。

2. 肾脏方面

多表现为血尿、蛋白尿和肾功能不全。其中20%可出现肉眼血尿；非肾小球疾病所致的恶性高血压一般蛋白尿1克/天左右，而肾小球疾病相关的恶性高血压则可达到2~3克/天（大量蛋白尿）；另外，75%的患者可出现白细胞尿、颗粒管型及红细胞管型。肾功能迅速恶化，甚至出现少尿性急性肾衰竭。

3. 其他

该病常累及多个脏器，可出现急性左心衰竭、肺水肿及溶血、血小板减少等血栓性微血管病表现。

【辅助检查】

1. 实验室检查：尿常规、24小时尿蛋白定量、肾功能等检查。

2. 肾穿刺活检：小动脉的增生性动脉内膜炎和入球小动脉壁的纤维素样坏死是恶性高血压的特征性改变，小动脉的病变可表现为典型的洋葱皮样改变。血管腔狭窄，少数的病例管腔内纤维蛋白血栓可造成血管完全闭塞。

【诊断要点】

1. 头痛和视力模糊，常于就诊时发现严重的高血压。其中舒张压≥130mmHg。而眼底改变常出现出血和渗出或视盘水肿。

2. 血尿、蛋白尿和肾功能不全。肾功能迅速恶化，甚至出现少尿性急性肾衰竭。

3. 该病常累及多个脏器，可出现急性左心衰竭、肺水肿及溶血、血小板减少等血栓性微血管病表现。

4. 辅助检查可帮助诊断。

【鉴别诊断】

本病应与急进性肾炎相鉴别。

急进性肾炎：同样可有血尿、蛋白尿和肾功能急剧进展的表现，也可出现高血压表现。但是急进性肾炎患者肾脏受累表现更严重，虽然会出现高血压表现，但是很少有舒张压达到130mmHg。必要时紧急肾穿刺活检明确诊断。

【治疗】

西医治疗

本病首在预防，但一经发生即为内科急症。需要及时治疗，首选静脉降压治疗。

1. 初始目标：需要静脉注射抗高血压药物治疗。如果有重要靶器官、脑、肾功能不全，应在2~6小时内使舒张压降至100mmHg，或平均动脉压下降25%；在无重要靶器官功能障碍的情况下，可在24~48小时内将血压降至上述目标值。4周内逐步达到降压目标。

2. 静脉注射抗高血压药物治疗，常用乌拉地尔和硝普钠：①硝普钠一般起始剂量为0.25~0.5μg/（kg·min）静脉滴注，然后逐渐加量，最大剂量为8~10μg/（kg·min）。②乌拉地尔：α受体拮抗剂，起始剂量为1μg/（kg·min），据血压及时调整，可用至10~20μg/（kg·min）。

3. 口服降压药物多联合使用，首先选择RAAS阻滞剂或者β受体阻滞剂，应用RAAS阻滞剂需要监测肾功能与血钾。恶性高血压当慎用利尿剂，因为恶性高血压可发生压力性利尿，过度的利尿剂会导致血容量不足。当合并心力衰竭或水钠潴留时，可联用利尿剂。

4. 患者发生急性肾衰竭或合并严重心力衰竭，应及时行血液净化治疗。

【转诊建议】

本病易合并心、脑、肾等多脏器损伤，对于年老体弱，合并基础疾病较多患者，建议转至上级医院进一步治疗。

第十八节 多囊肾病

多囊肾病（polycystic kidney disease，PKD）是一种先天性肾脏异常的遗传性疾病，双侧肾脏的皮髓质均可累及，双侧多个小管节段或肾小球囊进行性扩张，形成多个液状囊肿，导致不同程度的肾功能损害。其分为常染色体显性多囊肾（autosomal dominant polycystic kidney disease，ADPKD）及常染色体隐性多囊肾病（autosomal recessive polycystic kidney disease，ARPKD）。本节主要介绍常染色体显性多囊肾。

【病因】

本病是最常见的常染色体显性遗传疾病之一。

【临床表现】

ADPKD 累及全身多个脏器，其临床表现包括肾脏表现、肾外表现及并发症。

1. 肾脏表现

（1）腹部肿块：肾脏增大到一定程度，腹部可及肿块。质地坚实，表面可及结节状，随呼吸而移动，合并感染时可伴压痛。

（2）腰痛：ADPKD 最常见早期症状之一。多表现为慢性疼痛，发生频率随囊肿增大而增加。急性疼痛或疼痛突然加剧常提示囊肿破裂出血、血块引起的尿路梗阻（伴明显绞痛）或合并感染（常伴发热）。

（3）尿检异常：早期尿检基本正常。30%～50% 患者可见肉眼血尿或镜下血尿，多为自发性，也可发生于剧烈运动或创伤后，多为自限性。14%～34% 的非尿毒症患者可见蛋白尿，在合并肾衰竭患者中达 80%。

2. 肾外表现

分为囊性和非囊性。

（1）囊性：可累及肝脏、胰腺、脾脏、卵巢、蛛网膜及松果体等器官。其中以肝囊肿发生率最高。

（2）非囊性：包括心脏瓣膜异常、结肠憩室、颅内动脉瘤等。其中以颅内动脉瘤危害最大，是导致患者早期死亡的主要原因之一。

3. 并发症

（1）高血压：最常见的并发症，也是促进肾功能恶化的危险因素之一。

（2）感染：主要表现为膀胱炎、肾盂肾炎、囊肿感染和肾周脓肿。

（3）结石：部分患者可合并肾结石，多数结石成分是尿酸和（或）草酸钙。

（4）贫血：未发展至终末期肾脏病（ESRD）之前通常无贫血。有少数患者因缺血刺激产生促红细胞生成素增加可引起红细胞增多症。

【辅助检查】

1. 超声检查：ADPKD 首选诊断方法。肾体积明显增大，肾内无数个大小不等的囊肿和肾实质回声增强是 ADPKD 超声的主要表现，见表 20 – 8。

表 20 – 8 ADPKD 的 B 超诊断标准

年龄	囊肿数
30 岁以下	患者单侧或者双侧至少有 3 个囊肿
30 ~ 59 岁	患者双侧肾脏至少各有 2 个囊肿
60 岁以上	患者双侧肾脏至少各有 4 个囊肿

2. 腹部平片：双侧肾脏增大，外缘成分叶状、波浪状，腰大肌轮廓消失。有时可见囊壁钙化、肾内结石。

3. 腹部 CT：两侧肾脏增大，整个肾实质充满大小不等的囊肿。多囊肾边缘清楚，囊肿间隔厚薄不一，互不相通，肾盂受压变形。同时可见伴发的肝胰等部位多发囊肿，增强后囊肿间隔强化明显。如囊肿内容不均一，囊壁不规则增厚则提示伴发感染。

4. 腹部 MRI：双侧肾脏体积增大呈分叶状。多呈长 T_1 和长 T_2 信号。CT 和 MRI 可检出 0.3 ~ 0.5cm 的囊肿，胎儿和幼儿禁忌。

5. 基因检查：主要有基因连锁分析及直接突变基因检测，对症状前诊断及产前诊断有意义。

【诊断要点】

诊断标准分为主要诊断标准和次要诊断标准。只要符合主要诊断标准和任意一项次要诊断标准就可诊断 ADPKD，见表 20 – 9。

表 20 – 9 临床诊断标准

主要诊断标准	次要诊断标准
肾皮质、髓质布满多个液性囊肿	多囊肝
明确的 ADPKD 家族史	肾功能不全
	腹部疝
	心脏瓣膜异常
	胰腺囊肿
	颅内动脉瘤
	精囊囊肿

【鉴别诊断】

主要需与其他遗传性囊肿性肾脏病及单纯性肾囊肿相鉴别。

1. 单纯性肾囊肿：无囊肿性肾病家族史，家系成员影像学筛查（B超，必要时增强CT或MRI检查），患者及家系成员定期（1年）进行影像学检查，阴性可考虑为单纯性肾囊肿（单发或多发）。

2. 其他遗传性囊肿性肾脏病，见表20-10。

表 20 - 10　与 ADPKD 相鉴别的常见遗传性肾脏脓肿性疾病

鉴别要点		ADPKD	ARPKD	MCKD	TS	VHL
遗传方式		常染色体显性	常染色体隐性	常染色体显性	常染色体显性	常染色体显性
致病基因		PKD1，PKD2	PKHD1	MCKD	TSC1，TSC2	VHL
起病年龄		成人	儿童，成人少见	儿童/成人	成人/儿童	罕见
肾脏表现	肾脏体积	增大	增大	缩小	正常或增大	合并肿瘤时增大
	血尿	多镜下血尿	偶发肉眼血尿	罕见	偶发	肾肿瘤患者
	肾功能	早期浓缩功能下降，后逐渐出现肾功能下降至终末肾衰竭	胎儿或婴幼儿下降，成活者25岁以前70%患者进入终末期肾衰竭	20岁前进展到尿毒症	一定程度受损	一定程度受损
肾外表现	多器官受累	常见①	先天性肝硬化	少见	常见②	常见③
	主要并发症	高血压，肾结石	肺发育不良，高血压	多尿，贫血	心律失常，皮损，脑力迟钝	视网膜、脑或肾肿瘤，嗜铬细胞瘤

注：ADPKD：常染色体显性多囊肾病；ARPKD：常染色体隐性多囊肾病；MCKD：髓质囊性肾病；TS：结节硬化症；VHL：Von Hippel-Lindau病；①：肝、胰、卵巢、蛛网膜及松果体等囊肿及心脏瓣膜异常、结肠憩室、颅内动脉瘤等；②：皮肤、脑、视网膜损害；③：视网膜、脑损害、嗜铬细胞瘤。

【治疗】

（一）西医治疗

1. 一般治疗

延缓慢性肾脏病进展的措施，包括低蛋白饮食，控制高血压，治疗高脂血症，纠正贫血和酸中毒等，均可应用于ADPKD的治疗中。

2. 对症治疗

（1）控制高血压：降压目标值<130/80mmHg。早期限盐，保持适当体重，适量运动。无效时，药物首选血管紧张素转换酶抑制剂（ACEI）、血管紧张素Ⅱ受体拮抗剂（ARB）和钙通道阻滞剂（CCB）。其他降压药包括β受体阻滞剂、利尿药。

（2）缓解疼痛：急性疼痛针对病因止痛，剧烈疼痛需用麻醉止痛剂，局部麻醉药与类固醇联合阻断内脏神经。慢性疼痛一般保守治疗，通常为一过性，可暂时观察。疼痛持续或较重时首选非阿片类止痛药，避免长期使用止痛药和非甾体抗炎药。

（3）血尿和囊肿出血的处理：一般为自限性，卧床休息，适当饮水、碱化尿液。极少数出现大量出血，需住院治疗。

（4）感染：行囊肿穿刺术，并进行细菌培养和药敏试验选择抗生素。治疗 1～2 周仍有发热者，应行感染囊肿引流术；反复感染者，应检查有无梗阻、肾周脓肿或结石存在；无并发症，需延长治疗时间，以彻底根除感染。

（5）结石：鼓励患者多饮水；如有症状，可选择体外碎石，或经皮肾切开取石术。

（二）中医治疗

中医学并无"多囊肾"病名，在临床根据本病腰痛、腹内结块、血尿、高血压、腰部或胀或痛的表现，以及后期肾功能受损，多参照"积聚""痞块""腰痛""尿血"等论治，出现慢性肾衰竭终末期多按中医学中"关格"辨证治疗。

辨证论治

（1）脾肾阳虚证

症状：面色㿠白，畏寒肢冷，腹有肿块拒按，尿少水肿，便溏纳差，舌淡暗有瘀点、苔白滑或白腻，脉沉迟无力。

治法：温阳活血利水。

方药：济生肾气丸（《济生方》）加减：熟地黄 12g，山药 15g，川牛膝 15g，山茱萸 10g，牡丹皮 10g，红花 10g，肉桂 10g，制附子 10g（先煎），泽泻 20g，茯苓 20g，车前子 30g（包煎）。

（2）肝肾阴虚证

症状：五心烦热，腰膝酸痛，头晕耳鸣，面色潮红，双目干涩，盗汗，尿中带血，胁肋及小腹胀痛，或触到痞块，口苦咽干，便秘，舌红、苔黄而干，脉细数而弦。

治法：滋养肝肾。

方药：杞菊地黄丸（《医级》）加减：枸杞子 20g，菊花 20g，熟地黄 30g，酒山茱萸 15g，牡丹皮 20g，山药 25g，茯苓 20g，泽泻 20g。

（3）正虚瘀结证

症状：积块坚硬，隐痛或剧痛，呕恶频频，纳呆食减，面色萎黄无华，乏力腰酸，心悸，大便偏干，尿少水肿，舌质淡紫，脉细数。

治法：补益气血，活血化瘀。

方药：八珍汤（《正体类要》）和化积丸（《类证治裁》）加减：黄芪 15g，党参

15g，当归 10g，茯苓 9g，白术 9g，白芍 9g，熟地黄 15g，川芎 12g，甘草 6g，三棱 20g，莪术 20g，香附 15g，五灵脂 10g（包煎）。

（4）瘀血内结证

症状：腰痛，状如针刺，痛有定处，尿中带血，头目眩晕，面或唇紫暗，舌有瘀斑或瘀点，脉细涩或弦涩。

治法：活血通络。

方药：身痛逐瘀汤（《医林改错》）加减：红花 10g，乳香 10g，没药 10g，白芷 15g，附子 6g（先煎），羌活 15g，地龙 15g，牛膝 10g，葛根 30g，延胡索 15g。

【转诊建议】

1. 患者若伴有不可控制的高血压，需转诊治疗。

2. 患者在应用止痛剂后不能缓解且影响生活的，可选择转诊手术治疗。

3. 患者出现肉眼血尿，经保守治疗无效，可选择转诊手术治疗，行肾动脉栓塞或肾脏切除术。

4. 伴有颅内动脉瘤的患者，评估后需手术治疗，或发现有高度手术风险或手术治疗困难者，需转诊治疗。

5. 患者血清肌酐明显升高，需要肾脏替代治疗，应考虑转诊治疗。

【预防】

1. 颅内动脉瘤：对于 ADPKD 家族史患者，每 5 年进行 MRI 或血管造影，明确是否存在颅内动脉瘤。如发现，通过血管造影评估动脉瘤大小，小于 5mm 且无症状者，暂缓处理，每年随访；直径在 6～9mm 者治疗方案尚不明确；直径大于 10mm 的需手术治疗。

2. 减少危险因素：避免摄入含咖啡因的食物及饮料，如巧克力、咖啡、浓茶等；避免应用非甾体抗炎药和肾毒性药物。囊肿较大时，应避免剧烈体力活动和腹部受创，妇女应控制妊娠次数。

第十九节　急性肾损伤

急性肾损伤（acute kidney injury，AKI）是由各种病因引起短时间内肾功能快速减退而导致的临床综合征，表现为肾小球滤过率（GFR）下降，伴有氮质产物如肌酐、尿素氮等潴留，水、电解质和酸碱平衡紊乱，重者出现多系统并发症。

【病因】

根据病理生理可分为肾前性、肾性、肾后性三类：

1. 肾前性：肾脏血流灌注不足所致，包括：①有效血容量不足；②心排血量降低；③全身血管扩张；④肾动脉收缩；⑤肾血流自主调节反应受损。

2. 肾性：肾实质损伤所致，包括：①肾缺血和肾毒性药物或毒素导致的急性肾小管坏死（acute tubual necrosis，ATN）；②急性间质性肾炎（acute interstitial nephritis，AIN）；③肾小球疾病；④血管疾病；⑤肾移植排斥反应。

3. 肾后性：急性尿路梗阻所致，包括：①尿路腔内梗阻，如肾结石、肾乳头坏死、血凝块、膀胱癌等；②尿路腔外梗阻，如腹膜后纤维化、结肠癌、淋巴瘤等。

【临床表现】

AKI 临床表现差异较大，与病因及临床分期有关。

1. 典型症状

典型症状有水肿、乏力、食欲缺乏、恶心、呕吐、尿量减少和尿色加深等。

2. 尿毒症表现

（1）消化系统症状，如食欲减退、恶心、呕吐、腹胀、腹泻、上消化道出血等。

（2）呼吸系统症状，如急性肺水肿、感染等。

（3）循环系统症状，如高血压、心力衰竭、心律失常、心肌病变等。

（4）神经系统症状，如意识障碍、谵妄、躁动、抽搐、昏迷等。

（5）血液系统症状，如出血、贫血等。

【辅助检查】

1. 血液检查：血清肌酐（Scr）绝对或相对升高是 AKI 的诊断要点。临床多见肌酐和尿素氮进行性上升，血清钾浓度升高，血 pH 和碳酸氢根离子浓度降低，血钙降低，血磷升高。

2. 尿液检查：不同病因所致 AKI 的尿检差异较大。①肾前性 AKI：无蛋白尿和血尿，可见少量透明管型。②肾性 AKI：ATN 时可见少量蛋白尿、肾小管上皮细胞、上皮细胞管型和颗粒管型及少许红、白细胞等，尿比重 < 1.015，钠排泄分数（FENa） > 1%；AIN 时可见少量蛋白尿和血尿、轻度白细胞尿、FENa > 1%。③肾后性 AKI：尿检异常不明显，可见轻度蛋白尿、血尿，合并感染时可出现白细胞尿，FENa < 1%。

3. 影像学检查：尿路超声显像检查以鉴别尿路梗阻及慢性肾脏病；高度怀疑梗阻时可行逆行性肾盂造影；CT 血管造影、MRI 或放射性核素检查对了解血管病变有帮助，明确诊断仍需行肾血管造影，但造影剂可加重肾损伤。

4. 肾活检：肾活检是 AKI 鉴别诊断的重要手段。在排除了肾前性和肾后性病因后，拟诊肾性 AKI 但不能确定病因时，均有肾活检指征。

【诊断要点】

根据 2012 年 KDIGO 急性肾损伤（AKI）临床实践指南，符合以下情况之一者即可临床诊断 AKI：①血清肌酐 48 小时内升高达 ≥0.3mg/dL（≥26.5μmol/L）；②血清肌酐在 7 天内升高达基础值的 1.5 倍以上；③尿量 < 0.5mL/（kg·h），持续 6 小时。

分期标准见表 20 – 11。

表 20 – 11 急性肾损伤的分期标准

分期	血清肌酐标准	尿量标准
1	升高达基础值的 1.5 ~ 1.9 倍；或升高达 ≥0.3mg/dL（≥26.5μmol/L）	<0.5mL/（kg·h），持续 6 ~ 12 小时
2	升高达基础值的 2.0 ~ 2.9 倍	<0.5mL/（kg·h），持续 ≥ 12 小时
3	升高达基础值的 3.0 倍；或升高达 ≥4.0mg/dL（≥353.6μmol/L）或开始肾脏替代治疗；或年龄 <18 岁的患者，eGFR 下降达 <35mL/（min·1.73m^2）	<0.3mL/（kg·h），持续 ≥24 小时；或无尿 ≥12 小时

【鉴别诊断】

1. AKI 与慢性肾衰竭（CRF）相鉴别：①有明确 CRF 病史者，可以很快确立 CRF 诊断而排除 AKI，但应注意 CRF 基础上发生 AKI 的可能性；②对于既往病史不清楚的肾衰竭患者，首先可借助影像学检查判断肾脏大小和肾脏实质厚度，肾脏缩小者可确立 CRF 诊断，肾脏肿大者基本可确立 AKI 诊断，但某些疾病所致的 CRF 也可使肾脏肿大，如糖尿病肾病、肾脏淀粉样变性病、多囊肾等，需予以鉴别；③可结合血红蛋白、钙磷代谢异常等进行判断。

2. 肾前性、肾性、肾后性 AKI 鉴别：肾前性或肾后性 AKI 是可逆的，需首先考虑或排除。①肾前性者处理不及时可导致 ATN；②肾后性者处理不及时可导致慢性梗阻性肾病，而进展到尿毒症；③如是肾性 AKI，还要定位肾小球性、肾小管性、肾间质性还是肾血管性；④由于存在高分解和少尿 ATN 患者往往病情危重、预后不良，故还需对 ATN 患者进一步明确是否属于这两种特殊类型。

【治疗】

西医治疗

AKI 并非单一疾病，不同病因、不同类型 AKI，其治疗方法有所不同。总体治疗原则是尽早识别并纠正可逆病因，及时采取干预措施避免肾脏受到进一步损伤，维持水、电解质和酸碱平衡，适当营养支持，积极防治并发症，适时进行肾脏替代治疗。

1. 早期病因干预治疗

尽快明确引起 AKI 的病因诊断，尽快纠正可逆性病因和肾前性因素。如扩容、维持血流动力学稳定、改善低蛋白血症、降低后负荷以改善心输出量、停用影响肾灌注药物、调节外周血管阻力至正常范围等。特别要注意抗感染、抗休克、纠正心力衰竭、解除梗阻及清除创伤坏死组织。

2. 营养支持治疗

蛋白质–热量营养不良是 AKI 患者院内死亡的重要独立危险因素。可优先选用肠内营养，不能口服者选用静脉营养。AKI 任何阶段总能量摄入为20～30kcal/（kg·d），能量供给包括糖类3～5g（最高7g）/（kg·d）、脂肪0.8～1.0g/（kg·d），蛋白质或氨基酸摄入量0.8～1.0g/（kg·d）。需要肾脏替代治疗的患者蛋白质摄入量为1.0～1.5g/（kg·d），连续肾脏替代患者和高分解代谢患者的蛋白质摄入量可高达1.7g/（kg·d）。如静脉补充脂肪乳，应以中、长链混合液为宜，氨基酸补充则包括必需和非必需氨基酸。对于重症患者，应用胰岛素将血糖控制在 110～149mg/dL（6.11～8.27mmol/L）。

3. 并发症治疗

密切随访血清肌酐、尿素氮和血电解质变化。

（1）体内容量失衡：补液应坚持"量出为入"的原则，24 小时补液量应为显性失液量（即尿量）及不显性失液量之和减去内生水量，临床一般用前一日的显性失液量，加400～500mL 估算。可选择等张晶体液作为治疗 AKI 患者的首选扩张血管内容量治疗。当容量负荷过重时，尤其是少尿型 AKI，可应用袢利尿剂增加尿量，减轻容量负荷，不推荐其作为常规用药长期使用。

（2）高钾血症：当血钾 >6mmol/L 或心电图有高钾表现或有神经、肌肉症状时需紧急处理。①停用一切含钾药物和食物。②对抗钾离子心肌毒性：10% 葡萄糖酸钙稀释后静推。③转移钾至胞内：50% 葡萄糖 50～100mL 或 10% 葡萄糖 250～500mL，加胰岛素 6～12U 静脉输注，葡萄糖与胰岛素比值为（4～6）:1，伴有代谢性酸中毒者5% 碳酸氢钠250mL 静脉滴注。④清除钾：离子交换树脂（口服 1～2 小时起效，灌肠4～6小时起效，每 50g 聚磺苯乙烯（降钾树脂）使血钾下降 0.5～1.0mmol/L）；利尿剂（袢利尿剂）；内科治疗无法纠正时应及时给予血液透析治疗。

（3）代谢性酸中毒：5% 碳酸氢钠 125～250mL 静脉滴注。严重酸中毒者（静脉血 HCO_3^- <12mmol/L 或动脉血 pH <7.15～7.20），纠酸的同时应紧急透析治疗。

（4）心力衰竭：以扩血管药物为主，减轻心脏前负荷。通过透析超滤脱水，纠正容量过负荷缓解心力衰竭症状。

（5）感染：根据细菌培养和药物敏感试验选用对肾脏无毒或低毒药物，并按肌酐清除率调整用药剂量。

4. 肾脏替代（RRT）治疗

RRT 是 AKI 治疗的重要组成部分，包括腹膜透析、间歇性血液透析和连续肾脏替代（CRRT）等。RRT 目的包括肾脏替代和肾脏支持。重症 AKI 倾向于早期开始肾脏替代治疗，对于血流动力学严重不稳定或合并急性脑损伤者，CRRT 更具优势。同时应及时据情况转诊。

5. 恢复期治疗

恢复期早期治疗重点仍为维持水、电解质和酸碱平衡，控制氮质血症，治疗原发病和防止各种并发症。部分 ATN 患者多尿期持续时间较长，补液量应逐渐减少，以缩短多尿期。

【转诊建议】

1. 急性肾损伤的疑诊和确诊患者应及时转诊。

2. 急性肾损伤宜行血液透析治疗者应及时转诊。

【预防】

1. 警惕可能导致急性肾损伤的诱因并采取有效的预防措施，加强监测，这是预防急性肾损伤的最有效方法。

2. 应慎重用药，尤其是解热镇痛药、抗生素、不明成分中药等，特别是长期使用更容易引起肾损伤，因此必须避免长期使用这些药物。

3. 要控制一些可能导致肾损伤的基础疾病。

4. 要避免感染。多饮水，勤排尿，不宜憋尿；注意个人卫生，保持会阴部清洁。

第二十节　系统性红斑狼疮

系统性红斑狼疮（systemic lupus erythematosus，SLE）是自身免疫介导的以免疫性炎症为突出表现的弥漫性结缔组织病。血清中出现多种自身抗体和多系统受累是 SLE 的两个主要特征。SLE 好发于育龄期女性，男女比为 1:7～1:9。

【病因】

主要与遗传因素、环境触发因素（病毒感染、紫外线、吸烟等）相关，且该疾病显著的性别差异可能与性激素激活免疫系统及 X 染色体上某些基因相关。

【临床表现】

1. 发热

以长期低热多见。

2. 皮肤和黏膜

颜面部蝶形红斑、甲周红斑和指（趾）甲远端弧形斑，是早期诊断 SLE 的重要依据。

3. 骨骼和肌肉

可出现对称性的多关节肿痛，一般不引起骨质破坏。

4. 肾

狼疮性肾炎是影响 SLE 预后的主要因素，主要表现为大量蛋白尿、管型尿、红细胞尿、白细胞尿，甚至肾功能衰竭。

5. 心血管系统

主要表现为胸痛、心力衰竭、心电图异常、心肌酶升高等。

6. 造血系统

可出现贫血、白细胞减少、血小板减少。

7. 淋巴系统

约50%的患者起病初期或疾病活动期有局部或全身淋巴结肿大，以颈、腋下浅表淋巴结肿大较多见，一般无压痛、质软，病理有炎症表现。

8. 呼吸系统

胸膜炎多见，常合并胸腔积液，狼疮性肺炎表现为肺间质病变。患者常有活动后气促、干咳和低氧血症等临床表现。

9. 消化系统

可出现纳差、恶心、呕吐、腹痛、腹泻、腹水、便血等。

10. 神经系统

轻者仅有偏头痛、性格改变、记忆力减退或轻度认知障碍；重者可有脑血管意外、昏迷、癫痫持续状态等。

11. 眼

常见的有结膜炎、葡萄膜炎、视神经病变等。

【辅助检查】

1. 血常规：可见贫血、白细胞减少、血小板减少等。

2. 血沉：SLE 活动期 ESR 增快，而缓解期可降至正常。

3. 尿常规：可有不同程度的蛋白尿、血尿、管型尿或脓尿。

4. 血生化：SLE 患者肝功能检查多为轻中度异常，常在病程活动时出现，伴有 ALT 和 AST 升高。狼疮性肾炎患者 BUN 及 Scr 升高。

5. 类风湿因子：约1/3 患者 RF 阳性。

6. 免疫学检查：

（1）抗核抗体谱：ANA、ds-DNA 抗体、抗 Sm 抗体。

（2）抗磷脂抗体：抗心磷脂抗体 IgG 型的阳性率较高，其次为 IgM 型。

（3）免疫球蛋白：SLE 病情活动期血 IgG，IgA、IgM 均增高，尤以 IgG 为著；有大量蛋白尿者，血中 IgG 值可降低。

（4）补体：75%～90%的 SLE 患者血清补体减少，以 C3、C4 为主，疾病活动期更为明显。

7. 影像学检查：狼疮性肺炎 X 线或 CT 检查可显示双侧弥散性肺泡浸润性病灶，以双下肺野多见，头颅 MRI 检查对狼疮性脑病的诊断及鉴别诊断有重要意义。髋关节

MRI 检查可早期发现无菌性股骨头坏死。

【诊断要点】

2019 年 EULAR/ACR 制定的 SLE 分类标准，见表 20 - 12。

表 20 - 12　EULAR/ACR 2019 年 SLE 分类标准

标准	定　义	得分
发热	体温 > 38.3℃	2
血液系统	白细胞数目 < 4000/mm³	3
	血小板数目 < 100000/mm³	4
	存在溶血的证据，比如：网织红细胞增多、结合珠蛋白减少、间接胆红素增多、乳酸脱氢酶升高及直接抗人球蛋白（Coombs'）试验阳性	4
神经系统	谵妄（意识改变或唤醒水平下降，症状发展时间数小时至 2 天内，一天内症状起伏波动，认知力急性或亚急性改变，或习惯、情绪改变）	2
	精神异常（无洞察力的妄想或幻觉，但没有精神错乱）	3
	癫痫（癫痫大发作或部分/病灶性发作）	5
皮肤黏膜	非瘢痕性脱发	2
	口腔溃疡	2
	亚急性皮肤狼疮	4
	急性皮肤狼疮	6
浆膜腔	胸腔积液或心包积液	5
	急性心包炎	6
肌肉骨骼	关节受累（≥2 个关节滑膜炎或≥2 个关节压痛，晨僵 > 30 分钟）	6
肾脏	尿蛋白 > 0.5g/24h	4
	肾活检：Ⅱ 或 Ⅴ 型 LN	8
	肾活检：Ⅲ 或 Ⅳ 型 LN	10
抗心磷脂抗体	抗心磷脂抗体或抗 β_2 糖蛋白或狼疮抗凝物阳性	2
补体	低补体 C3 或低 C4	3
	低补体 C3 和低 C4	4
SLE 特异性抗体	抗 dsDNA 抗体或抗 Sm 抗体阳性	6

注：至少 1 次人喉癌上皮细胞（Hep-2）上检测 ANA≥1∶80 或其他等效的阳性试验证实 ANA 阳性，排除其他疾病，上述得分总分≥10 分可诊断。

【鉴别诊断】

本病应与类风湿关节炎、干燥综合征等疾病相鉴别。

1. 类风湿关节炎：RA 关节病变以骨质侵蚀为特征，SLE 关节病变为非侵蚀性。此外，RA 有 RF 或抗 CCP 抗体阳性，SLE 有抗 Sm 抗体、抗 dsDNA 抗体阳性。

2. 干燥综合征：多见于中老年女性，以口眼干燥为主要表现，多有抗 SSA 或抗 SSB 抗体阳性。SLE 多见于青年女性，常有发热、特征性皮疹，多器官损害较为严重，抗 Sm 抗体和抗 dsDNA 抗体阳性。

【治疗】

（一）西医治疗

1. 羟氯喹

推荐长期使用羟氯喹作为基础治疗。轻度活动者可先单独使用，病情不能控制时，可考虑使用小剂量激素来控制疾病。羟氯喹用量为 1 日 200～400mg。需定期进行眼科检查。

2. 糖皮质激素

（1）轻度活动患者，当羟氯喹不能控制病情时，可考虑使用小剂量激素（泼尼松≤10mg/d 或等效剂量的其他激素）来控制疾病。

（2）中度活动患者，使用中等剂量的激素 0.5～1mg/（kg·d）泼尼松或等效剂量的其他激素进行治疗。

（3）重度活动患者，使用标准剂量的激素 1mg/（kg·d）泼尼松或等效剂量的其他激素）联合免疫抑制剂进行治疗，待病情稳定后调整激素用量。

3. 免疫抑制剂

激素联合羟氯喹治疗效果不佳的患者，或无法将激素的剂量调整至相对安全剂量以下的患者，建议使用免疫抑制剂如环磷酰胺，200mg，静脉滴注，隔日 1 次，或 1 日 50mg，口服；环孢素，1.0～3.0mg/（kg·d）；吗替麦考酚酯，1 日 250～500mg；他克莫司，0.1～0.2mg/（kg·d）；氨甲蝶呤，每周 7.5mg～20mg；硫唑嘌呤，1 日 50～100mg 等。

（二）中医治疗

本病属中医学中"阴阳毒""红蝴蝶疮""热毒发斑""日晒疮""水肿""虚劳"等范畴。

辨证论治

（1）轻型

1）风湿热痹证

症状：关节红肿热痛，四肢肌肉酸痛或困重，舌质红、苔黄腻，脉滑或滑数。

治法：祛风化湿，清热通络。

方药：白虎加桂枝汤（《金匮要略》）加减：生石膏 10g，知母 3g，桂枝 3g，白芍 10g，薏苡仁 15g，羌活 10g，独活 10g，秦艽 6g，威灵仙 15g，木瓜 10g，细辛 3g，豨苋草 10g。有雷诺现象者，加川芎 10g；发热明显者，加水牛角 10g，大青叶 10g；关节肿胀明显者，加防己 10g，苍术 10g。

中成药：火把花根片、雷公藤多苷片。

2）阴虚内热证

症状：不规则低热或持续低热，自汗盗汗，面颧潮红，局部斑疹暗红，口干咽燥，五心烦热，腰膝酸软，脱发，眼睛干涩或视物模糊，月经不调或闭经，舌质红、苔少或光剥，脉细或细数。

治法：滋阴降火，解毒祛瘀。

方药：青蒿鳖甲汤（《温病条辨》）加减：青蒿 30g（后下），鳖甲 15g，生地黄 10g，知母 10g，牡丹皮 10g，地骨皮 10g，白花蛇舌草 15g，赤芍 10g，佛手 10g，甘草 6g。高热者，加水牛角 10g，生石膏 20g；盗汗明显者，加龟甲 10g，糯稻根 10g；口干、眼干明显者，加石斛 10g，麦冬 10g。

中成药：六味地黄丸、知柏地黄丸。

3）气血亏虚证

症状：神疲乏力，心悸气短，体虚自汗，头晕目眩，舌质淡、苔薄白，脉细弱。

治法：益气养血，健脾养心。

方药：归脾汤（《正体类要》）加减：炙黄芪 30g，太子参 10g，白术 15g，当归 10g，龙眼肉 6g，茯苓 10g，酸枣仁 6g，远志 6g，白芍 10g，茜草 10g，炙甘草 6g。面色苍白乏力者，加阿胶 10g（烊化）；有出血倾向者，加仙鹤草 10g，地榆 10g；脾虚便溏者，改用炒白术 10g，另加山药 10g。

中成药：归脾丸、益气养血口服液。

（2）重型

1）热毒炽盛证

症状：斑疹鲜红或皮肤紫斑，高热面赤，烦躁口渴，甚或神昏谵语，关节肌肉酸痛，小便短赤，大便秘结，舌红绛、苔黄燥，脉细数或洪数。

治法：清热解毒，凉血消斑。

方药：犀角地黄汤（《备急千金要方》）加减：水牛角 30g（先煎），生地黄 20g，赤芍 10g，牡丹皮 10g，玄参 10g，蒲公英 10g，金银花 10g，甘草 6g。发热甚者，加生石膏 20g，知母 10g；红斑明显者，加凌霄花 10g，紫草 10g；惊厥狂乱者，加羚羊角粉 3g，钩藤 10g，珍珠母 10g；鼻衄者，加侧柏叶 10g，三七粉 10g；血尿者，加仙鹤草 10g，小蓟 10g。

中成药：八宝丹胶囊、喜炎平注射液。

2）饮邪凌心证

症状：胸闷气短，心悸怔忡，烦躁不安，面晦唇紫，肢冷隐痛，或喘促不宁，下垂性凹陷性水肿，舌质暗、苔灰腻，脉细数或细涩结代。

治法：利水宁心，益气活血。

方药：木防己汤（《吴鞠通医案》）合丹参饮（《时方歌括》）加减：木防己 10g，生石膏 30g，桂枝 20g，党参 10g，丹参 30g，檀香 3g，砂仁 3g（后下），杏仁 6g，苍术 6g，甘草 6g。胸闷甚者，加瓜蒌皮 10g，枳壳 10g。

中成药：五苓散、参桂胶囊、丹蒌片。

3）痰瘀郁肺证

症状：胸闷气喘，咳嗽咳痰，痰液黏稠，心烦失眠，咽干口燥，舌质暗、苔黄腻，脉滑数。

治法：宣肺化痰，祛瘀平喘。

方药：麻杏甘石汤（《伤寒论》）合千金苇茎汤（《备急千金要方》）加减：麻黄 10g，杏仁 10g，生石膏 20g，炙甘草 6g，苇茎 30g，薏苡仁 30g，桃仁 20g，冬瓜仁 60g，野荞麦根 10g，瓜蒌皮 10g，鱼腥草 10g。咳喘不能平卧者，加葶苈子 10g，桑白皮 10g；胸闷明显者，加郁金 10g，丹参 10g；有胸腔积液者，加汉防己 10g，丹参 10g。

中成药：瘀血痹胶囊。

4）肝郁血瘀证

症状：红斑暗滞，胁肋胀痛或刺痛，胸膈痞满，腹胀纳呆；或胁下有癥块、黄疸，或泛恶、嗳气，女性月经不调甚至闭经，舌质紫暗、有瘀斑，脉弦细或细涩。

治法：疏肝解郁，活血化瘀。

方药：四逆散（《伤寒论》）合茵陈蒿汤（《伤寒论》）加减：柴胡 10g，白芍 10g，枳实 10g，茵陈 20g，栀子 10g，制大黄 6g，茯苓 10g，郁金 6g。黄疸者，加虎杖 10g，垂盆草 10g；闭经者，加泽兰 10g，益母草 10g；胁痛者，加川楝子 10g，佛手 10g。

中成药：丹栀逍遥丸。

5）脾肾阳虚证

症状：眼睑及下肢浮肿，面色无华，面热肢冷，腹胀纳呆，腰酸乏力，口干不渴，尿浊、尿少或小便清长，舌质淡红、边有齿痕或舌体嫩胖、苔薄白，脉沉细。

治法：温肾健脾，化气行水。

方药：真武汤（《伤寒论》）合肾气丸（《金匮要略》）加减：制附子 9g（先煎），茯苓 9g，炒白术 6g，白芍 9g，桂枝 12g，熟地黄 24g，山药 9g，山茱萸 9g，泽泻 9g，生姜 6g。水肿甚者，加车前子 10g（包煎），大腹皮 10g；腰酸明显者，加杜仲 10g，续断 10g。

中成药：金匮肾气丸、龟鹿补肾丸。

6）风痰内动证

症状：头晕头痛，视物模糊，倦怠乏力，面部麻木，重者突然昏仆，抽搐吐涎，舌质暗、苔白腻，脉弦滑。

治法：涤痰息风，开窍通络。

方药：定痫丸（《医学心悟》）加减：竹沥 100mL（冲服），川贝母 10g，胆南星 10g，清半夏 9g，陈皮 6g，茯苓 10g，全蝎 5g，僵蚕 5g，天麻 10g，石菖蒲 10g，远志 10g，丹参 10g，麦冬 10g，灯心草 10g。睡眠不佳者，加首乌藤 10g，炒酸枣仁 10g；癫痫症状者，加地龙 10g。

中成药：安宫牛黄丸、紫雪丹。

【转诊建议】

若患者 SLE 治疗效果欠佳，且处于中/高疾病活动度，建议转往上级医院专科诊治；对于无法明确诊断为 SLE，或需要免疫抑制剂、生物制剂治疗，或合并严重并发症、慢性病、感染、妊娠等，或有重要脏器受累需要进一步检查治疗的，或发生狼疮危象需要紧急转院的，均建议转往上级医院进一步诊治。

第二十一节　多囊卵巢综合征

多囊卵巢综合征（polycystic ovarian syndrome，PCOS）是一种最常见的妇科内分泌疾病之一。在临床上以雄激素过高的临床或生化表现、持续无排卵、卵巢多囊改变为特征，常伴有胰岛素抵抗和肥胖。其病因至今尚未阐明，目前研究认为，其可能是由于某些遗传基因与环境因素相互作用所致。

【病因】

遗传因素和环境（肥胖和饮食）因素共同作用的结果。

【临床表现】

PCOS 多起病于青春期，主要临床表包括月经失调、雄激素高和肥胖。

1. 月经失调

月经失调为本病最主要症状，多表现为月经稀发（周期 35 日~6 个月）或闭经，闭经前常有经量过少或月经稀发。也可表现为不规则子宫出血，月经周期或行经期或经量无规律性。

2. 不孕

生育期妇女因排卵障碍导致不孕。

3. 多毛、痤疮

多毛、痤疮是高雄激素血症最常见的表现。出现不同程度多毛，以性毛为主，阴毛浓密且呈男性型倾向，延及肛周、腹股沟或腹中线，也有出现上唇和（或）下颌细须或乳晕周围有长毛等。油脂性皮肤及痤疮常见，与体内雄激素积聚刺激皮脂腺分泌旺盛有关。

4. 肥胖

50%以上患者肥胖（身体质量指数≥25）且常呈腹部肥胖型（腰围/臀围≥0.80）。肥胖与胰岛素抵抗、雄激素过多、游离睾酮比例增加及与瘦素抵抗有关。

5. 黑棘皮症

阴唇、颈背部、腋下、乳房下和腹股沟等处皮肤皱褶部位出现灰褐色色素沉着，呈对称性，皮肤增厚，质地柔软。

【辅助检查】

1. 基础体温测定：表现为单相型基础体温曲线。

2. 超声检查：卵巢增大，包膜回声增强，轮廓较光滑，间质回声增强；一侧或两侧卵巢各有12个及以上直径为2～9mm无回声区，围绕卵巢边缘，呈车轮状排列，称为"项链征"。连续监测未见主导卵泡发育及排卵迹象。

3. 腹腔镜检查：卵巢增大，包膜增厚，表面光滑，呈灰白色，有新生血管。包膜下显露多个卵泡，无排卵征象，如无排卵孔、无血体、无黄体。镜下取卵巢活组织检查可确诊。

4. 内分泌测定：

（1）血清雄激素：睾酮水平通常不超过正常范围上限2倍，雄烯二酮常升高，脱氢表雄酮、硫酸脱氢表雄酮正常或轻度升高。

（2）血清卵泡刺激素（FSH）、黄体生成素（LH）：血清FSH正常或偏低，LH升高，但无排卵前LH峰值出现。LH/FSH比值≥2～3。LH/FSH比值升高多出现于非肥胖型患者，肥胖患者因瘦素等因素对中枢LH的抑制作用，LH/FSH比值也可在正常范围。

（3）血清雌激素：雌酮（E_1）升高，雌二醇（E_2）正常或轻度升高，并恒定于早卵泡期水平，$E_1/E_2>1$，高于正常周期。

（4）尿17-酮类固醇：正常或轻度升高。正常时提示雄激素来源于卵巢，升高时提示肾上腺素功能亢进。

（5）血清催乳素（PRL）：20%～35%的患者可伴有血清PRL轻度增高。

（6）抗苗勒管激素（AMH）：血清AMH多为正常人2～4倍。

（7）其他：腹部肥胖型患者，应检测空腹血糖及口服葡萄糖耐量试验（OGTT），还应检测空腹胰岛素及葡萄糖负荷后血清胰岛素。肥胖型患者可有甘油三酯增高。

【诊断要点】

PCOS的诊断是排除性诊断。因临床表型的异质性，诊断标准存在争议。国际上先后制定 NIH、鹿特丹、AES 等多个诊断标准，目前采用较多的是鹿特丹标准：

1. 稀发排卵或无排卵。

2. 高雄激素的临床表现和高雄激素血症。

3. 卵巢多囊改变：超声提示一侧或双侧卵巢直径 2～9mm 的卵泡≥12 个，和（或）卵巢体积≥10mm。

4. 3 项中符合 2 项并排除其他高雄激素病因。

为更适应我国临床实际，原卫生部颁布了《多囊卵巢综合征诊断》（WS330-2011），具体如下：月经稀发，闭经或不规则子宫出血是诊断的必需条件；同时符合下列 2 项中的一项，并排除其他可能引起高雄激素和排卵异常的疾病，即可诊断为 P-COS：①高雄激素的临床表现或高雄激素血症；②超声表现为 PCO。

【鉴别诊断】

应与卵泡膜细胞增殖症、肾上腺皮质增生或肿瘤、卵巢雄激素肿瘤、甲状腺功能异常等疾病鉴别，见表 20 - 13。

表 20 - 13　多囊卵巢综合征鉴别诊断

疾病	鉴别诊断要点
卵泡膜细胞增殖症	临床表现及内分泌检查与 PCOS 相仿但更严重，血睾酮高值，血硫酸脱氢表雄酮正常，LH/FSH 比值可正常。卵巢活组织检查，镜下见卵巢皮质黄素化的卵泡膜细胞群，皮质下无类似 PCOS 的多个小卵泡
肾上腺皮质增生或肿瘤	血清硫酸脱氢表雄酮值超过正常范围上限 2 倍时，应与肾上腺皮质增生或肿瘤相鉴别。肾上腺皮质增生患者的血 17a 羟孕酮明显增高，ACTH 兴奋试验反应亢进，地塞米松抑制试验抑制率≤0.70。肾上腺皮质肿瘤患者对上述两项试验均无明显反应
分泌雄激素的卵巢肿瘤	卵巢支持细胞 - 间质细胞肿瘤、卵巢门细胞瘤等均可产生大量雄激素。多为单侧、实性肿瘤。超声、CT 或磁共振可协助诊断
库欣综合征	也有高雄激素血症表现，但最突出的临床表现是由皮质醇过多引起的，如满月脸、向心性肥胖等，血皮质醇和 ACTH 水平升高
其他	催乳素水平升高明显，应排除垂体催乳腺瘤

【治疗】

PCOS 病因尚未阐明，目前尚难根治。由于 PCOS 患者不同的年龄和治疗要求，临床表现的高度异质性，应根据患者的主诉、治疗需求、代谢改变，采取个体化的对症治疗措施。PCOS 患者无论是否有生育需求，首先应进行生活方式调整，主要为控制饮食、增加运动和戒烟、戒酒。肥胖型多囊卵巢综合征患者通过降低体重，就有可能改变或减轻月经紊乱、多毛、痤疮等症状，并有利于不孕症的治疗。减轻体重可增加胰岛素敏感性，改善胰岛素抵抗，阻止糖尿病、高血压、心血管疾病等不良后果。

（一）西医治疗

1. 调整月经周期

目的是保护子宫内膜，减少子宫内膜癌的发生。

（1）孕激素后半周期疗法：适用于月经频发、月经稀发或闭经的患者。常用孕激素有地屈孕酮 10～20mg/d，每次服药 10 天；微粒化黄体酮 200mg/d，每次服药 10 天；醋酸甲羟孕酮 10mg/d，每次服药 8～10 天。用药时间和剂量的选择根据患者月经失调的情况、雌激素水平、子宫内膜厚度而定。月经频发的患者一般在下次月经前 3～5 天用药；月经稀发、闭经的患者应至少 60 天用药 1 次。

（2）口服避孕药疗法：适用于单孕激素控制周期撤药出血较多者，或月经不规则，或月经过多患者需先用口服避孕药止血者。常用雌孕激素联合的口服避孕药有妈富隆（炔雌醇 30μg + 去氧孕烯 150μg）、达英-35（炔雌醇 35μg + 环丙孕酮 2mg）、优思明（炔雌醇 30μg + 屈螺酮 3mg）。在采用孕激素撤药月经第 5 天起服用，1 天 1 次，共服 21 天；撤药月经的第 5 天重复使用，一般 3～6 个月为一疗程。

2. 缓解高雄激素症状

针对 PCOS 患者的年龄和诊治诉求，给予不同的诊疗策略。对于无生育要求的患者，应以恢复月经周期，调整内分泌状态，改善多毛、痤疮症状、预防远期并发症为目的；对于有生育需求的患者，应在改善内分泌基础上，给予促排卵治疗。

（1）各种短效口服避孕药均可用于高雄激素血症的治疗。撤药月经第 5 天起服用，1 日 1 片，共服 21 天，一般用药 3～6 个月可见效；治疗多毛，需至少服药 6 个月。停药后雄激素水平升高的症状可能复发。

（2）螺内酯：1 日 20～40mg，治疗多毛需用药 6～9 个月。出现月经不规则，可与口服避孕药联合应用。

（3）糖皮质激素：适用于多囊卵巢综合征的雄激素过多为肾上腺来源或肾上腺和卵巢混合来源者。常用药物为地塞米松，每晚 0.25mg 口服，能有效抑制脱氢表雄酮硫酸盐浓度。剂量不宜超过每日 0.5mg，以免过度抑制垂体 – 肾上腺轴功能。

3. 改善胰岛素抵抗

胰岛素抵抗在 PCOS 发病中起关键作用，对肥胖或有胰岛素抵抗患者常用胰岛素增敏剂。

二甲双胍：初始剂量 250～500mg/d，逐步增加至目标剂量 1500～2550mg/d。常见胃肠道反应，餐中服用可减轻症状，用药期间每 3 个月检测肝肾功能。

4. 促排卵治疗

对有生育要求者在生活方式调整、抗雄激素和改善胰岛素抵抗等基础治疗后，进行促排卵治疗。

（1）氯米芬：为 PCOS 诱导排卵的一线药物。在自然月经或药物撤退出血的第 5 天开始，口服，初始剂量为 50mg/d，共 5 天；若此剂量无效，于下一周期加量，每次增加 50mg/d；最高剂量可用至 150mg/d，共 5 天。可按最低有效剂量连服 3 个周期。若连用 3 个周期或用至最大剂量 150mg/d 仍无排卵者为氯米芬抵抗。氯米芬抵抗的 PCOS 患者，可采用二甲双胍联合氯米芬治疗。

（2）来曲唑：为芳香化酶抑制剂，也为 PCOS 一线促排卵药。在自然月经或药物撤退出血的第 3 天开始，口服剂量为 2.5～5mg/d，共 5 天。一般治疗不超过 6 个周期，当来曲唑治疗无效时，可考虑促性腺激素治疗。

（3）促性腺激素：适用于耐氯米芬的无排卵性不孕患者或卵泡发育仍不能获得妊娠者。常用药：尿促性腺激素（HMG），每支含尿 LH 75U 和 FSH 150U，肌内注射；卵泡刺激素（FSH），每支含 FSH 75U 和 <1U 的 LH，肌内注射；高纯 FSH，可皮下注射；常用低剂量递增方案及高剂量递减方案。

（二）中医治疗

多囊卵巢综合征根据其临床特征及表现，归属于中医学中"不孕""月经过少""月经后期""闭经""癥瘕"等范畴。临床辨治分为青春期和育龄期两个阶段，青春期重在调经，以调畅月经为先，恢复周期为根本；育龄期以助孕为要。

1. 辨证论治

（1）肾虚证

1）肾阴虚证

症状：月经初潮迟至，月经后期，量少，色淡质稀，渐至闭经，或月经延长，崩漏不止，婚久不孕，形体瘦小，面额痤疮，唇周细须显现，头晕耳鸣，腰膝酸软，手足心热，便秘溲黄，舌质红、少苔或无苔，脉细数。

治法：滋肾填精，调经助孕。

方药：左归丸（《景岳全书》）加减：熟地黄 24g，山药 12g，枸杞子 12g，山茱萸 12g，菟丝子 12g，鹿角胶 12g（烊化），龟甲胶 12g（烊化）。

中成药：左归丸。

2）肾阳虚证

症状：月经初潮迟至，月经后期，量少，色淡，质稀，渐至闭经，或月经周期紊乱，经量多或淋沥不净，婚久不孕，形体较胖，腰痛时作，头晕耳鸣，面额痤疮，性毛浓密，小便清长，大便时溏，舌淡、苔白，脉沉弱。

治法：温肾助阳，调经助孕。

方药：右归丸（《景岳全书》）加减：附子 6g（先煎），熟地黄 24g，山药 12g，山茱萸 9g，枸杞子 12g，菟丝子 12g，鹿角胶 12g（烊化），当归 9g，杜仲 12g，补骨脂 9g，淫羊藿 9g。

中成药：龟鹿二胶丸。

（2）脾虚痰湿证

症状：月经后期，量少色淡，或月经稀发，甚则闭经，形体肥胖，多毛，头晕胸闷，喉间多痰，肢倦神疲，脘腹胀闷，带下量多，婚久不孕，舌体胖大、色淡、苔厚腻，脉沉滑。

治法：化痰除湿，通络调经。

方药：苍附导痰丸（《叶氏女科证治》）加减：茯苓 20g，半夏 9g，陈皮 9g，甘草 6g，苍术 10g，香附 12g，制胆南星 6g，枳壳 9g，生姜 3g，神曲 15g。

中成药：六君子丸。

（3）气滞血瘀证

症状：月经后期量少或数月不行，经行有块，甚则经闭不孕；精神抑郁，烦躁易怒，胸胁胀满，乳房胀痛，舌质暗红或有瘀点、瘀斑，脉沉弦涩。

治法：理气活血，祛瘀通经。

方药：膈下逐瘀汤（《医林改错》）加减：当归 9g，川芎 6g，赤芍 6g，桃仁 9g，枳壳 6g，延胡索 6g，五灵脂 6g（包煎），乌药 6g，香附 6g，牡丹皮 6g，甘草 9g。

中成药：活血调经片、化瘀舒经胶囊。

（4）肝郁化火证

症状：月经稀发，量少，甚则经闭不行，或月经紊乱，崩漏淋漓；毛发浓密，面部痤疮，经前胸胁、乳房胀痛，肢体肿胀，大便秘结，小便黄，带下量多，外阴时痒，舌红、苔黄厚，脉沉弦或弦数。

治法：疏肝理气，泻火调经。

方药：丹栀逍遥散（《内科摘要》）加减：牡丹皮 9g，栀子 6g，当归 9g，白芍 9g，柴胡 9g，炒白术 9g，茯苓 9g，煨生姜 3g，薄荷 3g，炙甘草 6g。

中成药：红花逍遥胶囊。

2. 中医特色疗法

（1）艾灸：取关元、子宫、三阴交、足三里、脾俞、丰隆等穴。

（2）耳针：取肾、肾上腺、内分泌、卵巢、神门等穴。

【转诊建议】

育龄期女性在应用促排卵治疗时，容易诱发卵巢过度刺激综合征，需严密监测，一旦出现体重迅速增加、胸腔积液、腹腔积液、少尿或无尿等症状，需到上级医院诊治。

第二十二节　萎缩性阴道炎

【病因】

绝经后女性因卵巢功能衰退，雌激素水平急剧降低，使阴道壁变薄，局部抵抗力降低，易增加阴道感染和炎症的易损性。

【临床表现】

常见于自然绝经或人工绝经后妇女。主要症状为外阴灼热不适、瘙痒，阴道分泌物稀薄，呈淡黄色；严重者分泌物呈脓血性。可伴有性交痛。妇科检查见阴道皱襞消失、萎缩、菲薄。阴道黏膜充血，有散在小出血点或点状出血斑，有时见浅表溃疡。

【辅助检查】

妇科检查见阴道呈萎缩性改变，上皮皱襞消失、萎缩、菲薄，阴道黏膜充血，有散在出血点或点状出血斑，可见浅表溃疡。

【诊断要点】

阴道分泌物镜检见大量基底层细胞及白细胞而无滴虫及假丝酵母菌。萎缩性阴道炎患者因受雌激素水平低落的影响，阴道上皮脱落细胞量少且多为基底层细胞。根据绝经、卵巢手术史、盆腔放射治疗史或药物性闭经史及临床表现，排除其他疾病可以诊断。

【鉴别诊断】

萎缩性阴道炎有血性阴道分泌物者，应与生殖道恶性肿瘤进行鉴别。对出现阴道壁肉芽组织及溃疡情况者，需行局部活组织检查，与阴道癌相鉴别。

【治疗】

（一）西医治疗

治疗原则为补充雌激素，增强阴道抵抗力；使用抗生素抑制细菌生长。

1. 补充雌激素

针对病因治疗，以增强阴道抵抗力。局部或全身给予雌激素制剂。雌三醇软膏局部涂抹，1日1~2次，连用14天；或口服替勃龙2.5mg，1日1次；也可雌孕激素制剂连续联合用药。

2. 抑制细菌生长

阴道局部应用抗生素如诺氟沙星制剂100mg，放于阴道深部，1日1次，7~10日为1个疗程。对阴道局部干涩明显者，可应用润滑剂。

（二）中医治疗

参见"第十一章　第四节　阴道炎"中医治疗部分。

【转诊建议】

阴道排出脓性、血性分泌物，应排除阴道癌、外阴癌或宫颈癌所致，建议转诊至上级医院，完善诊疗。

第二十三节 婴幼儿外阴阴道炎

【病因】

由于婴幼儿的解剖、生理特点，易发生炎症。婴幼儿外阴发育差，易导致细菌感染；婴幼儿雌激素水平低，阴道上皮薄，pH 值增高，乳杆菌非优势菌，易导致其他菌群感染；婴幼儿卫生习惯不良，外阴不洁，外阴损伤或蛲虫感染等，易引起炎症。常见病原体有大肠埃希菌、葡萄球菌、链球菌等。

【临床表现】

常见于 5 岁以下婴幼儿，多与外阴炎并存。主要症状为阴道分泌物增多，呈脓性。临床上多由监护人发现婴幼儿内裤有脓性分泌物而就诊。大量分泌物刺激引起外阴痛痒，患儿哭闹、烦躁不安或用手搔抓外阴。部分患儿伴有下泌尿道感染，出现尿急、尿频、尿痛。检查可见外阴、阴蒂、尿道口、阴道口黏膜充血、水肿，有时可见脓性分泌物自阴道口流出。病情严重者，外阴表面可见溃疡，小阴唇可发生粘连。粘连的小阴唇有时遮盖阴道口及尿道口，粘连的上、下方可各有一裂隙，尿自裂隙排出。

【辅助检查】

检查可见外阴、阴蒂、尿道口、阴道口黏膜充血、水肿，有时可见脓性分泌物自阴道口流出。病变严重的可见外阴溃疡，小阴唇粘连。必要时还应做肛诊以排除阴道异物及肿瘤。

【诊断要点】

婴幼儿语言表达能力差，采集病史需详细询问患者监护人。结合症状及查体所见，通常可做出初步诊断。可用细棉拭子或吸管取阴道分泌物做病原学检查，以明确病原体，必要时做细菌及真菌培养。

【治疗】

（一）西医治疗

保持外阴清洁、干燥，减少摩擦。针对病原体选择相应口服抗生素治疗，或用吸管将抗生素溶液滴入阴道。对症处理：有蛲虫者，给予驱虫治疗；若阴道有异物，应及时取出；小阴唇粘连者外涂雌激素软膏后，多可松解，严重者应分离粘连，并涂以抗生素软膏。

（二）中医治疗

参见"第十一章　第四节　阴道炎"中医治疗部分。

【转诊建议】

婴幼儿怀疑阴道异物者，建议转诊至上级医院。

第二十四节　营养性维生素 D 缺乏性佝偻病

佝偻病是一类多因素导致钙磷代谢异常、骨化障碍而引起以骨骼病变为主要特征的慢性疾病。主要见于 2 岁以内的婴幼儿，北方地区发病率明显高于南方。营养性维生素 D 缺乏是引起佝偻病最主要的原因，本节重点论述维生素 D 缺乏性佝偻病。

【病因】

日照不足是造成儿童维生素 D 缺乏的最主要的因素。维生素 D 缺乏与饮食也有重要关系，与强化维生素 D 的配方奶喂养婴儿相比，纯母乳喂养婴儿更容易出现维生素 D 缺乏。生长过速、疾病因素如婴儿肝炎综合征、先天性胆道狭窄或闭锁，以及药物影响如长期服用苯妥英钠、苯巴比妥等抗癫痫类药物均可引起维生素 D 缺乏而导致佝偻病。

【临床表现】

1. 典型症状

初期主要表现为多汗、烦躁、夜间睡不安稳、枕秃等症状，随着病情的加重，逐渐出现颅骨软化、方颅、佝偻病串珠、鸡胸、X 型腿或者 O 型腿等骨骼改变。

2. 查体

6 个月内婴儿可有颅骨软化，6 个月以后可出现方颅、手足镯、肋骨串珠、肋膈沟、鸡胸、漏斗胸、O 型腿、X 型腿等体征。

【辅助检查】

1. 血液生化检查：血钙正常或降低，血磷明显降低，碱性磷酸酶明显升高，25-（OH）D_3 下降。

2. X 线摄片检查：长骨钙化带模糊消失，干骺端呈杯口状、毛刷样改变，骨骺软骨盘加厚（＞2mm），骨质疏松，骨皮质变薄，骨密度降低。

【诊断要点】

1. 多见于 3 个月~2 岁户外活动少的婴幼儿，有维生素 D 缺乏史，或患有肝胆、胃肠道疾病影响维生素 D 吸收。

2. 临床表现：分 4 期，初期、激期、恢复期、后遗症期。

（1）初期：常有非特异性神经精神症状，如多汗、烦躁、易激惹、夜间哭闹、睡眠不安等表现，常伴有枕秃。

（2）激期：除初期症状加重外，以骨骼改变和运动功能发育迟缓为主。头部畸形可见颅骨软化、方颅、囟门大且闭合延迟、出牙迟，胸部畸形可见肋骨串珠、肋膈沟、鸡胸、漏斗胸，四肢畸形可见手足镯、O 型腿或 X 型腿，其他还可见脊柱后弯、侧弯、骨盆扁平等骨骼病变。

（3）恢复期：患儿经治疗或日光照射后，临床症状和体征逐渐减轻或消失，血生化恢复正常，X 线示临时钙化带重现。

（4）后遗症期：多见于 2 岁以后的儿童。因婴幼儿期严重佝偻病，残留不同程度的骨骼畸形，无其他临床症状，实验室检查、影像学亦正常。

3. 辅助检查：

（1）血液生化检查：血清 25-（OH）D_3 水平降低是最可靠的诊断标准。血清钙稍降低，血磷明显降低，血清碱性磷酸酶明显升高。

（2）X 线示干骺端模糊，呈毛刷状或杯口状改变，并可见骨质疏松，皮质变薄。

【鉴别诊断】

1. 黏多糖病：黏多糖代谢异常时，常多器官受累，可出现多发性骨发育不全，如头大、头型异常、脊柱畸形、胸廓扁平等体征。此病除临床表现外，主要依据骨骼的 X 线变化及尿中黏多糖的测定作出诊断。

2. 软骨营养不良：为遗传性软骨发育障碍，出生时即可见四肢短、头大、前额突出、腰椎前凸、臀部后凸。根据特殊的体态（短肢型矮小）及骨骼 X 线作出诊断。

3. 脑积水：出生后数月起病者，头围与前囟进行性增大。因颅内压增高，可见前囟饱满紧张，骨缝分离，颅骨叩诊有破壶声，严重时两眼向下呈落日状。头颅 B 超、CT 检查可作出诊断。

4. 远端肾小管性酸中毒：为远曲小管泌氢不足，从尿中丢失大量钠、钾、钙，继发甲状旁腺功能亢进，骨质脱钙，出现佝偻病体征。患儿骨骼畸形显著，身材矮小，有代谢性酸中毒，多尿，碱性尿，除低血钙、低血磷之外，血钾亦低，血氨增高，并常有低血钾症状。

5. 维生素 D 依赖性佝偻病：为常染色体隐性遗传，可分两型：Ⅰ型血中 1, 25-（OH）$_2D_3$ 浓度降低，Ⅱ型血中 1, 25-（OH）$_2D_3$ 浓度增高。两型临床均有严重的佝偻病体征，伴低钙血症、低磷血症，碱性磷酸酶明显升高及继发性甲状旁腺功能亢进。Ⅰ型患儿可有高氨基酸尿症，应注意及时转诊；Ⅱ型患儿的一个重要特征为脱发，治疗需要大剂量 1, 25-（OH）$_2D_3$ 和钙。

【治疗】

（一）西医治疗

1. 一般治疗

加强护理，合理饮食，坚持户外活动，增加日照时间（6 个月以下婴儿避免直晒）。

2. 药物疗法

治疗的原则以口服维生素 D 治疗为主，活动期每日口服维生素 D 2000～4000 U/d，连服一个月后，改为 400～800U/d，不主张采用大剂量维生素 D 治疗。口服困难或腹泻等影响吸收时，采用大剂量突击疗法，维生素 D 15 万～30 万 U（3.75～7.5mg）/次，肌内注射，1 个月后再以 400～800U/d 维持。用药期间强调定期随访，建议初始治疗满 1 个月时复查血生化；满 3 个月时复查血生化、PTH、25-（OH）D$_3$水平及尿液钙/肌酐比值，并复查骨骼 X 线；满 1 年及此后每年监测血 25-（OH）D$_3$。

3. 其他疗法

（1）钙剂补充：维生素 D 缺乏性佝偻病在补充维生素 D 的同时，给予适量钙剂，帮助改善症状，促进骨骼发育。

（2）微量营养素补充：维生素 D 缺乏性佝偻病多伴有锌、铁降低，及时适量地补充微量元素，将有利于骨骼成长。

（3）矫正治疗：严重的骨骼畸形可以采取外科手术矫正畸形。

（二）中医治疗

本病与中医学中"五迟五软""夜啼""汗证""龟背""鸡胸"等多种病证相类似。本病病机责之脾肾两虚，常累及心、肝、肺。以健脾益气，补肾填精为基本治则，同时加强饮食调养，增加日光照射，合理补充维生素 D 等。

辨证论治

（1）肺脾气虚证

症状：多汗，睡眠不宁，囟门开大，头发稀疏而见枕秃，面色少华，肌肉松弛，纳呆，大便不调，反复感冒，舌质淡、苔薄白，指纹淡，脉细无力。

治法：健脾补肺，益气固表。

方药：玉屏风散（《丹溪心法》）合人参五味子汤（《幼幼集成》）加减：黄芪3g，防风6g，白术9g，人参6g，五味子6g，茯苓9g，麦冬9g，炙甘草3g。

中成药：玉屏风颗粒。

（2）脾虚肝旺证

症状：面色少华，多汗，烦躁，夜惊啼哭，甚至抽搐，神疲纳呆，坐立行走无力，舌质淡、苔薄，指纹淡，脉细弦。

治法：健脾平肝。

方药：益脾镇惊散（《医宗金鉴》）加减：人参6g，白术10g，茯苓10g，甘草3g，钩藤10g，灯心草2g，白芍10g，郁金9g。

（3）脾肾亏虚证

症状：面色苍白无华，头汗淋漓，肢软乏力，神情淡漠，出牙、坐立、行走迟缓，囟门不闭，方颅，鸡胸，龟背，或见漏斗胸，肋外翻，下肢弯曲，舌质淡、苔少，指纹淡，脉细无力。

治法：补肾填精，佐以健脾。

方药：补天大造丸（《医学心悟》）加减：紫河车3g，龟甲6g，当归9g，人参6g，黄芪3g，枸杞子6g，茯苓9g，山药9g，熟地黄6g，山茱萸6g，远志6g，菟丝子9g，白芍9g，牛膝6g。

中成药：龙牡壮骨颗粒。

【转诊建议】

出现脊柱畸形、病理骨折等重症佝偻病表现，以及伴发营养不良、贫血、免疫力下降甚至智力发育迟缓需及时转诊至上级医院。

【预防】

1. 加强孕妇保健，孕妇应有适当的户外活动，多晒太阳，增强体质。

2. 户外活动：多晒太阳是预防本病简便而有效的措施，保证儿童平均户外活动时间在1～2小时/天。婴儿皮肤娇嫩，户外晒太阳注意循序渐进，逐步增加接受阳光的皮肤面积，并逐步延长晒太阳的时间。此外，由于阳光中的高能蓝光对婴儿视觉有不利影响，应避免阳光直晒，特别是6个月以内的婴儿。

3. 维生素D补充：母乳喂养或部分母乳喂养婴儿，应从出生数天即开始补充维生素D 400U/d。夏季阳光充足，可暂停或减量服用维生素D。一般可不加服钙剂，但乳及乳制品摄入不足和营养欠佳时可适当补充微量营养素和钙剂。

4. 早产儿的预防：对于早产儿，尤其是出生身体质量<1800～2000g的早产儿，母乳强化剂或早产儿专用配方奶的使用对维持骨骼正常矿化、预防佝偻病的发生十分重要；应注意定期监测碱性磷酸酶活性及血磷浓度，出院后仍需要定期随访；当患儿体重>1500g并且能够耐受全肠道喂养时，经口补充维生素D 400U/d，最大量1000 U/d，3个月后改为400～800U/d。

第二十五节　先天性心脏病

先天性心脏病是一种胚胎期心脏及大血管发育异常所致的先天性心血管畸形，是儿童最常见的心脏病。本病如得不到及时治疗，约1/3的患儿在出生后1年内可因严重缺氧、心力衰竭、肺炎等严重并发症而死亡。

【病因】

先天性心脏病病因尚不明确，目前认为由多基因和环境因素共同作用导致。常见的环境因素包括感染、放射线接触、特殊药物服用、代谢紊乱性疾病、孕早期酗酒及吸食毒品史等。加强孕妇保健、避免高危因素及病毒感染对预防先天性心脏病具有积极意义。目前可以通过妊娠早、中期胎儿超声心动图、基因诊断等技术手段对先天性心脏病进行早期诊断与干预。

【临床表现】

先天性心脏病种类繁多，最为常见的有六种：室间隔缺损（比例最高，占50%）、房间隔缺损、动脉导管未闭、肺动脉瓣狭窄、法洛四联症、完全性大动脉换位。

1. 典型症状

（1）持续有心脏、呼吸功能不良的症状、反复呼吸道感染或心力衰竭、阵发性呼吸困难、乏力多汗、声音嘶哑、运动后气促、胸痛、上腹痛。

（2）喂奶、喂养困难，体重不增，消瘦苍白，生长及智能发育迟缓。

（3）易激惹、烦躁不安，年长者头痛头晕。

（4）主动下蹲或喜欢被抱起的蹲踞症状。

（5）发现心脏外其他先天畸形等。

（6）发作同时伴随面色苍白、声嘶、肢冷、气促、烦躁、发绀或昏厥。

2. 查体

对患者进行心脏听诊，大多可于胸骨左缘 2～4 肋间闻及收缩期杂音，可出现第二心音异常，呈增强、减弱或分裂；可观察到发绀，全身性及唇、指（趾）甲床等部位青紫，呈持续或反复出现；部分患儿可出现周围血管征（水冲脉、枪击音、指甲床毛细血管搏动等）、杵状指；生后 3～4 周婴儿可有肝大、肺部细湿啰音等。

【辅助检查】

1. 先天性心脏病进一步诊断需借助于精细的物理检查，如 X 线、心电图、超声心动图，CT、MRI 等检查，必要时作心导管检查或心血管造影等检查，以确定畸形种类、部位、性质及严重程度等。

2. 超声心动图：目前最常用的先天性心脏病的诊断方法之一。对心脏各腔室和血管大小进行定量测定，用以诊断心脏解剖上的异常及其严重程度。

3. 心脏导管检查：先天性心脏病进一步明确诊断和决定手术前的重要检查方法之一。

【诊断要点】

先天性心脏病患者症状体征表现与心脏血管畸形程度及类型相关，畸形程度小者部分可无症状，或仅表现出反复呼吸道感染、乏力气短，严重者可出现胸痛及上腹痛，面颊、指端青紫，呼吸困难和心力衰竭等症状，症状轻者应注意勿漏诊，症状重者应及时救治及转诊。

1. 最早见于新生儿及婴幼儿期，剧烈活动后可加重。可以同时合并多种畸形，症状较多样。

2. 典型症状与体征：有心脏、呼吸功能不良症状、反复呼吸道感染、气短乏力多汗、发绀、喂养困难、生长迟缓、面色苍白、消瘦等；特定部位、性质的心脏杂音及第二心音变化等，皮肤、黏膜、指端青紫。

3. 辅助检查：胸部 X 线显示心影外形、房室大小、肺血管表现；心电图显示电轴、心房、心室等变化，超声心动是目前最常用的先天性心脏病的诊断方法之一。

【鉴别诊断】

先天性心脏病可与新生儿肺炎鉴别：先天性心脏病患儿严重者可出现口唇发绀，呼吸急促，听诊心脏可闻及心脏杂音，新生儿肺炎患儿可出现发热、反应差、气促、鼻翼翕动、发绀、吐沫、三凹征，病程中出现双肺细湿啰音，查胸部 X 线、心脏彩超可以明确。

【治疗】

本病应注意及时进行体格及辅助检查明确病情，及时转诊治疗。转诊前应及时对症治疗，预防脱水，如遇高热、呕吐、腹泻等情况及时补液，贫血者补充铁剂，婴幼儿需特别注意合理护理，以免引起阵发性脑缺氧发作。并向家长做好护理及相关知识的宣教，注意预防和治疗呼吸道感染，平时保证足够水分摄入。

（一）西医治疗

1. 内科治疗

部分类型先天性心脏病可随访至学龄前期及以后，大多数先天性心脏病均不能药物治愈，若有临床症状，如反复呼吸道感染、充血性心力衰竭、心律失常，应及时行抗感染、强心、利尿、扩血管、纠正心律失常等内科处理。

2. 外科治疗

随着外科手术与介入治疗的发展，大多数常见先天性心脏病根治手术的效果大为提高，预后已大为改观。大多数分型应尽早手术，若考虑本病，应及时转诊上级医院全面诊治，以免贻误手术最佳时期。

（二）中医治疗

先天性心脏病，中医学中无此病名，常因出现症状被归入"心悸""汗证""水肿"等疾病范畴，临床治疗多见于手术或介入治疗后的围手术期、并发症或伴随症状的治疗中。

1. 辨证论治

（1）心肺气虚证

症状：心悸咳嗽，气短而喘，动则尤甚，胸闷，神疲乏力，语声低怯，自汗，舌淡，脉弱。

治法：补肺益气。

方药：补肺汤（《永类钤方》）加减：党参 10g，黄芪 10g，白术 10g，紫菀 6g，款冬花 6g，五味子 6g，肉桂 3g，陈皮 6g，法半夏 3g，炙甘草 6g。

（2）气阴两虚证

症状：神疲乏力，气短懒言，咽干口燥，烦渴欲饮，午后颧红，舌体瘦薄、苔少而干，脉虚数。

治法：补气益阴。

方药：补肺汤（《永类钤方》）加减：人参 6g，黄芪 10g，熟地黄 6g，紫菀 6g，五味子 6g，桑白皮 10g，北沙参 10g，百合 6g，川贝母 6g。

中成药：龙牡壮骨颗粒。

（3）痰湿内阻证

症状：胸膈满闷，纳呆，口淡不渴，舌淡红、舌体胖大、边有齿痕、苔白厚腻，脉沉滑。

治法：化痰祛湿，运脾和胃。

方药：温胆汤（《三因极一病证方论》）合平胃散（《太平惠民和剂局方》）加减：陈皮 10g，法半夏 6g，茯苓 10g，白术 10g，瓜蒌 10g，苍术 6g，厚朴 6g，白豆蔻仁 3g（后下），炙甘草 3g。

中成药：健脾消食丸。

（4）心脉瘀阻证

症状：心胸闷痛，痛处不移，舌紫暗或有瘀点瘀斑、苔薄白，脉涩。

治法：活血化瘀，行气止痛。

方药：血府逐瘀汤（《医林改错》）加减：当归 10g，生地黄 10g，桃仁 6g，红花 6g，枳壳 6g，芍药 10g，柴胡 6g，炙甘草 3g，桔梗 6g，川芎 6g，牛膝 6g。

2. 中医特色疗法

（1）推拿：于患儿术后 6 小时开始实施推拿。揉天枢穴、中脘穴、气海穴等，揉三阴交穴、足三里穴，双腿同时进行，每个穴位揉 2 分钟后按顺时针方向按摩腹部 300 次，以腹部产生微热感为宜，1 日 2 次。注意避开切口，手法要轻柔。用于促进患者术后胃肠蠕动，解除腹胀，增进食欲。

（2）贴敷：将川椒 100g、干姜 100g、黄芪 100g、当归 50g、人参 50g 混合后研磨成粉末，每 10g 装入 1 个纱布袋中，贴敷于患儿的神阙穴，8 小时更换 1 次。

（3）灌肠：给予大承气汤加减保留灌肠治疗，用于心悸胸闷、阵发胸痛且痛有定处、唇颊发紫、舌暗且有瘀点、苔少的心脉瘀阻证患者。

【转诊建议】

先天性心脏病患者发病年龄小，难以用言语表述不适，病情不稳定且有危重趋势，对诊治、护理要求高。儿科医生应把握典型症状体征，判别辅助检查，如超声心动、心电图等。如有先天性心脏病可能，应及时转诊至有条件的医疗机构，进一步明确诊断、评估及进行内、外科治疗，把握最佳诊治时机。

第二十六节　翼状胬肉

翼状胬肉，是一种慢性炎症性病变，因形状似昆虫翅膀而得名，俗称"攀睛"或"胬肉攀睛"。翼状胬肉多在睑裂斑的基础上发展而成，见图 20 – 2。

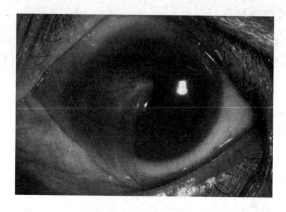

图 20 – 2　翼状胬肉

【病因】

本病的发病与紫外线照射、气候干燥、接触风尘等有一定关系。

【临床表现】

1. 多无自觉症状或仅有轻度不适。

2. 单眼或双眼同时发病。翼状改变可见于鼻侧或颞侧角膜缘，或两侧同时存在。以鼻侧多见，它可以分为头部、颈部和体部。

3. 病变初期角膜缘发生灰色混浊，球结膜充血、肥厚，以后发展成三角形的纤维血管组织；进行期表现为充血、肥厚，头部前端角膜灰色浸润，有时见色素性铁线；静止期薄而不充血，颈部和体部血管收缩纤细。

4. 翼状胬肉伸展至角膜时可因牵扯而引起逆规散光。翼状胬肉遮挡瞳孔区时可造成视力障碍。严重病例可发生不同程度的眼球运动障碍。

【诊断要点】

睑裂区呈翼状的纤维血管组织侵入角膜即可诊断。胬肉初起眼部常感到痒涩，时有流泪，鼻侧或颞侧角膜缘处球结膜隆起、增厚、充血。

【鉴别诊断】

翼状胬肉应与以下疾病进行鉴别，见表 20 – 14。

表 20 - 14 翼状胬肉鉴别诊断

疾病	鉴别诊断要点
假性胬肉	因眼化学灼伤、热烧伤或炎症引起角膜损伤所致，可发生于角膜缘任何部位
睑裂斑	位于睑裂区角膜两侧的球结膜，微隆起于结膜，呈黄白色的三角形外观。与长期户外活动有关，睑裂斑很少侵入角膜
结膜上皮内肿瘤	常为单眼发生，呈胶冻样或天鹅绒样，或为白色斑块状隆起，血管化，但不呈翼状改变
角膜缘皮样瘤	为先天性圆形白色隆起，常见于颞下角膜缘
角膜血管翳	继发于佩戴角膜接触镜、睑缘炎、单纯疱疹病毒性角膜炎、沙眼等，血管长入角膜缘内，只有轻度隆起或不隆起

【临床分期】

临床分期主要分为进展期和静止期。

1. 进展期：眼部涩痒症状明显，流泪分泌物增多，时有疼痛。表现为充血、肥厚，头部前端角膜灰色浸润，发展迅速，侵入角膜，甚至遮盖视轴区，引起视力障碍。胬肉过大引起眼球活动受限或发生散光现象。

2. 静止期：眼部涩痒症状不明显，翼状胬肉薄而不充血，颈部和体部血管收缩纤细。呈灰白色或淡红色，胬肉头部平钝而薄，发展缓慢或始终停止在黑睛边缘处。

【治疗】

（一）西医治疗

1. 应尽量减少风沙、阳光等刺激。

2. 手术治疗：目前手术治疗是临床中翼状胬肉的主要治疗手段。手术治疗适用于进行性发展、侵及瞳孔区角膜的翼状胬肉。

（二）中医治疗

本病主要由脉络瘀滞引起，从而导致胬肉攀睛，辨证有风热、实热与虚热之分。

辨证论治

（1）心肺风热证

症状：胬肉初生，渐见胀起，赤脉密布，多眵多泪，痒涩畏光，舌质红、苔薄黄，脉浮数。

治法：祛风清热。

方药：栀子胜奇散（《原机启微》）加减：蝉蜕 12g，决明子 12g，川芎 12g，荆芥穗 12g，炒白蒺藜 12g，谷精草 12g，菊花 12g，防风 12g，羌活 12g，密蒙花 12g，炙甘草 12g，蔓荆子 12g，木贼 12g，炒栀子 12g，黄芩 12g。赤脉密布者，加赤芍

12g，牡丹皮 12g，红花 6g；大便秘结者，去方中羌活、荆芥穗，酌加大黄 6g，枳实 10g。

（2）脾胃实热证

症状：胬肉头尖高起，体厚而大，赤瘀如肉，生长迅速，痒涩不舒，眵多黏结；口渴欲饮，便秘溲赤，舌质红、苔黄，脉洪数。

治法：泄热通腑。

方药：泻脾除热饮（《银海精微》）加减：黄芪 10g，防风 10g，茺蔚子 10g，桔梗 10g，大黄 10g，黄芩 10g，黄连 10g，车前子 10g（包煎），芒硝 10g。体不虚者，去黄芪，加连翘 10g，夏枯草 10g；红赤甚者，加生地黄 10g，玄参 10g，赤芍 10g，牡丹皮 10g；无便秘者，去大黄、芒硝；湿热偏重，舌苔黄腻者，去黄芪，加茵陈 10g，土茯苓 10g。

（3）心火上炎证

症状：痒涩刺痛，胬肉高厚红赤，眦头尤甚，心烦多梦或口舌生疮，小便短赤，舌尖红，脉数。

治法：清心泻火。

方药：泻心汤（《金匮要略》）合导赤散（《小儿药证直诀》）加减：黄连 5g，黄芩 10g，大黄 10g，连翘 10g，荆芥 10g，赤芍 10g，车前子 10g，菊花 10g，薄荷 5g，生地黄 15g，生甘草 5g，淡竹叶 10g。若目眦疼痛，胬肉色暗红者，加玄参 9g，茺蔚子 9g，川芎 9g；小便赤热者，加泽泻 9g，滑石 9g（包煎）。

（4）阴虚火旺证

症状：胬肉淡红，时轻时重，涩痒间作，心中烦热，口干舌燥，舌质红、少苔，脉细。

治法：滋阴降火。

方药：知柏地黄丸（《医宗金鉴》）加减：知母 10g，黄柏 10g，生地黄 20g，山茱萸 6g，山药 12g，泽泻 10g，牡丹皮 10g，茯苓 10g。五心烦热者，加地骨皮 10g，银柴胡 10g；心烦失眠者，加麦冬 10g，五味子 10g，酸枣仁 15g。

2. 中医特色疗法

（1）耳尖放血。

（2）经验方：柏香丸：每服 6g，1 日 2 次。适用于翼状胬肉手术治疗后预防复发。

【转诊建议】

对于进行性发展、侵及瞳孔区的翼状胬肉，需要手术治疗的患者，建议转至具备眼部手术条件的医院进一步治疗。

第二十七节 干 眼

干眼是一类以眼部干涩感、异物感、烧灼感、痒感、眼红、视物模糊、视疲劳等不适为主要症状的疾病。

【病因】

过度使用电子产品、眼局部炎症、长期使用眼药水、眼局部病变、空气污染等各种原因引起的泪液的量、质或流体动力学异常，引起泪膜不稳定和（或）眼表损伤，从而导致眼部出现不适症状及视功能障碍的一类疾病。

【临床表现】

1. 症状

最常见症状是眼疲劳、异物感、干涩感，其他症状包括烧灼感、眼胀感、眼痛、畏光、眼红、痒感、睫毛碎屑、睁眼困难、视物模糊等。

2. 体征

（1）结膜：充血、水肿，下穹隆可见微黄色黏丝状分泌物。

（2）角膜：睑裂区角膜上皮不同程度点状脱落，缺损区荧光素着染。

（3）睑缘：睑缘处可见白色或黄色凸起，压迫后有牙膏样异常脂质溢出。病变进展时睑板腺会有黄色的黏液样分泌物。

【辅助检查】

1. 泪液分泌试验：正常为 5 分钟内 10～15mm；＜10mm 为低分泌；＜5mm 为干眼。

2. 泪膜破裂时间：正常为 10～45 秒；＜10 秒为泪膜不稳定。

【诊断要点】

有干燥感、异物感、烧灼感、疲劳感、不适感、视力波动等主观症状之一和泪膜破裂时间≤5 秒或泪液分泌试验≤5mm/5min 可诊断为干眼。

【鉴别诊断】

干眼应与以下疾病进行鉴别（表 20－15）。

表 20－15 干眼鉴别诊断

疾病	鉴别诊断要点
睑缘炎	可见睑缘充血、鳞屑、痂皮、脓疱，病久可致睑缘肥厚变形
巨乳头结膜炎	长期佩带角膜接触镜或义眼史，结膜面可见巨大乳头
蠕形螨感染	显微镜下可见蠕形螨

续　表

疾病	鉴别诊断要点
慢性细菌性结膜炎	结膜充血、肥厚、乳头增生、有黏脓性分泌物
点状角膜上皮病变	睫状充血，角膜上皮可见散在或弥漫细小点状缺损，局部上皮或基质浸润
葡萄膜炎	视力下降较明显，可见睫状充血、前房内可见闪辉及浮游细胞

【治疗】

（一）西医治疗

干眼的治疗目标是缓解症状，保护视功能，尽可能去除病因。

1. 药物治疗

（1）润滑眼表和促进修复：

1）人工泪液：玻璃酸钠滴眼液、聚乙二醇滴眼液、羧甲基纤维素滴眼液等，1日4次。

2）促眼表修复的滴眼液：纤维细胞生长因子、表皮生长因子、维生素A等为主要有效成分的滴眼液，1日2～4次。

3）眼用血清制剂：自体血清和小牛血去蛋白提取物眼部制剂。

（2）抗炎治疗：

1）糖皮质激素：氟米龙滴眼液，醋酸泼尼松龙滴眼液，1日1～4次，维持2～4周。

2）免疫抑制剂：环孢素滴眼液，1日4次。

3）非甾体抗炎药：双氯芬酸钠滴眼液、普拉洛芬滴眼液，1日2～4次。

2. 非药物治疗

（1）物理治疗：

1）睑缘清洁：应用适当浓度的婴儿沐浴露或含有次氯酸等抗炎、抗菌的眼部专业湿巾及清洗液常规清洁睑缘。

2）热敷熏蒸：可使用家庭用热敷物品，如热毛巾、热敷眼罩、加热蒸汽罩等。在医院可采用特殊中药进行熏蒸。

3）睑板腺按摩。

（2）湿房镜。

（3）治疗性角膜接触镜。

（二）中医治疗

1. 辨证论治

（1）肝肾亏虚证

症状：目干涩不爽，不耐久视，视物昏花，全身兼见颧红，耳鸣，盗汗，口干少津，舌红、苔薄或无苔并有裂纹，脉细数。

治法：补益肝肾，滋阴润目。

方药：杞菊地黄丸（《医级》）或驻景方（经验方）加减：熟地黄 24g，制山茱萸 16g，山药 24g，牡丹皮 16g，茯苓 16g，泽泻 12g，枸杞子 24g，菊花 20g。

中成药：杞菊地黄口服液、驻景丸。

（2）肺阴不足证

症状：目干涩不爽，瞬目频繁，久视疲劳，白睛如常或稍有赤脉，或黑睛生星，全身兼见咽干涕少，舌红少津，脉细数。

治法：滋阴润肺，养阴润目。

方药：养阴清肺汤（《重楼玉钥》）或百合固金汤（《医方集解》）加减：生地黄 24g，熟地黄 26g，麦冬 20g，百合 20g，白芍 16g，当归 20g，浙贝母 16g，生甘草 6g，玄参 16g，桔梗 12g。

中成药：百合固金丸、玄麦甘桔胶囊。

（3）阴虚湿热证

症状：目珠干燥乏泽，干涩、疼痛，畏光，视物模糊，口鼻干燥，关节疼痛，小便黄，便干，舌红、苔薄黄，脉数。

治法：补肝肾，清湿热，通络润目。

方药：大补地黄丸（《证治准绳》）或除湿益阴汤（经验方）加减：玉竹 30g，防风 10g，陈皮 10g，法半夏 10g，黄芩 10g，茯苓 20g，威灵仙 15g，连翘 15g，滑石 30g（包煎），佩兰 10g，苍术 10g。

中成药：二妙丸。

（4）脾胃失司证

症状：目珠干涩畏光，睁眼乏力，白睛干燥，黑睛晦暗，常伴有面黄神疲，腹胀便溏或泄泻，舌淡而胖、苔薄白或厚腻。

治法：健脾化湿，通络明目。

方药：健脾丸（《医方集解》）加减：党参 24g，生白术 24g，陈皮 20g，麦芽 20g，茯苓 16g，神曲 16g，山楂 16g，炙甘草 6g。

中成药：健脾丸、参苓白术散。

2. 中医特色疗法

（1）珍珠明目滴眼液、熊胆滴眼液、鱼腥草滴眼液等，1 日 4 次，点眼。

（2）桑叶 10g，杭白菊 10g，黄连 10g，蒲公英 10g，鱼腥草 10g，紫草 10g。水煎，熏眼。

（3）超声雾化中药熏眼，1 次 15 分钟，1 日 1 次。

（4）热敷和按摩：主要适用于睑板腺功能障碍患者，用热的湿毛巾热敷眼部 15

分钟；按摩眼周穴位，如四白、承泣、攒竹、睛明、鱼腰。

第二十八节　股骨头坏死

股骨头坏死是由于股骨头的血供中断或受阻，骨细胞及骨髓细胞死亡与修复的病理过程。

【病因】

股骨头坏死多发于髋部外伤、长期大量饮酒和糖皮质激素应用史的人群。创伤性股骨头坏死多见于股骨颈骨折后。非创伤性股骨头坏死的发病原因多种多样，多数与过量糖皮质激素的使用或长期酗酒有关，也有少部分患者找不到发病原因，称为特发性股骨头坏死。

【临床表现】

主要临床症状有髋部疼痛、膝关节疼痛和早期间歇性跛行，晚期持续性跛行。查体可见髋关节周围压痛、髋关节功能受限与大粗隆叩击痛。

【辅助检查】

1. X 线检查：早期主要排除其他疾病，Ⅱ期以上的病变可见股骨头外上方囊性改变，硬化带出现及软骨下骨折（新月征），晚期股骨头塌陷，关节半脱位，见图 20 - 3。

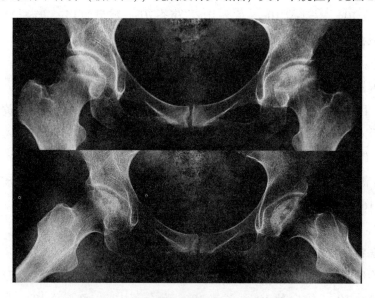

图 20 - 3　双侧股骨头坏死正位和蛙位片

2. 磁共振成像（MRI）检查：用于早期诊断。T1 加权像在股骨头内可见蜿蜒带状低信号，低信号带包绕高信号区或混合信号区。T2 加权像出现双线征，见图 20 - 4。

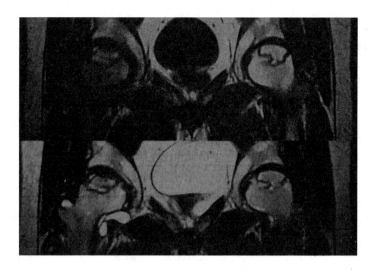

图 20 - 4　双侧股骨头坏死 MRI

3. CT 扫描：对Ⅱ期、Ⅲ期病变可清楚显示坏死灶边界、硬化带、坏死灶内骨修复情况。CT 扫描对选择治疗方式及确定病灶部位有重要作用，见图 20 - 5。

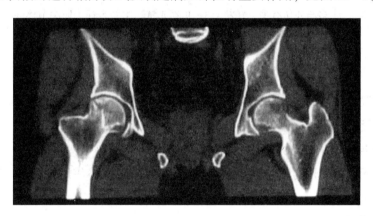

图 20 - 5　双侧股骨头坏死 CT

4. 血液流变学、血脂异常有一定的参考价值。

【诊断要点】

1. 病史：全面了解病史，着重询问激素应用史、酗酒史及髋部外伤史。

2. 临床表现：髋部疼痛，关节屈曲、外展、内旋功能受限。

3. 影像学检查：

（1）股骨头塌陷，不伴关节间隙变窄。

（2）软骨下新月征阳性。

（3）股骨头前外侧囊变。

（4）MRI 检查 T1 加权像带状低信号或 T2 加权像有双线征。

符合上述标准中任何两条者即可诊断。

【鉴别诊断】

股骨头坏死应与以下疾病进行鉴别，见表 20 – 16。

表 20 – 16　股骨头坏死鉴别诊断要点

疾病	鉴别诊断要点
类风湿关节炎	常见股骨头关节软骨下骨侵蚀，囊状改变及髋臼骨侵蚀，甚至关节间隙变窄、消失
髋臼发育不良继发骨关节炎	股骨头包容不全，髋臼浅，负重区间隙变窄、消失，骨硬化、囊变
强直性脊柱炎累及髋关节	多见于青少年男性，首先出现关节间隙变窄甚至消失、融合。实验室检查 HLA-B27 多数呈阳性
髋关节滑膜炎	以急性髋关节疼痛、肿胀，髋关节活动受限及跛行为特征的慢性非特异性炎症，常与外伤、感染、关节退行性变、变态反应有关
儿童一过性髋关节滑膜炎	多与外伤有关，好发于 3～9 岁儿童。主要表现为髋关节疼痛和跛行。本病一般经休息、理疗、中药治疗后很快会痊愈，病程很少会超过 4 周

【治疗】

应根据股骨头坏死的分期、年龄、职业、原发病控制程度、病因等综合考虑。

（一）西医治疗

1. 药物治疗

目前尚无疗效确切的西药，有报道针对高凝低纤溶状态使用抗凝药，以及扩血管药物等。

2. 手术治疗

药物治疗症状缓解不明显者，建议转诊上级医院进行手术治疗。

（二）中医治疗

1. 辨证论证

（1）气滞血瘀证

症状：多见于早期创伤性股骨头坏死。髋部疼痛，痛如针刺，痛处固定，关节活动受限，舌青紫或暗或有瘀斑，脉弦或涩。

治则：活血化瘀，通络止痛。

方药：桃红四物汤（《医宗金鉴》）或身痛逐瘀汤（《医林改错》）加减：桃仁 10g，红花 10g，当归 10g，川芎 10g，赤芍 12g，生地黄 15g，桂枝 10g，土鳖虫 10g，苏木 10g，姜黄 10g，三七粉 3g（冲服），自然铜 10g。

（2）痰瘀阻络证

症状：多见于早期非创伤性股骨头坏死。髋部疼痛，或有静息痛，关节沉重，舌胖大、苔白腻、或舌青紫或暗或有瘀斑，脉弦涩或滑，或脉沉涩或滑。

治法：健脾化痰，活血通络。

方药：加味二陈汤（《医统》）与桃红四物汤（《医宗金鉴》）加减：茯苓 15g，桂枝 10g，炒白术 15g，陈皮 12g，党参 15g，当归 10g，土鳖虫 10g，赤芍 12g，熟地黄 12g，川芎 12g，鹿角胶 12g（烊化），姜黄 10g，苏木 10g，延胡索 10g，三七粉 3g（冲服），甘草 6g。

（3）经脉痹阻证

症状：多见于中期股骨头坏死。髋痛至膝，动则痛甚，关节屈伸不利，舌暗或紫，脉涩而无力。

治法：益气活血，疏经通痹。

方药：补阳还五汤（《医林改错》）加减：黄芪 20g，当归 10g，川芎 10g，赤芍 10g，桃仁 10g，红花 10g，地龙 10g，威灵仙 10g，苏木 10g，延胡索 10g，木瓜 10g，乌梢蛇 10g，桂枝 10g，独活 10g，狗脊 10g，怀牛膝 10g。

（4）肝肾亏虚证

症状：多见于晚期股骨头坏死。髋部疼痛，下肢畏寒，下肢僵硬，行走无力，舌淡苔白，脉沉而无力。

治法：补益肝肾，强壮筋骨。

方药：偏阳虚者右归丸（《景岳全书》）加减：熟地黄 20g，山药 15g，肉桂 6g，山茱萸 12g，菟丝子 10g，杜仲 12g，续断 12g，鹿角胶 12g（烊化），怀牛膝 10g，独活 12g，秦艽 10g，细辛 3g，桑寄生 15g，防风 10g，狗脊 15g，当归 10g。偏阴虚者左归丸（《景岳全书》）加减：熟地黄 20g，山药 15g，枸杞子 15g，茯苓 15g，当归 10g，白芍 15g，独活 12g，秦艽 10g，细辛 3g，桑寄生 15g，防风 10g，狗脊 15g，鹿角胶 12g（烊化），骨碎补 15g，山茱萸 12g，甘草 6g。

中成药：仙灵骨葆胶囊、恒古骨伤愈合剂、通络生骨胶囊。

2. 中医特色疗法

（1）药浴法：基本方为骨碎补、透骨草、伸筋草、莪术、丹参、川芎等。

（2）中药外洗法：海桐皮汤（《医宗金鉴》）为基本方，由海桐皮、威灵仙、透骨草、白芷、当归、川椒、川芎等组成。

（3）中药敷贴法：可选用双柏散、疗筋膏、坎离砂等，膏药贴于患处。

（4）小针刀治疗：患部就近取穴或远侧循经取穴，功能宣通经络。温针则温通经脉气血，皆能祛痹止痛。

（5）理筋手法：用点按、弹拨、揉法、推法等手法舒筋通络止痛，改善关节活动。

【转诊建议】

I 期、II 期的股骨头坏死患者药物治疗 2 周后症状缓解不明显者，或 II 期、III 期股骨头坏死患者需要行打压支撑植骨术治疗者，以及 IV 期需要行人工髋关节置换术患者，建议转上级医院治疗。

附 录

附录1

接诊记录表

姓名：×××　　　编号：□□□—□□□□□

就诊者的主观资料：包括主诉、咨询问题和卫生服务要求等。

例如：患者自诉突发腰部疼痛向腹股沟放射伴尿血30分钟余，咨询疼痛疾病严重程度，要求治疗。

就诊者的客观资料：包括查体、实验室检查、影像检查等结果。

例如：病史采集有无外伤史，体格检查，化验小便是否潜血阳性，腹部彩超是否急腹症，尿结石？

评估：根据就诊者的主、客观资料作出的初步印象、疾病诊断或健康问题评估。

例如：根据自诉症状体征辅助检查进一步推断初步诊断：输尿管结石？肾结石？

处置计划：在评估基础上制定的处置计划，包括诊断计划、治疗计划、患者指导计划等。

例如：根据结石大小确定风险及治疗方案。

医生签字：×××

接诊日期：××年××月××日

填表说明：

1. 本表供居民由于急性或短期健康问题接受咨询或医疗卫生服务时使用，以能够如实反映居民接受服务的全过程为目的，根据居民接受服务的具体情况填写。

2. 就诊者的主观资料：包括主诉、咨询问题和卫生服务要求等。

3. 就诊者的客观资料：包括查体、实验室检查、影像检查等结果。

4. 评估：根据就诊者的主、客观资料作出的初步印象、疾病诊断或健康问题评估。

5. 处置计划：指在评估基础上制定的处置计划，包括诊断计划、治疗计划、患者指导计划等。

双向转诊单

存 根

患者姓名：×××　　　性别：×　　年龄：×　　档案编号：×××

家庭住址：×××　　　联系电话：×××

于××年×月×日因病情需要，转入×××单位×××科室×××接诊医生。

转诊医生（签字）：×××

××年×月×日

双向转诊（转出）单

××（机构名称）：

现有患者姓名×××性别×年龄×因病情需要，需转入贵单位，请予以接诊。

初步印象：转诊医生根据患者病情做出的初步判断。

主要现病史（转出原因）：患者转诊时存在的主要临床问题。

主要既往史：患者既往存在的主要疾病史。

治疗经过：经治医生对患者实施的主要诊治措施。

转诊医生（签字）：×××

联系电话：×××

××（机构名称）

××年×月×日

填表说明：

1. 本表供居民双向转诊转出时使用，由转诊医生填写。

2. 初步印象：转诊医生根据患者病情做出的初步判断。

3. 主要现病史：患者转诊时存在的主要临床问题。

4. 主要既往史：患者既往存在的主要疾病史。

5. 治疗经过：经治医生对患者实施的主要诊治措施。

存　根

患者姓名：×××　　性别：×　　年龄：×　　病案号：×××

家庭住址：×××　　联系电话：×××

于××年×月×日因病情需要，转回×××单位×××科室×××接诊医生。

转诊医生（签字）：×××

××年×月×日

双向转诊（回转）单

××（机构名称）：

现有患者××因病情需要，现转回贵单位，请予以接诊。

诊断结果××住院病案号×××

主要检查结果：填写患者接受检查的主要结果。

治疗经过、下一步治疗方案及康复建议：经治医生对患者实施的主要诊治措施。

转诊医生（签字）：×××

联系电话：×××

××（机构名称）

××年×月×日

填表说明：

1. 本表供居民双向转诊回转时使用，由转诊医生填写。

2. 主要检查结果：填写患者接受检查的主要结果。

3. 治疗经过：经治医生对患者实施的主要诊治措施。

4. 康复建议：填写经治医生对患者转出后需进一步治疗及康复提出的指导建议。

附录 3

预防接种卡

儿童编码：

身份证号：

出生证号：

儿童姓名：_____性别：____出生日期：_____年____月___日___时

出生医院：_____出生体重：_____克

监护人姓名：_____与儿童关系：_____联系电话：

家庭住址：____省____市____县_____乡（镇、街道）____村（居委会）

户籍地址：____省____市____县_____乡（镇、街道）

异常反应史：

接种禁忌：

传染病史：

迁入时间：_____年__月__日 迁出时间：_____年__月__日

迁出原因：

建卡日期：_____年__月__日 建卡人：

疫苗与剂次		接种日期	接种部位	疫苗批号	有效日期	生产企业	接种医生	备注
乙肝疫苗	1							
	2							
	3							
卡介苗								
脊灰疫苗	1							
	2							
	3							
	4							
百白破疫苗（无细胞）	1							
	2							
	3							
	4							
白破疫苗								

续 表

疫苗与剂次		接种日期	接种部位	疫苗批号	有效日期	生产企业	接种医生	备注
麻风疫苗								
麻腮风疫苗	1							
	2							
麻腮疫苗								
麻疹疫苗	1							
	2							
疫苗与剂次		接种日期	接种部位	疫苗批号	有效日期	生产企业	接种医生	备注
A 群流脑疫苗	1							
	2							
A + C 群流脑疫苗	1							
	2							
乙脑减毒活疫苗	1							
	2							
乙脑灭活疫苗	1							
	2							
	3							
	4							
甲肝减毒活疫苗								
甲肝灭活疫苗	1							
	2							
水痘	1							
	2							
B 型流感嗜血杆菌疫苗	1							
	2							
	3							
	4							
口服轮状病毒疫苗	1							
	2							
	3							
	4							

附录 4

死亡原因调查记录表

死者姓名	性别	民族	年龄	国籍	证件类型	证件号码	户籍地址	出生日期	死亡日期	死亡注销原因	婚姻状况	文化程度	死亡具体时间儿点	个人身份（农民，其他）	死亡地点	具体死亡基本名称	主要疾病诊断单位	最高诊断依据（病理，临床，死后推断）

注：本表由村卫生室报告乡镇医院，为死亡系统录入开具死亡证明提供调查依据。

参考文献

[1] 李舜伟，李焰生，刘若卓，等.中国偏头痛诊断治疗指南 [J].中国疼痛医学杂志，2011，17 (2)：65 - 86.

[2] 于生元，万琪，王伟，等.偏头痛非药物防治中国专家共识 [J].神经损伤与功能重建，2021，16 (1)：1 - 5.

[3] 任泳燕，李慧，王洋洋，等.《中医内科常见病诊疗指南——头痛》指南更新与解读 [J].中国循证医学杂志，2020，20 (6)：643 - 650.

[4] Riemann D，Spiegelhalder K，Feige B，et a1. The hyperarousal model of insomnia：a review of the concept and its evidence [J].Sleep Med Rev，2010，14 (1)：19 - 31.

[5] 韩芳，唐向东，张斌.中国失眠症诊断和治疗指南 [J].中华医学杂志，2017，97 (24)：1844 - 1856.

[6] 赵忠新.睡眠医学 [M].北京：人民卫生出版社，2020.

[7] 桑文文，洪渊，杨旭.眩晕患者床旁检查 [J].中国卒中杂志，2015，10 (5)：414 - 422.

[8] 戚晓昆，王晓风.掌握头晕的概念、分类与诊断流程 [J].转化医学杂志，2016，5 (1)：1 - 4.

[9] 金昕，孔维佳，冷杨名，等.良性阵发性位置性眩晕诊断和治疗指南 (2017) [J].中华耳鼻咽喉头颈外科杂志，2017，52 (3)：173 - 177.

[10] 李斐，鞠奕，张甦琳，等.前庭神经炎诊治多学科专家共识 [J].中华老年医学杂志，2020，39 (9)：985 - 994.

[11] 于生元，万琪，王武庆，等.前庭性偏头痛诊治专家共识 (2018) [J].中国疼痛医学杂志，2018，24 (7)：481 - 488.

[12] 李焰生.中国后循环缺血的专家共识 [J].中华内科杂志，2006 (9)：786 - 787.

[13] 韩军良，吴子明，鞠奕.眩晕诊治多学科专家共识 [J].中华神经科杂志，

2017, 50 (11): 805 - 812.

[14] 中华医学会神经病学分会帕金森病及运动障碍学组，中国医师协会神经内科医师分会帕金森病及运动障碍学组. 中国帕金森病治疗指南（第四版）[J]. 中华神经科杂志，2020, 53 (12): 973 - 986.

[15] 杨文明，鲍远程，汪瀚，等. 颤病（帕金森病）诊疗方案 [J]. 中医药临床杂志，2012, 24 (11): 1125 - 1126.

[16] 刘昌人，庞浩龙，贡联兵. 帕金森病中成药的合理应用 [J]. 人民军医，2015 (7): 838 - 839.

[17] 刘振国，李文涛. 帕金森病运动并发症中西医结合诊治专家共识（2020）[J]. 中国神经免疫学和神经病学杂志，2020, 27 (4): 247 - 252.

[18] Thijs RD, Surges R, O'Brien TJ, et al. Epilepsy in adults [J]. Lancet, 2019, 393 (10172): 689 - 701.

[19] Perucca P, Scheffer IE, Kiley M. The management of epilepsy in children and adults [J]. Med J Aust, 2018, 208 (5): 226 - 233.

[20] 周仲瑛. 中医内科学 [M]. 北京：中国中医药出版社，2007.

[21] 宋民宪，杨明. 新编国家中成药. 第 2 版 [M]. 北京：人民卫生出版社，2011.

[22] 田德禄. 中医内科学 [M]. 北京：人民卫生出版社，2002.

[23] 贾建平，陈生弟. 神经病学 [M]. 北京：人民卫生出版社，2013.

[24] 常婷. 中国重症肌无力诊断和治疗指南（2020 版）[J]. 中国神经免疫学和神经病学杂志，2021, 28 (1): 1 - 12.

[25] 邱伟，徐雁. 多发性硬化诊断和治疗中国专家共识（2018 版）[J]. 中国神经免疫学和神经病学杂志，2018, 25 (6): 387 - 394.

[26] 崔丽英，蒲传强，樊东升，等. 中国肌萎缩侧索硬化诊断和治疗指南 [J]. 中华神经科杂志，2012, 45 (7): 531 - 533.

[27] 中华医学会糖尿病学分会. 中国 2 型糖尿病防治指南（2020 年版）[J]. 中华内分泌代谢杂志，2021, 37 (4): 311 - 398.

[28] 中华医学会糖尿病学分会，中华医学会感染病学分会，中华医学会组织修复与再生分会. 中国糖尿病足防治指南（2019 版）（Ⅰ）[J]. 中华糖尿病杂志，2019, 11 (2): 92 - 108.

[29] 吕仁和，赵进喜. 糖尿病及其并发症中西医诊治学 [M]. 第 2 版. 北京：人民卫生出版社，2009.

[30] 吕仁和，于秀辰. 糖尿病及其并发症中西医诊治学 [M]. 第 3 版. 北京：人民卫生出版社，2017.

［31］赵进喜，王世东，肖永华．国医大师吕仁和诊疗糖尿病"二五八六三"经验［M］．北京：中国中医药出版社，2018.

［32］刘智斌．循证针灸临床实践指南：糖尿病周围神经病变［M］．北京：中国中医药出版社，2015.

［33］葛坚．眼科学．第2版［M］．北京：人民卫生出版社，2011.

［34］李凤鸣，谢立信．中华眼科学．第3版［M］．北京：人民卫生出版社，2014.

［35］段俊国．中西医结合眼科学［M］．北京：中国中医药出版社，2013.

［36］唐由之，肖国士．中医眼科全书［M］．北京：人民卫生出版社，2011.

［37］李传课．中医眼科学［M］．北京：人民卫生出版社，1999.

［38］孙树椿，孙之镐．临床骨伤科学．第2版［M］．北京：人民卫生出版社，2014.

［39］黄桂成，王拥军．中医骨伤科学［M］．北京：中国中医药出版社，2016.

［40］谢建兴．外科学［M］．北京：中国中医药出版社，2016.

［41］黄桂成．中医筋伤学［M］．北京：中国中医药出版社，2016.

［42］詹红生，冷向阳．中医骨伤科学［M］．北京：人民卫生出版社，2015.

［43］刘伟道，孙永显．西医外科学［M］．北京：中国中医药出版社，2018.

［44］胥少汀，葛宝丰，徐印坎．实用骨科学．第3版［M］．北京：人民军医出版社，2009.

［45］毛宾尧，林圣洲．临床骨科手册．第2版［M］．北京：人民卫生出版社，2006.

［46］王之虹，严隽陶．推拿大成．第2版［M］．吉林：长春出版社，1995.

［47］娄多峰，孙锋，丁松亭．骨伤基础学［M］．河南：河南科学技术出版社，1988.

［48］房敏，宋柏林．推拿学．新世纪第4版［M］．北京：中国中医药出版社，2016.

［49］刘明军，王金贵．小儿推拿学．新世纪第2版［M］．北京：中国中医药出版社，2018.

［50］杨龙，周经钲．中医适宜技术［M］．北京：人民卫生出版社，2020.